Kanski 临床眼科学

Clinical Ophthalmology: A Systematic Approach

注　意

　　该领域的理论知识和临床实践在不断变化。随着新的研究与经验不断扩充我们的知识结构，在实践、治疗和用药方面做出适当的改动是必要或适宜的。建议读者检查相关操作的最新信息，或检查每一药物生产厂家所提供的最新产品信息，以确定药物的推荐剂量、服用方法、服用时间以及相关禁忌证。治疗医师根据对患者的了解和相关经验，确立诊断，确定每一位患者的服药剂量和最佳治疗方法，并采取适当的安全预防措施，是其职责所在。不论是出版商还是著作者，对于在本出版物使用过程中引起的或与本出版物相关的任何个人或财产的损伤和/或损失，均不承担任何责任。

出版者

Kanski 临床眼科学

Clinical Ophthalmology: A Systematic Approach

（第7版）

原　著　Jack J Kanski
　　　　Brad Bowling

主　译　赵培泉

副主译　费　萍　许　宇
　　　　黄　欣　金海鹰

审　校　赵培泉　亢晓丽　金海鹰
　　　　周慧芳　田国红

感谢 Ken Nischal 和 Andrew Pearson 的大力支持

北京大学医学出版社

KANSKI LINCHUANG YANKEXUE

图书在版编目（CIP）数据

　Kanski 临床眼科学：第 7 版 /（英）坎斯奇（Kanski），（英）保令（Bowling）著；
赵培泉译 .—北京：北京大学医学出版社，2015.1
　书名原文：Clinical Ophthalmology: A Systematic Approach.
　ISBN 978-7-5659-1019-7

　Ⅰ.① C… Ⅱ.①坎…②保…③赵… Ⅲ.①眼科学 Ⅳ.① R77

　中国版本图书馆 CIP 数据核字 (2014) 第 303362 号

北京市版权局著作权合同登记号：图字：01-2014-6004

Clinical Ophthalmology: a systematic approach，7th edition
Jack J Kanski，Brad Bowling
ISBN-13: 978-0-7020-4093-1
ISBN-10: 0-7020-4093-2

Elsevier (Singapore) Pte Ltd.
3 Killiney Road
#08-01 Winsland House I
Singapore 239519
Tel: (65) 6349-0200
Fax: (65) 6733-1817

First Published 2015
2015 年初版

Kanski 临床眼科学（第 7 版）

主　　译：赵培泉
出版发行：北京大学医学出版社
地　　址：（100191）北京市海淀区学院路 38 号　北京大学医学部院内
电　　话：发行部 010-82802230；图书邮购 010-82802495
网　　址：http：//www.pumpress.com.cn
E — mail：booksale@bjmu.edu.cn
印　　刷：北京圣彩虹制版印刷技术有限公司
经　　销：新华书店
责任编辑：畅晓燕　侯毓佳　卢　佳　刘春艳　　责任校对：金彤文　　责任印制：李　啸
开　　本：889 mm × 1194 mm　　1/16　　印张：57　　字数：1766 千字
版　　次：2015 年 1 月第 1 版　2015 年 1 月第 1 次印刷
书　　号：ISBN 978-7-5659-1019-7
定　　价：598.00 元

版权所有，违者必究
（凡属质量问题请与本社发行部联系退换）

译校者名单

主　译　赵培泉

副主译　费　萍　许　宇　黄　欣　金海鹰

审　校　赵培泉　亢晓丽　金海鹰　周慧芳　田国红

译校者名单（按姓氏汉语拼音排序）

上海交通大学医学院附属新华医院

蔡　璇　蔡克波　岑　洁　陈奕烨　董　洋　董凌燕

费　萍　冯华章　辜臻晟　胡毅倩　华佩炎　黄秋婧

季迅达　金海鹰　亢晓丽　李　旌　李海燕　李家恺

李忆安　陆吴懿　吕　骄　满晓飞　彭　婕　彭　清

汪朝阳　王诗园　韦　严　徐巍华　许　宇　叶荷花

于　军　张　琦　章玉群　赵东升　赵培泉　郑　岩

朱　煌　朱　颖　朱瑜洁

复旦大学附属眼耳鼻喉科医院

黄　欣　倪颖勤　单海冬　田国红　吴　莹

上海市眼病防治中心

王　旌

中国医科大学附属第四医院

孔　珺

上海交通大学医学院附属第九人民医院

周慧芳

统筹　王云亭

策划　黄大海

主译简介

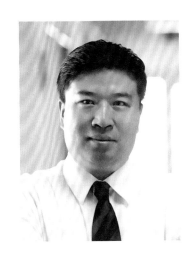

赵培泉

上海交通大学医学院附属新华医院眼科主任，教授，主任医师，博士生导师。现任国际眼科理事会 Task Force on Diabetic Eye Care 委员，中华医学会眼科学分会委员，中华医学会上海分会眼科学会副主任委员，中华医学会眼科学分会眼底病学组委员，中国医师协会眼科医师分会委员，美国眼科学会会员，美国眼科学与视觉科学研究学会会员，美国视网膜专家学会会员，上海交通大学医学院眼科视觉科学研究所副所长，上海交通大学医学院早产儿视网膜病变及小儿眼病诊治中心主任。担任《中华眼科杂志》《中华眼底病杂志》《中华眼视光学与视觉科学杂志》《实用防盲技术》《眼科新进展》和 Eurotimes 等多家专业眼科杂志的编委。

1988 年毕业于青岛医学院医疗系；1992 年毕业于原上海医科大学研究生院，获眼科学博士学位；1996—1998 年为日本福冈大学医学部眼科学教室眼科学博士后；2007 年任美国犹他大学医学部和博蒙特医院高级访问学者。

擅长成人及小儿玻璃体视网膜疾病的诊治，尤其擅长复杂性眼底疾病的显微手术，并熟练掌握白内障超声乳化技术。在日本留学期间，师从世界著名早产儿视网膜病变专家大岛健司教授。1998 年回国后，率先在国内开展早产儿视网膜病变的防治工作，创建了中国第一家早产儿视网膜病变筛查培训中心，为国内培养了一支早产儿视网膜病变防治队伍，极大降低了国内严重早产儿视网膜病变的不良预后发生率，是目前国内极少数开展小儿视网膜疾病手术治疗的医生之一。现已在国内外相关重要学术期刊上发表学术论文 60 余篇，承担国家自然科学基金、上海市科委、上海市卫生局、上海市残联和国际合作等多项科研项目。已培养硕士研究生 20 名，博士研究生 4 名，目前在读研究生 8 名。近年来，主要从事小儿视网膜疾病和老年性黄斑变性致病基因的研究以及临床药物治疗。

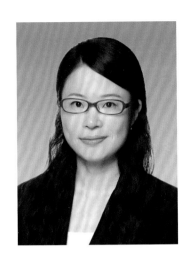

费萍

毕业于复旦大学医学院和上海交通大学医学院，师从我国著名玻璃体视网膜手术专家赵培泉教授，先后获眼科学硕士、博士学位。2009—2011 年曾在美国 University of Wisconsin-Madison 进行访问学习。一直从事玻璃体视网膜疾病相关的临床和科研工作。现为上海交通大学医学院附属新华医院眼科主治医师。参与国家自然科学基金、上海市科委、卫生局等多项科研项目，在 BJO 等杂志上发表了多篇 SCI 论文。

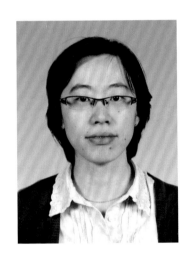

许宇

医学博士，主治医师。2007 年毕业于复旦大学上海医学院，获眼科学硕士学位；2014 年毕业于上海交通大学医学院，获眼科学博士学位。师从我国著名小儿玻璃体视网膜疾病专家赵培泉教授，擅长早产儿视网膜病变的筛查诊治及其他常见小儿玻璃体视网膜疾病的诊断与鉴别诊断。曾荣获上海市优秀青年教师等荣誉。目前主持和参加国家自然科学基金、上海市卫生局科研基金等多项科研项目。在国内外学术期刊发表学术论文 21 篇。

副主译简介

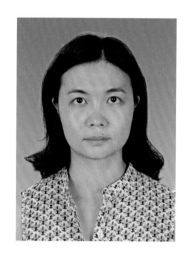

黄欣

复旦大学附属眼耳鼻喉科医院眼科副主任医师，硕士研究生导师。2002 年毕业于复旦大学，获眼科学博士学位。主要从事玻璃体视网膜疾病的临床及科研工作，擅长玻璃体视网膜手术。专注于早产儿视网膜病变以及其他小儿视网膜疾病的诊疗。在国内外学术期刊发表论文 20 余篇，目前承担上海市自然科学基金课题一项。

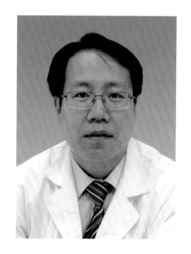

金海鹰

2003 年毕业于广州暨南大学医学院，获眼科学硕士学位；2009 年毕业于德国海德堡大学，获医学博士学位。师从我国白内障屈光手术专家郭海科教授、玻璃体视网膜手术专家赵培泉教授、德国白内障屈光手术专家 Gerd U. Auffarth 教授。现为上海交通大学医学院附属新华医院眼科副主任，副主任医师，硕士研究生导师，中华医学会眼科学分会白内障学组委员、中华医学会眼科学分会青年委员、上海市眼科学会防盲学组委员、美国白内障与屈光手术学会会员。专长于白内障超声乳化手术与玻璃体视网膜手术，尤其擅长各种复杂病例白内障超声乳化手术与前后节联合手术，已完成近两万例白内障超声乳化手术。承担国家自然科学基金、人事部留学回国人员择优资助基金、教育部留学回国人员科研启动基金等多项科研项目。

译者前言

《Kanski 临床眼科学》（第 7 版）是 Kanski 眼科学系列书籍之一。相比以往的 Kanski 眼科学书籍而言，此版内容更为系统，且增添了许多生动的图片。此版也是 Jack J Kanski 首次与其他学者联名合作出书，Jack J Kanski 与 Brad Bowling 的合作为此书带来了很多新颖的观点。《Kanski 临床眼科学》是国际上和中国香港、中国台湾等地区的眼科医生和医学生所推崇的一本眼科学方面的优秀著作，其在中国的影响力日趋扩大。此书共 21 个章节，内容详实、生动、新颖，增添了许多目前眼科学诊断和治疗方面的新技术和新进展。

本书主要由我院眼科和部分外院眼科医生进行翻译，部分章节还邀请了外院相关专业的专家进行了校对，以确保此书的翻译精准度。希望本书能为提高我国眼科医师的临床技能提供一定的帮助。因为本书图文并茂，深入浅出，覆盖面广，译者特别推荐眼科医生、住院医生、基地培训医生、实习医生和研究生等作为案头用书。由于译者的翻译和学识水平有限，不当之处敬请批评指正。

赵培泉
上海交通大学医学院附属新华医院
2014 年 12 月

第 7 版前言

与以往几版相同，第 7 版《Kanski 临床眼科学》（*Clinical Ophthalmology: A Systematic Approach*）的出版旨在系统简洁地呈现临床眼科实践的基础，以便更深入地研究各个专题。我们在前几个版本基础上，进行了大量的更新和进一步的文字修改，以期囊括各种重要的进展。此版中大部分图例为重新增加的，向读者展示了更为生动有效的临床典型表现。为满足实习医生的需求，此版还参考了众多已发布的指南和其他权威著作，着重加强实践处理的部分。此书主要适用于眼科实习医生和眼科执业医师，而以往的版本则证实此书还适合其他眼科相关人士应用，尤其是视光学医生。

最近的几个版本每个章节都从相关领域专家的评议中受益匪浅，而此版则是首次由 Jack J Kanski 联合了一位共同作者作为该书主编。Brad Bowling 在教育和培训眼科医生方面有着丰富的经验，他为此书带来了非常宝贵的新观点和新活力。

我们非常感激来自许多同事的专业的建议，尤其是 Andy Pearson 对于眼附属器疾病的细致的评阅，Ken Nischal 在小儿眼病专题上详细的建议。我们也由衷感谢 Irina Gout 在医学摄影方面的杰出贡献，没有这些图片无法成就这本书。其他眼科同事和眼科摄影部门，尤其是 Blackpool Victorial 医院的 Steven Farley、Tim Cole 和 Lorraine Rimmer 非常慷慨地允许我们使用他们各自的图片，我们在每张图例中已做说明并致谢。最后，我们要感谢 Elsevier Science 公司的员工的支持和付出，尤其是 Russell Gabbedy。

作者们深刻认识到现代眼科学教育的重要性。我们希望在此书中注入我们的满腔热情，并以此感染我们的读者。

JJK & BB
2011

目　录

第 1 章　眼　睑

绪论

解剖

皮肤包括表皮、真皮和附属器（图 1.1A），包含多种具有增殖和恶性转化功能的细胞。皮肤肿瘤的种类范围很广，从常见的乳头状瘤和基底细胞癌到罕见的真皮层的皮肤附属器和软组织肿瘤。良性和恶性肿瘤依据它们的细胞来源或位置分类，例如表皮、真皮和皮肤附属器。本章只包括眼科医师感兴趣的部分。

表皮

表皮包括四层角质蛋白生成细胞（角化细胞），还包括黑色素细胞、朗格汉斯细胞、默克尔细胞。表皮的各层从浅到深如下：

1. **角质层**非常薄，由缺乏细胞核的扁平细胞组成。
2. **粒细胞层**由 1～2 层含有透明角质颗粒的钻石形或扁平形细胞组成。
3. **棘皮层**约 5 层细胞厚。这些细胞多边形，含有丰

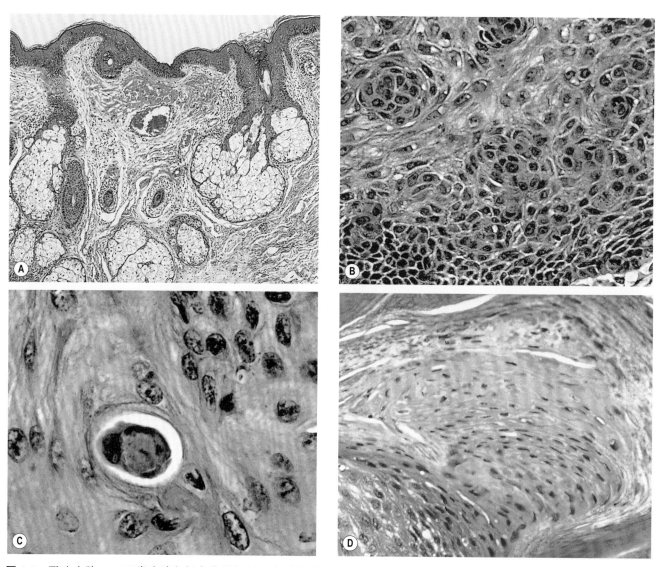

图 1.1　眼睑皮肤。A. 正常皮肤包括角化的复层上皮覆盖其表面；皮脂腺体突出于真皮，另外可见一些血管和汗腺。B. 发育不良，细胞失去极性。C. 角化不良——表层上皮细胞不能产生角化蛋白。D. 角化不全——在表层角质层中仍含有细胞核。
（Courtesy of J Harry-Fig. A; J Harry & G Misson, from Clinical Ophthalmic Pathology, Butterworth-Heinemann, 2001-Figs B, C and D）

富的嗜酸性细胞质。它们游离的边缘间有细胞间桥（桥粒）连接，因此这一层有另一名称叫"棘细胞层"。

4. **基底细胞层**由一层柱形细胞排列而成，这些细胞能生发成表层的细胞。基底细胞含有从邻近黑色素细胞来的黑色素。

真皮层

真皮层比表皮层厚很多。它由结缔组织和血管、淋巴管、神经纤维、成纤维细胞、巨噬细胞、肥大细胞组成。真皮层向上的突起（乳头）和表皮层向下的突起（表皮突）互相交错。在眼睑，真皮层与眼轮匝肌相依。皮肤附属器（附件）位于真皮层深处，或在睑板内。

1. **皮脂腺**位于泪阜和眉毛内。小皮脂腺伴有细毛覆盖于眼周皮肤。

2. **睑板腺**是变异的皮脂腺，位于睑板内。通过一排约 30 个位于睑缘的小孔排空。一个腺体包括一根中央管和多个腺泡，腺泡细胞合成脂类（睑脂），排入中央管，形成角膜表面泪液层的外层。

3. **Zeis 腺**是变异的皮脂腺，位于睫毛毛囊处。

4. **Moll 腺**是变异的大汗腺，开口于睫毛毛囊或直接开口于睑缘前部的睫毛间。下眼睑的 Moll 腺数量更多。

5. **汗腺**遍布于眼睑皮肤，而不是像 Moll 腺只见于睑缘。

6. **毛囊皮脂腺组合体**是毛囊和它们的皮脂腺组合在一起。

术语

临床术语

1. **斑**是有颜色改变而无下渗或隆起的局部病变。斑可以是色素性的（雀斑）、低色素的（白斑）、红色的（毛细血管瘤）。

2. **丘疹**是皮肤上小而实性的隆起，顶部扁平或呈半球形。

3. **水泡**是内含液体的小而局限的皮损。

4. **脓疱**是脓液聚集处。

5. **痂**是干了的皮肤渗出物。

6. **结节**是皮肤的实性隆起。

7. **囊肿**指含囊腔的结节，囊腔内有上皮覆盖，并充满液体或半固态物质。

8. **斑块**是皮肤上微微隆起的扁平皮损，通常直径 >2cm。

9. **鳞屑**是角质层增厚形成容易脱落的碎片。

10. **乳头状瘤**是皮肤表面皮赘样突出物。

11. **溃疡**是从表皮到真皮层的环形皮肤缺损。

组织学

1. **角化过度**是角化层增厚，临床上表现为鳞甲状皮肤。角化过度是良性和恶性上皮性肿瘤均可能有的特征。

2. **棘皮病**是鳞状细胞层增厚。

3. **发育不良**指组织中细胞成分的大小、形态和结构的异常改变。组织的正常结构和层次被破坏（如失去细胞极性，图 1.1B）。

4. **角化不良**指表面的角化不足（图 1.1C）。

5. **角化不全**是角化层残留细胞核（图 1.1D）。

6. **原位癌**（表皮内癌、Bowen 病）表现为全上皮层的无规律的变化和标志性的角化过度（图 1.22A）。

概述

良性皮肤病变较恶性者常见且多变。

1. **分类法**基于病变组织的来源：表皮、附属器或真皮。

2. **诊断**：良性病变的临床特征是没有硬结和溃疡形成，颜色均一，生长有限，外形规则整齐，保持睑缘正常结构。大部分患者可通过体检直接进行临床诊断，临床表现不典型时则需活检。
   - 切开（刮）活检是用刀切下部分病变用于组织学检查，一般用于大而表浅的病变如脂溢性角化症。有时大部分病变被切除，如果组织学检查确认病变是良性的，就不需要进一步治疗。
   - 切除活检用于小肿块，同时达到诊断和治疗的目的。

3. **治疗**包括：
   - 切除整个病变和少许周围正常组织。
   - 减压造袋术：切除囊肿顶部有助于引流内容物及后续的上皮形成。
   - 其他如激光消融或冷冻疗法。

良性结节和囊肿

睑板腺囊肿

病因

睑板腺囊肿（霰粒肿）是慢性、无菌性、肉芽肿性的炎性病变，由脂质分泌物潴留引起。脂质分泌物由睑板腺或其他皮脂腺分泌并流入邻近的睑板基质中。睑板腺囊肿继发感染形成内睑腺炎。

诊断

1. **组织学**示油脂肉芽肿性炎症反应，包含上皮组织细胞、多核巨细胞和浆细胞（图 1.2A）。
2. **临床表现**为任何年龄均可发生的逐渐长大的无痛性结节。偶尔因上睑的巨大的睑板腺囊肿压迫角膜导致散光，引起视物模糊。
3. **体征**
   - 睑板内的结节（图 1.2B），如有感染会有触痛。
   - 眼睑外翻可能出现在病变从睑结膜面破裂并出现息肉状肉芽时（图 1.2C）。
   - 睑缘霰粒肿与睑板腺囊肿相似，只不过睑缘霰粒肿是由 Zeis 腺引起，不在睑板内而在前部睑缘。
   - 睑板腺病变患者或酒渣鼻患者易罹患睑板腺囊肿，且可能多发（图 1.2D）和（或）复发。
   - 很重要的一点是不要将皮脂腺癌误诊为睑板腺囊肿复发。遇到可疑病例，应做活检并行组织学检查。

治疗

治疗不是必需的，至少 1/3 的睑板腺囊肿会自行消退，内睑腺炎可自行排空并消失。病变持续不退时可进行如下治疗：

1. **手术**：利用特制的夹子将眼睑翻转（图 1.2E），垂直切开囊肿，通过刮匙刮除内容物。
2. **类固醇注射**：如果病变距泪小点较近，为避免手术创伤，向病灶内注入类固醇是可行的。
   - 双乙酸曲安西龙混悬液用利多卡因（或其他等效药物）稀释至 5mg/ml，取 0.2~2ml，用 30G 针头自结膜面注射至病变周围。
   - 一次注射的成功率大约是 80%。无效者 2 周后可以再次注射。偶见继发局部皮肤色素脱失。
3. **全身四环素使用**可用于预防睑板腺囊肿的复发，尤其是对于伴有红斑痤疮者。

其他囊肿

1. **表皮包涵囊肿**往往是因外伤或手术导致上皮植入真皮引起。病变生长缓慢、圆形、坚韧，表面或皮下病变含有角蛋白（图 1.3A）。
2. **表皮样囊肿**罕见，循胚层闭合线处发育并生长。外观与表皮包涵囊肿相似。
3. **皮样囊肿**通常是在皮下或更深处，最典型的是位于眉毛外侧终点处，与骨膜粘连紧密（图 1.3B）。这是胚胎发育过程中由于皮肤隐退引起的。
4. **皮脂腺囊肿**是由皮脂腺排出堵塞引起的，包含油脂性分泌物。罕见，可位于眼睑，偶尔会出现在内眦部（图 1.3C）。
5. **Zeis 囊肿**是位于前部睑缘的小而不透明的囊肿，由睫毛毛囊处的皮脂腺堵塞形成（图 1.3D）。
6. **Moll 囊肿**（大汗腺汗囊瘤）是睑缘大汗腺形成的的潴留囊肿，为圆形、半透明充满液体的无触痛囊肿，病变位于前部睑缘，呈淡蓝色（图 1.4A）。
7. **小汗腺囊瘤**与 Moll 囊肿相似但更少见，小汗腺囊瘤常见于眼睑的中央或外侧部分，靠近睑缘但不累及睑缘（图 1.4B）。
8. **粟粒疹**是由于毛囊皮脂腺单位阻塞形成的细小表皮囊肿，含有角蛋白。表现为细小、白色、圆形、表浅的丘疹，往往成批出现（图 1.4C）。
9. **粉刺**是由角蛋白和脂肪堆积于开口膨大的毛囊中形成，常见于寻常痤疮患者。它们可以是开放的（黑头），包含黑色的氧化物质形成的塞子（图 1.4D），或者是闭合的（白头）。

良性表皮肿瘤

鳞状细胞乳头状瘤

鳞状细胞乳头状瘤（纤维上皮息肉）非常常见，临床表现多样，组织学特征一致。

1. **组织学**显示含有纤维血管结缔组织的指状突出物，被覆无规则的棘皮和过度角化鳞状上皮（图 1.5A）。
2. **体征**
   - 肉色，窄基底，带蒂的病变（皮赘）（图 1.5B）。
   - 宽基底（无蒂）病变，树莓样外观（图 1.5C）。
   - 过度角化的线状病变，类似皮角（图 1.5D）。
3. **治疗**：单纯切除。

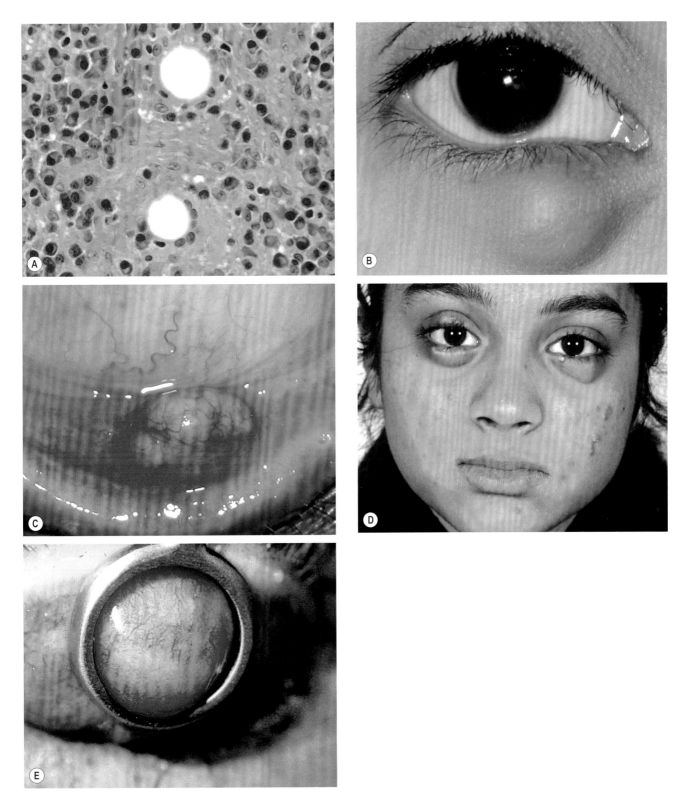

图 1.2　睑板腺囊肿。A. 组织学示慢性炎症性肉芽肿；大的栅栏样细胞是上皮细胞，界限清楚的空白区域含有的脂肪在处理过程中已被溶解。B. 下睑睑板腺囊肿。C. 结膜面肉芽肿。D. 红斑痤疮患者的多发性睑板腺囊肿。E. 睑板腺囊肿夹。(Courtesy of J Harry and G Misson, from Clinical Ophthalmic Pathology, Butterworth-Heinemann 2001-fig. A; S Tuft-fig. D; J Nerad, K Carter and M Alford, from Oculoplastic and Reconstructive Surgery, in Rapid Diagnosis in Ophthalmology, Mosby 2008-fig. E)

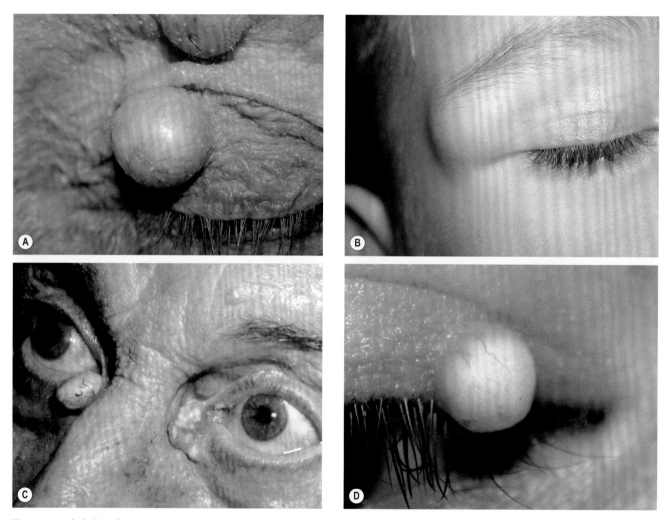

图 1.3　A. 表皮包涵囊肿。B. 皮样囊肿。C. 皮脂腺囊肿。D. Zeis 囊肿。（Courtesy of A Pearson-fig. A）

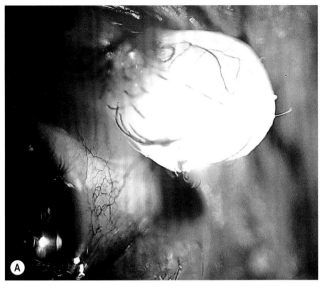
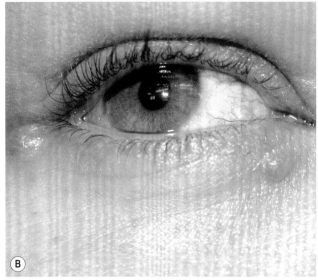
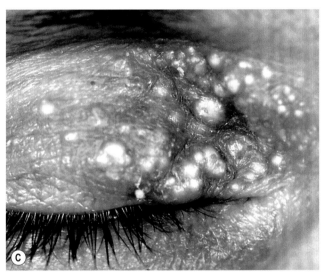
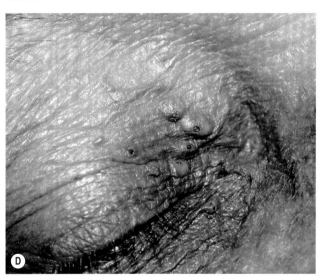

图 1.4　A. Moll 囊肿。B. 小汗腺囊瘤。C. 粟粒疹。D. 黑头粉刺。（ Courtesy of A Pearson-figs B and D ）

4. **鉴别诊断**：包括病毒性疣、脂溢性角化和皮内痣。

基底细胞乳头状瘤

　　基底细胞乳头状瘤（脂溢性角化、脂溢性疣、老年疣）是常见病，多见于老年人的脸上、躯干和四肢，生长缓慢。

1. **组织学**示表皮中基底细胞增生致鳞状上皮扩增。棘皮样表皮中可见充满角蛋白的囊样体：含有大团物质的角囊肿或表面角蛋白陷入形成"假角"囊肿（图 1.6A）。

2. **体征**：散在的、油腻外观的褐色斑块伴脆弱的疣状表面。看上去斑块似乎是贴在皮肤上的（图

1.6B ）。

3. **治疗**：刮除扁平的病变和切除带蒂的病变。

4. **鉴别诊断**：包括色素性基底细胞癌、痣和黑色素瘤。

光化性角化病

　　光化性（光照性、老年性）角化病是常见的、生长缓慢的病变，很少发生在眼睑。常见于过度暴露于阳光下的老年人及浅肤色人群，常发生在前额和手背。转变为恶性鳞状细胞癌的可能性较低。

1. **组织学**示表皮无规则的角化过度、角化不全和皮角的混合体（图 1.7A）。

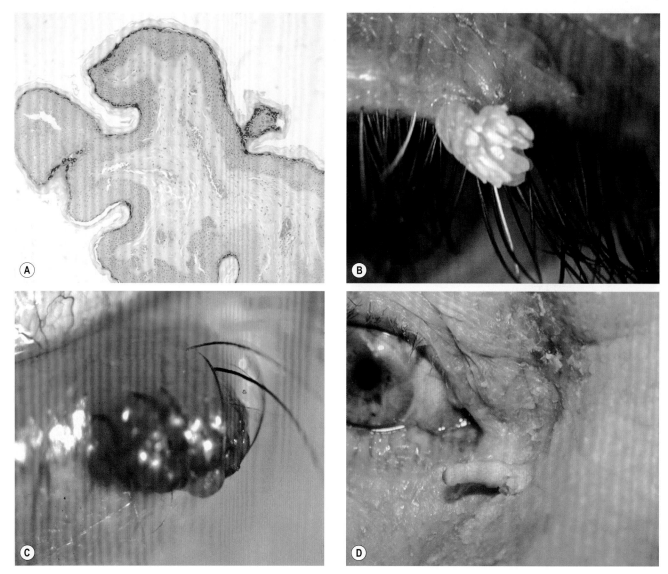

图 1.5　鳞状细胞乳头状瘤。A. 组织学含有纤维血管结缔组织的指状突出物，被覆无规则的棘皮和过度角化鳞状上皮。B. 皮赘。C. 无蒂病变，树莓样外观。D. 过度角化线形病变。（ Courtesy of J Harry-fig. A; A Pearson-fig. D ）

2. **体征**
   - 过度角化的斑块，界限清楚，表皮鳞状并可能形成裂纹（图 1.7B ）。
   - 偶尔病变呈结节状或疣状，可能长出皮角。
3. 治疗包括活检，之后做切除或冷冻，多发的病变尤其需要治疗。

良性色素性病变

雀斑

　　表皮基底层中色素沉着导致的褐色斑点，一般出现在暴露于阳光的部位（图 1.8 ）。

先天性黑色素痣

　　先天性痣不常见，组织学上与后天获得性痣相似。大的病变有高达 15% 的可能性会恶变。

1. **体征**
   - 通常小而颜色均匀。
   - 分裂痣是先天性痣中罕见的一种，同时累及上下睑（图 1.9A ），偶尔可能包含大量毛发（图 1.9B ）。
   - 该病变可能出现在躯干上，覆盖很大一块区域（巨大毛痣，图 1.9C ）。
2. **治疗**：如果需要，可以手术全切。

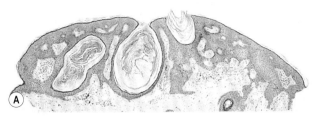

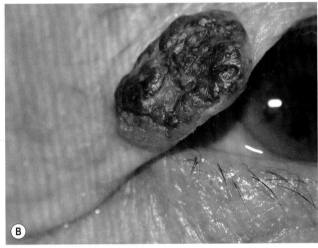

图 1.6 基底细胞乳头状瘤。A. 组织学示表皮中由于基底细胞增生致鳞状上皮扩张隆起；角囊肿和"假角"囊肿明显。B. 典型的粘贴外观。(Courtesy of J Harry-fig. A; A Pearson-fig. B)

后天获得性黑色素痣

1. **分类**：临床表现和潜在的恶变可能性取决于痣在皮肤内的组织学定位，分类如下：

   a. 交界痣多见于年轻人，呈颜色均匀的褐色斑块（图 1.10A）。痣细胞位于表皮和真皮的交界处，恶变可能性低（图 1.10B）。

   b. 复合痣多见于中年人，呈隆起的丘疹样病变。颜色从淡褐色到深褐色不一，但整体相对一致（图 1.10C）。从表皮到真皮都有痣细胞的分布（图 1.10D）。复合痣较交界痣更易恶变。

   c. 真皮内痣最为普遍，常见于老年人。病变呈乳头状瘤样，可能有少许色素，会有扩张的血管和突出的睫毛（图 1.10E）。组织学示痣细胞局限在真皮层内，没有恶变的潜能（图 1.10F）。

   d. 组织学示痣的变异包括气球状细胞痣、乳晕痣、斯皮茨痣（幼年型黑色素瘤）、混合痣（非典型痣）。多发的混合痣构成混合痣综合征［非典型黑痣综合征（atypical mole syndrome，AMS）］。AMS 患者易患结膜痣、葡萄膜痣和皮肤、结

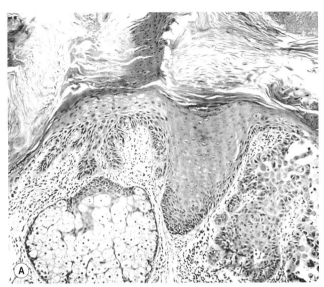

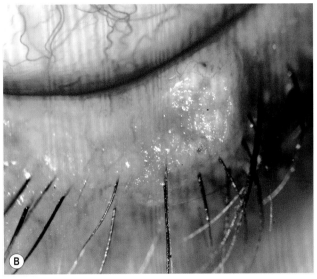

图 1.7 光化性角化病。A. 组织学示不规则的由角化过度、角化不全和皮角的混合体组成的表皮。B. 临床表现。(Courtesy of J Harry and G Misson, from Clinical Ophthalmic Pathology, Butterworth-Heinemann 2001-fig. A; M Jager-fig. B)

膜、葡萄膜的黑色素瘤。

2. **治疗**取决于美容需要和对恶变的担心。切除必须彻底，因为不管是从临床上还是从组织学上，切除不彻底与黑色素瘤复发很难鉴别。

良性眼睑附属器肿瘤

汗腺瘤

汗腺瘤是汗腺的良性增生，其特征性外观是细小丘疹状，多发且双眼发病（图 1.11）。

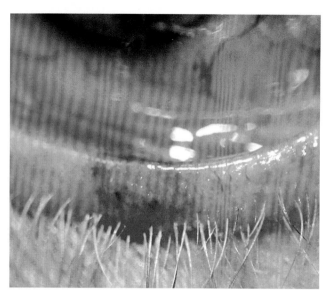

图 1.8　雀斑。

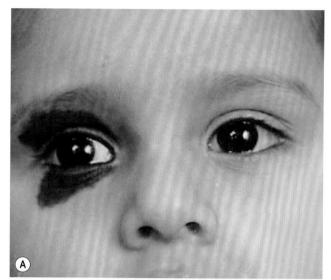

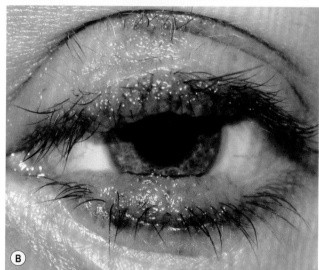

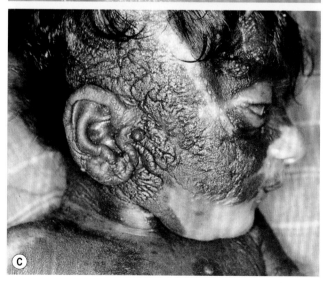

图 1.9　先天性黑色素痣。A. 分裂痣。B. 分裂痣包含毛发。C. 大块皮肤受累。(Courtesy of A Pearson 00fig. B ; U Raina A fig. C)

毛母质瘤

　　毛母质瘤（毛基质瘤、钙化上皮瘤）来源于毛囊的生发基质细胞，常累及儿童和年轻成人，女性多见，是眼科最常见的毛囊增殖性病变。恶变罕见。

1. **组织学**显示不规则的上皮岛，有活力的嗜碱性细胞在外围，衰退的细胞在中央（图 1.12A）。常出现钙化，并常可见异物巨细胞。

2. **体征**：深部的、真皮内的、紫色、可活动结节，可能因钙化引起硬化（图 1.12B）。

3. **治疗**：切除。

　　其他较少见的毛囊增生包括毛囊瘤、毛发上皮瘤和毛根鞘瘤。

其他良性肿瘤

毛细血管瘤

　　毛细血管瘤（草莓痣）尽管罕见，但其是婴儿期最常见的肿瘤之一，出生后不久出现。男女患病率为 3 : 1。眼睑血管瘤多见于上睑，可能向眼眶延伸。偶尔病变也可能累及面部皮肤，一些患者身上的其他部位可有草莓痣。要注意警惕多发性皮肤病变和内脏血管瘤之间的联系。

1. **组织学**示在真皮和皮下组织间有不同大小粗细的血管增殖（图 1.13A）。

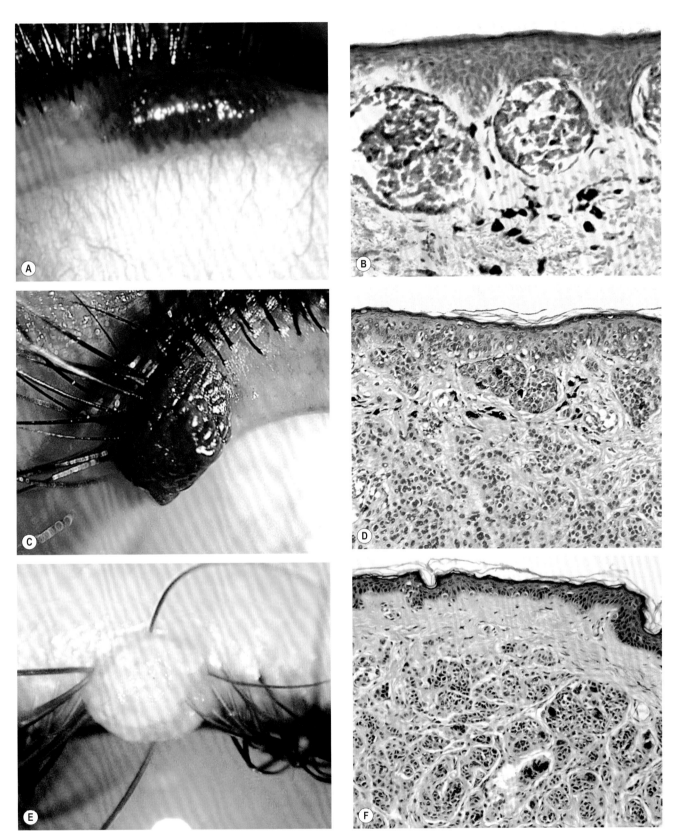

图 1.10 后天获得性黑色素痣。A. 交界痣。B. 组织学含重色素的痣细胞位于表皮 / 真皮交界处。C. 复合痣。D. 组织学痣细胞同时位于表皮 / 真皮交界处和真皮层内。E. 真皮内痣。F. 组织学痣细胞在真皮层内，与表皮层间有清晰的隔离带。（Courtesy of J Harry-figs B, D and F ）

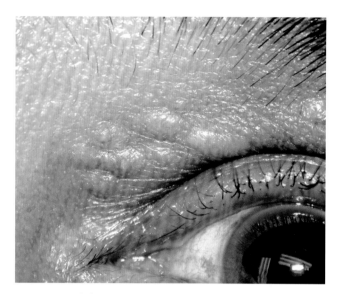

图 1.11　汗腺瘤。

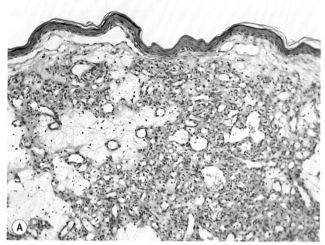

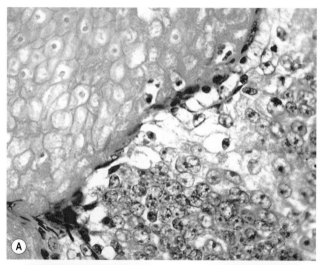

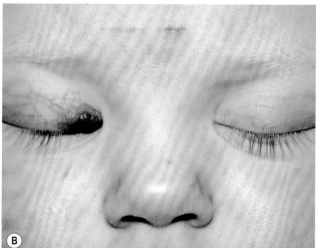

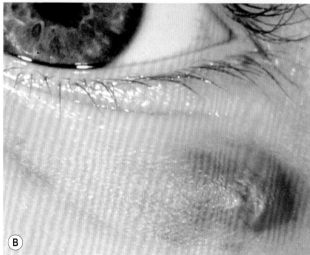

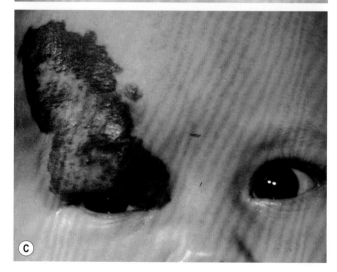

图 1.13　毛细血管瘤。A. 组织学示在真皮和皮下组织间有不同大小的血管增殖。B. 小血管瘤。C. 大的病变导致机械性上睑下垂。（Courtesy of J Harry-fig. A）

图 1.12　毛母质瘤。A. 组织学示有活力的嗜碱性细胞在右边，衰退的细胞在左边。B. 外观。（Courtesy of J Harry and G Misson, from Clinical Ophthalmic Pathology,Butterworth-Heinemann 2001-fig. A; J Krachmer, M Mannis and E Holland, from Cornea, Elsevier 2005-fig. B）

2. **体征**：单眼病变，鲜红色隆起病变（图 1.13B）压迫时变白，哭吵时肿大。上睑的大的毛细血管瘤可能会引起机械性上睑下垂（图 1.13C）。
3. **治疗**：眼周和眶血管瘤的治疗见第 3 章。图 1.14 示类固醇药物注射治疗的效果。

葡萄酒色痣

葡萄酒色痣（鲜红斑痣、海绵状血管瘤）是一种罕见的先天性皮下病变，由不同口径的扩张血管组成。它最常发生在脸上，通常是单侧片状，偶尔也有双侧。有些患者合并有 Sturge-Weber 综合征（见下文）。

皮肤特征

1. 组织学示充满血液的扩张区域，由薄的纤维间隔分开（图 1.15A）。
2. **体征**

- 边界清楚的柔软的粉红色斑块，压之不变白（图 1.15B）。
- 随着年龄增长，病变不会增长，但是颜色会加深至红色或紫色（图 1.16A 和 B）。
- 外覆的皮肤会变得肥厚、粗糙、结节状、脆弱，可能会出血或感染（图 1.16C）。
3. 治疗包括激光治疗及光动力治疗。如果在生后早期进行激光治疗，对于相对平坦或轻度肥厚的病变，可有效缩少皮肤变色的范围。光动力疗法对激光治疗无效的病变可能有用。

Sturge-Weber 综合征

Sturge-Weber 综合征（脑三叉神经血管瘤病）是先天性、散发的斑痣性错构瘤病。

1. **分类**
- 三系统病变，涉及面部、软脑膜和眼睛。

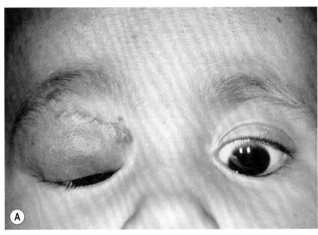

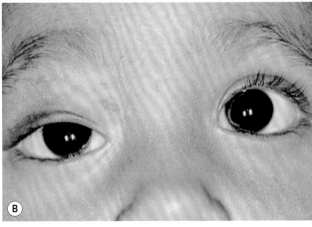

图 1.14　A. 大毛细血管瘤。B. 类固醇药物注射数周后的外观。（Courtesy of U Raina）

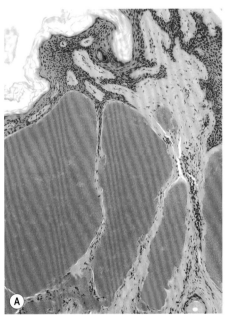

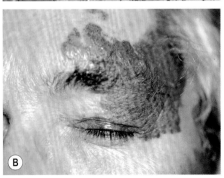

图 1.15　葡萄酒色痣。A. 组织学示扩张的血液填充的空间，由薄的纤维间隔分开。B. 外观。（Courtesy of L Horton-fig. A）

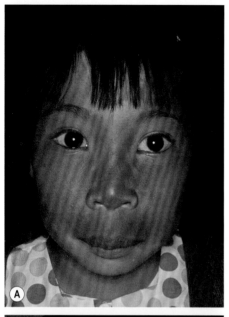 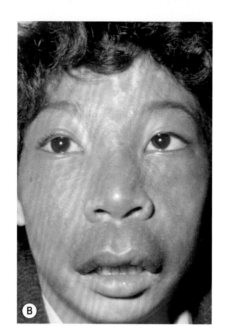

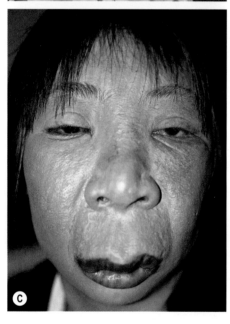

图 1.16　A ~ C. 葡萄酒色痣随时间而变化。

- 两系统病变，涉及面部和眼睛或面部和软脑膜。
2. **体征**
   - 葡萄酒色痣，延展超出三叉神经一支或多支分支分布区域（图 1.16）。
   - 同侧颅顶或枕部的软脑膜血管瘤，可能引起对侧或全身性的抽搐、偏瘫、偏盲。
3. **眼内病变**：特征性的同侧青光眼、巩膜血管瘤、虹膜异色、弥漫性脉络膜血管瘤（见第 12 章）。

脓性肉芽肿

脓性肉芽肿是快速增长的血管丰富的肉芽组织，发病前通常有手术、创伤或感染史，有一些病例是特发性的。

1. **组织学**示肉芽组织内有宽而薄壁的血管、炎性细胞浸润在流动的细胞间质中（图 1.17A）。
2. **体征**：疼痛的、快速增长的、血管性息肉状病变（图 1.17B），轻微外伤后可能出血。
3. **治疗**：切除。

黄色瘤

黄色瘤是一种常见的、常为双眼性的病变，通常在中年人和老年人中发生。眼睑黄色瘤（和老年环）（图 1.18B）可能与血清胆固醇水平升高有关，尤其是年轻男性。

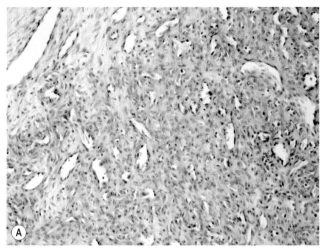

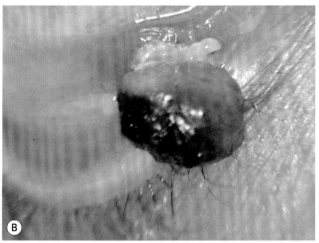

图 1.17　脓性肉芽肿。A. 组织学示炎症性血管化的结缔组织。B. 外观。（ Courtesy of J Harry and G Misson, from Clinical Ophthalmic Pathology, Butterworth-Heinemann 2001-fig. A ）

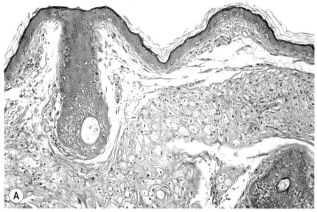

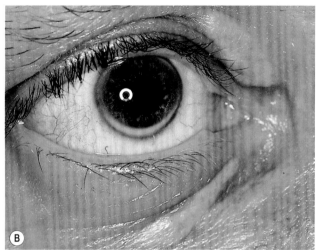

图 1.18　黄色瘤。A. 组织学示泡沫细胞在真皮层内。B. 外观：注意角膜环。（ Courtesy of J Harry-fig. A; M Zatouroff, from Physical Signs in General Medicine, Mosby-Wolfe, 1996-fig. B ）

1. 组织学示真皮层中的载脂细胞（图 1.18A ）。
2. **体征**：多发性黄色皮下斑块，通常位于眼睑内侧部分（图 1.18B ）。
3. **治疗**因美容的需要，采取切除或 CO_2 或氩激光破坏。胆固醇水平持续升高的患者复发率最高。

神经纤维瘤

　　丛状神经纤维瘤通常见于神经纤维瘤病 I 型（ NF1 ）患儿。孤立性神经纤维瘤通常发生于成年人中，25% 的患者患 NF1。

1. **组织学**可见施万（ Schwann ）细胞、成纤维细胞和神经轴突的增殖（图 1.19A ）。
2. **体征**：肿瘤通常会影响上眼睑，产生特征性的 S 形变形（图 1.19B ）。
3. **治疗**：孤立性病变采取单纯切除术，但丛状病变，尤其如果是弥漫性，可能难以去除。

恶性肿瘤

罕见致病因素

　　年轻患者如有以下病史，可能会发展为眼睑恶性肿瘤：

1. **着色性干皮病**是一种常染色体隐性遗传性疾病，其特征是自然阳光暴露下的皮肤病变，出现逐渐加重的皮肤色素沉着改变（图 1.20A ）。患者呈现鸟样脸，极易出现基底细胞癌（ basal cell carcinoma，BCC ）、鳞状细胞癌（ squamous cell carcinoma，SCC ）、黑色素瘤，且可能多发。结膜恶性肿瘤也有报道。
2. **Gorlin-Goltz 综合征**（痣样基底细胞癌综合征）是一种罕见的常染色体显性遗传疾病，特点是多方面的先天性畸形：眼睛、脸、骨和中枢神经系统。许多患者在 10 ～ 20 岁期间生发出多个小的 BCC

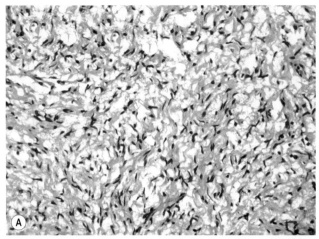

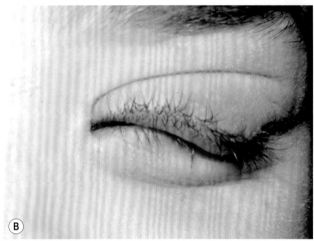

图 1.19　神经纤维瘤。A. 组织学示施万细胞、成纤维细胞、神经轴突和波浪状胶原纤维的增殖。B. 特征性的 S 形变形。（Courtesy of J Harry-fig. A）

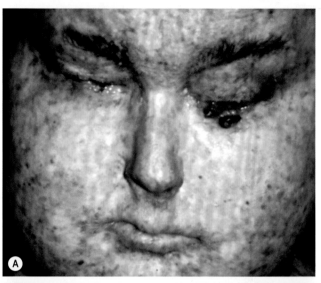

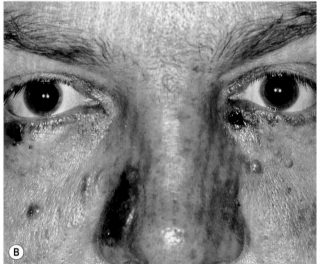

图 1.20　眼睑恶性肿瘤的易感病变。A. 着色性干皮病。B. Gorlin-Goltz 综合征。（Courtesy of J Krachmer, M Mannis and E Holland, from Cornea, Mosby 2005-fig. B）

（图 1.20B），且易患髓母细胞瘤、乳腺癌、霍奇金淋巴瘤。

3. Muir-Torre 综合征是一种罕见的常染色体显性遗传疾病，易患皮肤和内脏恶性肿瘤。皮肤肿瘤包括基底细胞癌、皮脂腺癌（sebaceous gland carcinoma，SGC）和角化棘皮瘤。大肠癌和生殖泌尿系癌是最常见的全身性肿瘤。

4. Bazex 综合征是一种性染色体连锁显性遗传疾病，其特征是湿疹和银屑病合并上呼吸道和消化道癌。还可能出现眼睑 BCC。

5. 其他致病因素包括免疫抑制，可致视网膜母细胞瘤和白化病。

基底细胞癌

一般特征

基底细胞癌是人类最常见的恶性肿瘤，通常会影响老年患者。最重要的危险因素包括浅肤色、不易晒黑和阳光下的慢性暴露。90% 的病例发生在头颈部，其中约 10% 的病例累及眼睑。基底细胞癌是眼睑肿瘤中最常见的恶性肿瘤，占所有病例的 90%。它最常出现于下眼睑，依次是内眦、上睑及外眦。肿瘤生长缓慢，局部浸润，但不转移。位于内眦的肿瘤更易侵犯眼眶和鼻窦，比其他地方的肿瘤更难处理，复发的风险也最大。不完全治疗后复发的肿瘤更具浸润性。

组织学

肿瘤来源于形成表皮的基底层细胞，细胞向下增殖（图 1.21A），形成肿瘤小叶外围的典型的栅栏样结构（图 1.21B）。鳞状分化伴角蛋白生成形成过度角化

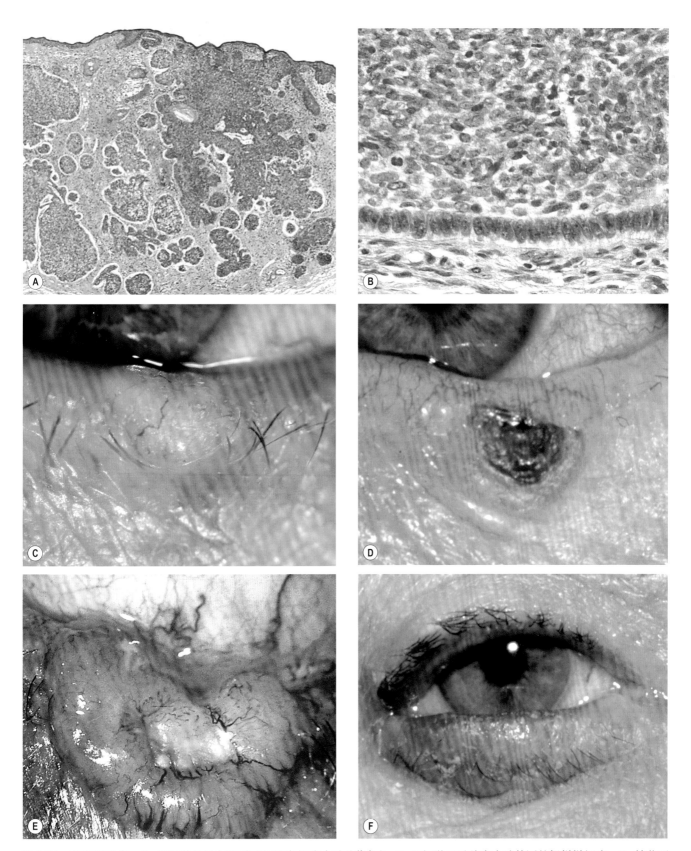

图 1.21 基底细胞癌。A. 组织学显示向下增殖的基底细胞小叶（紫色）。B. 组织学显示肿瘤小叶外围的栅栏样细胞。C. 结节型肿瘤。D. 浸润性溃疡。E. 巨大浸润性溃疡。F. 硬化型肿瘤。（Courtesy of J Harry-figs A and B）

型基底细胞癌。还有一种是皮脂腺分化，细胞长条和细胞岛生长并嵌入致密的纤维基质形成硬化型肿瘤。

临床分类

表皮细胞恶性肿瘤的主要临床特征是溃疡形成、无压痛、硬结、不规则的边界与睑缘结构的破坏。

1. **结节型基底细胞癌**呈坚韧有光泽的珍珠样结节，表面小血管扩张。起初增长缓慢，肿瘤直径达到 0.5cm 可能需要 1 ~ 2 年（图 1.21C ）。

2. **结节溃疡型基底细胞癌（浸润性溃疡）**具有中央溃疡和珍珠般的凸起的卷边，在其侧缘有扩张的不规则的血管（毛细血管扩张）（图 1.21D ）；随着时间的推移，它可能会影响眼睑更多部位（图 1.21E ）。

3. **硬化型基底细胞癌（硬化）**不常见，可能难以诊断，因为它在表皮下方侧向浸润，形成硬化斑块（图 1.21F ）。临床上难以界定肿瘤的边界，触诊检查发现的病变范围往往比望诊看到的更广。粗略检查，硬化型基底细胞癌可能被误诊为局部慢性睑缘炎。

4. **其他类型**通常不会累及眼睑，主要有囊肿型、腺样型、色素型和混合浅表型。

鳞状细胞癌

一般特征

与基底细胞癌比较，鳞状细胞癌（SCC）是一种较少见但更有侵犯性的肿瘤，约 20% 的病例有局部淋巴结转移。因此，局部淋巴结的仔细监测是初步处置的一个重要方面。肿瘤也可能表现出神经侵犯，经眼眶侵入颅内。眼睑恶性肿瘤中鳞状细胞癌占 5% ~ 10%，SCC 可能是新生成的，也可能是从预先存在的光化性角化病或原位癌（Bowen 病，表皮内癌，图 1.22）转化而来。免疫功能低下的患者，如艾滋病患者或肾移植患者患此病风险增加。肿瘤好发在下眼睑及睑缘。它常见于有慢性日光照射史的浅肤色老年人。鳞状细胞癌的诊断可能是困难的，因为某些表面上良性的病变，例如角化棘皮瘤和皮角，可能在更深层次的切片中显露出浸润性鳞状细胞癌的组织学证据。

组织学

肿瘤起源于表皮的鳞状细胞层，由真皮层内大小不一的不典型上皮细胞群落组成，这种细胞有明

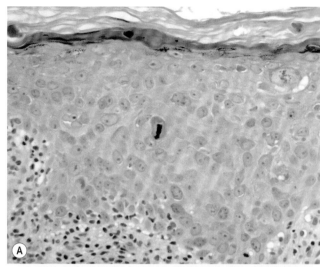

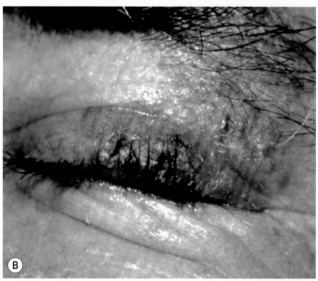

图 1.22　原位癌。A. 组织学示整个表皮层中发育不良伴有角化过度。B. 红色斑块，表面结垢样。（ Courtesy of L Horton-fig. A; H Frank-fig. B ）

显的细胞核和丰富的嗜酸性细胞质（图 1.23A ）。分化良好的肿瘤可以显示特征的角蛋白"珠"和细胞间桥（桥粒）。

临床分型

临床类型是可变的，且没有特征性表现。临床上可能与基底细胞癌不能区分，但鳞状细胞癌通常表面无血管，增长更为迅速，角化过度会更多出现。

1. **结节型鳞状细胞癌**其特征是过度角化的结节，可形成结痂、糜烂和皲裂（图 1.23B ）。

2. **溃疡型鳞状细胞癌**有一个红色的基底和境界清晰的、硬化外翻的边界，毛细血管扩张通常不存在（图 1.23C ）。

3. **皮角**伴有深层浸润性的鳞状细胞癌（图 1.23D ）。

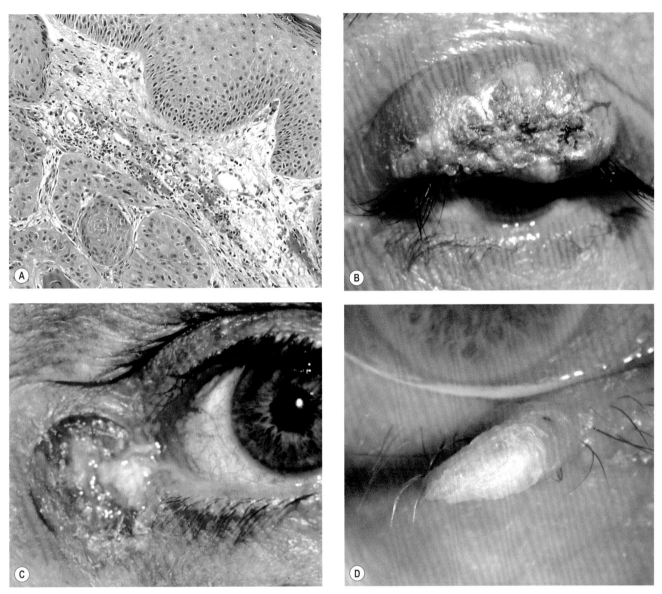

图 1.23 鳞状细胞癌。A. 组织学示棘皮状的鳞状上皮细胞和真皮内的嗜酸性（粉色）发育不良的鳞状上皮细胞岛。B. 结节型肿瘤伴表层角化。C. 溃疡型肿瘤。D. 皮角。(Courtesy of L Horton-fig. A; A Singh, from Clinical Ophthalmic Oncology, Saunders 2007-fig. B; H Frank-fig. C; S Farley, T Cole and L Rimmer-fig. D)

角化棘皮瘤

角化棘皮瘤是一种罕见的肿瘤，通常发生在有慢性阳光暴露史的浅肤色个体。免疫抑制治疗的患者比预期有更多的机会患此病。组织病理学认为角化棘皮瘤是鳞状细胞癌的一种。

1. **组织学**示不规则增厚的表皮被棘皮状的鳞状上皮包围，从增厚的表皮到正常表皮之间急剧过渡被称为拱肩结（图 1.24A）；可以看到一个充满角蛋白的火山口样病灶。

2. **体征**按时间顺序可见：
   - 粉红色的、快速增长的、过度角化的病变，常出现在下眼睑（图 1.24B），可能会在几周内增大 2 倍或 3 倍（图 1.24C ）。
   - 生长 2~3 个月后出现自发消退现象。
   - 消退期间，充满角蛋白的火山口样病灶可能会发展（图 1.24D ）。
   - 完全退化可能需要 1 年的时间，通常会留下难看的瘢痕。

3. **治疗**主要是完整的手术切除。其他包括放疗、冷冻治疗和病灶周边或内部的 5- 氟尿嘧啶治疗。

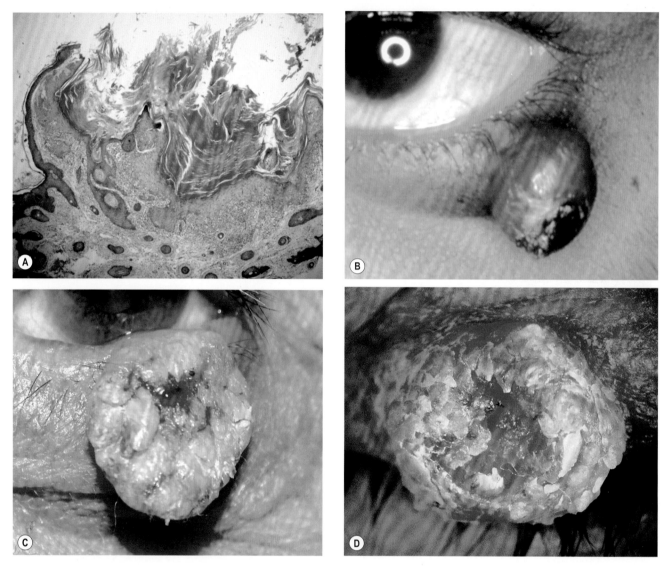

图 1.24   角化棘皮瘤。A. 组织学示不规则增厚的嗜酸性粒细胞表皮和角蛋白杯及明显的拱肩结构。B. 过度角化的结节。C. 巨大肿瘤。D. 消退期间充满角蛋白的火山口样病变。

皮脂腺癌

一般特征

皮脂腺癌（sebaceous gland carcinoma，SGC）是一种非常罕见的生长缓慢的肿瘤，最常影响老年人，女性易患。它通常来自于睑板腺，偶尔也可能来自 Zeis 腺或肉阜皮脂腺。与基底细胞癌和鳞状细胞癌相反，肿瘤更常见于睑板腺更多的上眼睑。约 5% 的病例一侧上下眼睑同时受累，可能是由于上皮内扩散或多个原发病灶所致。皮脂腺癌的临床诊断往往是困难的，在它的早期阶段，恶性肿瘤的外在体征很少，肿瘤与霰粒肿或睑缘炎相似。然而，肿瘤中的黄色物质的存在高度提示为皮脂腺癌。由于诊断困难和治疗的延迟，总死亡率为 5% ~ 10%。不良预后特征包括：上眼睑的累及、症状持续时间超过 6 个月、肿瘤大小在 10mm 或以上。源自 Zeis 腺的皮脂腺癌预后较好。

组织学

肿瘤细胞由含白色的脂质泡沫的细胞质和大而深染的细胞核组成的细胞团构成（图 1.25A）。

临床类型

皮脂腺癌不具有特征性的临床表现，可能的外观如下：

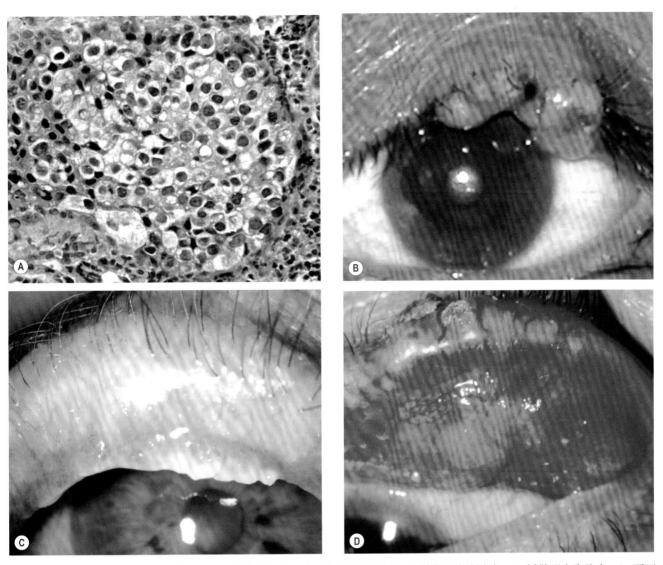

图 1.25 皮脂腺癌。A. 组织学示细胞内大而深染的细胞核和空泡状的细胞质。B. 结节型皮脂腺癌。C. 播散型皮脂腺癌。D. 页面样播散。（ Courtesy of A Garner-fig. A; A Singh, from Clinical Ophthalmic Oncology, Saunders 2007-fig. B; S Tuft-fig. C; H Frank fig. D ）

1. **结节型皮脂腺癌**：外观为一个孤立的硬结，通常在上睑板，可能由于脂质的存在而呈现黄色（图 1.25B ）。由于病变可表现如睑板腺囊肿，如果一个"霰粒肿"硬得不寻常，建议应行全层切除术和组织学检查。

2. **播散型皮脂腺癌**：播散型皮脂腺癌浸润入真皮，引起睑缘弥漫性增厚（图 1.25C ），可能导致睫毛脱失，并被误诊为"慢性睑缘炎"。肿瘤偶尔可能会出现多灶性非连续的起源。

3. **页面样传播**：是指肿瘤在上皮内扩散，包括睑结膜（图 1.25D ）、穹窿结膜和球结膜。可能会误诊为炎症。

恶性雀斑样痣和黑色素瘤

黑色素瘤很少发生于眼睑，但它有可能是致命的。虽然色素沉着是皮肤黑色素瘤的一个标志，一半的眼睑黑色素瘤却是无色素的，这可能导致诊断困难。黑色素瘤的特征包括新发生的色素性病变、原有的色素性病变发生变化、边缘不规则、形状不对称、颜色变化或出现多种颜色、直径＞6mm。

恶性雀斑样痣

恶性雀斑样痣（原位黑色素瘤、表皮内黑色素瘤和 Hutchinson 雀斑）是不常见的肿瘤，发生于有皮肤晒伤病史的老年人。该肿瘤在真皮内浸润，可能发生恶变。

1. 组织学显示梭形不典型黑色素细胞在表皮内增殖，取代表皮的基底层（图 1.26A ）。
2. 体征
   * 缓慢扩张性黑色素斑，具有不规则边界（图 1.26B ）。
   * 结节状增厚的不规则的色素沉着区高度提示恶变（图 1.26C ）。
3. 治疗通常是切除。

黑色素瘤

1. 组织学示真皮内大量不典型黑色素细胞（图 1.27A ）。
2. 体征
   a. 浅表扩散性黑色素瘤其特征是不规则轮廓和可变色素沉着的斑块（图 1.27B ）。
   b. 结节性黑色素瘤是典型的蓝黑色结节，周围被正常皮肤包围（图 1.27C ）。
3. 治疗通常是广泛切除，包括局部淋巴结切除。

默克尔细胞癌

默克尔细胞癌是一种快速增长的肿瘤，通常影响老年人。虽然默克尔细胞位于表皮内，但肿瘤表现似乎来源于真皮层。其罕见性可能会导致难以诊断而延误治疗。肿瘤恶性度高，50% 的患者有转移扩散的表现。

1. 组织学示成片的细胞胞质稀少、圆形或椭圆形的细胞核和众多的有丝分裂（图 1.28A ）。
2. 体征：紫罗兰色、界限分明的结节，有完整皮肤覆盖，最常累及上眼睑（图 1.28B ）。
3. 治疗：切除，常需联合化疗。

卡波西肉瘤

卡波西肉瘤是一种血管性肿瘤，通常获得性免疫缺陷综合征（ acquired immune deficiency syndrome，AIDS ）患者易患。许多患者先有全身性病变，而在少数情况下，肿瘤可能是艾滋病病毒感染的唯一临床表现。

1. 组织学示真皮内增生的梭形细胞、血管和炎症细胞（图 1.29A ）。
2. 体征：粉红色、红紫色至褐色的病变（图 1.29B ），可能会被误认为是血肿或痣。
3. 治疗：放疗或切除。

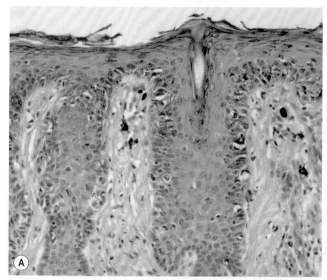
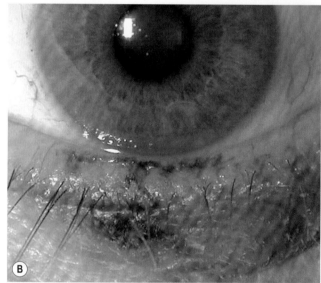
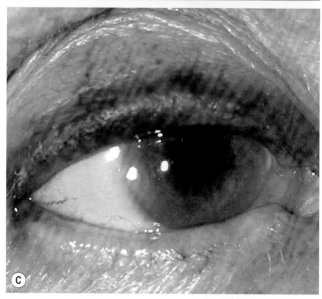

图 1.26 恶性雀斑样痣。A. 组织学示黑色素瘤细胞在表皮的基底层中增殖。B. 恶性雀斑样痣。C. 黑色素瘤源自恶性雀斑样痣。（ Courtesy of L Horton-fig. A; S Delva-figs B and C ）

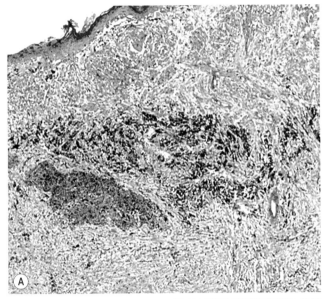

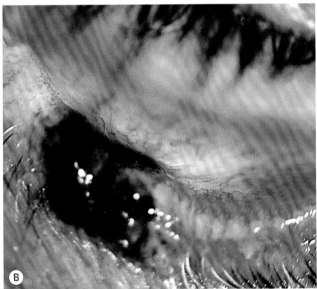

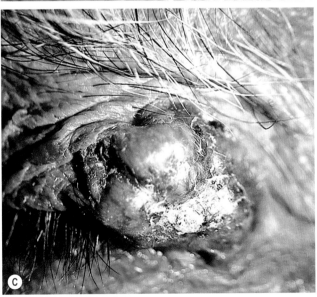

图 1.27　黑色素瘤。A. 组织学示真皮层内的黑色素瘤细胞。B. 浅表扩散性黑色素瘤。C. 结节性黑色素瘤。（Courtesy of J Harry-fig. A）

恶性肿瘤的治疗

活检

活检有两种类型：（a）切开，用刮片或活检穿孔器，去除病变部位的一部分，用于组织学诊断；（b）切除，去除整个病变，并作组织学诊断。切除包括：

1. **剃除**：用刀片去除浅表的表皮性肿瘤，如乳头状瘤和脂溢性角化病。
2. **全层皮肤切除**用于并不局限于表皮的肿瘤。

外科切除

手术切除的目的是切除整个肿瘤和保存尽可能多的正常组织。较小的肿瘤可以在活检时直接被切除，同时关闭切口，并等待最终的组织学确诊。大多数小基底细胞癌可以通过切除肿瘤及周围临床上看起来正常的 2～4mm 的边缘组织治愈。巨大基底细胞癌和恶性肿瘤如鳞状细胞癌、皮脂腺癌和黑色素瘤需要更大范围的手术切除。可能无法在切除肿瘤时关闭该切口，但必须先确保肿瘤的完整的切除，后考虑结构重建。石蜡包埋标本的快速处理可以减少等待组织学证实的时间，但仍需要另一次操作来关闭手术切口。更快的确诊方法是可以使用冰冻切片或显微描记手术，重建就可以在同一天实现。

1. **标准化冰冻切片**：包括在手术时切除的标本边缘的组织学检查，以确保边缘无肿瘤。如果没有检测到肿瘤细胞，眼睑可以重建；如果某一区域有肿瘤细胞，执行进一步切除，直到标本无肿瘤细胞。
2. **莫斯显微描记手术**指的是肿瘤分层切除。眼部周围的标本通常是做冰冻病理检查，而最初所描述的此技术中使用的定型胶会对眼部产生刺激。每一层的检查能够描述出肿瘤发展边缘的地形图。如果仍有肿瘤细胞存在的任何区域，则采取进一步切除，直到肿瘤全部清除。虽然耗时，但这种技术最大限度地提高肿瘤全部切除的机会，同时尽量减少牺牲正常组织。这是对于弥漫性生长和指状延伸边缘不确定的肿瘤如硬化型基底细胞癌、鳞状细胞癌、肿瘤复发和累及内外眦的肿瘤的一种特别有用的技术。然而，眼睑周围不规则轮廓和延伸到眶脂肪内的肿瘤处理起来较困难，运用此技术需专科培训。

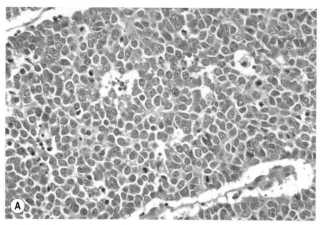

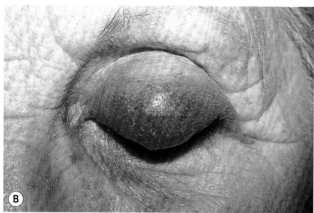

图 1.28　默克尔细胞癌。A. 组织学示一层默克尔细胞。B. 临床表现。(Courtesy of J Harry and L Misson, from Ocular Ophthalmic Pathology, Butterworth-Heinemann 2001- fig. A)

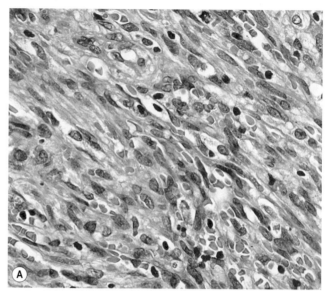

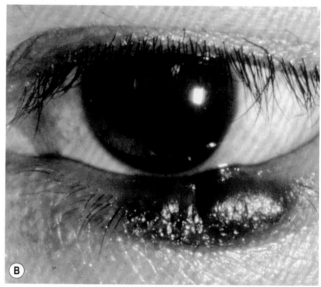

图 1.29　卡波西肉瘤。A. 组织学示增殖的梭形细胞和血管。B. 临床表现。(Courtesy of J Harry-fig. A)

结构重建

　　重建的技术取决于组织去除的宽度以及去除是否是全层或部分层次。前后层均进行重建是重要的。如果在肿瘤切除时其中一层已去除，它必须用相似的组织重建。前层缺损可直接缝合或通过一个局部皮瓣转移或皮肤移植来闭合缺损。全层缺损可以修复，如下所示：

1. **小片缺损**：如果周围组织有足够的弹性来拉近切缘，缺损不到 1/3 的眼睑通常可以直接缝合（图 1.30)。如果缺损不能闭合，必要时行眦切开术可以移动更多的组织。

2. **中等大小缺损**：多达一半的眼睑的缺损可能需要皮瓣（如 Tenzel 半圆形），用于封闭缺损（图 1.31)。

3. **大片缺损**：超过眼睑一半的缺损可以通过以下方法之一来闭合：

   a. **后层的重建**可能需要上睑游离的睑板移植、颊黏膜或硬腭移植或从上睑来的休斯皮瓣移植（图 1.32)。

   b. **前层重建**可能需要皮肤的前移术（局部皮瓣或游离皮片）（图 1.33)。至少有一个重建的板层有自己的血液供应，以最大限度保证游离植片的存活。

姑息治疗

　　去除肿瘤后的缺损可能并不总是需要完全重建。姑息治疗处理中，伤口边缘会尽可能接近，使缺损处长出肉芽并二期愈合。随着时间推移，即使是大的缺陷往往也能达到令人满意的结果。

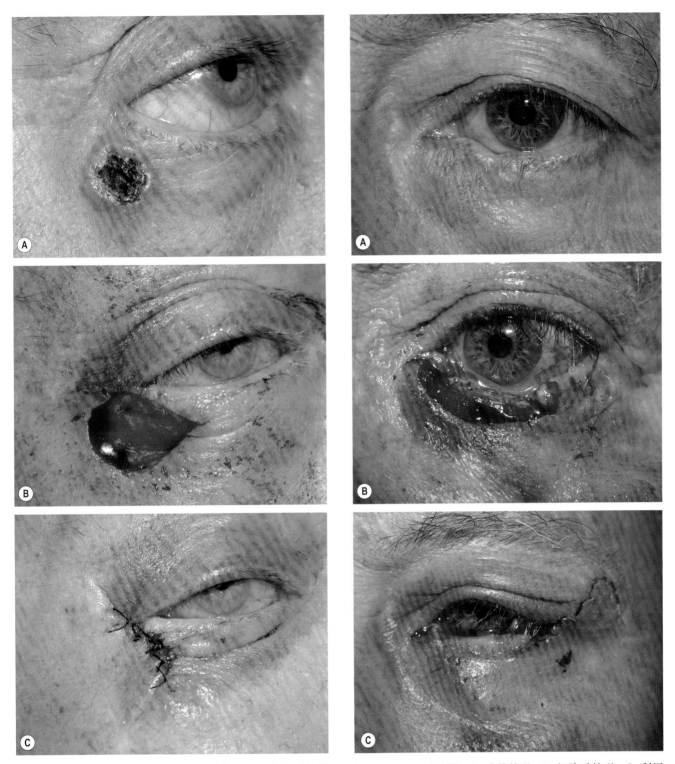

图 1.30　直接缝合。A. 基底细胞癌术前外观。B. 切除后的外观。C. 直接缝合。(Courtesy of A Pearson)

图 1.31　Tenzel 皮瓣。A. 术前外观。B. 切除后外观。C. 利用皮瓣闭合缺损后的外观。(Courtesy of A Pearson)

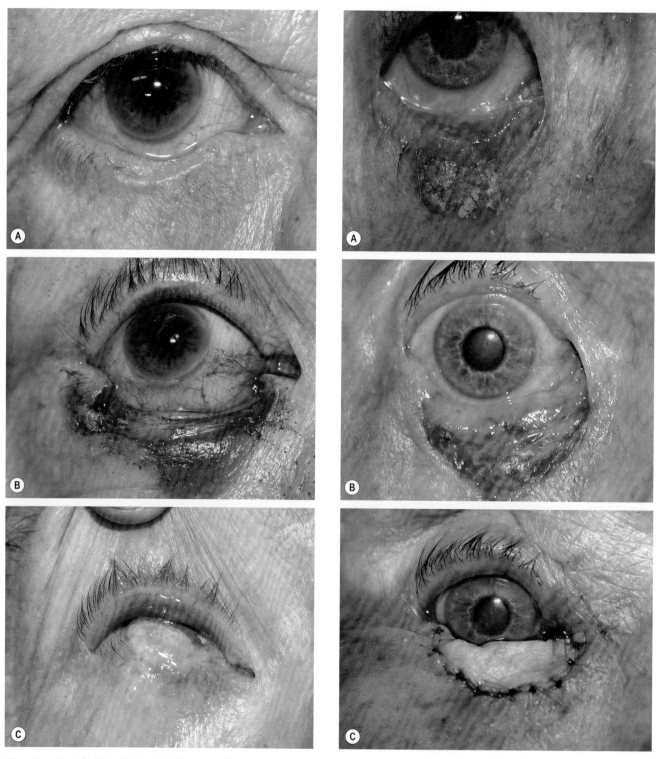

图 1.32　上睑休斯皮瓣重建后层。A. 术前外观。B. 切除后外观。C. 术后皮瓣尚未分离时的外观。（**Courtesy of A Pearson**）

图 1.33　前板层重建与游离植皮。A. 手术前的外观。B. 切除术后外观。C. 植皮到位。（Courtesy of A Pearson）

放疗

放疗的复发率比手术高，而且放疗无法获取消灭肿瘤的组织学确认。放疗复发后难以手术治疗，因为被照射过的组织愈合不良。

1. **适应证**
   - 小基底细胞癌不累及内眦部，患者不适合手术或拒绝手术。
   - 对放疗高度敏感的肿瘤，如卡波西肉瘤。

2. **禁忌证**
   - 内眦角的基底细胞癌，因为放射治疗会损害泪小管，导致溢泪。
   - 上眼睑肿瘤，因为随后的角化会导致慢性眼部不适。
   - 侵略性肿瘤，如硬化型基底细胞癌、鳞状细胞癌和皮脂腺癌。

3. **并发症**
   - 皮肤损伤和睫毛脱落。
   - 内眦区照射后的鼻泪管狭窄。
   - 结膜角质化、干眼病、角膜病变和白内障。
   - 视网膜病变和视神经病变。

照射过程中用一个特殊的屏蔽保护眼球可以避免许多并发症。

冷冻疗法

1. **适应证**：小而浅表型基底细胞癌可考虑。
2. **禁忌证**与放疗的禁忌证相似，尽管冷冻治疗可能对于眼球上页面样播散的皮脂腺癌手术是一个有用的附加治疗，避免患者行眶内容剜除术。
3. **并发症**包括皮肤色素脱失、睫毛脱落和结膜过度生长。

睫毛病变

解剖

上睑睫毛（纤毛）数量（约 100 根）稍微多于下睑睫毛。睫毛根部靠在睑板前表面。纤毛通过眼轮匝肌和 Riolan 肌肉之间，在前部睑缘处出皮肤并弯曲，远离眼球。睑板和结膜的瘢痕可以改变睫毛的位置和方向。如有严重炎症，睫毛可以从睑板腺开口处异常生长（双行睫）。

倒睫

倒睫是一种非常常见的后天获得性病变，可以单独发生，或者继发于慢性睑缘炎和眼带状疱疹引起的睑缘瘢痕。因睑内翻引起的假性倒睫不应该被误认为倒睫，有些病例的睑内翻是间歇性的，如果误诊为真性倒睫的话会导致不恰当的处理。

体征

倒睫的特点是起源于正常位置（图 1.34A 和 B）。擦伤角膜上皮可能引起点状上皮糜烂，眨眼时加重眼部刺激症状。长期严重的病情可能会导致角膜溃疡及血管翳形成。

治疗

1. **拔倒睫**：用钳子拔除倒睫是简单而有效的，但 4~6 周内复发几乎是不可避免的。
2. **电解**：对孤立的几根睫毛是有用的，但频繁操作可能造成瘢痕。通常需要多次治疗以获得一个满意的结果。电灼针向下插入睫毛根部中央，通电，直到表面出现凝固组织的气泡，然后去除倒睫。大约 40% 的病例复发，需要再次治疗。
3. **冷冻疗法**用于消除大量的睫毛非常有效（图 1.34C），在 -20℃ 使用一个可以冻融双循环的特殊的冷冻探针。并发症包括坏死、色素脱失（尤其是深肤色患者）、损坏睑板腺（影响角膜前泪膜），以及形成睑缘切迹。
4. **氩激光烧蚀**对零星的几根睫毛有用，执行方法如下：
   a. 初始设置是 50μm、0.2s、1000mW。
   b. 激光射向睫毛根部，形成一个小坑。
   c. 光斑大小可增加到 200μm，小坑加深能到达毛囊（图 1.34D）。
   d. 大多数患者 1~2 个疗程治愈。
5. **手术**包括全层楔形切除术或前板层旋转切除，可能对一些其他方法无效的局部密集的倒睫有效。

先天性双行睫

先天性双行睫是比较少见的病变，当原本要分化成睑板内特殊类型皮脂腺（睑板腺）的原始上皮性胚芽细胞发育成一个完整的毛囊皮脂腺组合体时出现此病变。这种病变的遗传方式是常染色体显性遗传，疾病外显率高但表现度变异大。多数患者也表现出腿部原发性淋巴水肿（淋巴水肿 - 重睫综合征）。

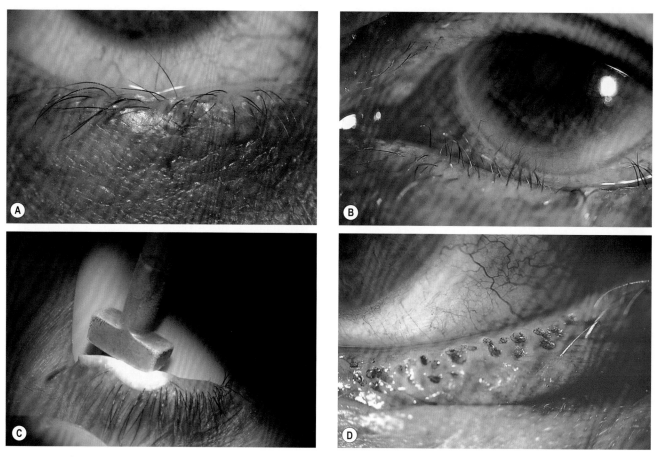

图 1.34 倒睫。A. 轻度。B. 重度。C. 冷冻治疗。D. 激光消融后的外观。(Courtesy of A Pearson-figs A and C)

1. 体征

- 部分或整排的第 2 排睫毛出现在睑板腺开口处或睑板腺开口稍后部位。
- 异常睫毛往往比正常睫毛更细、更短，通常倒向后方。婴儿期耐受性好，直到 5 岁前可能不会出现症状。

2. 治疗：下睑双行睫可用冷冻治疗。上睑双行睫需行板层眼睑切开，操作如下：

a. 沿灰线切开眼睑成前、后片层（图 1.35A）。

b. 后片层和睫毛毛囊通过冻融双循环被冻结到 –20℃（图 1.35B）。

c. 手术缝合片层。

后天获得性双行睫

后天获得性双行睫（睫毛化生）是由睑板腺化生并去分化，变成毛囊引起。最重要病因是瘢痕性结膜炎的晚期，由化学损伤、Stevens-Johnson 综合征和眼瘢痕性类天疱疮引起。

1. 体征

- 从睑板腺开口处生长的睫毛，数目不一。
- 不同于先天性双行睫，后天获得性双行睫的睫毛往往是无色素和发育不良的（图 1.36），而且通常有症状。

2. 治疗：轻症病例等同于倒睫处理。严重病例需要切开眼睑板层，冷冻后片层。

睫毛脱垂

睫毛脱垂是上眼睑睫毛的向下脱垂（图 1.37A），病变可以是特发性的，或继发于眼睑松弛综合征（皮肤松弛伴前板层滑移）或长期面瘫。

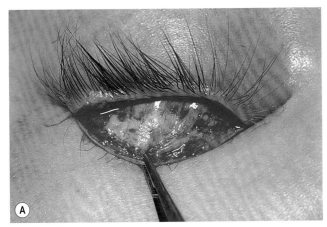

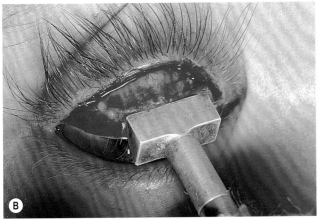

图 1.35　A. 眼睑片层分离。B. 后片层冷冻。(Courtesy of AG Tyers and JRO Collin, from Colour Atlas of Ophthalmic Plastic Surgery, Butterworth-Heinemann 2001)

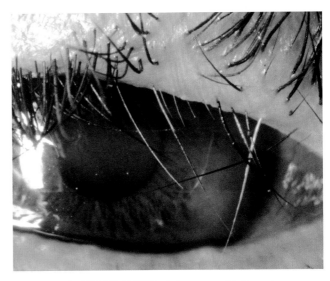

图 1.36　后天获得性双行睫。(Courtesy of R Bates)

睫毛粗长症

睫毛粗长症是睫毛的过度生长（图 1.37B），主要病因列举于表 1.1。

睫毛脱落

睫毛脱落是睫毛的数量（图 1.37C）减少，主要病因列于表 1.2。

白睫症

白睫症是局部毛发过早变白，可能累及睫毛和眉毛（图 1.37D），主要病因列于表 1.3。

表1.1　睫毛粗长症病因

1. 后天获得性
   - 药物引起——局部使用前列腺素类似物、苯妥英和环孢素
   - 营养不良
   - 艾滋病
   - 卟啉病
   - 甲状腺功能减退症
   - 家族性

2. 先天性
   - Oliver-McFarlane 综合征：色素性视网膜病、侏儒症和弱智
   - Cornelia de Lange 综合征：心理和身体发育异常
   - Goldstein-Hutt 综合征：白内障与遗传性球形红细胞增多症
   - Hermansky-Pudlak 综合征：白化病和出血素质

表1.2　睫毛脱落病因

1. 眼部病变
   - 慢性前部睑缘炎
   - 浸润性眼睑肿瘤
   - 烧伤
   - 眼睑肿瘤化疗或放疗

2. 皮肤病
   - 全身性脱毛发症
   - 银屑病

3. 全身性疾病
   - 黏液性水肿
   - 系统性红斑狼疮
   - 后天梅毒
   - 瘤型麻风

4. 继发于去除睫毛后
   - 治疗倒睫后
   - 拔毛症：脱毛精神障碍

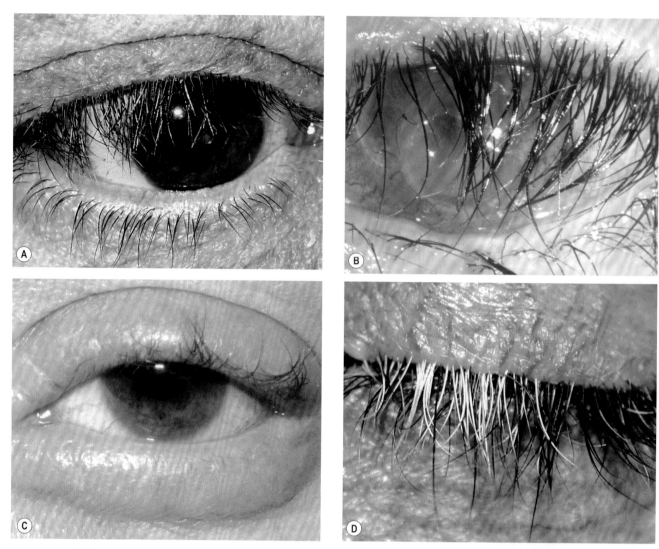

图 1.37　多种睫毛病变。A. 睫毛脱垂。B. 睫毛粗长症。C. 睫毛脱落。D. 白睫症。(Courtesy of A Pearson-fig. A; L Merin-fig. B; S Tuft-fig. C)

表1.3　白睫症病因

1.眼部病变
 • 慢性前部睑缘炎
 • 交感性眼炎
 • 特发性葡萄膜炎

2.全身
 • 小柳原田综合征
 • 瓦登伯格综合征
 • 白癜风
 • 马方综合征
 • 结节性硬化症

变态反应性疾病

急性过敏性水肿

急性过敏性水肿通常是由花粉或昆虫叮咬引起的。

1. **体征**：突然发作的双眼眶周可压陷的水肿（图 1.38A），往往伴有结膜肿胀（水肿）。

2. **治疗**：全身应用抗组胺药可能会有所帮助。

接触性皮炎

接触性皮炎是一种炎症反应，通常在接触药物、防腐剂、化妆品或金属后发生。刺激物也可能导致非过敏性毒性皮炎。患者首次接触过敏原致敏，进一步的接触导致免疫反应。由迟发型 IV 型变态反应介导。

1. **病史**：接触和再接触潜在过敏原的病史。

2. **症状**包括接触以后的发痒及流泪。

3. **体征**

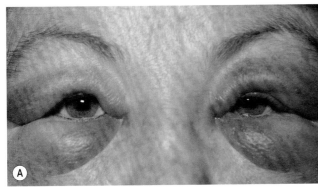

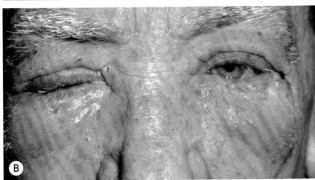

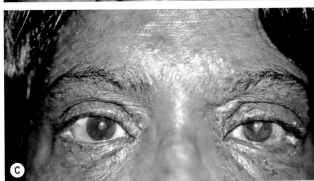

图 1.38　变态反应性疾病。A. 急性过敏性水肿。B. 接触性过敏。C. 特异性皮炎。

- 眼睑水肿、脱屑、皲裂、皮肤张力增加（图 1.38B）。
- 球结膜水肿、充血和乳头性结膜炎。
- 点状角膜上皮糜烂。

4. 治疗

- 如果过敏原已知，停止接触过敏原。
- 如果怀疑防腐剂所致，使用无防腐剂滴眼液。
- 冷敷缓解症状。
- 外用类固醇可能会有所帮助，但很少需要。
- 严重病例可口服抗组胺剂。
- 注意避免再次接触（附注记录）。

特应性皮炎

特应性皮炎（湿疹）是一种非常常见的先天性病

变，发病通常与哮喘和花粉症有关。眼睑受累相对少见，但如果眼睑受累必定出现全身皮炎。

1. **体征**：眼睑增厚、结痂、垂直皲裂，与金黄色葡萄球菌睑缘炎和睫毛脱落相关（图 1.38C）。
2. **治疗**：用润肤剂滋润皮肤和合理使用低浓度的局部用类固醇，例如 1% 氢化可的松。同样重要的是治疗相关的感染。
3. **眼部并发症**：
   a. 常见，包括儿童春季病变和成年人的慢性角结膜炎。
   b. 罕见，包括圆锥角膜、白内障和视网膜脱离。

细菌性感染

外睑腺炎

外睑腺炎（麦粒肿）是睫毛毛囊及其相连的 Zeis 腺的急性葡萄球菌脓肿，儿童和青壮年多见。

1. **体征**
   - 疼痛的肿物向前突出于皮肤，一般顶部有根睫毛（图 1.39A）。
   - 可能会出现多个病变，偶尔脓肿可累及整个睑缘。
2. **治疗**：外用抗生素、热敷及拔除相关的睫毛。

脓疱病

脓疱病是一种罕见的由金黄色葡萄球菌或化脓性链球菌引起的皮肤浅表感染，最常影响儿童。累及眼睑的脓疱病常伴有脸部的疼痛性感染。

1. **体征**：红色斑快迅速发展成为薄壁大疱，在破口处产生金黄色痂皮（图 1.39B）。
2. **治疗**：外用抗生素和口服氟氯西林或红霉素。

丹毒

丹毒（圣安东尼火）是一种少见的急性皮下播散性蜂窝织炎，通常是由化脓性链球菌通过微小皮肤伤口引起。

1. **体征**
   - 不断扩大的、界限清晰的硬性红色皮下斑块（图 1.39C）。
   - 眼睑先累及，一旦发生，通常是严重的，并可能导致继发性眼睑挛缩。

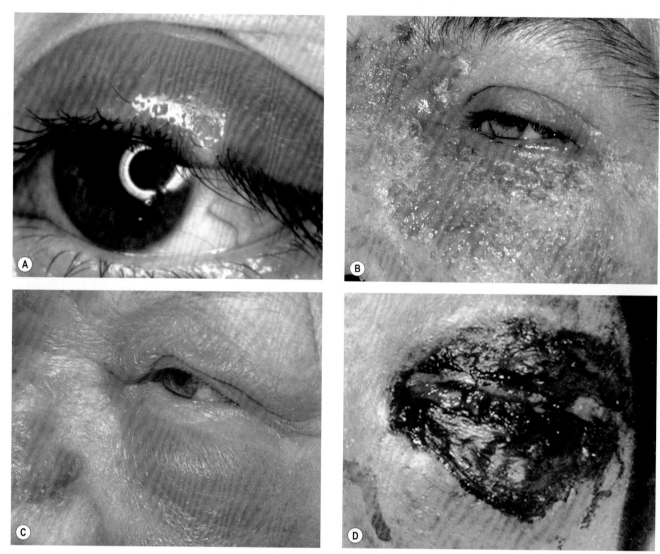

图 1.39　细菌感染。A. 外睑腺炎（麦粒肿）。B. 脓疱病。C. 丹毒。D. 坏死性筋膜炎。

2. 治疗：口服抗生素。

坏死性筋膜炎

　　坏死性筋膜炎是一种极为罕见的急进性坏死性炎症，最初累及皮下软组织，然后是皮肤。它通常是由化脓性链球菌引起，偶尔由金黄色葡萄球菌引起。最常见的受累部位是四肢、躯干和会阴，以及术后伤口部位。除非治疗是早期和适当的，否则可导致死亡。眼周的感染是罕见的，可能继发于外伤或手术。

1. 体征：眼眶发红和水肿，并形成大水疱，由于底层血栓形成继发坏疽导致皮肤的黑色变（图 1.39D）。

2. 并发症包括眼动脉闭塞、眼睑闭合不全和毁容。

3. 治疗包括静脉注射青霉素、清除坏死组织及重建手术。

病毒性感染

传染性软疣

　　传染性软疣是一种皮肤感染性疾病，由一种人的特定的双链 DNA 痘病毒引起，通常会影响健康欠佳的儿童，2~4 岁是发病高峰。通过接触传染，随后通过自体接种传染，病变在免疫功能低下的患者身上发展，呈多发，偶尔融合。沿下巴系带区域分布者在艾滋病病毒抗体阳性患者中常见。

1. 组织学示中央间隙和表皮细胞小叶样增生，该细胞质内含有（Henderson-Patterson）包涵体取代细胞核，将细胞核残存部分挤向细胞边缘。小叶表面附近的细胞的包涵体小而嗜酸性，深处的细胞的包涵体大而嗜碱性（图 1.40A）。

2. 体征

- 单个或多个，苍白蜡样有脐凹的结节（图 1.40B）。
- 上睑缘病变（图 1.40C）可排出病毒影响泪膜，引起继发的同侧眼慢性滤泡性结膜炎。除非睑缘被仔细检查，否则引起病变的传染性软疣病变往往被忽略。
- 白色干酪样的物质包含被感染的退化的细胞，可从病灶处挤出。

3. 治疗：除非病变非常接近睑缘，否则不必要治疗。治疗包括刮除、烧灼、冷冻疗法或激光。

带状疱疹性眼病

带状疱疹性眼病（herpes zoster ophthalmicus，HZO）是由水痘带状疱疹病毒引起的常见的单侧性感染。它通常会影响老年人，但也可能会发生在较年轻的人。免疫功能低下的患者病变往往较严重。

1. 表现：三叉神经第 1 支分布区域的疼痛。

2. 体征

- 额头上的斑丘疹（图 1.41A）。
- 进展为小囊泡、脓疱后发展为结痂。
- 眶周水肿可能蔓延到另一侧（图 1.41B），让人误认为双眼病变。

3. 眼部并发症（见第 6 章）。

4. 治疗

- 口服阿昔洛韦 800mg，每天 5 次，持续时间为 7～10 天；替代品包括伐昔洛韦 1g，每天 3 次，泛昔洛韦 500mg，每天 3 次和溴夫定 125mg，每天 1 次。
- 外用阿昔洛韦或喷昔洛韦乳膏和类固醇-抗生素组合药物，例如 Fucidin-H（1% 氢化可的松，2% 夫西地酸），每天 3 次，直至痂皮分离。

单纯疱疹

1. 发病机制：原发感染，或是少见的原先潜伏于三叉神经节的单纯疱疹病毒复活。

2. 诊断

- 早期面部和眼睑的刺痛，持续约 24 小时。

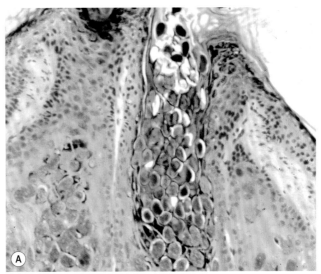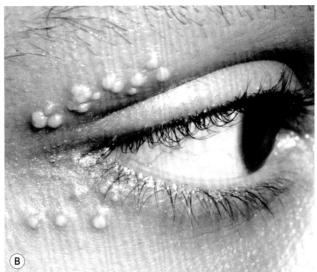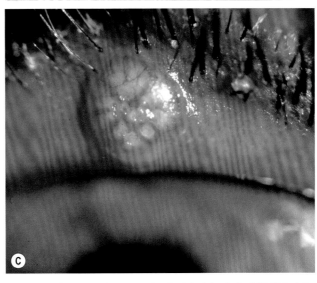

图 1.40 传染性软疣。A. 组织学示表皮细胞小叶样增生和间隙，细胞质内含有包涵体，表面附近的细胞的包涵体小而嗜酸性，深处的细胞的包涵体大而嗜碱性。B. 多发的软疣结节。C. 睑缘结节。（Courtesy of A Garner- fig. A; N Rogers-fig. B）

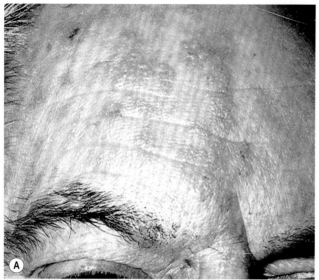

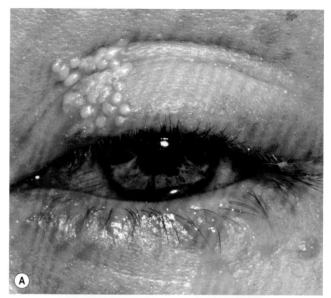

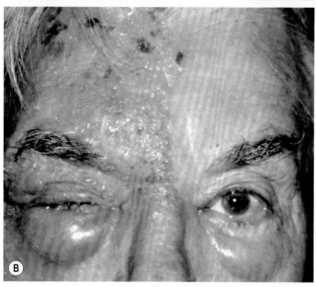

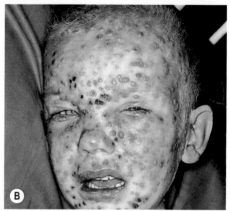

图 1.42　单纯疱疹。A. 水疱疹。B. 疱疹性湿疹。

图 1.41　带状疱疹性眼病。A. 斑丘疹。B. 小囊泡、脓疱和眶周水肿。

- 眼睑及眶周、上睑缘小囊泡（图 1.42A），48 小时后会破裂。
- 伴乳头状结膜炎、分泌物和眼睑肿胀。
- 可能产生树枝状角膜溃疡，特别是过敏性患者。6 ~ 8 天后逐渐平息。
- 过敏患者累及此病会很严重（疱疹性湿疹，图 1.42B）。

3. 治疗
- 外用抗病毒药物（阿昔洛韦乳膏），每日 5 次，连用 5 天。
- 口服阿昔洛韦 400 ~ 800mg，每日 5 次，连用 3 ~ 5 天；亦可以用泛昔洛韦和伐昔洛韦。
- 添加拉维酸或红霉素治疗患者的疱疹性湿疹继发的葡萄球菌感染。

睑缘炎

慢性前部睑缘炎

慢性睑缘炎是引起眼部不适和刺激症状的一个非常常见的原因，病变通常是对称累及双眼。睑缘炎可被细分为前部、后部，二者之间有很大的重叠，且可能同时出现。本病的症状和体征关联性很少，病因和发病机制不明确，均导致治疗困难。

发病机制

前部睑缘炎会影响睫毛根部周围区域，可由金黄色葡萄球菌所致或脂溢性所致。前者被认为是由针对金黄色葡萄球菌细胞壁成分的异常的细胞介导的免疫应答所引起，这也可能在一部分患者中导致红眼睛、周边角膜浸润。脂溢性睑缘炎通常与全身的脂溢性皮炎相关，可能累及头皮、鼻唇沟、耳后和胸前。由于眼睑和眼表面之间的紧密关系，慢性睑缘炎可引起继发性的结膜和角膜的炎症性变化和机械性变化。

诊断

1. **症状**并不能为睑缘炎分型提供可靠的线索，且症状主要由正常眼表功能破坏和泪液稳定性减少引起。因为症状的严重程度和临床体征之间相关性较差，所以很难客观地评估治疗的效果。

   - 烧灼感、异物感、轻度畏光，缓解时睑缘结痂，加重时睑缘红肿，均是本病的特征。
   - 症状通常在早晨更重。如果患者伴有干眼，症状可能会在白天加重。

2. **体征**

   a. 葡萄球菌所致的睑缘炎

   - 硬的鳞屑和结痂主要位于睫毛根部周围（环领；图 1.43A）。
   - 常见轻度乳头状结膜炎和慢性结膜充血。
   - 长期的病变可能出现睑缘瘢痕和切迹（胼胝）（图 1.43B）、睫毛脱落、倒睫和白睫症。
   - 继发性改变包括麦粒肿形成、边缘性角膜炎，偶见小水疱病。
   - 常并发泪膜不稳定和眼干燥症。

   b. 脂溢性睑缘炎

   - 充血而油腻的前部睑缘和粘在一起的睫毛（图 1.43C）。
   - 柔软的鳞屑分布于睑缘和睫毛的任何部位。

治疗

几乎没有任何证据支持特定的前部睑缘炎的治疗方案。患者应该被告知，治愈的可能性不大，但症状通常是可能控制的。

1. **眼睑清洁卫生**

   - 热敷数分钟以软化睫毛根部的痂皮。
   - 清洗眼睑，机械性地去除痂皮，可以用棉签蘸婴儿洗发水或碳酸氢钠稀释溶液擦洗眼睑边缘，每日1次或2次。
   - 商业化生产的肥皂/酒精浸渍垫可用于眼睑洗涤剂，但注意不要引起机械性刺激。
   - 洗发时也可以用稀释的香波清洗眼睑。
   - 当病情得到控制时，可以逐渐减少清洗眼睑的频次，但如果完全停止，睑缘炎常会复发。

2. **抗生素**

   a. 局部应用夫西地酸钠、杆菌肽或氯霉素，常用

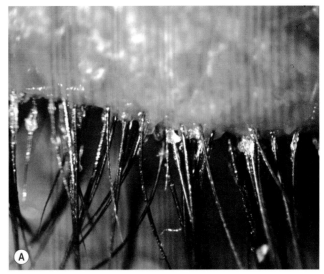

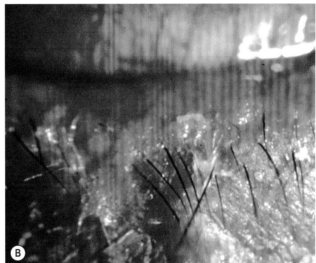

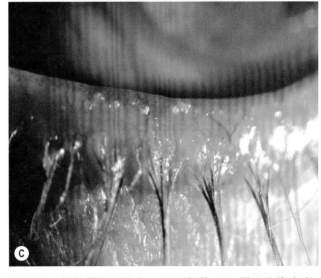

图 1.43 慢性前部睑缘炎。A. 环领状。B. 眼睑边缘瘢痕。C. 油腻的睑缘和粘成一团的睫毛。

于治疗急性毛囊炎，但对于病情较长的病例疗效是有限的。眼睑清洁后要用棉签或干净的手

指涂抹药膏至前部睑缘。

　　b. 口服阿奇霉素（每日 500mg，共 3 天）有助于控制溃疡性睑缘疾病。

2. 低浓度局部应用类固醇，例如 0.1% 氟米龙，每天 4 次，连用 1 周，对重症乳头状结膜炎患者有效。对于边缘性角膜炎和小水疱病需要重复疗程。

3. 人工泪液：并发泪膜不稳定和眼干燥者需要人工泪液。

慢性后部睑缘炎

发病机制

　　后部睑缘炎是由睑板腺功能障碍和睑板腺分泌物变异所致。细菌脂肪酶可导致游离脂肪酸的形成，引起睑板腺分泌物熔点升高，阻止其从腺体分泌，从而刺激眼表，并可能促使金黄色葡萄球菌生长。充当表面活性剂的泪膜磷脂的丢失导致泪液蒸发过强和泪液的渗透压增高，导致泪膜不稳定。

诊断

　　症状的严重程度和临床体征间的相关性较差。

1. 症状与前部睑缘炎相似。

2. 体征

- 过度且异常的睑板腺分泌，表现为睑板腺开口处油珠封口（图 1.44A）。
- 睑板腺开口突出、凹陷或栓塞（图 1.44B）。
- 睑缘后部充血和毛细血管扩张。
- 压迫睑缘，睑板腺体流出混浊或牙膏状液体（图 1.44C）；在重症患者中，分泌物浓缩，无法正常排出。
- 眼睑透照显示腺体缺失和睑板腺导管囊性扩张。
- 泪膜呈油性和泡沫状，泡沫可能会堆积在眼睑边缘或内眼角。
- 继发性改变包括乳头状结膜炎、下方角膜点状上皮糜烂。

治疗

　　告知患者治愈的可能性不大，这很重要。虽然能缓解，可常常会复发，尤其是当治疗停止过早时。

1. 眼睑清洁卫生

- 热敷和保持清洁的措施同前部睑缘炎，但要强调的是按摩眼睑使累积的睑板腺分泌物排出。
- 医生可以朝着睑缘方向按摩挤压睑板腺，人工排出腺体分泌物（图 1.44C）。

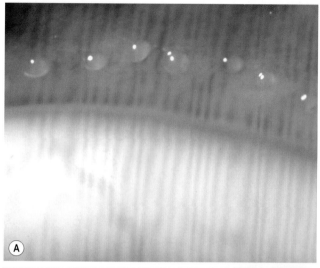

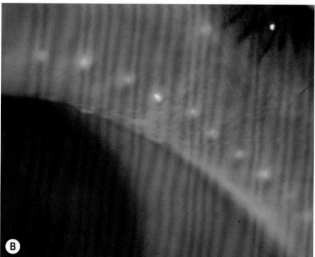

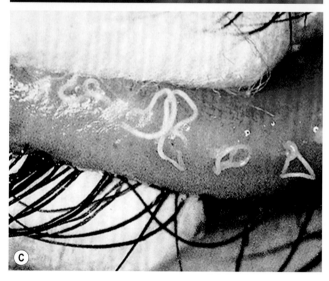

图 1.44　慢性后部睑缘炎。A. 睑板腺开口处油珠封口。B. 睑板腺开口处栓塞。C. 排出牙膏状物质。（Courtesy of J Silbert, from Anterior Segment Complications of Contact Lens Wear, Butterworth-Heinemann 1999-fig. C）

2. 全身使用四环素是重要的治疗手段，但 12 岁以下儿童或怀孕及哺乳期妇女不能使用，因为四环素会沉积在生长中的骨和牙齿中，并可能导致牙齿染色和牙齿发育不全（可选择红霉素）。

- 使用四环素的理由是其在远低于杀菌浓度的情况下能阻止金黄色葡萄球菌产生脂肪酶。
- 四环素类抗生素尤其适合治疗复发性小水疱病和边缘性角膜炎，但可能需要重复疗程。
  - **a. 土霉素** 250mg，每日 2 次，持续 6～12 周。
  - **b. 多西环素** 100mg，每日 2 次，持续 1 周，然后每日 1 次，持续 6～12 周。
  - **c. 米诺环素** 100mg，每日 1 次，持续 6～12 周；延长使用时间会引起皮肤色素沉着（图 1.26）。
  - **d. 红霉素** 250mg，每日 1～2 次，用于儿童。

3. 局部治疗包括抗生素、激素和用于蒸发过强性干眼的人工泪液。

慢性睑缘炎的相关病变

1. 30%～50% 患者中可见**泪膜不稳定**，可能是由于泪膜中水和脂质成分之间不平衡导致蒸发过多。泪膜破裂时间通常是减少的。
2. **睑板腺囊肿**常见，可能多发、且易复发，尤其是后部睑缘炎患者。
3. **上皮基底膜病和复发性上皮糜烂**，后部睑缘炎会

加剧此症。

4. **皮肤**
   - **a. 酒渣鼻**常并发睑板腺功能障碍。
   - **b. 脂溢性皮炎**：90% 的患者会患脂溢性睑缘炎。
   - **c. 寻常痤疮**：异维 A 酸治疗过程中约 25% 的患者会伴发睑缘炎，治疗停止后睑缘炎逐渐消退。
5. **细菌性角膜炎**与慢性睑缘炎继发的眼表疾病相关。
6. **特应性角结膜炎**经常与金黄色葡萄球菌性睑缘炎相关。治疗睑缘炎会引起过敏性结膜炎，反之亦然。
7. **接触镜不耐受**：后部睑缘疾病与长期配戴隐形眼镜相关，其原因可能是抑制睑睑运动和睑板腺油脂的正常分泌，另外还可能与巨乳头性结膜炎有关，使镜片配戴不舒服。睑缘炎也是与隐形眼镜相关的细菌性角膜炎的危险因素之一。

眼睑虱病

1. **发病机制**：阴虱适应居住在阴毛里（图 1.45A）。感染的人的虱子可能会转移到另一个毛茸茸的地方，例如胸部、腋下或眼睑。眼睑虱病是睫毛被传染，通常会影响生活卫生条件差的孩子。
2. **症状**包括眼睑的慢性刺激和瘙痒。
3. **体征**
   - 虱子用它们的爪子固定在睫毛上（图 1.45B）。
   - 阴虱的卵和它们的空壳为椭圆形、褐色、乳白色珍珠样，附着在睫毛的根部（图 1.45C）。

表 1.4 慢性睑缘炎的特征总结

	特征	前部睑缘炎		后部睑缘炎
		金黄色葡萄球菌	脂溢性	
睫毛	沉积物	硬	软	
	缺失	++	+	
	扭曲或倒睫	++	+	
睑缘	溃疡	+		
	凹陷	+		++
囊肿	睑腺炎	++		
	睑板腺囊肿			++
结膜	小疱	+		
泪膜	泡沫			++
	干眼	+	+	++
角膜	点状糜烂	+	+	++
	新生血管	+	+	++
	浸润	+	+	++
相关疾病		特应性皮炎	脂溢性皮炎	红斑痤疮

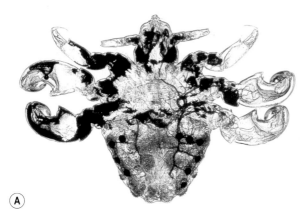

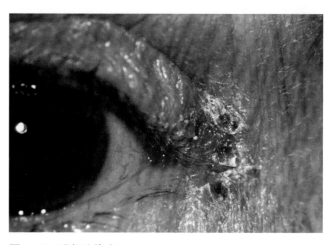

图 1.46　眦部睑缘炎。

每天 2 次，连续 10 天。

c. 在患者及家属的服装和床上用品灭虱是非常重要的，防止复发。

眦部睑缘炎

1. **发病机制**：感染通常是由腔隙莫拉菌、金黄色葡萄球菌或其他细菌引起，单纯疱疹病毒也会涉及但罕见。

2. **体征**
   - 通常表现为内外侧眼角的一侧发红、鳞屑、浸渍和皮肤皲裂（图 1.46）。
   - 可能伴发乳头状结膜炎和滤泡性结膜炎。

3. 治疗包括外用氯霉素、杆菌肽或红霉素。

儿童眼睑角膜结膜炎

儿童眼睑角膜结膜炎是一个定义不十分清楚的病变，在亚洲和中东地区的人群中往往更严重。

1. **临床表现**：通常约 6 岁左右发病，慢性眼红和刺激反复发作（图 1.47A），导致不断地揉眼睛和畏光，可能会被误诊为过敏性眼部疾病。

2. **体征**
   - 慢性的前部或后部睑缘炎，可能并发反复发作的麦粒肿或睑板囊肿。
   - 结膜的改变包括弥漫性充血、球状水疱和滤泡或乳头状增生。
   - 角膜的变化包括浅层点状角膜病变、边缘性角膜炎、周边血管翳（图 1.47B）和中央上皮下混浊。

3. **治疗**
   - 眼睑清洁和睡前外用抗生素软膏。

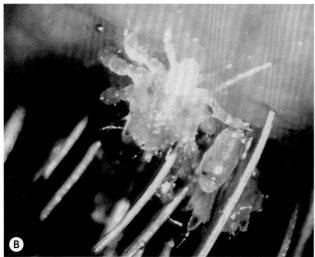

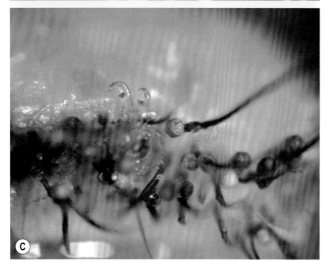

图 1.45　眼睑虱病。A. 阴虱。B. 阴虱固定在睫毛上。C. 阴虱、卵和壳。（Courtesy of J Harry and G Misson, from Clinical Ophthalmic Pathology, Butterworth-Heinemann, 2001-fig. A; D Smit-fig. C）

- 结膜炎不常见。

4. **治疗**
   a. 用细镊子机械性地去除虱子及其附属的睫毛。
   b. 外用 1% 黄氧化汞或凡士林，涂于睫毛和眼睑，

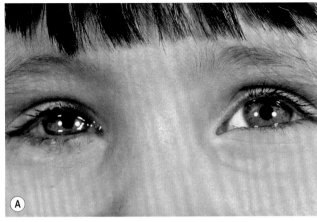

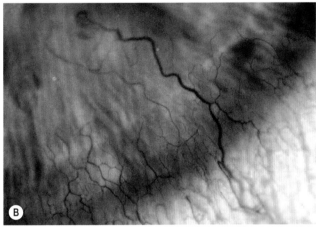

图 1.47　A. 右眼儿童眼睑角膜结膜炎。B. 周边血管翳。
（Courtesy of S Tuft）

- 局部使用低剂量的类固醇（0.1% 的泼尼松龙或 0.1% 的氟米龙）。
- 红霉素糖浆，每日 125mg，持续 4~6 周。

上睑下垂

分类

上睑下垂是上睑位置异常低垂，可能是先天性的，或是后天获得性的。

1. **神经源性**上睑下垂是由于神经支配缺陷，如第 3 脑神经麻痹和 Horner 综合征（见第 19 章）。
2. **肌源性**上睑下垂是由于提上睑肌本身的病变，或是神经肌肉接头处冲动传输的病变（神经肌病）。后天获得性肌源性上睑下垂，见于重症肌无力、肌强直性营养不良和进行性眼外肌麻痹（见第 19 章）。
3. **腱膜性**上睑下垂是由于提上睑肌腱膜的病变所致。
4. **机械性**上睑下垂是由于肿块的重力作用或瘢痕所致。

临床评估

病史

上睑下垂发病的年龄和持续时间通常可区分病变是先天性还是后天获得性。如果病史含糊，老照片可能会有所帮助。同样重要的是询问相关的可能潜在的全身性疾病的症状，例如相关的复视、白天和疲劳过度时上睑下垂的变化。

假性上睑下垂

引起上睑下垂假象的原因可能有以下几点：

1. **缺乏支撑**：义眼、小眼球、眼结核（图 1.48A）或眼球内陷引起眼眶容积不足，由此造成眼睑缺乏眼球的支撑，导致下垂。
2. **对侧眼眼睑退缩**：通过比较上眼睑的位置来明确，要记住，上睑的边缘通常遮盖上方 2mm 角膜（图 1.48B）。
3. **同侧眼下斜视**：眼球处于下斜位，眼睑随之下垂，造成假性上睑下垂（图 1.48C）。覆盖正常的眼睛时下斜眼正视，上睑下垂消失。
4. **眉下垂**：由于过多的皮肤堆在眉毛上，或由于第 7 脑神经麻痹所致。用手提起眉毛即可诊断（图 1.48D）。
5. **皮肤松弛**：过多的皮肤盖在上睑（图 1.77A）；这也可能导致机械性上睑下垂。

测量

1. **睑缘-光反射距离**：患者向前方直视检查者手中笔灯时，上睑缘和角膜中央光反射点之间的距离（图 1.49），正常为 4~4.5mm。
2. **睑裂高度**是上下眼睑边缘间在瞳孔平面测得的距离（图 1.50）。上睑缘通常位于上方角巩膜缘下 2mm 处，下睑缘位于下方角巩膜缘上 1mm 处。测量结果：男性（7~10mm）较女性（8~12mm）短。单眼上睑下垂可以通过与对侧眼比较进行量化。下垂可以分级为轻度下垂（2mm 或以下）、中度下垂（3mm）和重度下垂（4mm 或更大）。
3. **提上睑肌肌力**（上睑移动幅度）：测量时将一个拇指抵住患者的眉头以除外额肌的力量，眼睛先向下注视（图 1.51A），然后让患者尽可能地向上看，用尺来测量上睑缘移动的幅度（图 1.51B）。提上睑肌肌力分级为正常（15mm 以上）、良好（12~14mm）、不足（5~11mm）、差（4mm 或更小）。

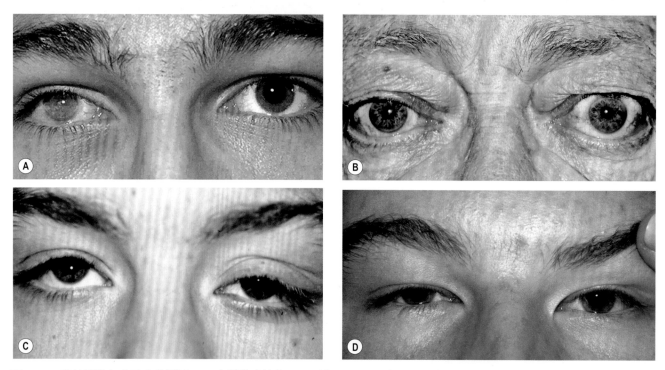

图 1.48 引起假性上睑下垂的原因。A. 右眼眼球结核。B. 对侧眼眼睑退缩。C. 同侧眼下斜视。D. 双眼眉下垂。（Courtesy of S Webber-figs C and D）

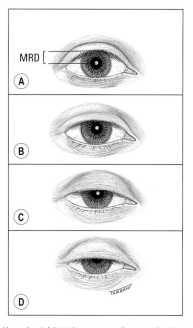

图 1.49 睑缘 - 光反射距离。A. 正常。B. 轻度下垂。C. 中度下垂。D. 重度下垂。

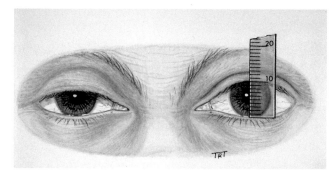

图 1.50 测量睑裂高度。

提示提上睑肌腱膜缺陷。皮肤褶皱也是手术中皮肤切口的标志。

5. **睑板前投射**是第一眼位时上睑缘和皮肤褶皱间的距离。

相关体征

1. **额外的神经支配**：单眼上睑下垂眼的提上睑肌需要额外的神经支配，尤其是向上注视时。同时额外的神经支配传导至对侧眼的提上睑肌，导致对侧眼的眼睑退缩（图 1.76A）。检查者用手提起下垂眼的眼睑，可以看到对侧眼上睑的下落。如果发生此种情况，应该告诉患者，矫正手术可能引

4. **上睑褶皱**是向下方注视时，睑缘和上睑褶皱之间的垂直距离。测量结果：女性约 10mm，男性约 8mm。先天性上睑下垂患者缺乏上睑褶皱是提示提上睑肌肌力弱的间接证据，而过宽的上睑褶皱

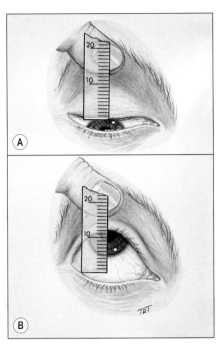

图 1.51 测量提上睑肌肌力。

起对侧眼上睑下垂。

2. **疲劳实验**：要求患者往上看 30 秒，不眨眼。一眼或双眼上睑会逐渐下落，或无法维持向上凝视，则提示重症肌无力（图 19.95A 和 B）。重症肌无力上睑下垂者，从下方注视快速扫视到第一眼位过程中可能会出现上睑过跳现象（Cogan 抽动征），同时会有侧向的跳跃注视。

3. **眼球运动缺陷**，特别是上直肌，先天性上睑下垂患者必须对此进行评价。矫正同侧下斜视可以改善上睑下垂的程度。

4. **颌动瞬目现象**：通过要求患者咀嚼和从一边向另一边移动颌骨来检测（见下文）。

5. **Bell 现象**：检查者提起上睑，要求患者闭上眼睛，可观察到眼球向上和向外的自转。Bell 现象弱，意味着术后有暴露性角膜炎的风险，尤其是提上睑肌大幅切除术或悬吊手术术后。

单纯性先天性上睑下垂

1. **发病机制**：可能是由神经元移行障碍或肌肉病变引起；少数是遗传性的。

2. **体征**（图 1.52）
   - 单眼或双眼不同程度地出现上眼睑下垂。
   - 缺乏双眼皮褶皱和上睑上抬功能不佳。
   - 向下注视时，上睑下垂的眼睑比正常眼睑位置

略高，这是因为提上睑肌的松弛性较差。而后天获得性上睑下垂正相反，向下注视时，其受影响的眼睑与正常眼睑相同水平或略低。
   - 手术矫正后，向下注视时上睑迟滞可能加重。

3. **相关病变**
   - 由于其与提上睑肌密切的胚胎学相关性，上直肌功能变弱是可能存在的。
   - 双眼重度下垂的病例有代偿性抬下颌。
   - 屈光不正是常见的，比上睑下垂本身更易引起弱视。

4. **治疗**：学龄前儿童一旦可以精确地测量就应进行治疗，严重情况下为了防止弱视治疗应更早。多数情况下需行提上睑肌缩短术（见下文）。

Marcus Gunn综合征（颌动瞬目综合征）

约 5% 的先天性上睑下垂表现出 Marcus Gunn 颌动瞬目现象。绝大多数都是单眼的。虽然确切的病因目前还不清楚，但据推测，是第 5 脑神经下颌分支的一支错长至提上睑肌。

1. **体征**
   - 下垂的眼睑受到同侧翼内肌刺激时会缩上去，例如咀嚼、吮吸、张嘴（图 1.53）和下颌向对侧运动。
   - 引起瞬目的不太常见的刺激，包括下颌前伸、微笑、吞咽和牙关紧闭。
   - 颌动瞬目现象不会随年龄改善，但患者可以学习掩饰它。

2. **手术**：如果颌动瞬目或眼睑下垂有显著的功能上或美观上的问题，应考虑手术。手术效果往往并不太让人完全满意，手术术式包括：
   a. 单眼提上睑肌切除术，对轻症病例与提上睑肌肌力有 5mm 及以上者适用。
   b. 单眼提上睑肌肌腱断腱和部分切除联合额（额肌）悬吊，用于治疗更严重的病例。
   c. 双眼提上睑肌肌腱断腱和部分切除联合双眼额悬吊，可产生一个对称的结果。

第3脑神经异常支配综合征

第 3 脑神经异常支配综合征可能是先天性的，更可能是第 3 脑神经麻痹致后天获得性的。上睑下垂也可能由面神经异常再生引起。

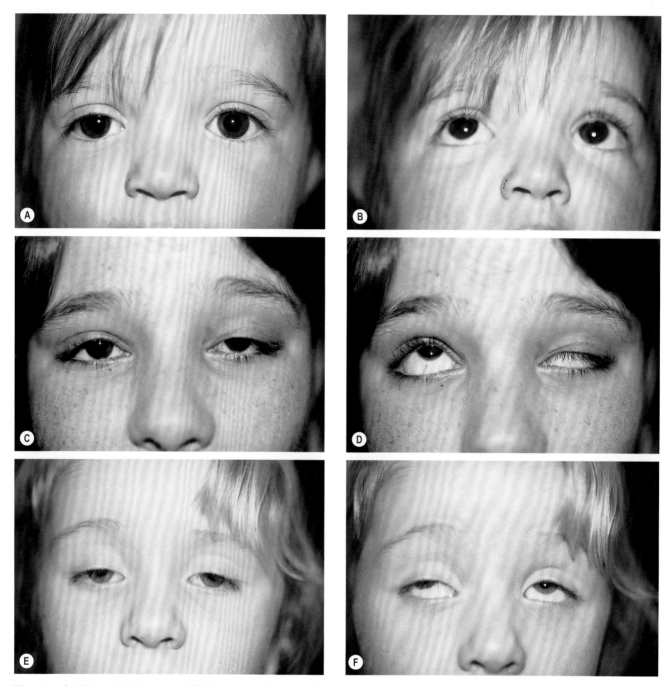

图 1.52　先天性上睑下垂。A. 右眼轻度下垂。B. 提上睑肌肌力良好。C. 左眼重度下垂，缺乏眼睑褶皱。D. 提上睑肌肌力很差。E. 重度双眼上睑下垂。F. 提上睑肌肌力很差。

1. **体征**：伴随各种眼球运动的异常的上睑运动（图 1.54 ）。

2. **治疗**：提上睑肌断腱术和额肌悬吊。

退行性上睑下垂

退行性上睑下垂与年龄相关，是由提上睑肌腱膜裂开、肌腱断裂或拉伸引起，阻碍了正常的提上睑肌向上眼睑传导力量。Müller 肌的疲劳通常在一天结束时加重，因此，它有时可以与重症肌无力上睑下垂混淆。

1. **体征**

   - 多样，通常是双眼，上睑下垂伴有很宽的双眼皮褶皱，提上睑肌肌力良好（图 1.55 ）。

   - 严重的病例中上眼睑褶皱可能缺如，睑板前眼睑非常薄，上睑沟很深。

2. **治疗**包括提上睑肌切除、前移和再缝合术或前部提上睑肌修复。

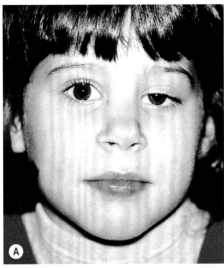

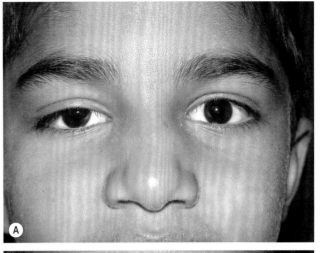

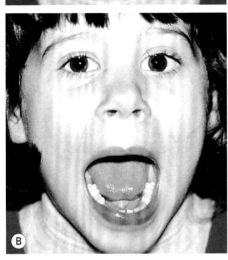

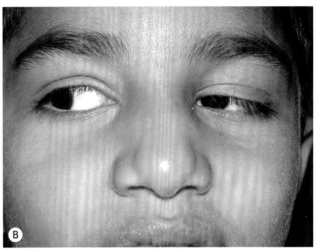

图 1.54　第 3 脑神经异常支配。A. 右眼中度上睑下垂。B. 右侧注视上睑回缩。（ Courtesy of A Pearson ）

图 1.53　Marcus Gunn 颌动瞬目综合征。A. 左眼中度睑下垂。B. 张嘴时上睑回缩。

机械性上睑下垂

　　机械上睑下垂是上睑活动被限制的结果，可能是由皮肤松弛（图 1.56 ）、大的肿瘤例如神经纤维瘤（图 1.56 ）、严重瘢痕组织、严重水肿和眶前病变引起。

手术

解剖

1. **提上睑肌腱膜**在睑板上缘 4 mm 上方与眶隔融合（图 1.57 ），它的后路纤维插入睑板前表面的下 1/3 处，内侧角和外侧角扩展成翼状韧带。手术时可经皮肤或经眼结膜到达腱膜。
2. **Müller 肌**：插入睑板上缘，可以经结膜到达。
3. **下睑板腱膜**：由下直肌的睑筋膜扩张构成，类似于提上睑肌腱膜。

4. **下睑板肌**类似于 Müller 肌。

结膜 –Müller 肌切除术

1. **适应证**：适于轻度的、具有至少 10mm 提上睑肌肌力的上睑下垂，包括大多数 Horner 综合征和非常轻的先天性上睑下垂。最大提缩量为 2 ~ 3mm。
2. **操作技巧**：切除 Müller 肌及其外覆的结膜（图 1.58A ），然后缝合切缘（图 1.58B ）。

提上睑肌切除术

1. **适应证**：适合提上睑肌功能至少 5mm 的任何原因引起的上睑下垂。切除的程度由提上睑肌肌力和下垂的严重程度确定。
2. **手术**包括前路（经皮肤，图 1.59 ）或后路（经结膜）法，缩短提上睑肌。

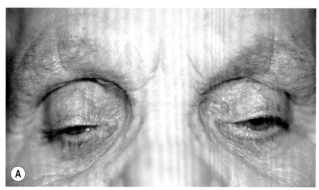

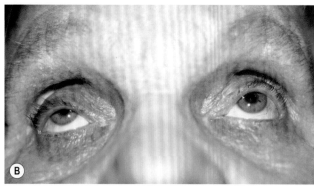

图 1.55　A. 重度的双眼退行性上睑下垂，宽上睑褶皱和深上睑沟。B. 提上睑肌肌力正常，尤其左眼。

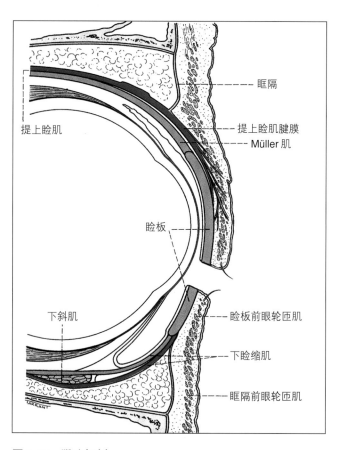

图 1.57　眼睑解剖。

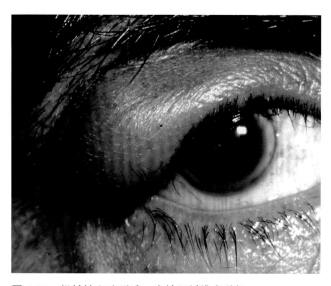

图 1.56　机械性上睑下垂，由神经纤维瘤引起。

额肌悬吊术

1. 适应证

- 重度上睑下垂（＞4mm）伴较弱的提上睑肌肌力（＜4mm）。
- Marcus Gunn 颌动瞬目综合征。
- 与第 3 脑神经异常再生相关的上睑下垂。
- 小睑裂综合征。

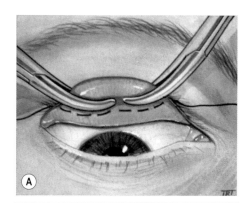

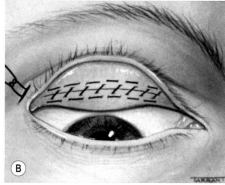

图 1.58　结膜 -Müller 肌切除术。A. 夹起结膜和 Müller 肌。B. 切除、再缝合后的外观。

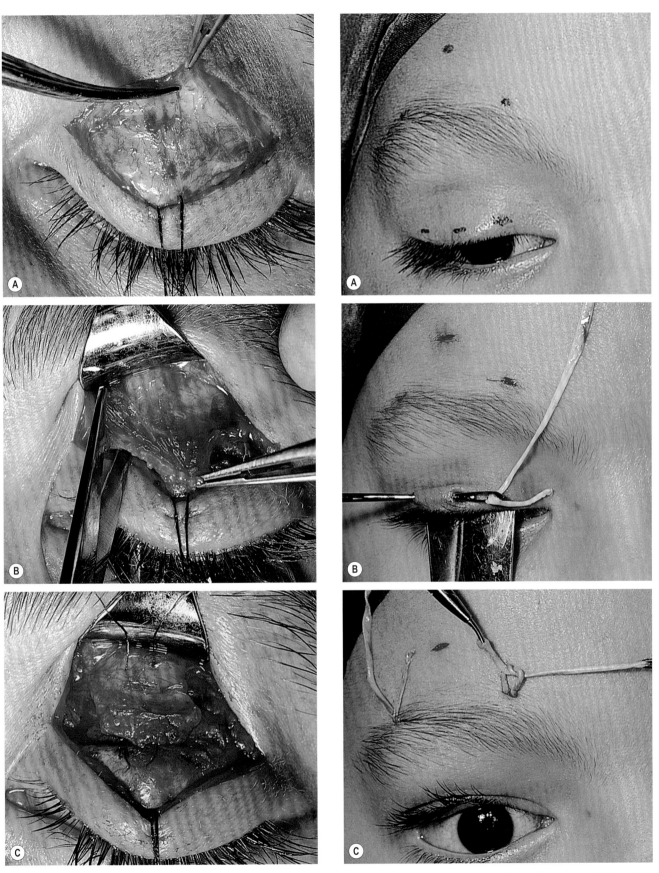

图 1.59　前部入路提上睑肌切除。A. 皮肤切开。B. 分离并切除提上睑肌腱膜。C. 提上睑肌重新缝合于睑板。（Courtesy of AG Tyers and JRO Collin, from Colour Atlas of Ophthalmic Plastic Surgery, Butterworth-Heinemann 2001）

图 1.60　额肌悬吊术。A. 切开位置标记。B. 阔筋膜条索穿过针眼。C. 将条索收紧和打结。（Courtesy of AG Tyers and JRO Collin, from Colour Atlas of Ophthalmic Plastic Surgery, Butterworth-Heinemann 2001）

- 与第 3 脑神经麻痹相关的上睑下垂。
- 先前的提上睑肌切除术效果不满意。

2. 手术是通过用自体阔筋膜或不可吸收的材料（如 prolene 或硅胶）制成的悬索将睑板悬挂在额肌上（图 1.60）。

睑外翻

退行性睑外翻

退行性（年龄相关性）睑外翻会影响老年患者的下眼睑，病变导致溢泪，陈旧性病变睑结膜有可能慢性发炎、增厚和角化（图 1.61）。

发病机制

以下年龄相关的变化与发病有关：

1. **眼睑水平松弛**：牵拉眼睑中央能离开眼球 8mm 或以上可证实松弛，且患者眨眼之前眼睑不能回弹至正常位置（图 1.62A）。

2. **内眦韧带松弛**：通过向外侧拉下眼睑并观察下泪小点的位置来证实。如果眼睑是正常的，下泪小点不应移位超过 1～2mm。如果松弛是轻度的，下泪小点可达角膜缘；如果松弛是严重的，下泪小点可达瞳孔（图 1.62B）。

3. **外眦韧带松弛**：其特点是外眦部的圆形外观和下睑能向内拉动 2mm 以上。

4. **下睑缩肌肌腱断裂**：偶见。

治疗

治疗的方法取决于基础病因和外翻的主要位置：

1. **整体外翻**可通过水平缩短眼睑来治疗。通过楔形切除睑板 - 结膜治疗（图 1.63），现在越来越多的医生采用外眦悬吊术（图 1.66B）。

2. **内侧外翻**可用内侧经结膜钻石形切除来治疗，通常联合外眦悬吊术来治疗合并的水平松弛。

3. **内眦韧带松弛**：如果病情严重，要求水平缩短前先固定眼睑，以避免泪点的过度横向位移。

瘢痕性睑外翻

瘢痕性睑外翻是由瘢痕或皮肤和皮下组织挛缩所造成的眼睑远离眼球（图 1.64A）。如果用手指将皮肤堆积到眶缘，眼睑外翻将得到缓解，眼睑闭合，

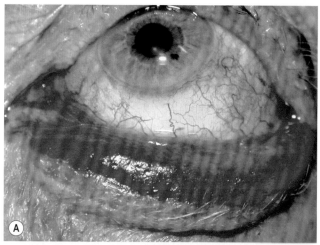

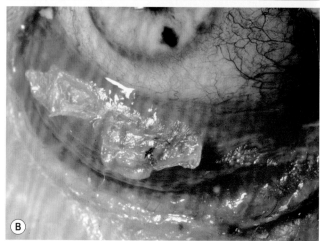

图 1.61　A. 重度陈旧性退行性睑外翻。B. 睑结膜角化。（Courtesy of R Bates-fig. B）

张大嘴时会加重睑外翻。根据不同病变原因上下眼睑均会累及，病变可能是局部的（如外伤）或全身的（如烫伤、皮炎和鱼鳞病）。

1. **轻度的局限性病变**可通过切除瘢痕，联合垂直延长皮肤切口（如 Z- 成形术）来治疗。

2. **重度的大面积病变**需进行皮瓣转位或游离植皮（图 1.64B 和 C）。皮肤的来源包括上眼睑、耳后、耳前及锁骨上区。

麻痹性睑外翻

麻痹性睑外翻是由同侧面神经麻痹引起（图 1.65A），同时引起上下睑回缩和眉下垂，后者可以引起假性睑裂缩窄。

并发症

1. **暴露性角膜炎**由眼睑闭合不全引起（图 1.65B）。

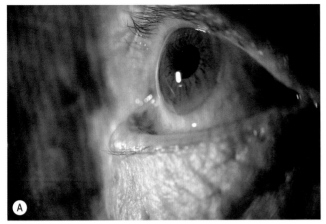

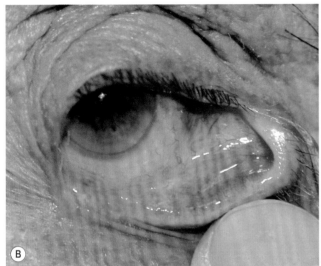

图 1.62 退行性睑外翻的发病机制。A. 眼睑水平松弛。B. 内眦韧带松弛。

2. 泪溢由下泪小点错位致泪泵机制的失效及角膜暴露致泪液增加引起。

临时处理

临时处理的目的是保护角膜，期待面神经功能的自然恢复。

1. 润滑：白天用人工泪液润滑，睡觉时涂软膏和用胶带贴闭眼睑，适用于轻度患者。

2. 注射肉毒素至提上睑肌，形成暂时性的上睑下垂。

3. 临时性睑缘缝合术：将上下睑缘的外侧部分缝合，尤其是在患者试图眨眼时 Bell 征不明显，角膜持续暴露时，此项治疗是必要的。

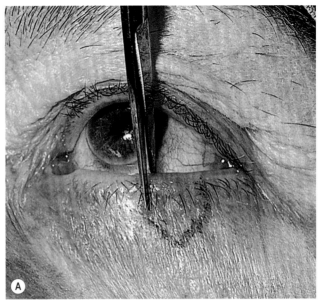

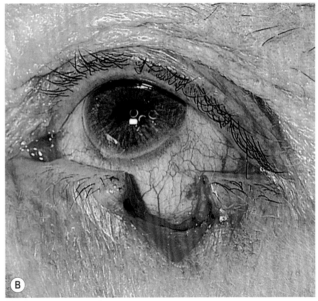

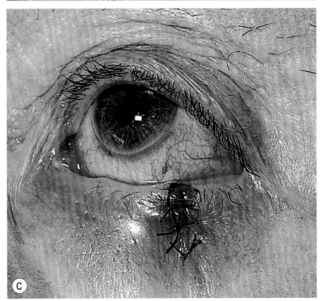

图 1.63 水平缩短眼睑来矫正外翻。A. 垂直切开。B. 五边形切除。C. 缝合。（Courtesy of AG Tyers and JRO Collin, from Colour Atlas of Ophthalmic Plastic Surgery, Butterworth-Heinemann 2001）

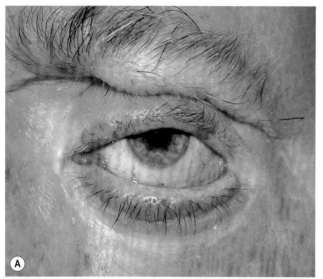

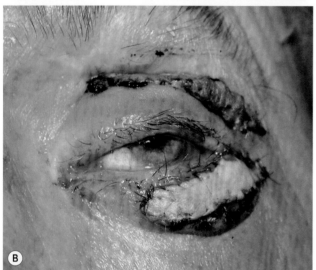

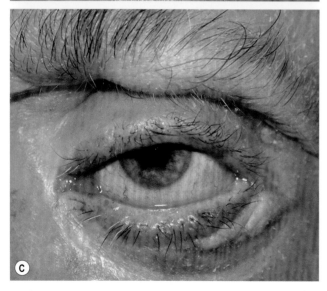

图 1.64　矫正瘢痕性睑外翻。A. 术前外观。B. 游离植皮。C. 术后外观。（Courtesy of A Pearson）

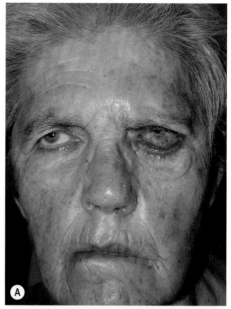

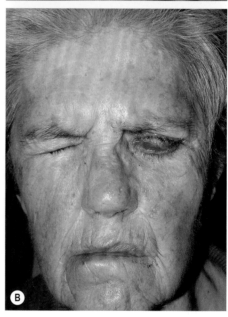

图 1.65　麻痹性睑外翻。A. 左侧面瘫和严重的睑外翻。B. 睑裂闭合不全。（Courtesy of A Pearson）

永久性治疗

有面神经不可逆的损害时需要考虑永久性治疗，如去除听神经瘤后，或贝尔面瘫后病情没有改善时。治疗的目的是减少睑裂水平方向和垂直方向的距离，可采用以下任一疗法：

1. **内眦成形术**：如果内眦韧带是完好的，可行此手术。泪小点内侧的眼睑被缝合在一起（图1.66A），以使泪小点反转，内眦和泪小点之间的裂隙被缩小。

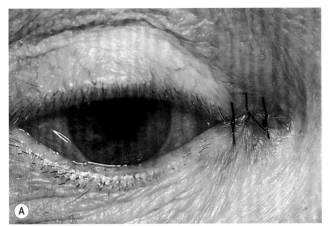

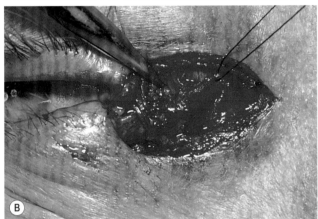

图 1.66 麻痹性外翻的永久性治疗。A. 内眦成形术。B. 外眦悬吊 - 重塑外眦韧带：外眦韧带下睑支穿过外眦韧带上睑支的钮孔。（Courtesy of AG Tyers and JRO Collin, from Colour Atlas of Ophthalmic Plastic Surgery, Butterworth-Heinemann 2001）

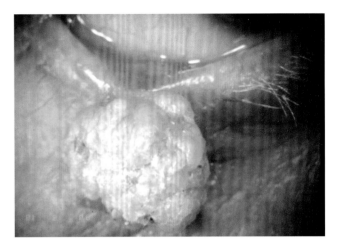

图 1.67 机械性睑外翻。

2. **外眦悬吊**可以用来矫正残余外翻，提高外眦（图 1.66B）。

3. **降低上睑**可以降低暴露的风险。

4. **金负荷体植入**：将金负荷体植入上睑有助于眼睑闭合。

机械性睑外翻

机械性睑外翻是由位于睑缘或接近睑缘的肿瘤（图 1.67）机械地向外翻转眼睑所致，治疗包括去除病因和矫正显著的眼睑水平松弛。

睑内翻

退行性睑内翻

退行性（年龄相关的）睑内翻主要影响下睑，因

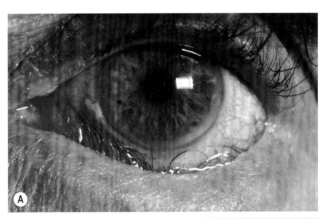

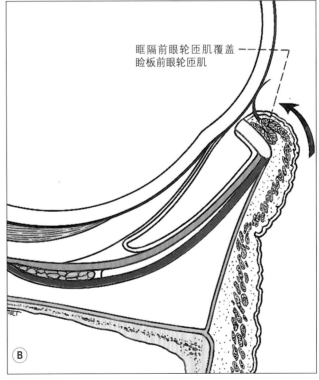

眶隔前眼轮匝肌覆盖睑板前眼轮匝肌

图 1.68 A. 退行性睑内翻和假性倒睫。B. 眶隔前轮匝肌越过睑板前轮匝肌。

为上睑具有更宽的睑板且更稳定。眼睑长期内翻，睫毛不断摩擦角膜（假性倒睫，图 1.68A）可能引起刺激症状、角膜上皮点状糜烂，严重情况下出现溃疡和血管翳形成。

发病机制

由于眼睑内弹性组织和纤维组织随年龄退化，引起以下改变：

1. **眼睑水平松弛**：眦韧带和睑板拉伸造成。
2. **眼睑垂直不稳定性**由下睑缩肌衰减、裂开或肌腱断裂引起。向下注视时下眼睑位移减少，由此可认定下睑缩肌无力。
3. **睑板骑跨**：闭眼时眶隔前眼轮匝肌越过睑板前，使睑板下缘向前方移动远离眼球，而上缘贴近眼球，由此使眼睑内翻（图 1.68B）。
4. **眶隔松弛**：眶脂肪脱出至下眼睑。

治疗

临时治疗包括润滑剂、包眼、软性绷带、隐形眼镜或眼轮匝肌注射肉毒杆菌毒素。手术治疗的目的是解决根本问题，例如：

1. **眼睑水平松弛**通常存在，需外眦悬吊或全层楔形切除矫正。
2. **骑跨和腱膜断裂**：
   a. **横向外翻缝合**可防止眶隔前眼轮匝肌骑跨，提供临时矫正，维持数月（图 1.69）。
   b. **Wies 术**可提供更持久的矫正。它包括全层水平眼睑劈开和插入外翻缝合（图 1.70）。瘢痕形成睑板前和眶隔前轮匝肌之间的屏障，并且外翻缝合能将下睑缩肌的力量从睑板转至皮肤和眼轮匝肌。
   c. **Jones 术**可收紧下睑缩肌，增加它们的拉力，并创建眶隔和睑板前眼轮匝肌之间的屏障（图 1.71），这可以作为首选治疗，也经常用于复发病例。

瘢痕性睑内翻

1. **发病机制**：睑结膜严重的瘢痕，牵拉上或下眼睑的睑缘倒向眼球。原因包括瘢痕性结膜炎、沙眼、外伤和化学损伤。
2. **治疗**
   a. **一般治疗**：使用角膜接触镜，保护角膜免受睫毛的磨损。

b. **手术治疗**：轻症病例通过横向睑板切断术（睑板折叠）使睑缘前旋转。重症病例的治疗是困难的，可实施复合移植术来替代缺失的结膜或角化的结膜和瘢痕化、感染的睑板。

其他后天获得性病变

静脉曲张

眼睑静脉曲张通常与眼眶受累有关（见第 3 章）。表现为单侧暗红色或紫红色皮下病变，在某些病例中捏鼻鼓气动作（Valsalva 动作）会使病变变得明显（图 1.72）。

眼睑皮肤松弛症

眼睑皮肤松弛症较少见，其特点是双眼上睑反复发作的无痛、非凹陷性水肿，几天后水肿通常会自行消退。

1. **临床表现**通常出现在青春期，随着时间的推移，发作频率降低。
2. **体征**
   - 可表现为眼眶脂肪疝出的肥厚型和眶内脂肪吸收的萎缩型。
   - 多余和萎缩的眼睑皮肤像皱褶的卷烟纸。
   - 严重的病例因拉伸的眦韧带和提上睑肌腱膜可能导致眼睑下垂（图 1.73）。
   - 可能会出现泪腺脱垂。
3. **鉴别诊断**包括药物引起的荨麻疹和血管性水肿。
4. **治疗**包括眼睑整容去除多余上睑皮肤，矫正上睑下垂。

眼睑松弛综合征

眼睑松弛综合征是一种罕见的单眼或双眼的病变，经常被误诊。通常会影响肥胖的中年男子，睡觉时脸朝下，眼睑被枕头向外翻转。夜间暴露和松弛的眼睑与眼球的不良接触，合并泪膜异常，最终导致角结膜炎。

1. **体征**
   - 多余的眼睑皮肤（图 1.74A）。
   - 松弛和橡胶样的睑板（图 1.74B），眉毛下皮肤轻压即可外翻（图 1.74C）。
   - 上睑结膜慢性、严重的微乳头状结膜炎（图

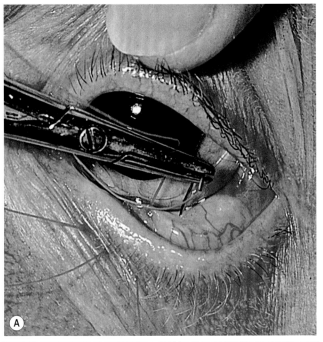

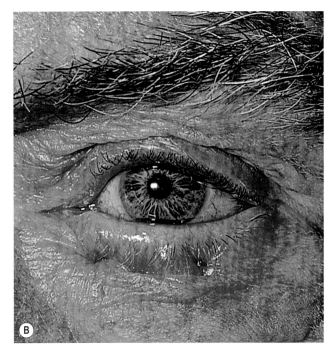

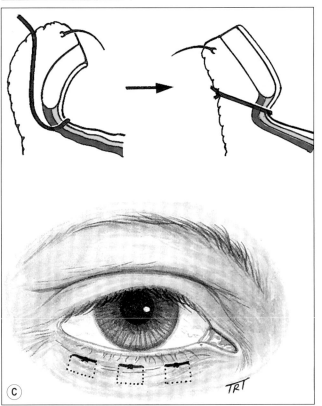

图 1.69 眼睑外翻缝合治疗睑内翻。A. 三对带针缝线穿过睑板。B. 收紧缝线。C. 示意图。(Courtesy of AG Tyers and JRO Collin, from Colour Atlas of Ophthalmic Plastic Surgery, Butterworth-Heinemann 2001)

1.74D)。

- 可有点状角膜病变、丝状角膜炎和上方的浅表血管化。
- 其他包括睫毛下垂、泪腺脱垂、外翻和腱膜性上睑下垂。

2. 相关病变包括圆锥角膜、皮肤超弹性和关节活动过度、阻塞性睡眠呼吸暂停、糖尿病和精神发育迟滞。

3. **治疗：** 轻症病例治疗包括润滑和睡眠眼罩或眼睑敷贴。重症病例需要眼睑水平缩短稳定上眼睑和眼表，防止夜间眼睑闭合不全。

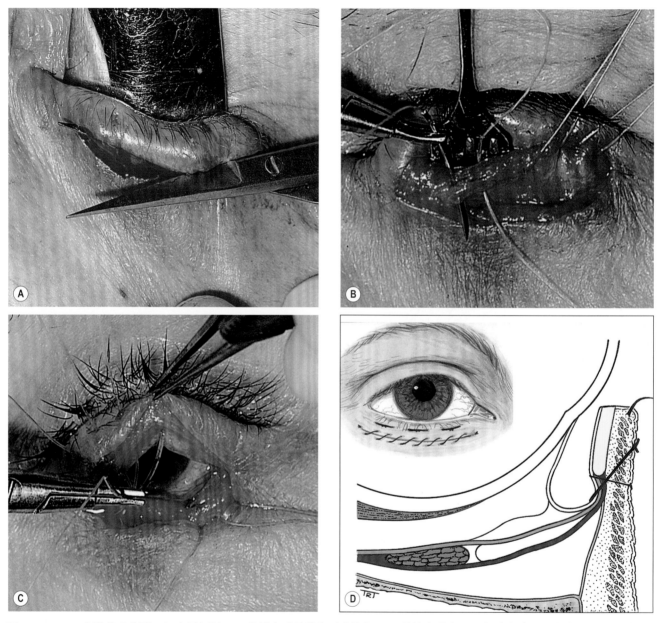

图 1.70   Wies 术治疗睑内翻。A. 全层切开。B. 缝线穿过结膜和下睑缩肌。C. 缝线向前穿过睑板并在睫毛下方穿出。D. 示意图。
（Courtesy of AG Tyers and JRO Collin, from Colour Atlas of Ophthalmic Plastic Surgery, Butterworth-Heinemann 2001-figs A-C）

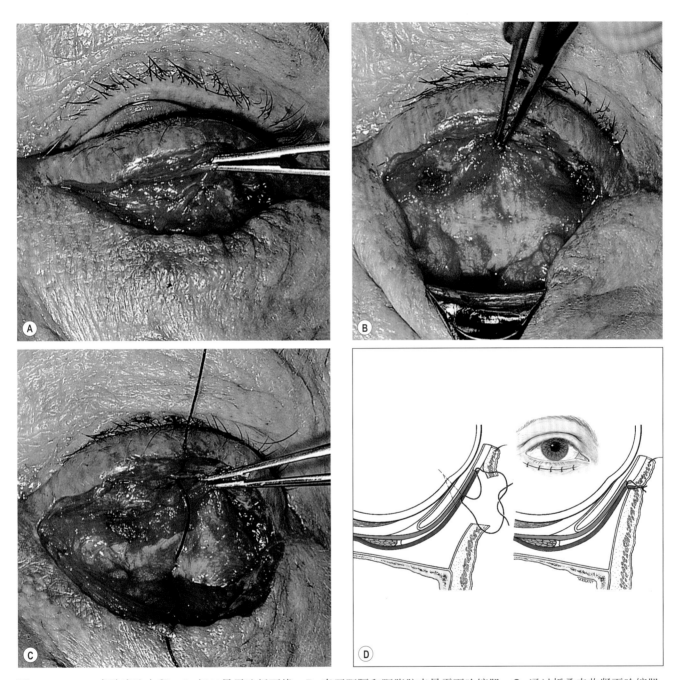

图 1.71 Jones 术治疗睑内翻。A. 切口暴露睑板下缘。B. 牵开眶隔和眶脂肪来暴露下睑缩肌。C. 通过折叠来收紧下睑缩肌。D. 示意图。(Courtesy of AG Tyers and JRO Collin, from Colour Atlas of Ophthalmic Plastic Surgery, Butterworth-Heinemann 2001)

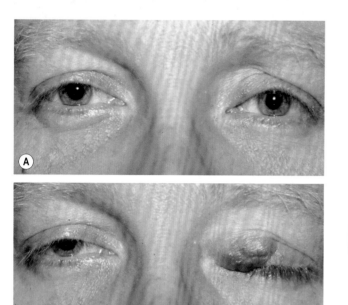

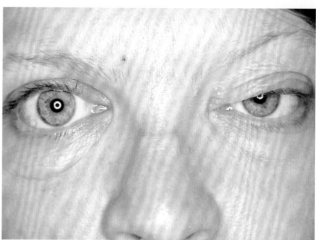

图 1.73　左眼由眼睑皮肤松弛症引起的腱膜性上睑下垂和非常薄的上睑皮肤。

图 1.72　眼睑静脉曲张。A. 鼓气前。B. 鼓气时。（Courtesy of G Rose）

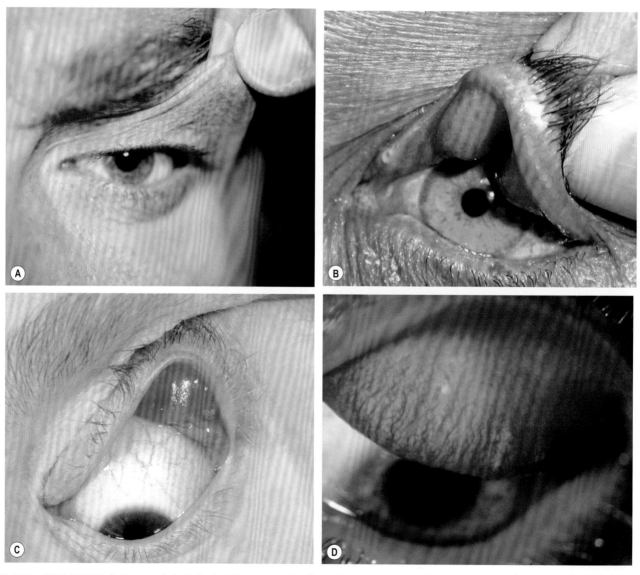

图 1.74　眼睑松弛综合征。A. 多余的上睑皮肤。B. 松弛和橡胶样的睑板。C. 眼睑易于外翻。D. 上睑结膜乳头状结膜炎。
（Courtesy of J Nerad, K Carter and M Alford, from Oculoplastic and Reconstructive Surgery, in Rapid Diagnosis in Ophthalmology, Mosby 2008-fig. B; S Tuft-fig. C）

眼睑重叠综合征

1. 体征
- 眼睑重叠综合征是一种罕见的疾病，以上下眼睑重叠为特征。
- 可为单侧或双侧发病，并可致眼部刺激性症状。
- 相关体征有上睑结膜慢性乳头状结膜炎及上睑缘玫瑰红色的染色斑。

2. 发病因素包括眼睑松弛综合征、眼睑肿瘤、黏膜病、手术创伤及自残行为。

3. 治疗包括上眼睑全层楔形切除术、外眦肌腱折叠术，采用内眦切除术缩短下眼睑水平。

上睑挛缩

当上睑缘与上角膜缘平行或高于上角膜缘时，可疑诊为上睑挛缩（图 1.75A），病因见表 1.5。

治疗

如果患处无上睑皮肤缺失或紧绷，可通过松解眼睑缩肌进行手术矫正，此类手术通常经睑结膜后入路。轻度的上睑挛缩可用 Müller 肌后徙术进行治疗（图 1.75B），中度至重度上睑挛缩需提上睑肌腱膜后徙术治疗。

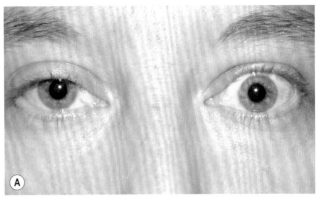

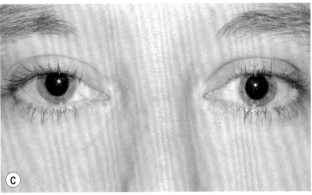

图 1.75　A. 左眼为甲状腺眼病引起的上睑挛缩。B. 术后。（Courtesy of A Pearson）

眼睑整容及眼周手术

更年期改变

下列眼周的更年期改变（年龄相关性改变）均有可能影响眼睑的功能和美观，以致需要治疗：

- 皮肤弹性减弱和厚度变薄导致皮肤松弛并出现皱纹。
- 眶隔支撑能力减弱导致眶脂肪脱垂。
- 内外眦肌腱、上睑提肌腱膜及下眼睑缩肌的变薄和拉伸可导致眼睑松弛和下垂。
- 眼窝和眉脂肪垫萎缩可导致眼球内陷和眉毛下垂。
- 额肌瓣和颅顶腱膜功能减弱可导致眉毛下垂，加重上睑皮肤的松弛。
- 面部中央支撑物变薄和拉伸导致下睑结构的撕裂及病变加重。
- 眶周骨组织变薄及再吸收加重被覆组织冗余的外观。

表1.5　上睑挛缩的病因

1. 甲状腺眼病

2. 神经源性
- 单侧上睑肌无力伴对侧上睑挛缩（图 1.76A）
- 面瘫所致的提上睑肌无力
- 第 3 对脑神经错误支配
- Marcus Gunn 颌动瞬目综合征
- 背侧中脑 Collier 征（Parinaud 综合征，图 1.76B）
- 婴儿脑积水（落日征，图 1.76C）
- 帕金森病（图 1.76D）
- 使用拟交感滴眼剂

3. 医源性
- 上睑下垂手术过矫
- 上睑皮肤瘢痕

4. 先天性
- 孤立型
- 眼球后退综合征
- 唐氏综合征
- 正常婴儿的瞪眼反射

5. 其他
- 眼球突出（假性眼睑挛缩）
- 尿毒症（Summerskill 征）
- 特发性

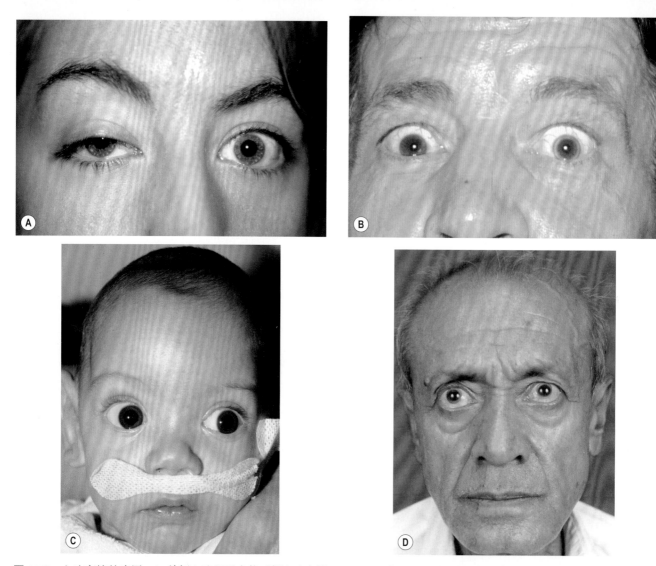

图 1.76　上睑挛缩的病因。A. 单侧上睑肌无力伴对侧上睑挛缩。B. Collier 征。C. 婴儿脑积水的落日征。D. 帕金森病。(Courtesy of R Bates-fig. C)

非手术方法

眼周肌内注射肉毒杆菌

1. **适应证**包括减少皱纹形成，尤其是外眦部鱼尾纹及眉间皱纹；以及通过减少降眉间肌的作用进行"提眉"。

2. **并发症**包括暂时性兔眼、上睑下垂、睑外翻和复视。

组织填充

1. **透明质酸**可用于暂时填充组织缺陷处及代替缺失组织，可将透明质酸注射至眼轮匝肌深处，其疗效通常可持续 6～12 个月。

2. **脂肪移植**具有更持久的替代作用。尽管以前大多数移植的脂肪组织被再吸收，但一些新技术如 Coleman 脂肪转移术的应用，使得每个移植的脂肪变得更小，且移植的脂肪组织存活率为 50%～60%。

皮肤重建

通过化学试剂或激光去除表层皮肤可减少皱纹、改善皮肤色素的均匀度、消除斑点，通过形成新的表皮及增加皮肤胶原的形成来改善皮肤质地。

手术

上睑成形术

1. 上睑的年龄性改变表现为上睑皮肤松弛，致眼睑宽松下垂，皮肤皱褶模糊和假性上睑下垂。也可引起眼周沉重感、眶上神经痛，严重者甚至导致上方视野缺损（图 1.77A）。

2. **上睑成形术**（图 1.77B）可有效地切除多余的上睑皮肤，并可与上眼眶脂肪垫去除术联合进行。术前必须仔细检查眼睑或眉毛的下垂度以及眼表干燥的程度。

3. **并发症**包括皮肤切除过多导致兔眼和角膜干燥症，眼眶脂肪去除过多可致上眼睑沟过度凹陷而影响美观。

下睑成形术

1. 下眼睑退行性改变的特征性表现为皮肤松弛和（或）眼眶脂肪脱垂（图 1.78A）。

2. **下睑成形术**可以解决以上两个问题（图 1.78B）。皮肤松弛处可通过前路手术去除多余皮肤来提升皮肤和肌肉，完成重睑手术。同时可通过隔膜小切口去除多余的下眼眶脂肪垫。无眼睑和皮肤松弛下垂的下眼睑脂肪脱垂最好经结膜后入路进行手术。

3. **并发症**包括下睑挛缩、眼睑轮廓异常（外侧下垂尤为明显）或 Frank 睑外翻。

眉下垂矫正术

1. **眉下垂**通常与皮肤松弛并发（图 1.79A），也常发生于面神经麻痹及局部外伤后。眉提升术需在重睑成形术之前进行或与重睑成形术联合进行。

2. **提眉术**的手术方法：
   - 直接提眉术：在眉毛上方作切口，进行椭圆形皮肤切除（图 1.79B）
   - 内镜提眉术：从发际内侧做几个小切口，经内镜对前额全部组织进行提升，在眉骨膜处释放来进行眉部提升，通过缝合由发际缘内侧额骨锚支撑。

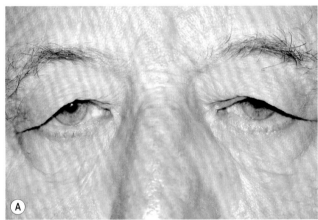

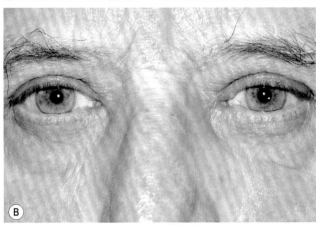

图 1.77　A. 严重的上睑皮肤脱垂引起上方视野缺损。B. 术后外观。（Courtesy of A Pearson）

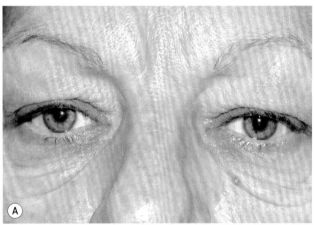

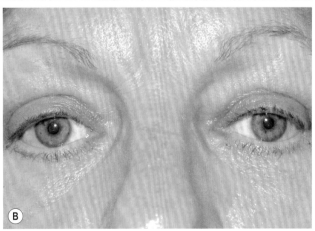

图 1.78　A. 轻微上睑皮肤松垂及下眼睑皮肤多余。B. 上睑及下睑成形术后外观。（Courtesy of A Pearson）

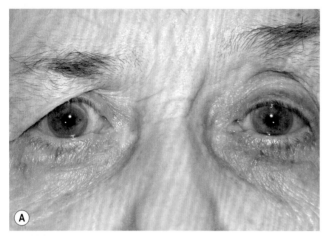

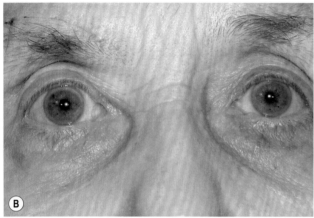

图 1.79 A. 右侧眉松弛下垂。B. 直接眉提升术后。（Courtesy of A Pearson）

先天畸形

内眦赘皮

内眦赘皮表现为双侧内眦皮肤的纵向赘皮，从上眼睑或下眼睑延伸至内眦，可引起假性内斜视。

1. **体征：**
   a. 眼睑型： 赘皮对称地分布于上下眼睑间（图 1.80A），在白种人群中为最常见的类型。
   b. 睑板肌型： 赘皮通常起于上眼睑内侧，在内侧延伸直至消失（图 1.80B），在东方人群中为最常见的类型。
   c. 倒向型： 与睑裂狭小综合征有关，赘皮起于下眼睑，向上延伸至内眦（图 1.80C）。
   d. 眉弓型： 赘皮起于眉上方，向下延伸至鼻外侧。
2. **治疗：** 小赘皮用 Y-V 成形术（图 1.80D），大的赘皮用 Mustardé Z- 成形术。

内眦间距过宽

内眦间距过宽不常见，可单独发生，也可并发于睑裂狭小综合征。

1. **体征：** 异常增长的内眦肌腱导致内眦间距增大（图 1.81），应与眼眶过宽所致的间距增大严格区分。
2. **治疗：** 缩短和重建内眦肌腱至泪前嵴或置入经鼻缝合处。
3. **相关的系统性综合征** 包括 Waardenburg 综合征、Möbius 综合征、Treacher Collins 综合征、Rubinstein-Taybi 综合征和 Turner 综合征。

睑裂狭小、上睑下垂、倒向内眦赘皮综合征

1. **遗传：** 常染色体显性遗传，BPES 1 型（合并卵巢功能早衰）和 BPES 2 型（无卵巢功能早衰）均由 3 号染色体上 FOXL2 基因的 1 型突变引起。
2. **症状**（图 1.82）
   - 中度至重度对称性上睑下垂，伴提上睑肌功能减退。
   - 内眦间距过宽，倒向内眦赘皮（图 1.80C）。
   - 鼻梁和上眼眶缘发育不良。
3. **治疗：** 首先应矫正内眦赘皮和内眦间距过宽，数月后进行双侧额肌悬吊术。近 50% 的病例会出现弱视，应重视针对弱视的治疗。

下睑赘皮

下睑赘皮在东方人群中很常见，应与相对较少见的先天性睑内翻严格区分。

1. **症状：**
   - 一块额外的横向赘皮沿下睑缘延伸，下层睫毛垂直生长，眼睑内侧尤为明显（图 1.83A 和 B）。
   - 将赘皮下拉，睫毛翻转，可见眼睑正常位置（图 1.83C）。
2. **治疗：** 大多数病例无需治疗，随着年龄增长可自发逆转。对持续发展的病例，需对皮肤和肌肉进行带状切除，将皮肤皱褶固定于睑板上（Hotz 术，图 1.84A～C）。

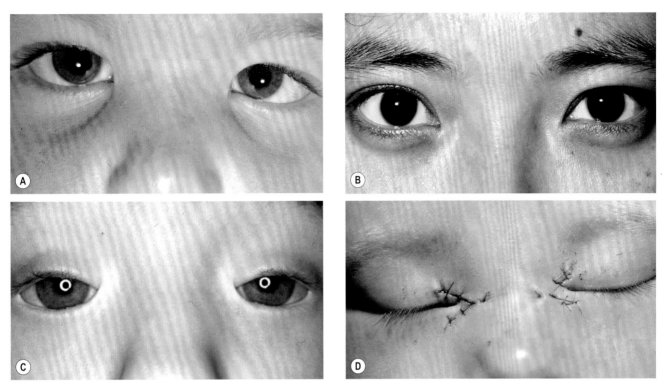

图 1.80 A. 眼睑型。B. 睑板肌型。C. 倒向型。D. Y-V 成形术。（Courtesy of R Bates-fig. D）

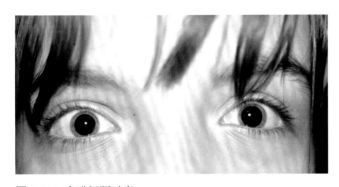

图 1.81 内眦间距过宽。

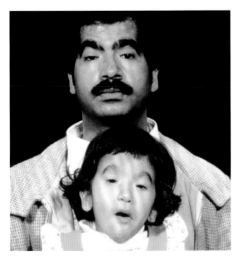

图 1.82 睑裂狭小、上睑下垂、倒向内眦赘皮综合征。

先天性睑内翻

上睑内翻

上睑内翻通常为小眼球的合并症，可引起不同程度的上睑内翻。

下睑内翻

下睑内翻由下收缩肌肌腱发育异常引起。

1. **症状**
   - 全部的下眼睑和下层睫毛内翻，下眼睑皮肤皱褶缺失（图 1.85）。
   - 对下眼睑施加向下的拉力，可使其全部脱离眼球。
2. **治疗**：对皮肤和肌肉进行带状切除，将皮肤皱褶固定于睑板上（Hotz 术）。

眼睑缺损

眼睑缺损较为罕见，可单侧或双侧发病，表现为局部或全层眼睑缺失。当眼睑外胚层融合成眼睑皱褶过程发生异常或由于机械力的作用（如羊膜带综合征）引起眼睑发育不完整时，则会发展为眼睑缺损。

1. **上睑缺损**通常发生于上眼睑的中部和其内侧 1/3

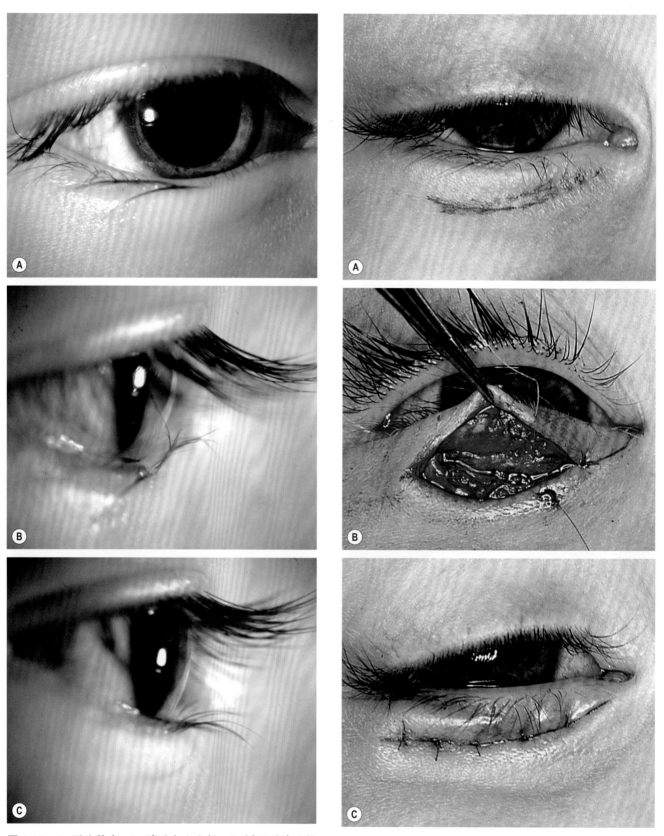

图 1.83　A. 下睑赘皮。B. 睫毛向上生长。C. 矫正后睫毛的正常方位。

图 1.84　Hotz 术。A. 切口标志：眼睑内侧 2/3。B. 皮肤缝合位于下睑板边缘深处。C. 缝合导致的皮肤皱褶。(Courtesy of AG Tyers and JRO Collin, from Colour Atlas of Ophthalmic Plastic Surgery, Butterworth-Heinemann 2001)

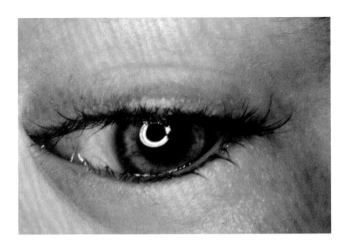

图 1.85 先天性睑内翻。

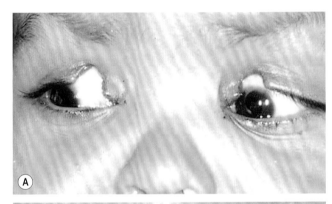

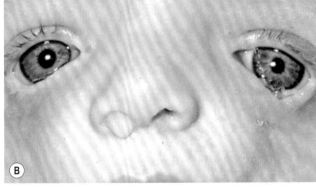

图 1.86 A. 上睑缺损。B. Treacher Collins 综合征的下睑缺损。
（Courtesy of U Raina-fig. A）

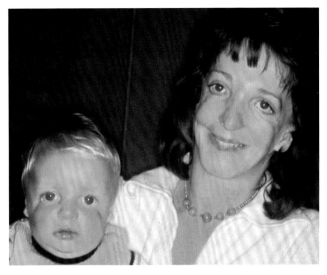

图 1.87 Treacher Collins 综合征。

Treacher Collins 综合征

Treacher Collins 综合征（下颌骨颜面发育不全）以第一、二腮弓发育畸形为特征。

1. **遗传**：为常染色体显性遗传，外显率高，病变程度不一。60% 的病例无家族史，因此考虑是由新的突变引起。发病相关基因为 5q 染色体上的 TCOF1 基因。

2. **全身症状**
   - 双侧下颌骨和颧骨发育不全，钩形鼻（图 1.87）。
   - 小颌畸形和耳畸形。
   - 传导性耳聋。

3. **眼部症状**
   - 眼睑开口牵拉、倾斜。
   - 下眼睑外侧缺损。
   - 白内障。
   - 小眼球。
   - 泪道闭锁。

眼睑过宽

1. **体征**
   - 睑裂水平增宽伴有外眦位置异常及外侧眼睑外翻（图 1.88）。
   - 严重的病例可有兔眼和暴露性角膜炎。

2. **并发症**：泪道近端引流系统侧向移位、睑板腺双层开口、内眦距过宽、斜视。

3. **治疗**：外眦部加固或睑缘缝合。

连接处（图 1.86A），有时与 Goldenhar 综合征并发。

2. **下睑缺损**通常发生于下眼睑的中部与其外侧 1/3 连接处，往往与全身性疾病有关，尤其 Treacher Collins 综合征（图 1.86B 和图 1.87）和羊膜带综合征。

3. **治疗**：小的眼睑缺损进行一期缝合，大的缺损需行皮肤移植和旋转式皮瓣移植。

小眼睑

小眼睑以眼睑小为特征，常并发于无眼畸形（图 1.89 ）。

无眼睑

1. **体征**：眼睑前壁缺如（图 1.90A ）。
2. **治疗**：皮肤移植重建。
3. **全身症状**：Ablepharon-macrostomia 综合征以嘴巴增大并类似于鱼嘴为特征（图 1.90B ），耳和生殖器畸形，皮肤冗余。

隐眼

1. **体征**
   - 完全性隐眼的眼睑被一层融合于小眼球的皮肤替代（图 1.91A ）。
   - 不完全性隐眼以小眼球、眼睑退化以及小结膜囊为特征（图 1.91B ）。
2. **全身并发症**：Fraser 综合征为一种常染色体显性遗传病，以并指、泌尿生殖器畸形、上呼吸道畸形、颜面畸形及心理障碍为特征。

先天性上睑外翻

先天性上睑外翻为一种罕见疾病，常见于加勒比黑人血统的婴儿、唐氏综合征和先天性鱼鳞病（鱼鳞病，图 1.92 ），常为双侧对称性发病，可采取保守治疗或手术治疗。

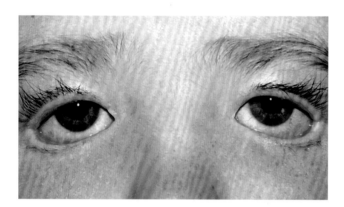

图 1.88　眼睑过宽。（ Courtesy of D Taylor and C Hoyt, from Pediatric Ophthalmology and Strabismus, Elsevier 2005 ）

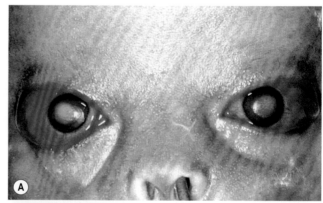

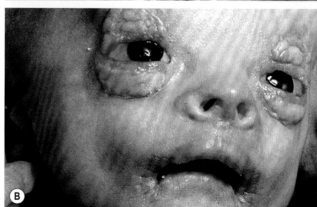

图 1.90　A. 无眼睑。B. 皮肤重建后——嘴巴增大类似于鱼嘴。（ Courtesy of D Taylor and C Hoyt, from Pediatric Ophthalmology and Strabismus, Elsevier 2005-fig. A; H Mroczkowska-fig. B ）

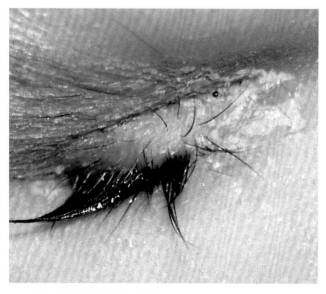

图 1.89　无眼畸形并发小眼睑。

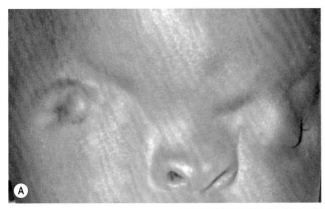

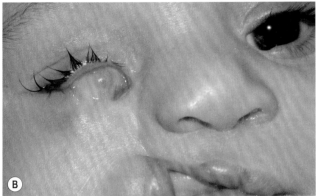

图 1.91 隐眼。A. 完全性。B. 不完全性。（Courtesy of D Meyer-fig. A）

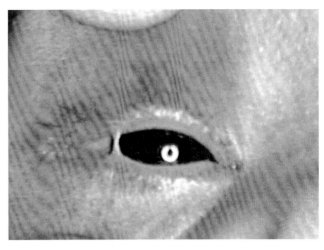

图 1.93 睑缘粘连。（Courtesy of D Taylor and C Hoyt, from Pediatric Ophthalmology and Strabismus, Elsevier 2005）

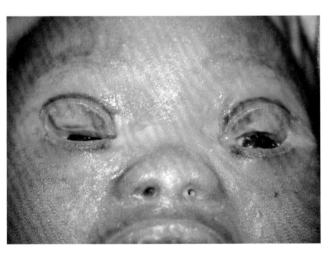

图 1.92 鱼鳞病患者的先天性上睑外翻。（Courtesy of D Meyer）

睑缘粘连

1. **遗传**：多数病例为散发，少数为常染色体显性遗传。
2. **体征**：上下眼睑被细组织条带连接在一起（图 1.93）。
3. **治疗**：用剪刀剪断细组织条带，无需麻醉。

（董凌燕 朱颖 译）

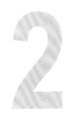

第 **2** 章 泪道系统

解剖学

泪道系统由以下几部分组成（图 2.1）：

1. **泪小点**位于睑缘内侧，睫毛根部（外 5/6 睫毛睫状体部与内 1/6 泪囊部的交界处）。通常状态下泪小点微向内翻。检查泪小点时需翻开睑缘内侧。治疗时由于泪小管炎或泪囊炎导致的泪溢往往需要垂直探通泪小点。

2. **泪小管**开始部分呈垂直状态，长约 2mm，然后成水平位转向泪囊，长约 8mm。上下泪小管汇合成泪总管后再进入泪囊。也有部分人群，上下泪小管分别通向泪囊。有些人在鼻泪管和泪囊部的交接处有瓣膜突出，这些瓣膜可导致泪水流出受阻，所以泪道阻塞的治疗常很复杂。

3. **泪囊**长约 10 ~ 12mm，位于泪囊窝内，是泪骨和上颌骨在发育过程中分化而形成的骨性泪道。泪

囊鼻腔吻合术（dacryocystorhinostomy，DCR）就是通过构建泪囊黏膜和鼻黏膜的连接，以解决鼻泪管的阻塞。

4. **鼻泪管**长约 12 ~ 18mm，位于泪囊的下方。鼻泪管微向后下方延伸，开口于下鼻道。鼻泪管局部有 Hasner 瓣膜覆盖。鼻泪管阻塞可导致继发性泪囊膨胀。

生理学

泪液通过主泪腺和副泪腺分泌，经管道排到眼表。泪液中水质可通过蒸发而丢失，这与睑裂的大小、瞬目次数、环境的温度和湿度有关。剩余的泪液通过如下方式排出（图 2.2）：

a. 泪液沿着上下睑缘（图 2.2A）通过毛细管作用及虹吸作用进入上下泪小管。

b. 通过眨眼，眼轮匝肌收缩，可缩短及挤压泪小管水平部，并加压于泪囊。与此同时，位于泪囊部的轮匝肌也收缩挤压泪囊，产生负压，促使泪液通过鼻泪管进入鼻部（图 2.2B 和 C）。

c. 当眼睑打开、轮匝肌松弛时，泪小管和泪囊扩张可产生负压，促使泪液自结膜囊内进入空的泪囊中。

导致泪溢的原因

泪溢为泪液排出障碍的标志，多由以下原因导致：

1. **泪液分泌过多**：由于眼部感染或眼表疾病导致的泪液分泌过多。这类情况导致的泪溢就其病因而言往往是医源性的。

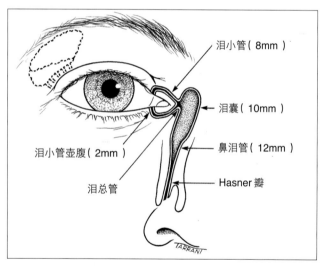

图 2.1 泪道解剖结构。

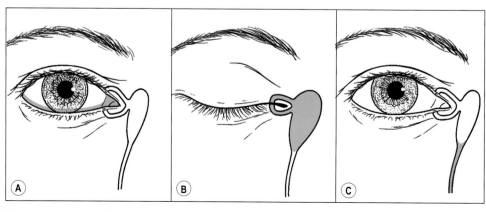

图 2.2 泪道生理结构。

2. 泪液排出受阻：常与泪道受损有关。这在寒冷通风的环境会加重，在温暖干燥的地方最不明显。泪液排出受阻与以下因素有关：

a. 泪小点位置异常（如继发性外翻）。

b. 泪道阻塞：自泪小管到鼻泪管。

c. 泪道泵功能失常：常与下睑皮肤松弛或轮匝肌肌力减弱有关（如面神经麻痹）。

检查

外观检查

1. 泪小点及眼睑在下列情况下最好在裂隙灯下检查：

- 泪小点狭窄。
- 睑外翻引起泪小点位置的异常而导致继发性狭窄（图 2.3A）。
- 睫毛倒插入泪小点内（图 2.3B）或结膜囊松弛折叠（结膜松弛症，图 2.3C）导致泪小点阻塞。
- 巨大泪阜阻塞泪小点（图 2.3D）。
- 泪小点炎（图 2.3E）。
- Centurion 综合征：由于鼻梁突出导致内侧眼睑错位，泪小点移位于泪湖外（图 2.3F）。

2. 泪囊触诊：挤压泪囊时，有黏脓性液体回流提示患者存在泪道脓肿（图 2.22B）。脓肿常位于泪囊下部。急性泪囊炎时，触及泪囊时，患者出现疼痛，此时应尽量避免挤压泪囊。泪囊触诊发现结石或肿瘤的情况少见。

荧光素消散实验

在行眼睑检查或局部滴注药物之前，应先使用裂隙灯检查双眼，因为这些可能影响其临床表现。许多泪溢患者在没有流泪的情况下，结膜囊内存在过多的泪液（图 2.4）。荧光素消散实验是将 2% 浓度的荧光素滴入结膜囊内，通常情况下，5min 后结膜囊内的荧光素会基本消散。荧光素消散时间过长意味着泪道不通畅。泪道阻塞分 1~4 级。

泪道冲洗和探通

采用泪道冲洗和泪道探通来检查泪道情况。

a. 局麻药滴入结膜囊内。

b. 扩张下泪小点（图 2.5A）。

c. 轻轻拨开下眼睑，使用 26 号套管和针管（内含 2mL 生理盐水），自下小点进针，沿泪小管探通（图 2.5B）。如果探通受阻，意味着泪小管存在狭窄或阻塞，需要进一步地扩张泪小点。

d. 如果探通套管针头未触及泪囊内侧壁提示泪小管阻塞。

e. 套管针头探及泪囊壁后可出现两种触感（硬或软）。

- **硬的触感**：套管针头探及泪囊壁内侧时可触及骨壁（图 2.6A），可排除完全性泪小管阻塞。注入生理盐水，患者感觉到有水进入鼻腔，这提示泪小管通畅，但泪液泵的功能不良。如果患者不能感觉到有水进入鼻腔，在这种情况下，泪囊由于阻塞而扩张，液体自上泪小点反流。反流液体的成分可呈透明、黏液、黏脓液体、脓性液体，这取决于泪囊内容物的情况。

- **软的触感**：如果是软的触感，这需要经验来判断，是套管针头触及上下泪小管交汇部还是泪囊的外壁。在此种情况下，针头并未进入泪囊，针头触及上下泪小管交汇部或泪囊外壁的软组织时，有一种软弹的触感，泪囊骨壁在其下方（图 2.6B），此时冲洗，泪囊不会扩张。如果是下泪小管阻塞，液体会自下泪小管反流，液体自上泪小管反流，提示泪总管阻塞。

Jones 干眼测试

Jones 干眼测试仅用于检测怀疑存在泪道部分阻塞的患者。此类患者有泪溢症状，但泪道冲洗提示泪道通畅。Jones 干眼测试有较高的假阳性和假阴性率，总体意义不大。

1. 第一步（图 2.7A）：鉴别是否存在泪道阻塞。首先在结膜囊内滴入 2% 荧光素钠，5min 后将浸有麻醉药的棉球自下鼻道塞入鼻道。结果分析如下：

a. 阳性：棉球上出现荧光素染色，提示泪道通畅。泪溢的原因是由于泪液分泌过多，不需要进一步的检查。

b. 阴性：棉球上未出现荧光素染色，提示泪道部分阻塞或者泪泵功能不良，在此种情况下需要进一步行干眼检测。

2. 第二步（冲洗）（图 2.7B）：在第一步的基础上检查泪道阻塞的位置。结膜囊内滴入局麻药，并将残存的荧光素冲洗干净，使用生理盐水冲洗泪道，同样将棉球置于鼻道内。

a. 阳性：棉球上出现荧光素染色，提示上方泪道通畅。部分阻塞的部位位于鼻泪管。

b. 阴性：棉球上未出现荧光素染色，提示荧光素

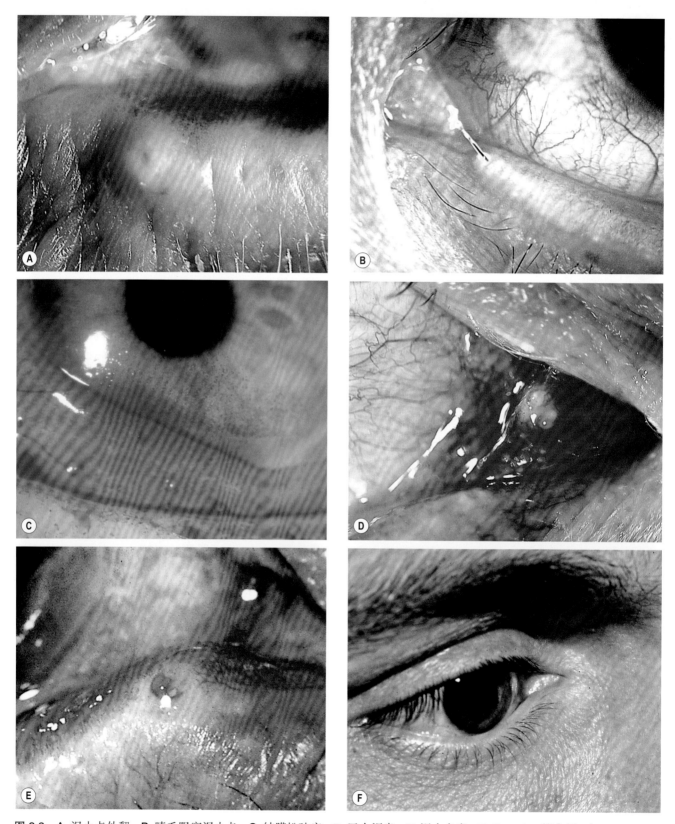

图 2.3　A. 泪小点外翻。B. 睫毛阻塞泪小点。C. 结膜松弛症。D. 巨大泪阜。E. 泪小点炎。F. Centurion 综合征。（ Courtesy of S Tuft-fig. C ）

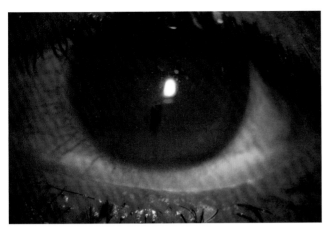

图 2.4　荧光素染色提示大量泪液集聚。

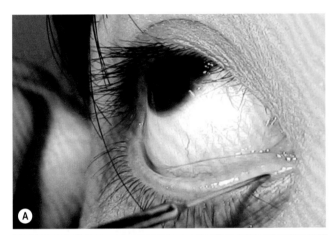

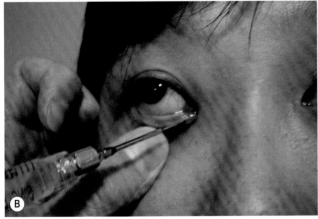

图 2.5　A. 泪小点扩张。B. 泪道冲洗。（ Courtesy of K Nischal ）

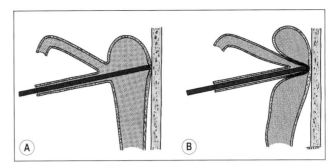

图 2.6　泪道探通的两种触感：A. 硬的触感。B. 软的触感。

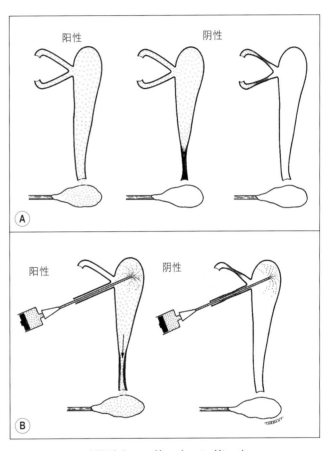

图 2.7　Jones 干眼测试。A. 第一步。B. 第二步。

未进入泪囊，阻塞的部位位于上部泪道（泪小点、泪小管、泪总管）或者泪泵功能异常。

泪道造影

泪道造影（dacryocystography，DCG）：自泪小管注入对比剂观察其成像，该检查通常双侧同时进行。如果可以确定为明显的泪道阻塞，则该检查将不需要进行。此外急性泪囊炎患者禁忌该检查。

1. **适应证**
   - 明确泪道阻塞的位置，特别是术前。
   - 诊断是否存在由于结石、肿瘤等情况导致的憩室、瘘道和充盈缺损。

2. **方法**
   a. 扩张下泪小点。

b. 自双侧下泪小管植入塑料导管，有时也可使用上泪小管。

c. 对比剂通常是 1～2ml 碘油。双侧泪道同时注入，并拍摄注入碘油前后的 X 线片。

d. 10min 后，拍摄头部正位片，观察碘油在泪道的情况（由于重力的作用，碘油在泪道中通过运动填充泪道）。数字减影 DCG 提供了比传统 DCG 更清晰的图像。

3. 读图

- 碘油未到达鼻部，提示存在解剖学上的阻塞（图 2.8B 和 C）。
- 碘油到达鼻部（图 2.8A），但患者存在泪溢现象，提示存在功能性的阻塞或泪泵功能异常。

核素泪道闪烁显像

对于 DCG 来说，闪烁显像是一种更为复杂的技术，但它不能用于诊断泪道阻塞的解剖学位置，对于不完全阻塞的病例，闪烁显像比 DCG 更敏感。此外，闪烁显像还有助于检查泪囊的生理性阻塞。检查方法如下：

a. 使用微量滴管将同位素锝-99 滴入结膜囊内 10μl。此时，泪液中将含有这种 γ-放射性物质。

b. 使用 γ-照相机聚焦于内眼角对示踪剂成像，拍摄之后 45～60min 的一系列照片（图 2.8D）。

获得性阻塞

原发性泪小点狭窄

原发性泪小点狭窄不会出现泪小点外翻。

1. 原因

- 伴发慢性睑缘炎。
- 特发性泪小点狭窄。
- 单纯疱疹、带状疱疹感染。
- 睑缘恶性肿瘤侵蚀。
- 结膜瘢痕和沙眼。
- 系统性细胞毒性药物的使用，如 5-氟尿嘧啶、多西他赛。
- 罕见的系统性疾病，如卟啉症、肠病性肢皮炎。

2. 治疗

- 可以尝试泪小点扩张，但长期效果差（图 2.9）。
- 泪小点切开通常是需要的。该技术包括去除泪小点后壁（将泪小点处切成 2 或 3 部分）（图 2.10）。

继发性泪小点狭窄

1. 病因：继发性泪小点狭窄是由泪小点外翻所致（图 2.3A）。

2. 治疗

a. Ziegler 烧灼法可用于治疗单纯的泪小点外翻。烧灼泪小点以下 5mm 处的睑结膜，随后，被烧灼的组织收缩，从而使泪小点内缩。

b. 内侧结膜囊成形术可用于眼睑松弛导致的睑外翻。使用钻石刀切开结膜（长 4mm，宽 8mm，水平于泪小点、泪小管），随后垂直于切口，缝合切口（图 2.11）。将眼睑拉钩固定于切口处，有利于泪小点位置的恢复。当泪小点恢复到正常位置后，可进一步进行泪小点切开术，建立泪水排出通道。

c. 外睑悬吊通常用来减低睑缘紧张度，矫正睑外翻。也可联合采用内侧结膜囊成形术。

泪小管阻塞

1. 病因：包括先天性缺陷、外伤、单纯疱疹感染、药物及放射线照射。慢性泪囊炎可导致泪小管内形成薄膜。

2. 治疗：取决于阻塞的位置和程度。

a. 部分阻塞：可以将硅胶管置管于一侧或双侧泪道 3～6 个月（图 2.12）。

b. 完全阻塞：低于泪道阻塞 6～8mm 的病例，常需要连接泪小管和泪囊。如果泪小管和泪囊不能连接，可行结膜泪囊鼻腔吻合术（canaliculo-dacryocystorhinostomy，CDCR）和置管术（见下）。

鼻泪管阻塞

1. 病因：

- 特发性狭窄是目前最常见的原因。
- 鼻眶外伤、鼻部手术史。
- 肉芽肿性疾病，如韦格纳肉芽肿病、结节病。
- 鼻咽癌侵袭。

2. 治疗：DCR。其他治疗还包括泪小管插管、泪道支架置入和球囊扩张泪道成型术。

泪石病

泪石病（泪道结石）可发生在泪道的任何部位，男性多发。尽管目前其病因不明确，但一般认为是由于泪液流出阻塞产生继发性感染，导致结石形成，

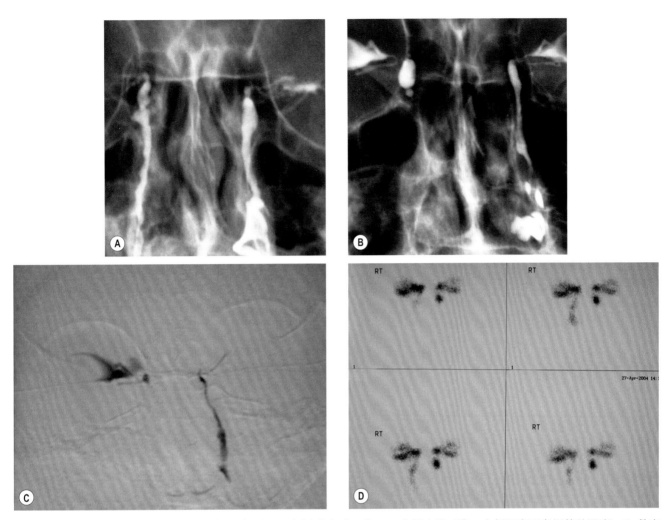

图 2.8 泪道造影（DCG）。A. 传统泪道造影提示，双侧泪道充盈正常。B. 左侧充盈正常。右侧泪囊至鼻泪管处阻塞。C. 数字减影 DCG 提示相似的结果。D. 核素泪道闪烁显像提示荧光素通过右侧泪道，左侧通道阻塞。（Courtesy of A Pearson）

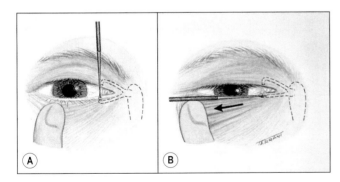

图 2.9 扩张下泪小点的技巧。

同时伴结膜囊上皮鳞状化生。

1. 通常在成年后发病，表现为间歇性泪溢、急性泪囊炎和泪囊扩张反复发作。

2. 体征：

- 泪囊扩张，或者坚硬，发展为急性泪囊炎时，

症状较轻。

- 按压泪囊，有或无黏液溢出。

3. 可采用 DCR 治疗。

先天性泪道阻塞

鼻泪管阻塞

先天性鼻泪管阻塞属于鼻泪管的发育迟缓，常可自愈。鼻泪管下端存在 Hasner 瓣，常在出生后不久完全退化。但有 20% 的婴儿存在 Hasner 瓣，其中 96% 的患儿在出生 12 个月后泪道自行畅通。

1. 体征

- 出现持续性或间歇性泪溢和睫毛脱落（图 2.13）。尤其是患儿发生感冒或上呼吸道感染时。

- 轻轻挤压泪囊，直至出现脓性液体自泪小点

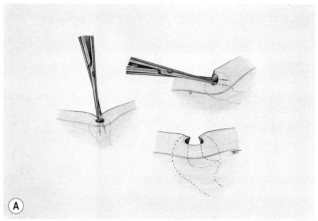

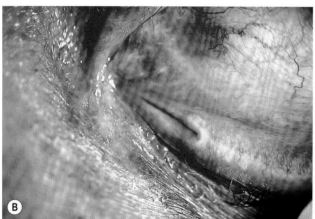

图 2.10   两片式切开泪小点术：A. 技巧。B. 术后情况。

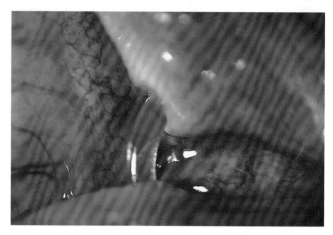

图 2.12   原位硅胶管。

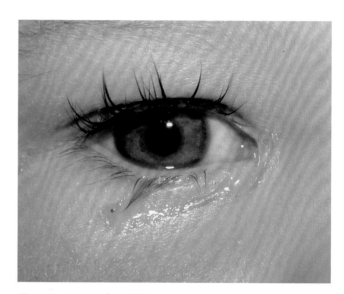

图 2.13   泪溢和睫毛脱落。

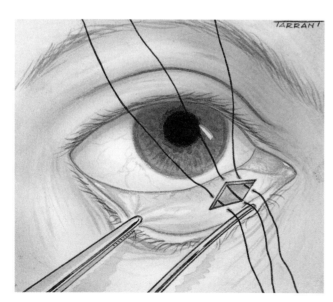

图 2.11   内侧结膜囊成形术。

溢出。
- 急性泪囊炎不常发生（图 2.14）。

2. **鉴别诊断**：与其他泪道阻塞导致泪溢的原因相鉴别，如泪小点闭锁、泪道瘘道（泪囊与眼部皮肤间产生瘘道）（图 2.15）。与先天性青光眼的鉴别很重要。

3. **治疗**

　a. **泪囊按摩**可产生高的静水压，冲破膜性阻塞。操作手法：示指垂直按压泪囊部，每天 4 次，每次 10 下。按压时应注意卫生，联合使用抗生素类药物，预防细菌性结膜炎。

　b. **泪道探通术**：患儿 12～18 个月内泪道系统仍存在继续发育的可能，所以在此期间不建议进行泪道探通术（图 2.16）。泪道探通术在最初 1～2 年内成功率较高，之后则效果差。该手

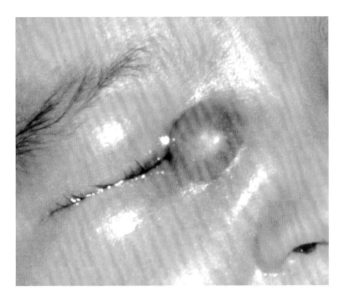

图 2.14　急性泪囊炎。

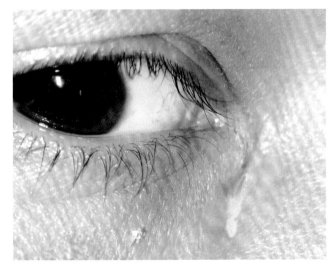

图 2.15　含荧光素的泪液出现在皮肤与泪囊之间的先天性瘘道中。（Courtesy of N Rogers）

术应在全身麻醉下进行。其手术原理即是解除 Hasner 瓣导致的泪道阻塞。行泪道探通术后，应使用含有荧光素的生理盐水冲洗泪道。如果从咽部回抽的液体可发现荧光素，则提示手术成功。术后使用激素、抗生素滴眼液，每日 4 次点眼，使用 3 周。如果 6 周后，患儿症状没有改善，建议再次实施泪道探通术。建议在鼻内镜下进行，尤其是重复操作的患儿，可检查泪道是否存在解剖异常，以及明确探针的位置是否正确。

4. **结果**：通常 90% 的患儿在行第一次泪道探通术后均可治愈，其余 10% 的患儿中又有超过 50% 的患儿在行第二次泪道探通术后也可治愈。手术失败往往是由于泪道解剖异常所致。如果两次泪道探通术后患儿症状仍不改善，建议采取临时泪道置管或联合泪道球形扩张术。如果这样处理后，患儿症状仍不改善，则考虑阻塞部位位于泪囊远端，建议采用 DCR。

先天性泪囊突出

　　先天性泪囊突出是由于 Hasner 瓣闭锁，羊水液体或黏液滞留在泪囊中所致。

1. 出现在围生期。
2. **体征**：位于内侧眼角或者偏下方的偏蓝色囊肿，合并泪溢（图 2.17）。该症状不要被误诊为脑疝，其鉴别要点在于：内眦韧带上方是否存在波动性跳动。

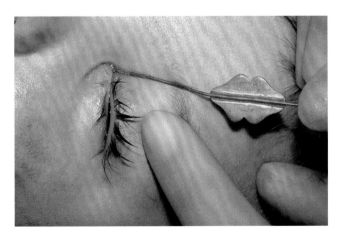

图 2.16　泪道探通术。（Courtesy of K Nischal）

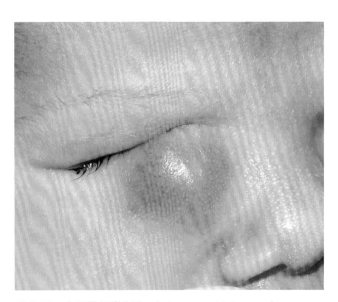

图 2.17　先天性泪囊突出。（Courtesy of A Pearson）

3. 治疗：早期需要保守治疗。如果效果欠佳，则行泪道探通术。

泪道手术

传统泪囊鼻腔吻合术（DCR）

DCR 适用于阻塞位置位于泪道中部以下的部位，方法就是连接泪囊黏膜和中鼻道的鼻黏膜。手术通常在降低血压的全身麻醉下进行。

1. 方法

  a. 使用含有 1∶1000 肾上腺素或 4%～10% 可卡因纱布或者棉球塞入鼻腔，收缩鼻黏膜血管。

  b. 距内眦部 10mm 做一垂直切口，避开静脉角（图 2.18A）。

  c. 钝性分离，暴露泪前嵴，分离泪囊及内眦韧带。

  d. 将泪囊自底部完整分离出来，泪囊窝处造孔进入鼻腔（图 2.18B）。

  e. 将泪前嵴与泪囊窝骨壁游离开（图 2.18C）。

  f. 使用探针自下泪小管进入泪囊，将泪囊行"H"形切开分成两瓣。

  g. 一般的膜性阻塞可通过 canaliculo-DCR 方法疏通。

  h. 在鼻黏膜制备一个垂直切口，将鼻黏膜分成前后两瓣（图 2.18D）

  i. 缝合泪囊和鼻黏膜的两个后瓣（图 2.18E）。

  j. 植入硅胶管。

  k. 缝合泪囊和鼻黏膜的两个前瓣（图 2.18F）。

  l. 分层缝合内眦韧带、皮肤。

2. 结果：手术成功率可达 90% 以上。

3. 手术失败的原因：切口的位置、长度不合适；对泪小管阻塞认识不足；瘢痕形成。"泪池综合征"——骨壁造孔太小、太高。泪囊向外侧扩张，泪囊下方口小导致分泌物聚集，液体无法进入鼻腔。

4. 并发症：皮肤瘢痕、内眦韧带受损、出血、蜂窝织炎。如果不慎进入蛛网膜下腔，可导致脑脊液鼻瘘。

内镜手术

内镜 DCR 通常在全身麻醉下进行。其优于传统 DCR 的方面在于：皮肤无切口、手术时间短、出血少、发生脑脊液瘘的风险低。其缺点在于：手术成功率低，探查泪道是否开放或近端泪道是否存在反转性阻塞的困难大，往往需要额外的操作来提高手术的可视性，如修正鼻中隔偏曲。

1. 方法：将导管光纤自泪小点、泪小管进入泪囊。通过鼻道内的内镜可观察泪道内情况，其余操作通过鼻道进行。

  a. 剥离上颌骨的黏膜。

  b. 去除部分上颌骨鼻侧骨壁。

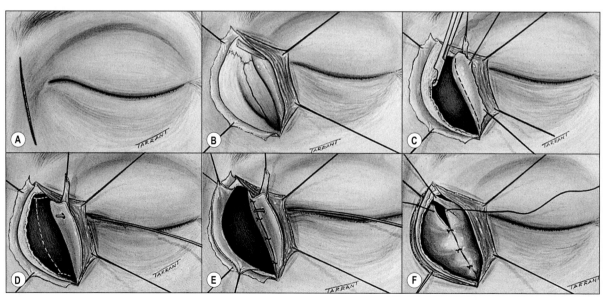

图 2.18　泪囊鼻腔吻合术。

c. 打穿泪骨。

d. 打开泪囊。

e. 两个硅胶管分别从上下泪小点进入泪道，在鼻腔内打结。

2. 结果：手术成功率可达 90%。

眼内激光 DCR

使用 YAG 或 KTP 激光进行治疗，手术相对较快，可在局部麻醉下进行，特别适合年龄较大的患者，手术成功率只有 70%。但是该手术不破坏泪道的解剖结构，如手术失败，不影响其他手术的进行。

球囊管扩张泪道成形术

球囊管扩张泪道成形术已应用于儿童先天性鼻泪管阻塞或成人部分鼻泪管阻塞。成人手术成功率约 50%。

Lester Jones 插管

1. 适应证

- 初次应用插管的指征包括广泛性近端泪小管阻塞。阻塞可以是先天性的，也可以是后天的，例如感染、疱疹病毒、沙眼、外伤、放射线。有时 Lester Jones 插管也适用于泪道结构良好但存在泪泵功能障碍的患者，如慢性面神经麻痹。
- DCR 术后管道未闭但无功能和反复发作的泪道阻塞不通可再次置管。

2. 首次植入的技巧

a. 需行 DCR 术直至后瓣缝合。

b. 部分切除阜部。

c. 使用 Graefe 刀片自内眦下方 2mm 处制备一穿刺口，使用刀的末端切开泪囊前瓣（图 2.19A）。

d. 使用扩张器扩大切口，植入 Pyrex Lester Jones 管（图 2.19B）。

e. 如 DCR 手术那样缝合切口。

如果导管脱落，在术后 24 小时内可再次置管，而不需要其他手术。

慢性泪小管炎

慢性泪小管炎较罕见，常由衣氏放线菌、革兰

阳性厌氧菌所致（图 2.20A）。憩室或者泪小管阻塞引起的瘀滞可致厌氧菌增生，大多数情况下并没有明显诱因。

诊断

1. 临床表现为单眼泪溢，慢性黏液脓性结膜炎（图 2.20B），传统治疗效果差。

2. 体征：

- "撅嘴"状泪小点是某些病例的诊断线索（图 2.3E）。
- 泪小管水肿致泪小点周围感染（图 2.20C）。
- 压迫泪小管，有脓性分泌物溢出（图 2.20D）。
- 使用玻璃杆挤压泪道或泪道泪小管切口术后，可见硫磺样颗粒（图 2.20E）。
- 与泪囊炎相反，慢性泪小管炎不存在鼻泪管阻塞、泪囊扩张或感染。

治疗

1. 外用抗生素：例如可尝试应用氧氟沙星 4 次 / 天，点眼 10 天。早期可见效，但很难治愈。

2. 泪小管切开术：线性切开泪小管，使用刮匙处理

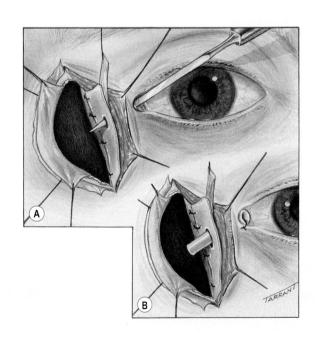

图 2.19 Lester Jones 插管置入术。

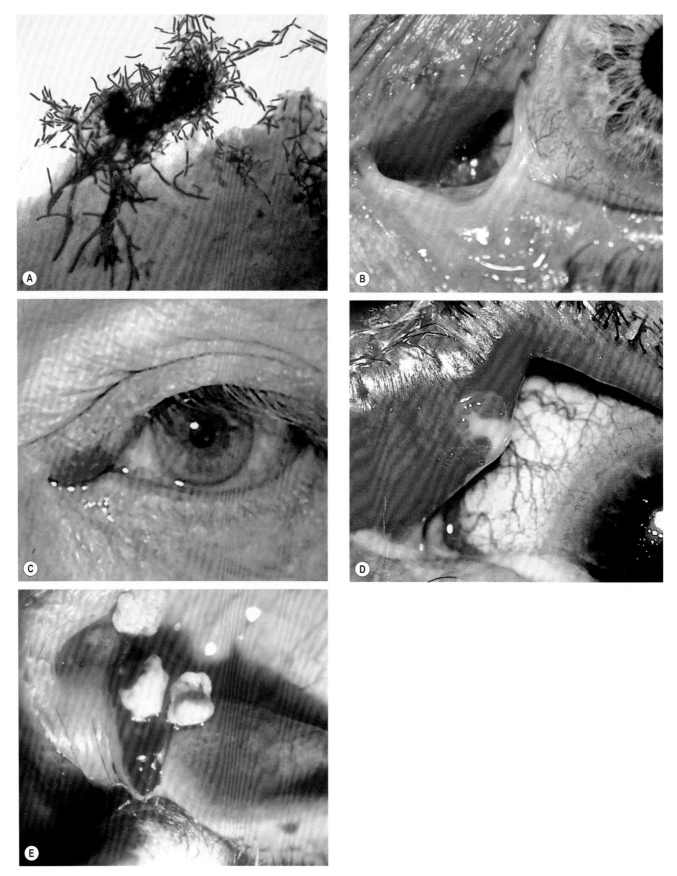

图 2.20 慢性泪囊炎。A. 革兰阳性厌氧菌。B. 黏液脓性分泌物。C. 上泪小点水肿。D. 按压上泪小点溢出脓性分泌物。E. 硫磺样颗粒。（ Courtesy of J Harry-fig. A; A Pearson-fig. B; S Tuft-fig. E ）

切口。在联合使用抗生素后效果显著，偶可由于瘢痕干扰泪小管功能。

鉴别诊断

1. **"巨穹窿症候群"** 可导致慢性复发性化脓性结膜炎。这是由于上结膜穹窿内存在金黄色葡萄球菌。通常在存在上睑提肌肌腱断裂、继发性角膜新生血管和泪道阻塞的老年人中常见。治疗包括：彻底清洗结膜穹窿，全身和局部使用抗生素。

2. **其他情况：**泪道憩室、泪道结石、疱疹感染导致的急性泪小管炎可导致类似的情况发生。

泪囊炎

泪囊炎感染常继发于鼻泪管阻塞。它可以是急性的，也可以是慢性发病。通常是由于金黄色葡萄球菌或链球菌感染所致。

急性泪囊炎

1. **临床表现**为内眦角部位的亚急性疼痛及泪溢。

2. **体征：**
   - 内眦角的急性红肿，可联合眶隔前蜂窝组织炎（图 2.21A）。
   - 可形成脓肿（图 2.21B）。

3. **治疗**
   a. 最初的治疗包括：局部热敷，口服抗生素，如氟氯西林或者拉维酸。不建议泪道冲洗和探通。
   b. 脓肿切开和引流：如果出现脓头或脓肿即将破裂，将导致泪瘘。此种情况下可置一导管将泪液自泪囊引流至皮肤表面（图 2.21C）。
   c. 急性感染控制后行 DCR 手术是很有必要的。在存在持续泪溢或反复感染的情况下，手术不应拖延。

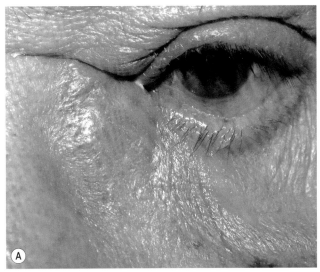

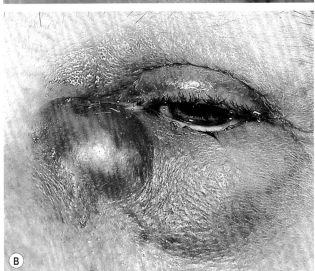

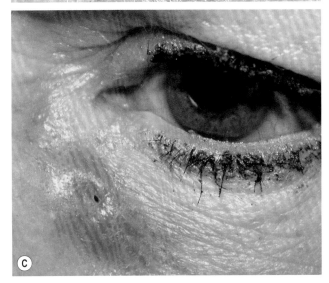

图 2.21　A. 急性泪囊炎。B. 泪腺脓肿和眶隔前蜂窝组织炎。C. 泪囊瘘。（Courtesy of A Pearson）

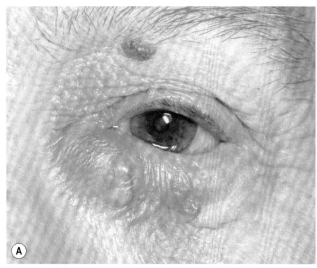

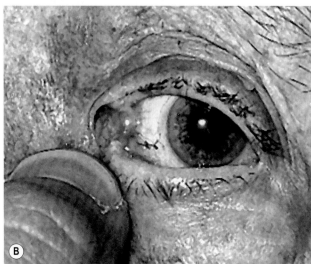

图 2.22　A. 黏液性囊肿。B. 黏脓性分泌物。（ Courtesy of R Bates-fig. A ）

慢性泪囊炎

1. **临床表现**为泪溢，伴有慢性或反复发作的单眼结膜炎。明智的做法是延迟内眼手术直到泪道感染得到控制，以降低眼内炎发生的风险。

2. **体征**：
   - 内眦部无痛性的黏液性囊肿（图 2.22A ）。
   - 也可无明显肿胀，但压迫泪囊可导致黏脓性分泌物自泪小管溢出（图 2.22B ）。

3. **治疗**：DCR。

（于军　译）

第 3 章 眼 眶

引言

解剖

眼眶是一个以视神经管为轴的梨形腔隙（图3.1）。视神经管的眶内段（25mm）长于眼球后壁与视神经管的距离（18mm），使眼球即使显著向前移位（突眼）也不过度牵拉视神经。

1. **眶上壁**：眼眶顶部由蝶骨小翼与额骨眶板两块骨头组成，位于前颅窝与额窦下方。眶上壁的缺损可引起因脑脊液与眼眶沟通传导而导致的搏动性突眼。

2. **眶外侧壁**由蝶骨大翼与颧骨两块骨头组成。由于眼球突出于外侧壁，故眼球前部易受到侧向创伤。

3. **眶下壁**由上颌骨、颧骨、腭骨三块骨头组成。上颌骨的后内侧壁比较薄弱，是眼眶爆裂性骨折的好发区域。上颌窦的顶部也由眶下壁组成，故上颌窦的恶性肿瘤会使眼球上移。

4. **眶内侧壁**由上颌骨、蝶骨、泪骨、筛骨四块骨头组成。组成内侧壁的筛骨眶板像纸一样菲薄，且有许多供神经血管穿过的小孔。因此，眼眶蜂窝组织炎多继发于筛窦炎。

5. **眶上裂**是蝶骨大小翼之间连接颅脑与眼眶的裂隙，有以下重要结构经此通过。

- 眶上裂上部分容纳泪腺神经、额神经、滑车神经及眼上静脉。
- 眶上裂下部分容纳动眼神经的分支、展神经、鼻睫神经及来自海绵窦的交感神经纤维。
- 眶上裂及眶尖部的炎症（Tolosa-Hunt综合征）易引起眼肌麻痹、静脉血流受阻等一系列症状。

6. **眶下裂**位于蝶骨大翼与上颌骨间，连接眼眶与腭骨翼突和颞下窝，其间有上颌神经、颧神经、翼腭神经节及眼下静脉。

临床症状

软组织受累

1. **体征**包括眼睑及眶周的水肿、皮肤颜色改变、上睑下垂、球结膜水肿及眼球充血（图3.2A）

2. **病因**包括甲状腺相关性眼病、眼眶炎症及静脉血流障碍。

眼球突出

突眼是指由于球后病变或罕见的眼眶变浅引起眼球异常向前移位。非对称性突眼的检查需要从患者的顶部向下俯视（图3.2B），需要注意以下特征：

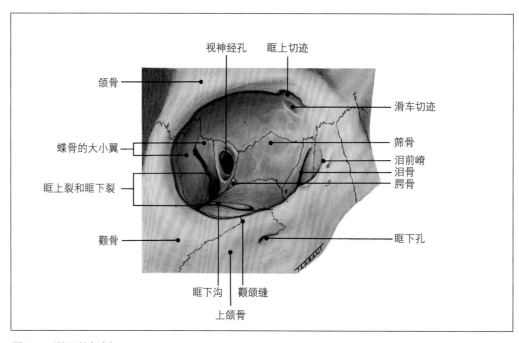

图 3.1　眼眶的解剖。

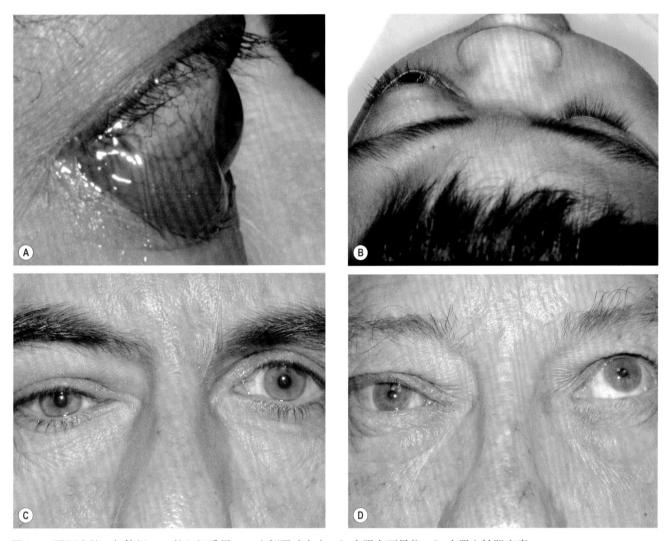

图 3.2 眼眶病的一般体征。A. 软组织受累。B. 左侧眼球突出；C. 右眼向下异位。D. 右眼上转肌麻痹

1. **方向**：通过眼球突出的方向可以推断病变发生的部位。例如肌锥内的占位性病变，如海绵状血管瘤及视神经肿瘤常导致轴向性突眼，而肌锥外肿瘤常导致离心性突眼，突眼的方向由肿瘤的位置决定。

2. **程度**：突眼度可以由一个一边固定在眶外侧缘上的塑料标尺（图 3.3A）或突眼计测量，突眼计测量是通过观察镜子里反射的角膜顶的位置而在标尺上读出角膜突出度（图 3.3B）。在放松状态下或 Valsalva 动作后均可进行测量。度数超过 20mm 可诊断为眼球突出，如果两眼差值超过 2mm，尽管其单眼绝对值正常，仍可怀疑为突眼。突眼分为轻度（21~23mm），中度（24~27mm）及重度（超过 28mm）。睑裂宽度与眼睑闭合不全也需引起注意。

3. **假性眼球突出**：（突眼的错觉）可能是由于面部不对称，一侧眼球肿大（高度近视眼或眼积水）、眼睑退缩或对侧眼球内陷而导致发生假性眼球突出。

眼球内陷

　　眼球内陷是指眼球向眶内回退。通常由以下机制引起：

- 由外伤如眶底的爆裂性骨折或先天性畸形而引起的眼眶壁解剖结构异常。
- 继发于外放射治疗、硬皮病或盲童的自发性戳眼（指眼症）所致眶内容物萎缩。

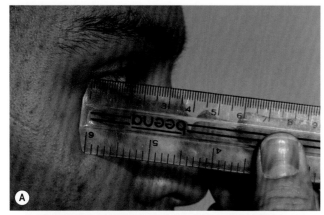

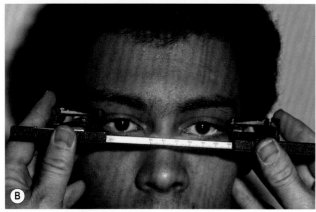

图 3.3　测量突眼度。A. 塑料尺。B. 突眼计。

- 导致硬化的眼眶病变，如转移性恶性硬化肿瘤及眼眶慢性炎症。
- 假性眼球内陷：由先天性小眼球或眼球痨引起。

眼球异位

　　眼球异位是指眼球在冠状水平位置上的异常，通常由肌锥外肿块，如泪腺肿瘤（图 3.2C）引起。眼球异位常伴随眼球突出或内陷。水平异位测量是从眼眶内侧壁到瞳孔中央，而垂直异位值是从一把垂直于水平位置放置在鼻梁的标尺上读出的。在共同性斜视的患者中，如有必要需遮盖对侧眼，以保证测量侧眼球位置的固定。

眼肌麻痹

　　眼球运动的异常通常有以下原因：
1. 眶内肿物。
2. **限制性肌肉病变**如甲状腺相关性眼病和眼眶肌炎（图 3.2D）。
3. **动眼神经受累**常由海绵窦、眶裂及眶后极部（颈动脉海绵窦瘘、痛性眼肌麻痹综合征、泪腺恶性

肿瘤）的病变引起。
4. **眼外肌受牵制**：由于眼眶爆裂性骨折引起眼肌及筋膜韧带受牵制。
5. **视神经受挤压**如视神经脑膜瘤引起的视神经受累。
　　下列这些检查可以用于鉴别限制性的眼肌运动障碍与神经源性的运动障碍：
1. **被动牵拉试验**
   a. 眼表局部麻醉。
   b. 将浸有局麻药物的棉棒至于眼球眼肌表面，并留置 5min。
   c. 用镊子夹住受检眼球肌肉的止端，并向活动受限的方向转动眼球。
   d. 重复上述试验中未受影响的眼睛。
   - 阳性结果：不能或者难以移动眼球，说明有肌肉限制性因素，如甲状腺相关性眼肌病或肌肉嵌顿于眶底骨折处。如果病变不是双侧的，对侧眼不会出现如此情况。
   - 阴性结果：如果是神经源性的病变，则双眼都不会牵拉受阻。
2. **鉴别性眼内压试验**。在患者第一眼位注视时测量其眼内压，然后在患者向活动受限方向注视时再测量眼内压。
   - 阳性结果：如果眼压升高达到或超过 6mmHg，提示是由眼外肌受的牵制力而传导至眼球。
   - 阴性结果：小于 6mmHg 的眼压变化提示为神经源性的病变。
   此试验相比较被动牵拉试验的优势在于牵拉不会造成患者有明显的不适感，且结论相对客观。
3. **眼球跳动**的神经病变在急动性的眼球运动时会速度减慢，而肌肉限制性的病变则表现为正常的速度但运动中会突然终止。

动态特性

　　下列动态特性为可能的病理提供了依据。
1. **增加静脉压力**：通过 Valsalva 动作、压迫颈静脉或者头低位可加剧眼眶静脉异常的患者或眼眶毛细血管瘤的婴儿的突眼程度。
2. **搏动性突眼**可由动静脉的异常交通和（或）眶顶部的缺损引起。
   - 前者根据动静脉交通的大小可能伴有杂音。
   - 后者的搏动是由于大脑通过脑脊液传导至眼球所致，与杂音无关。

- 轻微的搏动要在裂隙灯下观察，尤其是在压平式眼压计测量时。

3. 杂音是颈动脉海绵窦瘘的一个征象。最好用听诊器观察，轻压患侧颈动脉可使杂音减轻或消失。

眼底改变

1. **视盘水肿**是视神经受压迫最早期出现的症状（图3.4A）。

2. **视神经萎缩**（图3.4B）可能先于视盘水肿出现，由严重压迫视神经的疾病引起，其中包括甲状腺相关性眼病和视神经肿瘤。

3. **视睫状神经**由原有的扩张的乳头周围毛细血管组成。当正常回流受阻时，这些血管将中央静脉循环的血流引流至乳头旁脉络膜循环。眼底镜检查表现为颞侧扩张迂曲的血管（图3.4C）。侧支血管形成可与各种压迫视神经眶内段而使来自视网膜中央静脉血流受阻的眼眶和视神经肿瘤有关。最常引起侧支血管分流的肿瘤是神经鞘脑膜瘤，此肿瘤常伴有神经胶质瘤、视网膜中央静脉阻塞、原发性高颅内压及青光眼。

4. **脉络膜皱褶**是常见于后极部的数条水平方向的明暗相间的粗条纹（图3.4D）。脉络膜皱褶可发生于多种眼眶病变，其中包括肿瘤、甲状腺相关性眼病、眼眶炎症或黏液囊肿。多数脉络膜皱褶没

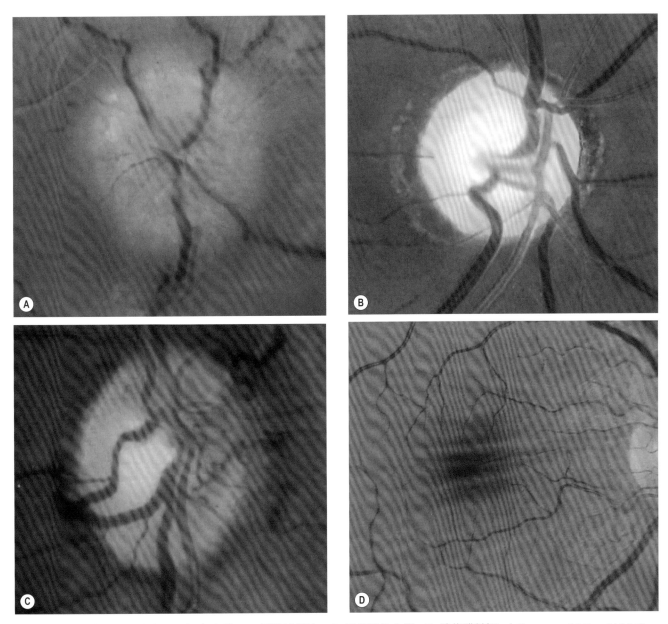

图 3.4　眼眶疾病的眼底改变。A. 视盘水肿。B. 视神经萎缩。C. 视盘睫状血管。D. 脉络膜皱褶。（Courtesy of J Donald M Gass, from Stereoscopic Atlas of Macular Diseases, Mosby 1997-fig. D）

有明显症状，不引起视力下降。尽管脉络膜皱褶在显著的突眼及前部肿瘤中更为常见，但有时候皱褶的产生先于突眼的发生。

特殊检查

1. **CT** 对描述眶骨结构及占位性病变的大小及位置很有帮助。CT 可检测出较小的骨折、眶内异物、血肿、眼外肌嵌顿及气肿（见第 21 章），因此对眼眶外伤的患者诊断尤为有意义，但是对于影像学上密度相近的不同病理组成的软组织肿块难以鉴别诊断。

2. **MR** 可得到眶尖病变的影像及累及眼眶的颅内病变的范围。短时 T1 翻转恢复序列（short T1 inversion recovery，STIR）扫描对于评价甲状腺相关性眼病炎症活动性比较敏感（见第 19 章）。

3. **细针穿刺活检**是用 23G 细针进行操作。此技术对于可疑眶内转移肿瘤及邻近组织的侵犯眼眶的新生物诊断比较敏感。潜在的问题是眶内出血或眼穿透伤。

甲状腺相关性眼病

概述

甲状腺毒症

甲状腺毒症（甲状腺功能亢进）是由甲状腺激素分泌过多所引起。Graves 病是甲状腺功能亢进中最常见的亚型，是由于过多的 IgG 抗体与促甲状腺激素（thyroid stimulating hormone，TSH）受体在甲状腺内的结合而刺激甲状腺激素过度分泌的一种自身免疫性疾病，多见于女性，常伴有其他自身免疫性疾病。

1. **起病**：30～40 岁起病，食欲旺盛但体重下降，常伴有肠蠕动加快、多汗、燥热、易怒、精神紧张、心悸、疲劳感等症状。

2. **体征**
   a. 外部
   - 弥漫性甲状腺增大（图 3.5A），手臂微颤、红掌、皮肤发热潮湿。
   - 手指杵状膨大（甲状腺性杵状指）（图 3.5B），甲床松离。
   - 胫前黏液性水肿指的是从小腿前部到足背部的凹陷性渗出性水肿（图 3.5C）。

- 斑秃和白癜风（图 3.5D）。
- 近端肌肉病变引起的肌无力但腱反射敏锐。
   b. 心血管异常。
   - 窦性心动过速、心房颤动、室性早搏。
   - 高输出量性心力衰竭。

3. **检查**：甲状腺功能检查包括血清 T3、T4、TSH、甲状腺结合球蛋白（thyroxine binding globulin，TBG）及甲状腺刺激免疫球蛋白（thyroid-stimulating immunoglobulin，TSI）。

4. **治疗**：卡比马唑、丙硫氧嘧啶、普萘洛尔等药物治疗，放射性核素碘治疗，甲状腺部分切除。

眼病的危险因素

一旦患者诊断为 Graves 病，其发展为甲状腺眼病（thyroid eye disease，TED）的首要危险因素是吸烟。平均每天的吸烟量越大，危险因素越大，戒烟可一定程度降低发病的风险。女性患 TED 的几率是男性的 5 倍，这也说明女性 Graves 病的发病率较高。放射性碘治疗可能使甲状腺眼病加重。

甲状腺眼病的发病机制

甲状腺眼病是器官特异性自身免疫反应，其中 IgG 产生如下作用：

1. **眼外肌炎症**为特征性的多形细胞浸润（图 3.6），与葡糖氨基聚糖类分泌增加及渗透性吸水有关。肌肉逐渐肥厚，有时可以增大到正常的 8 倍大小，以致压迫视神经。长时间肌肉的变性最终导致纤维化，对受累肌肉产生束带样作用，从而导致限制性眼肌病变及复视。

2. **炎性细胞浸润**：淋巴细胞、浆细胞、巨噬细胞及肥大细胞对间质组织、眼眶脂肪组织、泪腺组织的炎性浸润，以致葡糖氨基聚糖积聚及液体潴留。这些病理变化引起的眶内容物体积显著增加及继发的眶压增高，又进而导致液体潴留。

临床表现

TED 主要的五个主要临床表现有：（a）软组织受累；（b）眼睑退缩；（c）眼球突出；（d）视神经病变；（e）限制性肌肉病变。疾病的发展有两个阶段：

1. **充血期**（炎症）：此阶段眼部充血、疼痛，此症状 3 年内会逐渐缓解，只有 10% 的患者会发展为严重的长期的眼部疾病。

2. **纤维化期**：眼球无充血，但会表现为无痛性活动障碍。

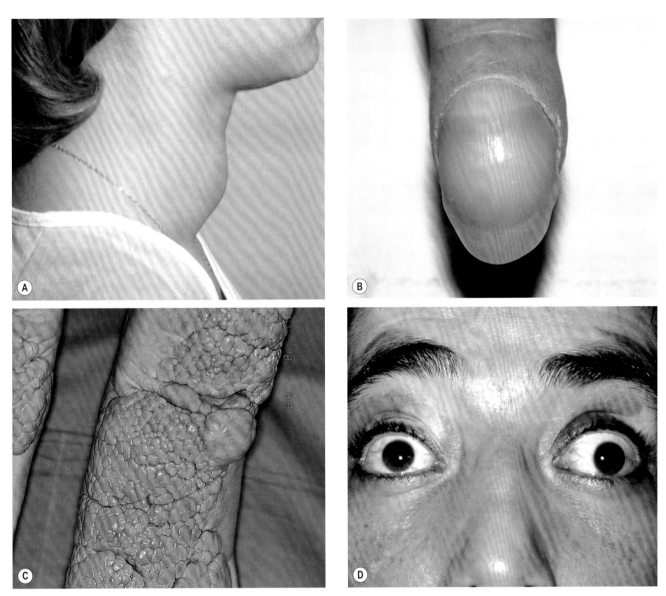

图 3.5 甲状腺毒性的全身系统性表现。A. 甲状腺肿大。B. 杵状指。C. 严重的胫前水肿。D. 白癜风。（Courtesy of M Zatouroff, from Physical Signs in General Medicine, Mosby-Wolfe 1996-fig. C ）

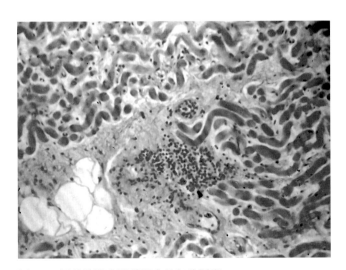

图 3.6 甲状腺眼病眼外肌中的细胞浸润。

软组织受累

1. 症状包括流泪、畏光、泪腺和球后的不适。

2. 体征

- 球结膜充血时炎症的早期表现。有时可在水平直肌的附着处出现局灶性的、显著的充血（图 3.7A ）。

- 眶周的水肿可由眶隔后的水肿及炎性浸润引起，也可由眶隔后脂肪水肿脱垂至眼睑所致（图 3.7B ）。

- 上方边缘性角结膜炎（图 3.7C ）。

3. 治疗

a. 对于暴露性角膜干燥引起的边缘性角结膜炎使

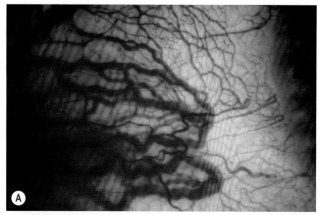

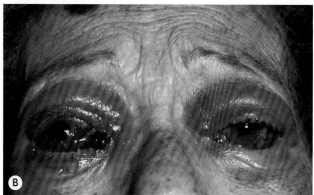

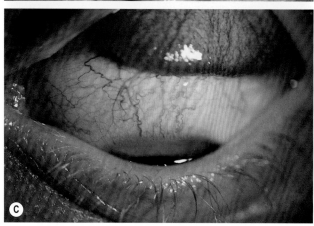

图 3.7　甲状腺眼病受累的软组织。A. 眼球表面水平直肌处的高度充血。B. 眶周水肿，球结膜水肿、脂肪脱垂至眼睑。C. 上方边缘性角结膜炎。

用润滑剂。

b. 局部抗炎制剂：有些专家推荐使用局部抗炎制剂（激素、非甾体抗炎药物等）。

c. 头高位：睡眠时用 3 个枕头垫高头部以减轻水肿。

d. 睡觉时用胶带粘住上下眼睑，可缓解轻度的暴露性角膜炎。

眼睑退缩

发病机制

50% 的 Graves 病患者发生上下睑退缩，其发病机制如下：

1. 眼眶周围组织的粘连所致提上睑肌纤维性挛缩导致了上睑退缩，在向下注视时更为明显。下直肌的纤维化通过其筋膜囊睑部的附着处可同样引起下睑退缩。

2. 由下直肌肌肉纤维化及束带作用引起的下斜视，继而引起提上睑肌上直肌复合体继发亢进，表现为从向下到向上的注视过程中，上睑退缩量增大。引起下睑退缩的下直肌亢进，也可能是继发于上直肌的纤维化。

3. 继发于高甲状腺激素的交感神经过度刺激而引起 Müller 肌亢进。局部使用交感类药物如胍乙啶可使眼睑退缩减轻，这一现象可证实上述推论。但与此不符的是没有相应的瞳孔药物性散大，有时上睑退缩症与甲状腺相关性眼病无关。

体征

正常上睑缘位于角巩缘下 2mm（图 3.8A，右眼）。眼睑上缘与角巩缘同一水平或高于角巩缘则怀疑上睑退缩。眼睑退缩时巩膜暴露（"露白"）（图 3.8A，左眼）。同样，下睑缘正常位于角巩缘下缘，当角巩缘下方的巩膜暴露则怀疑下睑退缩。眼球突出有时会导致眼睑退缩或夸大眼睑退缩的程度。

1. **Dalrymple 征**：向前注视时眼睑退缩（图 3.8B）。

2. **Kocher 征**：向前注视时呈凝视及惊恐眼神（图 3.8C）。

3. **Von Graefe 征**：向下注视时上睑迟落（图 3.8D）。

治疗

轻度的上睑退缩不需特殊处理，因为多数症状会自行改善。控制甲状腺功能亢进原发病对其有利。对于有严重的稳定的上睑下垂患者可行手术缩小睑裂垂直高度。总之，手术干预 TED 的顺序应该是：（a）眼眶；（b）斜视；（c）眼睑。原因是眶减压术可影响双侧眼球的活动及眼睑的位置，眼外肌手术也会影响眼睑的位置。矫正眼睑退缩的手术主要有：

1. **Muller 肌切断术**（Muller 肌根部离断）：适用于轻度上睑下垂，严重的病例需要切除或离断提上

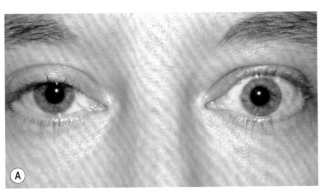
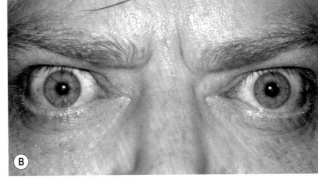
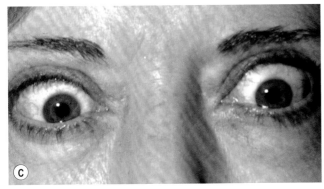
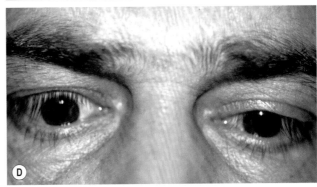

图 3.8 甲状腺相关眼病的眼睑体征。A. 左眼轻度眼睑退缩。B. 双侧中度眼睑退缩。C. 双眼重度退缩。D. 向下凝视时右眼上睑迟落。（Courtesy of G Rose-fig. B）

睑肌及上穹窿的悬韧带。

2. **下睑提肌后徙**：当下睑退缩量超过 2mm 时可采用，有时联合下睑硬补片植入。

3. **肉毒素注射**：作用于提上睑肌腱膜及 Muller 肌的肉毒素注射是对于等待最终治疗的患者的一种暂时缓解性治疗。

眼球突出

体征

表现为永久性轴向眼球突出，可单侧或双侧，对称（图 3.9A）或非对称性（图 3.9B）。严重的突眼可导致眼睑闭合不全而继发暴露性角膜炎、角膜溃疡和感染（图 3.9C）。

处理

对于突眼的治疗存有争议。有些主张早期行眶减压术，而其他则认为眶减压手术只有在其他非侵入性手段失败或不可行时才应采取。

1. **全身激素治疗**：用于充血期进展迅速伴有疼痛的突眼，除非存在禁忌证（如结核、消化性溃疡）。

 a. **口服泼尼松**：起始量 60 ~ 80mg/d。通常 48 小时内结膜水肿、眶周水肿及不适感减轻，此时

激素可逐步减量。药物通常 2 ~ 8 周内达到最大反应。激素最佳治疗应在 3 个月后停药，但长期小剂量激素的维持是必要的。

 b. **静脉注射**：甲泼尼龙（例如 0.5g 于 200 ~ 500ml 生理盐水，静脉给药超过 30min），48 小时后可重复给药，通常仅用于急性压迫性视神经病变，因其潜在的心血管风险，需在内科医生监督下谨慎使用。

2. **放射性治疗**可作为激素治疗的补充，或在激素治疗有禁忌证或治疗无效时使用。一般 6 周内起效，4 个月后达到最大疗效。

3. **联合治疗**：放射治疗、硫唑嘌呤及小剂量激素联合治疗比单独放射治疗和激素治疗更有效。单克隆抗体治疗也显示出较好的疗效。

4. **手术治疗**：眶减压手术可以作为最主要的治疗方式，也可以对当非侵入性治疗无效时或在病情稳定期遗留的外观不理想的突眼采取手术治疗。眶减压手术通过破坏眶骨骨壁而增大眼眶容积，有时可联合去除眶脂肪而进一步扩大球后的容积。

 • 单眶壁减压（深外侧壁）（图 3.10）可有效减少 4 ~ 5mm 眼球突出，且术后复视的风险小。

 • 两壁眶减压（对称性内、外侧壁）的疗效更为显著，但会有潜在的引起复视的风险。

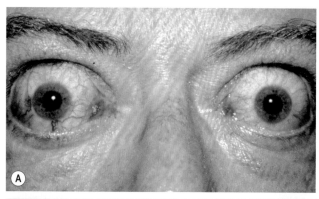

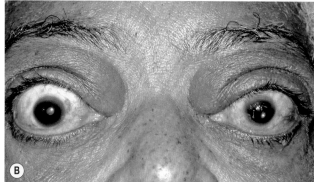

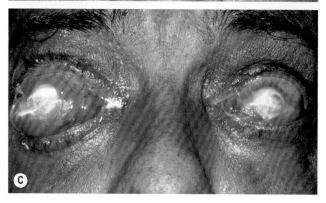

图 3.9　甲状腺相关性眼病引起的突眼。A. 对称性。B. 非对称性。C. 眼球暴露引起的继发性细菌性角膜炎。（ Courtesy of A Pearson figs A and B; S Kumar Puri-fig. C ）

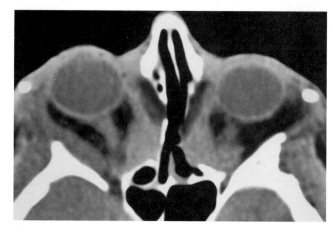

图 3.10　双侧眼眶内侧壁和外侧壁减压术后的轴向 CT。（ Courtesy of A Pearson ）

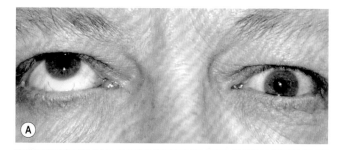

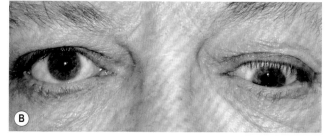

图 3.11　限制性甲状腺眼肌病变。A. 左眼上转受限。B. 右眼下转受限。

- 三壁眶减压又增加了眶下壁，可使眼球突出度减少 6 ~ 10mm，但易引起眼球下陷、眶下神经损伤及术后复视的风险更高。
- 特别严重的突眼还需要去除部分眶上壁（四面眶减压）。
- 多数手术通过眶内侧壁的外切口路径，有时可通过内镜方式进入眶下壁鼻侧区。

限制性眼肌病变

诊断

30% ~ 50% 的 TED 患者会表现出眼外肌麻痹，

而且此症状多为永久性。

眼球活动受限起初是由炎性水肿所致，后转变为眼肌纤维化。眼球在上转时受纤维化的下直肌牵拉而使眼内压升高。四种眼球活动障碍按发生率高低排列如下：

1. **上转受限**（图 3.11A ）是由下直肌的纤维化挛缩导致，有时与上直肌麻痹相混淆。
2. **外展受限**是由内直肌的纤维化所致，与第 6 脑神经麻痹症状相似。
3. **下转受限**（图 3.11B ）继发于上直肌的纤维化。

4. 外展受限由外直肌的纤维化所致。

治疗

1. 手术

    a. 手术指征：基础疾病及斜视角度稳定至少6个月、第一注视眼位或阅读眼位的复视。如果可以的话，使用棱镜来缓解如上症状。

    b. 目标是在第一眼位或阅读眼位得到双眼单视。限制性眼肌病变会引起非共同性斜视，通常影响各眼位的双眼融合视。然而随着时间推移，及随着眼球旋转度的增加，双眼单视视野会逐渐增大。

    c. 手术通常包括运用可调节缝线的下直肌、内直肌后徙可得到较好的疗效。可在术后当天或者第2天进行调整，并鼓励患者练习对远距离目标的观察来达到双眼单视的最佳矫正结果。需强调的是，在TED治疗中直肌不可切除，只可后徙。

2. 肉毒素注射：对于个别特殊病例起到一定效果。

视神经病变

视神经病变是一种少见且严重的并发症，是由充血肥厚的眼外肌在眶尖部压迫视神经或其供应血管所致（图 3.12）。视神经损害时可无明显的突眼症状，因此会导致严重的但可预防的视觉损伤。

诊断

1. 临床表现：多为中心视力的损伤。为了早期检测到视神经损伤，患者应交替遮盖双眼阅读小字或检查色敏度来监测视功能。

2. 体征

- 视力通常下降，但并不一定，这与相对性瞳孔传入阻滞及色觉、亮度感知力下降有关。不要将程度不相符的视力下降归咎于轻度的角膜并发症而忽略了视神经病变是非常重要的。

- 视野缺损可以是中心或旁中心缺损，可伴有神经纤维束损伤。上述表现如伴有眼压升高，会与原发性开角性青光眼相混淆。

- 视盘形态通常正常，偶尔会出现水肿，较少发现萎缩。

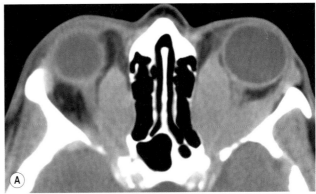
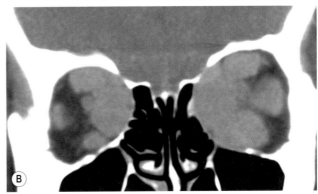
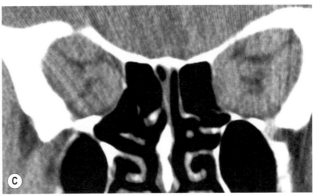

图 3.12 CT示甲状腺眼病患者增大的眼肌。**A.** 轴位。**B.** 冠状位：可见受节制的右侧外直肌。**C.** 冠状位可见眶尖部拥挤。（ Courtesy of N Sibtain-figs A and B; J Nerad, K Carter and M Alford, from Oculoplastic and Reconstructive Surgery, in Rapid Diagnosis in Ophthalmology, Mosby 2008-fig. C ）

治疗

初期治疗通常为全身应用激素治疗。眶减压手术则在激素治疗无效或不适合时采用。

眶隔前蜂窝织炎

眶隔前蜂窝织炎是眶隔前到皮下组织的炎症。尽管从严格意义上讲不算眼眶病，但这里提出是要与相对少见但是病情更严重的眼眶蜂窝织炎相鉴别。

1. 病因

    a. 眶周皮肤的裂伤、虫咬伤等外伤继发的感染。常见的致病菌为金黄色葡萄球菌、化脓性链球菌。

    b. 局部感染的蔓延，如急性麦粒肿、鼻窦炎、泪囊炎。

    c. 远处感染扩散，如上呼吸道感染、中耳炎等通过血液扩散至眼眶。

2. 体征

- 单侧眶周组织的红、肿、热、痛（图3.13A）。
- 与眼眶蜂窝织炎不同的是不伴有突眼及结膜水肿，视力、瞳孔反射、眼球活动度不受影响。

3. CT 表现为眶隔前密度增高影（图3.13B）。

4. 治疗：予阿莫西林克拉维酸 500/125mg 每 8 小时口服。严重感染需静脉应用抗生素。

眼眶细菌性蜂窝织炎

    眼眶细菌性蜂窝织炎是威胁生命的眶隔后软组织感染。在各年龄段均可发病，以儿童发病率高。最常见的致病菌是肺炎链球菌、流感杆菌、化脓链球菌及金黄色葡萄球菌。

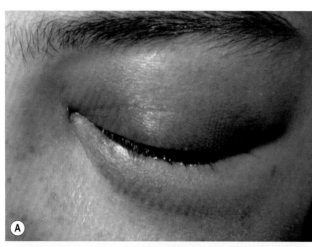

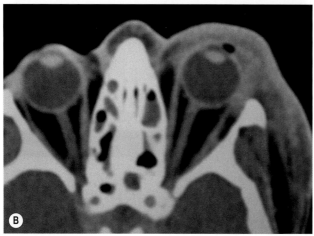

图 3.13　A. 左眶隔前蜂窝织炎。B. 矢状位 CT 可见眶隔前高密度影。

发病机制

1. 鼻窦相关性：多由筛窦感染引起，特别易感染儿童及青少年。

2. 眶隔前蜂窝织炎：由眶隔前蔓延而来。

3. 局部炎症播散，如泪囊炎、面中部及牙齿感染播散所致。

4. 血行播散。

5. 外伤后感染：眶隔穿通伤 72 小时内可能发生感染。典型临床表现可被皮肤裂伤及血肿掩盖。

6. 手术后感染：视网膜、泪腺或眼眶手术并发症。

诊断

1. 临床表现：严重的发热、全身乏力、视力下降及疼痛，起病急。

2. 体征

- 单侧眼眶周围组织及眼睑的红、肿、热、痛。
- 眼球突出常因眼睑高度水肿而掩盖，以外下方突出最为常见。
- 疼痛性眼肌麻痹（图 3.14A）。
- 视神经功能障碍。

3. CT 显示眶隔后高密度影。

并发症

1. 眼部并发症：包括暴露性角膜炎、眼内压升高、中央动静脉阻塞、眼内炎及视神经病变。

2. 颅内并发症：较少发生，但非常严重，包括脑膜炎、脑脓肿及海绵窦血栓。海绵窦血栓是极其危险的并发症，当感染累及双侧，伴有快速、进行性突眼，面部、结膜及视网膜静脉显著充血时应高度怀疑。另外如全身状况呈进展性恶化，如严重头痛、恶心、呕吐、虚脱等也应引起重视。

3. 骨膜下脓肿：通常位于眼眶内侧骨壁。

治疗

1. 入院治疗：耳鼻喉科应收入病房，此类患者需眼科会诊随访。

2. 抗生素治疗：通常使用头孢他啶静脉给药、使用抗厌氧菌的甲硝唑联合治疗。万古霉素可用于青霉素过敏者。抗生素治疗需持续至无发热后 4 天。

3. 监测视神经功能：每 4 小时检测瞳孔对光反射、

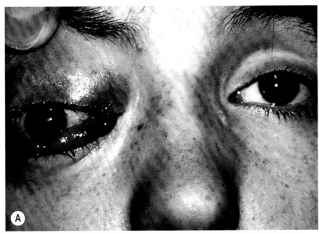

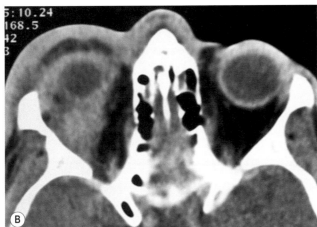

图 3.14　A. 右眼眶蜂窝织炎伴眼肌麻痹。B. 矢状位 CT 示眶内及眶隔前高密度影。

视力、色觉及光亮感知度。

4. **必要的检查包括：**
   - 白细胞计数。
   - 血培养。
   - 眼眶、鼻窦、脑部的 CT。眼眶 CT 对排除骨膜下脓肿尤为有帮助。
   - 对于有脑膜炎及脑炎体征的患者需行腰穿检查。

眼眶鼻腔毛霉菌病

　　眼眶鼻腔毛霉菌病是一种少见的、由毛霉菌属的真菌所致的条件致病性感染。糖尿病酮症酸中毒及免疫低下的患者尤为易感。此种进行性、致命性感染通过吸入霉菌孢子引起上呼吸道感染，感染通过相邻近的窦腔播散，最终累及眼眶与脑部。菌丝侵犯血管而导致闭塞性血管炎，使眶组织发生缺血性血栓。

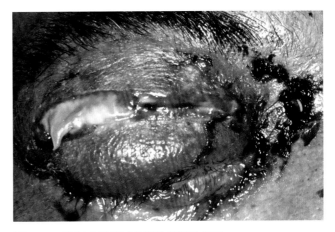

图 3.15　眼眶毛霉菌感染所致的眼睑坏死。

1. **临床表现**：颜面与眶周软组织水肿、复视及视力下降，逐渐发病。
2. **体征**
   - 缺血性血栓形成与脓毒血症性坏死两种机制共同导致上腭、鼻甲、鼻中隔及眼睑皮肤形成黑色焦痂（图 3.15）。
   - 眼肌麻痹。
   - 比细菌性眼眶蜂窝织炎进展慢。
3. **并发症**：包括视网膜血管阻塞、多发性脑神经麻痹及脑血管阻塞。
4. **治疗**
   - 静脉注射抗真菌药物，如两性霉素。
   - 病变区应用两性霉素每日换药冲洗。
   - 广泛切除失活及坏死组织。
   - 辅助性高压氧舱治疗可能有所帮助。
   - 尽可能纠正潜在的代谢性紊乱。
   - 对于治疗无效的严重病例可能需剜除眶内容物。

非感染性炎性疾病

特发性眼眶炎性疾病

　　特发性眼眶炎性疾病（idiopathic orbital inflammatory disease，IOID），即之前提到的眼眶炎性假瘤，是一类少见的非肿瘤性、非感染性眼眶占位性病变。炎症过程可累及眼眶各组织，从而导致眼肌炎、泪囊炎、视神经炎或巩膜炎。病理学检查示多形性炎性细胞浸润及反应性纤维组织生成。但临床病理学特征与疾病随后的发展过程无明显相关性。成人多为单侧受累，而少数儿童可双侧受累。眼眶及鼻窦同时受累是一种极少见的特殊类型。

诊断

1. **临床表现**：急性眶周组织的红、肿、热、痛（图 3.16A ）
2. **体征**
   - 充血性眼球突出、眼肌麻痹。
   - 视神经功能障碍，尤其当炎症累及后部眼眶。
3. **CT 表现**：边界不清的高密度影，正常组织边界不清（图 3.16B 和 C ）。
4. **发展过程**
   - 数周后自发性缓解，不留后遗症。
   - 间歇性发作，最终缓解。
   - 长期迁延不愈，眼眶组织呈进行性纤维化，最终导致以眼肌麻痹为特征的"冻结"眼眶，与上睑下垂及视神经受损引起的视力受损有关。

治疗

1. **观察**：对于相对较轻的病例，希望可以自发性缓解。
2. **活检**：通常用于明确长期存在的病变的最终诊断，以排除其他肿瘤。
3. **非甾体抗炎药物**：非甾体抗炎药物的应用具有一定疗效，且优先于激素治疗。
4. **全身激素治疗**：由于炎性假瘤可能与其他感染性病变或 Wegener 肉芽肿相混淆，故全身治疗仅在明确诊断时应用。口服泼尼松起始剂量为 60～80mg/d，之后可依照临床症状反应逐渐减药或停药。复发病例需要再次用药。
5. **外放射治疗**：如 2 周足量激素治疗无效的患者，可采取外放射治疗。即使低剂量治疗（如 10Gy）也可以使病情缓解。
6. **抗代谢治疗**：如麦考酚酯或甲氨蝶呤，对于激素及放射性治疗无效的患者是有必要的。
7. **全身应用英夫利昔单抗**，一种肿瘤坏死因子抑制剂治疗，对于难治型及复发型，及对常规治疗无效的病例可能有一定疗效。

鉴别诊断

1. **细菌性眶蜂窝织炎**：对于起病较急的显著眶前部组织炎症需考虑此病。全身的抗生素治疗在明确诊断前即可使用。
2. **严重的急性 TED** 与 IOID 有许多相似特点，但 IOID 多为单眼发病，而 TED 多为双眼发病。

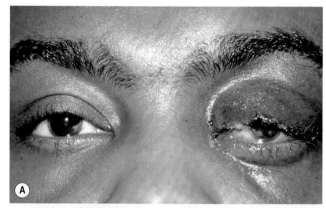

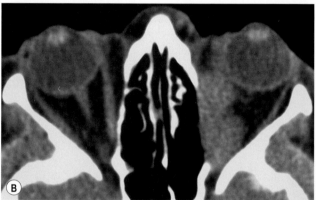

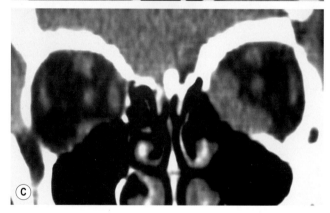

图 3.16　A. 左眼眶特发性炎性疾病。B. 矢状位 CT 示眼眶内边界不清的高密度影。C. 冠状位。（ Courtesy of R Bates-fig. A; A Pearson-figs B and C ）

3. **系统性异常**：如 Wegener 肉芽肿、结节性多发性动脉炎、Waldenström 巨球蛋白增多症等全身疾病，均可导致与 IOID 相似的症状。
4. **眼眶恶性肿瘤**，尤其是转移癌。
5. **皮样囊肿破裂**，可能继发疼痛性肉芽肿性炎症反应。

眶内眼外肌炎

　　眼眶眼外肌炎是一种原发的、非特异性的眼外肌炎症，是 IOID 的一种亚型。

1. 组织学检查示受累肌肉的慢性炎性细胞浸润（图 3.17A）。

2. **临床表现**：急性疼痛，动眼时明显，伴有复视，通常为青年人发病。

3. **体征**
   - 眼睑水肿、上睑下垂及结膜水肿。
   - 与眼球运动相关的疼痛及复视。
   - 受累肌肉血管充血（图 3.17B）。
   - 在慢性病例中出现肌肉纤维化所致的永久性限制性眼肌病。

4. **CT** 示受累肌肉的增大（图 3.17C），可伴有肌止点处的肌腱膜受累。

5. **鉴别诊断**：包括眼眶蜂窝织炎、TED 及 Tolosa-Hunt 综合征（见下文）。

6. **病程**
   - 急性非复发性发作，6 周内自发性缓解。
   - 慢性发病的患者表现为病情发作超过 2 个月（通常数年）或者反复发作。

7. 治疗的目的是减轻疼痛及功能障碍，缩短病程，防止复发。
   - **a.** 非甾体类抗炎药物在较轻的病例中充分发挥效果。
   - **b.** 全身激素的应用：在大多数病例中需使用，且效果显著，但仍有 50% 的病例复发。
   - **c.** 放射性疗法也同样有效，尤其可以减少复发。

急性泪腺炎

25% 的 IOID 患者会有泪腺受累。泪腺炎多单独发病，自发性缓解，无需特殊治疗。有时继发于单核细胞增多症、腮腺炎，很少由细菌感染引起。

1. **临床表现**为急性泪腺区的不适、疼痛。

2. **体征**
   - 上睑外侧肿胀，特征性 "S" 形上睑下垂，眼球轻度向下、向内移位（图 3.18A）。
   - 泪腺窝处压痛。
   - 泪腺结膜部及其周围结膜充血（图 3.18B）。
   - 泪腺分泌功能下降。

3. **CT** 示泪腺及周围软组织增大（图 3.18C）。

4. **鉴别诊断**
   - **a.** 皮脂腺囊肿破裂，引起泪腺区局限性炎症。
   - **b.** 泪腺恶性肿瘤，引起局部疼痛，但起病较慢。

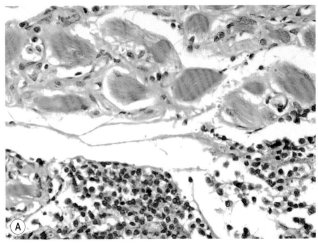

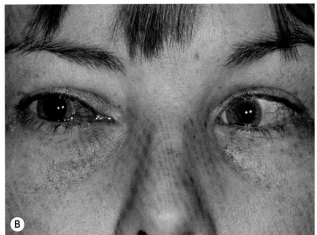

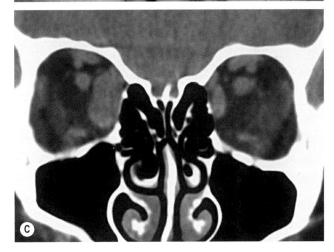

图 3.17 眶内眼肌炎。A. 组织学示受累肌肉的慢性炎性细胞浸润。B. 右眼内直肌附着点血管充血。C. CT 冠状位可见增大的内直肌。（Courtesy of J Harry and G Misson, from Clinical Ophthalmic Pathology, Butterworth-Heinemann 2001-fig. A; J Nerad, K Carter and M Alford, from Oculoplastic and Reconstructive Surgery, in Rapid Diagnosis in Ophthalmology-Mosby 2008-figs B and C）

Tolosa-Hunt 综合征

Tolosa-Hunt 综合征（痛性眼肌麻痹综合征）是由排他法进行诊断的。它是一种少见的分布于海绵窦、眶上裂或眶尖部原发的非特异性肉芽肿性炎症。临床病程特征为缓解、复发相交替。

1. 临床表现：出现与单侧眶周及半侧头部疼痛相关的复视。

2. 体征

- 轻度的眼球突出。
- 由动眼神经麻痹所致的瞳孔异常。
- 三叉神经第 1、第 2 分支分布区的感觉丧失。

3. 治疗：全身激素治疗。

Wegener 肉芽肿

Wegener 肉芽肿可累及眼眶，通常为双侧，多由邻近的鼻旁窦及鼻咽部感染蔓延而来，原发性眼眶感染并不常见。所有双侧眼眶感染的病例需考虑 Wegener 肉芽肿的可能，尤其伴有鼻窦病变的患者。抗中性粒细胞胞质抗体（antineutrophilic cytoplasmic antibody，cANCA）的血清学检查对诊断有所帮助。

1. 体征

- 眼球突出、眼肌麻痹、眼眶组织充血。
- 泪腺炎及鼻泪管阻塞。
- 常伴有巩膜炎症、边缘性溃疡性角膜炎、眼内炎及视网膜血管阻塞。

2. 治疗

a. 全身环磷酰胺及激素治疗有效，激素抵抗型病例可用硫唑嘌呤、抗胸腺细胞球蛋白、环孢素或血浆去除术等联合治疗。

b. 外科眶减压用于严重眼眶受累的患者。

脉管畸形

血管曲张

血管曲张是由各种不同长度、不同分支的眶内静脉薄弱部分构成。由于与血液循环的本质关系，它们随静脉压力增高而扩张，扩张度随着其血管壁的厚度与支撑力改变而不同。多数病例为单侧，最常见的病变部位为鼻上方。20% 的病例伴有静脉石。

1. 发病年龄：发病年龄范围可从幼年至中老年。

2. 体征

- 间歇性非搏动性突眼，不伴杂音。

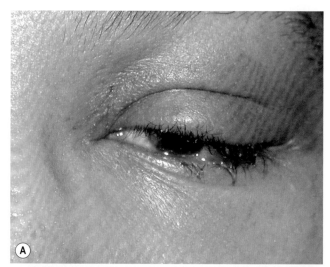
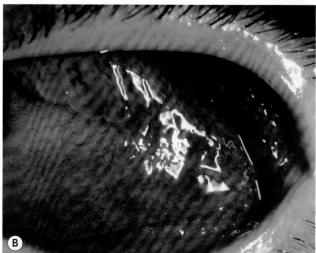
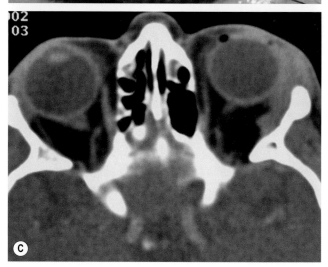

图 3.18 左眼急性泪腺炎。A. 上睑外侧肿胀，特征性"S"形上睑下垂。B. 睑部泪腺及邻近结膜充血。C. CT 水平位示腺体增大及邻近组织模糊（Courtesy of R Bates-fig. B; A Pearson-fig. C）

- 由于眼眶静脉缺乏瓣膜，咳嗽、用力、Valsalva 动作可诱发或加剧可逆性突眼（图 13.19A 和 B），可能与颈静脉的压力增高有关。
3. **相关伴发症状**：包括眼睑静脉曲张（图 13.19C）、结膜静脉曲张（图 13.19D），它们也可于 Valsalva 动作后加剧。
4. **CT 示可能有静脉石**（图 13.19E）。
5. **并发症**包括急性出血及血栓形成。长期患病的患者会继发眶周脂肪的萎缩而引起眼球内陷、上睑沟凹陷（图 13.19F），随静脉压力升高而可逆。
6. **治疗**：由于病灶血管脆性高、易出血，外科手术切除非常困难。手术指征包括复发性血栓、疼痛、严重突眼及视神经受压。

淋巴管瘤

淋巴管瘤不是肿瘤，而是无功能的、良性的、发育不良性的血管畸形。尽管血流动力学上独立于体循环，管腔内的出血可最终导致充血的"巧克力"囊肿形成。淋巴管瘤可能与眼眶静脉畸形及血管瘤相混淆。

1. **发病年龄**：通常幼儿期起病。
2. **体征**
   - 前部病灶的典型表现为鼻上方出现多灶性蓝色软性包块（图 3.20）。
   - 后部病灶导致缓慢的进展性突眼，或者早期可相对静止而后出现自发性出血，导致突发疼痛性突眼（图 3.21A 和 B），可能伴有视神经压迫症状。
   - 出血逐渐被囊性组织包裹，形成巧克力囊肿后，可随时间推移而自发性消退。
   - 有时可伴口咽部受累（图 3.21C）。
3. **治疗**：由于淋巴管瘤较薄弱且无包膜，易出血，且常侵及正常眼眶组织，故手术切除难度大。持续的威胁视力的巧克力囊肿可进行引流或行 CO_2 激光次全气化切除术。

颈动脉 – 海绵窦瘘

动静脉瘘是一种获得性的异常动静脉交通的病变。受累静脉内的血液呈"动脉化"，静脉压升高，静脉在流速与方向上都可能改变。动脉压及动脉灌流也降低。颈动脉 - 海绵窦瘘是位于海绵窦与颈动脉之间的一类异常交通。当动脉血液向前流入眼静脉，继而使眼眶与眼部动静脉血液淤滞，巩膜上腔静脉压增高，海绵窦内脑神经动脉血液灌注减少，由此引发一系列眼部症状。颈动脉 - 海绵窦瘘按照以下方法分类：（a）病因学（自发性和创伤性）；（b）血流动力学（高流速及低流速）和（c）解剖学（直接型、间接型）。

直接型颈动脉-海绵窦瘘

发病机制

50% 的典型病例中，直接型瘘为高流速的旁路通道，此类型中颈动脉血液直接经颈内动脉海绵窦部的缺口分流入海绵窦内，病因如下：

1. **外伤**：75% 的病例由外伤引起。颅底骨折会导致颈内动脉海绵窦段血管裂伤，常伴有突发且明显的临床症状和体征。
2. **自发性破裂**：海绵窦内颈动脉的动脉瘤、动脉粥样硬化自发破裂是其次的原因。中年女性高血压患者是高危人群。自发性瘘通常流速较低，且症状较外伤性轻。

诊断

1. **发病时间**：可于头部外伤后数日或数周后起病，有典型的"搏动性突眼、结膜水肿、头部血管杂音"三联征。
2. **体征**：多表现为与病灶同侧的体征，但也可能为双侧甚至是对侧。因为跨中线的血管连接吻合部是位于两个海绵窦之间的。
   - 严重的球结膜充血（图 3.22A）。
   - 上睑下垂（第 3 对脑神经受累），出血性结膜水肿（图 3.22B）。上睑下垂这一症状有助于与急性 TED 相鉴别。
   - 搏动性突眼，常伴有血管杂音及震颤，按压颈动脉可使两者消失。有时头部也会出现杂音。
   - 巩膜上腔静脉压增高及眶内充血导致眼内压升高。
   - 眼前段缺血，表现为角膜上皮水肿、房水细胞闪辉及虹膜萎缩、白内障、虹膜红变。
   - 60% ~ 70% 的病例出现由于动眼神经损伤引起的眼肌麻痹，多由起初的外伤、海绵窦内血管

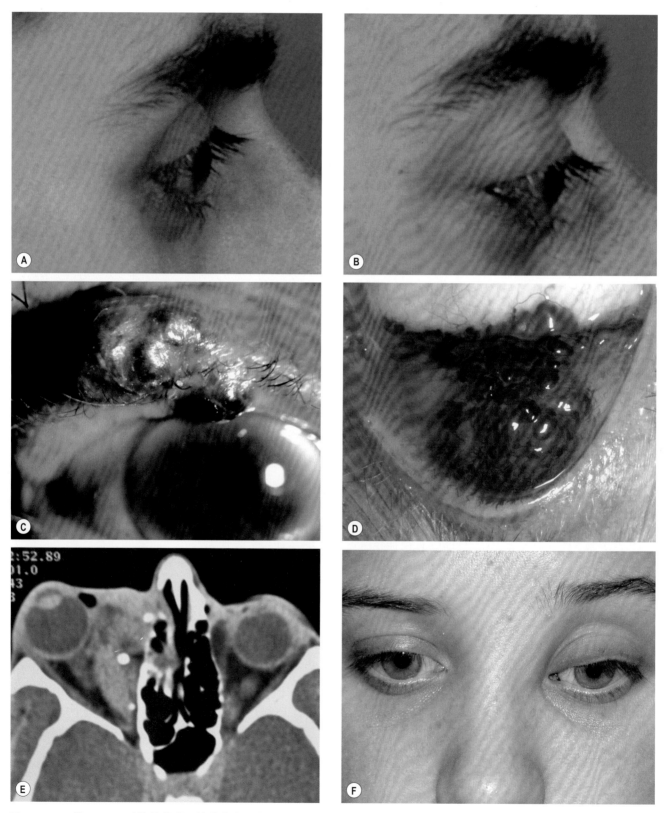

图 3.19　A. 做 Vasalva 动作前的眼眶静脉曲张患者。B. Vasalva 动作后。C. 眼睑静脉曲张。D. 结膜静脉曲张。E. 水平位 CT 示眼眶内侧高密度影及静脉石。F. 左眼脂肪萎缩导致眼球内陷、上眶区凹陷。（Courtesy of G Rose-fig. A; A Pearson-figs E and F）

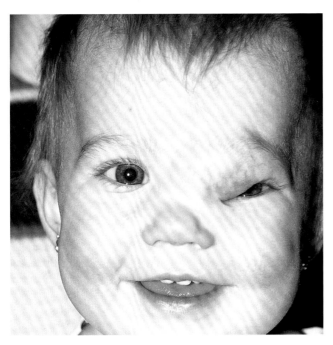

图 3.20　眶浅部淋巴瘤伴典型的淡蓝色肤色改变

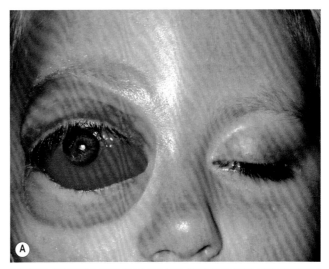

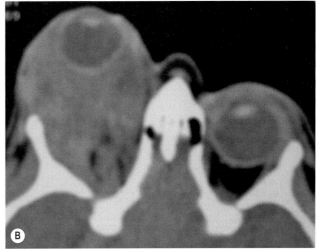

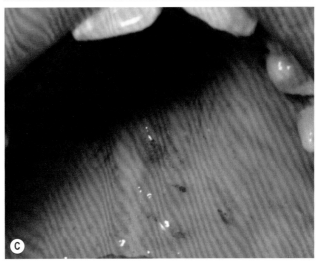

瘤或瘘本身引起。第 6 对脑神经由于其在海绵窦内位置相对游离而容易受累。第 3 对、第 4 对脑神经在窦的外侧壁，故较少受累。眼外肌的充血肿胀可能导致眼球运动障碍。

- 眼底检查可见视盘水肿、静脉扩张和静脉淤滞及视网膜血流受阻而引起的视网膜内出血。网膜前出血及玻璃体出血较少见。

3. **视力**：迅速的视力丧失可能是由于头部外伤所致的视神经损伤引起。迟发性视力下降可能是暴露性角膜炎、继发性青光眼、中央静脉阻塞或眼前段缺血或缺血性视神经病变造成。

4. **特殊检查**：CT 及 MR 示眼上静脉增粗（图 3.22）、眼外肌弥漫性增大（图 3.22D）。通过 CT 及 MRI 血管造影可确诊。

治疗

　　多数颈动脉 - 海绵窦瘘不会危及生命；受累风险最大的是眼部。

　　手术治疗用于不能自发性闭合的患者。创伤后的高血流瘘自发性闭合的几率低于原发性瘘。目前可供选择的治疗手段有经动脉 / 静脉血管内线圈或球囊栓塞（图 3.23）。

图 3.21　A. 眶后部淋巴瘤出血导致严重突眼。B. 水平位 CT 示突出的眼球及眶内的高密度组织团块。C. 淋巴瘤口腔受累。（Courtesy of A Pearson-figs A and B）

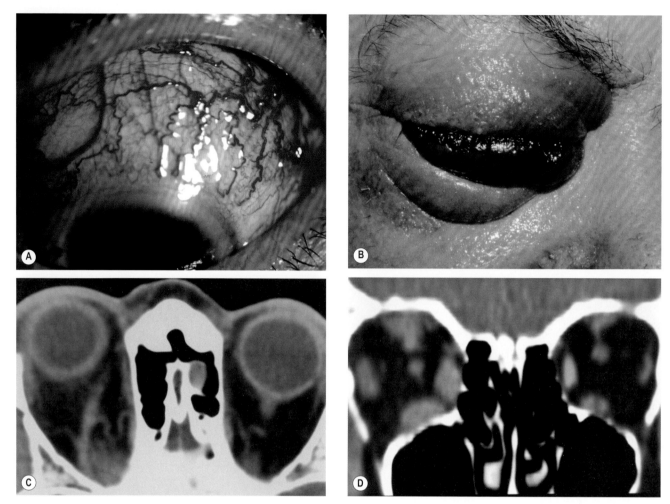

图 3.22   直接颈动脉 - 海绵窦瘘。A. 严重的球结膜充血。B. 出血性结膜水肿。C. 水平位 CT 示扩张的眼上静脉。D. CT 冠状位示右侧眼外肌增粗。

间接型颈动脉-海绵窦瘘

间接型颈动脉 - 海绵窦瘘（硬脑膜旁路）的颈内动脉颅内段保持完整。动脉血经颈外或颈内动脉的脑膜动脉分支间接流入海绵窦。由于血流速度慢，其临床表现比直接型瘘更为隐匿。因此此类情况易被漏诊或误诊。

1. **分型**
   - 位于颈内动脉脑膜动脉支与海绵窦之间。
   - 位于颈外动脉脑膜动脉支与海绵窦之间。
   - 位于颈内、颈外动脉的脑膜动脉支与海绵窦之间。
2. **病因**
   a. 先天性畸形：当颅内血管血栓时突然起病。

   b. 自发性破裂，尤其在高血压患者中，轻微的用力或外伤可致突然发病。
3. **临床表现**：由结膜血管扩张引起的渐进性单眼或双眼眼球充血。
4. **体征多样**
   - 轻度的球结膜充血，可伴有结膜水肿（图 3.24A）。
   - 明显的眼球搏动，尤其在压平眼压计测量时更易发现。
   - 螺旋状球结膜血管是常见的晚期体征。
   - 眼压升高。
   - 轻度眼球突出，有时伴有柔和的血管杂音。
   - 由第 6 对脑神经麻痹或眼外肌水肿引起的眼肌麻痹（图 3.24B）。

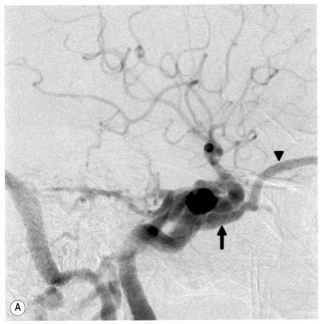

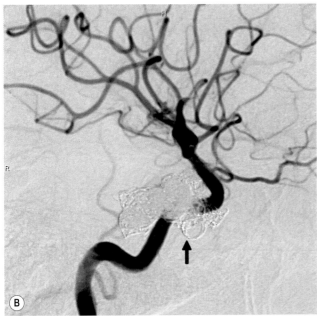

图 3.23 对直接型颈动脉 - 海绵窦瘘进行线圈栓塞。A. 血管造影的动脉早期示海绵窦血管（箭头）及眼上静脉（三角形）的充盈。B. 于海绵窦放置线圈栓塞后，颈动脉 - 海绵窦瘘闭合，眼上静脉血液回流阻断。（Courtesy of J Trobe, from Neuro-ophthalmology, in Rapid Diagnosis in Ophthalmology, Mosby 2008）

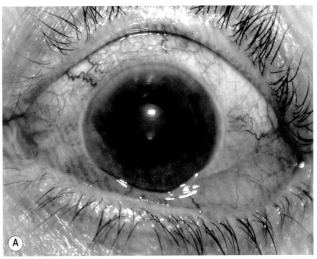

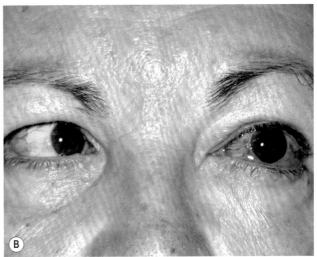

图 3.24 左眼间接型颈动脉海绵窦瘘。A. 轻度球结膜充血水肿。B. 第 6 对脑神经麻痹。（Courtesy of J Yanguela）

囊性病变

泪管积液

泪管积液是泪腺的管样囊肿，是一种较少见的眼眶囊性病变，且通常是双侧发病。

1. **体征**：圆形的囊性占位，起自睑部泪腺，突出至上穹窿（图 3.25）。
2. **治疗**：包括切除术或袋形缝合术。

皮样囊肿

眼眶皮样囊肿是一种迷芽瘤，由外胚层沿闭锁的胚线向皮下植入而形成。囊壁为角化复层鳞状上皮（例如皮肤），包含皮样附属物，如汗腺、皮脂腺、

- 眼底表现为正常或中度静脉扩张。
5. **鉴别诊断**：包括慢性结膜炎、甲状腺相关性眼病及其他原因继发的青光眼及眼眶动静脉畸形。
6. **治疗**：如需治疗，通常采取血管内栓塞，但不经动脉路径。

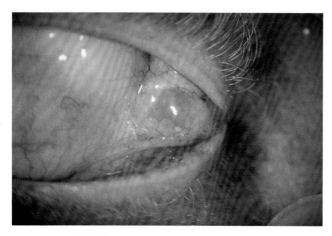

图 3.25　泪管积液。

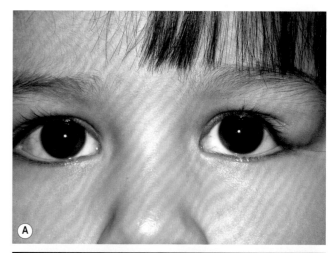

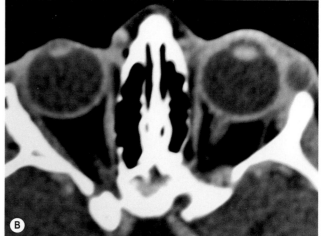

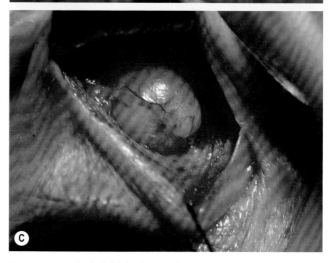

图 3.26　A. 表浅皮样囊肿。B. 水平位 CT 表现为边界清晰、密度不均的囊肿。C. 术中表现。(Courtesy of K Nischal-fig. B; A Pearson-fig. C)

毛囊等，囊壁绕以纤维结缔组织。表皮样囊肿不包含这些附属物。皮样囊肿可以位于眶隔前部的浅层组织，也可位于眶隔后部的深层组织。

表浅皮样囊肿

1. **表现**：多见于婴儿，为无痛性肿块，多位于眼眶颞上方，偶见鼻上方。
2. **体征**：
   - 圆形致密肿块，表面光滑，无压痛，直径 1 ~ 2cm（图 3.26A）。位于皮下，活动性较好，但与周围骨膜有粘连。
   - 触诊时可明显感觉到其后缘，说明并非深部来源或深部侵犯。
3. **CT** 表现为一个边界清晰、密度不均的囊肿（图 3.26B）。
4. **治疗**：手术完整切除（图 3.26C），注意不要使囊肿破裂，因为囊液中的角蛋白渗漏到周围组织中会导致严重的肉芽肿性炎症。

深层皮样囊肿

1. **表现**：多见于青少年或成年人。
2. **体征**：
   - 眼球突出、移位或一后缘不明显的较大囊肿（图 3.27A）。
   - 囊肿破裂可能会引起炎症反应。
   - 有些侵及骨壁的皮样囊肿可能会延伸至颞下窝或颅内。
3. **CT** 表现为一个边界清晰的囊肿（图 3.27B）。
4. **治疗**：建议完整切除，因为深层皮样囊肿扩张后

会将其内容物渗漏至周围组织，引起痛性肉芽组织炎，而后发展为纤维化。如果没有完整切除，皮样囊肿可能会复发并引起持续的轻度炎症反应。

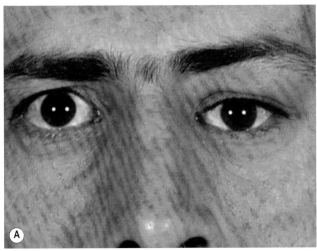

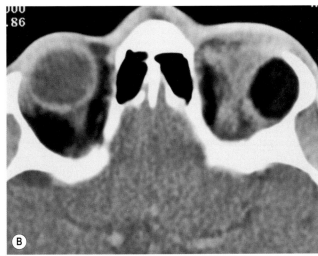

图 3.27　A. 左眼深层皮样囊肿引起轻度的眼球异位。B. 水平位 CT 表现为一个边界清楚的囊肿，并伴有骨壁变形。（Courtesy of A Pearson）

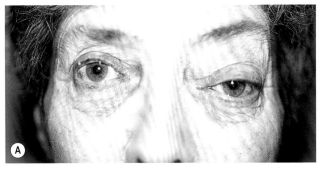

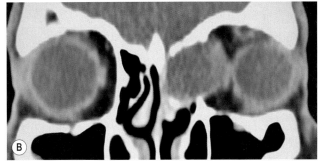

图 3.28　A. 左侧筛窦黏液囊肿引起眼球异位。B. 冠状位 CT 表现为眼眶受累及内直肌压迫。

鼻窦黏液囊肿

　　鼻窦黏液囊肿通常是由于副鼻窦的分泌物排出途径因炎症、过敏、创伤、肿瘤或先天性狭窄阻塞而形成。类黏液分泌物和内皮碎屑的累积导致慢性囊性扩张，并逐渐侵蚀鼻窦骨壁，通过渐渐渗入周围组织而引起症状。眼眶侵犯多见于来自额窦或筛窦的囊肿，来自上颌窦的较少见。

1. **表现**：多见于成人，表现为眼球突出或移位（图 3.28A），斜视或者流泪。疼痛不常见，只有出现继发性感染时才会表现出来（脓性囊肿）。

2. **CT** 表现为一个软组织肿块，伴有鼻窦骨壁变薄或侵蚀（图 3.28B）。

3. **治疗**：需要手术完整切除。

脑膨出

　　脑膨出是由于颅内组织通过颅底的先天性缺陷而疝出。脑脊髓膜膨出只包含硬脑膜，而脑膜脑膨出同时还包含脑组织。眼眶脑膨出分为：前部型（额骨 - 筛骨）和后部型（与蝶骨发育不良有关）。

1. **表现**：多见于婴幼儿。

2. **体征**：
   * 前部型脑膨出主要累及眼眶内上方，使眼球向前侧方移位（图 3.29A）。
   * 后部型脑膨出使眼球向前下方移位（图 3.29B）。
   * 疲劳或哭泣时移位加重，而用手按压时移位减少。
   * 与蛛网膜下腔有关时可能会出现搏动性眼球突出，不过由于不是血管性的关系，不会出现震颤或杂音。

3. **CT** 可见造成疝出的骨缺损。

4. **鉴别诊断**：
   a. 前部型脑膨出要与其他引起内眦肿胀的疾病鉴别，如皮样囊肿和泪囊肿胀。
   b. 后部型脑膨出要与其他幼年即表现出的眼眶占

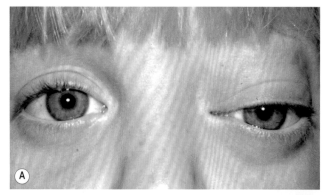

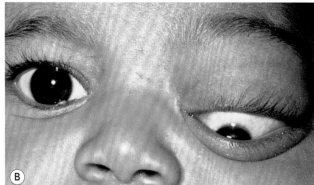

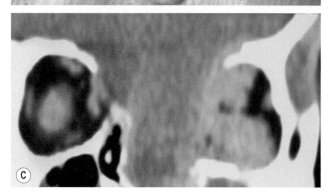

图 3.29　A. 前部型内上方脑膨出导致眼球突出及眼球向下外方异位。B. 后部型脑膨出导致眼球突出及眼球向下方异位。C. 后部型脑膨出冠状位 CT 可见较大骨缺损。（ Courtesy of A Pearson-fig. C ）

位鉴别，如毛细血管瘤、青少年黄肉芽肿、畸胎瘤和伴有囊肿的小眼球等。

5. **相关疾病**

a. 其他骨质异常：如眶距增宽症（图 3.30A）、鼻梁过宽及腭裂（图 3.30B）。

b. 眼球相关：包括小眼球、眼眶静脉畸形、虹膜缺损及牵牛花综合征（图 3.30C）。

c. I 型神经纤维瘤病：常与后部型脑膨出相关。

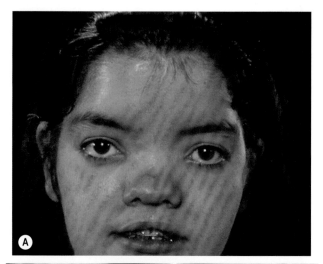

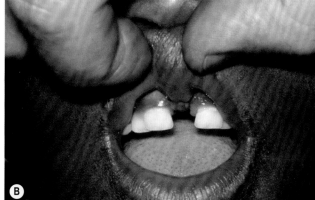

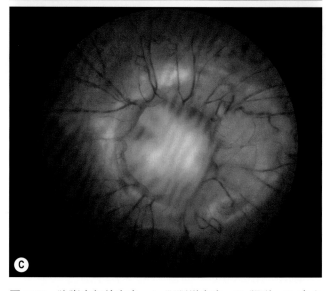

图 3.30　脑膨出相关疾病。A. 眶距增宽症。B. 腭裂。C. 牵牛花综合征。（ Courtesy of K Nischal-fig A; Moorfields Eye Hospital-figs B and C ）

肿瘤

毛细血管瘤

毛细血管瘤是幼年时期眼眶或眶周最常见的肿瘤，女孩较男孩多见。可以表现为临床症状不显著的较小占位，也可以表现为能引起视力障碍及全身综合征的巨大肿块。此种肿瘤是由小血管交汇而成，而没有真正的包膜（图 3.31A）。

诊断

毛细血管瘤可以根据与皮肤和眶隔的位置关系分为以下几种类型：①表皮；②单纯筋膜；③筋膜及肌锥外侧；④筋膜、肌锥外侧及肌锥内侧。

1. **表现**：多于出生后数周内（30% 在出生时）发病。
2. **体征**：
   - 表浅的皮肤毛细血管瘤为亮红色。
   - 位于筋膜的透过皮肤呈深蓝色或紫色（图 3.31B 和 C），且多位于上方。
   - 较大的肿瘤可能会在疲劳或哭泣时增大，但均不伴有震颤或杂音。
   - 深层的眶部瘤体会导致单侧眼球突出，但不引起皮肤颜色变化。
   - 血管瘤波及眼睑和睑结膜较常见，是重要的诊断线索（图 3.31D）。
   - 眼睑及其他部位也可常见血管瘤。
3. 当肉眼检查无法明确时，需要 CT 检查来了解深部情况。毛细血管瘤 CT 表现为高密度、质地均匀的软组织肿块，多位于眼眶前部，或肌锥外间隙，伴有"手指样"的向后部扩张（图 3.32A）。眼眶体积可能增大但不会侵蚀骨壁。
4. 超声检查用于明确血管瘤的大小及解剖位置关系（图 3.32B）。
5. 病程为明确诊断后 3~6 个月快速增大（图 3.33），

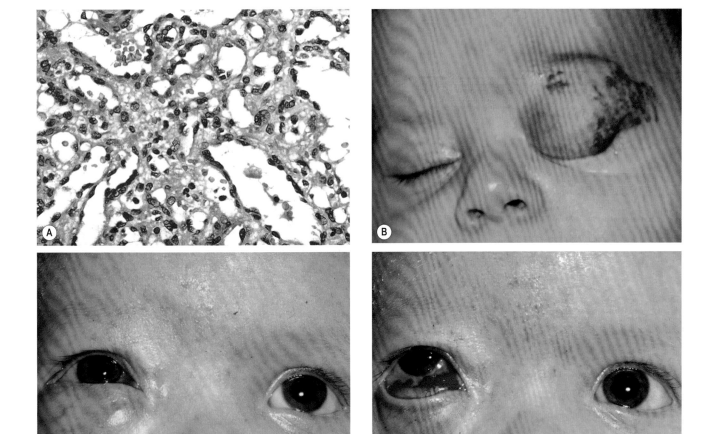

图 3.31　毛细血管瘤。A. 组织学检查示形状各异的不规则血管。B. 较大的眼睑血管瘤导致上睑下垂及皮肤颜色变紫。C. 下方的眼睑血管瘤。D. 血管瘤波及穹窿部结膜。（Courtesy of J Harry-fig. A; K Nischal-figs C and D）

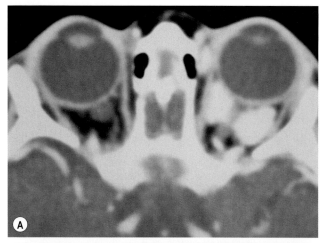

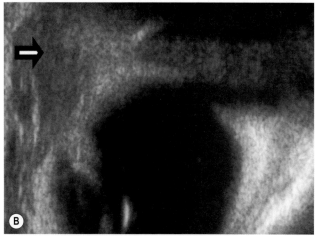

图 3.32　毛细血管瘤的影像学表现。A. 水平位增强 CT 表现为肌锥内血管性软组织肿块。B. 超声检查可见一个眼睑肿块并侵及眶内。(Courtesy of A Pearson-fig. A; K Nischal-fig. B)

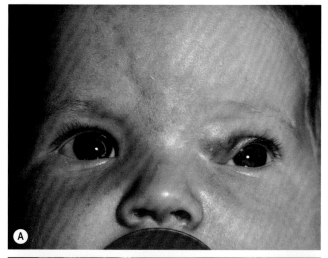

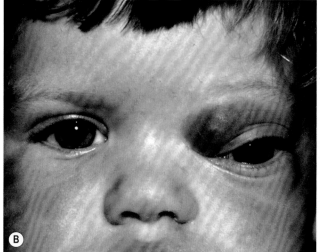

图 3.33　毛细血管瘤的生长。A. 发病初期。B. 数月后。

随后逐渐自然消退，患儿 3 岁时消退率达 30%，7 岁时则达 70%。

治疗

1. **适应证：**
   - 因肿瘤引起的散光、屈光参差继而导致弱视。
   - 视神经压迫。
   - 暴露性角膜炎。
   - 严重影响外观、坏死或感染。
2. **激光治疗**可用于直径＜2mm 的表皮毛细血管瘤。
3. **激素注射治疗**：40mg/ml 曲安奈德或 4mg/ml 倍他米松通常对于早期的皮肤或隔前毛细血管瘤比较有效。最多用量 1～2ml，且应不同部位注射。肿瘤通常在注射后 2 周内开始回退，但如果需要的话，可在大约 2 个月后进行第 2 次或第 3 次注射。

通常不建议注入深部眼眶，以防止注射液回流入视网膜中央动脉引起视网膜中央动脉阻塞。其他并发症包括皮肤褪色和坏死、出血及脂肪萎缩。也曾有过肾上腺抑制剂无效的报道。

4. **全身激素**一般在较大的眶内肿物时考虑使用，通常在发病数周后每天使用。
5. **β- 受体阻滞剂**现在成为了一种新的有效的治疗方法。
6. **局部切除**并烧灼可以缩小前部较局限肿瘤的体积，但手术通常只能在晚期的静止期施行。

全身相关疾病

患有较大毛细血管瘤的儿童可能会有如下情况发生：

1. **高输出型心力衰竭**发生在少数患者中，伴有生长迅速的内脏血管瘤。

2. **Kasabach-Merritt** 综合征表现为血小板减少和凝血因子水平较低，这是由于躯体、四肢及腹部血管瘤快速生长消耗了大量血小板和凝血因子。

3. **Maffucci** 综合征表现为多发性的皮肤和内脏血管瘤，与内生软骨瘤病有关。

海绵状血管瘤

海绵状血管瘤是一种发生在成年人的血管异常，约 70% 见于女性；可发生于眼眶任何区域，但多位于肌锥后部、眼球的正后方，且表现为低流量的动脉异常。

1. **组织学**：表现为沿内皮生长的大小不一的血管，被纤维间隔分开（图 3.34A）。

2. **表现**：通常见于 40 ～ 50 岁人群，进展缓慢的单侧眼球突出。生长速度可能会因怀孕而加快。

3. **体征**：
   - 眼球轴性突出伴有视盘水肿及脉络膜皱褶（图 3.34B）。
   - 眶尖的肿块可引起视神经压迫，但不引起明显的眼球突出。
   - 可能会出现一过性的凝视诱发性视物模糊。

4. **CT** 表现为一个卵圆形的边界清晰的肿块，伴有慢对比增强（图 3.34C）。

5. **治疗**：大部分海绵状血管瘤是由于其他不相关疾病行 CT 或磁共振检查时偶然发现的。有症状的肿块因可能会逐渐长大而需要切除。海绵状血管瘤不像毛细血管瘤，它通常是完整包裹在包膜内，且相对容易切除（图 3.34D）。

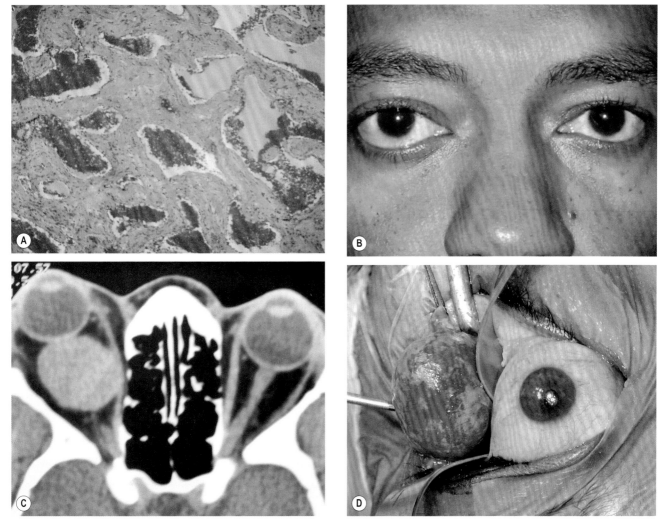

图 3.34　海绵状血管瘤。A. 组织学表现为沿内皮生长的大小不一的血管，被纤维间隔分开。**B.** 右眼球轴性突出。**C.** 水平位 CT 表现为边界清晰的球后圆形肿块，伴眼球突出。**D.** 肿瘤包膜完整，易于切除。（Courtesy of A Pearson-figs B, C and D）

泪腺多形性腺瘤

多形性腺瘤（良、恶性混合瘤）是泪腺最常见的上皮肿瘤，起源于腺管及包括肌上皮细胞在内的分泌单位。

1. **组织学**：内层细胞形成腺样组织，可能与鳞状分化及角蛋白合成有关（图3.35A）；而外层细胞经过化生导致黏液样组织形成。

2. **临床表现**：通常见于20~50岁人群，呈无痛性、缓慢进展的眼球突出，或眼眶外上方肿胀，通常病程1年以上。患者的旧照片可以反映出在发病前几年就出现的外观异常。

3. **眼眶分叶肿瘤**：
   - 光滑、致密、不连续的肿块，位于泪腺窝内，伴眼球向鼻下方移位（图3.35B）。
   - 肿瘤向后方生长可引起眼球突出、眼肌麻痹及脉络膜皱褶。
   - CT表现为一个圆形或卵圆形肿块，轮廓光滑，可见泪腺窝压迹，但不破坏泪腺窝（图3.35C）。肿块同样可以压迫眼球，并可见钙化。

4. **眼睑分叶肿瘤**：
   - 此种类型比较少见，并且倾向前部生长，引起上睑肿胀，但不伴有眼球移位（图3.36A）。
   - 肿瘤可能肉眼可见（图3.36B）。

5. **治疗**：主要是外科切除。如果高度怀疑是此病，建议不要行前期针刺活检，以防肿瘤细胞植入临近眼眶组织，尽管由于并未确诊不一定会发生。眼睑分叶肿瘤通常通过前部开眶术完整切除，同时切除部分临近的正常组织。而眼眶分叶肿瘤通过外侧开眶路径切除，方法如下：

   a. 做颞肌切口（图3.37A）。
   b. 对下方的眶骨钻孔以便后边再连接（图3.37B）。
   c. 移除外侧眶骨壁，将肿瘤完整切除，同时连带切除周边组织及眶骨膜（图3.37C）。
   d. 修复外侧眶骨壁及颞肌（图3.37C）。

6. **预后**：如果肿瘤完整切除且没有伤及包膜，预后将会非常好。切除不完整或前期的针刺活检可能会导致肿瘤细胞种至邻近组织，引起复发或恶变。

泪腺腺癌

泪腺腺癌是一种罕见肿瘤，但是恶性度和致死率很高。其组织学类型按发生频率从高到低分为：（a）腺样囊性癌；（b）多形性腺癌；（c）黏液表皮样

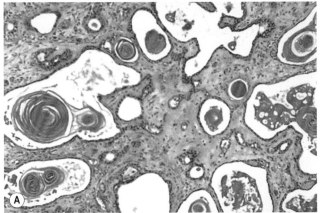
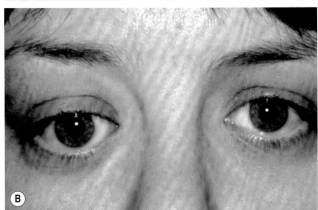
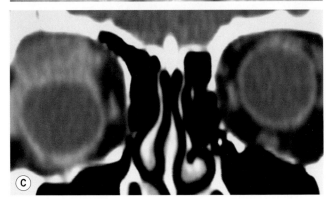

图3.35　泪腺多形性腺瘤。A. 组织学表现为腺样组织及鳞状分化伴角蛋白合成。B. 眼眶分叶肿瘤引起眼球向鼻下方移位。C. 冠状位CT可见卵圆形肿块。（Courtesy of J Harry and G Misson, from Clinical Ophthalmic Pathology, Butterworth and Heinemann 2001-fi g. A; A Pearson-fi gs B and C）

癌；（d）鳞癌。

1. **组织学**：腺样囊性癌表现为巢状的基底细胞，且较多处于有丝分裂的状态（图3.38A）。

2. **临床表现**：通常见于40~50岁人群，病程较良性肿瘤短。疼痛多见于恶性病变，但也可见于炎性肿块。恶性的混合细胞瘤会有三种主要的临床表现：
   - 良性的多形性腺瘤切除不完全，在数年后经过

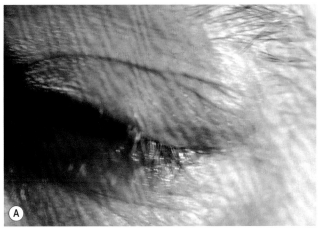

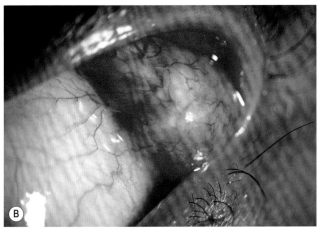

图 3.36　眼睑分叶泪腺多形性腺瘤。A. 眼睑肿胀不伴有眼球移位。B. 翻起上睑即可见肿瘤

一次或多次复发后恶变。

- 长期的眼球突出或上睑肿胀突然加重。
- 之前没有多形性腺瘤的病史，突然发现快速增大的泪腺肿块，病程仅数月。

3. 体征

- 泪腺区肿块导致眼球向鼻下方移位。
- 向后部延伸，侵及眶上裂，引起眼球充血、眼球突出、眶周水肿和眼肌麻痹（图 3.38B）。
- 泪腺神经区域感觉障碍。
- 视盘水肿和脉络膜皱褶。

4. 检查：

a. CT 表现为球状的肿块，边缘呈不规则锯齿状，通常伴有周边侵犯及骨壁侵蚀（图 3.38C）。肿瘤内常见钙化点。

b. 活检对明确病理诊断是很有必要的。后续的处理根据影像学检查中肿瘤向周边组织侵袭的程度来进行。

c. 神经学检查是必须的，因为腺样囊性癌可以表现为侵犯周围神经，并可能延伸至海绵窦。

5. 治疗： 手术切除肿瘤及周边组织。较大的肿瘤可能需要眼眶内容物剜除术（图 3.52）或面中部切除术，但预后较差。放疗联合局部切除可以延长患者的生命及减少痛苦。

视神经胶质瘤

视神经胶质瘤是一种生长缓慢的、纤维状的星形细胞瘤，多见于儿童。大约 30% 的患者合并 NF1（见第 19 章），这些患者的预后较好。恶性的胶质瘤较为少见，基本上都见于成年人，预后很差，基本上都在确诊 1 年后死亡。

1. 组织学表现为纺锤样、纤维状的星形胶质细胞和神经胶质丝（图 3.39A）。

2. 临床表现： 多见于 10 岁以内（平均 6.5 岁）的患儿，呈缓慢的进行性的视力下降，随后出现眼球突出，这两种症状发生的顺序可能会颠倒。因为肿瘤内出血导致视力急性下降较少见。

3. 体征：

- 眼球突出通常是非轴性的，伴有眼球向颞侧或下方移位（图 3.39B）。
- 视神经乳头先是水肿，而后萎缩。
- 偶见视睫状神经脉络（图 3.4C）和视网膜中央静脉阻塞。
- 颅内侵犯可能会达视交叉和下丘脑。

4. CT： 合并 NF1 的患者可见梭形肿大的视盘，同时还有一块由完整的硬脑膜鞘造成的清晰空白区域（图 3.39C）。不合并 NF1 的患者视神经更加不规则，且可见低密度区域。

5. MR： 对于颅内侵犯的可能有用（图 19.101A）。

6. 治疗： 如果肿瘤没有明确增大趋势，患者视力较好且无美容要求，不需要进行治疗。对于较大且生长迅速的局限于眼眶内的肿瘤，尤其是引起视力下降及严重突眼的，需要在保留眼球的基础上完整切除。对于侵及颅内的肿瘤，除了手术切除外，还需行放疗和化疗。

7. 预后： 对于发生在童年的肿瘤其预后变化很大，有的无痛且生长缓慢，有的则可能侵及颅内并威胁患儿的生命。

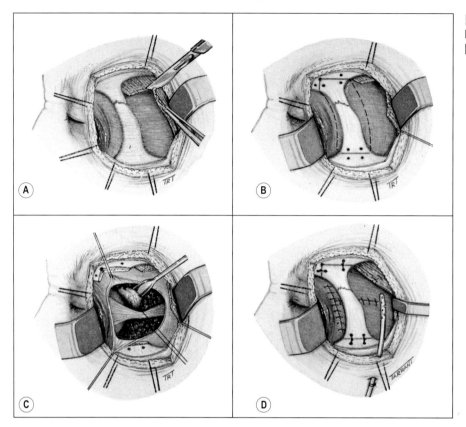

图 3.37　外侧壁开眶术。A. 颞肌切口。B. 眶骨钻孔。C. 移除外侧眼眶壁并切除肿瘤。D. 修复眼眶外侧壁及颞肌。

视神经鞘膜瘤

　　视神经鞘膜瘤起源于视神经眶内段周围的蛛网膜上皮细胞，而颅内段周围较少见。在有些病例中，肿瘤仅包绕视神经，而有些则沿着纤维血管隔膜生长而侵入视神经。原发性视神经鞘膜瘤较视神经胶质瘤少见，且与其他类型脑膜瘤一样，好发于中年女性。

1. **组织学**：有两种不同分型：

   a. 脑膜上皮型：特征是大小不一的不规则脑膜上皮细胞，呈小叶状生长，被纤维血管隔膜隔开（图 3.40A）。

   b. 沙样瘤型：表现为增生的脑膜上皮细胞中的沙粒体（图 3.40B）。

2. **临床表现**：为单侧进行性视力损害，可能会出现一过性视力障碍。

3. **体征**：典型的三联征为：（a）视力损害；（b）视神经萎缩；（c）视睫状分流血管。但同时表现出这三种症状也较少见。症状出现的顺序如下，与硬脑膜鞘外的肿瘤完全相反：

   ● 视神经功能障碍及视盘慢性肿胀，而后视神经萎缩。

● 30% 的患者会伴有视睫状血管（图 3.40C）在视神经萎缩后逐渐消退。

● 眼球运动受限，尤其是向上看时（图 3.40C），其发生的原因是肿瘤可能会"夹住"视神经。

● 颅内侵犯引起的眼球突出通常在视力损害后出现。

4. **CT**：表现为视神经增粗和钙化（图 3.40）。

5. **MR**：更能清楚显示较小的肿瘤及视神经管周围的肿瘤（图 3.40E）。

6. **治疗**：对于中年患者的生长较慢的肿瘤，由于预后较好不需要治疗。对于年轻患者、生长迅速的肿瘤，尤其是已引起失明的，应行手术切除。分馏立体定位放疗可用于特定病例，或者作为手术后的附加治疗。

7. **预后**：成年患者的预后较好，但是儿童患者的肿瘤侵袭性较强，预后较差。

丛状神经纤维瘤

　　丛状神经纤维瘤是眼眶最常见的周围神经性肿

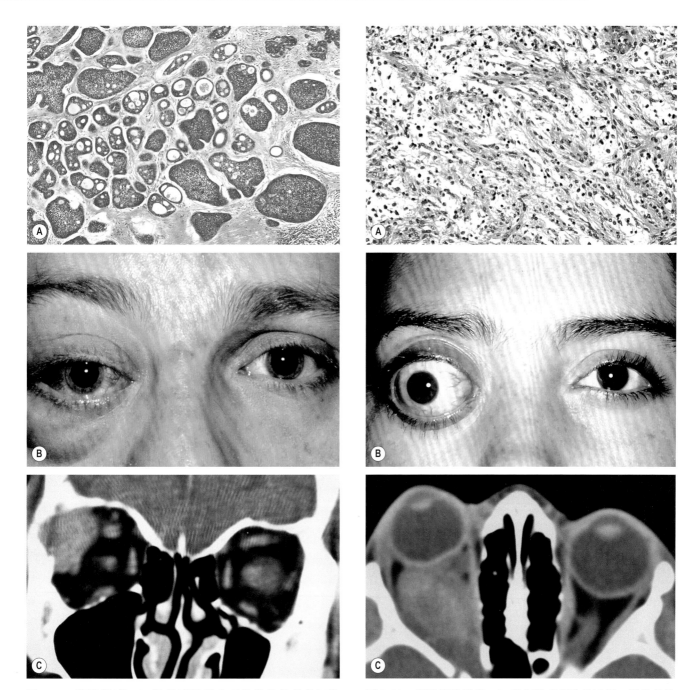

图 3.38　泪腺腺癌。A. 腺样囊性瘤表现为巢状的基底细胞和实质筛状区域。B. 因侵及眶上裂引起眼球移位、眼球突出和眶周水肿。C. 冠状位 CT 可见骨壁侵犯及肿瘤内钙化点。（ Courtesy of J Harry and G Misson, from Clinical Ophthalmic Pathology, Butterworth-Heinemann 2001; A Pearson-fig. C ）

图 3.39　视神经胶质瘤。A. 组织学表现为纺锤样、纤维状的星形胶质细胞和神经胶质丝。B. 眼球突出及眼球向下移位。C. CT 可见视神经梭形肿大。（ Courtesy of J Harry-fig. A; A Pearson-fig. C ）

瘤，且几乎全部均与 NF1 相关。

1. 临床表现：多见于儿童，表现为眶周肿胀。

2. 体征：

- 眼眶内弥散分布，眼周组织肥大、畸形（图 3.41A ）。
- 侵及眼睑可导致机械性上睑下垂，使上睑缘呈 "S" 形（图 1.19B ）。
- 触诊时，肿瘤侵及的组织感觉像 "一包蠕虫"。

3. CT：可以显示肿瘤对眼眶侵犯的程度（图 3.41B ）。

4. 治疗：完整切除非常困难且效果不好。如果肿瘤和重要眼眶结构的解剖关系无法完全明确，不可进行手术。

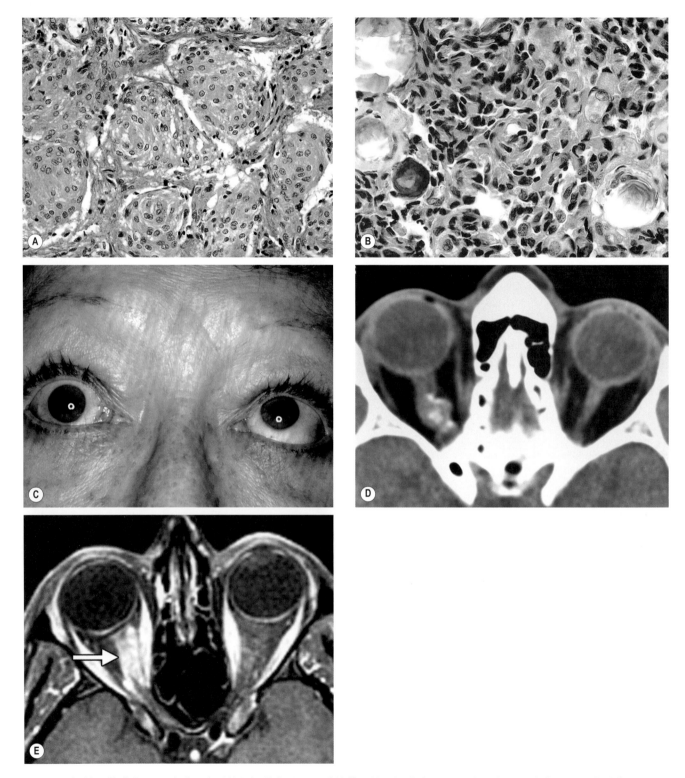

图 3.40　视神经鞘膜瘤。A. 脑膜上皮型的组织学表现。B. 沙粒体型的组织学表现。C. 右眼向上运动受限。D. 水平位 CT 可见一较小肿瘤，轻度增厚伴钙化。E. 增强后的 MR T1 加权像显示视神经眶内段和管内段受累。（Courtesy of J Harry and G Misson, from Clinical Ophthalmic Pathology, Butterworth-Heinemann 2001-figs A and B; A Pearson-fig. D; J Trobe, from Neuro-ophthalmology, in Rapid Diagnosis in Ophthalmology, Mosby 2006– fig. E ）

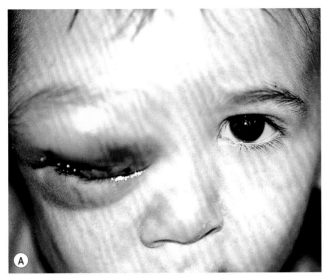

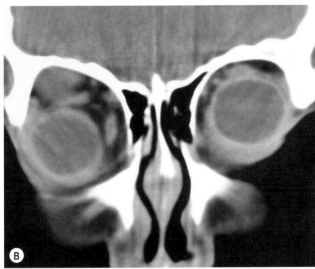

图 3.41 视神经胶质瘤。A. 丛状神经纤维瘤侵及眶周组织并引起面部畸形。B. CT 表现为眼眶侵犯及眼球向下移位。（Courtesy of A Pearson）

孤立神经纤维瘤

孤立（局部）神经纤维瘤较少见，其中 10% 的病例发病与 NF1 相关。

1. **临床表现**：通常见于 30 ~ 40 岁人群，主要表现为隐匿的、伴有轻度疼痛的眼球突出，通常不伴有视力损害或眼球运动障碍。
2. **治疗**：因该肿瘤边界清楚且无血管，通常直接选择手术切除。

淋巴瘤

眼附属器淋巴瘤占所有淋巴结外淋巴瘤的 8%。

这类肿瘤代表了一个范围，即淋巴增生性肿块到良性的淋巴样增生。由于免疫染色方法的应用，淋巴瘤分型的诊断准确率明显提高。大部分眼眶淋巴瘤均起源于 B 细胞，且大部分都含有"小"B 细胞（图 3.24A）。

1. **临床表现**：起病隐匿，且多见于老年人。
2. **特征**：
   - 可侵及眼眶的任何部位（图 3.42B 和 C），偶见双侧发病。
   - 前部的肿块可触及且触感类似于橡胶（图 3.24D）。
   - 偶有淋巴瘤局限于结膜或泪腺，而不侵犯眼眶。
3. **系统检查**：对于多细胞性眼眶淋巴瘤的患者，应进行系统性检查，包括胸部 X 线片、血清免疫蛋白电泳、胸部及腹部 CT，必要时行骨髓穿刺检查，以明确是否有腹膜后侵犯。
4. **病程**：变化较大，且难以预知。有些患者的组织学表现有恶性可能，结果肿块在未治疗或仅激素治疗后自行消失。相反，有些表现为良性的淋巴样增生病变却在数年后发展为淋巴瘤。较小的淋巴组织增生及局限于结膜的病变预后最好。
5. **治疗**：对于局限性肿块主要是放疗，对于弥散性病变则需要化疗。

胚胎肉瘤

胚胎肉瘤（过去称为"横纹肌肉瘤"）是儿童时期最常见的眼眶恶性肿瘤。肿瘤起源于未分化的间充质细胞，这些细胞具有分化为横纹肌的能力，而并非起源于横纹肌，只有在有明确证据能说明已经分化为横纹肌时才能称之为横纹肌肉瘤。眼科医生在该疾病中的职责主要是通过活检明确诊断，然后建议患儿到儿童肿瘤专家处就诊。

1. **组织学**：
   a. **未分化肿瘤**：表现为一个由松散的间充质细胞组成的肿块（图 3.43A）。
   b. **已分化肿瘤**：表现为细长的肿瘤，呈"蝌蚪样"或"网球拍样"（横纹肌成纤维细胞）（图 3.43B），伴或不伴有交叉条纹（图 3.43C）。
2. **临床表现**：多见于 10 岁以下（平均 7 岁），呈进展迅速的单侧眼球突出，在早期呈现类似于炎症过程的假象。
3. **体征**：
   - 肿瘤多位于鼻上方和球后，其次是上方或下方

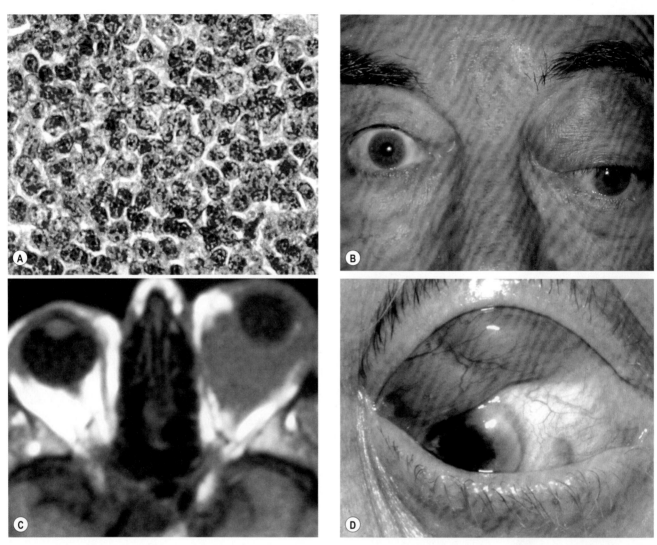

图 3.42　眼眶淋巴瘤。A. 组织学表现为瘤样淋巴细胞。B. 侵及眼眶上部引起眼球突出及向下移位。C. 同一患者水平位 T1 加权 MR 表现为一个巨大的眼眶软组织肿块伴眼球突出。D. 前部肿块。（ Courtesy of J Harry-fi g. A; A Pearson-fi gs B and C)

（图 3.44B ）。

- 后期会出现表皮充血和肿胀，但皮肤温度不高（图 3.44B ）。
- 有些严重病例可见肿瘤扩散至鼻窦。

4. **CT**：表现为一个形状不规则的肿块，密度均匀，常伴有周边骨质破坏（图 3.44C ）。

5. **MR**：表现为一个形状不规则的肿块（图 3.44D ）。

6. **系统性检查**：为排查是否有远处转移，需要行胸部 X 线片、肝功能、骨髓活检、腰椎穿刺和骨骼检查。最常见的转移部位是肺部和骨骼。

7. **治疗**：包括放疗和化疗（长春新碱、放线菌素和环磷酰胺）。只有对于少见的复发或射线抵抗性肿瘤才行手术治疗。

8. **预后**：取决于诊断明确时疾病的发展阶段及肿瘤

的位置。眼眶内肿瘤的患者有 95% 的治愈率。

9. **鉴别诊断**：包括眼眶蜂窝织炎，该病也多见于儿童，且有类似的急性表现，不同的是胚胎肉瘤不会出现皮肤发热。其他的肿瘤，如转移性神经母细胞瘤和骨髓肉瘤也会出现快速生长的眼眶肿块（见下文）。

成人转移性肿瘤

眼眶转移性肿瘤是引起眼球突出的疾病中较不常见的，且比转移到脉络膜要少见得多。如果眼眶表现最早出现，眼科医生可能是患者的首诊医生。根据发生频率来说，继发于眼眶的肿瘤原发部位最常见的依次是乳腺、支气管、前列腺、皮肤（黑色

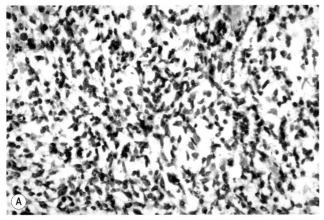

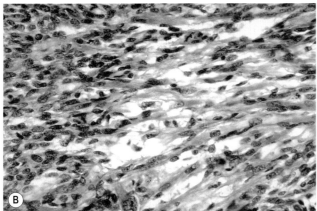

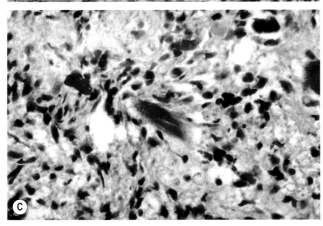

图 3.43　胚胎肉瘤的组织学表现。A. 未分化肿瘤，散在分布并增生的间充质细胞。B. 已分化肿瘤，表现为许多细长的带状细胞，胞质呈嗜酸性。C. 已分化肿瘤，中心的横纹肌成纤维细胞有交叉条纹；Masson 三色染色。(Courtesy of J Harry and G Misson, from Clinical Ophthalmic Pathology, Butterworth-Heinemann 2001)

素瘤)、胃肠道和肾。

1. **临床表现**：
   - 最常见的是肿块引起眼球移位及突出（图 3.45A ）。
   - 眼眶组织渗透，表现为眼睑下垂、复视、眶周皮肤硬化，对手动回退眼球有抵抗。
   - 硬性癌可引起眼球内陷。

   - 慢性眼眶炎症。
   - 主要侵及脑神经（ Ⅱ、Ⅲ、Ⅳ、Ⅴ、Ⅵ ），位于眶尖的肿瘤可引起轻度眼球突出。

2. **CT**（图 3.45B ）和 **MR** 表现为一个无包膜的肿块。
3. 针刺活检对于明确病理诊断很有帮助。如果失败，可能需要手术活检。
4. **治疗**的目的主要是保留视力和减轻疼痛，因为大多数患者在 1 年后死亡。放疗是最主要的治疗方式。如果其他治疗方式仍不能控制患者无法忍受的症状，则可能需要行眼眶内容物剜除术。

儿童转移性肿瘤

神经母细胞瘤

1. **系统性特征**：神经母细胞瘤是儿童最常见的恶性肿瘤之一，起源于交感神经链的原始神经母细胞，主要发生在腹部（图 3.46A ），其次是胸部和骨盆。多见于年龄较小的儿童，大约半数的患者在确诊时肿瘤已经扩散，预后很差。
2. **眼眶转移**：可能是双侧的，典型表现是突然出现的眼球突出伴眶上方肿块及眼睑皮下血肿（图 3.46B ）。

骨髓肉瘤

1. **系统性特征**：骨髓肉瘤（粒细胞肉瘤）是一种局限性肿瘤，由骨髓起源的恶性细胞构成。由于该肿瘤呈典型的绿色，之前曾被称为绿色瘤。骨髓肉瘤可能是白血病的一种表现形式，也可能在白血病前发病。
2. **眼眶受累**：通常在 7 岁时发病，表现为突然快速的眼球突出（有时双侧），伴有皮下淤血及眼睑水肿。当眼眶受累在白血病发病之前表现出来，可能会误诊。

朗格汉斯细胞组织细胞增生症

1. **系统性特征**：朗格汉斯细胞组织细胞增生症是由组织细胞无性增殖引起的一系列罕见症状。表现多样，从局限性引起骨质破坏（嗜酸性肉芽肿），到多发性骨受累及暴发型全身疾病。软组织较少受累，但可能会引起皮肤和内脏受累。
2. **眼眶受累**：包括单侧或双侧溶骨性肿块及软组织受累，典型的位于颞上象限（图 3.47 ）。表现为孤立肿块的患者一般倾向于良性病变的病程，且通过局部切除 + 病灶内激素注射或放疗能取得较好

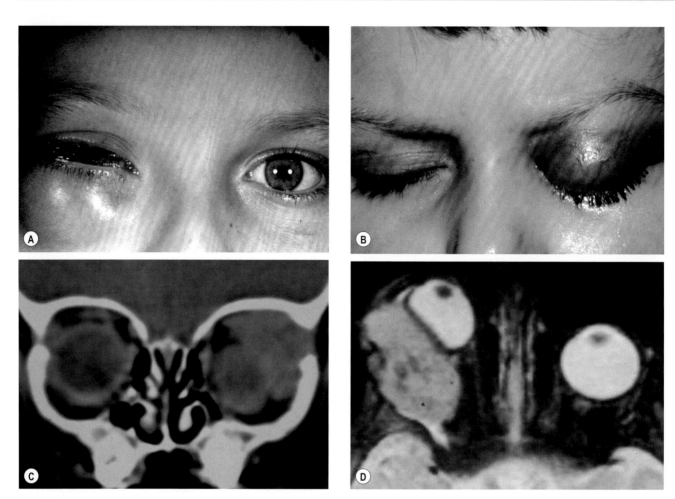

图 3.44　胚胎肉瘤。A. 累及前下部眼眶。B. 眼睑皮肤充血肿胀。C. 冠状位 CT 可见颞上方眼眶一个形状不规则的肿块。D. 水平位 T2 加权 MR 示一个病情较严重的球后肿瘤，可见一个巨大的肿块压迫眼球导致眼球突出。(Courtesy of M Szreter-fig. B; A Pearson-figs B and C)

的治疗效果。但是全身弥漫性病变治疗效果较差，且病死率较高。

眶周组织疾病的眼眶侵犯

鼻窦肿瘤

鼻旁窦的恶性肿瘤虽然少见，但是却可能侵犯眼眶，如果确诊不及时可能导致预后很差。因此对于其耳鼻喉科和眼科的表现都很重要。

1. **上颌窦肿瘤**是迄今为止最常见的侵犯眼眶的鼻窦肿瘤（图 3.48 ）。
   - 耳鼻喉科的症状包括面部疼痛、肿胀、流鼻血和流涕。
   - 眼科症状包括眼球向上移位、复视和溢泪。
2. **筛窦肿瘤**可能导致眼球向外侧移位。
3. **鼻咽癌**可能通过眶下裂侵入眼眶，眼球突出症状出现较晚。

骨性侵犯

1. **颅内脑膜瘤**起源于蝶骨脊，可能通过直接扩散侵犯眼眶，导致眼球突出（图 19.56 ）。偶有起源于鞍结节或嗅沟的肿瘤通过眶上裂或视神经管侵犯眼眶。
2. **骨纤维异常增生症**是一种良性的进行性病变，可导致缓慢进展的骨质异常扩增，对周围结构有较大影响（图 3.49A ）。眼眶区域内的病变可能导致面部不对称、眼球突出、眼球移位（图 3.49B ）和视力损害。大部分眼眶病变都是单骨性的，但多骨性的病变与内分泌病变和皮肤色素沉着相关（ McCune-Albright 综合征 ）。

眼睑、结膜和眼内肿瘤的眼眶侵犯

眼睑恶性肿瘤如基底细胞癌、鳞状细胞癌或皮脂腺癌，结膜肿瘤，尤其是黑色素瘤（图 3.50A ），

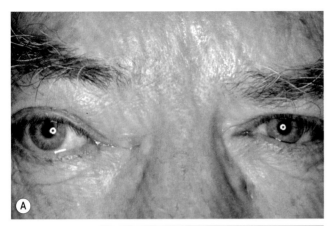

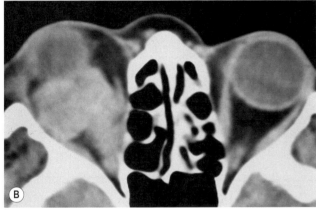

图 3.45 转移性肾癌。A. 眼球突出。B. 水平位 CT 可见一个位于球后的无包膜肿块。(Courtesy of A Pearson-fig. B)

眼内肿瘤如脉络膜黑色素瘤或视网膜母细胞瘤（图 3.50B ），均可侵犯眼眶。

眼窝重建

手术方式

发生于眼球内或眼眶内的恶性肿瘤，或者眼球已丧失视力且伴有疼痛或严重影响外观时，可行眼球摘除术或眼眶内容物剜除术。现已有多种不同的手术方式和重建技术。

眼球摘除术

眼球摘除术的适应证：

1. **原发性眼内恶性肿瘤**：当无有效的治疗方法时，可行眼球摘除术。眼球摘除的同时肿瘤也被完整移除，并行病理检查。
2. **严重外伤后**：当视力恢复的可能性低，而发生交感性眼炎的可能性高时，可以作为适应证（见第 21 章）。

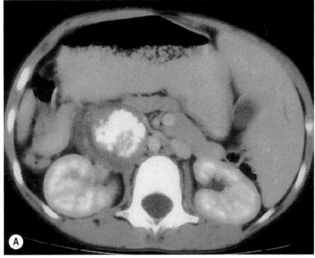

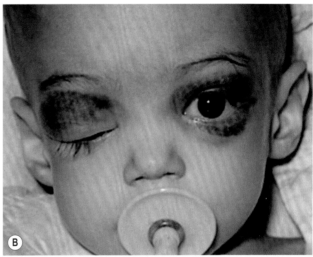

图 3.46 神经母细胞瘤。A. 水平位 CT 示一肾旁肿瘤。B. 单侧眼眶转移。(Courtesy of B Zitelli and H Davis, from Atlas of Pediatric Physical Diagnosis, Mosby 2002)

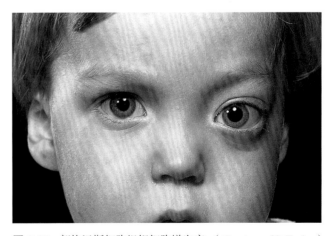

图 3.47 朗格汉斯细胞组织细胞增生症。(Courtesy of D Taylor)

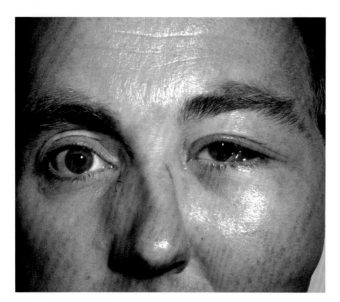

图 3.48　严重的上颌窦癌导致面部肿胀和眼球向上移位

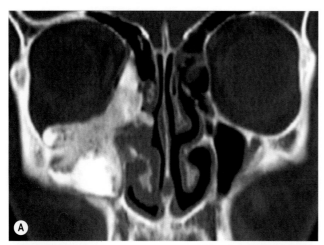

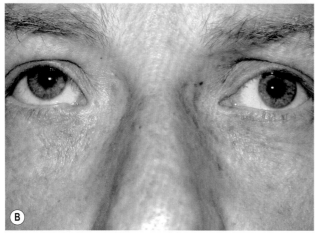

图 3.49　骨纤维异常增生症的眼眶骨壁侵犯。A. 冠状位 CT 示右眼眼眶下壁和内侧壁受累。B. 右眼球向上移位。(Courtesy of A Pearson)

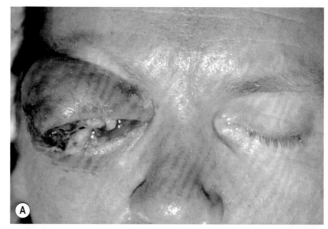

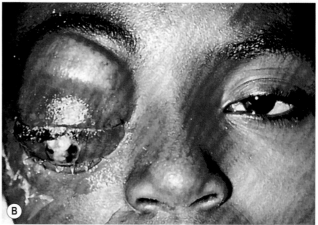

图 3.50　A. 结膜黑色素瘤的眼眶侵犯。B. 视网膜母细胞瘤的眼眶侵犯。

3. 眼球已丧失视力且伴有疼痛或严重影响外观：也可行眼球摘除术，但优先选择眼内容物剜除术。

眼内容物剜除术

　　眼内容物剜除术是指清除眼球内的所有组织，仅保留完整的巩膜和眼外肌。通常先移除角膜（图 3.51）以便取出眼内容物。相对于眶内容物剜除术而言，保留巩膜和眼外肌使术后能获得更好的活动能力。眼内容物剜除术仅能提供不完整的且已破坏的结构进行组织学检查，因此对于可疑眼内恶性肿瘤的病例不能行此术式。

眶内容物剜除术

　　眶内容物剜除术是指清除眼球及眼眶内的软组织结构。适应证如下：

1. 眼眶恶性肿瘤：原发性眼眶肿瘤或者来自眼睑、结膜、眼球或周围骨壁的肿瘤侵及眼眶，且其他治疗方法无效时，可行眶内容剜除术。位于浅表的肿瘤可留下深部的眼眶组织，位于眼眶深部

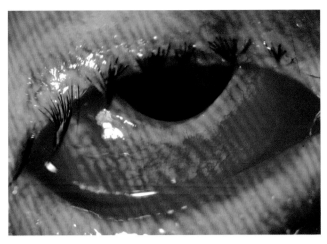

图 3.51 眼内容物剜除术的术后外观。

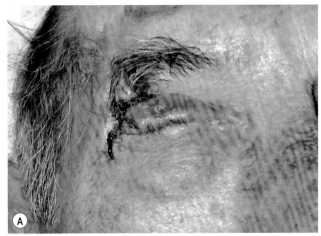

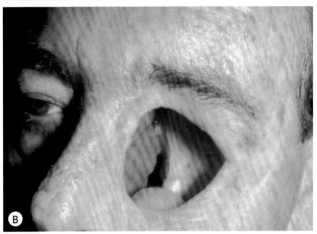

图 3.52 眶内容物剜除术。A. 保留眼睑。B. 不保留眼睑。
（Courtesy of A Pearson）

的肿瘤可以保留眼睑皮肤，以方便遮盖创面（图 3.52A 和 B）。在剜除术后假体可以先固定在周边皮肤，然后戴上眼镜遮盖（图 3.53），或者通过置于眶骨边缘的骨结合磁铁加以固定。眶内容物剜除术后的创面可以用皮肤或游离皮瓣覆盖，或做Ⅱ期的修复手术。

2. 非恶性病变：如眼眶毛霉菌病，不常见。

修复

义眼片

义眼片是一种眼部假体，用于遮盖眼球缺失或外观欠佳的眼球。它可以填充眼眶的容积，并且改善眼部外观，并通过眼球运动具有一定的活动能力。

眼眶内植入物

眼球摘除术或眼内容物剜除术导致眼眶内容物体积减小。较大的义眼片并不能改善这一状况，由于其活动性较差，而且会因重力作用压迫下眼睑。

1. **眼球摘除术后畸形综合征**：是由于没能纠正术后的容积缺失造成。其特征是较深的上睑沟、上睑下垂、眼球内陷（图 3.54）及义眼顶端向后倾斜。

2. **植入物**：球形植入物（义眼座）通常在摘除眼球的同时放入眼眶。也可以在摘除眼球后Ⅱ期植入，或更换义眼座时再次植入。

3. **材料**：用于植入物的材料可以是固体，如硅胶、聚甲基丙烯酸甲酯及陶瓷，也可以是多孔渗水的，如聚乙烯和羟基磷灰石。后者可以让血管神经长入，使得植入物可以辅助义眼运动，具有这种功能的植入物活动性都很好。

4. **位置**（图 3.55）是所有类型植入物都需要关注的一点。相比起植入物材料的选择，手术时将植入物准确放置至较深部位，且保证其被血管组织良好覆盖显得更为重要。

赝复体

在眼球摘除术或眼球内容物剜除术后，需要放置一个由硅胶或丙烯酸构成的薄壳（图 3.56）以支撑结膜囊，直到装入义眼片（图 3.57）后才将其取出。最初的薄壳在 6～8 周后取出，先暂时植入一只义眼片，然后待根据患者眼眶形状定制的赝复体做成后再将其替换。

颅缝早闭

颅缝早闭是一系列较为罕见的先天症状，由于颅骨结构过早闭合引起的头颅畸形。

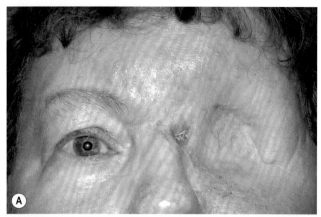

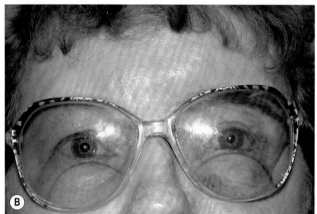

图 3.53　A. 眶内容物剜除术后伤口愈合。B. 与眼镜连为一体的赝复体。（Courtesy of A Pearson））

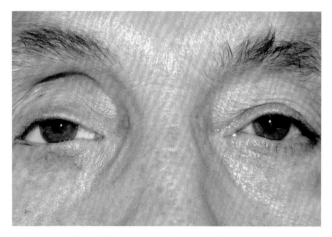

图 3.54　右眼球摘除术后畸形综合征，眼球活动性较差。

Crouzon综合征

　　Crouzon 综合征主要是由于冠状缝和矢状缝过早闭合所引起。

1. **遗传**：为常染色体显性遗传，但有 25% 的病例表现为新突变。相关基因（FGFR2）已从 10 号染色体中分离出来。

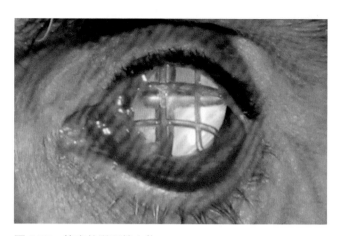

图 3.55　挤出的眼眶植入物。

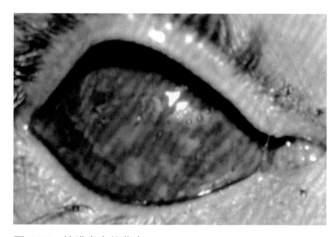

图 3.56　结膜囊内的薄壳。

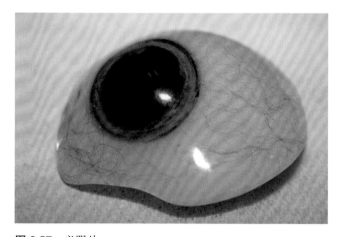

图 3.57　义眼片。

2. **总体特征**
   - 由于颅缝过早闭合引起的头颅前后径较短及宽头颅。
   - 面中部畸形及"鹦鹉嘴"样鼻，使得面部呈"蛙状"，伴下颌骨前突（图 3.58A）。
   - "倒 V"形上颚。

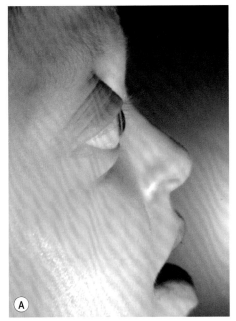

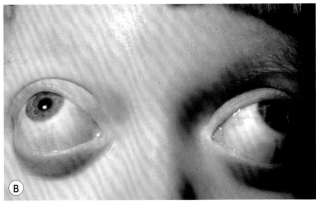

图 3.58　Crouzon 综合征。A. 眼球突出、面部畸形和下颌前突。B. "V" 字型外斜视。

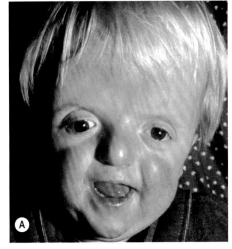

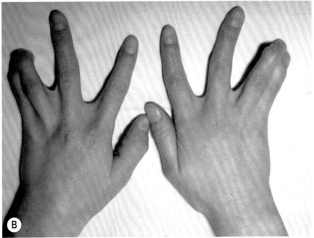

图 3.59　Apert 综合征。A. 眼眶变浅、面中部畸形及 "鹦鹉嘴" 样鼻。B. 并指。

- 其中一种亚型可表现为黑色棘皮症。

3. 眼部特征

- 由于眼眶变浅导致眼球突出是最显著的症状。
- 眼距过宽。
- "V" 字型外斜视。
- 屈光不正和弱视。
- 威胁视力的并发症：包括暴露性角膜炎和视神经萎缩，是由于睡眠呼吸暂停导致慢性视盘水肿和大脑低灌注所引起。

4. 眼部合并症：包括蓝色巩膜、白内障、晶状体异位、青光眼、虹膜缺损、大角膜和视神经发育不良。

Apert 综合征

　　Apert 综合征（尖颅并指畸形）是颅缝早闭中最严重的一种类型，可能涉及所有颅缝。

1. 遗传：为常染色体显性遗传，但大部分病例都是散发的，且与高龄父母有关。大部分多源于 FGFR2 基因突变。

2. 总体特征

- 尖颅、枕骨扁平、前额陡峭。
- 眉弓上横沟。
- 面中部畸形："鹦鹉嘴" 样鼻及低位耳（图 3.59A）。
- 上颚高拱、上腭裂及悬雍垂劈裂。
- 并指（图 3.59B）及并趾。
- 心肺肾异常。
- 躯干和四肢爆发性痤疮。
- 30% 的病例发育迟缓。

3. 眼部特征

- 眼眶变浅、眼球突出和眼距增宽，但较 Crouzon 综合征少见。
- 外斜视。

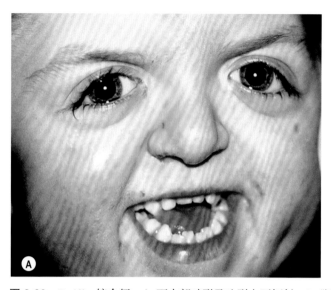 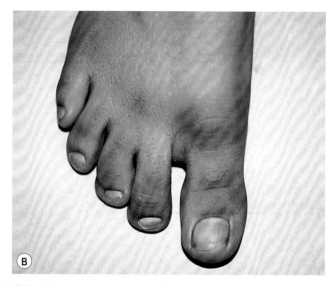

图 3.60　Preiffer 综合征。A. 面中部畸形及睑裂向下倾斜。B. 脚趾宽大。(Courtesy of K Nischal)

- 睑裂倾斜。
- 其他如 Crouzon 综合征的威胁视力的并发症。

4. 眼部合并症：包括圆锥角膜、晶状体异位和先天性青光眼。

Pfeiffer 综合征

1. 遗传：常染色体显性遗传，且具有遗传异质性。

2. 总体特征
- 面中部畸形及睑裂向下倾斜（图 3.60A）。
- 拇指及脚趾宽大（图 3.60B）及软组织并指形成。
- 肘关节僵硬。
- 偶有三叶草样颅。
- 智力障碍不常见。

3. 眼部特征
- 眼眶变浅及眼距过宽，与 Apert 综合征类似。
- 如 Crouzon 综合征一样的威胁视力的并发症。

（蔡克波　董洋　译）

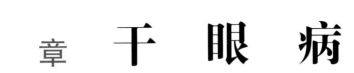

第 **4** 章 **干 眼 病**

定义

当泪液量不足或功能障碍而导致泪膜不稳定和眼表疾病时产生干眼。

1. **干燥性角结膜炎**（keratoconjunctivitis sicca，KCS）泛指具有某种程度干燥的眼睛。
2. **干眼症**是指与维生素 A 缺乏相关的干眼。
3. **干眼病**指重度结膜瘢痕导致的严重眼部干燥和角质化。
4. **干燥综合征**是一种以干眼为典型特征的自身免疫性炎症性疾病。

生理学

泪膜的成分

泪膜具有三层结构（图 4.1）：

1. **脂质层**由睑板腺分泌。
2. **水液层**由泪腺分泌。
3. **黏液层**主要由结膜杯状细胞分泌。

泪膜的分布

泪膜通过神经元控制的瞬目机制机械性分布于眼表。有效的泪膜再分布需具备三个必要条件：

- 正常的瞬目反射。
- 外眼表与眼睑之间的良好接触。
- 正常的角膜上皮。

外层脂质层

1. 组成
   - 外层脂质层由紧邻水黏蛋白层的包含磷脂的极性脂质层和包含蜡酯、胆固醇酯和三酰甘油的非极性脂质层组成。
   - 极性脂质与水液层里的载脂蛋白相结合。这些都是小的分泌性蛋白质，能够结合疏水分子，并能增加泪液的黏度。
   - 瞬目时眼睑的运动对腺体中脂质的释放很重要。强制频繁眨眼可使脂质层厚度增加，相反，减少眨眼频度则脂质层变薄。
2. 功能
   - 防止水液层蒸发并保持泪膜厚度。
   - 作为表面活性剂以利于泪膜分布。
   - 脂质层缺乏导致蒸发过强型干眼。

中间水液层

1. 分泌
   - 泪液中 95% 的水液成分由主泪腺生成，其余由 Krause 和 Wolfring 副泪腺生成。
   - 泪液分泌由基础分泌（静息状态下）和更大量的反射性分泌组成。后者在角膜和结膜感受器受到刺激、泪膜破裂以及眼部炎症的情况下通过第 5 脑神经介导产生，在表面麻醉下和睡眠时分泌量减少。外伤性反应时分泌量可增加 500%。
2. 组成
   - 水、电解质、溶解的黏蛋白和其他蛋白质。
   - 泪腺源性生长因子，在外伤反应时分泌量增加。
   - 促炎细胞因子白介素，在睡眠中泪液生成减少时含量增加。
3. 功能
   - 将大气氧提供给角膜上皮。
   - 含有如 IgA、溶菌酶和乳铁蛋白等蛋白质，因

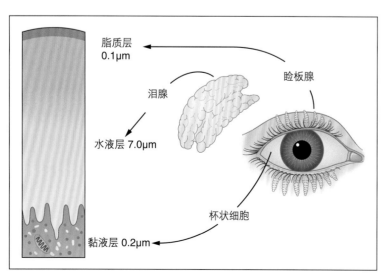

脂质层 0.1μm
泪腺
水液层 7.0μm
睑板腺
杯状细胞
黏液层 0.2μm

图 4.1　泪膜的三层结构。

而具有抗菌活性。

- 冲刷杂质及有害刺激，并提供损伤后的白细胞通路。
- 消除细小的不规则，从而为角膜提供一个光滑的光学表面。

内层黏液层

1. 组成

- 黏蛋白可以是跨膜性或分泌性的高分子量糖蛋白。
- 分泌性黏蛋白被进一步划分为成胶性或可溶性黏蛋白，主要由结膜杯状细胞产生，但也可由泪腺产生。
- 角膜和结膜的表层上皮细胞产生跨膜黏蛋白以形成自身的糖萼（细胞外被膜）。
- 虎红染色上皮着染提示跨膜和成胶黏蛋白层缺失和细胞表面暴露。上皮细胞损伤将妨碍正常的泪膜黏附。

2. 功能

- 将角膜上皮从疏水性转化为亲水性而起到保湿作用。
- 润滑作用。

黏液层缺乏可以是水液缺乏型干眼或蒸发过强型干眼的共同特征。杯状细胞丢失与瘢痕性结膜炎、维生素 A 缺乏、化学烧伤以及药物毒性有关。

泪膜组分的调控

1. 激素

- 雄激素是调节脂质生成的主要激素。
- 结膜和泪腺中的雌激素及孕激素受体对维持这些组织的正常功能十分必要。

2. 神经：邻近泪腺和杯状细胞的神经纤维调控水液和黏液的分泌。

发病机制

结膜和副泪腺的炎症存在于 80% 的 KCS 患者，可能是干眼的起因或结果，并导致疾病加重或迁延。炎症的存在是激素治疗的依据。泪液的高渗透性也是一个重要的发病机制，并可能是上皮细胞损伤的主要途径。

分类

以下是通常使用的分类方法，尽管许多个体在

发病机制上存在相当程度的重叠（表 4.1）。病因如表 4.2 和表 4.3 所示。

表4.1　KCS的分类

1. 水液层缺乏
   - 干燥综合征
   - 非干燥综合征

2. 蒸发过强
   - 睑板腺疾病
   - 过度暴露
   - 眨眼缺陷
   - 接触镜相关
   - 环境因素

表4.2　非干燥综合征型 KCS 的病因

1. 原发性年龄相关性分泌不足最常见

2. 泪腺组织破坏
   - 肿瘤
   - 炎症（如炎性假瘤或结节病）

3. 泪腺组织缺失或减少
   - 手术切除
   - 罕见的先天性疾病

4. 结膜瘢痕导致泪腺导管阻塞
   - 化学灼伤
   - 瘢痕性类天疱疮
   - Stevens-Johnson 综合征
   - 长期沙眼

5. 神经病变所致感觉或运动反射缺失
   - 家族性自主神经功能异常（Riley-Day 综合征）
   - 帕金森病
   - 角膜屈光手术及配戴接触镜后的感觉功能下降也可导致干眼

6. 维生素A缺乏

表4.3　蒸发过强型KCS的病因

1. 睑板腺功能障碍
   - 后部睑缘炎
   - 酒渣鼻
   - 特应性角结膜炎
   - 先天性睑板腺缺失

2. 眼睑闭合不全
   - 严重突眼
   - 面神经麻痹
   - 眼睑瘢痕
   - 眼睑整形术后

3. 其他
   - 配戴接触镜
   - 环境因素，例如使用空调

干燥综合征

　　干燥综合征是以自身免疫性炎症和泪腺、唾液腺破坏为特征的疾病（图 4.2A）。该病孤立发病时被视作原发性病变，而当与类风湿关节炎、系统性红斑狼疮、系统性硬化症、混合性结缔组织病、原发性胆汁性肝硬化、慢性活动性肝炎和重症肌无力等其他疾病并发时被视作继发性病变。原发性干燥综合征好发于女性，并具有如下特点：

1. **发病**：发生于成年人，表现为眼部砂砾感和口干。
2. **体征**
   - 唾液腺肿大（图 4.2B），偶见泪腺肿大，伴有继发性唾液流量下降和舌苔干裂纹（图 4.2C）。
   - 鼻腔干燥，阴道分泌液减少及由此产生的性交痛。
   - 雷诺现象和皮肤血管炎。
   - 可能出现关节痛、肌肉疼痛和疲劳。
3. **并发症**
   - 龋齿可见于未经治疗的严重病例（图 4.2D）。
   - 反流性食管炎和胃炎。
   - 胰腺功能衰竭导致吸收不良。
   - 肺部疾病、肾脏疾病和多发性神经病变。
   - 淋巴瘤。
4. **诊断性检查**包括血清自身抗体检测、Schirmer 试验和小唾液腺活检。
5. **治疗方案**包括一系列对症治疗、刺激唾液分泌的药物以及免疫抑制剂联合激素和细胞毒性药物的全身性应用。

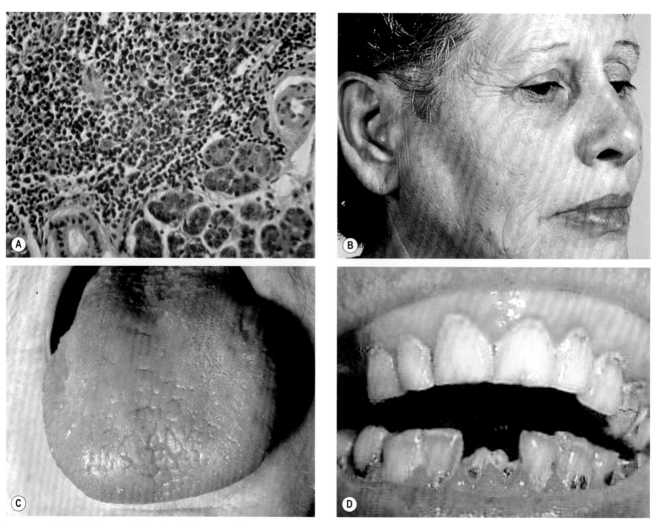

图 4.2　干燥综合征。A. 泪腺组织学检查可见淋巴细胞浸润。B. 腮腺肿大。C. 舌苔干裂纹。D. 重度龋齿。（Courtesy of MA Mir, from Atlas of Clinical Diagnosis, Saunders-figs B and D）

临床特征

症状

最常见的眼部症状是干燥感、砂砾感以及烧灼感，以白天加重为特点。黏丝状分泌物、短暂视力模糊、眼睑发红结痂也很常见。

然而缺乏心因性或反射性泪液者并不常见。KCS患者的症状常在暴露于加速泪液蒸发的环境下（如空调、刮风和中央供暖）或长时间阅读，眨眼频率下降时加重。

体征

1. 可能存在后部睑缘炎和睑板腺功能障碍。
2. 结膜可出现轻度角化和充血。
3. 泪膜：
   - 正常眼泪膜破裂时黏蛋白层被脂质沾染，但能被冲刷掉。
   - 在干眼患者中，被脂质沾染的黏蛋白在泪膜中积聚成颗粒和碎片伴随每次眨眼而移动（图4.3A）。
   - 睑缘泪河高度可用来粗略测量泪膜中水液成分的体积。正常眼的泪河高度约为1mm，而在干眼患者则变薄（图4.3B）或缺失。
   - 泪膜中或沿睑缘分布的泡沫见于睑板腺功能障碍者（图4.3C）。
4. 角膜
   - 点状角膜上皮糜烂伴荧光素着染（图4.4A）。
   - 由黏液条和上皮一起组成的丝状物一端连接在角膜表面（图4.4B），虎红染色明显。
   - 黏液斑由不同大小轻微隆起的半透明灰白色病灶组成（图4.4C）。它们由黏液、上皮细胞、蛋白质和脂类物质构成，常与角膜丝状物伴发。
5. 并发症罕见，但可发生于十分严重的病例，包括周边角膜浅层新生血管形成、上皮破坏、溶解（图4.5A）、穿孔（图4.5B）以及细菌性角膜炎（图4.5C）。

特殊检查

检查的目的在于明确干眼诊断并进行量化分析。遗憾的是尽管症状的重复性好，但临床检查的重复性较差，症状与检查结果的相关性也较差。检查结果的可靠性随着干眼严重程度的增加而增加。检查测量如下参数：

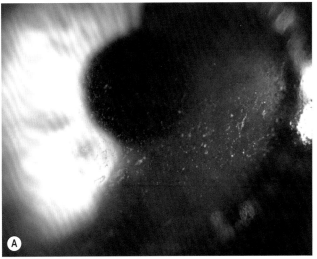

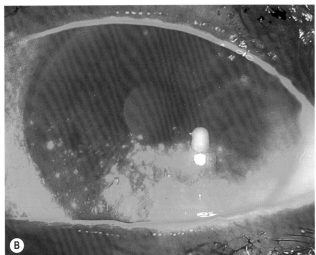

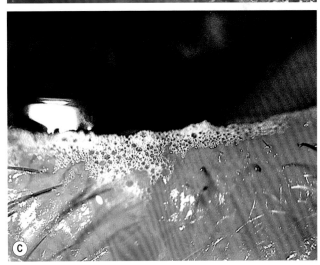

图4.3 干眼的泪膜异常。A. 黏液碎片。B. 睑缘泪河变薄和下方点状上皮糜烂伴荧光素着染。C. 睑缘泡沫。

- 泪膜稳定性［泪膜破裂时间（break-up time，BUT）］。
- 泪液生成（泪液分泌试验、荧光素清除试验和

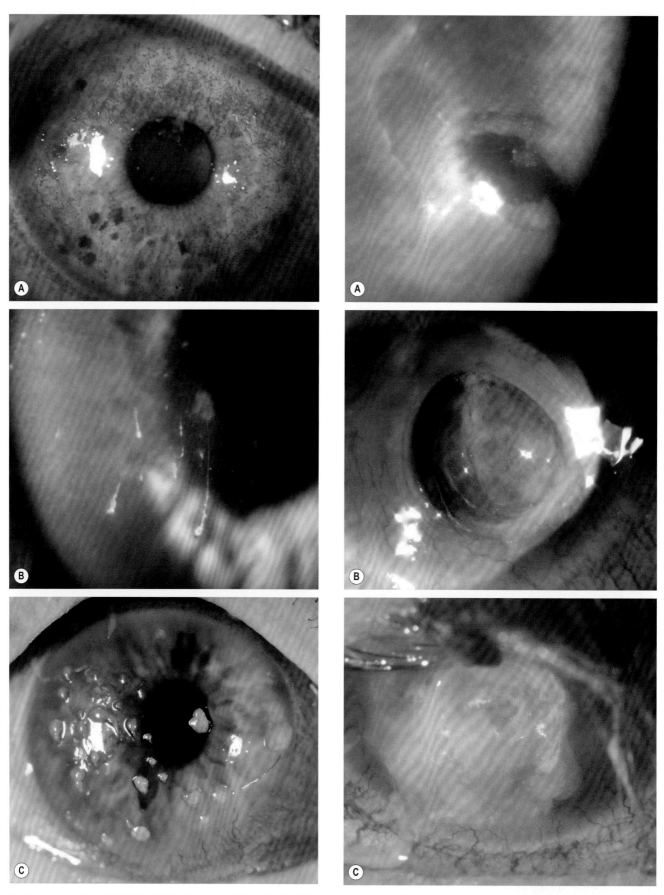

图 4.4　A. 点状上皮糜烂伴虎红着染。B. 丝状物。C. 黏液斑。
（ Courtesy of S Tuft-figs A and B; R Bates-fig. C ）

图 4.5　干眼的严重角膜并发症。A. 溶解。B. 穿孔。C. 细菌感染。（ Courtesy of S Tuft-fig. A; M Jager-fig. B ）

泪液渗透压测定）。

● 眼表疾病（角膜染色和印迹细胞学检查）。

目前尚无确诊蒸发过强型干眼的临床检测方法。因此只是根据睑板腺疾病的存在来作推测性诊断。通过睑板透照试验来观察睑板腺能发现睑板腺的缺失。由于 Schirmer 泪液分泌测试条可能损伤眼表而导致荧光素着染，因此建议按如下次序进行各项检查。

泪膜破裂时间（BUT）测定

水液缺乏和睑板腺疾病的患者泪膜 BUT 异常。检测方法如下：

a. 将 2% 荧光素染液滴入下穹窿，也可使用无防腐剂生理盐水浸湿的荧光素条。

b. 嘱患者眨眼数次。

c. 在裂隙灯下以宽带钴蓝色光观察泪膜。间隔一段时间后，在荧光素着染的泪膜层出现黑色斑点或线条，提示干燥区域的形成（图 4.6A）。

d. BUT 指前一次眨眼到出现第一个随机分布的干燥斑的间隔时间。BUT＜10 秒为异常。

总是在同一位点出现的干燥斑可能提示局部的角膜表面病变（如上皮基底膜病），而非固有的泪膜不稳定。

Schirmer 试验

Schirmer 试验是评估泪液生成量的有效手段。检查方法为测量宽 5mm、长 35mm 的特殊滤纸（no.41Whatman）的浸湿量。可在表面麻醉或非表面麻醉的状态下进行检查。理论上认为，表面麻醉下（Schirmer 2）测试的是基础泪液分泌，非表面麻醉状态下（Schirmer 1）测试的是包含基础泪液和反射性泪液的最大分泌量。而在实践中，表面麻醉并不能消除所有感觉和心因性刺激所致的反射性泪液分泌。

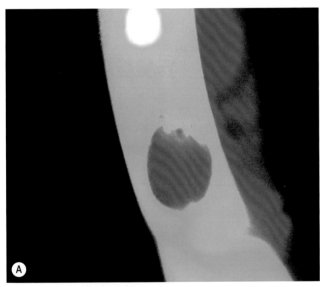

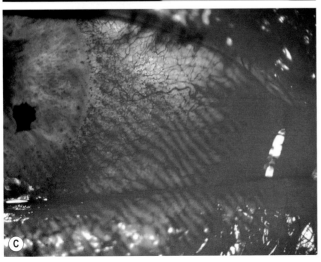

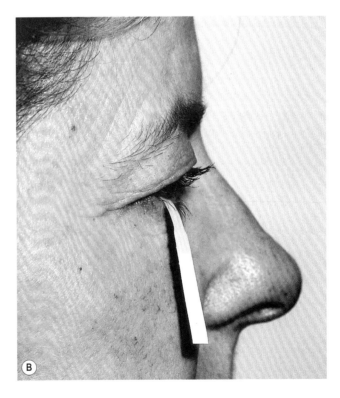

图 4.6　干眼的诊断性检查。A. 泪膜破裂时间测定，荧光素染色的泪膜中出现了一个干燥斑。B. Schirmer 试验。C. 角膜和结膜的虎红染色。

检查方法如下：

a. 轻轻擦干多余泪液。若在表面麻醉下进行检查，需用滤纸吸去下穹窿的多余泪液。

b. 将滤纸一端折叠 5mm 插入下眼睑的中外 1/3 交界处，注意不要碰到角膜或睫毛（图 4.6B）。

c. 嘱患者轻轻闭眼。

d. 5min 后取出滤纸，从折叠处开始测量滤纸浸湿长度。

e. 非表面麻醉下 5min 浸湿量<10mm 或表面麻醉下 <6mm 被视为异常。

　　检查结果是可变的，不能仅凭单次 Schirmer 试验来作为诊断干眼的唯一标准，但重复出现的异常测试结果则高度支持干眼诊断。

眼表染色

1. **荧光素染色**：当角膜和结膜上皮的损伤足以使染液进入组织时产生荧光素着染。

2. **虎红染色**：虎红是一种对黏液层丢失或发生改变的死亡或失活的上皮细胞具有亲和性的染料。染色后借助无赤滤光片能更清晰地显示角膜丝状物和干燥斑。可以使用 1% 虎红染液或浸湿的滤纸条来进行染色。虎红可引起长达一天的强烈刺痛感，在重症 KCS 患者尤为明显。为了减少刺激性，应先点一滴表面麻醉剂，紧接着滴入极小滴染液，多余量以生理盐水冲净。

3. **染色形态有助于诊断**，如下所示：
   - 睑裂部位角膜和结膜着染常见于水液缺乏者（图 4.6C）。
   - 上部结膜着染可能提示上方角巩缘的角结膜炎。
   - 下部角膜和结膜着染常见于睑板腺炎或眼球暴露的患者。

其他检查

　　下列检查在临床很少进行。

1. **荧光素清除试验和泪液功能指数测定**：在眼表滴入 5ml 荧光素染液，按 1min、10min、20min、30min 间隔测定放置在下方外侧睑缘的 Schirmer 滤纸条上残留的染液量。将每条滤纸上残留的荧光素在蓝光下与标准色卡进行对比或使用荧光光度法进行测量。正常眼 20min 后测量值下降为 0。清除延迟见于所有干眼患者。

2. **乳铁蛋白含量测定**：乳铁蛋白是由泪腺分泌的主要蛋白质。干燥综合征和其他泪腺疾病中泪液乳铁蛋白含量降低。市售免疫分析试剂盒可用来测定体液中的乳铁蛋白含量。

3. **酚红棉线试验**：使用 pH 敏感染液浸湿的棉线。将棉线末端置于下睑上，15 秒后测量浸湿长度（在泪液中染液由黄色变为红色）。浸湿长度<6mm 为异常。此检查与 Schirmer 试验类似，但可节省时间。

4. **泪河高度测量**：该检查是量化下睑泪河高度进而计算其体积的方法。

5. **泪膜渗透压测定**：泪膜渗透压测定技术可应用于实验研究。

6. **印迹细胞学检查**用于确定杯状细胞的数量。

治疗

　　干眼通常是不可治愈的，因此对该病的处理应围绕控制症状和预防眼表损伤来进行。治疗方法的选择取决于疾病的严重程度，并涉及以下一个或多个治疗措施的单一或联合使用。

患者教育

- 对治疗结果建立一个实际的期望值并强调依从性的重要性。
- 避免毒性药物或有害环境因素的影响，尽可能停用有毒性作用的局部用药。
- 检查工作环境。
- 强调阅读或使用视频终端时瞬目的重要性。
- 应给行动不便的患者提供帮助（如类风湿关节炎患者）。对此类患者来说塑料滴眼液小瓶很难使用，因此可将其安装在胡桃钳装置里使用。
- 谨慎对待激光屈光手术。
- 讨论接触镜不耐受性处理的问题。

泪液替代品

　　泪液替代品配方相对简单，无类似正常泪膜的众多复杂的成分和结构。人工泪液的补充也只是间歇性的而非持续性的。几乎所有人工泪液都以补充泪膜的水液相为基础。没有黏液层的替代物，而石蜡也只是泪液脂质层作用的近似替代物。

1. **滴眼液和凝胶**
   - 纤维素衍生物（如羟丙基甲基纤维素）适用于轻症患者。
   - 卡波姆（Carbomers）（如 Viscotears®、GelTears®）可黏附于眼表，因此作用更持久。
   - 聚乙烯醇（如 Hypotears®、Liquifilm®）可增加泪膜持久性，对黏蛋白缺乏的患者有效。
   - 透明质酸钠（如 Vismed®）可有助于促进结膜和角膜上皮愈合。
   - 自体血清可用于十分严重的病例。
   - 聚维酮和氯化钠。
2. **眼膏**：可在睡前使用含凡士林矿物油的眼膏，由于可能导致明显的视物模糊，所以不宜白天使用。
   防腐剂是眼表毒性的潜在来源，尤其是在泪点栓塞术后，因此尽可能使用无防腐剂的滴眼液。

黏液溶解剂

使用 5% 乙酰半胱氨酸滴眼液（Ilube®）每日 4 次，对角膜丝状物及黏液斑的患者可能有效。该药物滴眼后可能引起刺激症状。乙酰半胱氨酸还有难闻的气味而且瓶装保质期有限，因此最多只能使用 2 周。清创去除丝状物也可能有效。

泪点栓塞

泪点栓塞能减少泪液引流从而保存自然泪液并延长人工泪液的效果。它对于频繁使用局部滴眼液无效的中重度 KCS 患者有很大的治疗价值。

1. **临时性栓塞**：可在泪小管中插入胶原栓子以达到栓塞效果，该栓子在 1～2 周内溶解。其主要目的是确认在永久性栓塞后不会发生溢泪。
   - 首先栓塞下泪小点，术后 1～2 周复诊。
   - 若患者既无症状也无溢泪，则去除栓子并进行下泪小管永久性栓塞（见下文）。
   - 严重 KCS 病例可以将上下泪小管同时栓塞。
2. **可逆性长期栓塞**：可使用硅胶（图 4.7）或长效（2～6 个月）胶原栓子。
   - 问题包括栓子脱落、肉芽肿形成以及远端迁移。
   - 栓子进入泪小管水平部后无法看见，尽管通常可用生理盐水将栓子冲走，但引起溢泪时有时并不一定能成功。
3. **永久性栓塞**仅用于反复 Schirmer 检查结果均≤5mm，且使用临时性栓塞效果明显而不发生溢泪的严重干眼患者。对可能存在可逆性病理改变的年轻患者尽量不采用永久性栓塞。不应该同时栓塞四个

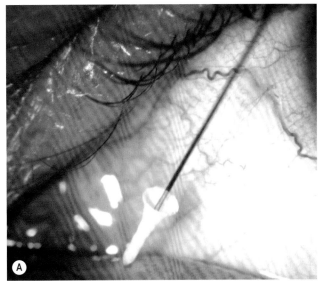

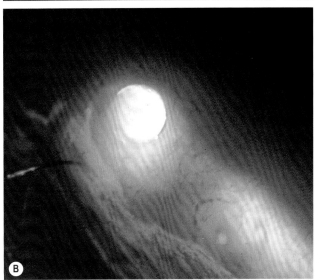

图 4.7　A. 植入硅胶栓子。B. 栓子在位。（Courtesy of S Tuft）

泪点。
- 扩张泪小点后热烧灼近端泪小管以进行永久性泪道栓塞；成功栓塞后观察有无再通的迹象很重要。
- 二极管激光烧灼比热烧灼效果略差，其再通率较高。

抗炎药物

1. **低剂量局部应用类固醇激素**对于急剧加重的病例是有效的辅助治疗。应当均衡考量其长期用药的风险及增加舒适度的优点。
2. **局部应用环孢素**（0.05%、0.1%）可降低泪腺组织中 T 细胞介导的炎症反应，使得杯状细胞数量增加，并逆转结膜鳞状上皮化生。

3. **全身应用四环素**可控制相关的睑缘炎，并减少泪液中的炎性介质。

接触镜

尽管长期配戴接触镜可能会存在促进泪膜蒸发、减少泪液流动、增加感染的风险，但其能在镜片后方蓄水的水库效应足以抵消这些缺点。

1. **低含水量 HEMA**（甲基丙烯酸羟乙酯）镜片在中度干眼患者可成功配适。

2. **硅橡胶镜片**：尽管镜片表面杂质沉着所导致的视物模糊是个问题，硅橡胶镜片因其不含水及稳定的透氧性而能有效保护严重泪膜缺乏患者的角膜。这类镜片的持续可用性尚存疑问。

3. **绷带镜**：透气性巩膜接触镜可在角膜表面提供一个生理盐水库。暴露性重症干眼患者可配戴此镜片。

现有泪液的保存

1. **降低室温**，以减少泪液蒸发。

2. **室内加湿器**可以尝试但常令人失望，因为很多设备无法显著提高一个中等大小房间的相对湿度。可利用湿房镜或带有侧面防护的框架眼镜来暂时增加局部湿度，但它们在外观美学角度上可能不被接受。

其他选择

1. **睑裂缝合术**：通过缩小睑裂来减少眼表的蒸发。

2. **肉毒杆菌毒素注射**：将肉毒杆菌毒素注射到眼轮匝肌，有助于控制重症干眼患者的眼睑痉挛。注射于内眦部可能通过抑制眼睑运动从而减少泪液引流。

3. **口服胆碱能激动剂**：例如毛果芸香碱（5mg，每日 4 次）可以减少干燥综合征患者眼干和口干的症状，但也可能导致视物模糊和不能忍受的出汗。

4. **齐多夫定**是一种抗反转录病毒药物，对原发性干燥综合征患者可能有效。

5. **颌下腺移植术**是针对重症干眼患者采取的复杂手术，通常会在泪膜中产生难以接受的大量黏液。

（胡毅倩　译）

第 **5** 章　**结　膜　病**

引言

解剖

结膜是贴附于眼睑内面以及包围眼球、与角膜缘相接的透明黏膜组织。它富含血管，由睫状前动脉及眼睑动脉供血；淋巴组织致密，引流至耳前及下颌下淋巴结。结膜是重要的防御屏障，可介导被动及主动免疫。按解剖学划分可分为以下几个部分：

1. **睑结膜**起始于睑缘的皮肤黏膜交界处，与睑板紧密相连。其下可见垂直于睑缘及结膜穹窿走行的睑板血管。
2. **穹窿结膜**松弛，并可形成皱褶。
3. **球结膜**覆盖于前部巩膜表面并于角膜缘与角膜上皮相连续。角膜缘放射状嵴形成 Vogt 栅栏。除角膜缘外，基质与下方 Tenon 囊疏松相连；两者在角膜缘处融合。半月皱襞（半月襞）位于内眦部，其鼻侧可见肉样结节（泪阜），结节由包含毛囊的皮肤组织、副泪腺、汗腺以及脂肪腺组成。

组织学

1. **上皮层**不角化，并含有约 5 层细胞（图 5.1）。立方形的基底细胞在生长脱落之前会逐渐变成扁平多面体细胞。杯状细胞位于上皮内，并且以在鼻下方及穹窿部最多。
2. **基质层**（固有层）由富含血管的疏松结缔组织构成。直到出生后 3 个月，腺样层的浅表层才开始发育，故新生儿无法形成结膜滤泡样改变。深部纤维层与睑板融合。Krause 和 Wolfring 副泪腺位于基质层深部。杯状细胞分泌的黏液及副泪腺的

分泌物都是组成泪膜的必要成分。
3. **结膜相关淋巴组织（CALT）**是启动及调节眼表免疫应答至关重要的结构。包括上皮层内的淋巴细胞、淋巴管及伴行的血管，以及基质内弥漫的淋巴细胞、浆细胞及滤泡。

结膜炎症反应的临床特征

症状

非特异性症状，包括流泪、异物感、刺痛及灼热感。瘙痒是过敏性疾病的标志性症状，亦可见于睑缘炎及干眼症。当患者出现明显疼痛、畏光及显著的异物感，提示角膜受累。

分泌物

1. **水样分泌物**是由浆液性渗出物及眼泪组成，见于急性病毒性或急性过敏性结膜炎。
2. **黏液性分泌物**典型见于慢性过敏性结膜炎及干眼症。
3. **黏液脓性分泌物**主要见于衣原体或急性细菌性感染（图 5.4C）。
4. **中度脓性分泌物**见于急性细菌性结膜炎。
5. **重度脓性分泌物**是淋球菌感染的典型特征（图 5.4D）。

结膜反应

1. **充血**呈弥漫型，似牛肉红色，远离角膜缘充血更明显，是细菌性结膜炎的特征（图 5.2A）。
2. **出血**（图 5.2B）可见于病毒性结膜炎，偶见于细菌性结膜炎。
3. **球结膜水肿**（结膜水肿）在严重感染时出现（图 5.2C 和图 5.11）。病情严重时，水肿的球结膜可于闭眼时脱出于睑裂外。急性球结膜水肿通常提示存在超敏反应，而慢性球结膜水肿通常提示眼眶血流流出受阻。
4. **膜**
   a. **假膜**是由凝固的渗出物黏附于发炎的结膜上皮而形成（图 5.2D）。可轻易将假膜剥除，而结膜组织保持完好无损（图 5.23B）。
   b. **膜**（真膜）累及结膜上皮的浅层，故若将其剥除将造成撕裂伤。
   c. **病因**
      - 严重腺病毒性结膜炎。
      - 淋球菌性结膜炎。

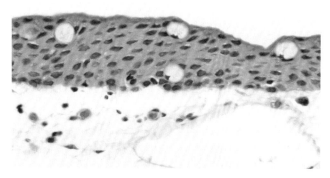

图 5.1　结膜的组织学切片。（Courtesy of J Harry）

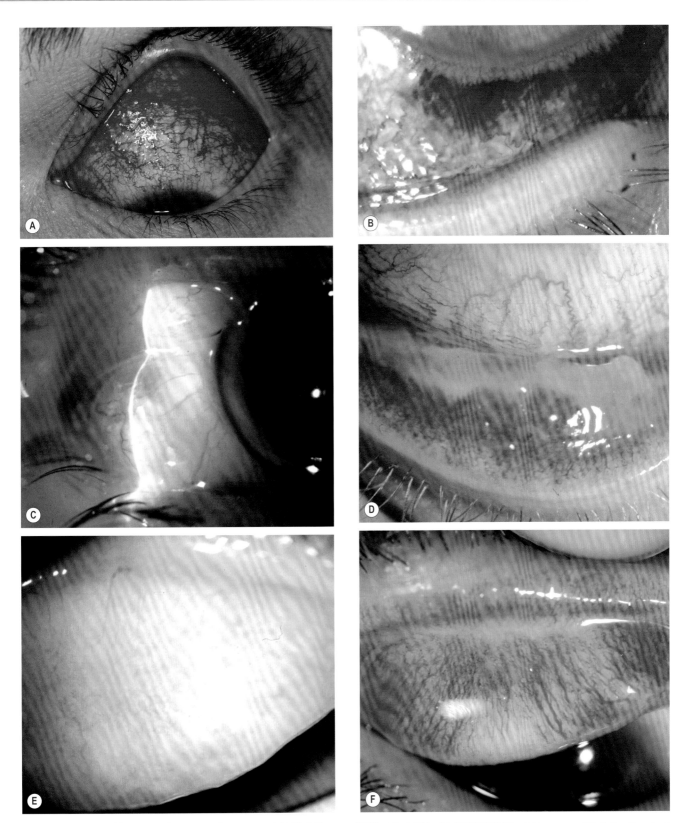

图 5.2 结膜炎的体征。A. 充血。B. 出血。C. 球结膜水肿。D. 假膜。E. 浸润。F. 结膜下瘢痕。(Courtesy of P Saine-fig. A; S Tuft-fig. B; M Jager-fig. F)

- 木样结膜炎。
- 急性 Stevens-Johnson 综合征。
- 细菌感染（链球菌属、白喉棒状杆菌）。

真膜与假膜的鉴别并无显著的临床意义，因两者均可于病情缓解后残留结膜瘢痕。

5. **浸润**代表细胞募集到发生慢性炎症的组织部位，典型者伴乳头增生。主要表现为正常睑结膜血管消失、紊乱，尤其多见于上睑（图 5.2 E）。

6. **结膜下瘢痕**（图 5.2F）可见于沙眼，或其他导致瘢痕形成的结膜炎。严重的瘢痕形成将破坏杯状细胞及副泪腺，并导致瘢痕性睑内翻。

7. **滤泡**
   a. **表现**：多个、分散的、稍隆起的病灶，类似半透明的大米颗粒，在穹窿部最显著（图 5.3A）。血管多围绕或跨越病灶，而并不位于病灶内部。
   b. **组织学**提示上皮下可见淋巴生发中心，幼稚淋巴细胞位于其中央，而成熟细胞位于其周边部（图 5.3B）。
   c. **病因**包括病毒性及衣原体性结膜炎、帕里诺眼腺综合征及对局部药物的过敏反应。儿童结膜可见小滤泡，与成人穹窿部及上睑板边缘的滤泡一样，属正常表现（结膜滤泡增生症）。

8. **乳头**仅发生于睑结膜及角膜缘球结膜，此处与深层纤维层连接紧密。

   a. **表现**
   - 与滤泡不同，乳头中心常含血管。
   - 微乳头中央存在血管，形成中央突起的红点，呈马赛克样外观。
   - 若炎症持续存在，将进展为大乳头（<1mm，图 5.3C）和巨乳头（>1mm）。
   - 荧光素钠染色顶端着染或巨乳头间见黏液（图 5.12C）提示活动期病变。
   - 角膜缘乳头呈现胶质样外观（图 5.13）。
   b. **组织学**上表现为高度增生的结膜上皮层伴随纤维血管核心，以及上皮下基质层炎性细胞的浸润（图 5.3D）。晚期改变包括浅层基质层玻璃样变、瘢痕，以及包含杯状细胞的隐窝形成。
   c. **病因**包括细菌性结膜炎、过敏性结膜炎、慢性睑缘炎、佩戴接触镜、上角膜缘角膜结膜炎及眼睑松弛综合征。

淋巴结肿大

与结膜炎相关的淋巴结肿大最常见的原因是病毒感染。它也可能发生在衣原体感染和严重的细菌性结膜炎（尤其是淋球菌性结膜炎）及帕里诺眼腺综合征。通常累及耳前淋巴结。

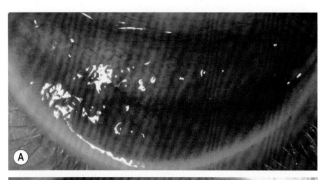
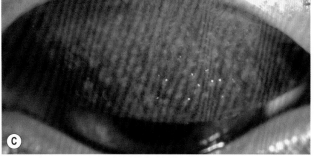
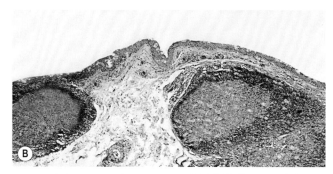
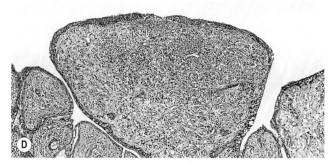

图 5.3   A. 结膜滤泡。B. 滤泡的组织病理切片显示两个上皮下生发中心，未成熟淋巴细胞位于中央，成熟细胞位于周边。C. 结膜大乳头。D. 乳头的组织病理学切片显示结膜上皮增生形成的皱褶，伴有纤维血管核心，以及上皮下基质炎性细胞的浸润。（Courtesy of S Tuft-figs A and C; J Harry-figs B and D）

细菌性结膜炎

急性细菌性结膜炎

急性细菌性结膜炎是一类常见的疾病，通常具有自限性，由眼部直接接触感染性分泌物引起。最常见的致病菌是肺炎链球菌、金黄色葡萄球菌、流感嗜血杆菌、卡他莫拉菌。少数情况下可由性传播疾病的致病菌——淋病奈瑟菌引起，病情通常较重，它可以轻易侵蚀完整的角膜上皮。脑膜炎双球菌（脑膜炎奈瑟菌）性结膜炎罕见，通常累及儿童。

诊断

1. **症状**
   * 急性发作的眼红、异物感、灼热感及分泌物增多。
   * 通常累及双眼，但一眼常较另一眼提前 1 ~ 2 天发病。
   * 清晨醒来时眼睑经常黏在一起，不易睁眼。
   * 严重淋球菌性结膜炎、脑膜炎双球菌性结膜炎、流感嗜血杆菌性结膜炎患者可出现全身症状。

2. **体征**多变，依据感染的程度而不同。
   * 眼睑水肿及红斑可见于严重感染，尤其是淋球菌性感染（图 5.4A）。
   * 如前所述，可有结膜充血（图 5.4B 和图 5.2A）。
   * 早期分泌物可呈水样，类似病毒性结膜炎，但迅速发展为黏液脓性（图 5.4C）。
   * 超急性脓性分泌物提示淋球菌性或脑膜炎球菌性结膜炎（图 5.4D）。
   * 常见角膜浅层点状上皮糜烂。
   * 淋球菌、脑膜炎球菌感染时可发生周边部角膜溃疡（图 5.4E），并可能迅速发展为角膜穿孔。
   * 除严重的淋球菌和脑膜炎球菌感染，通常无淋巴结肿大。

3. **辅助检查**并非常规进行，但建议在以下情况下进行：
   * 严重病例中，可对双眼结膜拭子和结膜刮取物进行急诊革兰染色，以排除淋球菌、脑膜炎球菌感染（革兰阴性的、肾形的、细胞内双球菌，图 5.4F）。
   * 在营养丰富的培养基中进行致病菌培养，如在巧克力琼脂培养基或 Thayer-Martin 培养基中培养淋病奈瑟菌。
   * 对病情不太严重但对治疗无反应的病例，可进行聚合酶链反应（PCR），尤其是为了排除衣原体和病毒感染可能。

治疗

约 60% 的病例在不治疗情况下 5 天内自愈。

1. **局部抗生素**（每天 4 次，最长 1 周）常用于促进病情好转，并可预防再感染和疾病传播。目前没有证据表明某种特定的抗生素较其他种类更有效。与滴眼液相比，软膏和凝胶提供了更高的药物浓度和更长的药物作用时间，但由于使用时影响视力，故白天使用受限。可使用的抗生素包括：
   * 氯霉素、氨基糖苷类抗生素（庆大霉素和新霉素）、喹诺酮类（环丙沙星、氧氟沙星、左氧氟沙星、洛美沙星、加替沙星、莫西沙星）、多黏菌素 B、夫西地酸和杆菌肽。
   * 有些医生认为，氯霉素可能引起再生障碍性贫血，不能应用于常规治疗。
   * 对于淋球菌、脑膜炎球菌性结膜炎，应每 1 ~ 2 小时予以喹诺酮类、庆大霉素、氯霉素或杆菌肽治疗，并联合全身治疗（见下文）。

2. **全身抗生素**可应用于以下情况：
   a. **淋球菌感染**通常使用第三代头孢菌素如头孢曲松、喹诺酮类和一些大环内酯类抗生素。药物应用前建议咨询微生物学家和（或）泌尿生殖专家。
   b. **流感嗜血杆菌**感染，尤其对于儿童，通常通过口服阿莫西林及克拉维酸进行治疗。因有 25% 的可能性会发展为中耳炎及其他全身系统性疾病。
   c. **脑膜炎球菌**性结膜炎，多见于儿童，因高达 30% 病例可发展为全身性侵袭性疾病，而早期全身干预治疗可以拯救生命。应咨询儿科和传染病专家。如果怀疑此病，应及时给予肌内注射青霉素、头孢噻肟、头孢曲松或口服环丙沙星进行治疗。
   d. **眶隔前或眶蜂窝织炎**（见第 3 章）。

3. **局部类固醇激素**应用可减少膜性和假膜性结膜炎的瘢痕形成，尽管目前此类药物使用的循证证据尚不明了。

4. **眼部冲洗**可清除过多的分泌物，在化脓性病例中可能有益。

5. **角膜接触镜**应停用，直到症状完全缓解后至少 48 小时。继续使用局部抗生素治疗时，不应配戴角膜接触镜。

6. **减少疾病传播**，应认真洗手，并避免共用毛巾。

7. **复诊**。对大部分轻度 / 中度成人患者通常是不必

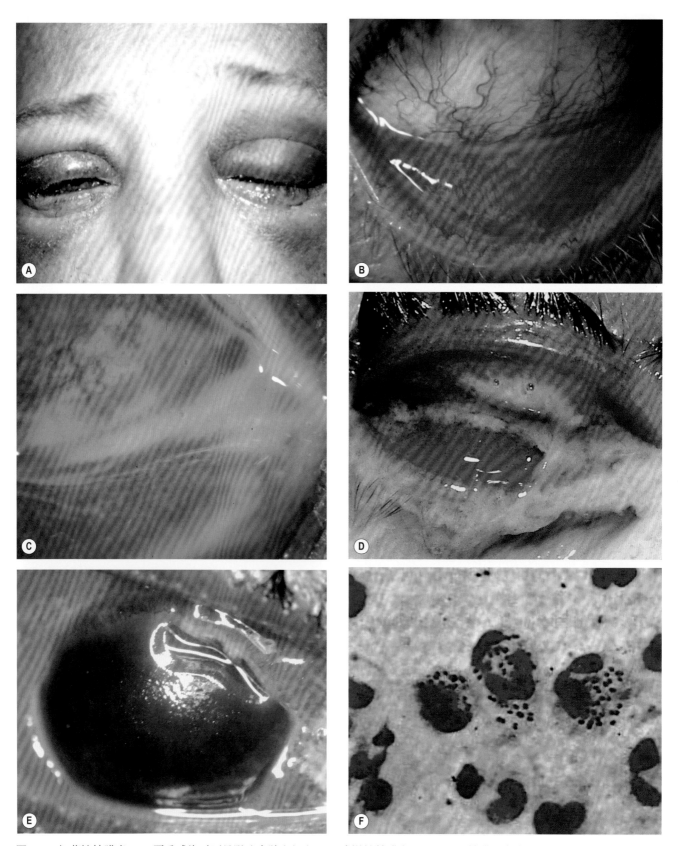

图 5.4　细菌性结膜炎。A. 严重感染时可见眼睑水肿和红斑。B. 弥漫性结膜充血，累及睑结膜和穹窿结膜。C. 黏液脓性分泌物。D. 大量化脓性分泌物。E. 上方角膜溃疡。F. 革兰染色示肾形双球菌。(Courtesy of S Tuft-fig. E; S Lewellen-fig. F)

要的。但应告知患者，当疾病恶化进展时需及时就诊。

8. **依法向当地卫生组织进行传报**，依照当地要求进行。

成人衣原体性结膜炎

发病机制

沙眼衣原体（图 5.5）是衣原体中的一种，是一种无法在细胞外复制的细菌，故其依赖于宿主细胞。它们以两种主要形式存在：（a）生命力顽强的、具有致病性的"原体"，是其细胞外形式；以及（b）"网状体"，是脆弱的、细胞内复制形式。成人衣原体性（包涵体）结膜炎是一种眼 - 生殖系统感染，通常由血清型 D-K 型沙眼衣原体引起。在西方国家，5% ~ 20% 性生活活跃的年轻人被感染。尽管眼 - 眼直接传播占 10%，大部分病例是通过生殖系统分泌物自体接种传播。感染后潜伏期约 1 周。

泌尿生殖道感染

1. **男性患者中**，非淋球菌性尿道炎（non-gonococcal urethritis，NGU），也被称为非特异性尿道炎（non-specific urethritis，NSU），最常见的病因是衣原体感染。需要指出的是，后来这个术语有时也指排除了淋病和衣原体感染的尿道炎。在男性患者中，衣原体性尿道炎经常是无症状的。沙眼衣原体也可引起附睾炎，且可诱发 Reiter 病。

2. **女性患者中**，典型的衣原体性尿道炎可引起排尿困难和异常尿道分泌物。它可能会进展为骨盆炎症性疾病（pelvic inflammatory disease，PID），并可导致不孕；5% ~ 10% 的 PID 患者会出现肝周围炎（Fitz-Hugh-Curtis 综合征）。

诊断

1. **症状**包括单侧或双侧的亚急性眼红、流泪和分泌物增多。若不治疗，将进展为慢性结膜炎。虽然是自限性疾病，但仍可能持续数月。当怀疑患者患衣原体性结膜炎时，对性生活的询问是非常重要的。

2. **特征**
   - 水样或黏液脓性分泌物。
   - 大滤泡常在下穹窿部最明显（图 5.6A），亦可累及上睑结膜（图 5.6B）。
   - 常见表层点状角膜炎。

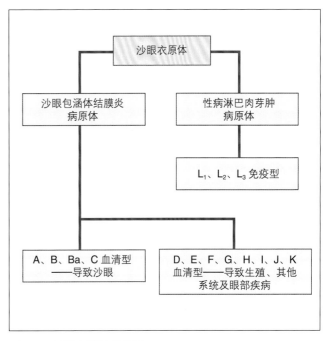

图 5.5 沙眼衣原体的分类。

- 结膜炎发病 2 ~ 3 周后可能出现周边角膜浸润（图 5.6C）。
- 耳前淋巴结肿大，质软。
- 慢性病例中滤泡不明显，可发展为轻度结膜瘢痕和角膜血管翳（图 5.6D）。

3. **辅助检查**。可用压舌板或手术刀钝端进行睑板结膜刮片。
   - 核酸扩增检测，如 PCR，将成为可选择的研究检查手段，但对眼部标本的确认目前十分有限。
   - 将刮片涂抹于玻片上，对胞内嗜碱性小体进行吉姆萨染色。
   - 直接免疫荧光（图 5.6E）检测原体，敏感性和特异性约 90%。
   - 酶联免疫对直接抗原的检测也是有效的。
   - McCoy 细胞培养（图 5.6F）具有高度特异性。
   - 也可对拭子进行细菌培养，同时在某些病例中血清学检查也可能有帮助。

治疗

1. **转诊至泌尿生殖专家**是必需的，尤其是为了排除其他性传播疾病，并密切随访和妊娠测试。

2. **全身性治疗**可选下列之一：
   - 阿奇霉素 1g/d，重复 1 周，可作为首选，但可能 30% 的患者需要第 2 或第 3 个疗程治疗。
   - 多西环素 100mg，每天 2 次，共 10 天（四环素类抗生素相对禁忌证包括怀孕 / 哺乳期妇女及

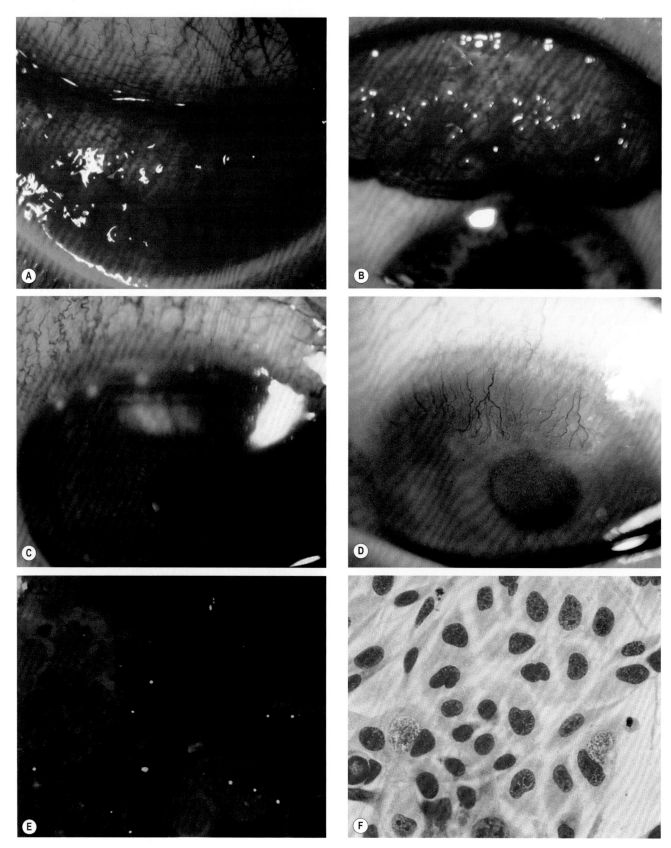

图 5.6 成人衣原体性结膜炎。A. 穹窿结膜大滤泡。B. 上睑滤泡。C. 周边角膜浸润。D. 上方血管翳。E. 直接免疫荧光显示原体。F. McCoy 细胞培养中可见糖原阳性的包涵体。（Courtesy of J Harry and G Misson, from Clinical Ophthalmic Pathology Butterworth-Heinemann 2001-fig. E）

12 岁以下儿童）。

- 亦可使用红霉素、环丙沙星及阿莫西林。

3 有时局部使用抗生素，如红霉素或四环素软膏，以快速缓解眼部症状。

4. 减少疾病传播，包括禁止性生活，直到完成治疗（阿奇霉素治疗 1 周后）。其他注意事项同其他感染性结膜炎。

同时需要注意的是，眼部症状可于几周内缓解，但因机体对衣原体抗原的持续长时间的超敏反应，滤泡和角膜浸润或需几个月才能完全缓解。

沙眼

发病机制

沙眼是世界上可预防的、导致不可逆盲的主要病因。它与贫穷、拥挤、卫生条件差相关。集体、社区内成员相互传播疾病、反复感染导致疾病发生。单独一次沙眼衣原体感染对机体相对无害，但反复感染引起机体对间歇性存在的沙眼衣原体抗原产生慢性免疫反应，包括由细胞介导的迟发型超敏反应（Ⅳ型），可导致失明。家庭式托儿所是最重要的再感染场所，因此年幼儿童特别容易被感染。苍蝇是重要的传播载体，但此病亦可通过眼或鼻分泌物直接传播。沙眼主要与血清分型 A、B、Ba 和 C 型的沙眼衣原体相关，但亦与通常引起成人包涵体结膜炎的血清分型为 D-K 型的沙眼衣原体，以及其他种类衣原体，如鹦鹉热衣原体与肺炎衣原体相关。

诊断

根据临床特征可分为"活动性"炎症期及慢性"瘢痕期"，两者可重叠。

1. 活动性沙眼最主要见于学龄前儿童，并具有以下特点：

- 混合性滤泡状 / 乳头状结膜炎（图 5.7A），伴黏液脓性分泌物。在 2 岁以下儿童中，乳头增生反应可能较为明显。
- 角膜上方的上皮性角膜炎和血管翳形成（图 5.7B）。

2. 瘢痕期沙眼在中年人中最常见。

- 轻者表现为线状或星状结膜瘢痕（图 5.7C），重者表现为广泛融合的瘢痕（Arlt 线，5.7D）。
- 虽然病变累及所有结膜，但以上睑结膜受累最为显著。
- 上角膜缘滤泡缓解后可遗留浅浅的小凹

表5.1 WHO沙眼的分期

TF= 沙眼性炎症反应（滤泡）：上睑结膜有 5 个或以上的滤泡（>0.5mm）。
TI= 沙眼性炎症反应（严重）：弥漫性睑结膜受累，50% 或以上的睑板血管模糊不清；可见乳头增生。
TS= 沙眼性结膜瘢痕：可见白色纤维瘢痕。
TT= 沙眼性倒睫：至少一根睫毛接触眼球。
CO= 角膜混浊：至少部分瞳孔区角膜混浊。

（Herbert 小凹，图 5.7E）。

- 倒睫、双行睫、角膜新生血管及瘢痕性睑内翻（图 5.7F）。
- 严重角膜混浊。
- 由杯状细胞及泪腺腺管破坏引起的干眼。

3. 辅助检查很少采用，主要依靠临床证据进行诊断。

处理

WHO 及其他组织对于沙眼处理的 **SAFE** 策略包括：倒睫手术（Surgery for trichiasis）、活动期病变的抗生素治疗（Antibiotics）、面部清洁（Facial hygiene），以及改善环境（Environmental improvement）。

1. 抗生素：应对患者和所有家庭成员给予抗生素治疗。单次的抗生素治疗在个人消除感染方面通常效果欠佳；为了减少感染，社区或需进行年度性治疗。

- 阿奇霉素每日 1 次口服（20mg/kg，最多 1g）是首选治疗方案。
- 红霉素 500mg，每天 2 次，共 14 天，是生育期妇女的替选方案。
- 局部使用 1% 四环素软膏效果较口服差；需用药 6 周。

2. 面部清洁是预防感染的重要措施。

3. 环境改善，包括改善供水、卫生，另外减少苍蝇的密度也十分重要。

4. 手术旨在缓解睑内翻、倒睫，并通过双板层睑板翻转术以保持睑裂完全闭合。

新生儿结膜炎

新生儿结膜炎（新生儿眼炎）是指发生在生后第 1 个月内的结膜感染。它是新生儿感染中最常见的类型，患病率约 10%。新生儿结膜炎是一种与较大婴儿所患结膜炎不同的特殊类型的结膜炎，因为它是

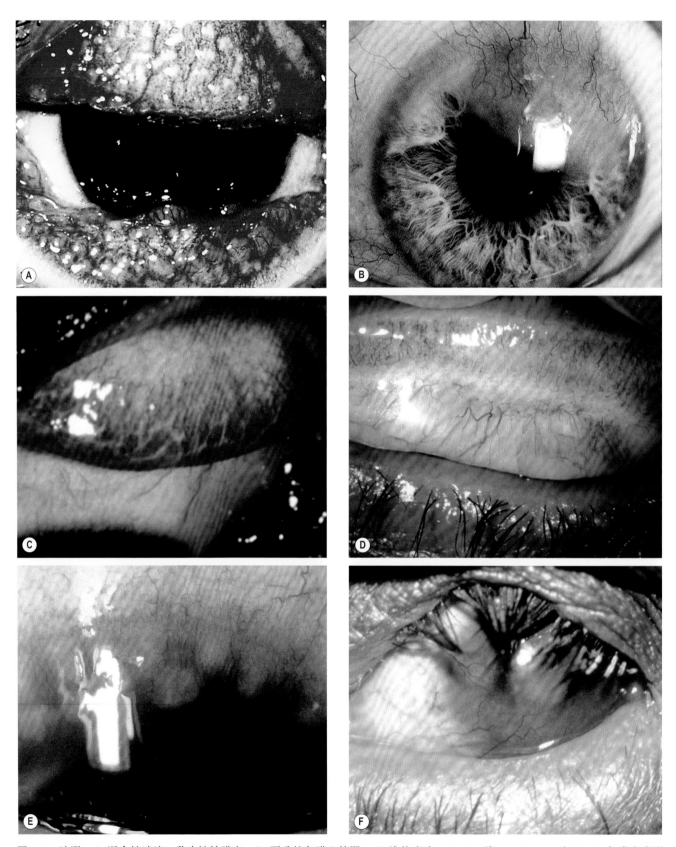

图 5.7   沙眼。A. 混合性滤泡 - 乳头性结膜炎。B. 严重的角膜血管翳。C. 线状瘢痕。D. Alrt 线。E. Herbert 小凹。F. 角膜瘢痕形成及新生血管，瘢痕性睑内翻。(Courtesy of R Bates-fig. E; C Barry-fig. F)

在分娩过程中由母亲传播给新生儿的感染。在许多国家中，卫生部门要求对新生儿结膜炎依法进行通报。

病因

- 由沙眼衣原体、淋病奈瑟菌（如今在发达国家中罕见），偶尔由单纯疱疹病毒（通常是 HSV-2）引起，并可伴随严重的眼部或全身并发症。
- 葡萄球菌通常引起轻度结膜炎；其他致病菌包括链球菌、流感嗜血杆菌和各种革兰阴性细菌。
- 局部预防性药物治疗（见下文），其本身或可引起结膜刺激症状。
- 新生儿泪液分泌少，持续、轻度的眼泪增多伴随反复的、轻度细菌性结膜炎或可能继发于先天性鼻泪管阻塞。

诊断

1. **发病时间**
   - 化学刺激：最初的几天。
   - 淋球菌性：第 1 周。
   - 葡萄球菌及其他细菌：第 1 周末。
   - 单纯疱疹性：1～2 周。
   - 沙眼：1～3 周。
2. **病史**
   - 预防性化学药物的使用。
   - 患者父母有性传播疾病症状。
   - 与结膜炎患者的近期亲密接触史。
   - 全身性疾病表现，如衣原体性肺炎、鼻炎、中耳炎、皮肤水疱及单纯疱疹病毒性脑炎的表现。
   - 炎症发生前存在持续性眼泪过多，提示鼻泪管阻塞。
3. **体征**
   - 病因不同，分泌物的类型亦不同。
   - 泪囊挤压见黏液脓性分泌物反流，提示泪道阻塞。
   - 淋球菌感染可发生重度眼睑水肿（图 5.8）。
   - 眼睑及眼周水疱可见于 HSV 感染。
   - 淋球菌或单纯疱疹病毒感染可出现角膜炎。
4. **辅助检查**。根据临床所得，选择合适的检查项目。
   - 可将结膜刮片涂抹于载玻片上，行革兰染色和吉姆萨染色（见前文，细菌性和衣原体性结膜炎）。HSV 感染者标本的革兰染色中可见多核巨细胞。
   - 使用海藻酸钙拭子或无菌棉签行结膜拭子，并于标准细菌培养基及巧克力琼脂培养基上进行

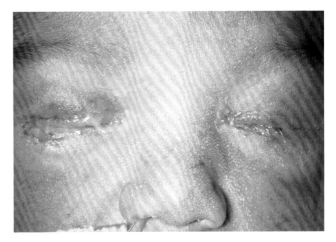

图 5.8 新生儿结膜炎，眼睑水肿及大量分泌物。

培养，或针对淋病奈瑟菌采用 Thayer-Martin 培养基进行培养。
- 巴氏涂片中，感染单纯疱疹病毒的上皮细胞内可见嗜酸性核内包涵体。
- 应对分离结膜刮片行核酸扩增试验（如 PCR），尤其是针对衣原体。
- 可对结膜刮片或皮肤水疱液进行针对 HSV 的病毒培养。
- 若打算进行免疫荧光测试，必须于荧光素滴用前进行标本采集。

治疗

1. **预防性治疗**常规进行，但缺少相应的标准方案。
   - 单次滴用 2.5% 聚维酮碘溶液可有效预防常见病原菌感染。
   - 也可使用 0.5% 红霉素软膏或 1% 四环素软膏。
   - 1% 硝酸银溶液可消灭淋球菌，仍应用于淋球菌常见的感染地区。当存在母体感染时，需联合单次青霉素肌注进行治疗。
2. **化学性结膜炎**。除了人工泪液外，无需其他治疗。
3. **轻度结膜炎**（粘眼）在新生儿中很常见，或需要局部使用广谱抗生素，如氯霉素或夫西地酸。
4. **中度至重度的病例**应进行上述辅助检查。
   - 如果革兰染色显示存在相应细菌感染，应先使用一种广谱抗生素，直到细菌的药物敏感性报告出来后，依照报告选择相应药物治疗。
   - 若为衣原体感染，需口服红霉素治疗 2 周。可加用红霉素或四环素软膏。
5. **重度的结膜炎**，或怀疑存在全身性疾病时，需要住院。

- 淋菌性结膜炎需要使用第3代头孢菌素进行系统性治疗。进行沙眼的联合治疗是非常谨慎的。
- 单纯疱疹感染应被看作是一种全身性疾病，应在密切儿科专科护理观察中，予大剂量阿昔洛韦静脉注射治疗。对脑炎的早期诊断和治疗可能是救命的，或者可预防严重的神经系统功能障碍。可考虑联合局部使用阿昔洛韦治疗。

6. **寻求微生物学家或儿科医生的专业建议。**患儿病情严重或有全身症状时应寻求微生物学家或儿科专家的建议。当诊断为性传播疾病病原体所致结膜炎时，将患儿母亲和她的性伴侣转诊给泌尿生殖专科是很重要的；对新生儿还应筛查其他性传播疾病。

病毒性结膜炎

腺病毒性结膜炎

发病机制

病毒性结膜炎最常由腺病毒（一种没有包膜的双链 DNA 病毒）引起。发病可呈散发性，或在工作场所（包括医院）、学校或游泳池出现流行性发病。病毒颗粒可以在干燥的表面存活数周，并可在临床特征出现几天前便开始持续播散，这些均导致了该种高传染性疾病的传播。病毒传播主要通过接触患者的呼吸道或眼部分泌物，包括通过污染物进行传播，例如污染的毛巾。

临床表现

病毒性结膜炎可表现为轻微的亚临床疾病到严重的炎症反应。患者常有急性结膜炎接触史。

1. **非特异性急性滤泡性结膜炎**是最常见的类型，由一系列不同血清学变异型的腺病毒引起。尽管经常伴随全身系统症状（通常较轻），如咽痛、感冒，但眼部受累情况通常较其他类型的腺病毒感染要轻。
2. **咽 - 结膜热（PCF）**由腺病毒血清型 3、4 和 7 型引起。可在上呼吸道感染的家庭中通过飞沫及分泌物传播。30% 的病例出现角膜炎，但通常不严重。
3. **流行性角膜结膜炎（EKC）**由腺病毒血清型 8、19 和 37 型引起，是最严重的类型，80% 的病例出现角膜炎。
4. **慢性 / 复发性腺病毒性结膜炎**以慢性非特异性滤泡 / 乳头形成为特征，较为罕见，但可持续数年之久。

临床特征

1. 眼睑水肿；耳前淋巴结肿大，质软。
2. 显著的结膜充血及滤泡（图 5.9A）。
3. 严重的炎症反应可伴随结膜出血（腺病毒感染常表现为瘀点状出血）、结膜水肿、膜（少见）以及假膜（图 5.9B）。
4. 假膜或膜在治疗后仍可遗留轻度结膜瘢痕（图 5.9C）。
5. 腺病毒感染性角膜炎有以下特征：
   - 疾病早期，角膜上皮微囊泡（未染色）常见。
   - 点状上皮性角膜炎（图 5.9D）可在症状出现后 7 ~ 10 天发生，并在 2 周内缓解。
   - 局部的上皮下 / 前基质层的白色浸润常在消退的上皮损伤下方出现，这可能是一种对病毒的免疫反应（图 5.9E），并可在数月至数年内持续存在或复发（图 5.9F）。
6. 轻度前部葡萄膜炎并不常见。

鉴别诊断

1. **急性出血性结膜炎。**典型发生在热带地区，常由肠道病毒及柯萨奇病毒引起。起病急，1 ~ 2 周内缓解，结膜出血是其典型特征。
2. **单纯疱疹病毒（HSV）**可引起滤泡性结膜炎，尤其是首次感染，常表现为单眼受累，并合并皮肤小疱。
3. **全身病毒感染，**如常见于儿童期的全身病毒感染，如水痘、麻疹、流行性腮腺炎等，均可伴随滤泡性结膜炎。水痘 - 带状疱疹病毒引起的结膜炎是眼部带状疱疹的部分表现。也发现过 HIV 引起的结膜炎的病例。

处理

通常 2 ~ 3 周可自行缓解。

1. **辅助检查**通常是不必要的，但当诊断不明确或病情尚未自行缓解的情况下可考虑。
   - 吉姆萨染色主要显示了腺病毒性结膜炎中的单核细胞及疱疹感染中的多核巨细胞。
   - 核苷酸扩增技术，如 PCR，能敏感而特异地识别病毒 DNA。
   - 病毒分离培养是金标准，但是费用昂贵且耗时长（数日到数周），同时需要特殊的转运培养基。该检查敏感性多变，但特异性接近 100%。
   - 一种即时的免疫色谱检测只需 10min 便能检测眼泪中的腺病毒抗原。敏感性和特异性均很高。

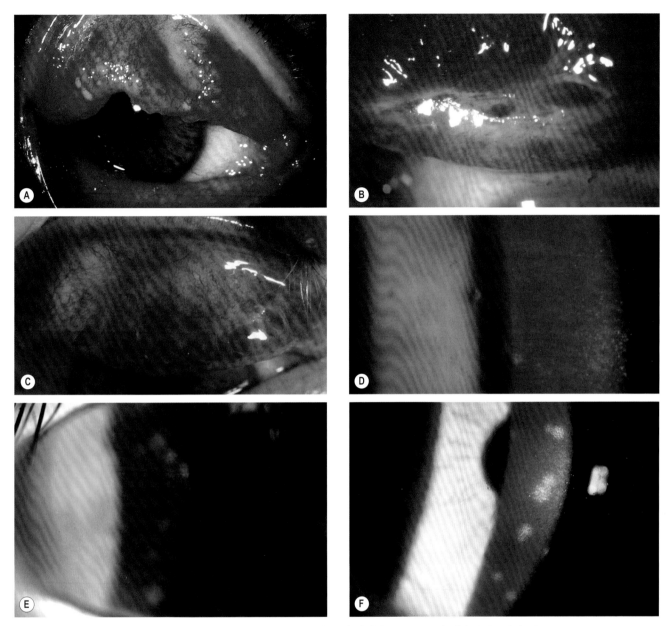

图 5.9 腺病毒性角膜结膜炎。A. 泡性结膜炎。B. 假膜。C. 轻度瘢痕残留。D 至 F. 角膜炎（见正文）。(Courtesy of S Tuft-figs B, C and D)

2. **减少传播风险**。可通过严格的手部清洁、避免揉眼及共用毛巾等减少传播可能性。同时，在检查过感染患者后，需对检查器具及患者所接触过的地方进行详细的消毒（如使用次氯酸钠、聚维酮碘消毒）。

3. **局部皮质激素应用**。严重的膜性或假膜性腺病毒性结膜炎可使用 0.5% 的泼尼松龙滴眼液每天 4 次滴眼。有症状的角膜炎亦可局部应用弱效皮质激素，但需谨慎使用，因为局部皮质激素仅抑制炎症反应，而不会加速疾病的缓解；同时病变在病程提前终止后常易复发。此外，皮质激素可加强病毒复制，同时延长患者维持传染性的时间。长期使用时必须监测眼内压。

4. **其他处理**
   - 症状缓解前停止使用角膜接触镜。
   - 每天 4 次使用人工泪液有助于缓解症状。不含防腐剂的人工泪液可提高舒适度；同时，使用单只、一次性包装人工泪液有助于减少疾病传播的可能性。
   - 冷敷（或热敷）可缓解症状。
   - 移除引起相应症状的假膜或膜。
   - 若怀疑继发细菌感染，可局部应用抗生素。
   - 聚维酮碘对游离的腺病毒非常有效（对胞内腺病毒效果较差），并可降低其传染性。

传染性软疣性结膜炎

发病机制

　　传染性软疣是由双链 DNA 痘病毒引起的皮肤感染性疾病，本病常见于儿童，发病年龄高峰见于 2～4 岁。传播方式主要为接触传染，继而为自身接种。在慢性结膜炎患者中必须详细检查睫毛根部附近，以免漏诊软疣病变。

诊断

1. **临床表现**为慢性的、单眼的眼部刺激症状及少量分泌物。
2. **临床特征**
   - 眼睑边缘见苍白、蜡黄的、中央微凹如脐窝的结节；滤泡性结膜炎；少量黏液性分泌物（图 5.10A）。
   - 在免疫抑制的患者中，可见球状结节（图 5.10B）及多发皮损，皮损可融合（图 5.10C）。
   - 未治疗的慢性病例中可见上皮性角膜炎，有时可见血管翳。

治疗

　　在免疫功能正常的患者中，软疣病变常呈自限性，但当继发结膜炎或出于美观的目的，可行手术摘除病变。可用针尖在病变皮肤边缘划一道口子后，排出病变内容物。

过敏性结膜炎

　　特应性是指由遗传基因决定的、对环境中特定的过敏原产生高反应性的易感体质。可表现为各种各样的过敏性结膜炎，以及枯草热（季节性过敏性鼻炎）、哮喘和湿疹。过敏性结膜炎是一类 I 型（急性）超敏反应，是由肥大细胞对 IgE 产生反应后脱颗粒而介导产生的。同时也有证据证明在某些过敏性结膜炎中存在 IV 型超敏反应。

急性过敏性结膜炎

　　急性过敏性结膜炎是结膜接触环境中过敏原后产生的急性反应，过敏原通常为花粉。多见于春季和夏季户外玩耍后的幼儿。

1. **临床表现**为眼痒及流泪，伴随严重的球结膜水肿（图 5.11）。

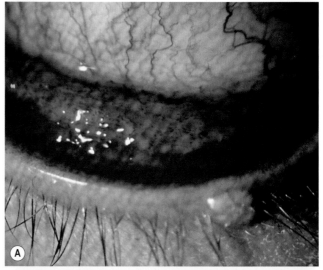

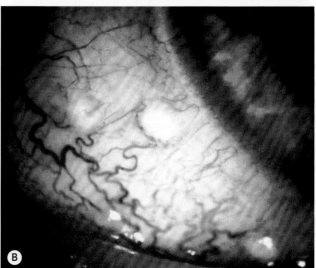

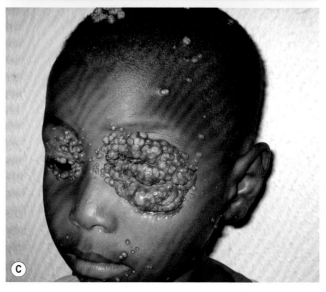

图 5.10 　A. 滤泡性结膜炎伴随软疣状眼睑病变。B. 球结膜上的软疣病变。C. HIV 阳性患者，可见广泛、汇合的传染性软疣病变。（Courtesy of JH Krachmer; MJ Mannis and EJ Holland, from Cornea, Mosby 2005-fig. B; D Smit-fig. C）

2. 治疗。通常无需特殊治疗。血管通透性急性增加得以缓解的数小时后球结膜水肿将自行缓解。可予以冷敷，一滴 0.1% 肾上腺素有助于减轻极重的球结膜水肿。

季节性及常年性过敏性结膜炎

季节性及常年性过敏性结膜炎是一类亚急性病变，可通过接触不同的过敏原而导致疾病发作的时间不同而鉴别这两种疾病。

1. **季节性过敏性结膜炎**（"枯草热眼"）在春夏季加重，较为常见。最常见的过敏原包括树和花粉，随着地理位置变化，过敏原的种类也各不相同。
2. **常年性过敏性结膜炎**常年引起眼部不适，通常秋季加重，当接触屋内尘螨、动物毛屑及真菌性过敏原后病情加重。此病较季节性过敏性结膜炎少见，且病情相对较轻。

诊断

1. **临床表现**：急性的、一过性的眼红、流泪、瘙痒，可伴随打喷嚏及流涕。
2. **体征**：典型表现可在发作间期完全缓解。体征包括结膜充血、相对较轻的乳头增生反应、球结膜水肿及眼睑水肿。
3. **辅助检查**：虽然在活动性患者中结膜刮片检查可见嗜酸性粒细胞，但通常不做。

治疗

1. **人工泪液**可用于症状较轻的患者。
2. **肥大细胞稳定剂**（色甘酸钠、奈多罗米钠、洛度沙胺）需使用数日后才能发挥最大作用，若有需要，可长期使用（洛度沙胺除外）。
3. **抗组胺类药物**（依美斯汀、依匹斯汀、左卡巴汀、贝他司汀）可用于症状较重的患者，效果与肥大细胞稳定剂相似。
4. **联合制剂**。一种抗组胺药物及血管收缩剂的联合制剂（安他唑啉及赛洛唑啉—— Otrivin-Antistin®）。
5. **联合使用抗组胺药及肥大细胞稳定剂**（氮卓斯汀、酮替芬、奥洛他定）对于病情恶化加重时通常十分有效。
6. **局部应用类固醇激素**十分有效但通常不必要。
7. **口服抗组胺药物**。病情严重时可使用。部分药物，如苯海拉明可引起明显的嗜睡，有助于睡眠；其他如氯雷他定有轻度的镇静作用。

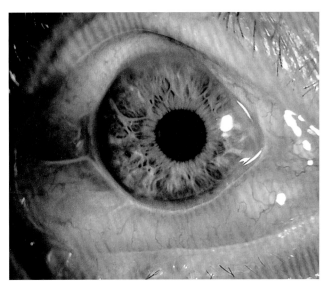

图 5.11 急性过敏性结膜炎见严重球结膜水肿。

春季角结膜炎

发病机制

春季角结膜炎（vernal keratoconjunctivitis，VKC）是一种双眼患病、反复发作的疾病。IgE 和细胞介导的免疫反应在发病机制中均起到了重要作用。主要见于男孩，多于 5 岁以上起病（平均年龄 7 岁）。95% 患者的病情在青春期晚期前缓解，但仍有许多患者可发展成为特应性角结膜炎。VKC 在温带地区少见，而在温暖干燥的气候区内相对常见，例如地中海地区、撒哈拉沙漠以南的非洲地区，以及中东地区。在温带地区，90% 的患者可有其他变态反应性疾病，例如哮喘及湿疹；2/3 的患者有变态反应性疾病的家族史。VKC 发病常与季节相关，在春末及夏季发病率最高，但全年均可存在轻微不适症状。

分类

1. **睑结膜型 VKC** 主要累及上睑结膜。由于病变结膜与角膜上皮相邻，此病可伴明显的角膜病变。
2. **角膜缘型**主要见于黑人及亚洲人群。
3. **混合型 VKC** 兼备睑结膜型及角膜缘型的特征。

诊断

主要根据临床症状进行诊断，通常无需实验室及病原学检查。

1. **症状**包括剧烈瘙痒，可伴随流泪、畏光、异物感、灼热感，以及黏稠的黏液性分泌物增多，频繁眨眼。

2. 睑结膜型

- 早期轻型病变以结膜充血及上睑板弥漫性乳头增生为特征（图 5.12A）。
- 大乳头（<1mm）呈多边形，表面平坦，如鹅卵石样外观（图 5.12B）。
- 当分隔组织破坏后，邻近的小病变可融合，发展成为巨大乳头（>1mm）。
- 巨大乳头之间可有黏液沉积（图 5.12 C）。
- 疾病活动性下降表现为结膜充血好转以及黏液性分泌物合成减少（图 5.12 D）。

3. 角膜缘型

- 角膜缘可见胶状的结膜乳头增生，可伴随位于上方一过性的由细胞堆积形成的白色小点（Horner-Trantas 结节，图 5.13 A ~ C）。
- 在热带地区，角膜缘病变十分严重（图 5.13D）。

4. 角膜病变在睑结膜型中更常见，并可表现为以下几种类型：

a. 上方角膜点状上皮侵蚀，伴黏液覆盖（图 5.14A）。

b. 角膜上皮大范围侵蚀（图 5.14B）主要由炎症介质产生的上皮毒性作用及睑结膜乳头直接机械作用所致。

c. 角膜白斑（图 5.14C）和"盾状"溃疡（图 5.14D）可见于睑结膜型或混合型。当暴露的 Bowman 膜被黏液和磷酸钙覆盖后，将导致其不够湿润且上皮修复延迟，而出现角膜白斑及溃疡。这种病情很严重，并迫切需要注意防止发生继发性细菌感染。

d. 上皮下瘢痕通常呈灰色和椭圆形，并可能影响视力（图 5.14E）。

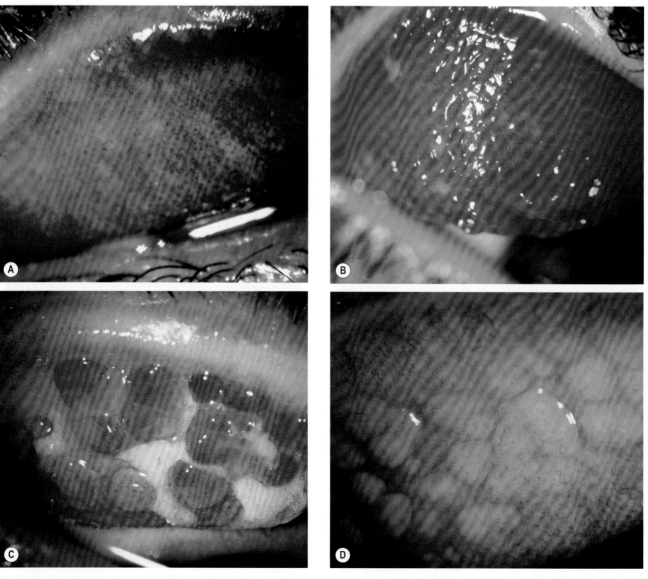

图 5.12　春季角结膜炎的睑结膜病变。A. 弥漫性乳头肥大。B. 大乳头。C. 巨大乳头和黏液。D. 相对稳定性病灶。（Courtesy of S Tuft-figs B and D）

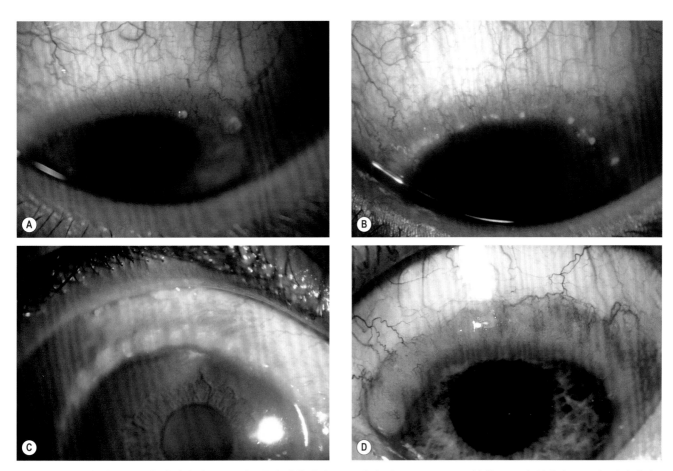

图 5.13　春季角结膜炎的角膜缘病变。A. 稀疏的角膜缘乳头。B. 乳头及 Horner-Trantas 结节。C. 大量乳头。D. 极重度病变。（Courtesy of S Tuft-fig. B）

e. 假性老年环可见于复发性角膜缘疾病。它是角膜缘旁类似老年环的浅表瘢痕带，邻近先前的发炎段（图 5.14F）。

f. 其他表现

- 新生血管通常不明显，虽然可由一些周围浅表血管向内生长，尤其多见于上方。
- 圆锥角膜及其他形式的角膜扩张更常见于 VKC。
- 单纯疱疹性角膜炎发生率高于平均，尽管仍较特应性角结膜炎（atopic keratoconjunctivitis，AKC）患者少。它可呈进展性病程，偶尔累及双眼。

5. 眼睑疾病通常较轻，这与 AKC 不同。

特应性角结膜炎

发病机制

特应性角结膜炎（AKC）是一种罕见的双眼疾病，通常于成年人发病（发病高峰为 30～50 岁），伴有长期的湿疹病史。哮喘病史也非常常见。大约有 5% 的患者在儿童期曾患春季角结膜炎。发病情况几乎没有性别差异。AKC 通常呈慢性持续性病程，完全缓解的可能性相对较低，并可伴随严重的视力损害。然而，春季角结膜炎发病通常与季节相关；尽管 AKC 常在冬季加重，但它往往常年发病。患者对大量空气传播的过敏原敏感。

诊断

AKC 和 VKC 主要通过临床症状进行区分。

1. 症状与春季角结膜炎类似，但往往更严重且持续时间长。

2. 眼睑

- 皮肤改变（图 5.15A）包括红斑、干燥、鳞屑及增厚，有时可见裂纹，以及由于严重瘙痒导致的抓痕（"表皮脱落"）。
- 伴慢性葡萄球菌性睑缘炎，常见睫毛脱落。
- 睑缘角化。
- Hertoghe 征是指外侧部分眉毛缺失。
- 面部皮肤收紧可能会造成下睑外翻、溢泪。

3. 结膜受累首先见于下睑结膜。而在 VKC 中，上

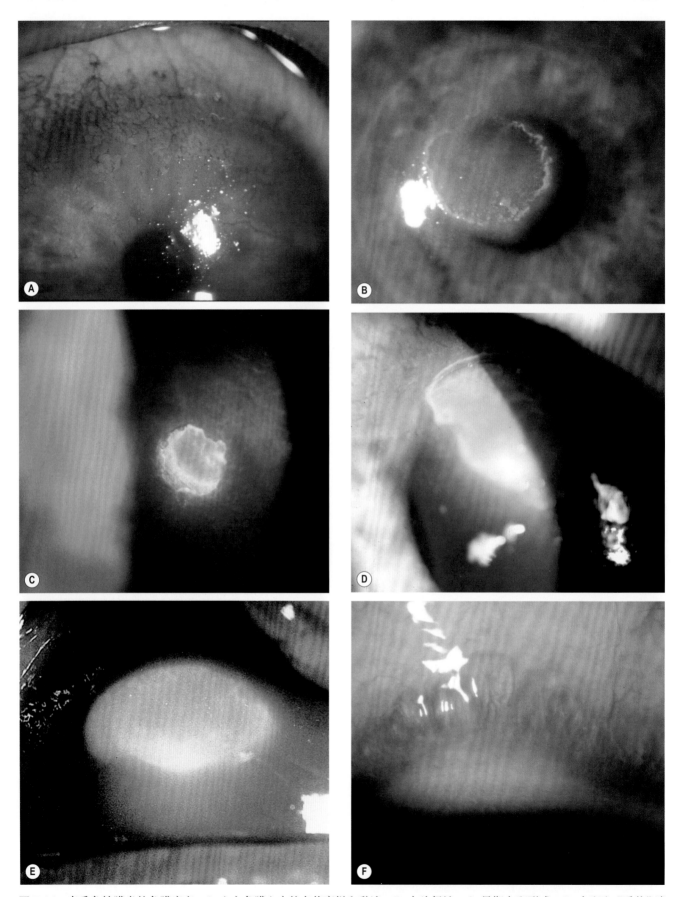

图 5.14 春季角结膜炎的角膜病变。A. 上方角膜上皮的点状糜烂和黏液。B. 大片侵蚀。C. 早期白斑形成。D. 白斑和"盾状"溃疡。E. 椭圆形上皮下瘢痕。F. 假性老年环和角膜缘乳头。（Courtesy of S Tuft-figs A, B, C and F）

睑结膜受累严重。

- 分泌物通常较 VKC 的分泌物稀，而 VKC 的分泌物呈黏稠的黏液状。
- 最初乳头比 VKC 的乳头小。但后来亦可发展为较大的病变。
- 弥漫的结膜浸润及瘢痕形成可呈现白色的、粗糙的外观（图 5.15B）。
- 瘢痕的形成可以导致中度的睑球粘连、穹窿结膜挛缩（图 5.15C）及泪阜的角化（图 5.15D）。
- 角膜缘病变与 VKC 类似，包括 Horner-Trantas 结节。

4. 角膜病变
   a. 点状上皮糜烂在下 1/3 的角膜常见（图 5.15E）。
   b. 持续性角膜上皮缺损（图 5.15F），有时伴局灶性变薄，偶尔可发展为角膜穿孔。
   c. 可能形成角膜白斑。
   d. 周边角膜血管化（图 5.15F）和基质层瘢痕形成较 VKC 常见。
   e. 其他表现
      - 易继发细菌和真菌感染，易感染形成疱疹性

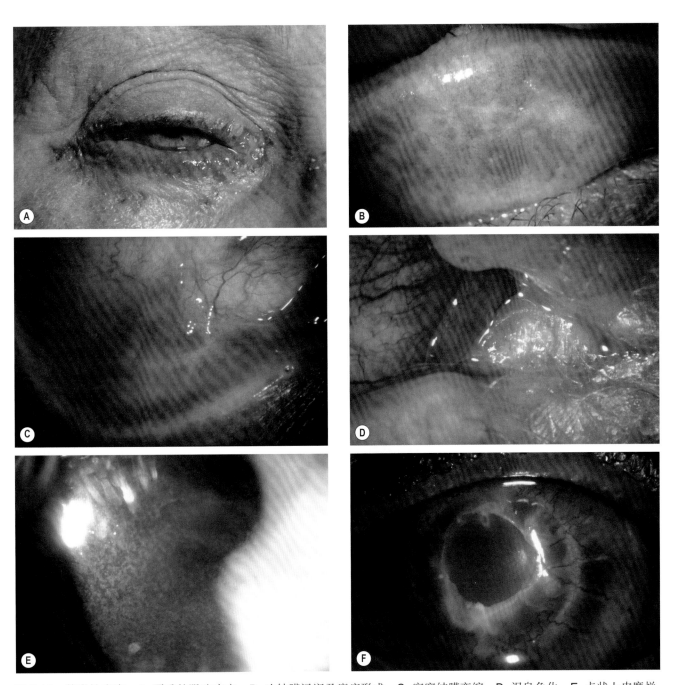

图 5.15 特应性疾病。A. 严重的眼睑病变。B. 睑结膜浸润及瘢痕形成。C. 穹窿结膜挛缩。D. 泪阜角化。E. 点状上皮糜烂。F. 持续性上皮缺损和周边角膜血管化。（Courtesy of S Tuft）

角膜炎。

- 圆锥角膜常见（约 15%）。与 VKC 一样，认为它继发于慢性眼球摩擦。

5. 白内障

- 前囊下或后囊下常可见"盾状"并发性白内障，长期类固醇治疗可加重白内障。
- 由于睑缘存在大量金黄色葡萄球菌，白内障术后眼内炎的风险增加。

6. 视网膜脱离较正常人群更常见。

VKC和AKC的治疗

　　VKC 的处理和 AKC 没有本质上的区别，虽然后者通常对治疗的反应较差，且需要更加强化和长期的治疗。

一般措施

1. 如果可能的话，**避免过敏原**。可以征求过敏症专家的建议。过敏原斑贴试验有时有效，但往往得到的都是非特异性的结果。

2. 冷敷可能有效。

3. 眼睑清洁。合并金黄色葡萄球菌睑缘炎的患者需保持眼睑卫生。皮肤干燥时可使用保湿霜，如 E45。

局部治疗

1. 肥大细胞稳定剂可以降低急性发作的频率，并减少类固醇激素的使用，所以它构成了大多数治疗方案的基础，但是单独使用效果不佳。几天的疗程是合理的，但在某些情况下，或需长期使用（洛度沙胺是不允许长期使用的）。在一些患者中加用 NSAID（酮咯酸、双氯芬酸）可能增加疗效。

2. 抗组胺药适用于急性加重的病例，但一般不适合长期使用。尝试几种不同药物联用可能是有价值的。

3. 联合制剂。抗组胺药和血管收缩剂的联合制剂通常仅限于缓解病情，然而联合应用抗组胺药及肥大细胞稳定剂通常是有效的。

4. 类固醇激素可用于（a）结膜炎严重恶化及（b）显著的角膜病变，减轻结膜病变的活动性有助于改善角膜病变。

- 通常可短期而频繁地使用类固醇激素治疗（0.1% 氟米龙，1% 利美索龙，0.5% 泼尼松龙，0.2% 或 0.5% 氯替泼诺），用于控制病情。虽然引起高眼压的风险较低，但若需长期用药，必须进行眼内压的监测，特别是 AKC 患者。

- 亦可使用强效制剂，如 1% 泼尼松，但引起激素性青光眼的风险更高。
- 对严重的睑部疾病、依从性差或抵制常规治疗的患者可考虑行上睑结膜下类固醇注射治疗。麻醉后，将上睑翻转，再将药物注射至其结膜面。可注射 0.1ml 的 4mg/ml 倍他米松磷酸钠（倍他米松）、4mg/ml 地塞米松或注射 40mg/ml 曲安奈德。

5. 免疫调节剂

a. 0.05% 环孢素，每天 2 次，可用于类固醇激素无效、激素治疗耐受性差的患者，或可用于重症的患者，以减少激素的用量。使用几周后，它可能会导致眼部刺激症状、视力模糊；若突然停药可引起疾病复发。它作为长期疗法的一线药物的有效性有待进一步研究。

b. 0.03% 他克莫司软膏对 AKC 的重度眼睑病变有效。在某些难治性病例中，穹窿部应用能有效调节结膜炎症反应。

6. 其他措施

a. 抗生素联合类固醇可用于严重角膜病变，以预防或治疗细菌感染。

b. 乙酰半胱氨酸是一种黏液溶解剂，对 VKC 有效。可用于溶解黏液性分泌物，减少早期斑块形成。

全身治疗

1. 抗组胺药可帮助止痒，促进睡眠，减少夜间揉眼。除了组胺，仍有其他炎症介质参与炎症反应，疗效不能保证。

2. 抗生素（多西环素 50～100mg/d，共 6 周或阿奇霉素 500mg，每天 1 次，共 3 天）治疗以减少因睑缘炎而加重的炎症反应，通常见于 AKC。

3. 免疫抑制剂（如类固醇、环孢素、他克莫司、硫唑嘌呤）在对其他治疗措施反应不佳的 AKC 患者中可能有效。在病情严重的病例中，为了快速控制病情，短期、大剂量的类固醇激素的应用可能是必要的。抗 T 细胞的单克隆抗体对顽固性病例可能有效。

4. 阿司匹林在春季角结膜炎中可能有效。儿童和青少年（VKC 的主要患者人群）应避免使用，因其可能导致 Reye 综合征。

外科治疗

1. 佩戴**绷带型角膜接触镜**有助于促进持续性角膜上皮缺损的愈合。

2. **浅层角膜切除术**可能用于移除角膜白斑块或盾状溃疡，促进角膜上皮形成。在角膜复上皮化之前必须持续治疗，以防止复发。也可采用准分子激光角膜切削术。

3. **眼表修复-重建手术**，例如羊膜移植或板层角膜移植术；或眼睑手术，如肉毒杆菌毒素所致上睑下垂，或外侧睑裂缝合术，可用于严重的持续性角膜上皮缺损或溃疡患者。涂抹凝胶可适用于局部（"穿凿样"）角膜穿孔。

巨乳头性（机械性）结膜炎

发病机制

机械性乳头性结膜炎是巨乳头性结膜炎（giant papillary conjunctivitis，GPC）的严重类型，可继发于各种睑结膜的机械性刺激。最常见的是接触镜（contact lens，CL）的配戴，它被称为接触镜相关性乳头性结膜炎（contact lens-associated papillary conjunctivitis，CLPC）。当接触镜上存在蛋白质沉积物和细胞碎片时（图 5.16），患此病的风险增加。它亦可能与眼部假体（图 5.17）、暴露的缝线或巩膜扣带、不规则的角膜表面和滤过泡相关。有一个相关的现象，即所谓的"黏鱼综合征"，它是指患有各种眼前节疾病的患者，因反复用手擦拭黏液分泌物，而刺激形成的慢性乳头增生反应。

诊断

1. **症状**包括异物感、眼红、瘙痒、黏液分泌增多，视物模糊和 CL 佩戴舒适度下降。摘除接触镜后症状可能会加重。应询问 CL 的清洁和维护情况。

2. **临床特征**
   - 黏液性分泌物。
   - CL 上见蛋白沉积。
   - 由于上睑黏附，CL 移动性过大。
   - 上睑结膜充血和最初中等大小的乳头（> 0.3mm）。
   - 严重病例中，大乳头上可见尖端溃疡或白色瘢痕形成。
   - 由于炎性细胞因子分泌相对较少，角膜损害罕见。
   - 由于慢性炎症所致的刺激性痉挛及组织松弛，可导致上睑下垂。

治疗

需排除其他引起结膜乳头增生的原因，同时需排除导致 CL 佩戴舒适度下降的其他原因，如清洗液及干眼。

1. **移除刺激原**
   - 几周内禁止使用 CL，并替换现有的镜片。
   - 对于轻-中度病例，以上的处理可能已足够，可联合缩短佩戴时长。
   - 对于严重病例，可延长停用镜片的时间。
   - 去除其他刺激的可能，例如暴露的缝线或巩膜扣带。
   - 评估眼部假体的情况及契合度。

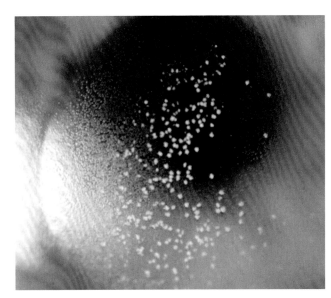

图 5.16 接触镜沉积物。

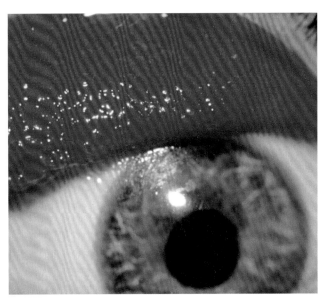

图 5.17 眼部假体导致巨乳头性结膜炎。

- 重新制作青光眼引流装置及滤过泡。
2. **确保对 CL 或假体进行有效地清洁。**
   - 更换 CL 清洗液，尤其是含有防腐剂的清洗液。
   - 如果更换了接触镜后病情仍持续，则更换成月抛型或日抛型 CL。
   - 硬性角膜接触镜患 CLPC 的风险较小（5%），因为它们更容易被有效地清洁。
   - 停止配戴 CL，佩戴传统框架眼镜或进行屈光手术治疗严重或难治性病例。
   - 定期（至少每周 1 次）使用蛋白质去除剂，彻底去除接触镜上蛋白质沉积。
   - 应对假体进行清洗和抛光。
3. **局部药物治疗**
   - 应对佩戴软性角膜接触镜的患者使用肥大细胞稳定剂，或可在佩戴接触镜前半小时滴用。如果需要的话，大部分肥大细胞稳定剂都能长期使用。
   - 抗组胺药、非甾体抗炎药及抗组胺药 / 肥大细胞稳定剂联合制剂可能都有效。
   - 局部外用类固醇激素可用于难治性病例的急性期，尤其是对于那些无法去除刺激原的疾病，例如滤过泡相关性疾病。

全身发疱性黏膜皮肤病相关的结膜炎

黏膜类天疱疮

定义

　　黏膜类天疱疮（mucous membrane pemphigoid，MMP），也被称为瘢痕性类天疱疮，包括一组慢性自身免疫性皮肤起疱性疾病，特征为上皮基底膜存在抗体和补体的线性沉积。此病可累及全身广泛的上皮组织，包括皮肤、口、鼻、上呼吸道、生殖器及上、下消化道黏膜以及结膜。特殊临床类型的 MMP 好发于某些特定靶组织或身体部位，例如大疱性类天疱疮，它好发于皮肤，虽然也常累及口腔及其他组织。在大部分病例中，眼瘢痕性类天疱疮（ocular cicatricial pemphigoid，OCP）病变累及结膜，并可引起进行性瘢痕（瘢痕化）。典型病例多见于老年人，女性患者较多，女性患者与男性患者比约为 2 : 1。其他瘢痕性结膜炎的病因见表 5.2。

发病机制

　　易感个体接触了未知的诱发因素（可能是与特定

表5.2　结膜瘢痕形成的原因
<ul><li>黏膜类天疱疮。</li><li>Stevens-Johnson 综合征 / 中毒性表皮坏死松解症（Lyell 综合征）。</li><li>结膜化学伤和热烧伤。</li><li>严重的细菌性或病毒性结膜炎。</li><li>沙眼。</li><li>药物所致（"假类天疱疮"）。</li><li>其他：大疱性表皮松解症、寻常型天疱疮、线状 IgA 大疱性皮病、疱疹样皮炎、扁平苔藓、迟发性皮肤卟啉病、着色性干皮病、硬皮病、干眼症（维生素 A 缺乏）。</li></ul>

微生物的接触）后，可引起 II 型超敏反应，这将导致抗体集合至基底膜带、补体系统的激活以及炎症细胞的募集。炎症反应急性期的特征是基底膜带局限性表皮层和真皮层的分离。细胞因子的释放将导致成纤维细胞的活化以及接下来的瘢痕形成。不同临床类型的 MMP 与不同的靶抗原相关。大疱性类天疱疮与一种或多种半桥粒糖蛋白相关；OCP 在许多情况下与整合素（一种介导细胞 - 细胞以及细胞 - 基质之间反应的蛋白）的组成成分相关。

眼部特征

1. **表现**为起病隐匿的非特异性结膜炎，双侧受累，但通常不对称。因为罕见，它常被临床医生漏诊或误诊，这将导致针对性治疗的滞后。
2. **结膜**
   - 乳头状结膜炎，弥漫性充血和水肿，严重病例中可出现组织坏死（图 5.18A）。
   - 结膜下纤维化形成的细纹和下穹窿缩短（图 5.18B）。
   - 半月襞变平及泪阜角化（图 5.18C）。
   - 睑球粘连是球结膜和睑结膜的粘连（图 5.18D）。
   - 干眼，由杯状细胞、副泪腺破坏以及泪腺导管阻塞引起。
   - 疾病呈慢性渐进性病程，可不时出现急性发作。
   - 应该通过经常、定期测量穹窿深度和注意粘连的位置来监测病情的进展情况。
3. **角膜**
   - 由于干燥和暴露引起上皮缺损（图 5.19A）。
   - 浸润及角膜外周新生血管（图 5.19B）。
   - 角膜缘受损后形成角膜角化及"结膜化"，以及随后的角膜干细胞破坏（图 5.19C）。
   - 疾病终末期的特点是睑球粘连、角膜混浊（图 5.19D）。
4. **眼睑**
   - 异常（发育不良）的睫毛，慢性睑缘炎及睑缘

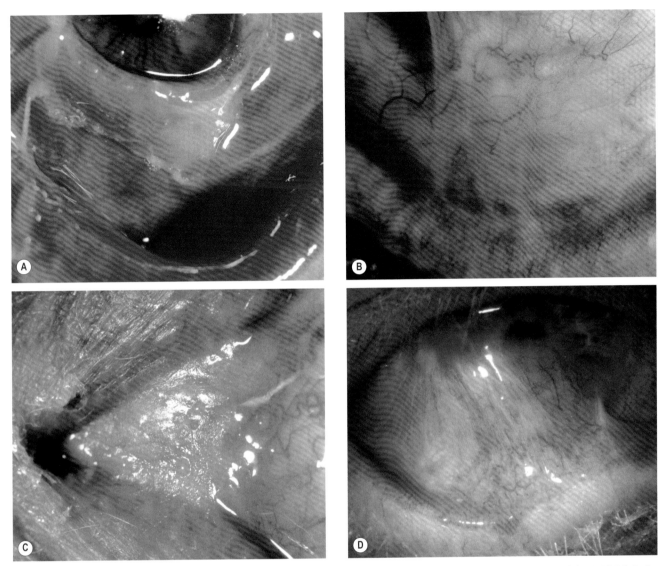

图 5.18　与眼瘢痕性类天疱疮相关的结膜炎。A. 充血、水肿和坏死。B. 结膜下纤维化及穹窿缩短。C. 半月襞变平及泪阜角化。D. 睑球粘连。（Courtesy of S Tuft）

皮肤角化。

- 睑缘粘连，其中在外眦部存在上下眼睑粘连。

全身特征

1. **黏膜受累**十分常见，其特征为表皮下大疱，最常见于口腔（图 5.20A）。大疱 1 ~ 2 天内破裂，产生黏膜糜烂和溃疡，但愈合后无明显瘢痕残留。而在其他部位，溃疡愈合后通常会产生瘢痕，导致瘢痕性狭窄。食管狭窄可以导致食物反流与误吸。喉或气管狭窄可能是致命的。

2. **皮肤病变**相对较少（25%），表现为绷紧的水疱和糜烂。可见于头部及颈部（图 5.20B）、腹股沟及四肢（图 5.20C），全身广泛受累不常见（图 5.20D）。

全身治疗

1. **氨苯砜**是针对轻中度病例有效的一线治疗药物。剂量方法为：若患者能耐受，每天按照 1mg/kg 的量逐日加量，直至 100mg 或 200mg。约 70% 的患者对此药有反应。药物的禁忌证为葡萄糖 -6-磷酸脱氢酶缺乏症。

2. **抗代谢药物**如硫唑嘌呤、甲氨蝶呤或吗替麦考酚酯（骁悉®），可用于氨苯砜禁忌、效果较差或无效的轻中度患者，并适合长期使用。如果病情需要，可与氨苯砜联用，但仅在后者显示出一定程度的疗效时使用。

3. **类固醇激素**（泼尼松 1 ~ 1.5mg/kg 口服）能迅速控制疾病发展。但因存在许多不良反应，故不适合大剂量长期使用。

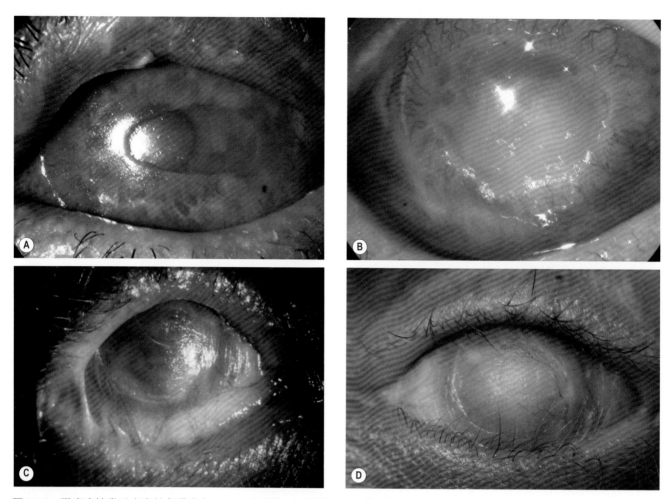

图 5.19 眼瘢痕性类天疱疮的角膜病变。A. 上皮缺损。B. 外周新生血管和浸润。C. 角化和睑球粘连。D. 终末期病变。（Courtesy of S Tuft）

4. 其他措施
   - 在部分对其他药物治疗无效的患者中，静脉注射免疫球蛋白的疗效可佳。
   - 环孢素的使用已有显著疗效，虽然目前支持其效果的数据有限。

局部治疗

1. **局部外用药**
   - 人工泪液是治疗中不可或缺的一部分。
   - 类固醇作为辅助治疗。
   - 视黄酸可能有助于减少角质化。
   - 视情况使用抗生素药物。
   - 存在睑缘炎时，清洁眼睑及口服低剂量四环素。
2. **结膜下丝裂霉素 C 和（或）类固醇注射**可用于暂时急救治疗或用于全身免疫抑制疗法无法进行时。
3. **角膜接触镜**可谨慎使用，用以保护角膜免受异常的摩擦或脱水。

重建手术

疾病活动性控制之后，可考虑行重建手术，最好是在全身性类固醇激素的保护下进行手术。
- 可对异常睫毛采用激光光凝或冷冻治疗。后者可联合睑裂分离术以暴露毛囊。
- 如果尚未被瘢痕侵蚀，可通过泪点栓塞术治疗严重的干眼。
- 可通过外侧睑裂缝合或使用肉毒杆菌毒素造成上睑下垂，来促进持续性或复发性角膜上皮缺损的愈合。
- 睑内翻最好通过手术治疗（如眼轮匝肌折叠术），且无需剪开结膜。
- 结膜角化可以通过自体黏膜移植（如口腔黏膜）或羊膜移植。这些技术也可以用于穹窿部的修复重建。
- 角膜上皮修复失败时可尝试进行角膜缘干细胞移植。

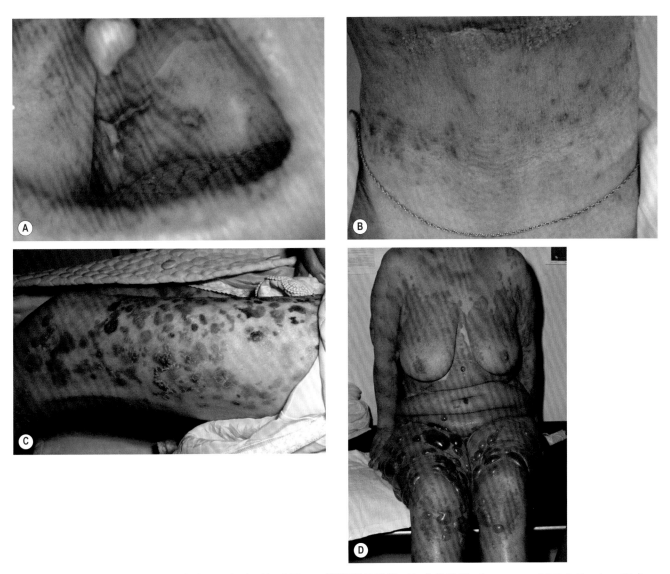

图 5.20　黏膜类天疱疮。A. 口腔水疱。B. 轻度颈部受累。C. 腿部严重受累。D. 全身受累。（Courtesy of S Tuft-figs A and B）

- 由于存在眼表疾病，角膜移植失败的风险高；角膜板层移植或对穿孔有效。
- 人工角膜或许是终末期病变治疗的唯一选择。

Stevens-Johnson综合征/中毒性表皮坏死松解症（Lyell综合征）

定义

　　以前"Stevens-Johnson 综合征（SJS）"和"重症多形性红斑"表达的意义是等同的。然而，现在认为多形性红斑（没有"重症"二字）是一种独立的疾病，病情轻、反复发作，可表现为不同的临床特征，并存在不同的促发因素（多形性红斑主要由感染引起，Stevens-Johnson 综合征主要由药物引起）。"中毒性表皮坏死松解症"（TEN- Lyell 综合征）是 SJS 的严重类型。一般来说，SJS/TEN 的患者往往是青壮年，尽管其他年龄群体，包括儿童和老人，亦可患病。SJS多见于男性，TEN 多见于女性。

发病

　　它被认为与细胞介导的迟发型超敏反应有关，可直接由药物引起或由被药物成分修饰后的上皮细胞抗原引起。很多的药物与之相关，包括抗生素（特别是磺胺类药物和甲氧苄啶）、镇痛药物、止咳和感冒药、可卡因、非甾体抗炎药、抗惊厥药和别嘌呤醇。微生物包括肺炎支原体和单纯疱疹病毒（HSV）亦可致病。由于临床症状常于暴露病原体 3 周后才出现，故超过 50% 的病例无法确定其诱发原因。特定 HLA 等位基因已被认为与接触某些药物后发展为 SJS/TEN 的倾向性相关。

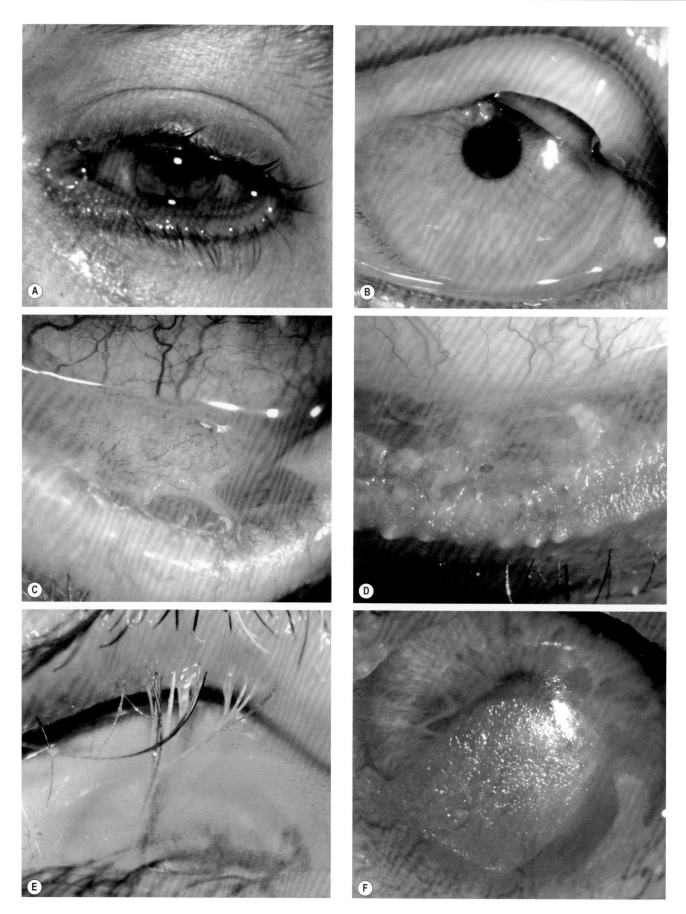

图 5.21   Stevens-Johnson 综合征的眼部特征。A. 急性结膜炎和眼睑出血、结痂。B. 假膜形成。C. 结膜角化。D. 角化和严重后睑缘病变。E. 睫毛乱生。F. 角膜角化。(Courtesy of S Tuft-figs D and F)

眼部特征

1. 表现与流感样症状类似，可能持续长达 14 天，后才出现皮肤黏膜病变。

2. **急性体征**

   - 眼睑边缘可见出血、结痂，并大范围融合（图 5.21A）。

   - 乳头状结膜炎，表现可从轻度的、一过性的、自限性的到重度的结膜炎。

   - 结膜可见膜和假膜（图 5.21B），重度充血、出血、水泡及片状梗死。

   - 角膜病变表现从上皮点状糜烂到大片的上皮缺损、继发性细菌性角膜炎，偶尔可出现角膜穿孔。

3. **晚期症状**

   - 结膜及睑缘角化（图 5.21C），有时可形成角化斑块。

- 后睑缘病变，睑板腺开口位于眼睑表面（图 5.21D）。

- 穹窿缩短和睑球粘连形成。

- 眼睑并发症，包括瘢痕性睑内翻和睑外翻、倒睫、睫毛乱生（图 5.21E）和睑缘粘连。

- 角膜病变包括瘢痕、血管化和角化（图 5.21F），可能是由炎症和（或）感染、瘢痕性睑内翻和睫毛异常引起。

- 泪小点纤维化导致眼睛呈水汪汪的外观。泪腺腺管纤维化及结膜上皮杯状细胞的损失导致的结膜化生亦可引起干眼。

系统特征

1. **黏膜受累**的特征表现为嘴唇起疱，以及出血、结痂（图 5.22A）。也可出现舌、口咽、鼻黏膜起疱，

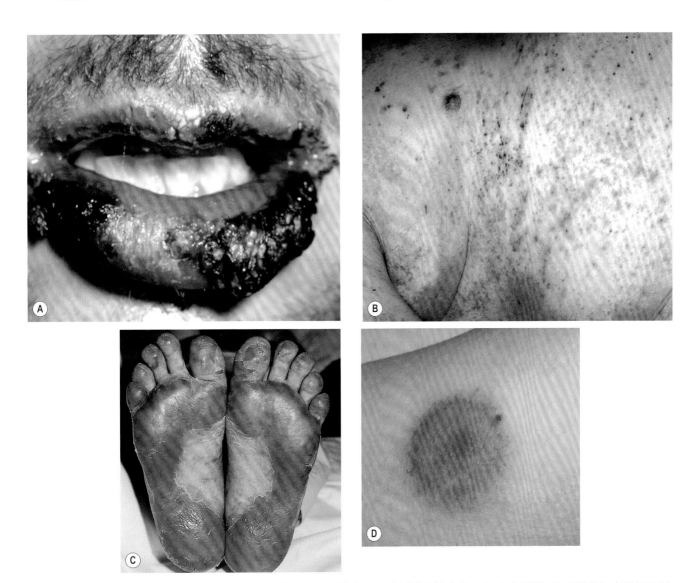

图 5.22 Stevens-Johnson 综合征的全身病变。A. 嘴唇出血、结痂。B. 广泛紫癜性病变。C. 表皮剥脱。D. "靶状"多形性红斑。（Courtesy of M Zatouroff, from Physical Signs in General Medicine, Mosby-Wolfe 1996-fig. C）

偶尔可发生于生殖器。

2. **皮肤**

- 四肢、面部和躯干皮肤可出现小片紫癜样、水疱状或坏死病变（图 5.22B）。这些病变通常是一过性的，但可呈播散性发展。通常在 1 ~ 4 周内愈合，遗留一种色素沉着瘢痕。
- 广泛表皮剥脱（图 5.22C）不常见。

3. "靶状"皮损可呈现经典的三个条带（图 5.22D），现在它被看成多形性红斑的特征，而不是 SJS/TEN 的特征改变；但两种病变中可有相似的黏膜损害。

全身治疗

1. 尽可能移除致病原因，如停用相应药物、治疗可疑感染。

2. 一般支持治疗是至关重要的，如摄入充足的水分和营养（尤其是蛋白质置换）、保持电解质平衡。在皮肤大面积受累时，将患者收治在专业烧伤病房可减少感染的机会。

3. 全身性类固醇激素治疗仍然是有争议的。有报道说其或增加老年人的死亡率，但后来有研究指出，早期的大剂量静脉注射治疗可改善疾病预后。

4. **其他免疫抑制剂**，如环孢素、硫唑嘌呤、环磷酰胺静脉注射，可用于特定病例，但仍然存在争议，并缺乏相应的对照试验。

5. 全身抗生素应用可用于预防皮肤或其他全身性感染，避免那些已知的可能诱发 SJS/TEN 的危险因素。

眼部治疗

1. **急性病变**

- 尽可能多地使用局部润滑剂。
- 可局部使用类固醇药物，但其治疗效果目前尚缺少相应结论。
- 使用消毒的玻璃棒或湿棉签分离进展中的睑球粘连。
- 巩膜环是由一个大的中央挖空的接触镜组成，可能有助于防止睑球粘连的形成（图 5.23A）。
- 可尝试剥离假膜 / 膜（图 5.23B），但其疗效尚未被证实。
- 治疗急性角膜病变，如细菌性角膜炎等。

2. **慢性病变的处理**主要是针对并发症的处理。

- 确保充足的润滑剂，如果必要的话可进行泪小点栓塞。

- 局部外用 0.01% 或 0.025% 的维 A 酸，有可能逆转角化。
- 处理异常的睫毛。
- 佩戴绷带型角膜眼镜（即透气性巩膜镜，图 5.23C）保持眼表湿润，保护角膜免受异常睫毛伤害，减少不规则散光。
- 进行黏膜移植（如口腔黏膜自体移植）来重建穹窿部。

3. **角膜修复**可包括以下内容：

- 对角膜角化采取浅层角膜切削术。
- 在角膜干细胞功能尚可的眼中，板层角膜移植可以用于浅表角膜瘢痕的治疗，通常优先选择穿透性角膜移植术。
- 羊膜移植术。
- 角膜缘干细胞移植（来源于尸体或活体亲属）。
- 终末期疾病患者可行人工角膜移植术。

其他类型结膜炎

上方角膜缘角结膜炎

定义

上方角膜缘角结膜炎（superior limbic keratoconjunctivitis，SLK）是罕见的上方角膜缘和上方球结膜和睑结膜的慢性疾病。主要为中年女性发病，常累及双眼，大约 50% 的患者存在甲状腺功能异常（通常是甲状腺功能亢进）；近 3% 的甲状腺眼病患者患 SLK。此病很容易被漏诊，因为临床症状通常比临床体征更严重。虽然此病最终可自发缓解，但可持续多年。它与机械性乳头状结膜炎有相似之处，可有隐形眼镜佩戴史及上眼睑的手术史或外伤史。

发病机制

SLK 被认为是与眨眼时上眼睑与上球结膜的摩擦创伤所致，可见于许多泪膜功能不全以及存在过多宽松结膜组织的病例中。结膜运动增多将导致睑结膜和球结膜表面的机械性损伤，所引起的炎症反应将导致结膜水肿和肥厚，这又将产生一个恶性循环。

诊断

1. **临床表现**为非特异性症状，常为间歇性，如异物感、烧灼感、轻度畏光、黏液样分泌物和频繁眨眼。

2. **结膜**

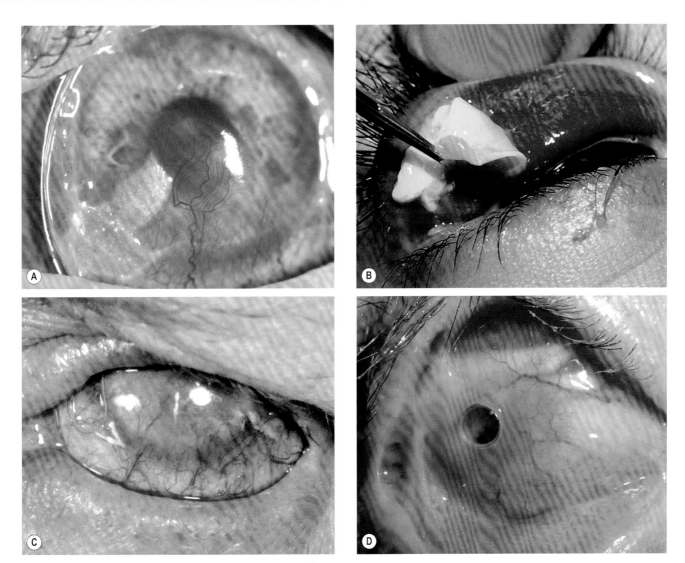

图 5.23 Stevens-Johnson 综合征的治疗。A. 巩膜环在位。B. 膜剥离。C. 绷带型角膜接触镜。D. 人工角膜。(Courtesy of S Tuft-figs A and C; J Dart-fig. B; E Wylegala-fig D)

- 上睑乳头增生，常呈弥漫型天鹅绒的外观（图 5.24A）。
- 上方球结膜呈放射状带状充血，角膜缘乳头增生（图 5.24B）。
- 上睑轻度下压导致上角膜缘出现结膜皱褶（图 5.24C）。
- 可出现点状出血。

3. 角膜
- 上方点状角膜上皮糜烂常见，并且常与角膜缘间存在一个正常的角膜上皮区。
- 约 1/3 的病例出现上方丝状角膜炎（图 5.24D）。
- 上方轻度血管翳，类似老年环，并可能发展为长期病变。

4. 干燥性角结膜炎仅见于约 50% 的病例。

5. 甲状腺功能检测可用于尚不知其存在甲状腺功能障碍的患者。

治疗

应首先尝试保守治疗。

1. 局部治疗。

a. 润滑剂，以减少睑结膜及球结膜的摩擦，应定期及经常使用。

b. 5% 乙酰半胱氨酸或 10% 乙酰半胱氨酸每日 4 次滴用，以破坏纤维形成并提供润滑。

c. 肥大细胞稳定剂和类固醇激素可用于抑制炎症反应；最好在短期内、密集地使用类固醇激素进行治疗，迅速减量，并应该用于重症病例。

d. 0.05% 环孢素，每天 2 次，可作为主要或辅助治疗，尤其在并发干燥性角结膜炎时。

e. 维 A 酸可延缓角化。

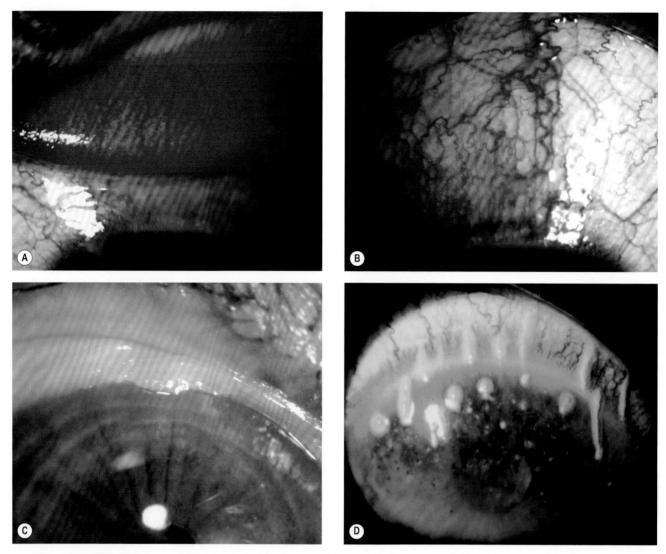

图 5.24 上方角膜缘角结膜炎。A.乳头增生。B.球结膜充血，角膜缘乳头状增生。C.皱折的结膜。D.上方角膜细丝状。(Courtesy of S Tuft-fig. C; C Barry-fig. D)

f. 20% 自体血清滴眼可能有效，但一天最多可能需滴 10 次。

2. 软性角膜接触透镜可将上睑和上方球结膜间隔开，在一些病例中有效。有趣的是，单眼的角膜接触镜使用可能会缓解双眼的病情。

3. 结膜下注射 0.1mL 类固醇激素或结膜下注射浓度为 40mg/mL 的曲安奈德可打破炎症循环。

4. 临时性上方和（或）下方泪小点栓塞。

5. 手术切除上方角膜缘处结膜，可在球结膜延伸覆盖上方角膜缘 2 mm 的区域，或用玫瑰红染色的区域，往往在顽固性病例中有效。松弛的结膜被切除，再生长的结膜一般比较固定。

6. 结膜消融术是对相应区域使用 0.5% 硝酸银溶液（而不是烧灼棒）或热灼术进行处理。

7. 治疗相关的甲状腺功能障碍可能改善 SLK。

木样结膜炎

定义

木样结膜炎是一种非常罕见的疾病，其特点为反复发作，通常是双侧发病，具有富含胶原蛋白的木样伪膜病变，主要累及睑板结膜。它通常是一种全身性疾病，可涉及牙周组织、呼吸道、肾、中耳和女性生殖器。它可能威胁视力，且肺部受累，偶尔可引起死亡。

发病机制通常认为在易感患者中，损伤修复机制是异常的，尤其是修复进程急性期的产物清除障碍。纤维蛋白溶酶介导的纤溶机制缺陷可能是许多

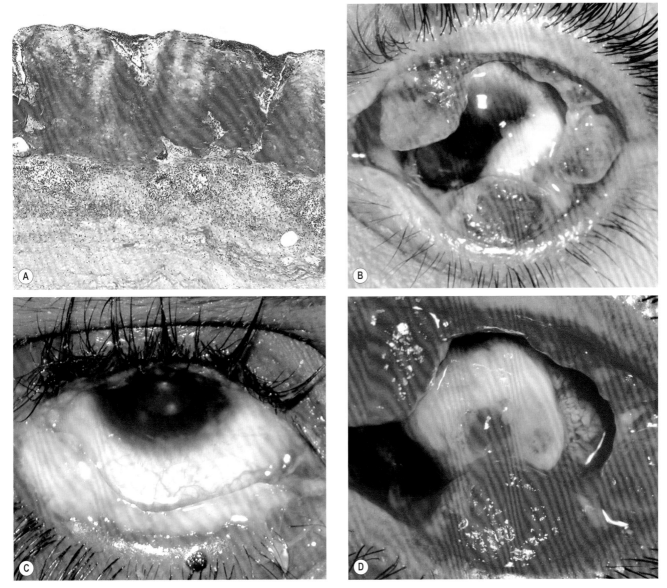

图 5.25　木样结膜炎。A. 组织学显示在结膜表面存在嗜酸性纤维蛋白沉积。B. 多发木样病变。C. 覆盖稠厚的黏液。D. 终末期病变，角膜破坏。（ Courtesy of J Harry and G Misson, from Clinical Ophthalmic Pathology, Butterworth-Heinemann, 2001-fig. A; JH Krachmer, MJ Mannis and EJ Holland, from Cornea, Mosby 2005-figs B and D; R Fogla-fig. C ）

患者共同的发病因素。疾病可以被相对轻微的创伤或全身性改变，如发热、抗纤溶治疗等触发。组织学检查显示主要由纤维蛋白组成的嗜酸性物质在上皮下无定形地沉积（图 5.25A ）。

诊断

1. **临床表现**为非特异性结膜炎，虽然可在任何年龄发病，但通常见于在儿童（平均年龄 5 岁）。往往是父母察觉出结膜改变。

2. **临床体征**
   - 红白相见分叶的结膜团块（图 5.25B ）。
   - 病变可覆盖黄白色稠厚的黏液分泌物（图

5.25C ）。
   - 角膜瘢痕、血管化、感染，或在进展性疾病中出现溶解（图 5.25D ）。

治疗

治疗往往是不理想的，自发缓解罕见。停止任何抗纤溶药物是很重要的。

1. **手术切除**联合细致的透热疗法治疗病变基底部。术前局部使用纤维蛋白溶酶原可软化假膜，有利于手术移除。

2. **局部外用**。
   - 移除膜后，立即开始行每小时肝素和类固醇激素治疗，一直应用到伤口再次上皮化。并继续使用几周，逐渐减量，直至所有炎症反应消失。

- 长期使用环孢素和类固醇激素可抑制复发。

3. 其他治疗

- 静脉或局部应用纤溶酶原制剂。
- 病变切除后行羊膜移植。

帕里诺眼腺综合征

帕里诺眼腺综合征或结膜炎是一种少见病变，表现为慢性低热、单侧肉芽肿性结膜炎，周围伴滤泡（图 5.26），以及身体同侧的局部淋巴结（耳前）肿大。尽管一些其他因素可引起与之类似的临床表现，例如土拉菌病（兔热病）、昆虫毛发（结节性眼炎）、梅毒、孢子丝菌病、结核、急性沙眼衣原体感染，但它几乎等同于猫抓病（由汉赛巴尔通体引起）。

人为性结膜炎

自我伤害（人为性角结膜炎）通常是故意的，也可以是无意的。可见于不断擦拭眼部黏液分泌物的患者（黏鱼综合征），以及摘隐形眼镜时疏忽大意而发生。可由机械性摩擦或穿孔，以及肥皂等家庭中易触及的刺激性物质入眼导致眼部损害。偶尔，过量使用某些眼药水也会导致损害。

诊断

- 下方结膜充血，虎红染色着染（图 5.27），上方球结膜无明显异常。
- 线性角膜擦伤，持续性角膜上皮缺损，偶尔可见局灶性角膜穿孔。
- 继发念珠菌感染。
- 无菌性环形浸润灶和前房积脓。
- 角膜瘢痕。
- 在较长的一段时间内患者因各种全身不适向各专业的多位专家寻求医疗建议。
- 主诉症状与客观体征不符。

处理

- 排除其他疾病。
- 需密切随访观察。
- 患者的抵制情绪常导致失访。
- 可进行精神心理科咨询。

结膜变性

睑裂斑

睑裂斑是一种非常常见的良性的结膜退行性病变，组织学表现为结膜基质胶原纤维发生的弹性组织变性。病变通常双侧发生，多无临床症状。其病因被

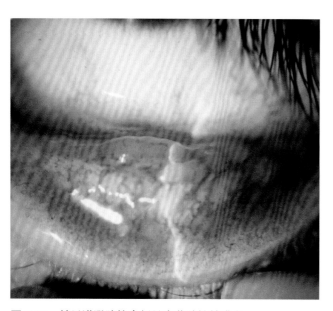

图 5.26　帕里诺眼腺综合征见肉芽肿性结膜炎。

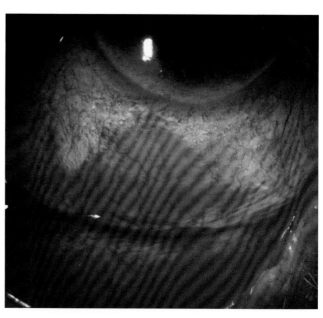

图 5.27　人为性结膜炎，见下方结膜充血，虎红染色着染。
（Courtesy of S Tuft）

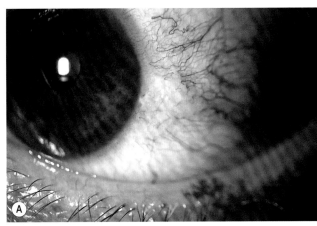

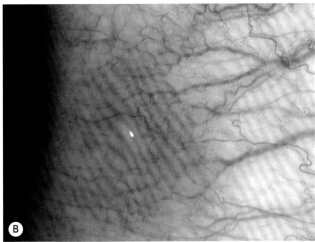

图 5.28 A. 睑裂斑。B. 睑裂斑炎。

认为与光化学损伤有关，类似于翼状胬肉（见下文）。

1. **体征**：靠近角膜缘球结膜上的黄白色斑块或小斑块聚集物，尽管常发生于两侧，但鼻侧角膜缘较颞侧多见（图 5.28A）。偶可见钙化。
2. **治疗**：由于生长极为缓慢，通常无需治疗。然而睑裂斑偶尔会发生急性炎症（睑裂斑炎，图 5.28B），此时需短期应用氟米龙等弱效类固醇激素治疗。出于美容因素或者巨大病灶导致严重刺激症状时可行睑裂斑切除术。

翼状胬肉

翼状胬肉是一块三角形的、上皮下血管纤维化的退行性球结膜组织，越过角膜缘向角膜伸展。它通常发生在生活于炎热气候条件下的人群中。如同睑裂斑一样，翼状胬肉可能由紫外线暴露以及慢性眼表干燥所引起。翼状胬肉在组织学上呈现出与睑裂斑相似的表现，即上皮下血管化的基质胶原蛋白发生的弹力组织变性（图 5.29A）。

临床表现

1. **症状**
   - 较小的病灶可无临床症状。
   - 由于胬肉的头部干扰角膜前泪膜产生的凹陷效应，可引起刺激症状及异物感（更容易发生在胬肉头部隆起较高的患者中）。
   - 由于边缘突起，佩戴角膜接触镜的患者会在较早期出现刺激症状。
   - 遮挡视轴或者诱发散光，导致视物模糊。
   - 类似于睑裂斑炎，可产生反复的炎症。
   - 美观可能是一个显著的问题。
   - 如果怀疑是假性胬肉，则一般会有诱因。
2. **体征**：翼状胬肉可分为"帽部"（位于前缘的晕状无血管区）、头部及体部。
   a. **1 型**：侵犯角膜＜2mm（图 5.29B），在与胬肉头部接触的角膜上皮中可见铁质沉积（Stocker 线）。
   b. **2 型**：累及角膜达 4mm（图 5.29C），可为原发性或术后复发的翼状胬肉。
   c. **3 型**：侵犯角膜＞4mm 并影响视轴（图 5.29D）。
   d. **假性胬肉**是一条顶端与受损角膜区域相连的球结膜，它是由于如化学灼伤（图 5.29E）、角膜溃疡（尤其是溃疡位于角膜周边部）、外伤及瘢痕性结膜炎等急性炎症刺激所形成。

治疗

1. **药物治疗**包括人工泪液以及局部的类固醇激素。佩戴墨镜有助于减少紫外线暴露并减缓胬肉生长。
2. **手术治疗**：胬肉单纯切除（"巩膜暴露术"）存在着很高的复发率（约 80%），复发的胬肉比原发病灶更具侵袭性。
   - 单纯的结膜瓣覆盖。
   - 自体结膜瓣移植是目前最常采用的术式，供瓣通常取血供较好的上方角膜缘区域结膜——这个部位创面通常愈合良好。
   - 加用丝裂霉素 C 或者 β 射线治疗可能会出现迟发性巩膜坏死这一罕见并发症（图 8.9C）。
   - 羊膜片移植（可能更多用于侵袭性较强或者复发的病例）。
   - 板层角膜移植偶尔被用于病灶浸润较深的病例中。

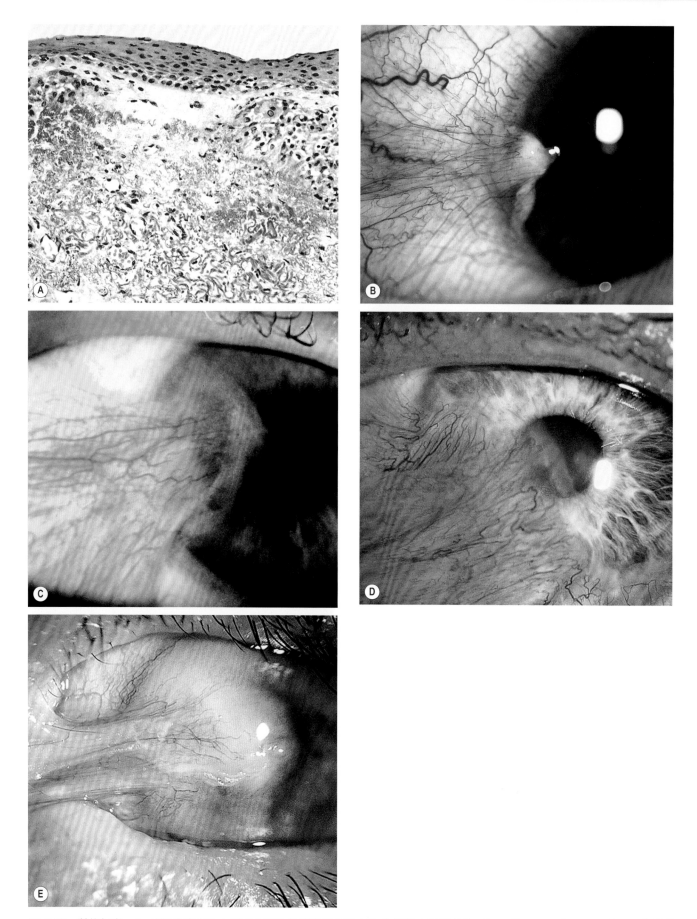

图 5.29　翼状胬肉。A. 组织学表现为上皮下血管化的基质胶原蛋白发生的弹力组织变性。B. 1 型。C. 2 型。D. 3 型。E. 化学灼伤引起的假性胬肉。(Courtesy of J Harry-fig. A))

结膜结石

结膜结石非常常见，通常与老化相关，也可见于沙眼等存在慢性结膜炎症的患者中。

1. **体征**
   - 位于下睑板及穹窿结膜上皮下的多发黄白色小囊肿，囊肿内为含有角蛋白的上皮碎屑沉积物（图 5.30A）。
   - 较大的结石可发生钙化并侵蚀整个上皮层从而产生刺激症状（图 5.30B）。
2. **治疗**：有症状的结膜结石可局部麻醉后裂隙灯下剔除结膜结石。

结膜松弛症

结膜松弛症可能是一个正常的老化改变，后睑缘疾病会导致结膜松弛加剧。其发病机制可能是由干眼症产生的结膜沉淀物对结膜的机械应力的作用。

1. **症状**：
   - 由于下泪点机械性梗阻以及对周边泪膜的影响而引起的溢泪。
   - 下视时异物感。
2. **体征**：
   - 折叠冗余的结膜介于球结膜与下睑之间，高于下睑缘。
   - 下方结膜及角膜虎红染色着染（图 5.31）。
3. **治疗**：
   - 局部润滑剂和治疗睑缘炎（如口服多西环素）。
   - 短时局部应用类固醇激素或其他抗炎药物可能有效。
   - 部分严重患者可行结膜部分切除术。

潴留（上皮包含性）囊肿

1. **组织学**显示为一个充满液体位于双上皮细胞层的内在囊腔。
2. **体征**：包含澄清（图 5.32A）或者浑浊（图 5.32B）液体的薄壁病灶。通常无不适感，仅轻微影响美观。

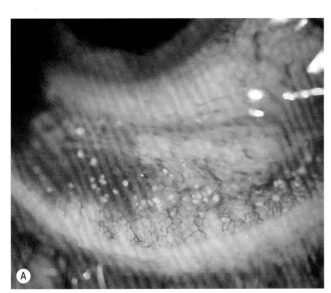

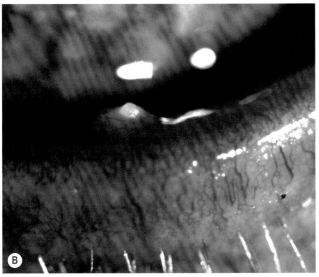

图 5.30　A. 多发小结膜结石。B. 大结石侵蚀结膜表面。

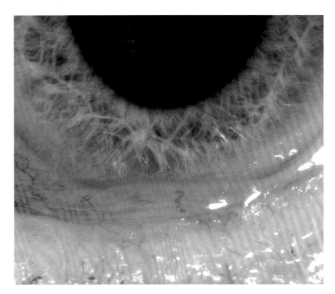

图 5.31　结膜松弛症虎红着染。（Courtesy of S Tuft）

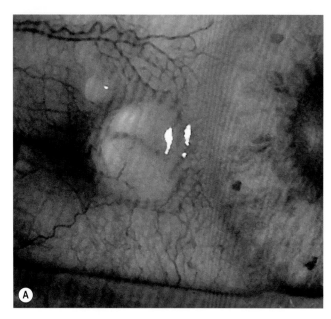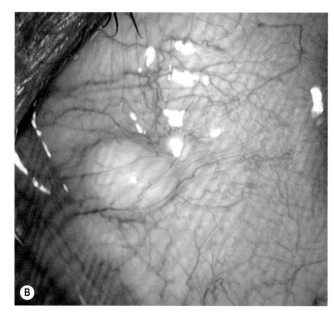

图 5.32　A. 包含澄清液体的潴留囊肿。B. 包含浑浊液体的潴留囊肿。（Courtesy of R Tompkin-fig. B ）

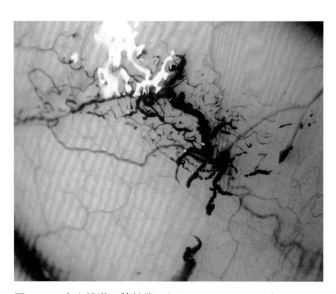

图 5.33　出血性淋巴管扩张。（Courtesy of R Bates ）

3. **治疗**：如需治疗，仅需简单地用针穿刺即可。穿刺时应注意从囊肿的切线方向进针，勿垂直于球结膜穿刺。破裂的囊肿内出血是有益的，因其可能促进囊壁粘连从而降低复发几率。对于穿刺失败的病例可在局部麻醉下行囊壁切除术。

4. **鉴别诊断**包括斜视术后继发性包涵囊肿以及淋巴管扩张。后者的特征为成串的囊样或腊肠样的透壁管腔，管腔内可充满血液（出血性淋巴管扩张，图 5.33 ）。

（彭婕　陆吴懿　译）

第 6 章 角膜

引言

解剖和生理

概述

角膜是一种复杂的组织结构，该结构除具有保护作用外，还承担着眼球大约 1/4 的屈光力。正常的角膜无血管，营养物质供应和代谢产物的去除主要通过其后的房水及其前的泪液，并通过前后之间的氧梯度差来提供角膜氧供的需要。角膜是体内神经末梢支配最密集的组织，由三叉神经的第 1 支发出的上皮下丛和较深的基质丛支配。基于这个原因，角膜擦伤和疾病过程，如大泡性角膜病变常伴随疼痛、畏光和反射性流泪。

外形尺寸

角膜平均垂直直径为 11.5mm，水平直径为 12mm。角膜中央的厚度平均值 540μm，较周边要薄，越朝向周边越厚。角膜中央厚度在个体之间各不相同，是传统方法测定眼压水平的关键因素。

角膜分层

角膜包括以下各层（图 6.1），每一层对角膜发挥正常功能都是至关重要的：

1. **上皮层**为非角化的复层鳞状上皮层，由下列组成：
   - 单层柱状基底细胞通过半桥粒与底层基底膜连接。
   - 2~3 层翼状细胞。
   - 2 层鳞状表层细胞。
   - 最外层细胞表面富含微皱褶和微绒毛以增加表面面积，来促进与泪液膜和黏蛋白的黏着。表层细胞仅几天的寿命，随后脱落到泪液膜中。
   - 上皮干细胞是维护健康的角膜表面必不可少的成分，主要位于角巩膜缘的上部和下部，可能位于 Vogt 栅栏区。它们还发挥交界性屏障作用，防止结膜组织长入角膜。角膜缘干细胞功能不全或缺乏可能会导致慢性上皮缺损、结膜上皮细胞过度生长到角膜表面（结膜化）和血管化。
2. **前弹力层**是由胶原纤维构成的基质细胞表层。
3. **角膜基质层**占整个角膜层厚度的 90%。基质层为规则排列的多层胶原纤维束，这种规则的结构特性由所含的蛋白多糖（硫酸软骨素和硫酸角质素）与穿插其间的被修饰的成纤维细胞（角膜基质细胞）维持。保持胶原蛋白的规则排列和间距是角

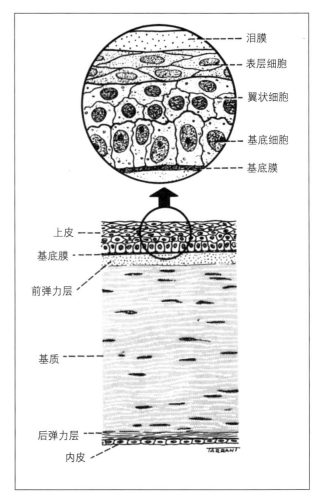

图 6.1　角膜的解剖。

膜保持光学性透明的关键。基质受损后不能再生。

4. **后弹力层**是由与基质层的胶原明显不同的细格样胶原纤维构成的独立层。整个结构层由在宫内发育时即出现的前带状区和之后终生可由角膜内皮细胞形成的非带状区组成，作为被修饰过的基底膜，它具有再生潜能。
5. **角膜内皮层**由多角形的单层细胞组成。角膜内皮细胞排除角膜基质多余的体液以维护角膜的相对干燥透明。成年人角膜内皮细胞的密度大约是 2500 个 / mm^2。细胞的基数以每年大约 0.6% 减少，缺损的空间通过邻近角膜内皮细胞的伸展扩大填补，角膜内皮细胞不能再生。当角膜内皮细胞密度减少到约 500 个 /mm^2 时，角膜出现水肿、透明度下降。

角膜炎症体征

表层病变

1. **点状上皮脱落**（punctate epithelial erosion，PEE）

通常是角膜上皮不良的一个早期征象。

　　a. 体征：小的角膜上皮缺损时荧光素和孟加拉玫瑰红点状染色阳性（图 6.2A）。

　　b. 原因包括各种刺激因素，根据病灶可分为如下病因：

- 上方区：春季过敏性眼病、衣原体结膜炎、浅层边缘性角结膜炎、眼睑松弛综合征、机械性原因导致的角结膜炎。
- 睑裂区：干眼（也可为下方区）、角膜知觉减退、紫外线性角膜病变。
- 下方区：慢性睑缘炎、兔眼症、滴眼液药物毒性、自体诱导、睫毛异常、睑内翻。
- 弥漫性：一些病毒性和细菌性结膜炎，滴眼液药物毒性。
- 中央区：长时间配戴角膜接触镜。

2. **点状上皮角膜炎**

　　a. 体征：粒状、乳白色、肿胀的角膜上皮细胞伴局灶性上皮层内浸润（图 6.2B）。直接观察时不染色，但孟加拉玫瑰红染色明显，荧光素染色时染色程度不一。

　　b. 原因

- 感染，如腺病毒、衣原体、传染性软疣、早期单纯疱疹病毒和带状疱疹病毒、全身性病毒感染（如麻疹、水痘、风疹）。
- 其他，如 Thygeson 表层点状角膜炎和滴眼液药物毒性。

3. **角膜上皮下浸润**

　　a. 体征：小的表层下非染色性的炎性浸润灶。

　　b. 原因包括严重的或长期的腺病毒性角结膜炎、带状疱疹性角膜炎、成人包涵体结膜炎、边缘性角膜炎、酒渣鼻和 Thygeson 表层点状角膜炎。

4. **浅层点状角膜炎**是一种非特异性的任何点状形态的角膜上皮变化。

5. **角膜上皮丝**

　　a. 体征：黏液状上皮丝，一端连接到角膜表面，孟加拉玫瑰红染色明显（图 6.2C），游离端随每次眨眼动作而移动。在附着部位可能见到灰色的上皮下混浊。

　　b. 原因：干眼是目前最常见的原因；其他包括上方角膜缘性角膜结膜炎、神经营养性角膜炎、长期的眼包扎和特发性眼睑痉挛。

6. **上皮水肿**

　　a. 体征：较少情况下可能表现为角膜失去正常光泽，但更常见的是多量的上皮细胞小囊泡，在中重度病例可见大泡样病变（图 6.2D）。

　　b. 原因：角膜内皮失代偿，包括急性眼压升高。

7. **浅表新生血管形成**是眼表慢性刺激或缺氧的特征表现，例如配戴角膜接触镜（图 6.2E）。

8. **角膜血管翳**浅层新生血管形成伴有角膜缘上皮下退行性改变，从角膜缘向角膜中央延伸进展（图 6.2F）。

深层病变

1. **浸润**为由炎性细胞、基质细胞和坏死的细胞外碎片组成的急性基质炎症的局灶区域。临床的关键在于区别无菌和感染性病变（表 6.1）；英文缩写为"PEDAL"：疼痛（P）、上皮缺损（E）、分泌物（D）、前房反应（A）、病灶（L）。

　　a. 体征：最初位于前基质的黄色或灰白色混浊（图 6.3A）伴角膜缘或结膜充血。

　　b. 原因

- 由细菌、病毒、真菌和阿米巴原虫感染引起的化脓性角膜炎。
- 非感染性的无菌性角膜炎是一种对抗原的免疫过敏反应的结果，如边缘性角膜炎和配戴角膜接触镜。

2. **溃疡**是指组织包括上皮的缺损（图 6.3B）。结缔组织因胶原酶的活性反应而发生"溶解"，如在周边溃疡性角膜炎时。

3. **血管化**是由各种刺激所致。静脉很容易看见，而供血动脉因相对较细，需要较高的放大倍率。用后照法最能检测到无灌注的深层血管表现为"鬼影血管"（图 6.3C）。

4. **脂质沉淀**可继发于角膜新生血管的慢性炎症伴渗漏（图 6.3D）。

5. **角膜后弹力层皱褶**（条纹状角膜病，图 6.3E）：

表6.1　感染性和无菌性角膜浸润的特征

	感染性	无菌性
大小	偏大	偏小
进展	快	慢
上皮缺损	常见，较大	相对少见，较小
疼痛	中重度	轻微
分泌物	脓性	黏液脓性
病灶数	典型为单个	通常为多个
单眼或双眼	单眼	常双眼
前房反应	严重	轻微
部位	常位于中央	典型者周边
邻近角膜反应	广泛	有限

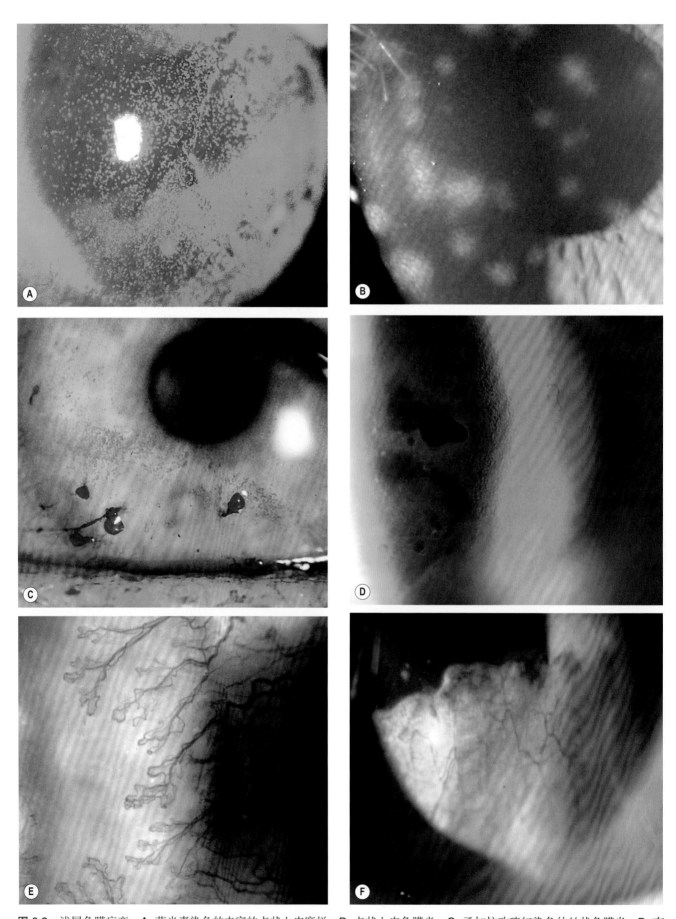

图 6.2　浅层角膜病变。A. 荧光素染色的丰富的点状上皮糜烂。B. 点状上皮角膜炎。C. 孟加拉玫瑰红染色的丝状角膜炎。D. 有大泡的角膜水肿。E. 浅表新生血管。F. 血管翳。

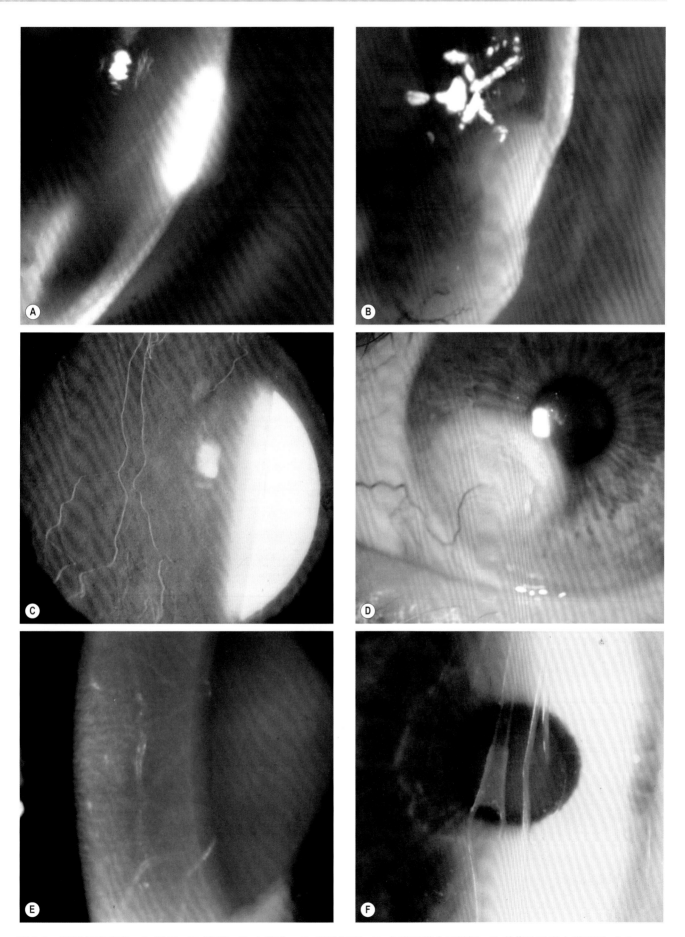

图 6.3 深层角膜病变。A. 浸润。B. 溃疡。C. 血管化。D. 脂质沉积。E. 角膜后弹力层皱褶。F. 外伤性后弹力膜破裂。(Courtesy of S Tuft-fig. D; R Curtis-fig. F)

当超过角膜内皮细胞维持正常角膜脱水的能力导致角膜水肿时可引起。原因包括炎症、创伤（包括手术）和低眼压。

6. 后弹力层膨出为角膜后弹力层的泡状突出封堵角膜小口缺损，否则角膜会全层破裂。

7. 角膜后弹力层断裂可能是由于角膜扩张（如婴幼儿型青光眼的 Haab 纹）或变形，例如圆锥角膜、出生时创伤等引起（图 6.3F）。可发生房水急性渗入角膜基质（急性水肿）。

8. Seidel 试验显示了房水的泄漏。用一滴 2% 荧光素染色角膜，在钻蓝色滤光裂隙灯下可检测到泄漏处发生的从深橙色到亮黄绿色的局部稀释变化（图 10.86A）。

临床体征记录

临床体征用标记的图表来说明，尤其便于监控。上皮和基质病灶的尺寸、新生血管的深度均应该被记录。颜色标记是有帮助的（图 6.4）。

1. 混浊如瘢痕和退化引起的记录为黑色。

2. 上皮水肿用细蓝色圆圈表示，基质水肿为蓝色阴影，角膜后弹力层的褶皱为蓝色波浪线。

3. 前房积脓显示为黄色。

4. 血管为红色。起始于角膜缘外的浅表血管是波浪线，起始于角膜缘的深层血管是直线。

5. 色素性病变如铁戒环和 Krukenberg 印戒锤样变显示为棕色。

角膜内皮显微镜检查

角膜内皮显微镜检查是在高倍镜下研究角膜各层的变化（放大倍率较裂隙灯显微镜大 100 多倍），主要是用来评估角膜内皮细胞。图像是分析有关细胞的大小、形状、密度和分布。正常角膜内皮细胞呈现为规则的六边形（图 6.5A），年轻成年人正常角膜内皮细胞的密度约 3000 个 /mm²。

1. 物理学：当来自镜面反射光镜的一束光穿过角膜，在不同的光学区域之间会遇到一系列的界面。当反射角度与入射角相同时一些光会被反射（即像镜子样）回到光学显微镜。这些镜面反射光被光学显微镜捕获并形成可以被分析的图像。

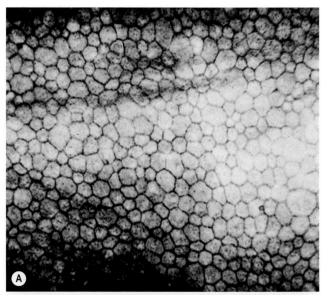

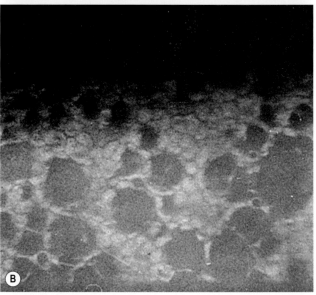

图 6.5　角膜内皮显微镜检查。A. 正常人角膜内皮细胞。B. 角膜内皮点状变性性伴内皮马赛克样显著缺损。（ Courtesy of T Casey and K Sharif, from A Colour Atlas of Corneal Dystrophies and Degenerations, Wolfe 1991-fig. B ）

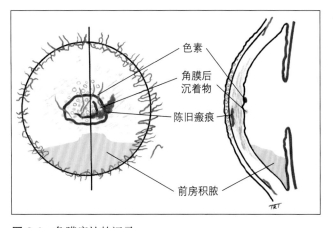

图 6.4　角膜病灶的记录。

2. 指征

    a. 手术前：在眼内手术前评价角膜内皮细胞的功能性储备是最重要的指征。一个正常厚度的透明角膜不一定伴有正常的内皮细胞形态或细胞密度。角膜水肿大多发生在术前角膜内皮细胞密度低于 700 个 /mm^2，但当密度大于 1000 个 /mm^2 则不易发生。

    b. 供体角膜评估穿透性角膜移植术时角膜的适宜度。

    c. 显示病理变化，尤其是角膜点状变性（图6.5B）、角膜后弹力层不规则和后部多形性营养不良。

治疗原则

控制感染和炎症

1. 在初步诊查完成后应尽快开始应用抗菌药物。根据临床表现确定可能的病因并选择药物的种类。最初通常是广谱治疗，当获得诊断结果时如果有必要更多地可以使用针对性药物。

2. **类固醇药物**应该谨慎使用，因为可以促进某些微生物的复制，尤其是单纯疱疹病毒和真菌。类固醇也可能延缓修复过程如再上皮化。然而，在抑制一些破坏性的引起视觉损害的炎症时，类固醇滴眼液是至关重要的。

3. **全身免疫抑制剂**在某些局部和全身自身免疫性疾病中有效。

促进角膜上皮愈合

    再上皮化对任何角膜疾病都很重要，如果上皮细胞完整，很少会变薄。

1. 尽可能减少暴露于有毒药物及防腐剂。

2. 用人工泪液（尽可能为一次性）和软膏润滑。将眼睑暂时闭合（图 6.6A）经常为一个辅助治疗方法。

3. **绷带式软性角膜接触镜**覆盖治疗应用时要仔细监察以排除继发性感染，因此该治疗方法的使用要保持在最低限度。适应证包括：

- 保护角膜上皮再生，不受眼睑不断摩擦的机械影响而促进愈合。
- 提高舒适度，特别是存在较大的角膜擦伤时。
- 密闭角膜小穿孔（图 6.6B）。

4. **手术眼睑闭合**治疗暴露性和神经营养性角膜病变以及持续性角膜上皮缺损时特别有用。在某些特定的情况下，如对一个高度不合作且患眼视力预后差的患者，眼睑闭合可作为治疗感染性溃疡的一个保守方法，该方法包括：

- 肉毒杆菌毒素注射提上睑肌诱导临时的（2～3个月）上睑下垂。
- 临时或永久性的颞侧睑缘缝合术或内眦成形术，及偶尔实施中央睑缘缝合术（图 6.6C）。

5. 对持续反应迟钝的上皮缺损实施羊膜植片移植术（图 6.6D）。

6. **组织黏合剂**（氰基丙烯酸酯胶）封闭小穿孔。该胶可用于一侧为预先制作裁剪的无菌塑料覆片，用人造纤维素海绵吸干边缘后黏压在缺损处。补丁封闭在缺损处，置入绷带式角膜接触镜（图 6.6E），以帮助维持补丁位置。

7. 在化学烧伤和瘢痕性结膜炎时，如果存在干细胞缺乏，可行角膜缘干细胞移植。供体组织来源可为自体眼移植（在单侧眼发病时）或活体及尸体供体的异体移植（当双眼发病时）。一种新技术可将患者自身的干细胞在体外增殖，然后重新植入扩增的细胞。

8. 应停止吸烟。

细菌性角膜炎

发病机制

病原体

    细菌性角膜炎通常只在眼部的抵抗防御能力下降时发生（见下文）。然而，在发生严重的结膜炎时，某些细菌，包括淋球菌、脑膜炎奈瑟球菌、白喉棒状杆菌和流感嗜血杆菌能够穿透正常角膜上皮细胞而导致角膜炎伴发。值得注意的是，感染可能是多重微生物性的，包括细菌和真菌混合感染。最常见的病原菌如下：

1. **铜绿假单胞菌**是一种常见的胃肠道共生型革兰阴性杆菌。感染通常是侵袭性的，超过 60% 的角膜接触镜相关性角膜炎由此菌引起。

2. **金黄色葡萄球菌**是一种常见的革兰阳性和凝固酶阳性菌，通常存在于鼻腔、皮肤和结膜。角膜炎往往具有局灶性和相当明确的白色或黄白色浸润。

3. **化脓性链球菌**是一种常见的革兰阳性菌，通常生存在喉咙和阴道。肺炎链球菌（肺炎球菌）是一种共生于上呼吸道的革兰阳性菌。链球菌感染通常是侵袭性的。

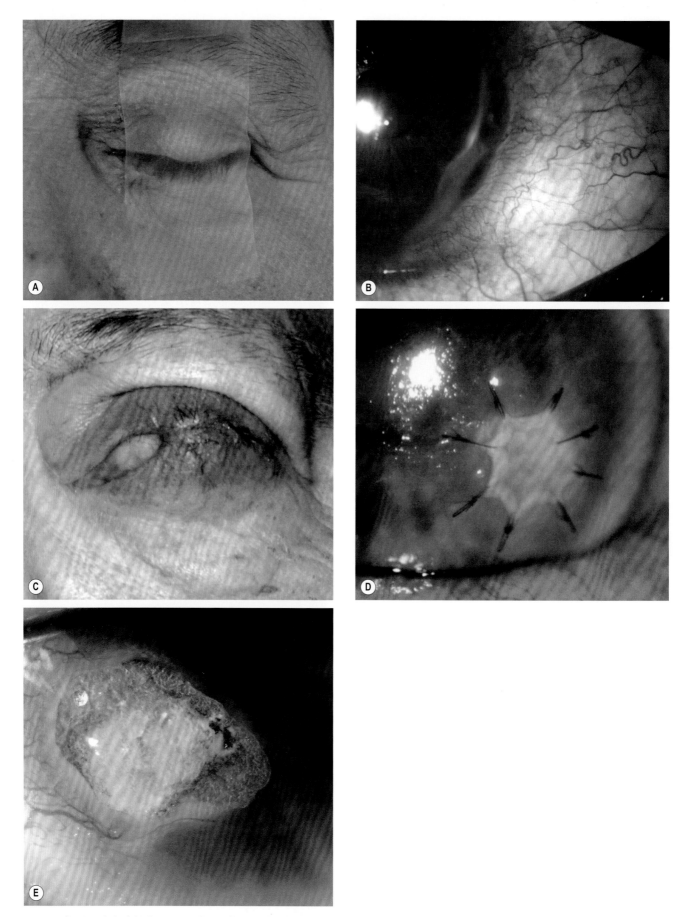

图 6.6　促进上皮愈合的方法。A. 将眼睑暂时闭合。B. 绷带式角膜接触镜密闭角膜小穿孔。C. 睑缘缝合术。D. 羊膜移植在一个持续性角膜上皮缺损区。E. 组织黏合胶用于绷带角膜接触镜下的角膜严重变薄患眼。(Courtesy of S Tuft-figs A, B, D and E)

危险因素

1. **配戴角膜接触镜**，特别是长期配戴是最重要的危险因素。继发于缺氧和轻微创伤的角膜上皮损害很重要，因为细菌黏附于镜片的表面。软性角膜接触镜配戴者比那些高透氧性硬镜及其他类型配戴者有更高的风险。如果透镜卫生处理差时更可能发生感染，但即使镜片护理细致入微和配戴日抛型一次性镜片者也有可能发生感染。
2. **外伤**包括屈光手术（特别是 LASIK）被认为与细菌（包括非典型分枝杆菌）感染有关。
3. **眼表疾病**，例如疱疹性角膜炎、大泡性角膜病变、干眼、慢性睑缘炎、倒睫和睑内翻、角膜暴露、严重的过敏性眼病和角膜麻醉。
4. **其他因素**，包括局部或全身性免疫抑制、糖尿病与维生素 A 缺乏症。

临床特征

1. **临床表现**为疼痛、畏光、视力模糊和黏液脓性或脓性分泌物。
2. **症状**按时间顺序为：
   - 上皮缺损，伴有更大面积的浸润灶（图 6.7A）。
   - 浸润灶（图 6.7B）和上皮缺损区扩大。
   - 角膜基质水肿、角膜后弹力层皱褶和前葡萄膜炎。
   - 在严重的情况下，球结膜水肿、眼睑肿胀。
   - 浸润快速进展，伴前房积脓增加（图 6.7C 和 D）。
   - 严重的溃疡可能导致后弹力层膨出形成穿孔，尤其是在假单胞菌感染时（图 6.7E）。
   - 眼内炎在未发生穿孔时是罕见的。
   - 角膜瘢痕、血管化和混浊。
   - 当眼睑水肿和球结膜水肿减轻以及上皮缺损减小和浸润密度降低时，通常预示病情有改善。
3. **角膜知觉下降**提示可能与疱疹性眼病或神经营养性角膜病变相关，特别是在没有其他明显的危险因素存在时。在眼表慢性病和角膜接触镜配戴者角膜知觉也可减退。
4. **监测眼压**。如果压平眼压计监测困难，可以使用 Tono-Pen® 眼压计。
5. **鉴别诊断**包括由其他微生物引起的角膜炎（真菌性角膜炎、棘阿米巴、基质单纯疱疹性角膜炎和分枝杆菌）、边缘性角膜炎、与配戴角膜接触镜相关的角膜无菌性炎症浸润、周边溃疡性角膜炎和毒性角膜炎。

病原检测

1. **角膜刮片**
   - 浸润区较小特别是无上皮缺损和远离视轴者不必行角膜刮片检查。
   - 如果先前已开始应用抗生素治疗，可停止治疗 12 小时后再行刮片。
   - 应使用不含防腐剂的表面麻醉剂（防腐剂可以降低细菌培养时的生存能力）；一滴 0.5% 丙美卡因通常足够。
   - 刮片用一次性手术刀片、直径较大的皮下注射弯针头或无菌铲（如 Kimura）。
   - 最简单的不破坏凝胶表面的铺片办法是使用角膜铲。若没有新的角膜铲，可用火焰消毒（火焰加热 5 秒，冷却 20～30 秒）后取材。另外，也可用新的手术刀或针取材。
   - 刮片时有必要先仔细地从溃疡表面清除疏松的黏液和坏死组织。
   - 刮取病灶的边缘和基底部（除非很薄）（图 6.8A）。
   - 薄的涂片置于 1～2 个载玻片上进行显微镜检查，包括革兰染色（见下文），在载玻片一侧表面的一端用铅笔标记上。样品可以在室温下空气中干燥几分钟，然后放置在载片盒架内。
   - 每个介质和标本均再次接种到培养基（图 6.8B 和表 6.2），小心不要破坏凝胶表面。
   - 通常先使用血液、巧克力和沙氏（Sabouraud）培养基，样品放置在培养箱直到转送往实验室。
   - 刀片或针可直接放入到瓶装培养基如脑心浸液（brain-heart infusion，BHI）中。已经表明，置于 BHI 的单个刮拭送到实验室后，随后被均匀涂层，培养结果与传统的多重刮拭法检查类似。
2. **结膜拭子检查**：除了角膜刮片，结膜拭子检查可能是有益的，特别是在严重角膜病变的情况下，而有时角膜刮拭病原体阴性而培养为阳性。
3. **角膜接触镜**：对于角膜接触镜病例，应尽可能地将保存液和镜片本身送实验室培养检查。
4. **革兰染色**
   - 依据染料（结晶紫）穿过细胞壁进入细胞的能力区分细菌为革兰阳性和革兰阴性。
   - 细菌呈结晶紫色为革兰阳性（图 6.8C），而那

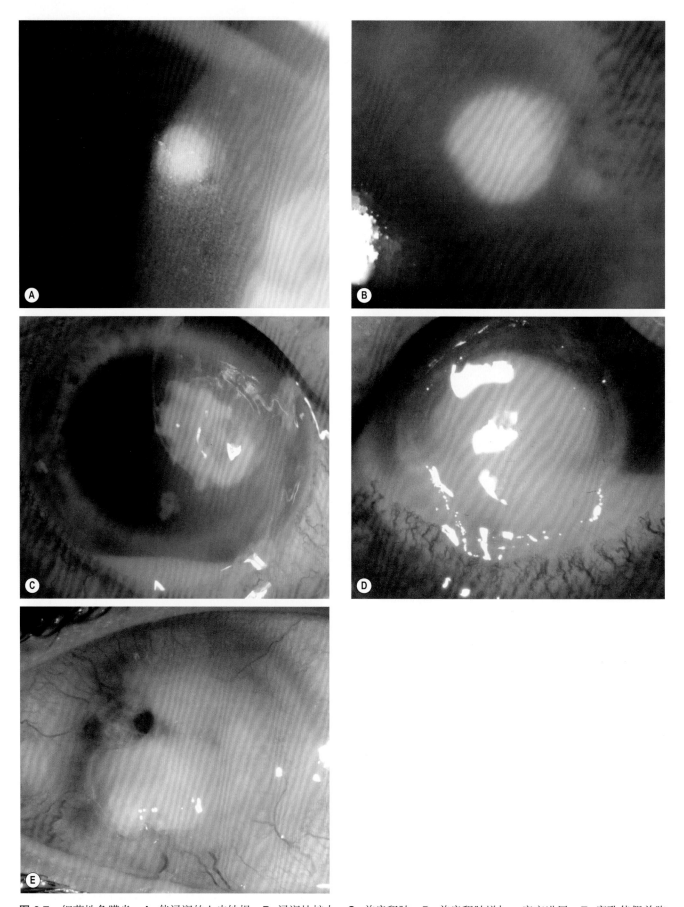

图6.7 细菌性角膜炎。A. 伴浸润的上皮缺损。B. 浸润灶扩大。C. 前房积脓。D. 前房积脓增加，病变进展。E. 穿孔伴假单胞菌感染。（Courtesy of S Tuft-figs A and E）

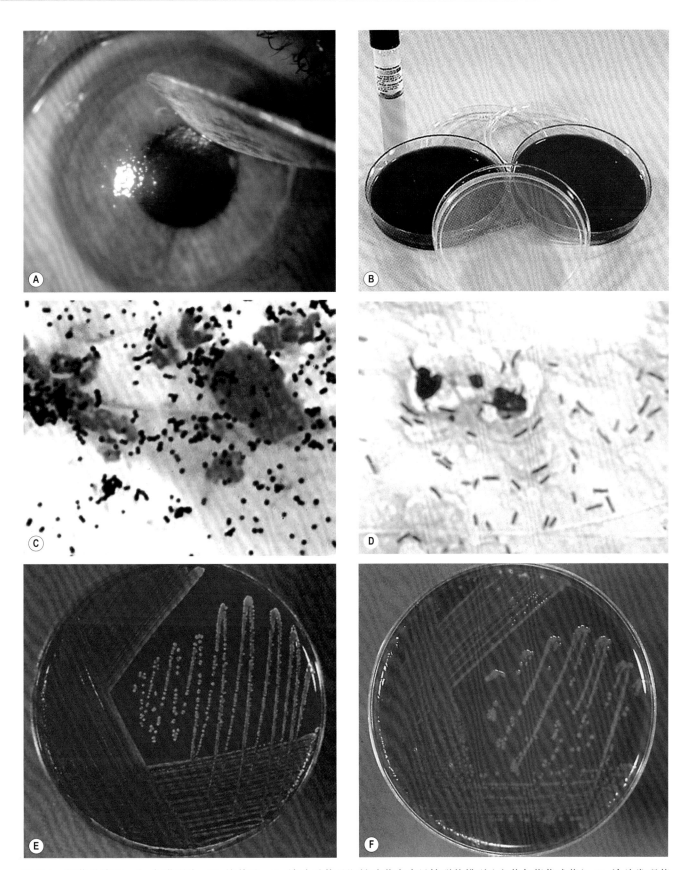

图 6.8 细菌学检查。**A.** 角膜刮片。**B.** 培养基。**C.** 涂片示革兰阳性球菌大多呈簇群状排列（金黄色葡萄球菌）。**D.** 涂片发现革兰阴性杆菌（铜绿假单胞菌）。**E.** 在血琼脂培养基上生长的金黄色葡萄球菌形成表面有金色光泽的克隆群。**F.** 生长在巧克力琼脂培养基上的淋球菌。（Courtesy of J Harry-fig. A; Emond, Welsby and Rowland, from Colour Atlas of Infectious Diseases, Mosby 2003-figs B–F)）

表6.2　角膜刮片检查所用培养基

培养基	要点	特异性
血琼脂（图6.8E）	5%~10%羊或马血	除奈瑟球菌、流感嗜血杆菌和摩拉克杆菌外的大多数细菌和真菌
巧克力琼脂（图6.8F）	细胞热裂解后的血琼脂培养基，不包含巧克力	特别是流感嗜血杆菌、奈瑟球菌和摩拉克杆菌
沙氏右旋葡萄糖琼脂	低pH值和抗生素（如氯霉素）阻止细菌的生长	真菌
接种大肠埃希菌的非营养琼脂	大肠埃希菌是棘阿米巴的一种食物来源	棘阿米巴
脑心浸液	提供广泛底物的富轻缓冲介质培养基	难以培养的微生物；特别适合于链球菌和脑膜炎球菌，支持酵母和真菌的生长
肉汤	一战时出现，用于厌氧菌培养	厌氧菌（如痤疮丙酸杆菌）以及需要复杂营养的细菌
改良罗氏	含有各种营养物质和细菌生长抑制剂	分枝杆菌和诺卡菌

表6.3　角膜和结膜刮拭物的染色

染色	微生物
革兰	细菌、真菌、微孢子虫
姬姆萨	细菌、真菌、棘阿米巴、微孢子虫
荧光增白剂（荧光显微镜）	棘阿米巴、真菌、微孢子虫
抗酸染色（AFB），如Ziehl-Neelsen、金胺O（荧光）	分枝杆菌、诺卡菌属
六胺银	真菌、棘阿米巴、微孢子虫
过碘酸希夫（PAS）	真菌、棘阿米巴

些染料洗脱者为革兰阴性（图6.8D）。

- 其他染色一般不要求在初步检查时应用，在表6.3中给出。

冷藏的培养基应该在样本检查之前轻轻加热到室温。

5. **细菌和药敏度报告**在检查后 1 或 2 天、7 天和 2 周发送。当分离的病原体被确定药物的敏感性时，结果报告如下：
   a. **敏感**表示病原微生物对抗生素的正常敏感剂量。
   b. **中等敏感**表示病原体可能对高剂量的抗生素敏感。
   c. **抵抗**是指病原体在试验剂量抗生素时对其不敏感。

多数实验室测试抗生素敏感性时采用纸片扩散法（Kirby–Bauer 法）。本结果与局部抗生素点用（在眼局部组织可达到很高水平）的相关性不确定。

治疗

总则

1. **入院治疗**：当患者不能遵守医嘱或无法自行给药治疗时，要考虑将患者收入院治疗。侵袭性眼病，尤其是独眼的患者也要考虑入院治疗。
2. **角膜接触镜**：严禁继续配戴角膜接触镜。
3. **眼罩**：如果角膜显著变薄（或穿孔）存在时，在应用滴眼液治疗之外时应配戴一个干净透明的塑料眼罩。
4. **治疗**
   - 小的临床无菌的浸润可能不需要强化治疗，可采用低频率外用抗生素和（或）激素治疗，并暂时停止配戴接触镜。
   - 致病微生物不能依靠溃疡的外观表现来确定。
   - 在获得实验室显微镜检查结果之前，根据经验给予广谱治疗是可行的。

局部治疗

局部治疗可以使组织内药物达到较高浓度，最初应该采用能涵盖最常见病原体的广谱抗生素。最初的点眼频率是昼夜 24 ~ 48 小时内每 1 小时一次，然后根据临床情况逐渐减少。

1. **单一抗生素**：较多重治疗法眼表毒性小且更为方便。
   - 治疗通常选择的是市售的氟喹诺酮类药物，进行经验性的单一治疗，似与多重治疗时一样有效。
   - 环丙沙星、氧氟沙星用于还没有确定对较早一代氟喹诺酮类药物广泛耐药的国家。对某些革兰阳性菌，特别是一些链球菌，作用可能是有限的。

- 莫西沙星和加替沙星是新一代氟喹诺酮类药物，可用在对较早一代药物耐药的病例。两者对革兰阳性菌均具有较好的活性，莫西沙星具有更好的眼部组织穿透性。
- 滴环丙沙星与白色角膜沉淀相关（图6.9），可延缓上皮愈合。

2. **多种抗生素**：可作为经验性的一线治疗首选，特别是在侵袭性角膜疾病或者显微镜检查表明链球菌或特定的微生物阳性时，一个定制的方案可更有效地治疗（表6.4）。

- 经验性多重疗法通常涉及两个强效的抗生素的组合，通常是头孢菌素类、氨基糖苷类，以涵盖常见的革兰阳性和革兰阴性菌。
- 抗生素市场是不零售的，必须专门准备（表6.5）。标准的注射或冻干的抗生素制剂必须合理运送而且无沉淀变性，最后在药房的无菌准备区操作制备。
- 强化的抗生素治疗问题包括成本高、有限的可用性、污染风险、保质期短和需要冷冻。

3. **结膜下注射**：只用于局部点眼依从性差者的治疗。

4. **散瞳剂**：散瞳剂（1%环喷托酯、2%后马托品或1%阿托品）用来防止虹膜后粘连的形成和减少疼痛。

5. **类固醇**：最佳的类固醇治疗的方案尚待建立并获得临床实践的验证。

- 支持使用者认为，类固醇减少眼部的炎症反应，提高舒适度，减少角膜瘢痕，然而证据表明其最终的视觉提高效果是有限的。
- 类固醇激素促进某些病原微生物，特别是真菌、单纯疱疹病毒和结核分枝杆菌的复制，如果怀疑是真菌或结核分枝杆菌是禁忌使用的（注意屈光手术前和植物性外伤时）。
- 类固醇可能延缓上皮化，如果有角膜显著变薄和上皮愈合延迟，应避免使用。
- 大多数医师不在角膜炎开始时就使用类固醇，直到证实单独抗生素治疗后临床症状改善，这可能是在开始治疗24小时后。然而，另一些人认为，类固醇应推迟足够长的时间后才用，至

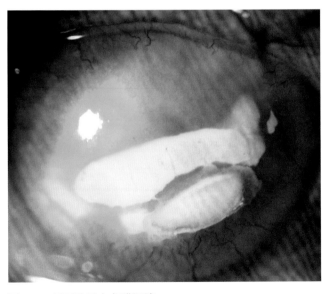

图6.9 环丙沙星在角膜沉淀。

表6.4 角膜炎的抗生素治疗

分离	抗生素	浓度
依据临床经验的治疗	氟喹诺酮类药物单药或	0.3%
	头孢呋辛+	5%
	庆大霉素联合治疗	1.5%
革兰阳性球菌	头孢呋辛	0.3%
	万古霉素或	5%
	替考拉宁	1%
革兰阴性杆菌	庆大霉素或	1.5%
	氟喹诺酮类或	0.3%
	头孢他啶	5%
革兰阴性球菌	氟喹诺酮类或	0.3%
	头孢曲松	5%
分枝杆菌	阿米卡星或	2%
	克拉霉素	1%
诺卡菌	阿米卡星或	2%
	甲氧苄啶	1.6%
	磺胺甲基异噁唑	8%

表6.5 强化抗生素制备

抗生素	方法	浓度	有效贮存期
头孢菌素类：头孢唑啉、头孢呋辛或头孢他啶	500mg注射型抗生素用2.5ml无菌水稀释，加入7.5ml无防腐剂的人工眼泪	50mg/ml（5%）	室温下24h；如果冷藏至少4天
庆大霉素	2ml注射型抗生素（40mg/ml）加入市售的5ml庆大霉素滴眼液（0.3%）	15mg/ml（1.5%）	如果冷藏达14天

少要等到分离菌株对抗生素的敏感性被证实后。

- 治疗方案从最小强度的低频率应用，开始 0.1% 地塞米松每 2 小时一次；合理的方案是 0.5%～1% 泼尼松龙，每日 4 次。
- 早期中止类固醇治疗可能导致无菌性炎症的复发。

全身应用抗生素

通常全身不予抗生素应用，但在以下情况可以应用：

1. 潜在的全身累及如下情况：

- 脑膜炎奈瑟菌感染，其中早期全身预防可能挽救生命。治疗包括肌内注射青霉素、头孢曲松或头孢噻肟或口服环丙沙星。
- 流感嗜血杆菌感染应口服阿莫西林与克拉维酸治疗。
- 淋病奈瑟菌需要一种第 3 代头孢菌素如头孢曲松治疗。

2. 伴有潜在或已经存在的角膜穿孔的严重角膜变薄：

- 具抗菌活性的环丙沙星。
- 抗胶原酶作用的四环素类（如多西环素 100mg，每日 1 次）。

3. 巩膜受累时口服或静脉注射治疗可能有效。

明显治疗失败的处理

- 重要的是不要混淆持续感染和再上皮化进行性失败。药物毒性，特别是频繁点用强化氨基糖苷类药物，尽管感染已经消除，还可能会导致越来越多的不适、充血和分泌物。
- 如果强化治疗 24～48 小时后没有明显改善，抗生素治疗方案应重新调整，包括联系微生物实验室以获取最新的药敏报告。
- 如果有良好的治疗反应，就不需要改变初始治疗方案，即使培养显示为耐药菌株。
- 如果再一个 48 小时后仍然没有改善，应停止治疗 24 小时，然后再次实施刮拭检查，接种于更广泛的培养基上（表 6.2）进行更多的染色检查（表 6.3）。应优先考虑非细菌致病微生物的可能性。
- 如果培养仍为阴性，可能需要对角膜活检进行组织学检查和培养。
- 上述药物治疗无效、早期或实际已经发生穿孔的角膜炎，可以考虑行穿透或深板层角膜成形术（见下文）。

真菌性角膜炎

引言

发病机制

真菌是一组具有硬性胞壁、含多条 DNA 和 RNA 染色体、具有明显细胞核的微生物。真菌性角膜炎在温带国家罕见，但在热带国家和发展中国家是视力丧失的主要原因。引起角膜炎的两种主要类型真菌：

1. 酵母菌：酵母菌（如念珠菌属）为卵圆形的单细胞生物，以出芽方式繁殖，引起温带地区多数真菌性角膜炎。

2. 丝状真菌：丝状真菌（如镰刀菌和曲霉菌属）为多细胞生物体，其产生的管状突起称为菌丝体。它们是热带地区角膜炎的最常见病原体。

发病诱因

常见的诱发因素有慢性眼表疾病、局部长期使用类固醇药物（通常与之前的角膜移植有关）、配戴角膜接触镜、全身性免疫抑制和糖尿病。丝状角膜炎可能与轻微的包括植物、园艺、农业工具的创伤有关。

念珠菌性和丝状角膜炎

临床特征

诊断常常延迟，除非有高度的警觉性，感染经常最初被认为是由细菌引起。

1. 症状是逐渐发生的疼痛、沙粒样异物感、畏光、视力模糊和水样或黏液脓性分泌物。

2. 体征

a. 念珠菌性角膜炎

- 黄白色浓密的化脓性浸润（图 6.10A）。
- 可见领扣状病灶。

b. 丝状角膜炎

- 灰色或黄白色基质浸润模糊的绒毛状边缘。
- 进展性浸润，常伴有卫星病灶（图 6.10B）。
- 可能进一步发展为分支羽毛状扩展或环形浸润。
- 可快速发展为角膜组织坏死和角膜变薄。
- 真菌可经完整的角膜后弹力层渗透进入眼内，导致发生无明显穿孔的眼内炎。

c. 上皮缺损不一定出现，有时仅表现为小的上皮缺损。

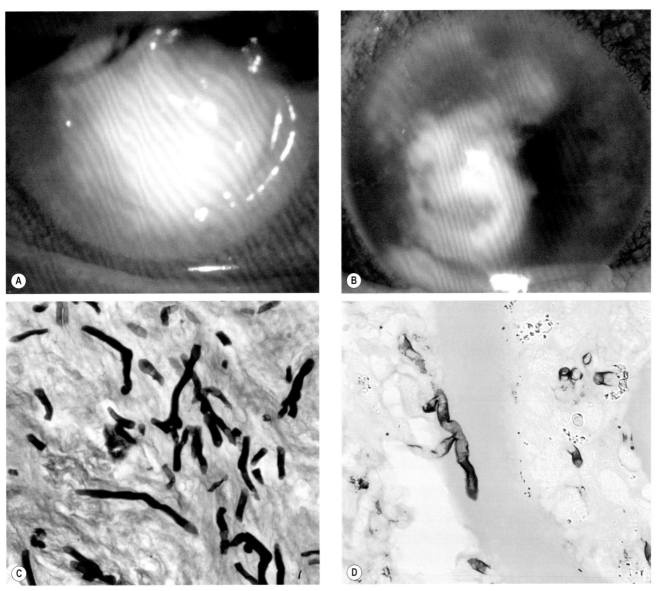

图 6.10 真菌性角膜炎。A. 念珠菌性角膜炎。B. 丝状角膜炎，伴卫星灶和少量的前房积脓。C. 念珠菌革兰染色显示假菌丝。D. 角膜涂片六胺银染色显示曲霉菌属。（Courtesy of S Tuft-figs A and B; Hart and Shears-fig C; J Harry and G Misson, from Clinical Ophthalmic Pathology, Butterworth-Heinemann 2001-fig. D）

d. 其他特征还包括前葡萄膜炎、前房积脓、内皮菌斑、眼压的升高、巩膜炎和无菌性或感染性眼内炎。

3. 鉴别诊断包括细菌、疱疹病毒和棘阿米巴角膜炎。应该注意的是，细菌感染有时是亚急性的，特别是当非典型细菌引起角膜炎时。要重视合并感染，包括其他真菌感染。

病原检测

实验室检查的取样应在抗真菌治疗开始前进行。

1. 染色

    a. 革兰染色和姬姆萨染色（图 6.10C）的敏感率均

约为 50%。

    b. 也可以使用高碘酸品红（PAS）和六胺银（GMS）染色（图 6.10D），但两者更常用于组织学切片检查。

2. 培养

- 角膜刮拭应该放在沙氏葡萄糖琼脂上培养，大多数真菌也可放在血琼脂或富集培养基上生长。

- 如果可行，患者的角膜接触镜和镜盒也应送去培养。

3. 临床治疗：3～4 天后没有改善且角膜刮拭培养 1 周后无真菌生长者，可行角膜活检。使用类似于在小梁切除术中采用的巩膜块切除技术，获取

2～3mm 的角膜病灶切块。离体切块送培养和组织病理学分析。

4. **激光共聚焦显微镜**：普及度低，如果有，即可在活体内进行微生物（特别是真菌）的鉴定。

治疗

治疗改善的进程可能比细菌感染慢。

1. **一般措施**与细菌性角膜炎相似，但入院治疗通常是必需的。

2. **去除病灶上皮细胞**可提高抗真菌药物的渗透性。定期用刮刀清除黏液和坏死的组织也可能有助于治疗。

3. **局部点眼治疗**开始时每小时 1 次，持续 48 小时，症状好转后降低点眼频率。由于大多数的抗真菌药仅具有抑制真菌作用，治疗应持续至少 12 周。

   a. **念珠菌性角膜炎**用 0.15% 两性霉素 B 或 1% 益康唑治疗；其他可选择药物包括 5% 那他霉素、2% 氟康唑和 1% 克霉唑。

   b. **丝状菌**感染用 5% 那他霉素或 1% 益康唑治疗；其他可选择药物包括 0.15% 两性霉素 B 和 1% 咪康唑。

   c. **广谱抗生素**也应使用来处理或防止细菌混合感染。

   d. 与细菌性角膜炎治疗相似，应用睫状肌麻痹剂治疗。

4. **结膜下注射氟康唑**可用于严重的病例。

5. 对于严重病例，如当病变接近角膜缘或怀疑眼内炎时，可应用全身性抗真菌药物治疗。治疗包括：伏立康唑首日 400mg，每日 1 次；然后 200mg 每日 1 次。伊曲康唑每天 200mg，减少到每天 100mg。或氟康唑 200mg 每日 1 次。

6. 当角膜明显变薄的时候，可予四环素类药物（如多西环素 100mg 每日 1 次）对抗胶原酶的作用。

7. 使用 Tono-Pen® 眼压计监测眼压。

8. 表层角膜切除术可有效去除病灶。

9. 当药物治疗无效或形成角膜穿孔时，可行治疗性（穿透或深板层）角膜移植术。

微孢子虫性角膜炎

发病机制

微孢子虫是一类专门寄生于细胞内的以前被认为单细胞的原生动物，但最近被重新归类为真菌。在艾滋病出现之前，微孢子虫很少对人类致病。最常见的全身性感染是肠炎，最常见的眼部表现为角结膜炎。

诊断

1. **体征**
   - 双侧慢性弥漫性点状上皮角膜炎（图 6.11A）。
   - 单侧缓慢渐进的深层基质性角膜炎，很少影响免疫功能正常者（图 6.11B）。
   - 巩膜角膜炎和眼内炎是罕见的。

2. **活检和组织学检查**示典型的孢子和细胞内的寄生虫。

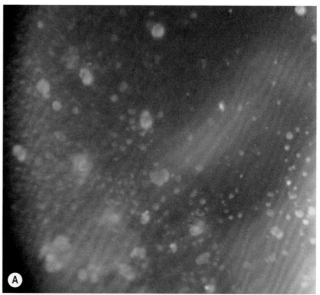

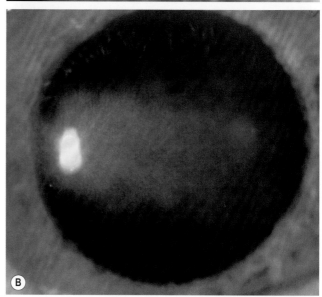

图 6.11　微孢子虫性角膜炎。A. 弥漫性点状上皮角膜炎。B. 深层基质浸润。（Courtesy of S Tuft）

治疗

1. 夫马洁林局部点眼进行上皮部位角膜炎的**药物治疗**。对相关的艾滋病行高效抗反转录病毒疗法（highly active antiretroviral therapy，HAART）也有助于本病的治疗。基质部位角膜炎局部点用夫马洁林联合阿苯达唑，每日口服400mg，治疗2周，重复2周后进行第2疗程。应密切监测患者的肝毒性。长期的夫马洁林治疗可能是必要的，因为在免疫功能低下的患者消除这种寄生虫是非常困难的。

2. 可以行角膜移植术，尽管本病可以在移植体周围复发；冷冻残余的病变组织可能会降低这种复发危险。

单纯疱疹性角膜炎

引言

　　疱疹性眼病是发达国家中导致角膜盲的最常见感染性病因。在发展中国家，多达60%的角膜溃疡可能是由单纯疱疹病毒所致，全世界可能有1000万人患有疱疹性眼病。

单纯疱疹病毒（HSV）

　　单纯疱疹病毒外层为立方形囊膜，内含线性双链DNA基因组，分为HSV-1和HSV-2两个亚型，可潜伏于几乎所有神经节。HSV-1引起腰部以上的感染（主要是面部、唇部和眼部），而HSV-2引起性传播感染（生殖器疱疹），但HSV-2偶尔可以通过被感染的分泌物而累及眼部，或在性交时或分娩时引起新生儿结膜炎。人群拥挤和卫生条件差有助于单纯疱疹病毒的传播。

原发感染

　　原发感染，指既往无病毒暴露史，通常发生在童年，通过液体小滴传播，偶尔也会通过直接预防接种引起。因为受到母源抗体的保护，出生后前6个月内严重的新生儿全身性疾病非常少见，尽管可能偶尔会出现。大多数的原发感染是亚临床的或仅造成轻度发热、全身乏力和上呼吸道症状，可能发展成睑缘炎和滤泡性结膜炎，但通常程度轻微且具有自限性。

　　如果需要处理，可在眼部或皮肤损伤处局部使用阿昔洛韦软膏。

复发性感染

　　复发性疾病（原有的细胞免疫和体液免疫再次活化）发生于如下情况：

1. **原发感染后病毒被运送到受累皮区的感觉神经节**（如三叉神经节）而发生潜伏感染。潜伏的病毒结合于宿主DNA中，因此不能被根除。

2. **亚临床的再活化**可以周期性地发生，在此期间，单纯疱疹病毒被复制，且患者具有传染性。

3. **临床的再活化**：多种应激源，例如发热、激素变化、紫外线辐射、创伤或三叉神经损伤可导致再活化，并出现临床症状。此时病毒复制通过感觉神经轴突被运送到外周。

4. **疾病模式取决于再活化的部位**，这可能是远离原发疾病的部位。一生中可能会发生数百次重新激活。

5. **眼部复发率**：每次发作后其眼部复发率1年内约为10%，10年内约为50%，先前发作的次数越多，其复发风险越大。

6. **严重疾病的危险因素**包括过敏性眼病、儿童、免疫缺陷或免疫抑制、营养不良、麻疹和疟疾等因素均可能导致频繁复发。不适当地使用局部类固醇可致发生地图状溃疡（见下文）。

上皮性角膜炎

临床特点

　　上皮性（树突状或地图状）角膜炎与活动性病毒复制有关。

1. **症状**：可在任何年龄出现轻度不适、充血、畏光、水肿和视力模糊。

2. **体征按时间顺序排列**：
   - 水肿不透明的上皮细胞呈粗点状或星状（图6.12A）。
   - 中央上皮脱离形成线状伴分支（树突状）溃疡，最常见的位于中央。
   - 溃疡的末端具有特征性膨大且溃疡灶荧光着染阳性（图6.12B）。
   - 溃疡边缘携带病毒的细胞孟加拉红染色阳性（图6.12C）。
   - 角膜知觉降低。
   - 局部类固醇不当的治疗可能促使溃疡进行性扩大呈地图状或阿米巴样外观（图6.12D）。

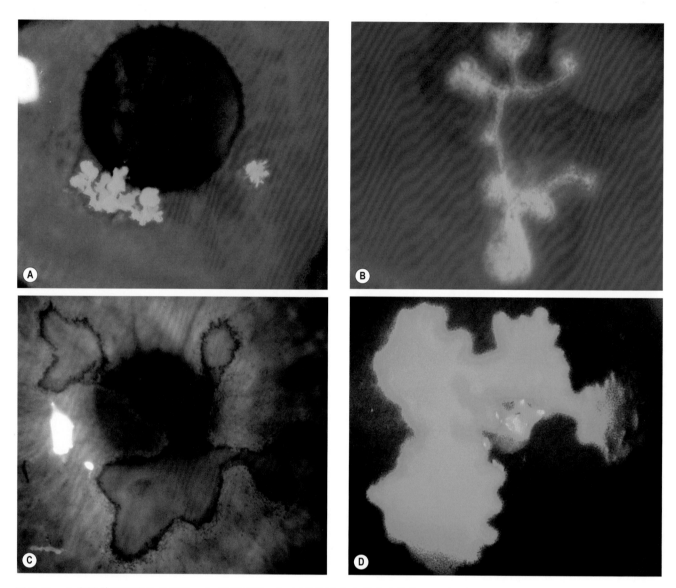

图 6.12 上皮性单纯疱疹性角膜炎。A. 星状病灶。B. 树枝状溃疡床荧光素染色。C. 树枝状溃疡边缘孟加拉红染色。D. 地图状溃疡。（Courtesy of S Tuft-fig. C)）

- 常可见轻度的上皮下混浊。
- 可能会发生高眼压。
- 愈合时可能伴有持续的点状上皮糜烂和上皮不规整，多数可以自发缓解，不应该被误认为是持久性活动性感染。螺旋状的上皮病变也可能与频繁的、尤其是长期的外用抗病毒滴眼液有关。
- 愈合后可能出现轻度上皮下瘢痕。

3. **鉴别诊断**：树枝状溃疡的鉴别诊断包括带状疱疹性角膜炎、角膜擦伤的愈合（假树枝状）、棘阿米巴角膜炎、角膜移植后的角膜排斥、2 型酪氨酸血症、使用软性接触镜和局部用药产生的角膜毒性。

治疗

单纯疱疹病毒的治疗药物主要是核苷（嘌呤或嘧啶）类似物产生干扰而形成异常的病毒 DNA。阿昔洛韦、更昔洛韦和三氟胸苷的药物毒性均很低且效果大致相同。碘苷和阿糖腺苷历史更悠久，可能不太有效，对上皮细胞的毒性更大，但由于其成本较低在某些地区仍在使用。大多数树枝状溃疡即使不治疗最终也会自行愈合，但病程延长可能导致瘢痕和血管化更为显著。

1. **局部用药**：在欧洲最常使用的药物是 3% 阿昔洛韦眼膏和 0.15% 更昔洛韦凝胶，每日给药 5 次。在美国优选三氟胸苷滴眼，每日 9 次。即使给药长达 60 天，药物也相对无毒，对携带病毒的上皮细胞更有效，并有效地渗透到基质。按此方案治疗，99% 的病例 2 周内恢复。

2. **角膜清创术**可用于未产生地图状溃疡的树枝状溃

疡。角膜表面用无菌纤维素海绵擦拭，超出溃疡边缘 2mm，是由于实际病变范围远远超出了可见的树枝状溃疡。去除含有病毒的细胞可以防止感染邻近健康上皮，也消除了抗原刺激产生的基质炎症。因此，必须联合使用抗病毒药物。

3. **治疗毒性的体征**包括浅层点状糜烂、轮生的上皮波纹、滤泡性结膜炎和极少见的泪小点栓塞。

4. **口服抗病毒药**：大多数免疫缺陷患者可能需要口服抗病毒药，对于局部治疗耐受或疗效差的难治病例口服抗病毒药也可以是有效的替代疗法。

5. **单纯使用干扰素**似乎并不比抗病毒药物更有效，但核苷抗病毒药与干扰素或清创联合似乎能加速愈合。

6. **皮肤病变**，例如冷疮可予阿昔洛韦乳膏每日 5 次，也可予抗病毒口服药物加强治疗。

7. **眼压控制**：如果需要抗青光眼治疗，应该避免使用前列腺素衍生物，因为它们通常可以增加疱疹病毒活性和加重炎症反应。

8. **不应使用局部类固醇**，除非存在明显的盘状角膜炎（见下文）。

9. **愈合缓慢或经常复发**可能表示存在耐药病毒株，联合使用两种局部药物并同时口服伐昔洛韦或泛昔洛韦可能是有效的。有时部分病例是由水痘 - 带状疱疹病毒引起（见下文）。

盘状角膜炎

盘状角膜炎（内皮炎）的确切病因是有争议的。它可以是活化的 HSV 感染角膜细胞或内皮细胞，或角膜对病毒抗原的过敏反应，并不一定存在明确的既往罹患角膜上皮溃疡的病史。

临床特点

1. **症状**表现为逐渐发生的视物模糊，可能伴有灯光周围的光晕。不适和充血很常见，但往往比单纯的上皮病变为轻。

2. **体征**
   - 基质中心区域的水肿往往伴局部上皮水肿（图 6.13A）；有时表现为偏心性病变。
   - 水肿后可见角膜后沉着物（图 6.13B）。
   - 严重的情况下出现后弹力层褶皱。
   - 周边基质免疫性混浊（Wessely 环）（图 6.13C），标志着病毒抗原与宿主抗体复合物的沉积。
   - 眼压可能升高。
   - 角膜知觉减退。
   - 病变愈合后往往有基质或上皮下的轻微环状混浊和变薄。
   - 连续发作可能产生逐渐加重的上皮下和（或）基质瘢痕以及浅层或深层血管。
   - 中央基质瘢痕可能出现间质性角膜炎的外观。

治疗

治疗方案如下，但在实践中应个体化。根据炎症的轻重仔细监测和适当的治疗，关键是要尽量减少瘢痕的进展。第一次复发时患者应努力寻求治疗，即使当时炎症轻微，可能没有必要治疗，或者可以仅用睫状肌麻痹剂解决。

1. **初始治疗**时局部使用类固醇（1% 泼尼松龙或 0.1% 地塞米松），同时充分抗病毒治疗，每天 4 次。症状改善时，两者的给药频率平行降低，用药不小于 4 周。

2. **继而使用** 0.5% 泼尼松龙，每天 1 次，并停止局部抗病毒药物，此剂量通常安全。有些患者需要较弱的类固醇激素，如 0.1% 氟米龙或 0.2% 氯替泼诺，隔日使用多月。应定期尝试完全停用类固醇。

3. **如果有活动性上皮溃疡**，应在保证足够效果的情况下尽量减少类固醇强度，并使用更密集的抗病毒治疗，如每天 5 次抗病毒辅以类固醇每日 2 或 3 次，根据体征的活动性情况调整。

4. **局部使用 0.05% 环孢素**可能有用，特别是存在上皮溃疡时，或者出现类固醇相关的高眼压需要减少局部类固醇用量时。

坏死性角膜基质炎

这种罕见的情况被认为系基质内病毒复制活跃所致，虽然免疫介导的炎症反应起到了重要作用。临床上可能难以与严重的盘状角膜炎区分，部分可能与神经营养性角膜炎有关。医生应该警惕，类似的临床症状可能由其他感染引起。

1. **体征**
   - 基质坏死和融化，常伴有严重的基质混浊（图 6.14）。
   - 相关的活动的基质浸润区域出现前葡萄膜炎与角膜后沉着物。
   - 可能存在上皮缺损。
   - 常进展为瘢痕、血管化和脂质沉积（图 6.62B）。

2. **治疗**与急进性盘状角膜炎大致相似，但最初即予

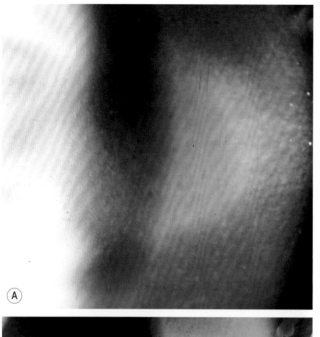

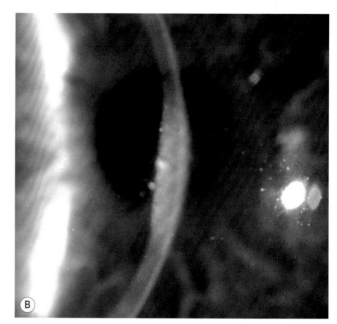

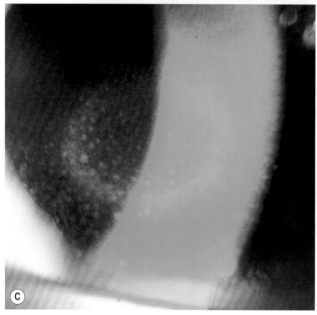

图 6.13　盘状单纯疱疹性角膜炎。A. 中央上皮和基质水肿。B. 其后的角膜后沉着物。C. Wessely 环沉淀。

剂量范围上限的口服抗病毒药可能有效。上皮恢复完整至关重要。

神经营养性角膜溃疡

神经营养性角膜溃疡是由角膜麻醉导致的表皮细胞再生障碍，常因其他因素而加重，例如药物的毒性。

1. 体征

- 不愈的上皮缺损有时由于过长时间的局部用药引起（图 6.15）。
- 缺损下方的基质是灰白和不透明的，并可能变薄。
- 可继发细菌或真菌感染。

2. 治疗方法同持续性上皮缺损；局部类固醇激素治疗可以控制炎症，但应维持在最低用量。

其他因素

预防

长期每日口服阿昔洛韦可降低上皮性和基质性角膜炎的复发率达 50%，通常耐受性良好。如果患者频繁复发应考虑预防治疗，特别是双眼发病或独眼发病。标准剂量为阿昔洛韦 400mg 每天 2 次，必要时可以尝试更高的剂量。也可以口服伐昔洛韦（500mg，每日 1 次）或泛昔洛韦。药物停止时预防效果也降低或消失。

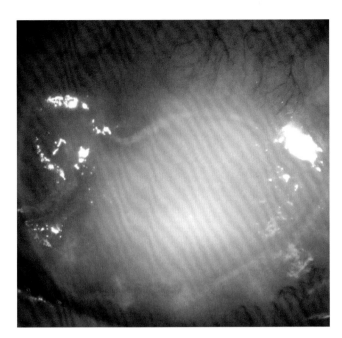

图 6.14 基质坏死性单纯疱疹病毒性角膜炎。（Courtesy of S Tuft)）

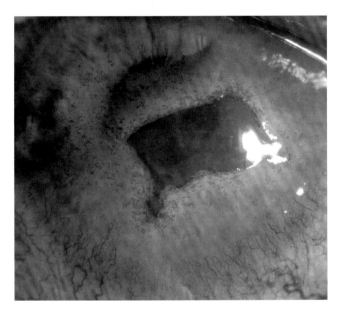

图 6.15 神经营养性溃疡孟加拉红染色。（Courtesy of S Tuft）

并发症

1. **继发感染**。疱疹性眼病是细菌性角膜炎的重要诱发因素。
2. 青光眼继发于炎症或长期使用类固醇，可能未被医生发现并逐步发展，特别是在不能清楚观察视盘的情况下。角膜变薄和变形可能造成眼压读数的不准确，笔式眼压计（Tono-Pen®）在这种情况下可能具有优势。
3. 白内障继发于炎症或长期使用类固醇。

4. 虹膜萎缩继发于角膜虹膜炎。

角膜移植

疱疹性眼病的复发和排异影响角膜植片的存活。手术前建议尝试配戴硬性角膜接触镜。

1. **局部用药**。排斥时使用局部抗病毒药物可以减少上皮病毒复发，但药物毒性可能会延迟再上皮化。
2. **预防性口服阿昔洛韦**。接受穿透性角膜移植术的患者应予预防性口服阿昔洛韦（400mg，每天2次），以提高植片的存活率。

眼带状疱疹

引言

发病机制

水痘-带状疱疹病毒（varicella-zoster virus，VZV）可引起水痘和带状疱疹。VZV和单纯疱疹病毒同属于疱疹病毒组的同一亚科，这两种病毒在形态上相同，但抗原性不同。水痘发作后，VZV以逆行方式向背侧根和脑神经感觉神经节传播，可以保持休眠数十年，那时VZV特异性细胞介导免疫已消退。眼带状疱疹（herpes zoster ophthalmicus，HZO）包括第5对脑神经（三叉神经）眼支所支配的皮肤带状疱疹。如果仅上颌支单独受累，也可以偶尔只出现眼部表现。

眼部受累的机制

1. **病毒直接侵袭**可致结膜炎和上皮性角膜炎。
2. **继发性炎症和闭塞性血管炎**可能致表层巩膜炎、巩膜炎、角膜炎、葡萄膜炎、视神经炎和脑神经麻痹。炎症和中央神经节的外周神经损伤，或中枢神经系统处理信号的改变可能与带状疱疹后神经痛有关。严重的眼睑、眼周皮肤和眼结膜受累可能出现瘢痕性并发症。
3. **病毒再活化**导致受累的感觉神经节的炎症和坏死，引起角膜麻痹，可致神经营养性角膜炎。

眼部受累的风险

1. **Hutchinson** 征描述了由鼻神经外支、鼻睫神经分支分布的鼻尖、鼻侧面和鼻根部的皮肤受累的情况。该体征与眼部受累有强烈关联，虽然皮疹的严重程度和眼部并发症的严重程度之间没有相关性（图6.16A）。
2. **年龄**。HZO最常发生在60~70岁的老年人。在

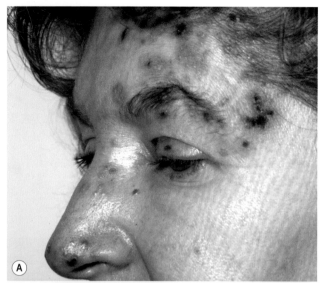

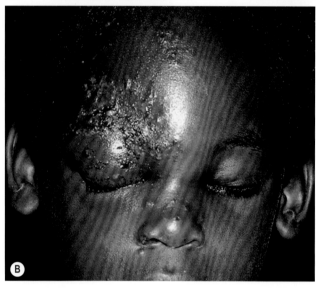

图 6.16　眼带状疱疹。A. Hutchinson 征。B. 累及艾滋病儿童。

老年人中，体征和症状往往更严重并持续更长的时间。

3. **艾滋病**患者易发生更严重的疾病，带状疱疹可以是 HIV 感染的早期指标。儿童和年轻人出现疱疹时应及时排查免疫缺陷或恶性肿瘤，虽然仅发生在少数患者身上（图 6.16B）。

急性带状疱疹

一般特征

1. **前驱阶段**先于皮疹出现。持续 3~5 天，其特征是疲倦、发热、不适和头痛。受累皮肤的症状各异，包括皮肤瘙痒、刺痛、烧灼感、严重的深钻痛或刀割痛，可以是持续性的或间歇性的。老年患者早期出现剧烈疼痛和大面积的皮肤受累易遗留神经痛。

2. **皮损**
   - 皮疹大多不过中线，可与单纯疱疹病毒感染相鉴别。
   - 斑丘疹区域扩大，也可能与蜂窝组织炎或接触性皮炎相混淆。
   - 24 小时内出现囊泡群，2~4 天后融合（图 6.17A）。
   - 尽管 HZO 皮疹本身并不影响下睑，上下眼睑的水肿常见，有时还累及对侧眼结膜。
   - 2~3 周后，囊泡往往经历脓疱期后结痂并干燥（6.17B）。
   - 免疫缺陷患者中更常见大而深的出血病灶（图 6.17C）。
   - 病变愈合留下皮肤结构的破坏和脱色素瘢痕（图 6.17D）。
   - 很少情况下无皮疹出现（无疹性带状疱疹）。

3. **播散性带状疱疹**偶见于免疫缺陷或恶性肿瘤患者中。患者出现严重不适，皮疹发展可累及多个皮肤关节和多器官系统。

治疗

1. **口服阿昔洛韦**，在发病后 72 小时内使用，每次 800mg，每日 5 次，连续 7~10 天是首选的治疗方法。患者就诊时如果超过 72 小时，处于水疱阶段，按上述方法治疗仍可减少急性发作的严重程度和降低带状疱疹后神经痛的危险。后继的眼部并发症的发生率也可减少约 50%。

2. 只有并发脑炎时需要静脉注射阿昔洛韦，5~10mg/kg，每日 3 次。

3. **其他口服抗病毒药**，如伐昔洛韦 1g，每日 3 次；泛昔洛韦 500mg，每日 3 次；溴夫定 125mg，每天 1 次，比阿昔洛韦更昂贵，但更方便，有更好的耐受性，且一样有效。

4. **全身性类固醇**（泼尼松龙 40~60mg，每日 1 次）应仅与全身抗病毒药物联用。它们对减少急性疼痛和促进皮肤愈合具有中等效应，但对带状疱疹后神经痛的发生率和严重性没有效果。

5. **对症治疗**皮损包括干燥、消毒和冷敷。外用抗生素类固醇复合剂的效果不确定。

6. **带状疱疹**患者可以传播水痘，所以应尽量避免与免疫状况未知者（尤其是孕妇）和免疫缺陷者接触，至少要等到结痂完成。

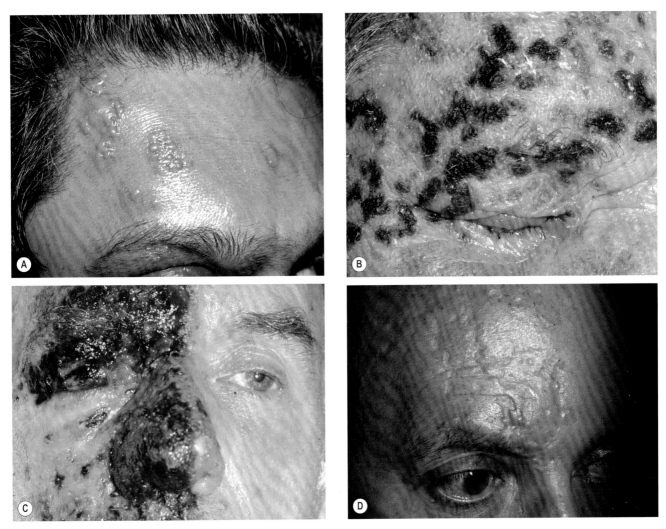

图6.17　眼带状疱疹。A. 囊泡。B. 融合结痂。C. 累及眼神经和上颌神经的出血性皮疹。D. 残留瘢痕。(Courtesy of R Fogla-fig. A)

眼科疾病

急性眼病

1. **急性上皮性角膜炎**：超过 50% 的患者可发生于皮疹发作后 2 天内，通常会在几天之内自行消退。它的特点相比单纯疱疹具有更小、更细的树突状病灶，且末端变窄，没有终端膨大（图 6.18A）。相比于荧光素，病变更易被孟加拉玫瑰红染色。如果需要的话，应用局部抗病毒药物处理。

2. **结膜炎** [滤泡和（或）乳头] 常见，通常伴有典型的睑缘囊泡，如果不存在角膜疾病不需要治疗。

3. **浅层巩膜炎**发生在皮疹出现时，一般会自行消退。如果必要的话，可以使用温和的非甾体抗炎药。

4. **巩膜炎和巩膜角膜炎**罕见，可能在第 1 周结束时出现。口服氟比洛芬（Froben）100mg，每日 3 次以治疗无痛性病变。有时可能需要在应用抗病毒药物治疗的同时口服类固醇以治疗严重疾病。

5. **钱币状角膜炎**通常在皮疹出现后 10 天左右，在上皮病变的部位出现。它的特点是细粒状上皮下沉积物，由基质混浊的光晕包围（图 6.18B）。使用局部类固醇后病灶逐渐消退，但过早停药易复发。

6. **基质性（间质性）角膜炎**在皮疹出现 3 周后，大约 5% 的患者出现（图 6.18C）。它对局部类固醇治疗有效，但可转为慢性，需要缓慢减量。

7. **盘状角膜炎**（免疫介导性内皮炎）与单纯疱疹病毒感染相比较为少见，但可能会导致角膜失代偿。主要使用局部类固醇治疗。

8. 至少 1/3 患者出现前葡萄膜炎，且可以并发局灶性虹膜缺血和萎缩（图 11.44B）。

9. 定期监测升高的眼压（包括类固醇引起的高眼压）。如果需要治疗时，应避免使用前列腺素衍生物。

10. **出现神经系统并发症时**，可能需要静脉注射抗病毒药物和全身性类固醇。

   - 脑神经麻痹，以动眼神经（第 3 对脑神经）受

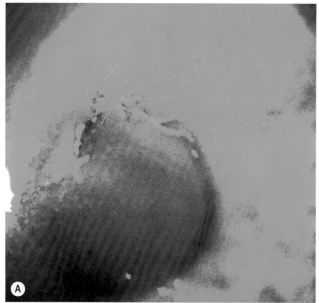

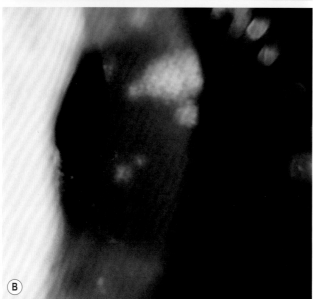

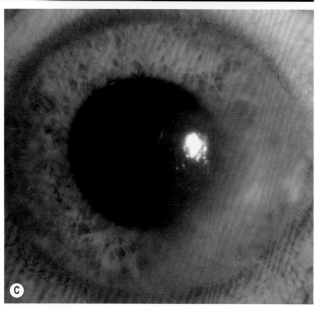

图 6.18　眼带状疱疹的急性病灶。A. 树突状上皮病变末端变窄。B. 钱币状角膜炎。C. 基质性角膜炎。（Courtesy of J Krachmer, M Mannis and E Holland, from Cornea, Elsevier 2005-fig. A; C Barry-fig. C）

累最常见，也可见滑车神经（第 4 对脑神经）和展神经（第 5 对脑神经）受累，通常在 6 个月内恢复。

- 视神经炎罕见。
- 中枢神经系统的表现罕见，可包括脑炎、颅动脉炎和吉兰 - 巴雷综合征。

慢性眼病

1. 约 50% 的病例出现神经营养性角膜炎，虽然其病情通常相对温和，并在几个月后缓解。
2. **巩膜炎**可转为慢性，导致斑片状巩膜萎缩（图 6.19A）。
3. 约 5% 的患者通常在第 3 ~ 6 个月出现黏液斑块角膜炎。它的特点是，突然出现突出的黏膜斑，玫瑰红染色阳性（图 6.19B）。治疗采用局部类固醇联合乙酰半胱氨酸。未经治疗，几个月后斑块消退，留下轻度的弥漫性角膜混浊。
4. **脂质变性**可由持续严重的钱币状或盘状角膜炎发展而来。
5. **脂质填充肉芽肿**可于睑板结膜下出现，同时出现结膜下瘢痕（图 6.19C）。
6. **眼睑瘢痕**可导致上睑下垂、瘢痕性睑内翻（图 6.20A），偶尔出现睑外翻（图 6.20B）、倒睫、眼睑缺损和睫毛脱落。

复发性眼病

急性发作后数年，甚至已被遗忘之后，在复发期病灶重新出现，包括角膜炎、浅层巩膜炎、巩膜炎或虹膜炎。眼睑瘢痕此时可能是唯一的诊断线索。

疱疹后神经痛

带状疱疹后神经痛是指皮疹痊愈后持续超过 1 个月的疼痛，70 岁以上的老年人中超过 75% 会出现疱疹后神经痛。疼痛可以是恒定性的或间歇性的，夜间尤甚，触摸和热也可加重，并且轻微刺激即可加重（痛觉超敏）。它通常随时间推移可以缓慢改善，只有 2% 的患者 5 年后仍有影响。神经痛会损害生活质量，并可能导致足够严重的抑郁症并呈现自杀的

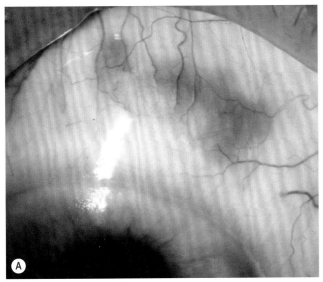

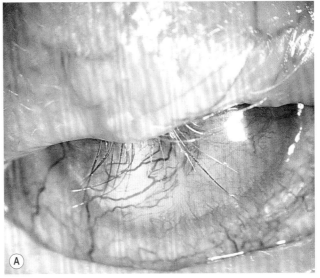

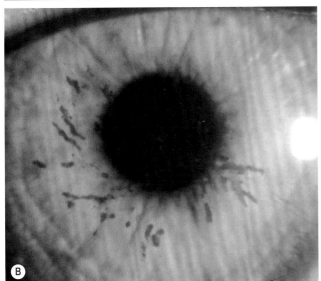

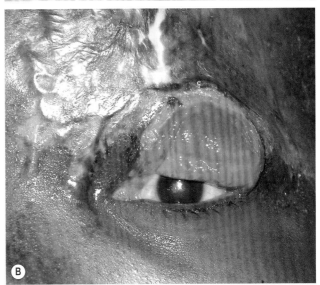

图 6.20　带状疱疹眼病的眼睑瘢痕。A. 瘢痕性睑内翻。B. 瘢痕性睑外翻。（Courtesy of D Meyer-fig. B）

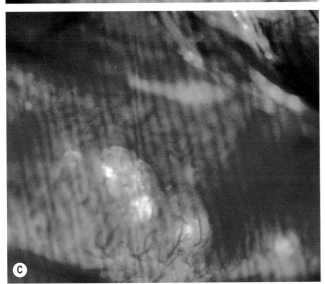

图 6.19　带状疱疹眼病的慢性病变。A. 巩膜萎缩。B. 黏液斑块性角膜炎。C. 脂质性肉芽肿。（Courtesy of R Marsh-fig. B）

危险，严重受影响的患者应转到疼痛专科就诊。

治疗包括以下几方面：

1. **局部冷敷**，使用 0.025% 或 0.075% 的辣椒素乳膏或局部麻醉剂乳膏（5% 的利多卡因）局部治疗可能是有效的。辣椒素需要使用长达 3 周才出现缓解，且可能需要长期持续使用。

2. **全身治疗**应按如下方式逐级增加：

- 简单的止痛药，例如对乙酰氨基酚，最多每日 4g。
- 更强的镇痛剂，例如可待因，最多每日 240mg。
- 阿米替林每晚 10 ～ 25mg，逐渐增加，最多每天 75mg，如果适用的话。
- 卡马西平每日 400mg，以缓解针扎样疼痛。

间质性角膜炎

发病机制

间质性角膜炎（interstitial keratitis，IK）是没有原发性累及上皮或内皮细胞的角膜基质炎症。在大多数情况下，炎症是由某些抗原触发的免疫介导过程。通常以梅毒相关的角膜基质炎为原型（通常是先天性梅毒，有时为获得性梅毒），但在发达国家中最常见的已不再是梅毒相关的角膜基质炎。其他病因包括疱疹性角膜炎（包括水痘）、其他病毒感染、结核、结节病、Cogan 综合征（见下文），以及一系列其他的感染。

梅毒性IK

梅毒是由苍白密螺旋体引起，该生物体非常脆弱，干燥或加热均易灭活，不易培养存活。

获得性感染

1. **全身症状和体征**在第 11 章中描述。
2. **眼部表现**包括葡萄膜炎、间质性角膜炎、睫毛脱落、视神经炎、动眼神经麻痹和阿 - 罗瞳孔。
3. **治疗**主要是使用普鲁卡因青霉素（原发性和继发性梅毒治疗 10 天，三期梅毒治疗 4 周），对青霉素过敏的患者可使用替代品包括多西环素、四环素和红霉素。

先天性感染

通过胎盘传播可发生胎儿感染，可能会导致死胎，也可能导致一系列的亚临床和临床特征。尽早诊断和治疗极为重要。

1. **早期全身表现**包括鼻炎和夭折、斑丘疹（尤其是在臀部和大腿）、黏膜溃疡、嘴唇和鼻孔及肛门（龟裂）周围的裂缝、肺炎、肝脾大、淋巴结肿大、黄疸。也可能发生神经和心血管问题。
2. **晚期的全身表现**包括神经性耳聋、马鞍鼻（图 6.21A）、"军刀"胫骨（图 6.21B）、斗牛犬下颌（由于上颌不发达导致的下颌突出）、前牙畸形、Hutchinson 牙（有缺口的小牙伴大的齿间距，图 6.21C）、桑葚状磨牙和克拉顿关节（大关节尤其是膝关节的无痛性积液）。
3. **眼部表现**包括前葡萄膜炎、间质性角膜炎、晶状体脱位或半脱位、视神经萎缩、椒盐状色素性视网膜病和阿 - 罗瞳孔。

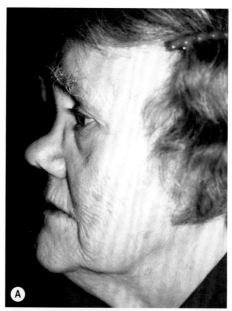
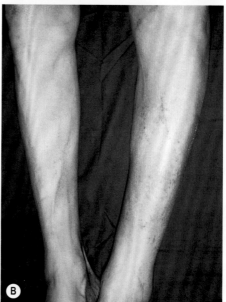
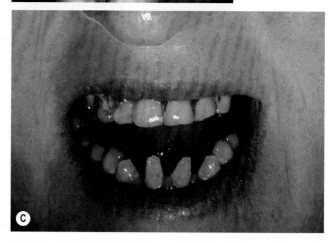

图 6.21　先天性梅毒的标志。A. 鞍状鼻畸形。B. "军刀"胫骨。C. Hutchinson 牙。（ Courtesy of R Marsh and S Ford-fig. C ）

梅毒性间质性角膜炎

1. **先天性梅毒**一般在 5～25 岁间出现梅毒性间质性角膜炎。初发症状包括急性前葡萄膜炎伴严重视物模糊。通常累及双侧，但往往不是同时发病。在获得性梅毒中，间质性角膜炎不太常见，通常为单侧，常在疾病好转后出现，尽管它也可能为原发感染的一部分。

2. **按时间顺序出现如下体征：**

   - 角巩缘炎症伴发深部基质血管化，出现细胞浸润和混浊，可能会掩盖仍然充盈的血管，出现特征性的鲑鱼斑表现（图 6.22A）。
   - 肉芽肿性前葡萄膜炎可被角膜云翳遮蔽。
   - 数月后角膜开始变得透明，血管开始无灌注（鬼影血管，图 6.22B）。
   - 如果角膜再次出现炎症，血管可以重新充盈，偶尔出血渗入基质（图 6.22C）。
   - 愈合阶段的特点是出现鬼影血管、羽状深基质瘢痕（图 6.22D），有时角膜变薄，出现散光和带状角膜变性。

3. **治疗：**活化的间质性角膜炎的治疗包括全身应用抗生素和局部应用类固醇和睫状肌麻痹剂。所有梅毒螺旋体血清学试验阳性的患者应由泌尿生殖医学专家进行会诊，兄弟姐妹、父母和配偶均应进行筛查并治疗。

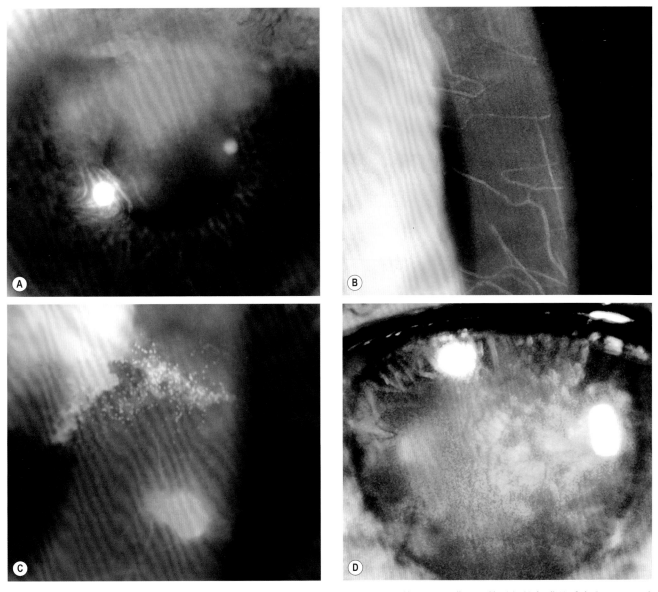

图 6.22 梅毒性间质性角膜炎。A. "鲑鱼斑"。B. 不活动疾病期的"鬼影"血管。C. 再灌注血管引起的角膜基质内出血。D. 片状残留瘢痕。（Courtesy of Krachmer, Mannis and Holland from Cornea, Mosby 2005-fig. A ）

Cogan综合征

Cogan 综合征是一种罕见的全身性自身免疫性血管炎，特征为眼内炎症和前庭听功能障碍（尤其是感觉神经性耳聋，伴耳鸣和眩晕），在一种症状出现几个月内出现另一种症状。本病主要发生于青壮年，男性和女性发病率均等。

1. **全身表现**包括肾、胃肠道和心血管系统的坏死性血管炎，某些患者可能伴发结节性多动脉炎。

2. **眼部体征**
   - 眼红、疼痛、畏光和视力模糊。
   - 轻度的早期双侧周边前基质混浊。
   - 更深的混浊和角膜新生血管，之后可能局限在周边（图6.23）或向中央集中。
   - 可能出现葡萄膜炎、巩膜炎和视网膜血管炎。

3. **治疗**主要为使用局部类固醇治疗角膜炎。巩膜炎或视网膜血管炎通常需要使用全身性类固醇。前庭和听觉症状出现必须立即进行全身性类固醇治疗，以防止听力损伤，可能还需要免疫抑制剂治疗。

原虫性角膜炎

棘阿米巴

发病机制

棘阿米巴属是无处不在的原生动物，在土壤、淡水、咸水和上呼吸道常见。包囊形式（图6.24A）具有很高的适应能力。在适当的环境条件下，包囊变成滋养体，从而产生多种酶，导致组织的渗透和破坏。在发达国家其引起的角膜炎与角膜接触镜配戴最常相关，特别是如果使用自来水冲洗镜片。

诊断

早期误诊为单纯疱疹病毒性角膜炎是较常见的。应该记住，其在疾病晚期可能发生真菌性角膜炎。

1. **症状**主要包括视物模糊和疼痛。该临床症状可能相当严重，与临床体征不符。

2. **体征**
   - 疾病早期上皮表面不规则并发灰。
   - 上皮假树枝样改变（图6.24B），可能被误诊为单纯疱疹性角膜炎。
   - 角膜缘炎症，伴弥漫性或局灶性前基质浸润（图6.24C）。
   - 在第1～4周均可见嗜神经浸润（放射状角膜神经炎，图6.24D），为特异性体征。
   - 浸润结节逐渐增大融合而形成环形脓肿（图6.24E）。
   - 可以出现巩膜炎，一般是反应性的，而不是感染累及。
   - 缓慢渐进的角膜基质混浊及血管化。
   - 有角膜基质病变时，可能在任何阶段发生角膜溶解（图6.24F）。溶解常发生在浸润区域的周边。

3. **检查**
   a. **染色**使用希夫高碘酸或钙荧光白（一种荧光染料，具有与阿米巴包囊和真菌的亲和力）。格兰染色和姬姆萨染色也可能显示包囊。
   b. **培养**。角膜刮片涂刷非营养性琼脂，随后接种死的大肠杆菌。需要注意的是大约30%的患者培养阴性。角膜接触镜盒的培养往往同时出现棘阿米巴和革兰阴性细菌。
   c. **其他检查**包括免疫组织化学、PCR和活体共聚焦显微镜。必要时可能需要行角膜活检。

治疗

重要的是如果任何抗菌治疗不完全有效的患者，均应高度警觉可能是棘阿米巴感染。如果在症状出现后4周内开始治疗，效果明显更好。

1. **清除受感染的上皮细胞**以促进眼药水的吸收可能有效，特别是在疾病早期。

2. **外用抗阿米巴药**
   - 0.02% 聚六亚甲基双胍（Polyhexamethylene biguanide，PHMB）和 0.02% 氯己定二葡糖酸

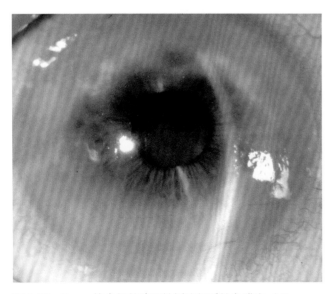

图6.23 Cogan综合征的陈旧性周边间质性角膜炎。（Courtesy of R Curtis）

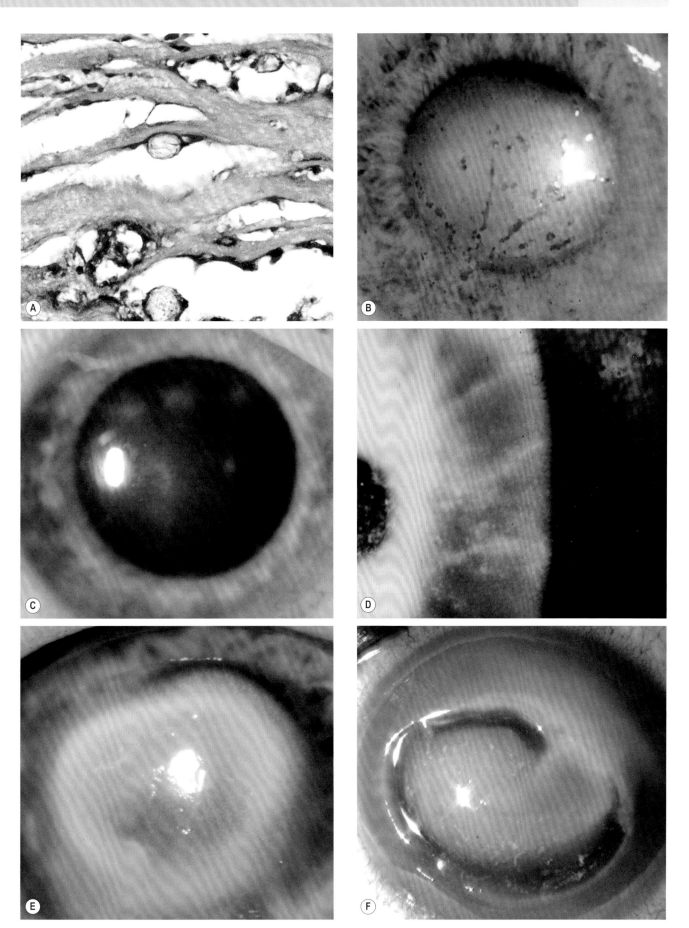

图 6.24　棘阿米巴角膜炎。A. 角膜活检中的包囊。B. 上皮假树枝样改变。C. 局灶前基质浸润。D. 放射状神经旁炎症。E. 环形脓肿。F. 溶解。（Courtesy of J Harry-fig. A; S Tuft-figs E and F）

盐是一线药物，治疗中可以单独使用和联合使用。

- 其他试剂包括丙烷脒同系物即去氧苯比妥羟双乙基磺酸钠和丙烷脒（Brolene），后者与PHMB 或氯己定联用有效。

- 最早每小时滴眼 1 次，逐渐减少，虽然在 2 周内效果可能并不明显。随着治疗减量，复发常见，这种情况下可能需要继续治疗多月。

3. 局部类固醇应尽量避免使用，虽然持续性的炎症可能需要低剂量疗法。

4. 控制疼痛：口服非甾体消炎药如氟比洛芬 100mg，每天 3 次。

5. 残留瘢痕可能需要角膜移植。

盘尾丝虫病

盘尾丝虫病（"河盲症"）是由盘尾丝虫感染引起的，是世界上导致失明的第二常见的感染原因。在非洲地区流行，其他地方散发。

1. **全身表现**见第 11 章。

2. **眼部表现**

- 50% 患者在角膜、房水和玻璃体中可以看见活的微丝蚴。

- 前葡萄膜炎。

- 1/3 的患者出现点状角膜炎，包括死微丝蚴周围的浸润。病变最常位于 3 点、9 点位置的前 1/3 基质。

- 硬化性角膜炎从 3 点和 9 点钟位置开始（图 6.25A），进展缓慢（图 6.25B），逐步累及整个角膜。

- 全层瘢痕，伴浅表和深部血管，表面色素沉着（图 6.25C）。

- 脉络膜视网膜炎（图 11.33）。

3. **全身伊维菌素治疗**至少对前节的眼部表现有效。急性炎症，如角膜炎的治疗应加用局部类固醇。

细菌超敏反应介导的角膜病变

边缘性角膜炎

发病机制

边缘性角膜炎可能是由对葡萄球菌外毒素和细胞壁蛋白的超敏反应引起的，抗原 - 抗体复合物在周

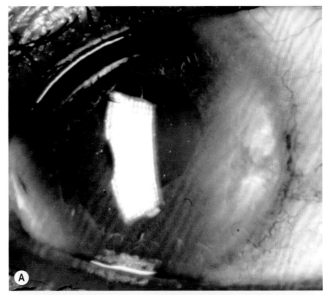

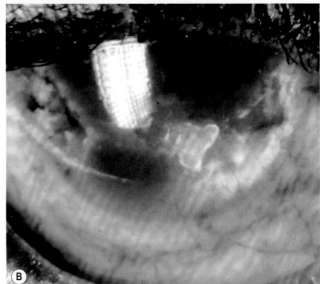

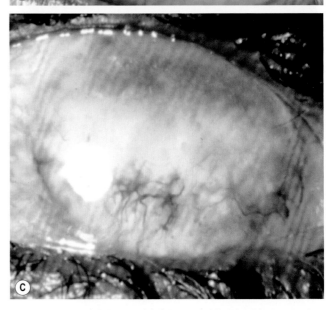

图 6.25　硬化性盘尾丝虫角膜炎。A. 早期累及周围。B. 进展性混浊。C. 严重的疾病。（Courtesy of S Tuft）

边角膜沉积（抗原从泪膜中扩散，抗体从血管扩散），继发淋巴吞噬细胞浸润。该病变细菌培养阴性，但常可从睑缘分离金黄色葡萄球菌。

诊断

1. **症状**包括轻度不适、眼红和流泪。可为双侧。
2. **体征**
   - 常见慢性睑缘炎。
   - 角膜边缘上皮下浸润，常与角膜缘有透明区分隔。常伴有相邻区域的局限结膜充血（图6.26A）。
   - 特征性的改变为任何上皮缺损均比浸润的面积小。
   - 融合和周边浸润（图6.26B）。
   - 如果不进行治疗，3~4周后恢复。有时可能会有残存浅层瘢痕和轻度血管翳伴轻度变薄。
   - 伴发以下附加因素易产生严重的角膜浸润，如复发性上皮糜烂或近期接受 LASIK 手术。

治疗

如果伴发严重的慢性眼睑炎，或者边缘性角膜炎频繁复发，应予治疗。对症治疗采用弱效的局部类固醇，如0.5%泼尼松龙每天4次，持续1周；有时局部联合使用抗生素（通常采用固定的组合）。少数难治性复发性疾病需要口服四环素（儿童口服红霉素）的延长过程。

小水疱病

发病机制

小水疱病通常是自限性疾病，虽然很少，可能很严重，甚至致盲。在发达国家，大多数病例认为与针对金黄色葡萄球菌抗原的迟发性变态反应有关，最常见的全身疾病是酒渣鼻，然而在发展中国家多数病例与结核或蠕虫有关。

诊断

1. **症状**通常表现为儿童或青壮年的畏光、流泪和眼睑痉挛。
2. **体征**
   - 结膜或角膜缘白色结节伴明显的局部充血（图6.27A）。
   - 一个角膜缘小疱，之后可能逐步延伸到角膜

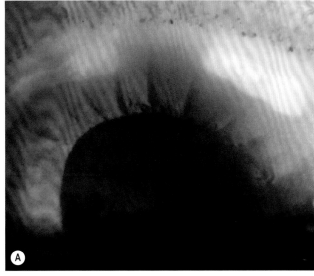
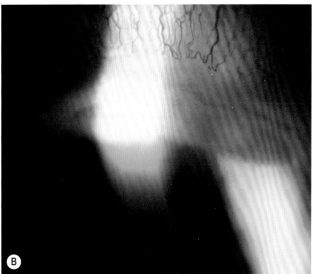

图 6.26　边缘性角膜炎。A. 边缘浸润。B. 聚结和周边蔓延。

（图6.27B）。
   - 角膜小疱愈合后通常会留下以角膜缘为基底的三角形瘢痕，伴有浅表血管化和角膜变薄（图6.27C）。
   - 自发缓解通常发生在2~3周内，但偶尔可能发生严重的角膜变薄甚至穿孔。
3. **检查**：一般只在流行地区或存在特定风险因素的情况下需要进行结核病检查。

治疗

短期局部类固醇疗法可以加速愈合。复发的严重病例可能需要口服四环素。治疗相关的慢性睑缘炎同样重要。

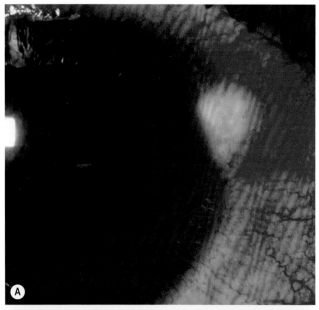

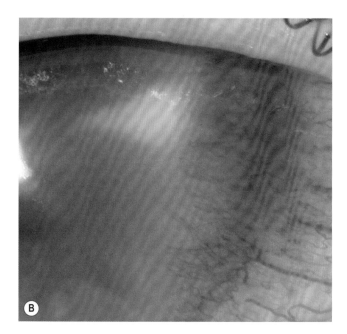

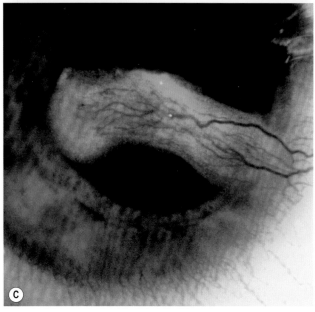

图 6.27　小水疱病。A. 角膜缘水疱。B. 角膜水泡。C. 愈合的水疱。（ Courtesy of J Harry and G Misson, from Clinical Ophthalmic Pathology, Butterworth-Heinemann 2002-fig. A; S Tuft-fig. B; Krachmer, Mannis and Holland, from Cornea, Mosby 2005-fig. C) ）

红斑痤疮

发病机制

　　红斑痤疮是一种常见的、特发性慢性皮肤病，常累及暴露于阳光的面部和上颈部皮肤。其中 6%～18% 的患者出现眼部并发症。红斑痤疮的病因不确定，很可能由几种不同的因素相互作用引起。血管因素包括血管舒张反应被认为是重要的。表皮葡萄球菌分泌的脂肪酶沉淀，形成丘疹和脓疱。睑板腺分泌的腊质和甾醇酯，经脂肪酶分解后释放炎性游离脂肪酸。毛囊感染蠕形螨可能与病因有关，尽管这些在健康的老年人相当普遍。

主要特征

1. **症状**：成年人症状根据疾病亚型而不同。
2. **临床类型**
   a. 红斑血管的特点是面部潮红（图 6.28A）。
   b. 丘疹脓疱酒渣鼻（图 6.28B）最常见。
   c. 皮赘特征为皮肤的局灶性增厚，部分可能演变成肥大性酒渣鼻（图 6.28C）。
   　　与痤疮相反，无粉刺（黑头或白头）。
3. **治疗取决于亚型和严重性**：
   ● 避免诱发因素，例如酒精、热饮或辛辣食物，可能有所帮助。

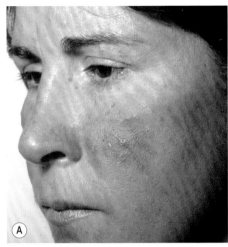

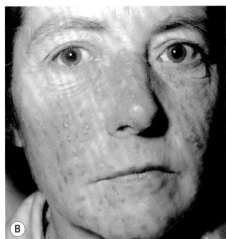

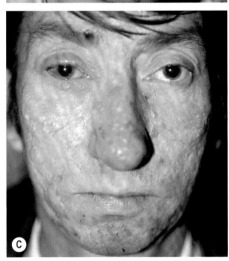

图 6.28　红斑痤疮。A. 面部潮红。B. 丘疹脓疱。C. 酒渣鼻。

- 外用甲硝唑凝胶、壬二酸乳膏和口服异维 A 酸（孕妇严禁使用维 A 酸）。
- 口服四环素可通过减少细菌菌群总量，从而降低脂肪酶的产量，产生直接的抗炎作用，并改变睑板腺功能，因此可能有效。应当强调的是，

全身四环素不应该在 12 岁以下的小孩或在怀孕或哺乳期妇女中使用，因为抗生素和钙质结合，在牙齿沉积，可能导致牙齿发育不全和变色。在儿童中可以使用红霉素。
- 其他措施包括激光治疗毛细血管症的血管扩张、手术治疗肥大性酒渣鼻。

眼酒渣鼻

1. 症状包括非特异性的刺激感、烧灼感和流泪。
2. 体征包括睑缘毛细血管扩张、后睑缘炎，常与反复睑板腺囊肿的形成有关。
3. 结膜
   - 结膜特别是球结膜充血。
   - 极少情况下可能发生瘢痕性结膜炎、结膜肉芽肿和小水疱病。
4. 角膜
   - 下方点状上皮糜烂。
   - 周边血管化（图 6.29A）。
   - 边缘性角膜炎，尤其是涉及鼻下和颞下角膜（图 6.29B）。
   - 沿周边扩展。
   - 在严重的情况下出现角膜变薄，通常位于下方（图 6.29C）。
   - 严重的外周或中央角膜溶解可能会出现角膜穿孔。这也可能是继发性细菌感染的结果。
   - 角膜瘢痕、血管化（图 6.29D）。
5. 局部治疗
   - 症状轻微仅使用润滑剂。
   - 热敷和眼睑清洁。
   - 睡前在睑缘局部使用抗生素，如夫西地酸软膏，4 周。
   - 对于加重的患者，类固醇有效（0.1% 氟米龙，0.2% 或 0.5% 氯替泼诺，或 0.5% 泼尼松龙，每天 4 次）。
6. 全身治疗
   - 四环素类（多西环素、四环素或土霉素）相对低剂量长期使用（如多西环素 100mg，每天 1 次，连续 4 周），可能会改善长达数月。如果必需治疗，可以长期持续使用。
   - 甲硝唑和克拉霉素可成为有效的替代品。
   - 严重的疾病伴角膜溶解可能需要使用免疫抑制剂。已经证明硫唑嘌呤有效。

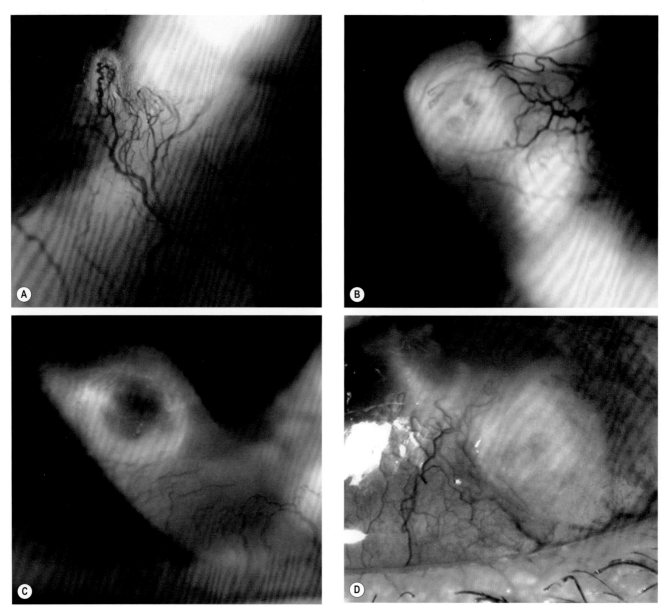

图 6.29   红斑痤疮角膜炎。A. 周边血管化。B. 边缘性角膜炎。C. 角膜变薄。D. 角膜瘢痕和血管化。(Courtesy of S Tuft-fig. D)

严重的边缘性角膜溃疡

蚕蚀性角膜溃疡

发病机制

　　蚕蚀性角膜溃疡是一种罕见的特发性疾病，特征为进行性环状周边基质溃疡，后期向中央蔓延。有两种类型：第一类主要影响年龄较大的患者，常单眼发病，且通常对药物治疗反应好；第二种发展更快并对治疗反应差。后者可能双眼发病，并伴严重疼痛，而且往往发生在年轻患者，包括来自印度次大陆广泛报道的年轻病例。自身免疫机制被认为与蚕蚀性角膜溃疡有关，在一些继发性病例可以找到如手术、外伤或感染等角膜损伤史作为触发因素。这些继发性病例往往属于"自限性"范畴之内。在诊断为蚕蚀性角膜溃疡之前，试着排除相关的全身性自身免疫性疾病（见下文）至关重要。

诊断

1. **症状**包括重度疼痛、畏光及视物模糊（主要是由散光所致）。
2. **体征**按时间顺序排列：
   - 周边溃疡累及前 1/3 的基质，可能伴有上皮缺失（图 6.30A）。
   - 进行性外周和中央基质变薄伴有浸润（图 6.30B）。

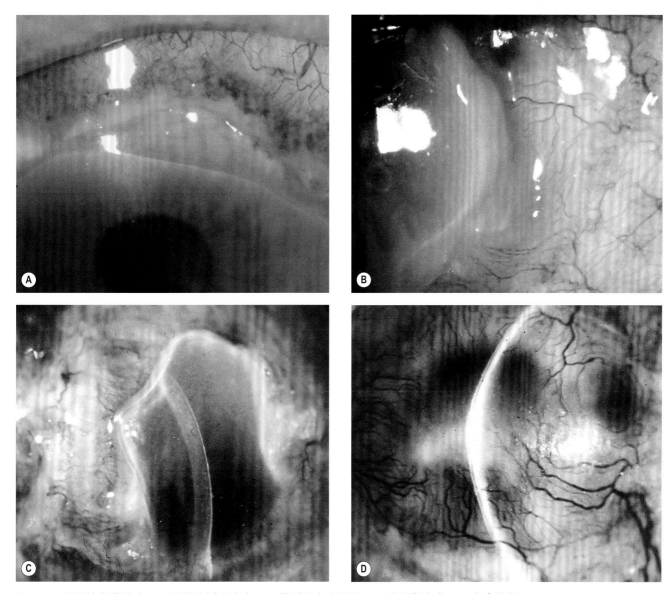

图 6.30 蚕蚀性角膜溃疡。A. 局限性周边溃疡。B. 外周及中央浸润。C. 进展期疾病。D. 愈合阶段。

- 血管化累及溃疡床，达到但不超过分界边缘（图 6.30C）。
- 愈合阶段的特征在于变薄、血管化和瘢痕形成（图 6.30D）。

3. FA 最初显示角膜缘毛细管封闭，其后显示伸入溃疡基底的血管化及其泄漏。

4. 并发症包括严重的散光、轻微外伤造成的角膜穿孔（自发穿孔罕见）、继发细菌感染、白内障和青光眼。

治疗

临床病程变化取决于患者发展为"自限性"还是"难治性"范畴。在第二类范畴中，即使治疗，视力预后往往很差。

1. 局部类固醇每小时 1 次频点，同时低频率预防性局部应用抗生素。如果治疗有效，几个月后治疗逐渐减量。

2. 环孢素（最多 2%）可能有效，但可能需要数周时间来发挥显著作用。

3. 辅助局部治疗包括人工泪液和胶原酶抑制剂，例如 10% 乙酰半胱氨酸。

4. 结膜切除术：如果局部类固醇治疗无效可进行手术，并联合坏死组织切除。切除的范围应达到角膜缘后 4mm 并超出病灶边界 2mm。切除可联合角膜上皮成形术以形成物理屏障，抵抗结膜再生和溶解。术后继续使用类固醇。

5. 全身用药：如果双眼发病或者第一次就诊时即为疾病晚期，应提早使用全身性免疫抑制剂。可选择的药物包括环孢素（5mg/kg）、泼尼松龙、氨甲蝶呤和硫唑嘌呤。

6. **全身性胶原酶抑制剂**，例如多西环素可能有效。

7. **板层角膜切除术**：在疾病晚期进行，切除残余的中央岛，可以去除刺激，减少进一步的炎症。

8. **视觉康复**：在深部前板层角膜移植术或穿通性角膜移植术后，一旦炎症已经解除，可考虑视觉康复。围手术期使用全身免疫抑制剂，以减少复发的风险。

与系统自身免疫性疾病相关的周边溃疡性角膜炎

发病机制

周边溃疡性角膜炎（peripheral ulcerative keratitis，

PUK）可以先于或后于全身性疾病发作。严重的周边角膜浸润、溃疡或变薄无法由明显的眼部疾病解释时，应及时寻找相关的全身胶原血管疾病（见下文）。有潜在的自身免疫疾病的患者，免疫复合物沉积在角膜周边部。病变的角膜上皮、角膜细胞和集聚的炎性细胞可导致基质金属蛋白酶释放，降解胶原和细胞外基质。自身抗体的靶位点可能为角膜上皮。

临床特点

● 发生在角膜缘的新月形溃疡和基质浸润（图6.31A）。

● 边缘性角膜炎、表层巩膜炎或巩膜炎常见。

● 环形发展，偶尔向中央进展；与蚕蚀性角膜溃疡相反，病变也可延伸到巩膜。

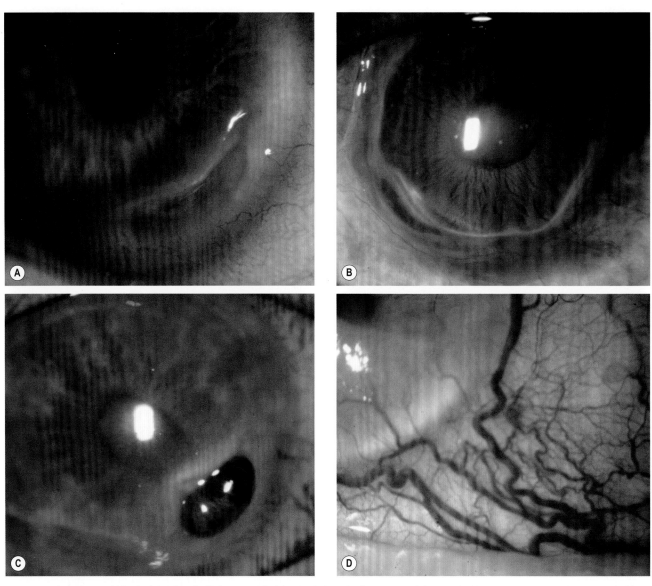

图6.31　全身胶原血管性疾病相关的角膜炎。A. 早期周边的溃疡性角膜炎。B. "接触镜"角膜。C. 周边溶解致穿孔及虹膜脱出。D. 硬化性角膜炎。

- 终末期疾病可能导致"角膜接触镜"样角膜（图6.31B）。

相关的全身性疾病

1. **类风湿关节炎**是最常见的相关系统性疾病。在30%的病例中双眼出现 PUK，且往往在后期和进展期的血管炎期影响患者。类风湿关节炎患者也可能发生以下几类非溃疡性角膜炎：

   a. **周边基质变薄**，以上皮完好和外周基质的逐渐吸收为特征。穿孔可发生于晚期病例（图6.31C）。

   b. **硬化性角膜炎**，以角膜基质的逐渐增厚和混浊为特征，并伴邻近部位的巩膜炎（图6.31D）。

   c. **急性中央角膜溶解**可能伴发于炎症或严重的干眼症（图4.5A）。

2. **韦格纳肉芽肿**是与 PUK 相关的第二常见的系统性疾病。与类风湿关节炎患者不同，50% 的病例中眼部并发症为首发症状。

3. **复发性多软骨炎**与 PUK 相比，伴有表层巩膜炎或巩膜炎更常见。

4. 在相关疾病中，**系统性红斑狼疮**罕见。

治疗

　　PUK 伴发可能危及生命的全身性血管炎时，必须与风湿科医生协助进行全身免疫抑制剂治疗。

1. **全身应用大剂量的类固醇**来控制急性疾病。使用细胞毒药物进行长期治疗，以避免类固醇的副作用。环磷酰胺特别适用于韦格纳肉芽肿，其他药物包括硫唑嘌呤、吗替麦考酚酯和甲氨蝶呤。

2. **局部润滑剂**（不含防腐剂）。

3. 如果存在上皮缺损则使用**局部抗生素**，以预防感染。

4. **口服四环素**，如多西环素 100mg，每天 2 次，可通过抗胶原酶作用而延缓角膜变薄。

5. 尽量避免使用**局部类固醇**，因为它们可能会促进角膜变薄。但是复发性多软骨炎可能例外，频点类固醇可能有效。

6. 如果药物治疗无效，可以考虑行**结膜切除术**。

7. **角膜胶水**或羊膜植片修补穿孔。

8. **角膜移植术**：周边角膜穿孔的患者可能需要紧急行角膜移植术（最好是板层角膜移植术），以后进一步更换角膜植片（板层角膜移植或穿通性角膜移植）以恢复视力。

Terrien 边缘性角膜变性

　　Terrien 边缘性角膜变性是一种少见的特发性的角膜周边部变薄。虽然通常归类为变性，有些病例与表层巩膜炎或巩膜炎的发作有关。约 75% 的患者是男性，通常双眼发病，病变可能是对称的。

诊断

1. **症状**通常出现于 40 多岁以后，最初为无症状的周边角膜病变。

2. **体征**

   - 细小、黄白色的点状基质混浊，经常伴有轻度浅层血管化，通常从上方开始，沿外周进展，与角膜缘之间有透明区分隔（图 6.32A）。如果检查粗略，可能与老年环混淆。
   - 缓慢渐展的圆环状变薄导致外周出现沟状变化，外斜面较平缓而中央部分明显（图 6.32B）。
   - 很少发生穿孔，可能是自发性的或是钝伤后的结果。
   - 角膜散光增加，导致渐进的视觉恶化。
   - 少数患者出现反复的不能忍受的疼痛和炎症发作。
   - 长期病变可能导致假性胬肉，在 9 点钟和 3 点钟子午线发展（图 6.32C）。

治疗

- 如果变薄明显，配戴安全眼镜镜片（至少为聚碳酸酯）。
- 应用角膜接触镜矫正散光。巩膜角膜接触镜，甚至软性角膜接触镜叠加硬性透氧性角膜接触镜，很可能是必要的。
- 外科治疗包括沟状凹陷的月牙形切除并缝合边缘或外周板层角膜移植术，治疗效果差异较大。
- 发生穿孔或有穿孔危险时行"结构性"角膜移植术。
- 润滑剂或弱的局部类固醇可以减轻炎症发作，后者具有加速角膜变薄的风险，应该慎用。

神经营养性角膜病变

发病机制

　　当三叉神经支配受损，造成角膜部分或完全麻痹，发生神经营养性角膜病变。

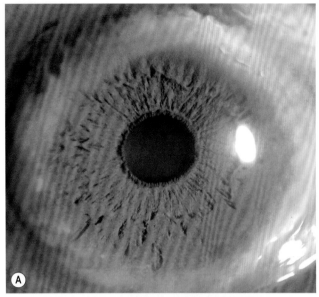

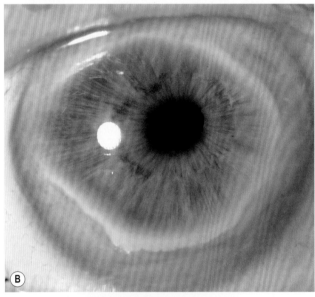

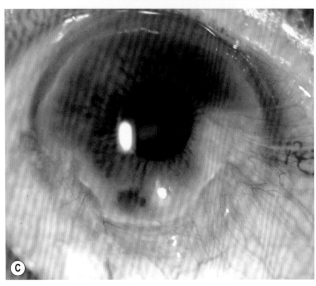

图 6.32　Terrien 边缘性角膜变性。A. 周边间质混浊。B. 周边变薄。C. 假性胬肉。

神经支配的缺失导致细胞内水肿、上皮细胞脱落、上皮愈合障碍和杯状细胞减少，最终出现上皮分解和持久溃疡。目前认为上皮细胞的乙酰胆碱、P 物质和生长因子的缺失是重要因素。

病因

1. **获得性损伤**：手术消融治疗三叉神经痛、卒中、动脉瘤、多发性硬化症或肿瘤（听神经瘤或神经纤维瘤）后的获得性第 5 脑神经或三叉神经节损伤。

2. **全身性疾病**，例如糖尿病和麻风病。

3. **眼部疾病**，例如单纯疱疹和带状疱疹性角膜炎、滥用表面麻醉剂、化学烧伤和角膜屈光手术。

4. **先天性**的原因包括家族性自主神经功能异常（Riley-Day 综合征）、Mobius 综合征、Goldenhar 综合征、无汗性外胚层发育不良和遗传性感觉神经病变。

诊断

在病程中体征的严重程度可以变化。有些患者早期就出现严重的病变，而有些人在很多年后才出现问题。

1. **通过棉丝或知觉仪**（<5mm 是指知觉下降）测试角膜知觉。

2. **体征**
   - 睑裂区点状角膜病变，其中上皮细胞不规则（图 6.33A）。
   - 轻度上皮混浊、水肿和小缺陷（图 6.33B）。
   - 持续上皮缺损，病灶的边缘出现上皮细胞卷曲和变厚，不易附着（图 6.33C）。
   - 上皮缺损扩大伴基质水肿和浸润。
   - 角膜基质溶解（图 6.33D），可能几乎无症状。
   - 穿孔少见，但可能会迅速发生，尤其如果伴有继发感染。

治疗

1. 如果可能的话，停用已使用的有潜在毒性的药物。

2. 局部润滑剂（不含防腐剂）治疗相关的干眼症或角膜暴露。局部胰岛素样生长因子 1、P 物质、神经生长因子已被评估疗效，但尚未上市。

3. **通过以下途径保护眼表：**
   a. 单纯地使用眼睑绷带，特别是在晚上，可以提供临时保护。

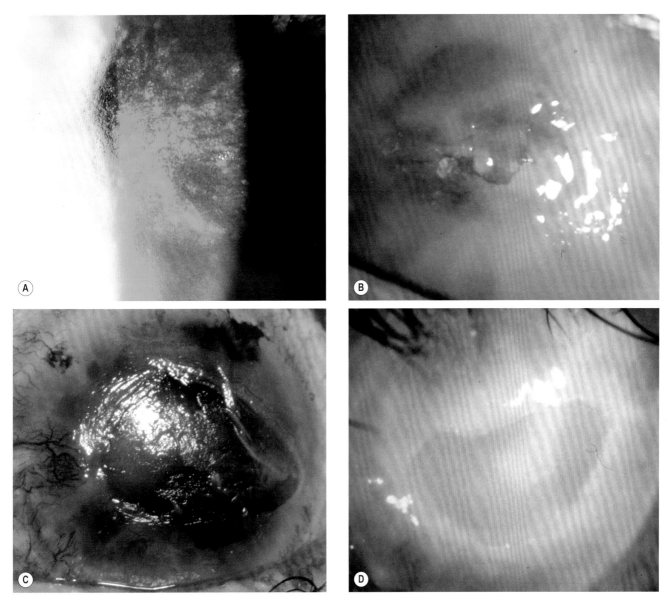

图 6.33 神经营养性角膜病变。A. 早期中央上皮层改变。B. 轻度上皮缺损及水肿。C. 持续上皮缺损。D. 角膜基质溶解。
（ Courtesy of S Tuft-fig. C; S Bonini-fig. D ）

b. 肉毒素注射来诱导保护性上睑下垂。

c. 睑裂缝合可以是暂时的或永久的、外侧的或中央的，根据相关疾病情况和视觉潜力而定。

d. 在密切监测眼部感染的前提下可以配戴治疗性硅胶接触镜。

e. 羊膜植片同时行临时的中央睑裂缝合。

暴露性角膜病变

发病机制

暴露性角膜病变是眼睑闭合不全（lagophthalmos）的结果。眼睑闭合不全可能仅在眨眼或轻轻闭合眼睑时发生，在用力闭合眼睑时消失。结果是尽

管有正常的泪液分泌，仍然出现角膜干燥。

病因

1. **神经性麻痹**，尤其是面部神经麻痹，可以是特发性的或手术治疗听神经瘤或腮腺肿瘤所致。

2. **肌张力减低**见于昏迷或帕金森综合征患者。

3. **机械性**
   - 与瘢痕性类天疱疮、烧伤和创伤相关的眼睑瘢痕有关。
   - 湿疹、日光性角化病、着色性干皮和眼袋手术造成的面部皮肤紧张。

4. **眼球位置异常**
   - 甲状腺眼病或眼眶肿瘤造成的严重眼球突出。

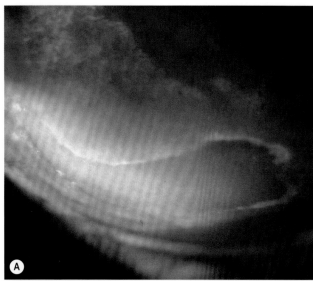

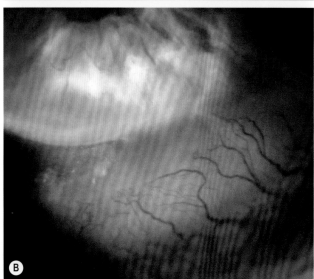

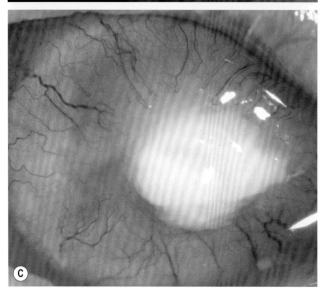

图 6.34　暴露性角膜病变。A. 前部上皮细胞缺损。B. 基质溶解。C. 继发性细菌感染。（Courtesy of S Tuft-fig. C）

- 严重的眼球内陷。

诊断

1. 症状和干眼症相同。
2. 体征
   - 累及角膜下 1/3 的轻度点状上皮变化，特别与夜间眼睑闭合不全有关。
   - 上皮破损（图 6.34A）。
   - 基质溶解（图 6.34B），可能导致角膜穿孔。
   - 继发感染可加重病情（图 6.34C）。
   - 随时间推移，可能出现下方纤维血管变化伴 Salzmann 变性。

治疗

　　治疗依赖于暴露的严重程度以及是否可恢复而定。

1. **可逆性暴露**
   - 白天使用人工泪液，晚上使用软膏。
   - 夜间使用绷带使眼睑闭合，可用软膏替代。
   - 硅胶绷带镜或巩膜接触镜。
   - 临时睑裂缝合或 Frost 缝合。
2. **长期暴露**
   - 永久睑裂融合。
   - 面部神经麻痹的患者眼睑植入黄金，增加重量。
   - 严重的病例需要永久性中央睑裂融合和结膜瓣覆盖。
   - 必要时通过眼眶减压术治疗眼球突出。

其他各种角膜病变

感染性结晶样角膜病变

病因

　　感染性结晶样角膜病变是一种罕见的、慢性感染，通常与角膜上皮缺损的情况下长期的局部激素治疗密切相关，最常见于穿透性角膜移植术后。细菌培养最常分离到的是绿色链球菌，但也有许多其他细菌曾被发现过。

诊断

1. 体征
   - 缓慢进展的、灰白色、分枝状角膜基质混浊灶（图 6.35A 和 B）。
   - 十分轻微的炎症，通常病灶表面的上皮是完

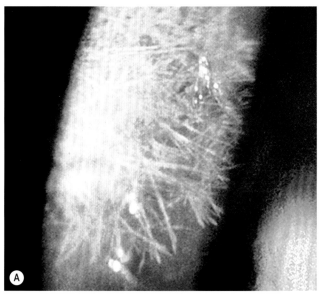

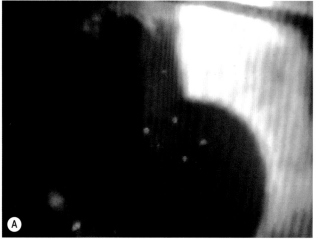

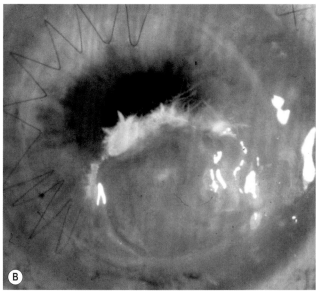

图 6.35 A. 感染性结晶样角膜炎。B. 植片上的结晶样角膜炎。(Courtesy of M Kerr-Muir-fig. A)

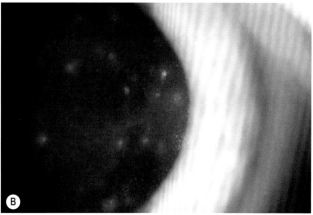

图 6.36 A. Thygeson 浅层点状角膜炎。B. 相关上皮下雾状混浊。(Courtesy of R Curtis-fig. B)

整的。

2. 细菌培养或活检确定病原菌。

治疗

采用局部抗生素治疗数周。在未使用足量抗生素时停用局部激素可导致炎症加剧，甚至出现化脓。

Thygeson浅层点状角膜炎

Thygeson 浅层点状角膜炎是一种少见的特发性病变，通常以双眼发病、反复发作为特征。本病最常见于青年人，但也可在任何年龄段发病，疾病发作可以持续几十年。

诊断

1. 症状： 刺痛、畏光、视物模糊和流泪等。

2. 体征

- 病变主要位于角膜中央部，表现为粗糙的、边界清楚的、灰白色、稍突出的角膜上皮病灶（图 6.36A），荧光素染色为阳性。
- 可能有轻度的上皮下雾状混浊（图 6.36B），特别是局部抗病毒治疗后。
- 结膜不受累，眼部没有充血。

3. 鉴别诊断包括腺病毒性角膜炎。

治疗

1. 局部治疗

- 轻症患者使用润滑液就可缓解。
- 激素递减治疗（0.1% 氟米龙或 0.2%～0.5% 氯替泼诺）。有些患者需要应用高频度激素治疗。
- 0.05% 环孢素是很好的激素替代治疗法，尤其对于需要长期治疗的患者。

2. 治疗性角膜接触镜用于激素不能耐受的患者。

3. 治疗性角膜切削术可缓解病变，但仍有复发可能。

丝状角膜病变

病因

丝状角膜病变是一种常见的疾病，可造成较严重的不适感。目前认为疏松的角膜上皮区域为黏蛋白和细胞碎片的沉积场所。致病原因列于表 6.6 中。

诊断

1. **症状**：异物感、眼红，有时伴有畏光等不适感。

2. **体征**：

- 卷丝状的变性上皮细胞和黏蛋白混合物（图6.37，图 4.4B 和 C）随瞬目而移动，其一端连在角膜上。
- 角膜卷丝用虎红染色可以清晰显示，用荧光素染色显示的病灶范围偏小。
- 角膜卷丝的基底部可能有上皮缺损。

表6.6　丝状角膜病变的致病原因

- 水样液缺乏（角结膜干燥症）
- 过度配戴角膜接触镜
- 角膜上皮不稳定（复发性角膜上皮糜烂、角膜植片、白内障手术、屈光手术和药物毒性）
- 上方角膜缘角膜结膜炎
- 大疱性角膜病变
- 神经营养性角膜病变
- 长期或频繁的眼睑闭合

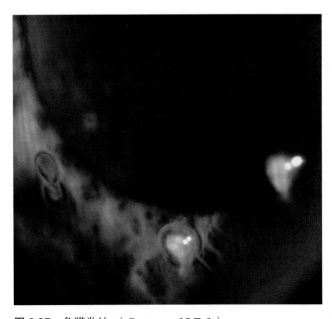

图 6.37　角膜卷丝。（Courtesy of S Tuft）

- 慢性丝状病变可能形成斑块。

治疗

1. **全身治疗**

- 任何可能导致干眼症的疾病均需要治疗（见第4 章）。
- 任何不必要的药物需要停用。

2. **角膜卷丝的特殊治疗**

- 去除角膜卷丝可以短期内缓解症状。
- 黏液溶解剂，例如 5% 或 10% 乙酰半胱氨酸滴眼液。
- 非甾体抗炎滴眼液，例如双氯芬酸。
- 高渗溶液 5%NaCl 每天 4 次或每晚使用眼膏，促进疏松上皮的黏附。
- 高透氧性绷带式角膜接触镜保护角膜，避免眼睑的机械损伤。

复发性角膜上皮糜烂

病因

复发性角膜上皮糜烂是指对轻微外伤有严重角膜上皮紊乱的倾向。这种情况通常是由于角膜上皮基底细胞与基底膜之间的贴附异常薄弱所致。轻微外伤，例如睡眠时眼睑角膜接触，就足以导致上皮脱离。上皮糜烂可能与以往角膜外伤或手术有关，与某些角膜营养不良也有关。

诊断

1. **症状**：严重眼痛、畏光、眼红、眼睑痉挛和流泪等症状导致患者从睡眠中醒来，或在睡醒睁眼时出现上述症状。通常（但非必须）有既往角膜擦伤史，有时是数年以前发生的；但当时的症状与上皮糜烂的症状相比轻微得多。

2. **体征**

- 上皮缺损通常位于下方睑裂区（图 6.38）。
- 上皮缺损的修复快速（数小时），但疏松上皮的范围可由荧光素染色显示，且其表面的泪膜破裂时间很短。

治疗

1. **急性症状**

- 抗生素眼膏，每天 4 次；1% 环戊酮滴眼液，每天 2 次。
- 不使用加压包扎，因为它可能影响上皮修复，

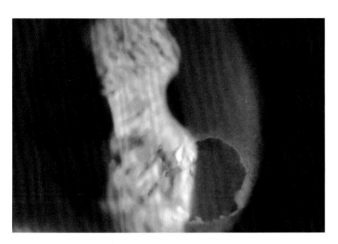

图 6.38 角膜上皮糜烂。

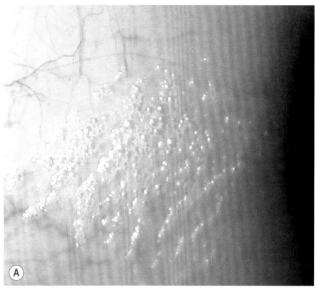

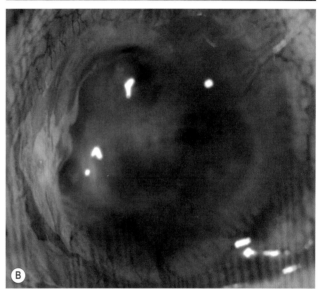

图 6.39 眼干燥症。A. Bitot 斑。B. 角膜软化和穿孔。
(Courtesy of N Rogers-fig. A; S Kumar Puri-fig. B))

且不能帮助缓解症状。

- 对于严重患者可采用绷带式角膜接触镜缓解疼痛，但对于上皮修复可能帮助不大。
- 用棉签对上皮病变区域进行清创，可能对上皮修复有促进作用。
- 0.1% 双氯芬酸滴眼液可减少疼痛。
- 表面麻醉药物可显著缓解疼痛，但不能处方给患者使用。
- 高渗溶液 5%NaCl 每天 4 次及每晚使用眼膏，可促进上皮贴附。
- 有些专家推荐使用卡波姆等润滑剂，持续数月，用于预防。

2. 复发症状

- 睡前长期使用润滑的凝胶或眼膏可能足够。
- 角膜上皮病变区域的简单清创术，加上准分子激光治疗性切削，使前弹力层平滑。
- 长期连续配戴绷带式角膜接触镜。
- 非视轴区的局限病变可采用前基质穿刺以减少复发；操作前不必去除上皮。

眼干燥症

病因

维生素 A 是维持体表、免疫功能和视网膜感光细胞蛋白合成的必需物质。眼干燥症是指由于维生素 A 缺乏所导致的一系列眼病，是维生素 A 严重缺乏的晚期表现。饮食中维生素 A 的缺乏可能由于营养不良、吸收障碍、慢性酒精中毒或严重挑食所致。母亲营养不良以及伴随的腹泻或麻疹可增加婴儿发病的危险性。

诊断

1. 症状：包括夜盲、不适、视力损伤等。

2. 结膜

- 眼干燥症的特征表现为睑裂区的结膜干燥、杯状细胞缺失、鳞状上皮化生和角化。
- 睑裂区的泡沫样角化上皮细胞形成的三角形 Bitot 斑（图 6.39A），目前认为是由于干燥棒状杆菌所致。

3. 角膜

- 继发于干燥症的角膜无光泽。
- 双侧睑裂区点状角膜上皮糜烂，可进展为上皮缺损，但经过治疗可逆转。
- 角化症。

表6.7   世界卫生组织对眼干燥症的分级

XN=夜盲
X1=结膜干燥（X1A）伴有Bitot斑（X1B）
X2=角膜干燥
X3=角膜穿孔，<1/3（X3A）；超过1/3（X3B）
XS=角膜瘢痕
XF=干燥症的眼底表现

- 液化性坏死所致的无菌性角膜溶解（角膜软化症）可导致角膜穿孔（图6.39B）。

4. 视网膜病变的特征性表现为周边部的黄色斑点，可出现于进展性患者，伴有视网膜电图波幅的下降。

治疗

眼干燥症是维生素A严重缺乏的指标，有死亡的危险，特别对于婴儿，因此必须作为紧急药物治疗。

1. **全身给药**：角膜软化症患者要全身给药，包括口服（油剂200 000 国际单位）或肌注维生素A（水剂100 000 国际单位）。多种维生素补充治疗和饮食补充维生素A。

2. **局部治疗**
   - 高强度眼部润滑液。
   - 局部视黄酸可以促进修复，但未全身给药的话还是不够的。
   - 角膜穿孔必要时行手术治疗。

角膜扩张性疾病

圆锥角膜

病因

圆锥角膜是一种继发于基质变薄和前凸而产生角膜锥形改变的一种进行性疾病（图6.40A）。一般双眼均受累，至少在角膜地形图上均有表现。遗传的作用还未完全揭示，大多数患者没有家族史。患者的后代发病率约10%，呈常染色体显性遗传和不完全外显率。

临床表现

青少年期出现单眼视力下降，表现为进行性近视和散光，随后进展为不规则散光。由于圆锥角膜在双眼的发展是不对称的，因此，一眼发病时另一眼往往视力正常，散光也非常轻。约50%的患者正

常对侧眼在之后的16年内会进展为圆锥角膜；前6年是发病危险性最高的时期。

诊断

圆锥角膜的特征为中央或旁中央角膜基质变薄，伴有锥形前凸和不规则散光。可以采用曲率计对其进行分级，从轻度（<48 D），到中度（48~54 D），到重度（>54 D）。

1. **体征**
   - 直接检眼镜从1英尺远处检查可发现边界清晰的"油滴样"反光（图6.40B）。
   - 检影镜示不规则"剪刀影"反光。
   - 裂隙灯显微镜示纤细的、垂直的、深基质压力线（Vogt条纹，图6.40C），可在压迫眼球时消失。
   - 圆锥基底处的上皮内铁质沉积（Fleischer环），采用钴蓝光观察最佳（图6.40D）。
   - 进行性角膜变薄（在圆锥顶部最明显）（图6.40E），伴随由于不规则散光和高度近视导致的视力不佳。
   - 向下注视时下眼睑突出（Munson征，图6.40F）。

2. **角膜地形图**示不规则散光，是发现早期圆锥角膜最灵敏的方法，且可用于监测病变进展（图6.41）。

急性水肿

急性水肿是由于后弹力层破裂导致液体进入角膜所致（图6.42A和B）。虽然这种破裂一般在6~10周可以修复且角膜恢复透明，但是在基质内可能产生一定程度的瘢痕（图6.42C）。急性期采用的治疗方法为：睫状肌麻痹剂、高渗盐水（5%）眼膏和包扎，或佩戴绷带式角膜接触镜。修复后由于瘢痕形成角膜变平坦，患者的视力有时会有一定程度提高。

相关疾病

1. **系统性疾病**包括Down、Turner、Ehlers-Danlos和Marfan综合征，以及特应性疾病、成骨发育不全、二尖瓣脱垂和智障。

2. **眼部伴随疾病**包括春季卡他性结膜炎、蓝巩膜、无虹膜、晶状体异位、Leber先天性黑矇、视网膜色素变性和频繁揉眼。

治疗

1. 早期患者佩戴框架眼镜或软性角膜接触镜。

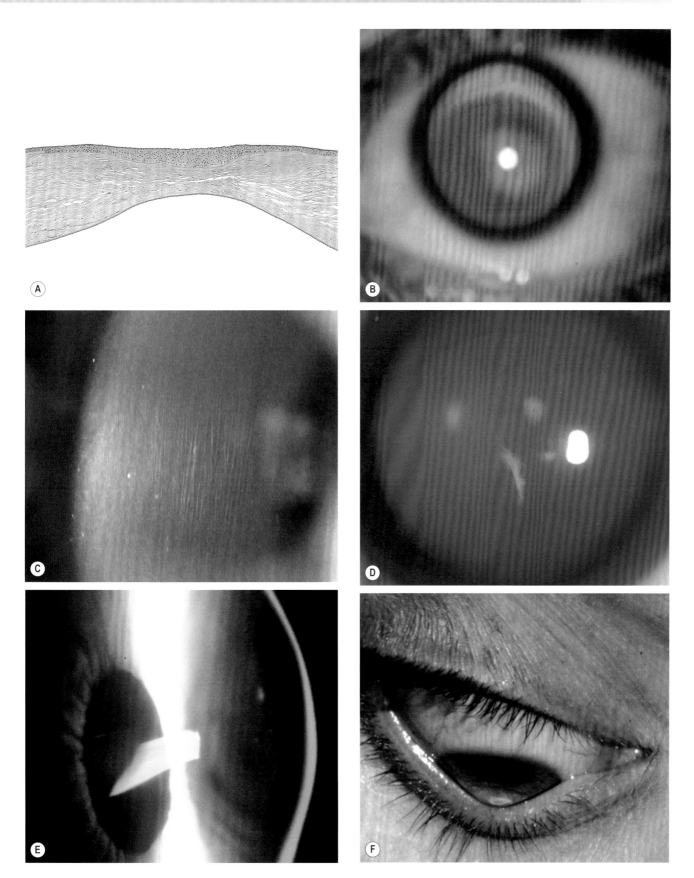

图 6.40 圆锥角膜。A. 组织学示中央基质变薄。B. "油滴样" 红色反光。C. Vogt 条纹。D. Fleischer 环。E. 进行性角膜变薄；F. Munson 征。(Courtesy of J Harry and G Misson, from Clinical Ophthalmic Pathology, Butterworth-Heinemann 2001-fig. A; M Leyland-fig. C; S Fogla-fig. D; R Bates-fig. E)

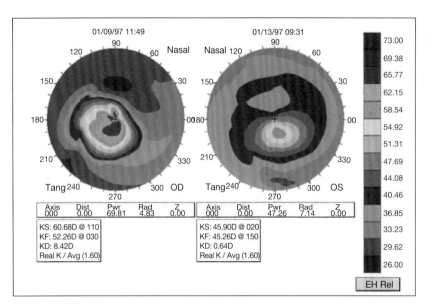

图 6.41　角膜地形图示右眼进展型圆锥角膜，左眼早期旁中央圆锥。（Courtesy of E Morris）

2. **硬性高透氧角膜接触镜**：高度散光患者需要配戴硬性角膜接触镜以获得良好的屈光界面。镜片设计和材料的发展使得越来越多的圆锥角膜患者配戴角膜接触镜可以获得满意的矫正效果。

3. **角膜移植术**：严重患者可能需要采用穿透性或深板层角膜移植术，尤其是伴有角膜瘢痕的患者。急性水肿意味着后弹力层有破裂，因此适合深板层角膜移植术。虽然约 90% 的患者术后角膜植片透明，光学效果受残余散光和屈光参差的影响，因此需要佩戴角膜接触镜矫正以获得最佳视力。

4. **角膜基质环**（intracorneal ring segment，Intacs）**植入术**：激光或机械刀辅助的 Intacs 是一种相对安全的方法，通常术后可将视力提高到至少中等程度，以及提高严重患者对角膜接触镜的耐受性。

5. **角膜胶原交联术**：采用核黄素溶液光致敏后用紫外光（UVA）照射，是一种更新的治疗方法，有希望稳定、甚至逆转角膜扩张，至少在部分患者上已经看到了疗效。它可以与角膜基质环植入联合进行治疗。

透明边缘角膜变性

透明边缘角膜变性是一种罕见的、周边角膜进行性变薄的疾病，常累及下方角膜，偶尔可伴发圆锥角膜和球形角膜（见下文）。与圆锥角膜一样，透明边缘角膜变性是双侧性的，但程度通常不对称。

诊断

1. **症状**：40~50 岁发病，散光进行增加，导致视力下降。

2. **体征**
- 双侧缓慢进展的、1~2mm 的新月形下方角膜变薄，从 4 点钟至 8 点钟位置，距角膜缘 1mm（图 6.43A）。
- 上皮完整，变薄角膜区域扩张且变扁平。
- 与圆锥角膜不同的是，没有 Fleischer 环和 Vogt 条纹，急性水肿也很罕见。

3. **角膜地形图示"蝴蝶样"图形，伴有高度散光和下方角膜广泛变陡（图 6.43B）**。

治疗

1. **框架眼镜**：由于不规则散光的进展，框架眼镜配适通常没有效果。

2. **角膜接触镜**：早期只需采用软性环曲面镜片即可，但对于较为严重的患者，需要采用硬性高透氧角膜接触镜。

3. **手术治疗**不理想。对于不能耐受角膜接触镜的患者，可采用大直径偏心穿透性角膜移植术、病变组织的锲形切除术、表面角膜镜片术和角膜基质环植入术。角膜胶原交联术的疗效值得期待。

球形角膜

球形角膜是一种十分罕见的、先天性疾病，表现为整个角膜的异常变薄。基因上可能与圆锥角膜有关系，它与 Leber 先天黑矇以及蓝巩膜相关。

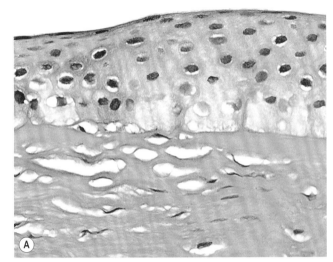

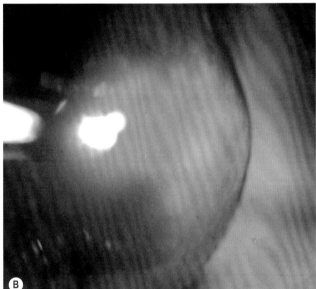

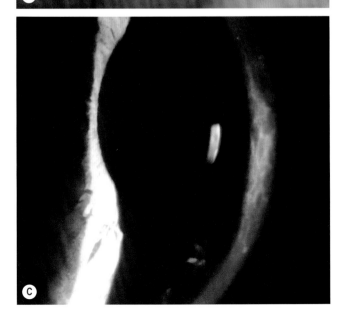

图 6.42 进展型圆锥角膜。A. 组织学示上皮基底细胞水肿和部分前弹力层缺失。B. 严重的角膜水肿。C. 锥顶瘢痕。（Courtesy of J Harry and G Misson, from Clinical Ophthalmic Pathology, Butterworth-Heinemann 2001-figs A and C)）

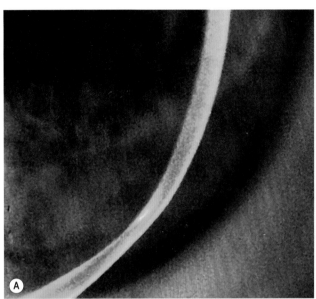

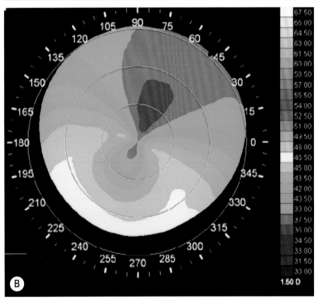

图 6.43 A. 透明边缘角膜变性。B. 地形图示严重散光和下方角膜广泛变陡。（Courtesy of R Visser-fig. A; S Fogla-fig. B）

1. 症状：出生时即发病。

2. 体征

- 与圆锥角膜不同的是，球形角膜呈球形而非锥形扩张。
- 角膜为弥漫性变薄，而非在锥顶处变薄（图 6.44A）。
- 急性水肿（图 6.44B）的发生率比圆锥角膜以及

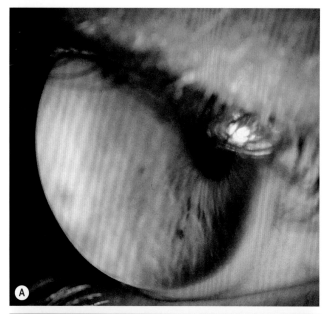

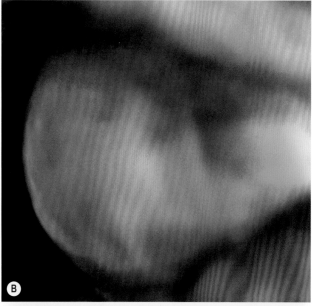

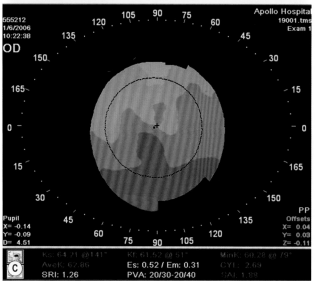

图 6.44　A. 球形角膜。B. 急性水肿。C. 地形图示广泛性角膜变陡。（Courtesy of S Fogla-fig. C）

透明边缘角膜变性更低，但角膜易受轻微外伤而发生破裂。

3. **角膜地形图示广泛性角膜变陡**（图 6.44C）。

4. **鉴别诊断**包括先天性青光眼（水肿角膜）和大角膜（不薄）。球形角膜的直径是正常的。

5. **治疗**：手术效果差，治疗采用巩膜镜，也可尝试大直径角膜移植术。患者需要特别当心，尤其是在儿童期，保护角膜免受外伤。

角膜营养不良

角膜营养不良是一类进行性发展、通常累及双眼、多数是遗传性的、非炎症性混浊性疾病。根据生物显微镜和组织病理学的特征，角膜营养不良分为（a）上皮型、（b）前弹力层、（c）基质型、（d）内皮型。近年来分子基因学的进展揭示了多数类型的致病基因。

上皮型营养不良

Cogan 上皮基底膜营养不良

上皮基底膜营养不良是临床上最常见的类型。尽管如此，由于它的表现多样，因此常被误诊。

1. **遗传特征**：通常是散发的，很罕见为不完全外显率的常染色体显性遗传。

2. **组织学**示基底膜增厚伴有纤维蛋白沉积在基底膜和前弹力层之间（图 6.45A）。基底细胞缺乏半桥粒，是导致典型的角膜上皮糜烂的原因。

3. **发病**在 20 岁左右。约 10% 的患者在 30 岁左右发生复发性角膜上皮糜烂，其余患者一生中没有症状。同时发生的双眼复发性角膜上皮糜烂提示上皮基底膜营养不良。

4. **体征**：以下这些病变可以是单独存在，也可以同时出现，用后照法或巩膜散射法观察最佳。随着时间推移，一种类型经常会转变为另一种类型，病变的分布变化较多。无症状眼的病变特征多变，可以无或仅有十分轻微的病变。

- 点状混浊（图 6.45B）。
- 上皮微囊（图 6.45C）。
- 上皮下地图样病变，被轻度雾状混浊所环绕（图 6.45D）。
- 涡轮状指纹样条纹（图 6.45E）。
- 任何原因的复发性角膜上皮糜烂的类似特征。

5. **治疗**与复发性角膜上皮糜烂相同。

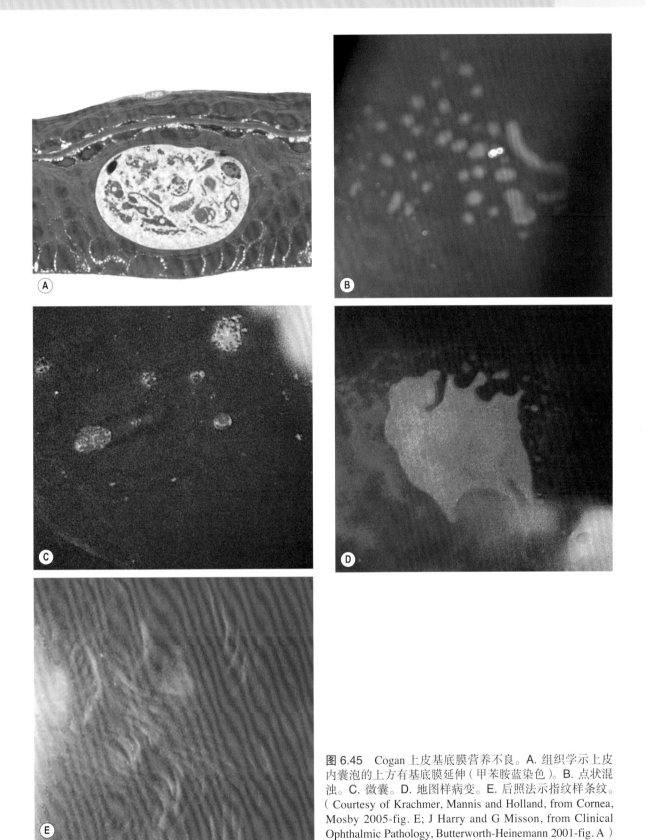

图 6.45　Cogan 上皮基底膜营养不良。A. 组织学示上皮内囊泡的上方有基底膜延伸（甲苯胺蓝染色）。B. 点状混浊。C. 微囊。D. 地图样病变。E. 后照法示指纹样条纹。（Courtesy of Krachmer, Mannis and Holland, from Cornea, Mosby 2005-fig. E; J Harry and G Misson, from Clinical Ophthalmic Pathology, Butterworth-Heinemann 2001-fig. A）

Meesmann 上皮营养不良

　　Meesmann 上皮营养不良是一种很罕见的、非进行性角膜上皮代谢异常性疾病，有报道称编码角膜上皮内角蛋白的基因发生突变。

1. 遗传特征：常染色体显性。

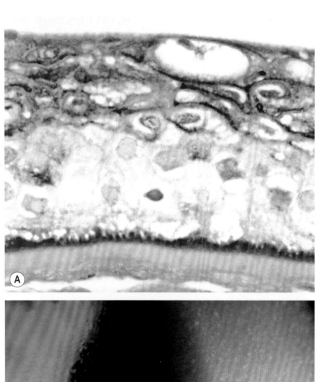

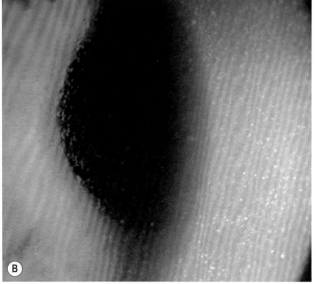

图 6.46 Meesmann 营养不良。A. 组织学示上皮基底膜的增厚和上皮内的囊泡（PAS 染色）。B. 上万个上皮内的囊泡。（Courtesy of J Harry and G Misson, from Clinical Ophthalmic Pathology, Butterworth-Heinemann 2001-fig. A; S Fogla-fig. B）

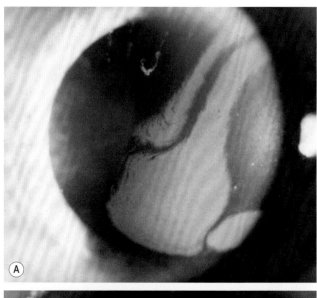

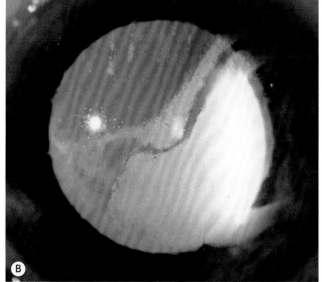

图 6.47 Lisch 营养不良。A. 螺纹状的灰色条带。B. 后照法示清晰的、密集的微囊泡。（Courtesy of W Lisch）

2. 组织学示上皮基底膜不规则增厚和上皮内囊泡（图 6.46A）。

3. 症状多样。患者可以无症状，或在出生后数月内有眼部刺激症状。

4. 体征
   - 上万个相同尺寸的细小上皮内囊泡，密度分布有差异，中央最密集，越向周边越稀疏，一般不累及角膜缘（图 6.46B）。
   - 角膜可以轻微变薄，伴有知觉下降。

5. 治疗只需局部润滑液。

Lisch 上皮营养不良

Lisch 营养不良被认为可能是 Meesmann 的一种变异，但最新基因研究结果显示这是一种独立的疾病。

1. 遗传特征：常染色体显性遗传，部分患者是 X 连锁显性，基因突变位点是 Xp22.3。

2. 体征
   - 螺纹状的灰色条带（图 6.47A）。
   - 后照法示密集分布的微囊泡（图 6.47B）。

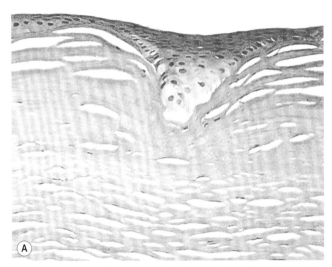

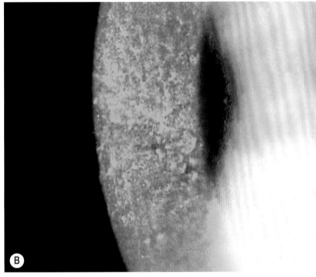

图 6.48 Reis-Bücklers 营养不良。A. 组织学示 Bowman 膜和上皮基底膜被纤维组织所替代。B. 临床表现。(Courtesy of J Harry and G Misson, from Clinical Ophthalmic Pathology, Butterworth-Heinemann 2001-fig. A)

Bowman膜/前基质营养不良

Reis-Bücklers 营养不良（ Bowman 膜营养不良, Ⅰ型, CDB1, GCD Ⅲ 型）

这就是所谓的真性 Reis-Bücklers 营养不良，也可以归类为一种颗粒样基质营养不良（ GCD Ⅲ 型）。

1. **遗传特征**是常染色体显性，基因位点是 5q31 （ TGFB1 基因）。

2. **组织学**示 Bowman 膜和上皮基底膜被纤维组织所替代（图 6.48A）。

3. **发病年龄**为 10 ~ 20 岁，表现为复发性上皮糜烂。

4. **体征**

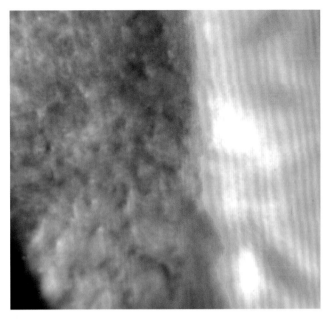

图 6.49 Thiel-Behnke 营养不良。

- 灰白色、细小、圆形和多边形的上皮下混浊，与颗粒样营养不良 Ⅰ 型类似，角膜中央最为密集（图 6.48B）。
- 混浊的密度随着年龄上升而增加，最终由于 Bowman 膜被不规则胶原条带所覆盖而呈网格状外观。
- 由于 Bowman 膜的瘢痕化而导致角膜知觉下降和视力下降。

5. **治疗**是针对复发性上皮糜烂。准分子激光治疗性角膜切削术对部分患者的控制疗效较好。

Thiel-Behnke 营养不良（ Bowman 膜营养不良, Ⅱ型, CDB2, 蜂窝状角膜营养不良）

1. **遗传特征**是常染色体显性，基因位点是 10q24 和 5q31 （ TGFB1 基因）。

2. **组织学**电镜显示 Bowman 膜上有"卷曲状纤维"。

3. 10 岁左右发病，表现为复发性上皮糜烂。

4. **体征**：上皮下蜂窝状混浊，累及中央角膜区域（图 6.49）。

5. **治疗**：多数无需治疗，因为它对视力的影响比 Reis-Bücklers 营养不良小。

Schnyder 中央结晶样营养不良

结晶样营养不良是一种角膜脂质代谢异常性疾病，约 50% 患者与血清胆固醇升高有关。

1. **遗传特征**是常染色体显性，基因位点是 1p36。

2. **组织学**示磷脂和胆固醇沉积。

3. 20 岁左右发病，表现为视力下降和眩光。

4. **体征**
   - 中央区、椭圆形、上皮下结晶样混浊（图 6.50A）。
   - 弥漫性角膜雾状混浊（图 6.50B），30 岁左右出现明显的角膜弓形混浊。

5. **治疗**：采用准分子激光治疗性角膜切削术。

基质营养不良

格子状基质营养不良 I 型（LCD1, Biber-Haab-Dimmer）

1. 遗传特征是常染色体显性，位点是 5q31（TGFB1 基因）。

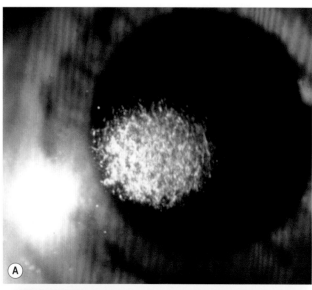

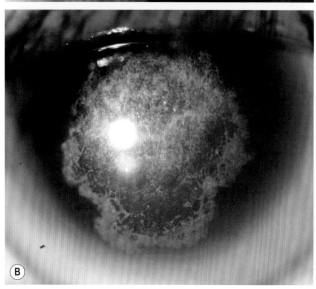

图 6.50　Schnyder 结晶样营养不良。A. 早期病变。B. 晚期弥漫性雾状混浊。（Courtesy of K Nischal-fig. A）

2. 组织学示淀粉样、刚果红染色阳性（图 6.51A），且在偏振滤光片下呈绿色双折射特性（图 6.51B）。

3. 发病：10 岁左右发病，表现为复发性上皮糜烂，随后才出现基质改变。

4. **随时间而依次出现的体征**：
   - 前基质玻璃样折射斑点（图 6.51C）。
   - 融合成为纤细格子样线条，用后照法观察最好（图 6.51D）。
   - 除周边区域以外，病变向深层和表层扩展。
   - 广泛的基质混浊逐渐影响视力，且可能遮蔽格子样线条（图 6.51E）。
   - 角膜知觉下降。

5. 治疗通常需要采用穿透性或深板层角膜移植术。病变有可能在植片上复发。

格子样营养不良 II 型（LCD2，Finnish 型淀粉样变性，Meretoja 综合征，中枢神经淀粉样变性伴格子状角膜营养不良）

1. 遗传特征是常染色体显性遗传，基因位点是 9q34。

2. 组织学示角膜基质和其他受累部位的淀粉样物质沉积。

3. 发病：20 岁左右，很少出现角膜上皮糜烂。

4. **体征**
   - 随机散在分布、短小、纤细的格子样线条，比 LCD1 的格子样线条更纤细，分布更趋向放射状、更周边。
   - 角膜知觉下降。

5. **角膜移植**：需要采用角膜移植治疗的患者很罕见，主要见于要求提高视力的老年患者。

6. 全身表现包括进行性双侧中枢和周边神经变性、构音困难、干燥和极度松弛瘙痒的皮肤、双侧面神经麻痹引起的特征性面具样面容、凸出的嘴唇和下垂的耳廓。淀粉样变性可以累及肾和心脏。

格子样营养不良 III A 型

格子样营养不良 III A 型的特征是宽绳索状淀粉样物质沉积（图 6.52）。发病年龄晚（70～90 岁）。遗传特征是常染色体显性遗传（TGFB1）。

胶滴样营养不良（日本型角膜淀粉样营养不良）

这种营养不良十分罕见，主要见于日本人群。

1. 遗传特征是常染色体隐性，基因位点是 1p32。

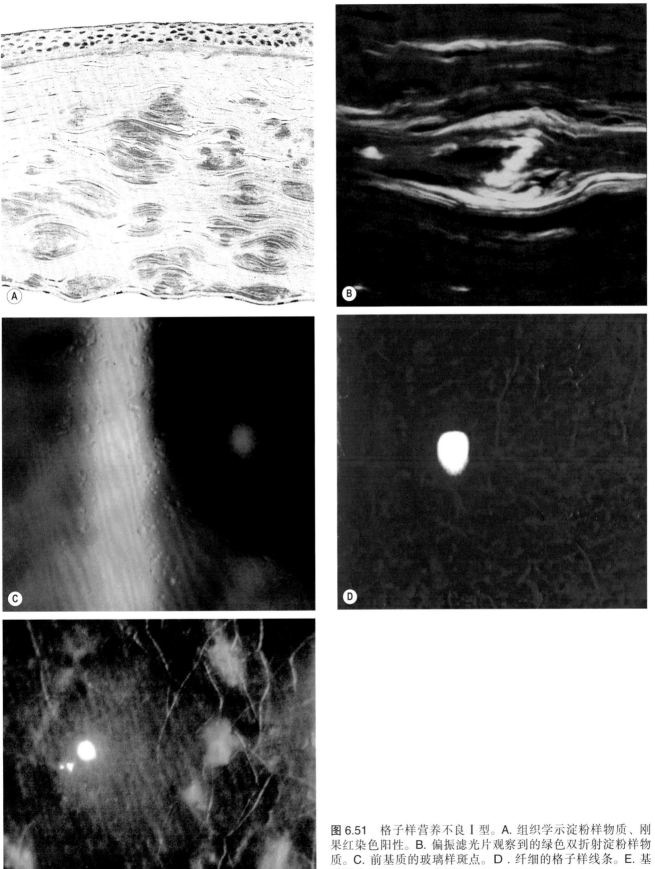

图 6.51 格子样营养不良 I 型。**A.** 组织学示淀粉样物质、刚果红染色阳性。**B.** 偏振滤光片观察到的绿色双折射淀粉样物质。**C.** 前基质的玻璃样斑点。**D .** 纤细的格子样线条。**E.** 基质混浊。（Courtesy of J Harry-fig. A; J Harry and G Misson, from Clinical Ophthalmic Pathology, Butterworth-Heinemann 2001-fig. B; D Smerdon-fig. D ）

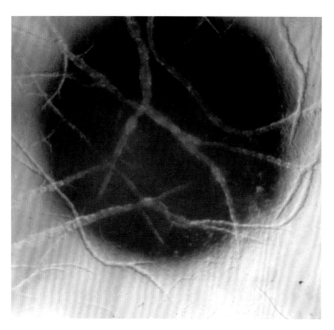

图 6.52　格子样营养不良ⅢA 型。

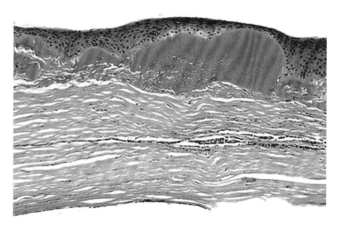

Ⓐ

2. 组织学显示上皮下和前基质内淀粉样物质沉积（图 6.53A）。

3. **发病**：10～20 岁，表现为严重畏光、流泪和视力损害。

4. **随时间依次出现的体征：**
   - 灰色上皮下结节。
   - 逐渐增多增大，累及基质，最终形成桑葚状外观（图 6.53B）。

5. 角膜植片上早期复发可重复采用治疗性角膜表层切削术。

颗粒样角膜营养不良Ⅰ型（GCD1，Groenouw Ⅰ型）

1. **遗传特征**是常染色体显性遗传，基因位点是 5q31（TGFB1 基因）。

2. **组织学**示不定形透明沉积物，Masson 三重染色呈亮红色（图 6.54A）。

3. **发病**：10 岁以内，疾病早期通常不影响视力。复发性角膜上皮糜烂不常见。

4. **随时间依次出现的体征**
   - 中央角膜前基质内细小、白色、边界清晰的面包屑样、环形或雪片样沉积物（图 6.54B）。
   - 沉积物的整个分布形态是放射状或盘状，也可以呈圣诞树状。
   - 早期混浊灶之间的基质是透明的（图 6.54C）。

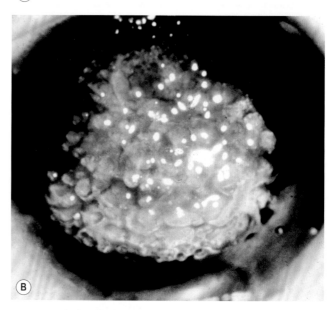

Ⓑ

图 6.53　胶滴样营养不良。A. 组织学示不规则前基质内的淀粉样沉积。B. 临床表现。（Courtesy of J Harry and G Misson, from Clinical Ophthalmic Pathology, Butterworth-Heinemann 2001-fig. A; Krachmer, Mannis and Holland, from Cornea, Mosby 2005-fig. B）

   - 沉积物的数量和大小逐渐增加，且向深基质和表层扩展，但不累及角膜缘。
   - 受累基质逐渐变混浊以致影响视力（图 6.54D）。
   - 角膜知觉下降。

5. **角膜移植术**：50 岁左右通常需要采用穿透或深板层角膜移植术来治疗。植片表层复发可重复采用准分子激光治疗性角膜切削术。

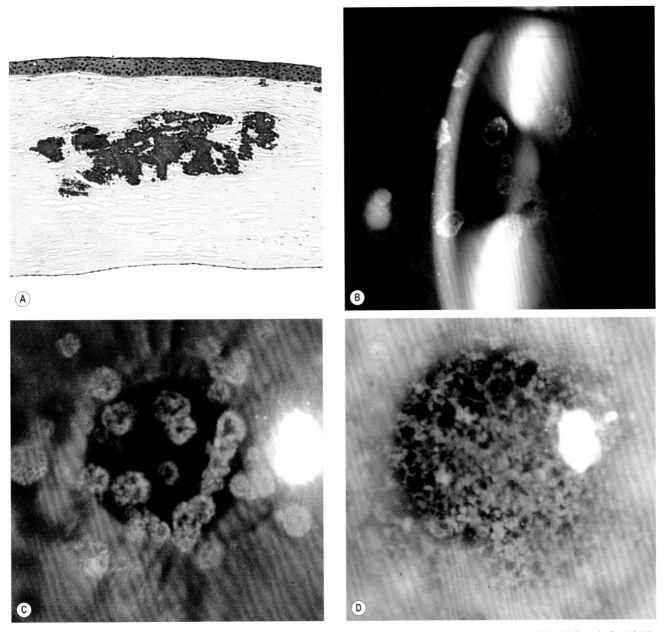

图 6.54　颗粒样营养不良 I 型。A. 组织学示 Masson 三重染色呈红色。B. 边界清晰的面包屑样物质。C. 数量增多且向表面发展。D. 融合。(Courtesy of J Harry-fig. A)

颗粒样角膜营养不良 II 型 (GCD2, Avellino, 联合颗粒格子样营养不良)

1. **遗传特征**是常染色体显性遗传，基因位点是 5q31 (TGFB1 基因)。

2. **组织学**示基质内 Masson 三重染色和刚果红染色阳性的透明和淀粉样物质。

3. **发病**：20 岁左右。复发性角膜上皮糜烂很罕见；即使出现症状也很轻微，因此有些患者可能不知道。

4. **体征**：表层的细小混浊，呈环状、盘状、星状或雪片状，主要分布在中央（类似于颗粒样营养不良 I 型）伴有更深层基质混浊，类似于格子样营养不良（图 6.55）。

5. 通常不需要**治疗**。

斑状营养不良 (Groenouw II 型)

　　斑状营养不良是最少见的基质营养不良，有先天性硫酸角质素代谢异常，但只在角膜上有表现。根据血和角膜中是否有硫酸角质素抗原，分类为临床不能区分的 I 型、 I A 型和 II 型；这种差异是由于磺基转移酶基因 (CHST6) 突变所致。

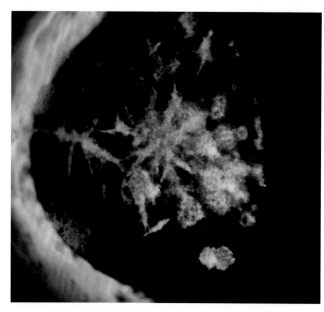

图 6.55　颗粒样营养不良 II 型（Avellino）。（Courtesy of W Lisch）

1. **遗传特征**是常染色体隐性，基因位点是 16q22。
2. **组织学**示角膜基质层间胶原的异常充填和黏多糖聚集，Prussian 蓝和胶体铁染色阳性（图 6.56A）。
3. **发病**：10 岁左右，表现为视力下降。
4. **随时间依次出现的体征：**
   - 前基质混浊，早期就累及中央角膜。
   - 中央前基质和周边后基质内灰白色、密集、局灶的、边界不清的斑点（图 6.56B）。
   - 表层沉积物致角膜表面不规则，但是复发性角膜上皮糜烂不常见。
   - 斑点大小增大，出现基质混浊（图 6.56C）。
   - 混浊范围增大，最终累及整个基质包括角膜缘，伴有角膜变薄（图 6.56D）。
5. **治疗**：采用穿透性角膜移植术通常是成功的，但晚期可能出现植片复发。

Francois 中央云雾状营养不良

1. **遗传特征**是常染色体显性遗传。
2. **体征：**
   - 多边形、云雾状灰色混浊，混浊之间是相对透明的，主要累及中央后部基质，呈羽毛样外观（图 6.57）。
   - 体征类似后鳄鱼皮，但可根据它的位置在中央后部以及它的遗传特征来鉴别。
3. **治疗**：无需特殊治疗。

内皮营养不良

Fuchs 内皮营养不良

Fuchs 内皮营养不良的特征是双侧逐渐加重的内皮丢失。女性多见，患者中开角型青光眼的发病率稍微增高。

1. **遗传特征**：多数是散发的，偶尔是常染色体显性遗传。
2. **发病**：这种缓慢进展的疾病通常见于老年人，但也可以更早发病。
3. **体征**
   - 角膜小滴是指由异常内皮细胞分泌的后弹力层不规则疣状赘生物（图 6.58A）。
   - 镜面反射显示微小暗点，是由规则内皮马赛克破坏所致（图 6.58B）。
   - 进展为金属样外观，与黑色素沉积有关（图 6.58C）。
   - 内皮失代偿逐渐导致中央基质水肿和视力下降，晨起严重，随后视力逐渐提高。
   - 当基质增厚达 30% 时，上皮水肿发展。
   - 持续上皮水肿导致微囊和大疱形成（大疱性角膜病变，图 6.58D 和 E），破裂后由于角膜神经末梢的暴露导致疼痛和不适感。
4. **治疗**
   a. 保守治疗包括局部 5% 盐水或眼膏、降眼压和晨起使用吹风机加速角膜脱水。
   b. 绷带式角膜接触镜保护暴露的神经末梢并压平大疱，提高舒适度。
   c. 穿透性或深板层内皮移植术的成功率很高，应及早采用。
   d. 对于视力很差的患者还可采用结膜瓣和羊膜移植。
5. **白内障手术**可以加速内皮细胞丢失，导致失代偿。对于角膜上皮水肿或术前角膜厚度超过 640μm 的患者，可以考虑采用三联手术（白内障手术、人工晶状体植入术和角膜移植术）。如果角膜厚度 <640μm，视力预后较好。

后部多形性营养不良

后部多形性营养不良（posterior polymorphous corneal dystrophy，PPCD）是一种罕见的、无害无症状的疾病，其内皮有上皮的特征。有三种类型，PPCD1～3，每种由不同基因突变所致。

1. **遗传特征**是常染色体显性遗传。

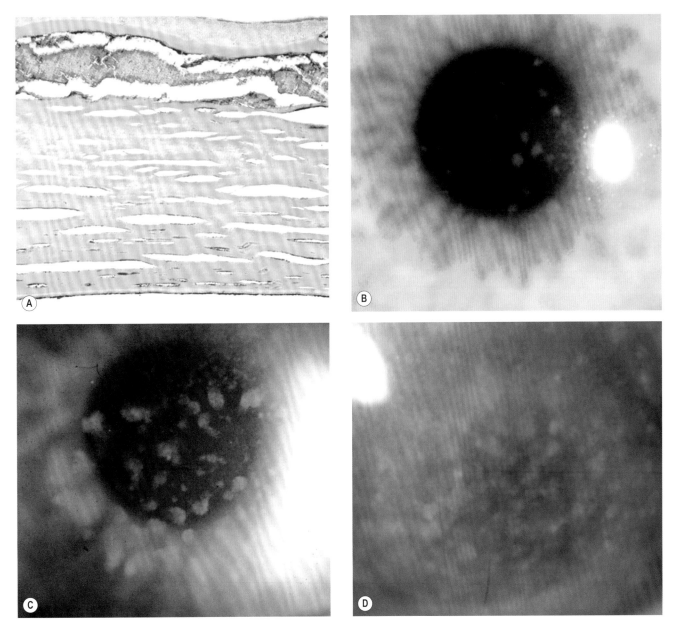

图 6.56　斑状营养不良。A. 组织学示黏多糖的异常聚集，胶体金染色为蓝色。B. 边界不清的沉积物。C. 斑点大小增大和基质混浊。D. 广泛受累。(Courtesy of R Ridgway-figs. B, C and D; J Harry and G Misson, from Clinical Ophthalmic Pathology, Butterworth-Heinemann, 2001-fig. A)

2. 发病：出生时或不久发病，但多数是后来在无意中发现的。

3. 体征：小泡状内皮病灶（图 6.59A），这些小泡可以融合（图 6.59B），呈带状病灶（图 6.59C）或不对称的弥漫性混浊。

4. 眼部并发症包括虹膜异常、青光眼和 Alport 综合征。

5. 治疗：无需特殊治疗。

先天性遗传性内皮营养不良

先天性遗传性内皮营养不良（congenital hereditary endothelial dystrophy，CHED）是一种罕见的疾病，表现为局灶性或广泛的内皮缺失。有两大类型，即 CHED1 和 CHED2，后者更严重。

1. 遗传特征：CHED1 遗传特征是常染色体显性遗传，基因位点是 20p11.2 ~ q11.2。CHED2 遗传特征是常染色体隐性遗传，基因位点是 20p13。

2. 发病：围生期（图 6.60A）。

3. 体征

● 双侧、对称、弥漫性角膜水肿导致蓝灰毛玻璃状外观（图 6.60B），甚至完全混浊（图 6.60C）。

● 视力有不同程度的损害，视力高于角膜病变情况。

4. 角膜移植术：早期采用穿透性角膜移植术可以获

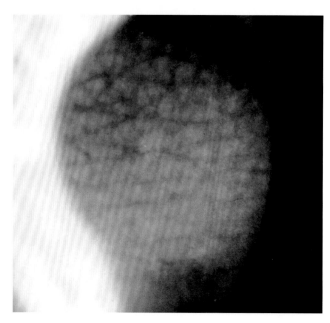

图 6.57   Francois 中央云雾状营养不良。(Courtesy of W Lisch)

得较高的成功率，但与成年人相比，危险性和技术难度更高。手术延误会导致严重弱视。

5. **鉴别诊断**包括其他原因所致的新生儿角膜混浊，例如先天性青光眼、黏多糖症、出生时外伤、风疹性角膜炎和硬化性角膜。

角膜变性

年龄相关性变性

老年环

1. **系统性病变**。老年环是一种常见于周边的角膜混浊，通常没有任何系统性疾病的诱因。老年环偶尔与家族性或非家族性脂蛋白代谢异常。有关老年环还见于 Schnyder 结晶样角膜营养不良患者。

2. **体征**（图 6.61A）：
   - 基质内脂质沉积，从上方和下方角膜缘附近开始，然后逐渐环形发展形成约 1mm 宽的带状混浊。
   - 这个混浊带通常在垂直方向比在水平方向更宽。
   - 混浊带的内侧缘不清晰而外侧缘清晰，与角膜缘之间有一条透明带相隔。
   - 这个透明带偶尔可以变薄（老年沟）。

Vogt 角膜缘带

　　Vogt 角膜缘带是一种常见的无害状态，更常见于女性，在 40 岁以上人群中发生率高达 60%。

1. **体征**
   - 双侧、弓形、白色新月形条带，由粉笔样碎屑物组成，位于 9 点和（或）3 点角膜缘处，更多见于鼻侧（图 6.61B）。
   - 可能有向中央的不规则延伸。

2. **分类**
   - Ⅰ型与带状角膜病变密切相关，特征表现为"瑞士奶酪孔"外观，与巩膜缘之间有透明区域。
   - Ⅱ型与Ⅰ型的区别为缺乏"孔"，有时还缺乏巩膜缘之间的透明区域。

角膜粉屑样变性

　　角膜粉屑样变性是一种不易观察的病变，其特征是深基质内有双侧、细小的、面粉样沉积物，中央角膜更明显（图 6.61C）。

鳄鱼皮样变性

　　鳄鱼皮样变性的特征是无症状的、灰白色、多边形基质混浊，混浊灶之间有相对透明区（图 6.61D）。混浊主要累及前 2/3 基质（前部鳄鱼皮样变性），但偶尔也可以累及更后部基质（后部鳄鱼皮样变性）。它与 Francois 中央云雾状营养不良很像（图 6.57）。

脂质角膜病变

1. **原发**脂质角膜病变很罕见，散发。其特征为白色或黄色基质沉积物，由胆固醇、脂肪和磷脂所组成，无新生血管化（图 6.62A）。

2. **继发**脂质角膜病变更为常见，与既往眼部炎症或疾病导致角膜新生血管化有关（图 6.62B）。最常见的原因为单纯疱疹病毒或带状疱疹病毒盘状角膜炎。

3. **治疗**主要针对原有眼部病变，采用药物控制炎症。其他治疗包括：
   - 氩激光光凝动脉滋养血管可以促进脂质物质的吸收，可以通过荧光血管造影帮助辨别血管。
   - 针尖烧灼法是采用热烧灼镊抓住约 6mm 大小的缝针，在显微镜下将针尖放置在角膜缘的滋养血管上方。
   - 稳定的严重患者需要接受穿透性角膜移植术，但是术后新生血管、厚度变薄和知觉低下是影响术后疗效的因素。

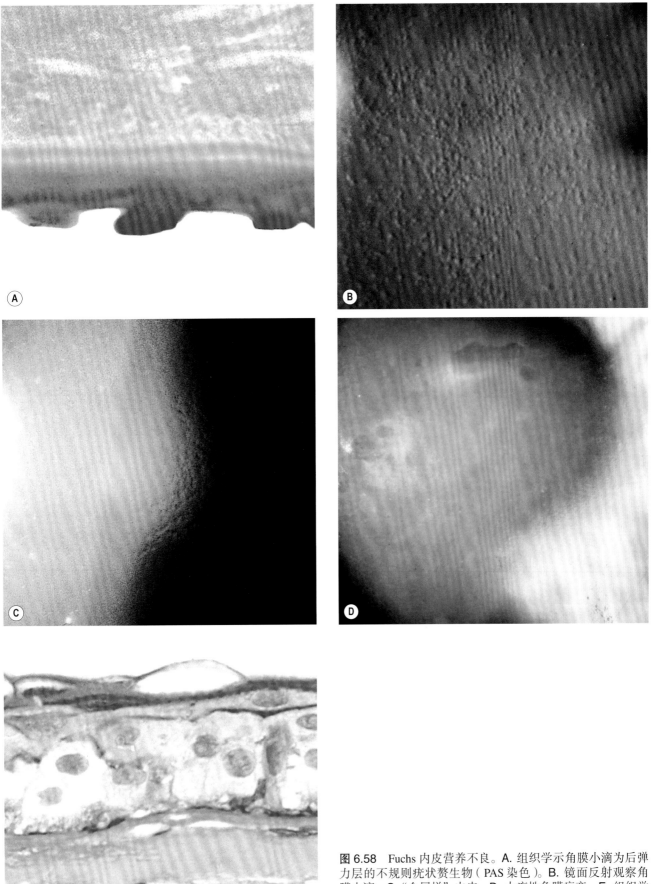

图 6.58　Fuchs 内皮营养不良。A. 组织学示角膜小滴为后弹力层的不规则疣状赘生物（PAS 染色）。B. 镜面反射观察角膜小滴。C. "金属样"内皮。D. 大疱性角膜病变。E. 组织学示严重的上皮水肿和上皮大疱（PAS 染色）。（Courtesy of J Harry-figs A and E; W Lisch-fig. D）

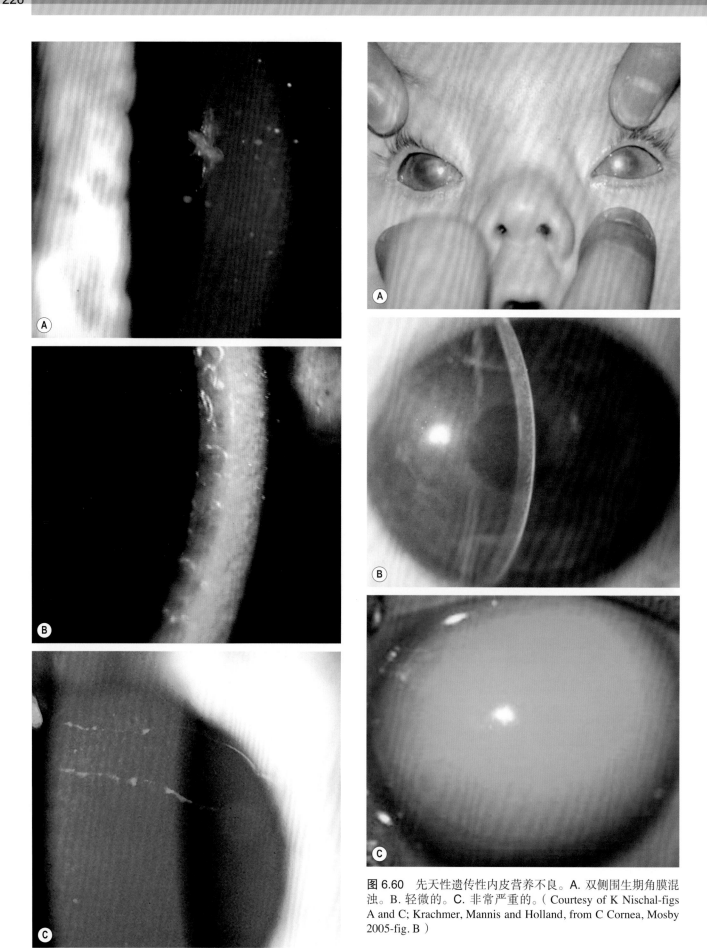

图 6.59　后部多形性营养不良。A. 小泡。B. 融合的小泡。C. 带状病灶。（Courtesy of W Lisch-figs B and C ）

图 6.60　先天性遗传性内皮营养不良。A. 双侧围生期角膜混浊。B. 轻微的。C. 非常严重的。（Courtesy of K Nischal-figs A and C; Krachmer, Mannis and Holland, from C Cornea, Mosby 2005-fig. B ）

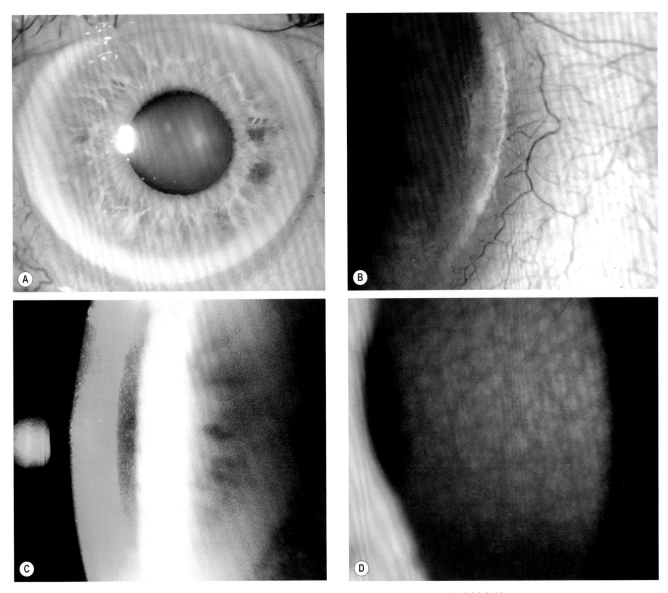

图 6.61 年龄相关性变性。A. 老年环。B. Vogt 角膜缘带。C. 角膜粉屑样变性。D. 鳄鱼皮样变性。

带状角膜病变

1. **组织学**显示在前弹力层、上皮基底膜和前基质有钙盐沉积（图 6.63A）。
2. **病因**：
   a. 眼部：慢性前葡萄膜炎（特别是儿童）、眼球萎缩、前房硅油眼、慢性角膜水肿和严重慢性角膜炎。
   b. 个别健康患者受年龄相关因素影响。
   c. 代谢性（转移性钙化）。这种情况很罕见，见于高血钙、高血磷、高尿酸症和慢性肾衰竭。
   d. 遗传原因包括家族中有患者和鱼鳞病。

3. **体征**
   - 睑裂区钙化周边的透明角膜清楚地分隔了带状病变和角膜缘（图 6.63B）。
   - 病变逐渐向中央部蔓延形成带状白色斑块，斑块中含有透明小孔，偶尔有小裂隙（图 6.63C）。
   - 病变进展为结节状并凸出表面，伴有由于上皮破裂而导致的明显不适感。

4. **治疗指征**是视力受威胁或有明显不适感。认识并治疗原发疾病十分重要。
   a. 螯合作用治疗相对轻度的患者既简单又有效，需要在显微镜下进行操作。
   - 大片钙化物可用镊子从角膜上刮除。
   - 混浊角膜和任何厚钙化灶上方的上皮要用 15

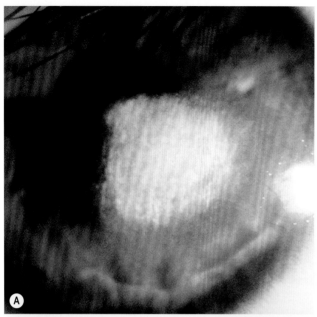

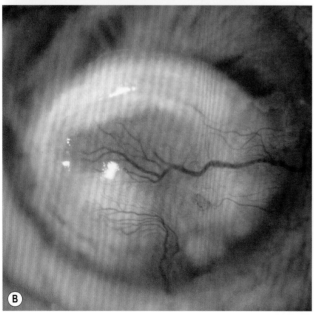

图 6.62　脂质角膜病变。A. 原发性。B. 继发于角膜新生血管化。（Courtesy of S Tuft-fig. B）

号刀刮除。
- 棉签头浸润 1.5%～3.0% EDTA 溶液后反复擦拭角膜直至所有钙化物被移除（图 6.63D）；要有充足时间让螯合作用产生。
- 上皮再生需要许多天完成。
- 复发并不少见，特别对于有系统性病因或持续性葡萄膜炎的患者。

b. 其他方法包括用钻石刀、准分子激光治疗性角膜切削术和板层角膜移植术。

球形变性

1. **病因**：球形变性（角膜弹性组织变性、Labrador 角膜病变、气候状角膜滴状病变和 Biette 结节状营养不良）是一种双侧退行性病变，病因不明，典型症状见于户外工作的男性。主要诱因包括紫外线暴露，因为病变严重程度与户外时间密切相关。这种疾病基本无害，但偶尔见视力损害。
2. **组织学**表现为前基质内不规则蛋白沉积替代前弹力层（图 6.64A）。
3. **体征**
   - 周边睑裂区角膜的前基质内有茶色颗粒。
   - 混浊扩大、融合，向中央蔓延。
   - 进展期出现结节状病变，周边基质也雾状混浊（图 6.64B）。
4. **治疗**方法包括配戴太阳镜防护紫外线损害，表层角膜切削术或板层角膜移植术，以提高视力。

Salzman结节状变性

1. **病因**：见于任何原因的角膜刺激或炎症，尤其是沙眼。
2. **体征**
   - 分离、凸出的灰色或蓝灰色结节状浅层基质混浊（图 6.65）。
   - 病灶位于瘢痕化角膜处或在透明角膜边缘。
   - 结节基底部上皮内可能有铁沉积。
   - 可能出现复发性上皮糜烂。
3. **治疗**：与球形变性类似。

代谢性角膜病变

胱氨酸贮积症

1. **病因**：胱氨酸贮积症是一种罕见的常染色体隐性遗传疾病，特征性表现为组织内非蛋白胱氨酸结晶体的广泛沉积，导致溶酶体转运障碍。
2. **全身表现**包括严重生长迟滞、早发性肾衰竭、肝脾大和甲状腺功能低下。有严重肾病的患者通常在 20 岁以前死亡。全身使用巯基乙胺治疗可预防肾病。非肾病型（眼型）胱氨酸贮积症的特征是没有肾病。
3. **角膜病变**可以在 1 岁时就出现，其特征性表现为胱氨酸结晶体在结膜和角膜内进行性沉积，导致

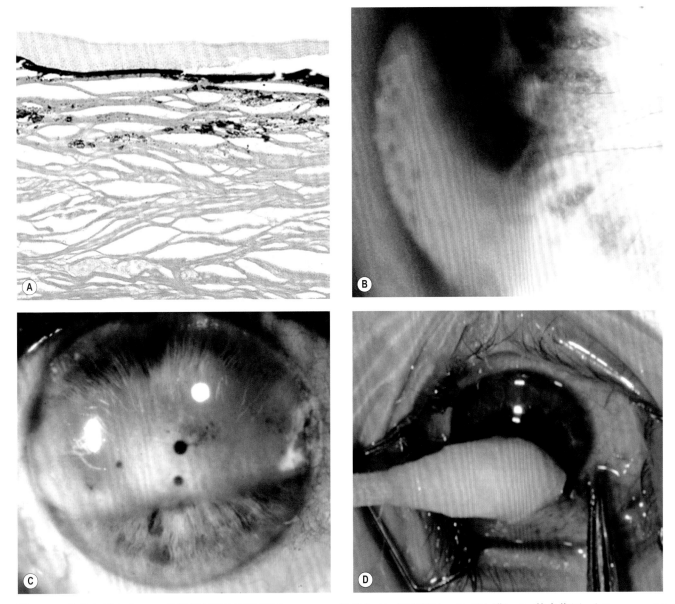

图 6.63 带状角膜病变。A. 组织学示黑色钙沉积（von Kossa 染色）。B. 早期病灶。C. 进展期。D. 螯合作用。（Courtesy of J Harry and G Misson, from Clinical Ophthalmic Pathology, Butterworth-Heinemann 2001-fig. A）

在 10 岁以内出现严重畏光、眼睑痉挛、上皮糜烂和视力损害症状。角膜的周边部累及整个基质，而中央部仅累及前 2/3（图 6.66A）。晚期累及虹膜、晶体囊膜和视网膜，进一步造成视力损害。

4. **治疗**：采用局部 0.2% 巯基乙胺治疗数周后可以逆转角膜内的沉积物。

黏多糖贮积症

1. **病因**：黏多糖贮积症是由一组表现为水解黏多糖必需的代谢性糖苷酶异常所导致的遗传缺陷组成。异常的代谢物聚集在多种组织和器官的细胞内液

中，在尿中也可以检测到。

2. **遗传特征**主要是常染色体隐性遗传，但是 Hunter 综合征的两种亚型是 X 连锁隐性遗传。

3. **全身表现**随亚型而变化，包括面容粗糙、骨骼异常、智力迟滞和心脏疾病。

4. **角膜病变**的特征是点状角膜混浊和弥漫基质雾状混浊（图 6.66B），这种表现见于除 Hunter 和 Sanfilippo 以外的所有亚型。 Hurler 和 Scheie 综合征的角膜病变最为严重，在出生时就存在。角膜雾状混浊需要与继发于先天性青光眼、风疹性角膜病变、先天性遗传性内皮营养不良和产伤相鉴别。

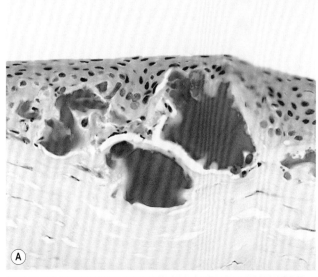

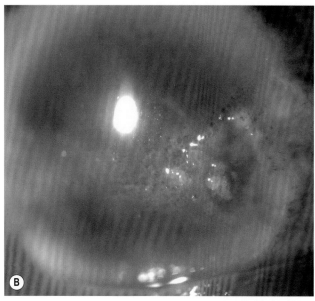

图 6.64　球形变性。A. 组织学示暗红色蛋白质沉积在前基质，替代前弹力层。B. 进展期。(Courtesy of J Harry and G Misson, from Clinical Ophthalmic Pathology, Butterworth-Heinemann 2001-fig. A; R Fogla-fig. B)

5. 其他眼部表现

- 视网膜色素变性出现在除 Morquio 和 Maro-teaux-Lamy 以外的所有亚型。
- 视神经萎缩出现在所有 6 种亚型中，而 Hurler 最严重。
- 青光眼不常见。

Wilson病

1. 病因： Wilson 病（肝豆状核变性）是一种罕见的疾病，是由于血浆铜蓝蛋白缺陷导致铜在组织中广

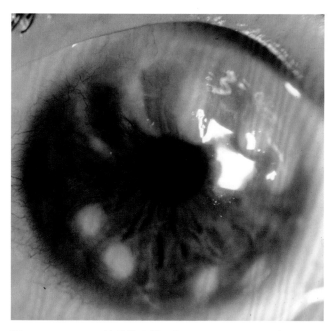

图 6.65　Salzman 结节状变性。(Courtesy of R Bates)

泛沉积所致。

2. 全身表现为肝病、基底核功能失调或精神失常。

3. 角膜病变几乎出现在所有患者，其特征为周边后弹力层上有铜沉积条带（Kayser-Feischer 环，用房角镜观察能发现轻微病变），条带颜色在不同照明条件下会发生变化（图 6.66C）。沉积物质最易出现在垂直子午线方向上，可随着青霉胺治疗而消失。

4. 晶状体前囊膜混浊：部分患者的表现，被称为"向日葵样"白内障。

卵磷脂-胆固醇-脂肪酰转移酶缺陷症（Norum病）

这是一种常染色体隐性遗传性疾病，其特征为高血脂、早期粥样斑块、贫血和肾病。角膜病变的特征是基质内出现无数细小灰色斑点，常集中在周边部呈弓形外观（图 6.66D）。

免疫蛋白沉积症

1. 病因： 弥漫性或局限性免疫蛋白沉积症是一种相对不常见的多种系统性病变的症候群，包括多发性硬化、Waldenström 巨球蛋白血症、不明原因的单克隆丙种球蛋白病、某些淋巴增生性疾病和白血病。角膜受累可以是最早期的临床表现。

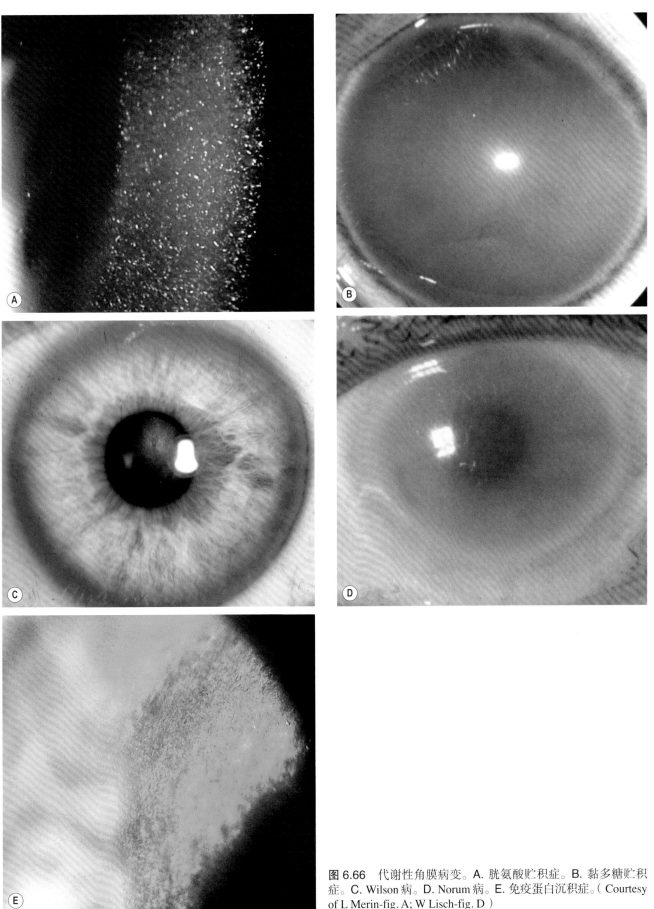

图 6.66　代谢性角膜病变。A. 胱氨酸贮积症。B. 黏多糖贮积症。C. Wilson 病。D. Norum 病。E. 免疫蛋白沉积症。（Courtesy of L Merin-fig. A; W Lisch-fig. D）

2. **体征**：逐渐进展的、双侧、多发点片状混浊条带，主要位于后基质（图 6.66E）。

3. **治疗**需要针对原发系统性疾病，采用细胞毒性药物化疗或激素治疗。严重角膜病变可能需要采用穿透性角膜移植术。

Fabry病（全身性血管角质瘤）

1. **病因**：Fabry 病是一种 X 连锁的 α-半乳糖苷酶缺陷导致的溶酶体异常性疾病。

2. **全身表现**包括周期性肢端烧灼痛、皮肤毛细血管扩张症（全身性血管角质瘤，图 6.67A）、肥厚性心肌病和肾病。

3. **角膜病变**特征是模糊而广泛分布的涡轮状改变（图 6.67B），与氯喹的表现相似。

4. **其他眼部表现**包括楔形白内障、结膜血管扭曲和血管瘤形成（图 6.67C）、视网膜血管扭曲（特别是静脉）、第 3 脑神经麻痹和眼球震颤。

酪氨酸血症2型（Richner-Hanhart 综合征）

1. **病因**：酪氨酸血症 2 型是一种罕见的、常染色体隐性遗传病变，表现为肝细胞液的酪氨酸转氨酶缺陷导致血浆内酪氨酸上升。眼部受累偶尔是表象。

2. **全身表现**包括疼痛性的手掌和脚掌角化过度性病变（图 6.68），以及各种中枢神经系统受累表现，可导致智障、眼球震颤、震颤、共济失调和抽搐。

3. **角膜病变**特征是假树枝状角膜炎伴有结晶状边缘。与真正的疱疹性角膜溃疡相比，这种病变通常累及双侧颞下方，角膜知觉正常，对抗病毒治疗无反应，没有典型的树枝终末端膨大，荧光素染色很少。

角膜接触镜

治疗性目的

对有病变的眼睛配适角膜接触镜的风险高于对正常眼睛为了美容原因而配适角膜接触镜。因此，要充分考虑利弊如何平衡，严密监控对于早期诊断和治疗并发症至关重要。选择镜片的类型主要由眼部病变所决定。

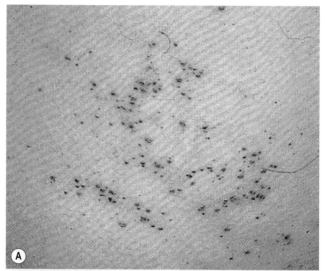
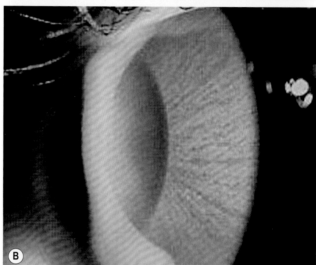
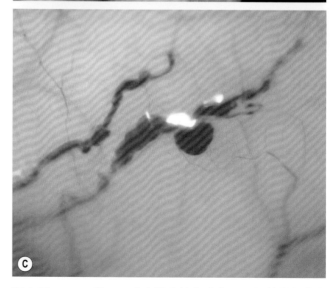

图 6.67　Fabry 病。A. 全身性血管角质瘤。B. 涡轮状角膜病变。C. 结膜血管扭曲和血管瘤。

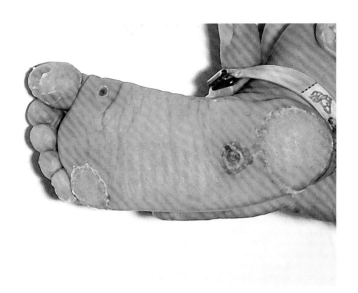

图 6.68　酪氨酸血症 2 型的脚掌角化过度病变。（Courtesy of D Taylor and C Hoyt, from Pediatric Ophthalmology and Strabismus, Elsevier 2005）

光学目的

光学目的是帮助配戴框架眼镜不能提高视力的患者提高视力，见于以下情况：

1. **圆锥角膜不规则散光**可以通过配戴硬性高透氧角膜接触镜矫正，用于框架眼镜矫正无效并且还不需行角膜移植术的患者。角膜移植术后的散光也可配戴硬性角膜接触镜。

2. **角膜表面不规则**可以被硬性角膜接触镜所中和，镜片表面提供了一个光滑和光学上更规则的表面。如果这种不规则不是很严重的话，视力即可得到提高。

3. **屈光参差**患者配戴框架眼镜后由于双眼像不等和棱镜效应，不能获得双眼视，这种情况见于白内障术后。

促进角膜上皮修复

1. **持续性上皮缺损**：镜片保护再生角膜上皮免受眼睑的反复摩擦，通常可以使持续性上皮缺损愈合，这种保护促使上皮半桥粒建立与基底膜之间的连接。

2. **复发性角膜上皮糜烂**：如果与基底膜营养不良有关，需要长期配戴角膜接触镜。对于外伤患者，通常需要配戴镜片数周。镜片还可以提高舒适度。

缓解疼痛

1. **大疱性角膜病变**：软性角膜接触镜可以缓解大疱

性角膜病变的眼痛，保护神经末梢免受瞬目的挤压作用。镜片对大疱还有挤压作用，使得大疱转变为弥漫的上皮小囊泡。

2. **丝状角膜炎**：脑干梗死和眼睑痉挛患者伴有的丝状角膜炎相关流泪症，可以采用软性角膜接触镜治疗。

3. **其他适应证**包括 Thygeson 表层点状角膜炎和异生睫病变中保护角膜上皮。

维持角膜完整性

1. **后弹力层膨出**可以采用紧配适、大直径的软性镜片或巩膜镜暂时性覆盖，以预防穿孔发生并促使愈合。

2. **固定并对合小角膜伤口的边缘**可以采用持续配戴角膜接触镜的方法，以促进伤口愈合（图 4.6A）。稍大的穿孔可以采用胶水黏合联合绷带式角膜接触镜来保护胶水，并预防眼睑对胶水不规则表面的刺激作用。

其他目的

1. **上睑下垂的支架**：眼肌病患者采用角膜接触镜以支撑下垂的上睑。

2. **支持结膜穹窿**：对于瘢痕性结膜炎患者，接触镜可以支持穹窿部以预防睑球粘连形成。

3. **药物载体**：水凝胶镜片浸泡药物可以发挥药物载体作用，加强局部药效。

并发症

机械性和缺氧性角膜炎

1. **病因**。镜片对氧气的穿透性不足。紧配适的角膜接触镜由于不能随眨眼而运动而影响镜片下的泪液循环。这种情况在睡眠时由于眼睑闭合而加重。缺氧导致无氧代谢和乳酸性酸中毒，从而抑制角膜正常的屏障和泵功能。

2. **表层点状角膜炎**是最常见的并发症。它的表现提示了其病因。例如，3 点和 9 点位的染色与硬性角膜接触镜配戴者的不完全眨眼和干眼有关。

3. **紧配适综合征**的特征是结膜上皮的凹陷和染色，沿角膜缘呈环形。

4. **急性缺氧症**的特征是上皮微囊（图 6.69A）、坏死和内皮小泡。非常疼痛的大范围糜烂见于过久配戴者取下镜片数小时后。

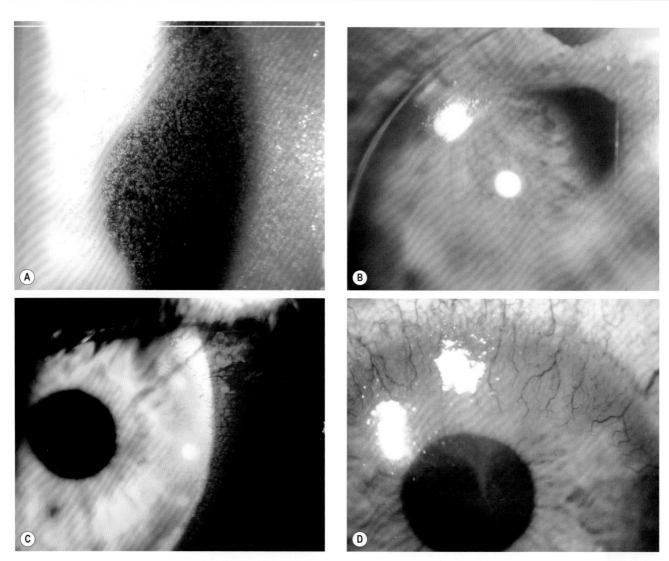

图 6.69　角膜接触镜的并发症。A. 急性缺氧所致的上皮微囊。B. 慢性缺氧所致的脂质沉积。C. 免疫性角膜炎的边缘浸润灶。D. 慢性毒性角膜炎的新生血管和瘢痕。(Courtesy of S Tuft-figs A and B; J Dart-fig. D)

5. **慢性缺氧症**表现为新生血管和脂质沉积(图 6.69B)；＜1.5mm 的表层周边新生血管是近视角膜接触镜常见的表现，可以被监控。

6. **治疗**取决于病因，包括以下：
- 提高镜片透氧性，可以重新配适更薄的镜片、硬性高透氧角膜接触镜或硅水凝胶镜片。
- 调整镜片配适松紧度以增加镜片活动性。
- 减少镜片配戴时间。

免疫性角膜炎

1. **病因**：对细菌或镜片护理液中化学物质的高反应性可导致无菌性边缘性角膜浸润；其发病机制类似于边缘性角膜炎。

2. **体征**：轻度红眼伴随周边浸润灶，没有或很少的上皮缺损(图 6.69C)。

3. **治疗**包括停戴镜片直至恢复。局部抗生素和激素可以选择性使用，但如果诊断不明的话，治疗必须按照细菌性角膜炎。

毒性角膜炎

1. **病因**：急性化学损伤可能是不小心配戴了未清洗护理液的镜片所致，护理液含有毒性物质，例如过氧化氢。慢性毒性角膜炎是由于长期接触护理液中的防腐剂所致，例如硫柳汞或苯扎氯铵。

2. **体征**
- 镜片配戴时急性疼痛、眼红和结膜水肿，需要 48 小时完全恢复。
- 慢性患者表现为角膜和角膜缘结膜的血管化和瘢痕(图 6.69D)。

3. **治疗**包括改换成日抛型镜片或使用无防腐剂护理

液，例如过氧化氢。

化脓性角膜炎

角膜接触镜配戴是导致细菌性角膜炎的最大危险因素；这种危险性在硬性高透氧性角膜接触镜最小。泪液中的细菌在正常情况下不会与上皮结合，但是在角膜刮伤并伴随缺氧时，细菌可以黏附并穿透上皮导致感染的潜在危险。细菌和原虫也可以通过不洁的镜片或用自来水冲洗镜片的途径带到角膜表面。

接触镜相关巨乳头性结膜炎

见第 5 章。

角膜和眼球的先天性异常

小角膜

小角膜是一种罕见的单侧或双侧疾病。

1. **体征**
   - 成年人角膜横径小于或等于 10mm（图 6.70A）。
   - 远视、浅前房，但其他尺寸正常。
2. **眼部相关表现**包括青光眼（闭角型和开角型）、先天性白内障、角膜白斑（图 6.70B）、扁平角膜、Rieger 异常、小晶状体和视神经发育不良。
3. **全身表现**包括多种综合征：胎儿酒精、Ehlers-Danlos、Weill-Marchesani、Waardenburg、Nance Horan 和 Cornelia de Lange。

大角膜

大角膜是一种罕见的、双侧、非进展性病变，被认为与视杯发育缺陷有关。

1. **遗传特征**：通常是 X 连锁隐性，因此 90% 发病者是男性。基因位点在 Xq21.3 ~ q22。
2. **体征**
   - 正常眼内压。
   - 大角膜直径≥13mm，伴有很深的前房（图 6.71A）。
   - 高度近视和散光，但视力正常。
   - Krukenberg 纺锤形色素播散，小梁网色素沉着过度（图 6.71B），虹膜透照。
   - 晶状体半脱位，与悬韧带松弛有关。

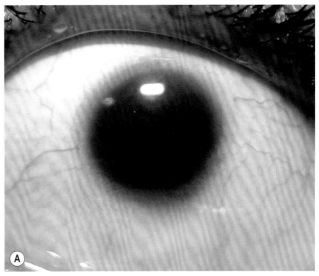

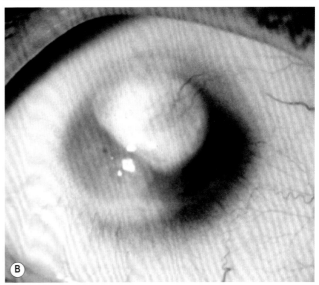

图 6.70　A. 严重小角膜。B. 小角膜和角膜混浊。*Courtesy of S Fogla-fig. A*）

3. **全身表现**包括 Alport 综合征、Marfan 综合征、Ehlers-Danos 综合征、Down 综合征、成骨不全、进行性半侧面部萎缩、肾癌和大角膜智障综合征。

巩角膜

巩角膜是一种罕见的、通常累及双侧的病变，可以伴发扁平角膜（见下文）。

1. **遗传特性**：轻症是常染色体显性遗传，重症是常染色体隐性遗传，但是散发病例更多见。
2. **体征**：周边角膜混浊和新生血管，使得角膜看上去小（图 6.72A），有时整个角膜受累（图 6.72B）。

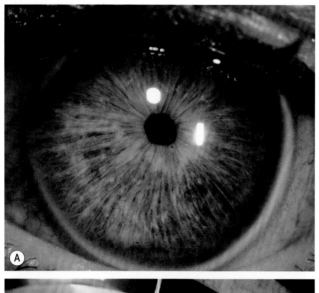

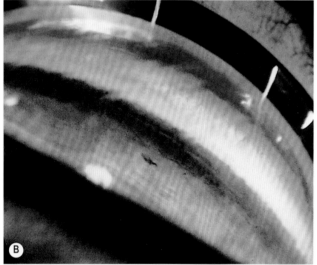

图 6.71   A. 大角膜。B. 色素播散导致的小梁网色素沉着过度。

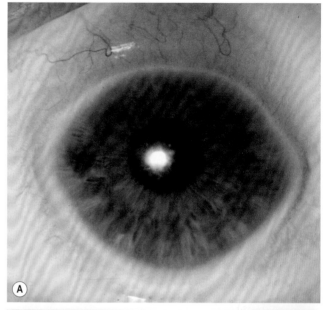

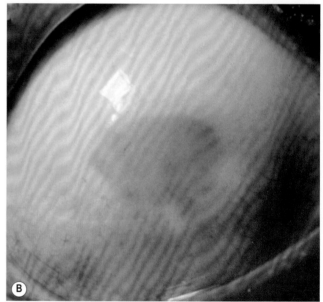

图 6.72   巩角膜。A. 轻症。B. 重症。

扁平角膜

这是一种罕见的双侧病变。

1. **体征**：扁平角膜以及相应屈光度减少而导致的高度远视。

    有两种类型：

    a.扁平角膜 1 型（CNA1）是常染色体显性遗传，角膜屈光度减少至 38 ~ 42D。

    b.扁平角膜 2 型（CNA2）是常染色体隐性或显性遗传，角膜屈光度减少至 23 ~ 35D（图6.73）。

2. **相关表现**包括浅前房、闭角型青光眼倾向、硬皮病、小角膜和小眼球、Peters 异常和虹膜异常（包括虹膜角膜粘连）。

角膜扩张

角膜扩张是一种非常罕见、通常累及单侧的病变，认为是由于宫内角膜炎和穿孔所致。特征性表现为睑裂区的隆起或者严重混浊及有时血管化的角膜（图 6.74）。通常伴有眼内压增高。

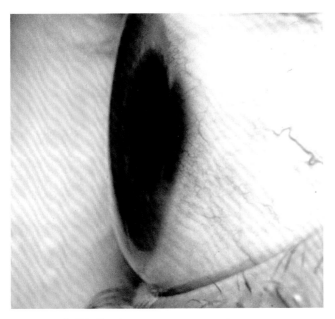

图 6.73 扁平角膜。(Courtesy of R Visser)

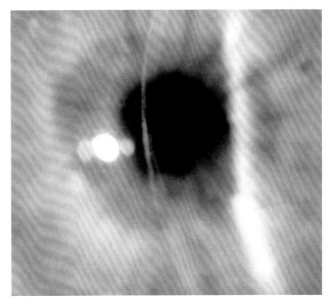

图 6.75 角膜后圆锥。(Courtesy of S Johns)

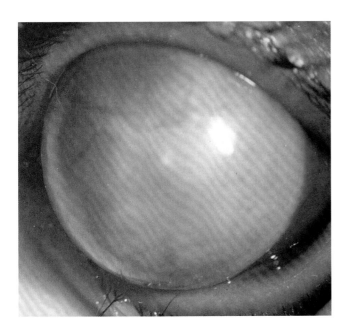

图 6.74 角膜扩张。

角膜后圆锥

角膜后圆锥是一种不常见的、散发的、单侧非进行性角膜后表面屈光度增加的病变。由于角膜前表面正常，而角膜和房水的屈光指数接近，因此对视力没有影响。目前认为有两种类型：

1. 总体型：表现为整个角膜后表面屈光度增高。

2. 旁中央型：表现为某个旁中央局部角膜后表面屈光度增高（图 6.75 ）。

小眼球

小眼球是由于眼球发育停滞所致，定义为总眼轴比本年龄段平均值短至少两个标准差。总眼轴短可以是由于前节或后节或整个眼球生长停滞所致。通常是散发的，可以单侧或双侧发病。

1. 单纯性小眼球不伴有其他眼部异常（图 6.76A ）。

2. 复杂性（缺损性）小眼球常与缺损有关，例如虹膜缺损（图 6.76B ）

3. 小眼球伴囊肿是由于视杯裂闭合失败导致眼眶内囊肿形成，并与眼球相连。囊肿成分的范围最好根据 MR 或 CT 来确定（图 6.76C ）。

4. 后部小眼球是小眼球十分少见的亚型，表现为总眼轴短但角膜直径正常，导致高度远视和视盘黄斑间的网膜皱褶。这与真性小眼球不同，后者表现为小眼球、小角膜和易发葡萄膜渗漏。

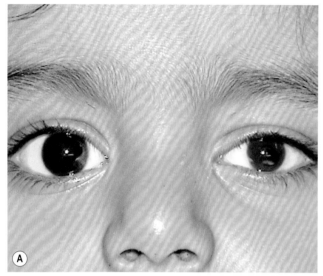

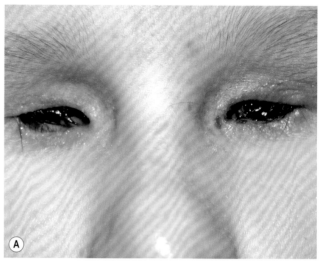

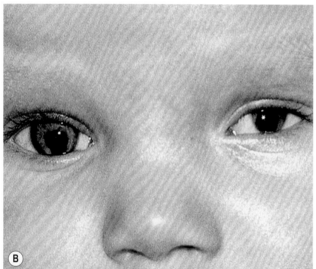

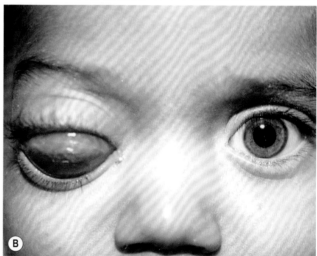

图 6.77　A. 双侧单纯性无眼症。B. 无眼症伴囊肿。(Courtesy of U Raina-fig. B)

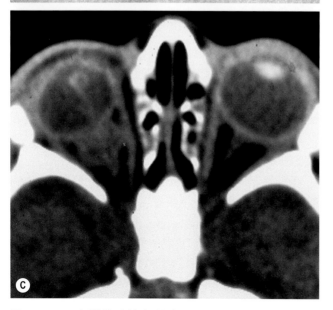

图 6.76　A. 左眼单纯性小眼球。B. 左眼小眼球和双眼虹膜缺损。C. 轴位 CT 示右眼小眼球伴囊肿。(Courtesy of L MacKeen-fig. C)

无眼症

1. **单纯性**无眼症是由于视泡芽生完全失败或者早期停滞所致。它发病与其他眼部异常有关，例如眼外肌缺失、短结膜囊和小睑裂（图 6.77A）。

2. **无眼症伴囊肿**（先天性囊性眼球）是一种眼球被囊肿所取代的病变（图 6.77B）。

（朱煌　吴莹　王旌　译）

第 7 章 角膜与屈光手术

角膜移植术

引言

角膜移植手术是一种异常角膜宿主组织被健康供体角膜所替代的手术。角膜移植包括（a）部分厚度（前板层或后板层）或（b）全层厚度（穿透性）角膜移植。

常用适应证

1. **光学性角膜移植**是用于改善视觉，重要的适应证包括人工晶状体眼大疱性角膜病变、圆锥角膜、营养不良（图 7.1A）、变性和瘢痕。

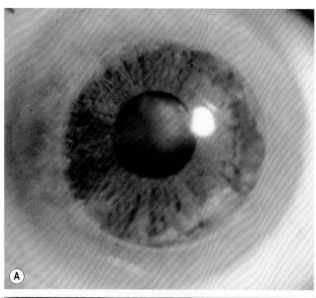

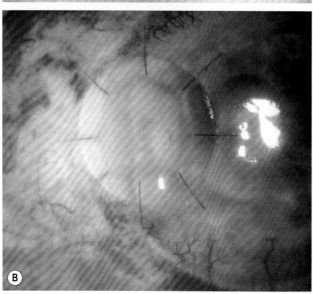

图 7.1 A. 针对黄斑营养不良的光学性穿透角膜移植。B. 针对后弹力层膨出的构造块角膜移植。(Courtesy of S Tuft-fig. B)

2. **整复性角膜移植**可以用来修复和保存有严重结构变化的眼球角膜的完整性，如伴有后弹力层突出的严重角膜变薄等（图 7.1B）。

3. **治疗性角膜移植**去除对抗生素治疗无反应的患眼感染的角膜组织。

4. **美容性角膜移植**可以用以改善眼部外观，但适应证很少。

供体组织

供体组织应该在死亡的 12～24 小时内取下。由于手术、屈光和排异等问题，即使是儿科移植物，来自婴儿（3 岁或以下）的角膜也很少使用。力求供体和受体年龄相匹配。移植前大部分角膜储存在整合后的眼库。先期的评估包括治疗病史的回顾和供体血液筛查以排除禁忌证。角膜的显微镜检查包括角膜内皮计数分析。角膜可在低温存器（可达 7～10 天）或器官培养液（4 周）中保存直至需要时。培养可以用来进一步检查有无感染性污染。尽管国际标准有变化，列表也并不完全涵盖，眼组织供体的禁忌证应剔除以下情况：

- 死亡原因不明。
- 某种全身感染，例如艾滋病、病毒性肝炎、梅毒、先天性风疹、结核、败血症和活动性疟疾等。
- 艾滋病和肝炎的先期高危行为，例如与 HIV 阳性患者发生性行为、男性同性恋、吸毒和卖淫。
- 中枢神经系统的感染和可能感染性疾病，例如 Creutzfeldt–Jakob 病、系统性硬化性全脑炎、进行性多灶性白质脑病、脑炎、阿尔茨海默病和其他痴呆、帕金森病、多发性硬化和运动神经元病等。
- 移植器官的受体。
- 人垂体源性生长激素的接受者。
- 1992 年前大脑或脊椎手术者。
- 大多数血液学恶性肿瘤患者。
- 眼部疾病包括炎症和可能移植结果不佳的疾病、一些眼部肿瘤（如视网膜母细胞瘤）和角膜屈光手术。

受体预后因素

以下宿主因素可能逆向影响角膜移植的术后，因而术前应予以重视。一般而言，最为良好的病例是圆锥角膜、局限性瘢痕和营养不良。

- 严重的基质血管化、角膜感觉缺乏、宿主计划移植部位的连接处非常薄以及活动性角膜炎症。

- 眼睑异常，例如睑缘炎、睑外翻、睑内翻和倒睫，这些疾病术前应予以重视。
- 复发性或进行性结膜炎症，例如特应性结膜炎和眼瘢痕性类天疱疮。
- 泪膜功能失调。
- 前粘连。
- 控制不良的青光眼。
- 葡萄膜炎。

穿透性角膜移植

尽管角膜分层的移植是可取的方法，但穿透性角膜移植仍然是最为常见的角膜移植操作技术，主要因为板层手术较困难和耗时间，并且交界面不规则可能限制术后视觉效果。适应证包括：

- 累及角膜全层的角膜病变。
- 特定的常见适应证是圆锥角膜、人工晶状体眼大疱性角膜病变、Fuchs 角膜内皮营养不良或其他营养不良。

操作技术

1. **移植片大小的决定**需通过术前使用不同的裂隙光束，以及术中环钻试验性定位或应用卡尺测量。直径 8.5mm 或以上的植片更易导致术后前粘连、血管化和眼内压升高。理想的直径大小是 7.5mm，比其小的植片可能产生高度散光。

2. **供体角膜的钻取**通常应该先于宿主角膜。供体组织的制备是事先钻取内皮面朝上放置于 Teflon 块凹槽内的角巩膜扣所获得。供体扣的钻取通常要大于宿主计划开窗的直径约 0.25mm，以便于水密，这样可以使术后伤口变平最小化并减少术后青光眼的可能。机械性引导环钻技术是标准，但新型激光技术更精确，一些具备条件的手术医生更为偏爱这一技术。

3. 随后**去除病变宿主组织**，注意不要损伤虹膜和晶状体（图 7.2A ~ F）。受体钻取可以采用徒手技术或 Hessburg-Barron 等吸引环钻系统以稳定眼球，保证环钻角度垂直于表面。还可以利用动力系统或激光系统。

4. **供体扣的固定**使用 10-0 的尼龙线（图 7.3A ~ F）。

术后处理

1. **局部类固醇药物**用以减少免疫性移植排斥的危险。

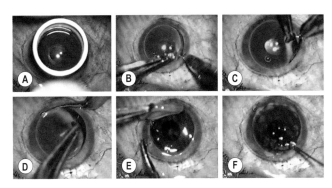

图 7.2　宿主组织切除。A. 部分厚度组织钻取。B. 用刀进入前房。C 至 E. 用剪刀完成切除。F. 注入黏弹剂。（Courtesy of R Fogla）

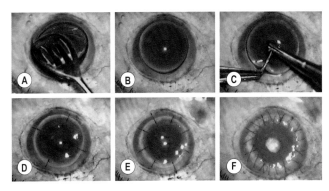

图 7.3　供体扣的固定。A 和 B. 供体扣置于黏弹剂床之上。C. 最初基础缝线位于 12 点位。D. 定位四根基础间断缝线。E. 附加放射状缝合。F. 连续缝合。（Courtesy of R Fogla）

最初 2 小时使用 1 次，而后减少为每天 4 次，剂量可进一步减少，主要取决于眼部情况。然而，类固醇通常可低剂量长期持续使用，如一年或更长时间内每天 1 次。

2. **其他免疫抑制剂**如口服硫唑嘌呤和局部或全身使用环孢素，可以用来预防排异，但通常是留给高危患者使用。

3. **散瞳剂**：如果葡萄膜炎持续，可每天 2 次，使用 2 周或更长。

4. **口服阿昔洛韦**可以用于以往有单纯疱疹角膜炎的患者来减少复发的危险。

5. **眼内压监测**：术后早期使用 Tono-Pen® 测量，因为 Goldmann 压平眼压计不可靠。

6. **缝线拆除**：在移植片和宿主接合部愈合时可行拆除，通常术后 12 ~ 18 个月，但老年患者可能时间要长一些。一旦发现缝线断裂或松解需拆除，避免促进排斥反应。

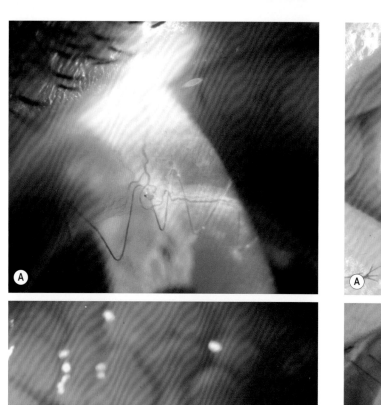

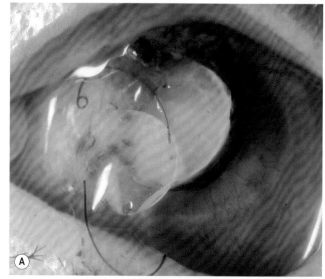

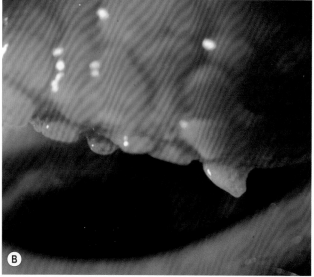

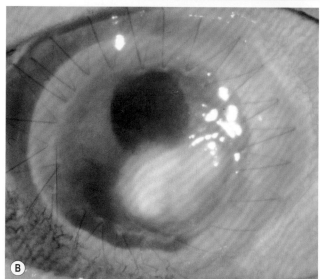

图 7.4　A. 脱出的缝线。B. 巨乳头性结膜炎。

7. **硬性角膜接触镜**：对于伴有散光眼的患者被要求佩戴以优化视力。

术后并发症

1. **早期**包括持续性上皮损伤、突出的缝线刺激（图7.4A）产生乳头肥大（图7.4B）、伤口漏、浅前房、虹膜脱出、葡萄膜炎、眼内压升高、外伤性移植片破裂（罕见，图7.5A）、细菌性角膜炎（图7.5B）和眼内炎（图7.5C）。一种少见的并发症是固定性瞳孔散大（Urrets-Zavalia 综合征）。

2. **晚期**并发症包括散光、原发病进程复发、晚期伤口裂开、角膜后渗出膜形成、青光眼和黄斑囊样水肿。

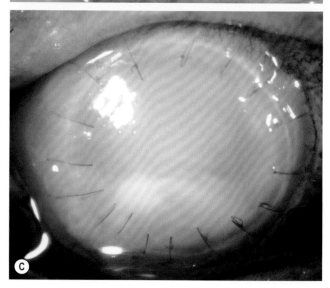

图 7.5　术后早期并发症。A. 外伤性移植片破裂和人工晶状体挤出。B. 细菌性角膜炎。C. 眼内炎。（Courtesy of R Bates-fig. A; S Tuft-fig. C）

角膜移植片排异

　　同个异体排异可以发生于穿透性角膜移植术后，板层移植不常见。角膜任何一层组织均可发生排异。内皮排斥最为常见且最为严重，因为它可以导致内皮细胞丧失和失代偿。基质排斥和上皮排斥较少见且对局部类固醇治疗反应良好，很少有长期影响。不同类型的排斥反应可能是并存的。尽管排斥是一种常见的失败因素，但晚期移植片因失代偿而失败还可能发生于缺少排斥反应的患者。

1. **发病机制**：由于缺乏血管和淋巴管，并且抗原递呈细胞相对较少等原因，正常角膜具有免疫赦免的特点。这一赦免权可能因炎症和新生血管化而失去，以致可以发生排斥。对于排斥而言，其他易感因素包括偏心的植片或大植片（直径超过 8mm）、感染（尤其是疱疹）、青光眼和以往角膜移植史。如果宿主对存在于供体角膜内的主要或次要组织相容抗原敏感，可能产生对抗移植物的 Ⅳ 型超敏反应，可以导致排斥。供体内的抗原递呈细胞可以触发这一过程。人类白细胞抗原配型对移植片存活不无益处。

2. **移植片排异的症状**包括视物模糊、发红、畏光、眼周钝痛和异物感。但是，许多病例直到排异反应很明显时才有症状。起病的时间变化无常，可在移植后数天至数年。

3. **体征**：因移植的不同类型而有所不同，以下的描述主要适用于穿通性角膜移植手术：

   ● 睫状充血和前葡萄膜炎是早期表现（图 7.6A）。

   ● 在安静或轻度炎症眼的情况下上皮排斥可能伴有正常上皮的隆起线（图 7.6B），平均发生于

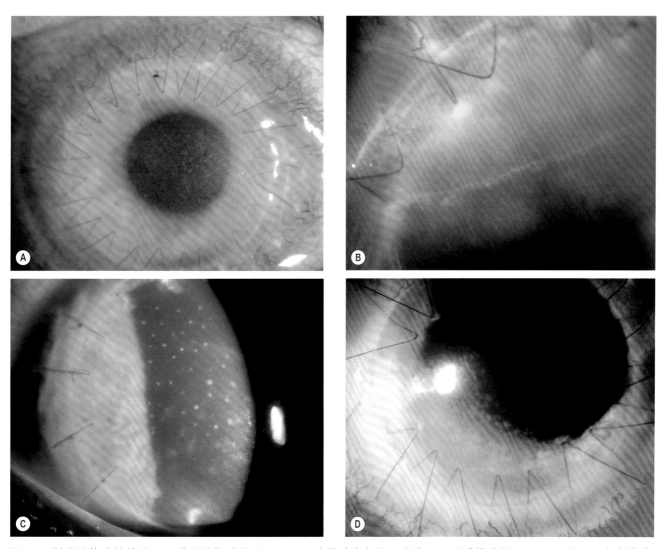

图 7.6　同种异体移植排异。A. 排异前期睫状充血。B. 上皮排斥隆起的上皮线。C. 基质排斥的 Krachmer 斑。D. 内皮排斥。（Courtesy of S Tuft-figs A, B and C）

术后 3 个月；未要求强化治疗。

- 上皮下排斥以上皮下浸润为特征，表明供体角膜有腺病毒感染（Krachmer 斑点）（图 7.6C），伴深层水肿和浸润性混浊。
- 基质排斥以深层混浊为特征。可能是慢性或超急性，后者与上皮排斥相关。
- 内皮排斥以角膜沉着物线状图形为特征（Khodadoust 线），与植片边缘局限性炎症相关（图 7.6D）。
- 基质水肿是内皮失代偿的征象。

4. **处理**：早期治疗至关重要，因其可大大提高逆转排异的机会。对于内皮排斥是最为需要积极治疗的，其后按严重程度依次是基质、上皮下和上皮。

    a. 局部类固醇（0.1% 的磷酸地塞米松或 1% 醋酸泼尼松龙）不含防腐剂的滴眼液每小时 1 次维持 24 小时是治疗的关键。频次逐步减少维持数周以上。随着治疗的逐步减量，可在睡眠使用类固醇眼膏。高危患者应维持可耐受的高浓度局部剂量（例如 1% 醋酸泼尼松龙，每日 4 次）。

    b. 局部睫状肌麻痹剂如 1% 的阿托品每日 1 次或 2 次。如果炎症较轻可采用作用温和的药物。

    c. 0.05% ~ 2% 局部环孢素可能是有益的。

    d. 全身类固醇［口服泼尼松龙分次剂量 1mg/（kg·d），或静脉内予甲泼尼龙每日 500mg 达 3 天］可有助于逆转排异，并进一步防止排异进程，但仅是发病 8 天内用药有效。

    e. 结膜下类固醇（倍他米松 2 ~ 3 mg）可能有用。

    f. 其他全身免疫抑制剂如环孢素、他克莫司和硫唑嘌呤。

5. 鉴别诊断包括移植失败（无炎症）、感染性角膜炎包括真菌和疱疹、葡萄膜炎、无菌性缝线反应、眼内压升高和上皮内生。

浅表板层角膜移植

这涉及角膜上皮和基质的部分厚度角膜切除，因此角膜内皮和部分深层基质保留下来。

1. **适应证**
- 不是因潜在复发性疾病引起的浅表 1/3 角膜基质的混浊。
- 与复发性翼肉、Terrien 边缘角膜变性和角膜缘皮样瘤或其他肿瘤相关的边缘角膜变薄。
- 局限性变薄或后弹力层膨出。

2. **技术**除了仅有的部分厚度角膜移植外，其他类似

于穿透性角膜移植术。

前深板层角膜移植

前深板层角膜移植（deep anterior lamellar keratoplasty，DALK）是一种相对新型的技术，其去除的整个角膜不透明区几乎可达后弹力膜水平。理论上的优点是由于排异的主要目标内皮未被移植而降低了排异的风险。主要技术难点在于判断角膜的解剖深度尽可能接近后弹力膜层而不穿透角膜，除非如此，否则患者视力很可能会影响。

1. **适应证**
- 内皮正常，累及角膜前 95% 厚度的病变，且没有后弹力层的破裂和瘢痕（如无急性水肿史的圆锥角膜）。
- 特发性角结膜炎等慢性炎症患者，其移植排异的风险较高。

2. **优点**
- 尽管可能发生上皮 / 上皮下 / 基质排异，但没有内皮排斥的风险。
- 比穿透性角膜移植散光小，眼球结构牢固。
- 由于不涉及内皮质量，移植材料的获取大大提高。

3. **缺点**
- 操作困难，耗时，尤其在老年患者有穿透的高风险。
- 交界面混浊可能限制其最终最佳视力。

4. 术后处理除了需使用低强度类固醇和半年后通常可拆线外，类似于穿透性角膜移植。

后弹力层剥除角膜内皮移植

后弹力层剥除角膜内皮移植（descemet stripping endothelial keratoplasty，DSEK）通过一角巩膜或角膜切口，仅涉及的是病变角膜内皮以及后弹力层（后弹力层破裂）的去除。折叠的供体组织通过同一小切口（约 5mm）引入。这一操作的一种版本是，后弹力层剥除（自动化）角膜内皮移植（DSAEK），其中供体的制备涉及自动微角膜刀，已为专业角膜手术医生所广泛采用。

1. **适应证**包括人工晶状体眼大疱性角膜病变等角膜内皮病。

2. **优点**
- 比较小的屈光改变和结构本质上完整的眼球。

- 比穿透性角膜移植视力恢复快。
- 角膜切口缝合，但无移植片缝合。
- 与穿透性角膜移植有总体类似的并发症发生率和风险性，且大多数并发症均便于处理；据报道后植片脱位率高达 80%，尽管平均脱位率仅 15%。

3. 缺点
- 具有明显学习曲线的新技术。
- 采用自动方式要求昂贵的新设备投入。
- 内皮排斥仍可能发生（平均 10%）。
- 最终视力结果可能不如穿透性角膜移植好。
- 长期结果尚未知。

人工角膜

　　人工角膜是针对不适合角膜移植的患者所使用的人工角膜植入物。现代的齿骨膜人工角膜包括患者自己的牙根部和牙槽骨，其产生中央光学柱镜。这种材料往往覆盖有颊黏膜移植物。手术困难且耗时，分两个阶段施行，间隔 2~4 个月。

1. 适应证
- 双侧盲的患者，视力为手动或更低，但视神经和视网膜功能正常。
- 严重而破坏极大但非活动的前节病变，传统的角膜移植没有实际的成功机会，如 Stevens-Johnson 综合征、眼瘢痕性类天疱疮（图 7.7A）、化学性烧伤或沙眼。
- 以往多次失败的角膜移植和羊膜移植或干细胞移植等其他眼表重建。
- 药物治疗或未治疗的正常眼内压。
- 无活动性眼表炎症。
- 患者有良好的主动性。

2. 并发症 包括青光眼、假体后渗出膜形成，柱镜的倾斜和挤出（图 7.7B）、视网膜脱离和眼内炎。

3. 结果： 大约 80% 的患者视力得到改善，由指数到 6/12，甚至更好。视力差常与预先存在视神经或视网膜功能不全有关。

屈光手术

引言

　　屈光手术是通过改变角膜或晶状体这两个最主要的屈光间质以改变眼睛屈光力的一类手术。目前屈光手术可以用于矫正近视、远视和散光，但对老

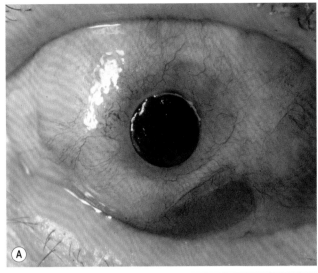

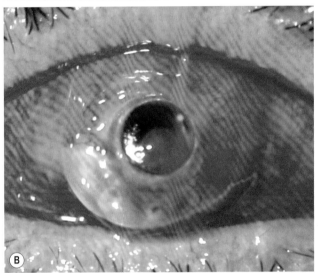

图 7.7　A. 人工角膜。B. 挤出。（Courtesy of R Bates-fig. A）

视的矫正还难以达到长期稳定的满意度。

近视的矫正

1. 屈光性角膜切削术（PRK，参见下文）。

2. 激光上皮瓣下角膜磨镶术（LASEK，参见下文）。

3. 激光原位角膜磨镶术（LASIK，参见下文）。

4. 透明晶状体摘除术： 视力恢复较好，但有诱发视网膜脱离的风险。

5. 虹膜夹型（"蟹爪样"）有晶状体眼人工晶状体植入手术（图 7.8A）：并发症包括人工晶状体脱位、瞳孔变形、角膜内皮细胞损失、白内障、瞳孔阻滞性青光眼和视网膜脱离。

6. 后房型有晶状体眼人工晶状体植入手术（ICL 植入手术）：将人工晶状体植入到虹膜的后面、晶状体的前面（图 7.8B），通过睫状沟固定。这种

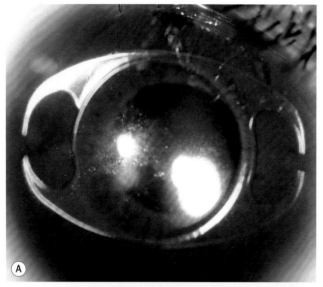

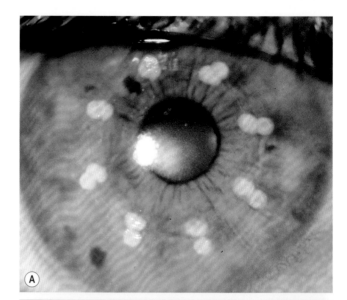

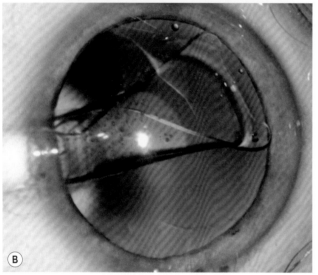

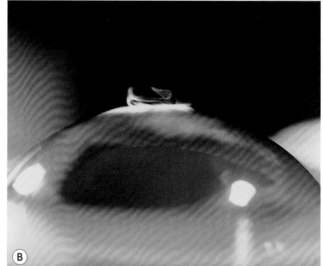

图 7.8　有晶状体眼人工晶状体植入手术矫正近视。A. 前房型"蟹爪样"人工晶状体植入。B. 后房型人工晶状体，植入到虹膜和晶状体前囊之间。（ Courtesy of Krachmer，Mannis and Holland，from Cornea，Mosby2005-fig. B ）

人工晶状体的制作材料是胶原材料（Collamer），屈光度在 −3D 至 −20.50D 的范围。视力恢复结果是非常好的，可能出现的并发症有葡萄膜炎、瞳孔阻滞性青光眼、角膜内皮细胞损失、白内障和视网膜脱离。

远视的矫正

1. **PRK 和 LASEK** 手术可以矫正轻度远视。

2. **LASIK** 手术可以矫正 4D 以内的远视。

3. **传导性角膜成形术**（ conductive keratoplasty，CK ）：将射频能量作用于角膜基质层，可矫正轻中度远视和远视散光。应用探针在角膜周边部进行烧灼，

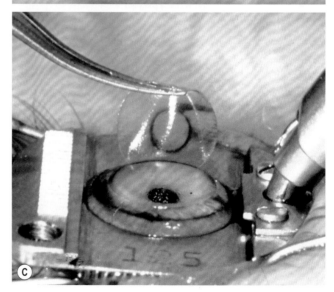

图 7.9　激光屈光手术。A. 激光热角膜成形术后外观。B. 激光屈光性角膜成形术。C. 激光原位角膜磨镶术。（ Courtesy of H Nano Jr-fig. A；C Barry-fig. B；Eye Academy-fig. C ）

烧灼范围为一个或两个环形区域，热量引起基质收缩，导致角膜中央区曲率增加。治疗后可能会发生严重的回退，可以进行再次治疗。CK也可以用于老视的矫正（见下文）。很少出现并发症。

4. **激光热角膜成形术**：应用钬激光可矫正轻度远视。应用激光在角膜中 - 周边部的一个或两个环形区域进行烧灼（图 7.9A）。与 CK 一样，热量引起的基质收缩可导致角膜曲率增加。这种改变可随着时间而逐渐衰退，但可以进行重复治疗。

5. **其他方法**包括角膜内嵌入物、透明晶状体摘除术和有晶状体眼人工晶状体植入，如上文关于近视矫正所述。

散光的矫正

1. **角巩膜缘松解切口 / 弓形角膜切开术**：在"正"柱镜最高的轴向（最陡峭的子午线）上的角巩膜缘的相对位置做两个弓形切口，从而使陡峭子午线上角膜变得平坦，同时切口位置相差 90° 的子午线的角膜变得更加陡峭，因此可减少散光。可以通过调整切口的长度和深度以及切口与角膜中央光学区的距离来控制预期矫正结果。在做弓形角膜切开的同时，可以在垂直的子午线上进行压迫缝合，这种方法可用于治疗较大度数的散光，例如角膜移植术后发生的散光。

2. **PRK 和 LASEK 手术**可以矫正 3D 之内的散光。

3. **LASIK 手术**可以矫正 5D 之内的散光。

4. **晶状体手术**包括可以矫正散光的"环曲面"人工晶状体植入手术。少数患者在术后可能出现人工晶状体转位。

5. **传导性角膜成形术**（CK，参见上文"远视"部分）。

老视的矫正

1. **晶状体摘除手术**：用于治疗白内障或者单纯屈光矫正，植入多焦点、双焦点或"可调节"人工晶状体以达到光学重建，恢复部分阅读视力，但是少数人可能会不太满意，在某些情况下仍然需要配戴眼镜。此类手术的常用简称包括：CLE（clear lens exchange，透明晶状体置换术）、RLE（refracitive lens exchange，屈光性晶状体置换术）和 PreLEx（presbyopic lens exchange，老视晶状体置换术）。目前正在开展许多研究，以期生产出真正有效的调节性人工晶体。

2. **传导性角膜成形术**（CK，参见上文"远视"部分）：目前有些证据显示，CK 可以在角膜上实现一定程度的多焦点功能。

3. **激光完成的单眼视**：应用激光屈光手术，实现"单眼视"，其中一只眼睛矫正为正视，另一只眼睛矫正为轻度近视，以便于在双眼一起看的时候可以同时拥有较好的远视力和近视力。

4. **角膜多焦点**：目前正在研发几种方法，应用激光（例如 LASIK 手术）改变角膜形态，以在角膜上实现双焦点或者过渡区的效果。

5. **巩膜扩张手术**：手术结果的稳定性和可预测性并不理想，目前尚未得到广泛应用。

6. **角膜内植入物**：临床试验显示对老视有效，但是有些材料的生物相容性较差，必要时需要取出。

7. **在晶状体进行激光治疗**：应用飞秒激光提高晶状体的弹性，尚处于早期研究阶段，不过已经显示了一定的临床效果。

激光屈光手术

在进行激光屈光手术之前，为防止角膜接触镜引起的角膜变形对角膜曲率测量的影响，一般建议停戴软性角膜接触镜 2 周，停戴硬性角膜接触镜 3 周（有些手术医生建议根据配戴时间来决定停戴时间，之前配戴过几年，则术前需停戴几周）。

激光屈光性角膜切削术

激光屈光性角膜切削术（photorefractive keratectomy，PRK）是应用准分子激光完成的，可以对角膜组织进行精确的切削以达到准确的深度，并且对周边组织损伤极小。矫正近视时，激光主要是在角膜前表面的中央区进行切削，使角膜变得更加平坦，每矫正 1D 的近视大概需要切削 10μm 角膜组织。远视的矫正是在角膜周边区进行切削，以使得角膜中央区更加陡峭。PRK 可用于矫正 6D 以内的近视、3D 以内的散光和轻度远视。

1. **手术步骤**

   a. 对视轴进行标记，去除角膜上皮。

   b. 患者注视激光设备的注视灯。

   c. 激光仅对前弹力层和前部基质层进行切削（图 7.9B）。通常需要 30～60 秒。

   术后配戴角膜绷带镜，角膜通常在 48～72 小时愈合。术后 2 周内可能会出现不同程度的上皮下雾状混浊（haze），可能会持续 1～6 个月。很少会引起视力下降，可能会导致夜间眩光。

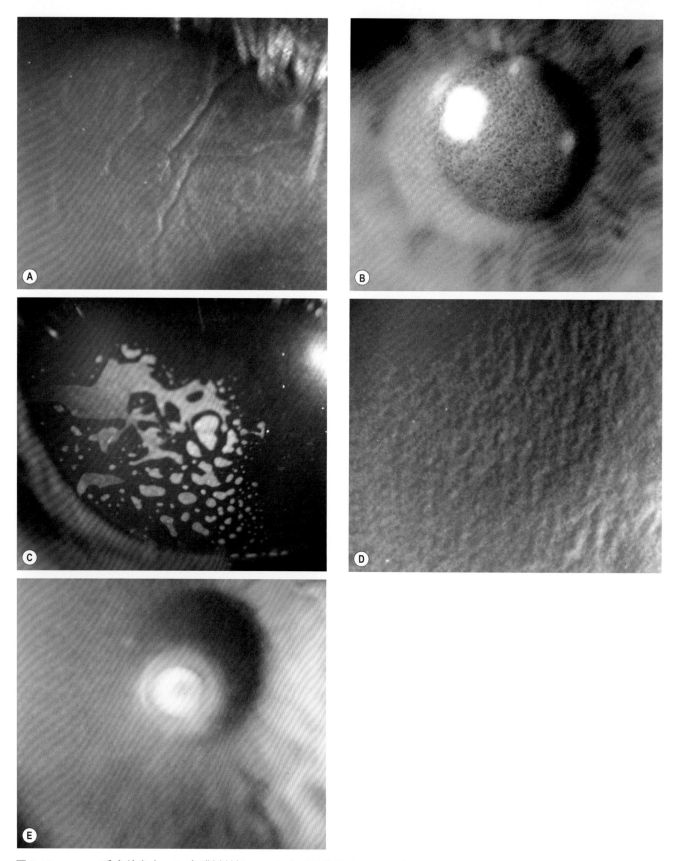

图 7.10   LASIK 手术并发症。A. 角膜瓣皱褶。B. 上皮下雾状混浊。C. 上皮植入。D. 弥漫性层间角膜炎。E. 细菌性角膜炎。
（Courtesy of Krachmer, Mannis and Holland, from Cornea, Mosby 2005-fig. B）

2. 并发症包括愈合过慢引起的角膜上皮缺损、角膜雾状混浊、光晕、夜视力下降和屈光度回退。很少出现的并发症包括切削偏心、角膜瘢痕、异常上皮愈合、不规则散光、角膜知觉减退、无菌性角膜浸润、感染和急性角膜坏死。

激光上皮瓣下角膜磨镶术

　　激光上皮瓣下角膜磨镶术（laser epithelial kera-tomileusis，LASEK）是 PRK 的改良术式。LASEK 手术是先将角膜上皮分离，并剥离成为上皮瓣，然后在角膜上打激光，最后将上皮瓣复位。与 PRK 相比，LASEK 的疼痛较轻，发生雾状混浊的概率较低，视力恢复更快。LASEK 适用于轻度屈光不正的矫正，也适用于一些不适合接受 LASIK 手术的患者，例如角膜较薄者。手术方法如下：

a. 用 20% 酒精浸泡角膜 30～40 秒，从基底膜开始剥离角膜上皮。

b. 进行激光治疗。

c. 将角膜上皮瓣复位。

　　术后视力通常在术后 4～7 天恢复正常，该手术方式出现严重并发症的风险很低。与 LASIK 相比，LASEK 的主要缺点就是上皮愈合速度不一、术后疼痛程度难以确定。

激光原位角膜磨镶术

　　激光原位角膜磨镶术（laser in situ keratomileusis，LASIK）是目前应用非常广泛的手术方式。LASIK 的应用范围比 PRK 和 LASEK 更为广泛，最高可矫正远视 4D、散光 5D、近视 12D，具体矫正度数要根据角膜厚度而定。为减少术后发生角膜扩张的风险，制作角膜瓣并进行激光组织切削之后的角膜基质床厚度要保留在 250μm 以上。因此，总体角膜组织切削量要受初始角膜厚度的限制。角膜瓣的厚度也可以有所不同，但是，过薄的角膜瓣更难以处理，而且也更容易发生皱褶。

1. 手术步骤

a. 将负压环置于眼球，眼内压可升高至 65mmHg 以上，可能会引起视网膜中央动脉一过性阻塞和视物不见。

b. 负压环置于角膜中央，放上引导轨道，用于插入自动角膜板层刀。

c. 推进角膜板层刀，制作并翻开角膜瓣（图7.9C）。

d. 松开负压，在角膜床进行准分子激光切削，如同 PRK。

e. 将角膜瓣复位，静置 30 秒。

　　与 LASEK 相比，LASIK 的优点是不适感较少、视力恢复更快、屈光度更快达到稳定、很少发生基质混浊。

2. 术中并发症包括"纽扣眼"状角膜瓣、角膜瓣断裂、不全角膜瓣、不规则角膜瓣，极少情况可出现角膜穿孔。

3. 术后并发症：

- 术后常出现泪膜不稳定，可能需要进行治疗。
- 角膜瓣皱褶（图 7.10A）、扭曲或移位。
- 上皮下雾状混浊（图 7.10B），可引起眩光，尤以夜间为重。
- 上皮缺损，可能会易于发生角膜瓣下上皮植入（图 7.10C）。
- 弥漫性层间角膜炎（"撒哈拉沙漠样反应"），可出现于 LASIK 术后 1～7 天，主要特征是在角膜层间出现颗粒样沉积（图 7.10D）。主要治疗方法是局部加强应用抗生素和皮质类固醇。
- 细菌性角膜炎：非常罕见（图 7.10E）。
- 角膜扩张：是一种比较易鉴别的并发症。主要危险因素包括："顿挫性"（隐形或轻度）圆锥角膜、切削后角膜厚度不足。治疗方法包括角膜移植、角膜基质内植入物、角膜胶原交联。

　　　　　　　　　　（辜臻晟　李海燕　译）

第 **8** 章　表层巩膜和巩膜

解剖

巩膜基质由不同大小形状的胶原束组合而成，与角膜中排列一致的胶原束不同。巩膜的内层（棕黑层）与葡萄膜的脉络膜上腔及睫状体上腔结合。前部表层巩膜的基质表面和 Tenon 囊之间包含致密的血管组织。前部巩膜由以下三个血管层覆盖：

1. 最表层是结膜血管；动脉是扭曲的，静脉是直的。
2. 表层巩膜表面的血管丛直行，呈放射状聚集。
   - 在表层巩膜炎中，最严重充血发生在此血管丛中（图 8.1A）。Tenon 囊和表层巩膜被炎性细胞浸润，但巩膜本身无水肿。
   - 局部滴用肾上腺素会使结膜及表层巩膜表面的血管发白，使下方巩膜显现。
3. 深部血管丛在巩膜浅层，在巩膜炎中充血最严重（图 8.1B）。表面血管会有些怒张，但可以忽略。

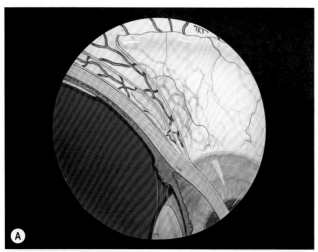

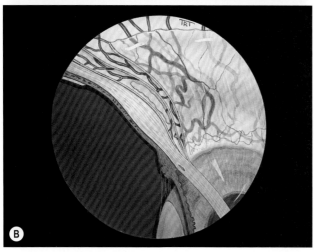

图 8.1　A. 表层巩膜炎合并表层巩膜表面血管丛充血。B. 巩膜炎合并巩膜增厚以及深层血管丛充血。

在自然光下检查对于确定充血程度很重要；巩膜炎经常为淡紫色。

表层巩膜炎

表层巩膜炎是一种常见的良性特发性疾病，常反复发作，通常累及双眼。它通常为自限性，大约持续几天。

单纯表层巩膜炎

单纯表层巩膜炎患者占所有患者的 3/4，且大部分为女性。同侧眼或双眼都可能会复发。发作的频率会逐渐降低，多年后就不再发作。

1. 主诉：眼红和轻度不适。
2. 体征：
   - 眼红可以是局部的（图 8.2A），也可以是弥漫的（图 8.2B）。它经常在睑裂区分布，与始于颞上象限的巩膜疾病相反。
   - 发作经常在 12 小时内达到高峰，然后在接下来几天内逐渐缓解。
   - 表层巩膜炎经常从一眼迁移至另一眼或者双眼同时发生。
3. 治疗
   - 如果较轻则不需要治疗。
   - 冰凉人工泪液在某些病例中可能适用。
   - 通常每天 4 次局部滴用弱效激素 1～2 周就足够，但有时初始剂量需加大。
   - 有时需口服非甾体类抗炎药，例如氟比洛芬 100mg 口服，每天 3 次，共 10 天。

结节性表层巩膜炎

结节性表层巩膜炎也易发生于年轻女性，但较单纯性表层巩膜炎起病稍缓和，病程较长。

1. 主诉为发现眼红（通常为醒来时发现）。接下来的 2～3 天内发红区域扩大，不适症状更明显，但位置固定不变。
2. 体征
   - 一个或多个疼痛性结节，一般位于睑裂区（图 8.3A）。
   - 窄裂隙灯光带显示巩膜前表面平坦，提示巩膜未被累及（图 8.3B）。
   - 2.5% 肾上腺素局部滴用可以减轻结膜及表层巩

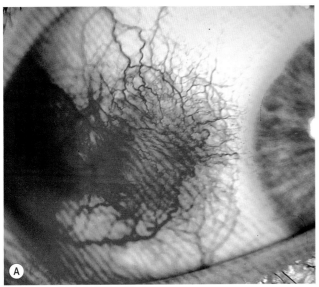

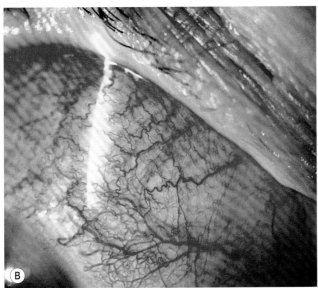

图 8.2　单纯性表层巩膜炎。A. 局部。B. 弥漫。（ Courtesy of JH Krachmer, MJ Mannis and EJ Holland, from Cornea, Mosby 2005-fig. B ）

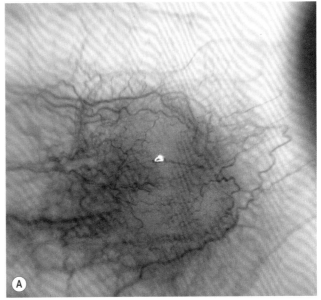

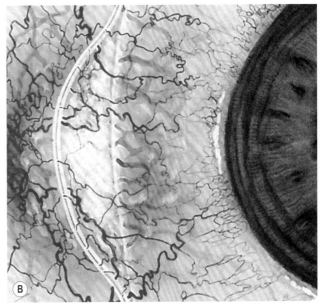

图 8.3　A. 结节性表层巩膜炎。B. 巩膜表面的裂隙灯深层光带没有移位。

膜血管充血，使下方巩膜显现更清楚。

- 每次发作都是自限性的，一般无需治疗，但病程较单纯性表层巩膜炎长。
- 几次发作后，炎性区域的血管可能会永久扩张。
- 排除其他局部因素很重要，例如是否为异物或肉芽肿。

3. 治疗与表层巩膜炎相似。

免疫介导的巩膜炎

此类巩膜炎不常见，是以巩膜全层的水肿和细胞浸润为特征。巩膜炎较表层巩膜炎少见，且严重程度不一，可以是微小自限性发作，也可以是累及邻近组织威胁视力的坏死性病变。

表 8.1 中的分类不仅便于阐述临床表现，也助于更好评估预后，因为疾病若复发，通常与之前的类型相同，仅有少于 10% 的可能性发展为更为严重的类型。

非坏死性前巩膜炎

弥漫性

弥漫性病变在 50 多岁女性中稍多见。

1. 主诉通常是眼红，接下来几天内出现疼痛且疼痛

表8.1 免疫介导的巩膜炎分型

前部
1. 非坏死性 　•弥漫性 　•结节性
2. 炎性坏死性 　•血管闭塞性 　•肉芽肿性 　•手术导致
3. 巩膜软化穿孔
4. 后部

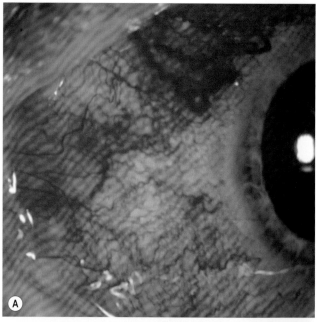

逐渐蔓延至脸部及颞侧。患者通常会在早上痛醒之后有所缓解；止痛药效率较差。

2. 体征

- 血管充血伴有水肿。如果及早治疗可以完全抑制住，但一般很少能及早治疗。充血区域可以广泛（图 8.4A），也可以局限在某个象限。如果局限在上眼睑下方区域，则可能因眼睑没有抬起而漏诊。

- 随着水肿的缓解，巩膜逐渐呈半透明，使受累区域经常呈淡灰 / 蓝色。但这不是因为巩膜厚度变薄，而是由于巩膜纤维的重新排列所致（图 8.4B）。

- 复发普遍发生在同一区域，除非病因已去除。

- 病程大概持续 6 年，在最初的 18 个月后复发频率会逐渐降低。长期视力预后是好的。

结节性

　　结节性与弥漫性巩膜炎的发病率相同，但结节性患者中很多曾经有过带状疱疹相关性眼病。起病年龄与弥漫性巩膜炎相似。

1. 主诉为起病隐匿的疼痛伴随逐渐加重的眼红、眼球压痛和巩膜结节。

2. 体征

- 巩膜结节呈单个（图 8.5A）或多个出现在离角膜缘 3~4mm 的睑裂区。颜色较表层巩膜炎结节深，呈深蓝红色且不能移动。

- 裂隙灯检查示巩膜结节使光带移位（图 8.5B）。

- 2.5% 的肾上腺素局部滴用将使结膜及表层巩膜表面的血管收缩，但对结节的深血管丛作用不大。

- 多个结节可以融合，如果治疗不及时，有时会融合成很大结节。

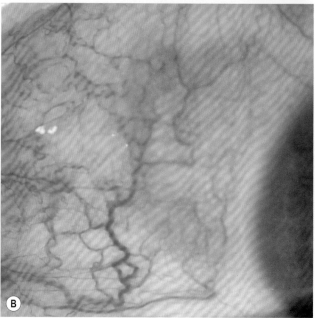

图 8.4 A. 弥漫性非坏死性前巩膜炎。B. 反复发作后巩膜透明性增加。（Courtesy of M Jager-fi g. B）

- 结节炎性消退后，巩膜半透明性变得更明显。

- 病程长短与弥漫性巩膜炎相似。

- 超过 10% 的结节性巩膜炎患者会发展为坏死性病变。但如果早期治疗不会发生浅表的坏死，结节会从中央逐渐愈合，留下小的萎缩性瘢痕。

伴有炎症的坏死性前巩膜炎

　　坏死性病变是巩膜炎中较凶险的类型。起病年

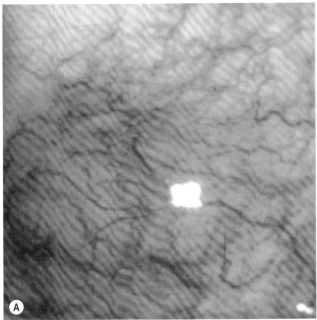

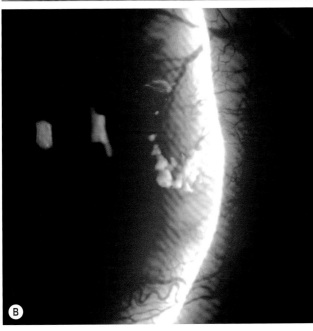

图 8.5　A. 前段非坏死性结节性巩膜炎。B. 裂隙灯检查示整个光带移位。

龄较非坏死性巩膜炎晚，平均在 60 岁左右。60% 的患者为双眼发病，除非治疗恰当，特别是在早期阶段，它可能会导致视力严重受损甚至失去眼球。

临床特征

1. **主诉**为逐渐加重的疼痛越来越明显且持续，可放射至颞侧、额头和下颌；会经常影响睡眠，对止痛药反应差。

2. **体征**因坏死类型而异，有以下三种：

   a. **血管闭塞型**通常与类风湿关节炎有关。

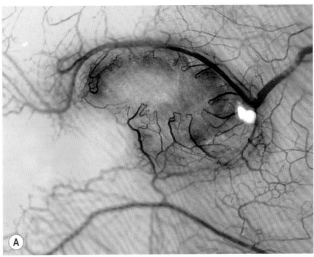

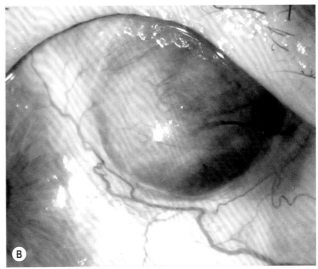

图 8.6　血管闭塞坏死性巩膜炎伴有炎症。A. 早期。B. 进展期。

- 孤立的巩膜水肿斑块以及上方表层巩膜和结膜的无灌注区。
- 孤立斑块融合，如果检查不及时很快进展为进行性坏死性巩膜炎（图 8.6A 和 B）。

   b. **肉芽肿**经常与 Wegener 肉芽肿和结节性多动脉炎有关。

- 病变经常始于角膜缘，然后向后方进展。
- 在 24 小时内，巩膜、表层巩膜、结膜和附近角膜形成不规则隆起水肿（图 8.7）。

   c. **手术导致**的巩膜炎一般在术后 3 周内发生，但也有更长间隔时间的报道。

- 任何手术均可能导致巩膜炎，包括斜视矫正术、小梁切除术（图 8.8A）、巩膜扣带术（图 8.8B）和丝裂霉素辅助治疗翼状胬肉（图 8.8C）。
- 坏死从手术的地方开始向外延伸，但不同于其他坏死病变，它仍局限于某一节段。

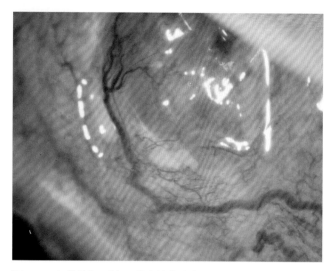

图 8.7　肉芽肿坏死性巩膜炎伴有炎症。（Courtesy of P Watson）

检查

1. **实验室检查。**与巩膜炎症相关的疾病最多见的就是结缔组织病。但是特异性的检查很少，其检查结果只能作为临床的辅助参考。特异性检查指标包括 RF、ANA、ANCA（cANCA、pANCA）和抗磷脂抗体。

2. **FA** 有助于判断坏死性巩膜炎是否存在或是否可能发生。大多数坏死性巩膜炎患者有血管无灌注区。但对于有系统性血管炎患者如 Wegener 肉芽肿，主要表现是渗出、局限性血管炎和新生血管形成。

并发症

1. **急性基质浸润性角膜炎**可以为局限性也可以是弥漫性。

2. **巩膜化角膜炎**的主要特征为靠近巩膜炎病变部位的周边角膜逐渐巩膜化，变薄变混浊（图 6.31D）。

3. **周边溃疡性角膜炎**的主要特征为进行性溶解和溃疡，这比巩膜炎本身更严重（图 8.9）。在肉芽肿性巩膜炎中，病变直接从巩膜进展至角膜缘和角膜。这种表现形式见于 Wegener 肉芽肿、结节性多动脉炎、复发性多软骨炎。周边角膜溃疡可以发生在坏死性巩膜炎的任何阶段，很少在坏死性巩膜炎之前发生。

4. **葡萄膜炎**如果很严重往往预示着侵袭性巩膜炎。

5. **青光眼**往往是最后视力丧失的最主要原因。活动性巩膜炎时眼压控制较困难。

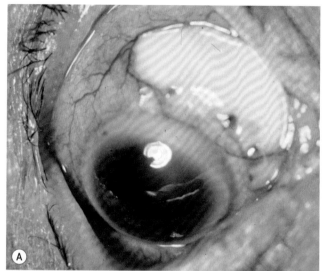

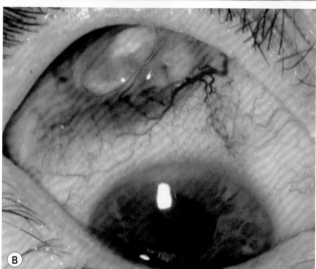

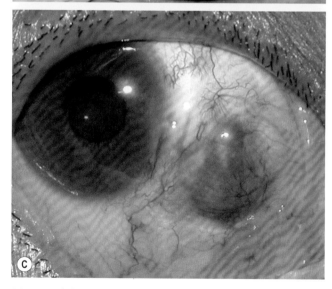

图 8.8　手术导致的坏死性巩膜炎。A. 小梁切除术后。B. 巩膜扣带术后。C. 翼状胬肉使用丝裂霉素治疗后。（Courtesy of R Fogla-fig. C）

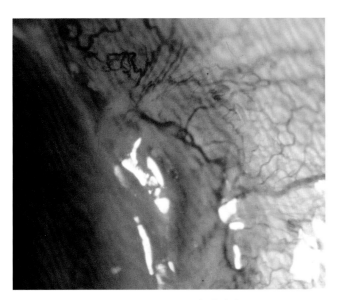

图 8.9　继发于坏死性巩膜炎的周边角膜溃疡。

6. **低眼压**可能是由睫状体脱离、炎性损害或者缺血造成。

7. 单纯的炎性进展导致巩膜穿孔非常少见。

巩膜软化穿孔

巩膜软化穿孔是坏死性巩膜炎的一种特殊的非炎症性类型，在长期患有类风湿关节炎的老年妇女中多见。穿孔极少见，因为有一层薄但完整的纤维组织维持着眼球的完整。

1. **主诉**为轻度非特异性不适，可能被怀疑为干燥性角结膜炎；无痛感，不影响视力。

2. **体征**

- 邻近角膜缘的无血管充血的坏死性巩膜斑（图 8.10A）。
- 坏死区域的融合和扩大。
- 巩膜缓慢变薄，下方葡萄膜缓慢暴露（图 8.10B）。

3. 对于病变早期治疗可能有效，但是多数患者就诊时已没有必要治疗或者治疗已不可能有效。巩膜穿孔修补是非常困难的，但还是需要尝试，否则眼球萎缩将随之而来。

4. **鉴别诊断**：巩膜透明斑为一卵圆形深灰色病灶，靠近水平直肌的止点（图 8.22）。它是无害的，通常见于老年患者。

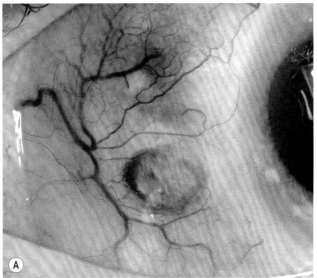

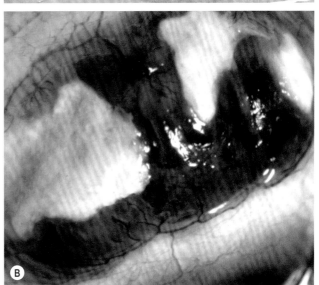

图 8.10　巩膜软化穿孔演变。A. 无症状性坏死斑。B. 巩膜变薄，下方葡萄膜暴露。（Courtesy of R Bates-fig. A; C Barry-fig. B）

后部巩膜炎

后部巩膜炎是严重的潜在致盲性疾病，经常会被误诊和延误治疗。发病年龄经常 <40 岁。35% 的患者为双眼发病。需要记住的是前部和后部巩膜疾病的炎性改变是相同的，可以同时或分别发生。前巩膜炎的存在对于后巩膜炎的诊断帮助很大，但只出现在小部分病例中。后巩膜炎患者视力丧失非常快，所以正确早期诊断非常关键。年轻患者通常都较健康，但超过 55 岁患者中大约 1/3 有相关系统性疾病。

诊断

1. **主诉**可能为不适或疼痛。疼痛与炎性病变严重程度无关，但在伴有眼眶肌炎患者中会更加严重。压痛非常普遍，但畏光不是很明显。

2. **体征**

    a. 渗出性视网膜脱离见于大约 25% 的患者（图16.59）。

    b. 葡萄膜渗漏的特征为渗出性视网膜脱离和脉络膜脱离（图 8.11A）。

    c. 脉络膜皱褶提示脉络膜前移。这经常局限在后极部且呈水平发展（图 8.11B）。

    d. 视网膜下肿块特征为土黄色的隆起，可能会被误诊为脉络膜肿瘤。

    e. 视盘水肿伴随轻度视力下降很普遍。这是由肉芽肿侵入眼眶组织和视神经所致。治疗不能延迟，因为视力会由于缺血而快速丧失。

    f. 肌炎发生较普遍，会导致复视、眼球转动疼痛、触痛和眼肌止点发红。

    g. 眼球突出通常为轻度伴眼睑下垂。

    h. 其他特征包括青光眼、眶周水肿、球结膜水肿和结膜充血。

3. **超声检查**对于显示增厚的巩膜、巩膜结节、Tenon囊与巩膜的分离非常有用。Tenon囊液会导致"T"形征的出现。Tenon囊与巩膜间隙内的液体以及视神经共同组成"T"字。

4. **MR 和 CT**（图 8.12B）可能会显示巩膜增厚和眼球突出。

鉴别诊断

1. **视网膜下肿块**必须与其他肉芽肿性病变、无色素性脉络膜黑色素瘤、脉络膜转移癌和脉络膜血管瘤相鉴别。

2. **脉络膜皱褶**、视网膜条纹和视盘水肿也可能在眶内肿瘤、眶内炎性病变、甲状腺相关眼病、视乳头水肿和低眼压病变中发生。

3. **渗出性视网膜脱离**也见于 Vogt-Koyanagi-Harada（VKH）综合征和中心性浆液性视网膜病变。

4. **眶蜂窝织炎**可能导致眼球突出和眼周水肿，但是不同于后巩膜炎，它有明显的发热。

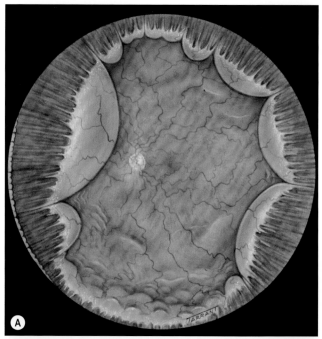

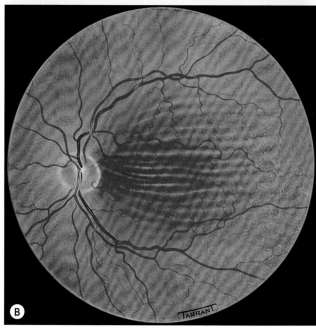

图 8.11 后部巩膜炎体征。A. 葡萄膜渗漏。B. 脉络膜皱褶。

重要巩膜炎相关系统性疾病

类风湿关节炎

类风湿关节炎（rheumatoid arthritis，RA）是一种免疫性系统性疾病，是一种对称性、破坏性、畸形性、炎性多关节病变，伴有一系列关节外的表现和循环系统中出现球蛋白抗体，称为类风湿因子。女性比男性多见。

1. **主诉**通常为手关节肿胀，多发生于 30 多岁患者。

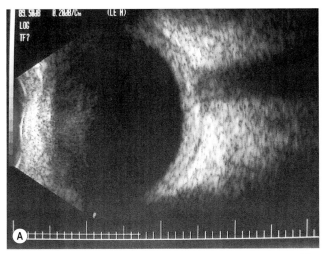

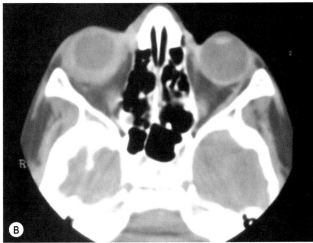

图 8.12 后巩膜炎的特殊检查。A. B 超示巩膜增厚和 Tenon 囊下液体。B. 轴向 CT 显示右眼巩膜增厚，眼球突出。

2. 体征

- 手对称性小关节炎，通常仅累及近端指间关节。
- 关节不稳定可能会导致半脱位和畸形（图 8.13A），例如掌指关节向尺侧偏移。
- 较少累及脚、肩、肘、臀部和颈椎。
- 皮肤病变包括骨隆起部皮下结节，可能导致溃疡的血管炎。

3. 并发症包括肺部结节和纤维化、多发神经病变、化脓性关节炎、继发淀粉样变和腕管综合征。

4. 巩膜炎。目前 RA 是巩膜炎中最常见的相关系统性疾病。非坏死性巩膜炎患者通常患有轻度关节疾病，而坏死性巩膜炎患者可患有长期严重的类风湿疾病伴明显的类风湿结节等关节外表现。

5. 其他眼部表现包括 KCS（继发性 Sjögren 综合征）、溃疡性角膜炎和获得性上斜肌腱鞘综合征（非常罕见）。

韦格纳肉芽肿

韦格纳肉芽肿是一种特发性、多系统性肉芽肿病变，主要特征为全身小血管炎，主要累及呼吸道和肾。男性比女性多见。

1. 主诉经常为呼吸系统疾病，见于 50 多岁患者。

2. 体征

- 当坏死性肉芽肿炎症累及上呼吸道时会导致鼻中隔穿孔、鞍形鼻畸形、鼻 - 鼻窦瘘。
- 累及下呼吸道时可能导致结节性损害、浸润和液化腔（图 8.13B）。
- 坏死性肾小球肾炎。
- 皮肤血管炎和肺大泡。
- 局部血管炎累及脾、心脏和肾上腺。

3. 诊断性检查：抗中性粒细胞胞质抗体（cANCA）见于 90% 的活动性病变患者。

4. 巩膜炎可能为快速进展性的、坏死性的和肉芽肿性的。

5. 其他眼部表现包括周边溃疡性角膜炎、闭塞性视网膜血管炎、眼眶炎性病变、鼻泪管阻塞、泪囊炎和少见的睑板 - 结膜病变。

复发性多软骨炎

复发性多软骨炎是一种罕见的特发性病变，主要特征为累及软骨的小血管炎，呈反复进行性炎性发作，累及多器官系统。

1. 主诉多为软骨肿胀，见于 50 多岁患者。

2. 体征

- 耳廓反复肿胀。
- 累及气管支气管软骨时会出现声音嘶哑、咳嗽和喘鸣。
- 鼻软骨塌陷导致鞍形鼻（图 8.13C）。
- 心脏瓣膜功能不全。
- 非糜烂性炎性多动脉炎。
- 耳蜗或前庭损害导致神经性耳聋、耳鸣或者眩晕。

3. 巩膜炎经常是顽固性的，可能是坏死或非坏死性的。

4. 其他眼部表现包括急性前葡萄膜炎。

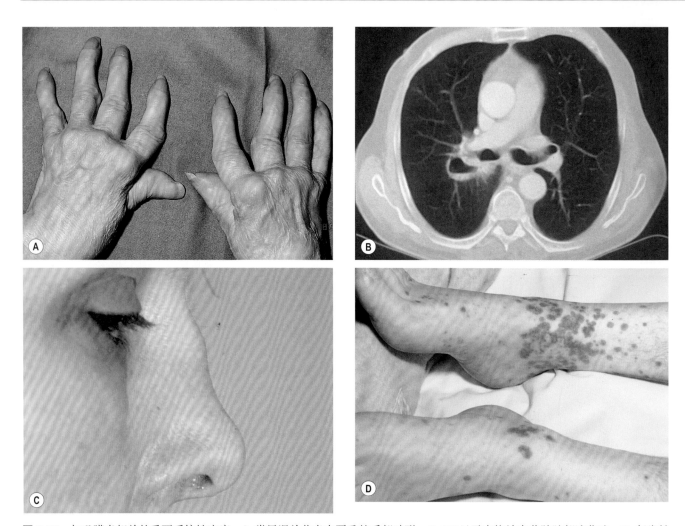

图 8.13 与巩膜炎相关的重要系统性疾病。A. 类风湿关节炎中严重的手部畸形。B. CT 显示韦格纳肉芽肿肺部液化腔。C. 复发性多软骨炎中的鞍形鼻畸形。D. 结节性多动脉炎中的紫癜。（ Courtesy of M Zatouroff, from Physical Signs in General Medicine, Mosby 1996-fig. A; JA Nerad, KD Carter and MA Alford, from Oculoplastic and Reconstructive Surgery, in Rapid Diagnosis in Ophthalmology, Mosby 2008-fig. B; C Pavésio-fig. C ）

结节性多动脉炎

结节性多动脉炎（ polyarteritis nodosa，PAN ）是一种累及中小动脉的特发性的、潜在致命性的胶原血管疾病。男性发病率比女性高 3 倍。眼部症状可早全身系统症状几年出现。

1. **主诉**为心动过速、肌肉痛、关节痛、发热和体重减轻，见于 30 ~ 60 岁患者。
2. **体征**
   - 皮肤体征包括紫癜（图 8.13D）、真皮梗死、网状青斑。
   - 肌无力和压痛。
   - 累及肾和高血压。
   - 冠状动脉炎可能导致心力衰竭和心肌梗死。
   - 胃肠出血或者急性腹痛。

   - 卒中或者多发神经病变。
3. **诊断性检查**：皮肤活检显示嗜酸粒细胞增多、高球蛋白血症和坏死性病变。
4. **巩膜炎**经常是进行性坏死性的，其他类型也可能发生。
5. **其他眼部表现**包括周边溃疡性角膜炎、眼眶假瘤和闭塞性视网膜周边动脉炎。

免疫介导性巩膜炎的治疗

1. **局部激素**治疗不会影响巩膜炎症的自然进程，但可缓解非坏死性病变中水肿等症状。
2. **全身非甾体抗炎药物**只用于非坏死性病变。各种药物对缓解疼痛及症状的作用大同小异。联合使用与单独使用效果差不多。因为个体对 NSAID 反应多样，经常需要尝试一些不同的药物来最终充分缓解症状。

NSAID 的用药原则：

- 使用你熟悉的药物。
- 使用已有的便宜药物。
- 一次使用一种药物，剂量合适。
- 对于老年患者或者有消化性溃疡患者考虑 COX-2 特异性药，但需要当心其对心血管系统的副作用。
- 使用 2 周进行回顾。

3. **球旁激素注射**可用于非坏死性和坏死性病变中，但效果常是暂时性的。

4. **全身激素使用**是在 NSAID 不适合或者无效情况下应用（坏死性病变）。波尼松龙剂量为 1.0 ~ 1.5mg/（kg·d）。如果要起效快速，需静脉用药。

5. **细胞毒性药物**通常在激素对活动性病变未控制住时使用，或者当患者需要长期治疗时用来减少激素的使用。对于有全身血管炎症例如韦格纳肉芽肿或者 PAN，这种治疗方法可能可以救命。最常使用的药物是环磷酰胺（在韦格纳肉芽肿中使用）、硫唑嘌呤、吗替麦考酚酯（骁悉®）和甲氨蝶呤。

6. **免疫调节剂**如环孢素和他克莫司作为长期药物使用效果不大，但在疾病急性期细胞毒性药物还未起作用时可作为短期治疗药物。

7. **特殊抗体**例如英夫利昔单抗和利妥昔单抗前景良好。

感染性巩膜炎

感染性巩膜炎很少见且诊断困难，因为起初症状可能与免疫介导的病变相似。有些感染是随手术或者外伤、严重的眼内炎之后发生，也可能是角膜感染的扩展。

病因

1. **带状疱疹**是最常见的感染原因。坏死性巩膜炎治疗困难，可能会造成巩膜局部隆起病灶（图 8.14A）或者变薄斑块。

2. **结核性巩膜炎**很少见且诊断困难。局部结膜或脉络膜病灶扩展都会累及巩膜，更常见的是血源性传播。临床表现可能为结节（图 8.14B）或者坏死。

3. **麻风病**：弥漫性巩膜炎与严重复发反应相关。结节性巩膜炎可能出现在瘤型麻风病中。坏死性病变可能是巩膜感染或者免疫反应的结果。

4. **梅毒**：弥漫性前巩膜炎可能出现在二期梅毒。偶尔巩膜结节可能出现在三期梅毒。

5. **莱姆病**：巩膜炎较常见，但通常在初始感染很久以后发生。

6. **其他病因**包括真菌（图 8.14C），例如铜绿假单胞菌或诺卡尔菌。

治疗

一旦感染因素确定，针对性的抗菌治疗就要开始。局部和全身激素可以用来减少炎性反应。恰当的外科清创不仅便于抗生素渗透，也能减少感染的巩膜组织。

巩膜异色

黑尿症

1. 常染色体隐性遗传。

2. 尿黑酸氧化酶缺陷导致尿黑酸在胶原组织中沉积，例如软骨、肌腱（褐黄病）（图 8.15A）。

3. 全身表现包括黑尿（图 8.15B）、暗色汗渍、鼻软骨和耳垂的灰色色素沉着、椎间盘退化（图 8.15C）和关节病。

4. 眼部表现包括巩膜广泛的蓝灰色或者黑色素沉着、水平直肌肌腱处的色素性小球（图 8.15D）。

血色病

1. 常染色体隐性遗传。

2. 全身症状是由于铁在各器官内的吸收和沉积所致。临床典型三联征（古铜色皮肤、肝大和糖尿病）不常见；更多见的是性腺功能减退、心肌病、关节病和肝硬化。血清铁和铁蛋白升高。

3. 眼部表现包括干眼、角膜缘周边铁褐色结膜和巩膜异色。

蓝色巩膜

巩膜变蓝色是由于巩膜胶原变薄或透明而使下方葡萄膜显露（图 8.16）。重要原因有以下几个：

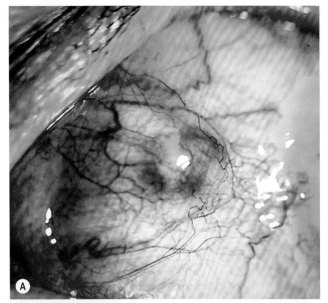

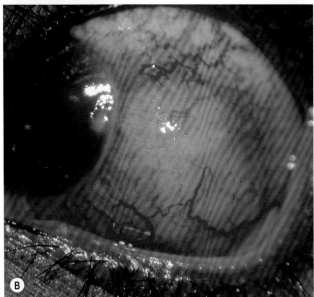

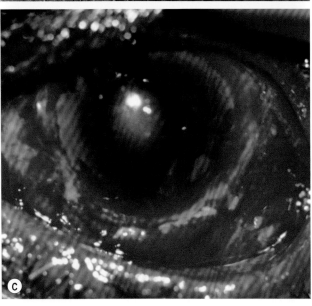

图 8.14　感染性巩膜炎。A. 带状疱疹导致的局部坏死。B. 结节性结核病。C. 真菌感染。(Courtesy of R Fogla-fig. B, C Barry-fig. C)

成骨不全症

成骨不全症是结缔组织遗传性疾病，通常是由于 1 型胶原合成和架构受损所致。多种类型中至少两种有眼部表现。

Ⅰ型

1. 常染色体显性遗传。
2. 全身症状包括易骨折畸形、关节疏松不稳定、牙齿发育不全（图 8.17A）、耳聋、皮肤易出现伤痕。
3. 眼部表现包括蓝色巩膜、大角膜和角膜环。

ⅡA 型

1. 常染色体显性遗传或者散发。
2. 全身症状包括严重耳聋、牙齿异常、多处骨折（图 8.17B）和四肢短；在婴儿早期就死于呼吸道感染。
3. 眼部表现包括蓝色巩膜和眼眶浅。

Ehlers-Danlos综合征Ⅵ型

Ehlers-Danlos 综合征Ⅵ型（眼巩膜型）罕见，通常为常染色体隐性遗传，是由于胶原赖氨酰羟化酶缺乏而导致的胶原疾病。有 9 种不同亚型，但 6 型和 4 型有相关眼部表现。

1. 皮肤薄，有弹性（图 8.18A）。易有伤痕，愈合慢且易形成纸质样瘢痕（图 8.18B）。
2. 关节不稳定，韧带松懈（图 8.18C）。这可能导致反复移位、摔倒、肘膝关节积水和假瘤形成。
3. 心血管疾病包括易出血、夹层动脉瘤、大血管自发破裂、二尖瓣脱垂。
4. 其他全身表现包括脊柱侧弯、膈疝、消化道和呼吸道憩室形成。
5. 其他眼部表现包括巩膜脆性增加以致轻度外伤就可致眼球破裂、内眦赘皮、小角膜、圆锥角膜、球形角膜、晶状体异位、近视和视网膜脱离。

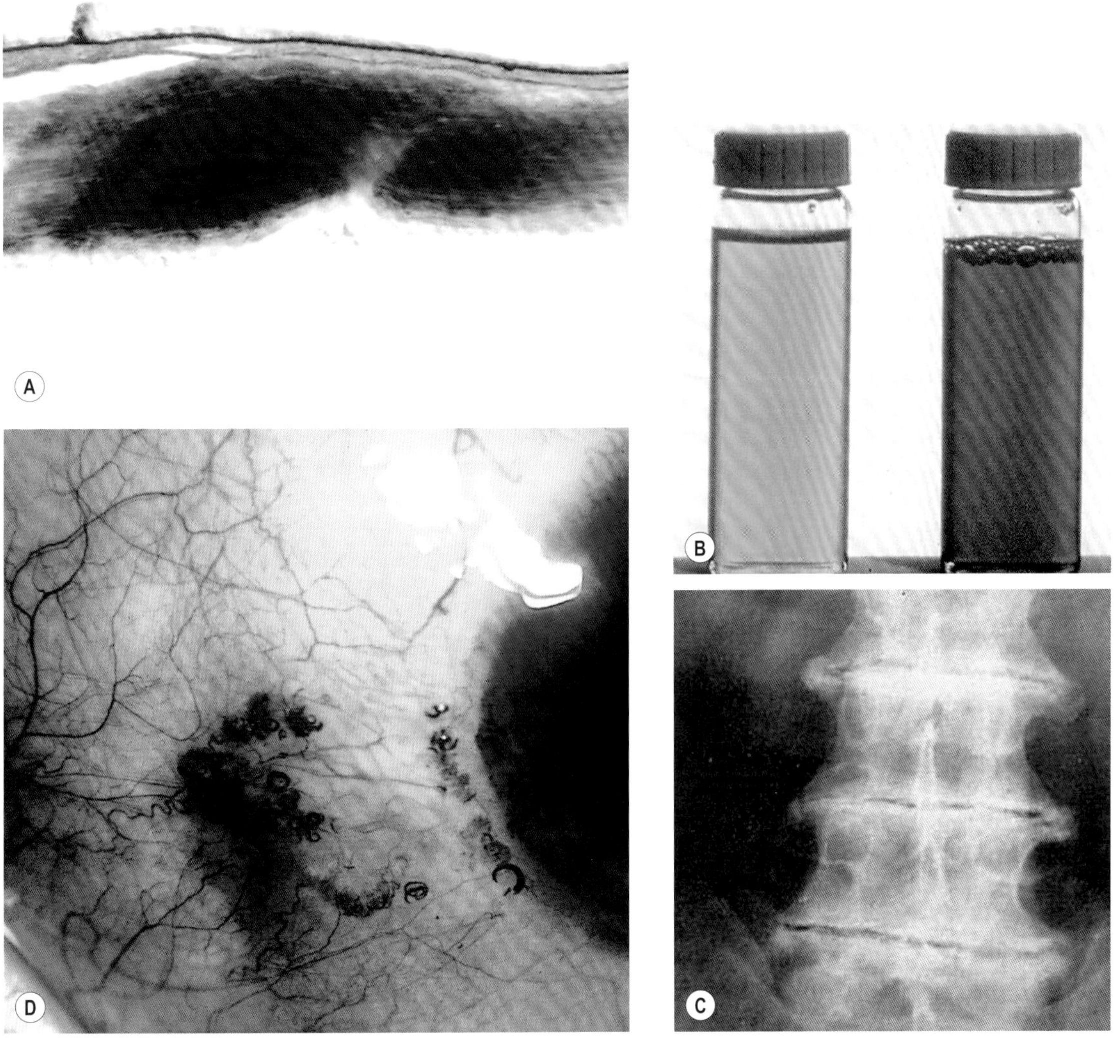

图 8.15　黑尿症。A. 巩膜褐黄病的组织学。B. 深色尿与正常对比。C. 椎间盘退化。D. 巩膜色素沉着和水平直肌肌腱处的色素小球。（Courtesy of J Harry and G Misson, from Clinical Ophthalmic Pathology, Butterworth-Heinemann, 2001-fig. A）

其他全身病变

1. **Marshall-Smith** 综合征特征为胎儿骨骼成熟和生长加速、中间指骨宽、弱智、脐疝和眼眶浅。
2. **Russell-Silver** 综合征特征为矮个、小三角形脸，早期婴儿空腹低血糖，肢体不对称。
3. **Hallermann-Streiff-Francois** 综合征（见第 9 章）。

其他疾病

先天性黑色素细胞增多症

分型

　　先天性眼黑色素细胞增多症少见，特征为黑色素细胞数量及体积的增大（图 8.19A），主要在巩膜和葡萄膜，也可能累及眼周边皮肤、眼眶、脑膜和软腭。它有以下三种类型。

1. 眼部黑色素细胞增多症最少见，只累及眼。

2. 皮肤黑色素细胞增多症只累及皮肤，占 1/3 的病例。

3. 眼 - 皮肤黑色素细胞增多症（太田痣）最多见，累及皮肤和眼。

临床表现

1. **体征**
   - 巩膜和表层巩膜多处不可移动的灰色色素沉着（图 8.19B）。
   - 偶尔累及周边角膜。

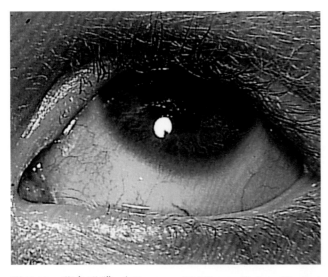

图 8.16　蓝色巩膜。（Courtesy of M Zatouroff, from Physical Signs in General Medicine, Mosby 1996）

2. 太田痣双侧发病占 5%，在东方和深色人种中多见，白色人种少见。
   - 脸部深蓝色的色素沉着，大多分布在三叉神经第一和第二支（图 8.19C）。
   - 在浅色人种中可能较不明显，需要在光线好的情况下观察。
   - 一般很少累及三叉神经第三支以及鼻和颊黏膜。

同侧相关表现

1. **虹膜过度着色**较常见（图 8.20A）。
2. **虹膜乳头状隆起**特征为细小均匀分布的绒毛状病损灶，不常见（图 8.20B）。可能见于 1 型神经纤维瘤、Axenfeld-Rieger 异常和 Peters 异常。
3. 眼底可见色素沉着（图 8.20C）。
4. 青光眼相关的小梁网色素沉着（图 8.20D）见于 10% 的患者。
5. 少数患者可能会患葡萄膜黑色素瘤，需要长期回顾随访。

特发性巩膜脉络膜钙化

巩膜脉络膜钙化是一种无害的年龄相关性病变，通常双侧发病。

1. **体征**：黄白色的脉络膜肿块边界不清，位于颞上（图 8.21A）或者颞下中周部。
2. **B 超**显示脉络膜斑片状高回声病灶伴后方眼眶部

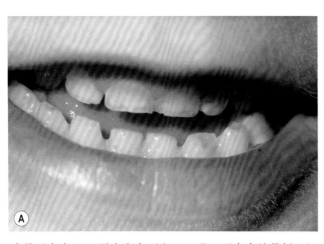

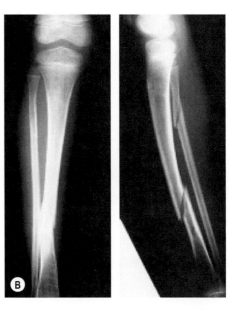

图 8.17　成骨不全症。A. 牙齿发育不良。B. ⅡA 型中多处骨折。（Courtesy of BJ Zitelli and HW Davis, from Atlas of Pediatric Physical Diagnosis, Mosby 2002-fig. B）

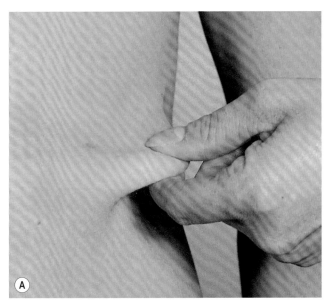

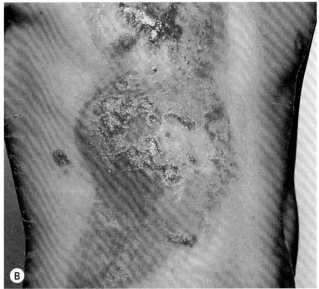

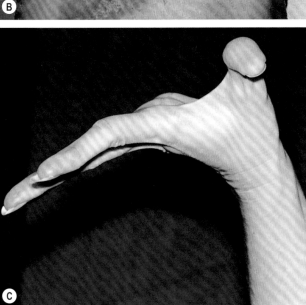

图 8.18　Ehlers-Danlos 综合征Ⅵ型。A. 皮肤弹性增加。B. 纸样瘢痕。C. 关节移动性增加。(Courtesy of MA Mir, from Atlas of Clinical Diagnosis, Saunders, 2003-figs A and B; JH Krachmer, MJ Mannis and EJ Holland, from Cornea, Elsevier 2005-fig. C)

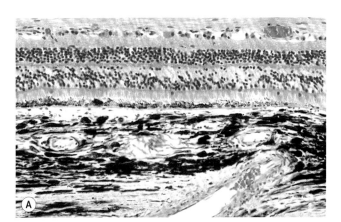

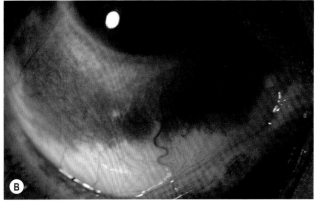

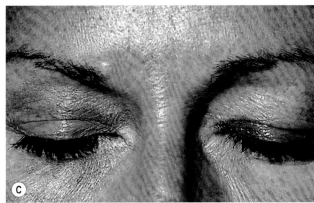

图 8.19　先天性黑色素细胞增多症。A. 组织学检查显示内层巩膜和脉络膜黑色素细胞数量和体积增多。B. 表层巩膜黑色素细胞增多症。C. 皮肤黑色素细胞增多症。(Courtesy of J Harry and G Misson, from Clinical Ophthalmic Pathology, Butterworth-Heinemann, 2001-fig. A)

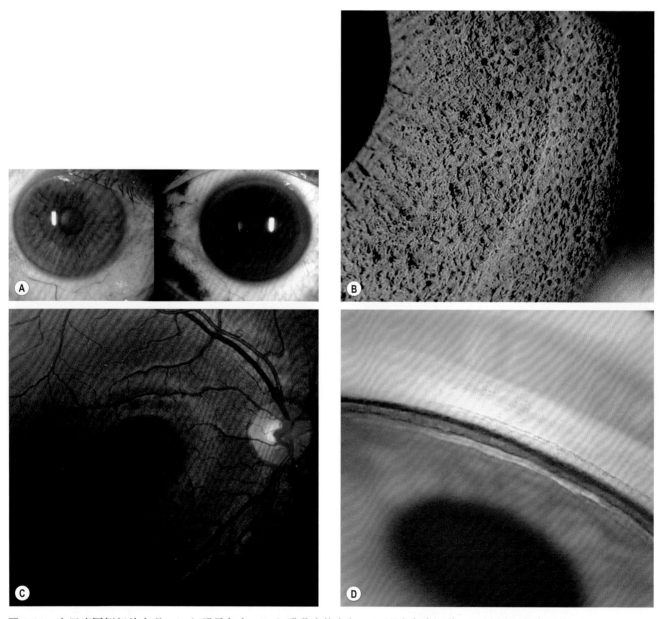

图 8.20　太田痣同侧相关表现。A. 虹膜异色症。B. 虹膜乳头状突起。C. 眼底色素沉着。D. 小梁网色素沉着。（ Courtesy of B Gilli-fig. A; L MacKeen-fig. D ）

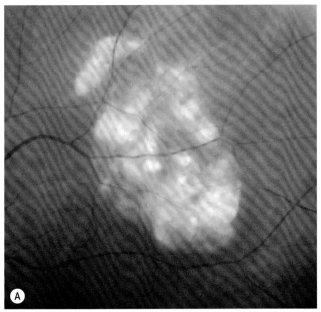

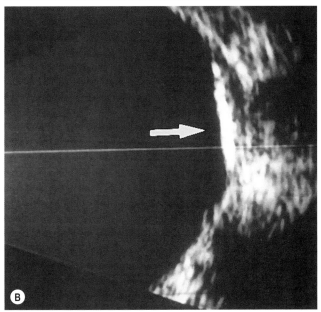

图 8.21　A. 特发性巩膜脉络膜钙化；B. 超声图像显示一个高回声病灶伴眶壁遮蔽（Courtesy of J Donald M Gass, from Stereoscopic Atlas of Macular Diseases, Mosby 1997-fig. B）

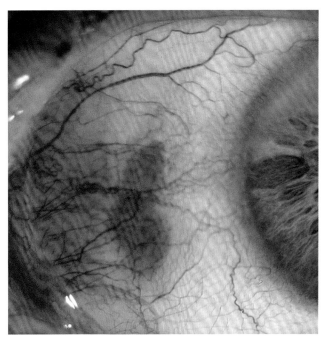

图 8.22　巩膜透明样变。

声影（图 8.21B）。

3. **鉴别诊断**包括脉络膜转移肿瘤、无色素性脉络膜黑色素瘤、脉络膜痣、脉络膜骨瘤。

巩膜透明样变

巩膜透明样变是靠近水平直肌止点的双侧卵圆形深灰色病灶（图 8.22），不能与巩膜软化穿孔相混淆。无害且多见于老年患者。

（王诗园　译）

第 9 章 晶 状 体

后天获得性白内障

年龄相关性白内障

囊膜下白内障

　　前囊下白内障位于晶状体囊下，与晶状体上皮细胞纤维上皮化生有关。后囊下白内障混浊区位于后囊膜之前，且在裂隙灯下有空泡、颗粒或斑块样表现（图 9.1A），后照法可见黑色混浊（图 9.1B）。由于混浊位于视轴上，相对于同等程度的核性或皮质性白内障，后囊下白内障对视力影响更明显。通常近视力受损超过远视力。在瞳孔缩小的情况下对视力干扰尤为严重，比如迎面而来的汽车和明亮的阳光可对视力产生较大影响。

核性白内障

　　核性白内障开始是正常晶状体老年性变化的扩大化。常伴近视，因为核屈光和球面像差的增加。一些老年患者可无需再次戴镜（"老年人第二视力"）。核硬化的特点是早期阶段由于尿色素的沉积而呈淡

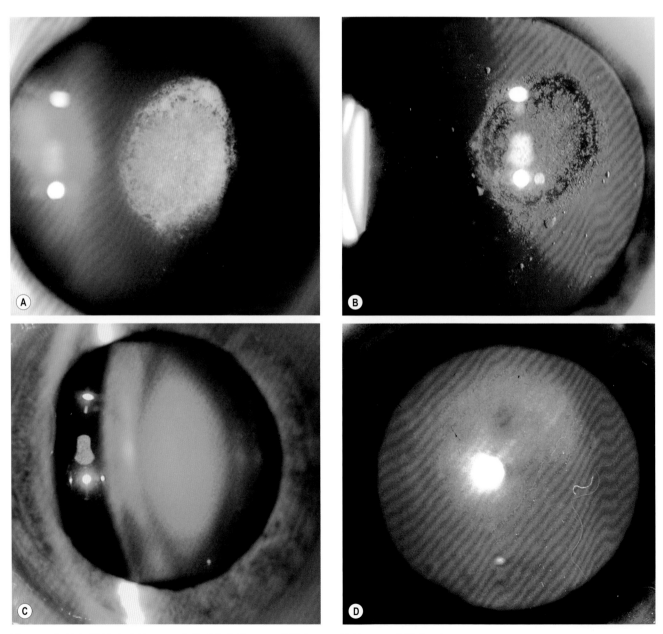

图 9.1　年龄相关性白内障。A. 后囊下白内障。B. 后照法。C. 核性。D. 后照法。（ Courtesy of J Schuman, V Christopoulos, D Dhaliwal, M Kahook and R Noecker, from Lens and Glaucoma, in Rapid Diagnosis in Ophthalmology, Mosby 2008-figs A-C ）

黄色。这种类型的白内障最好用裂隙灯斜照法评估（图 9.1C），而不是后照法（图 9.1D）。进一步发展核变为棕色。

皮质性白内障

皮质性白内障可能涉及前、后或赤道皮质层。混浊最早因皮质的水化表现为晶状体内的水隙和空泡。随后出现典型的楔形混浊或轮辐状混浊，常从鼻下象限开始（图 9.2A 和 B）。皮质混浊的患者常因光散射而受闪光感的困扰。

圣诞树白内障

圣诞树白内障并不常见，其特点是醒目的多色针状沉积在深皮质和核（图 9.2C 和 D）；可孤立存在，或伴有其他部位的混浊。

成熟白内障

1. 未成熟期白内障晶状体部分混浊。
2. 成熟期白内障晶状体完全混浊（图 9.3A）。
3. 过熟期白内障晶状体因水分丢失而体积变小，继

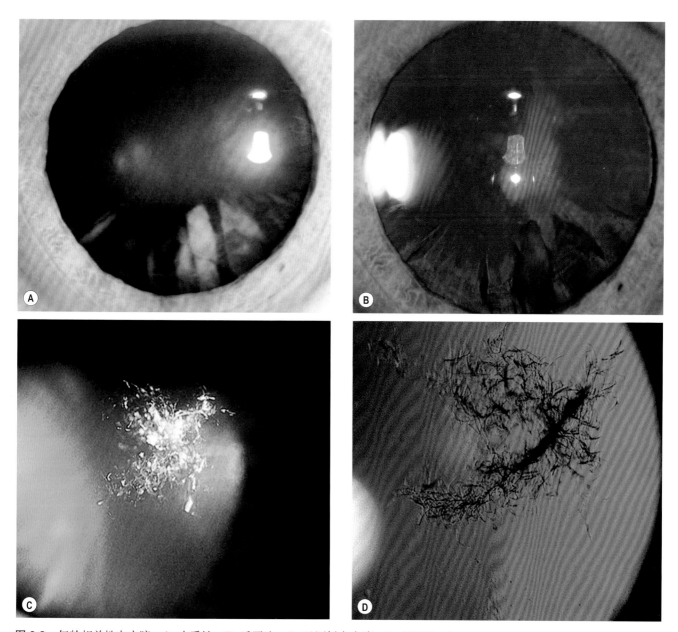

图 9.2　年龄相关性白内障。A. 皮质性。B. 后照法。C. 圣诞树白内障。D. 后照法。（Courtesy of J Schuman, V Christopoulos, D Dhaliwal, M Kahook and R Noecker, from Lens and Glaucoma, in Rapid Diagnosis in Ophthalmology, Mosby 2008-figs A and B）

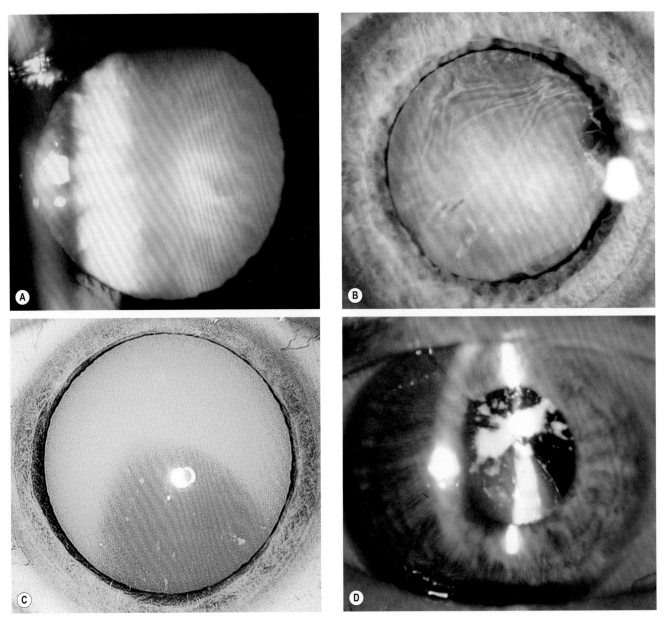

图 9.3 成熟白内障。A. 成熟期白内障。B. 过熟期白内障前囊膜皱缩。C. Morgagnian 白内障皮质液化和核下沉。D. 皮质全液化吸收并晶状体下移。（Courtesy of P Gili-fig. D）

而前囊膜皱缩（图 9.3B）。

4. Morgagnian 白内障是过熟期白内障，皮质液化使核下沉（图 9.3C 和 D）。

全身疾病中的白内障

糖尿病

高血糖症在房水中表现为高的葡萄糖含量，并渗入到晶状体内。葡萄糖通过醛糖还原酶代谢成山梨糖醇，然后在晶状体内积累，从而使晶状体渗入过多的水分。如果程度轻可引起晶状体的屈光力改变，

与血浆葡萄糖水平呈正相关（高血糖导致近视，反之亦然）。皮质液化呈空泡样，继续发展成完全混浊。

1. **典型的糖尿病性白内障**，罕见，年轻的糖尿病患者中出现雪花样混浊（图 9.4A）。这样的白内障可能自发的消退或在几天内成熟（图 9.4B）。

2. **糖尿病患者中较早出现的年龄相关性白内障**，常见核性混浊，且常进展较快。

强直性肌营养不良

强直性肌营养不良是一种常染色体显性遗传病，特点是在主动刺激后不立即放松（肌强直，见第 19

章）。约 90% 的患者无视觉上的改变，在 30 岁左右出现皮质虹彩混浊，而演变成影响视力的后囊下混浊（图 9.4C），50 岁左右可能发展成熟（图 9.4D）；偶尔白内障的出现会早于肌强直。

特应性皮炎

约 10% 患有严重特应性皮炎的患者在 20～40 岁会出现白内障，多为双侧性并很快发展成熟（图 9.4E）。前囊下盾状致密斑可导致前囊褶皱（图 9.4F）。也可发生后囊下混浊，类似并发性白内障。

Ⅱ 型多发神经纤维瘤

Ⅱ 型多发神经纤维瘤（见第 19 章）中 60% 的患者会发生白内障。多发生在 30 岁之前。可能为后囊下或后囊、皮质或混合性白内障。

继发性白内障

继发（并发）性白内障是其他眼病发展的结果。

慢性前葡萄膜炎

慢性前葡萄膜炎是最常见的原因。发病率和持续的时间与眼内炎症活动导致血 - 房水（或）血 - 玻璃体屏障破坏有关。类固醇的局部和全身使用也很重要。最初的表现是晶状体后极部多色光泽，若葡萄膜炎控制则可能不继续发展。如果炎症持续存在，后部（图 9.5A）和前部的混浊（图 9.5B 和 C）可发展至成熟期。在虹膜后粘连的情况下，晶状体混浊进展更迅速。

急性充血性闭角型青光眼

急性充血性闭角型青光眼可能会导致小的灰白、前部、后部或皮质混浊，伴瞳孔缩小（青光眼斑，图 9.5D）。它们实质为晶状体上皮局灶性梗死，且多为急性闭角型青光眼的特异体征。

高度近视

高度（病理性）近视与后囊下晶状体混浊和早发性核硬化有关，这可能增加近视性屈光不正。但是单纯性近视不会形成此类白内障。

遗传性视网膜营养不良

遗传性视网膜营养不良，如视网膜色素变性、

Leber 先天性黑矇、回旋形脉络膜视网膜萎缩和 Stickler 综合征，可能与后囊下晶状体混浊相关（见第 15 章）。在存在严重的眼底病变的情况下，白内障手术可能会使视力得到提高。

外伤性白内障

外伤是年轻患者单眼白内障最常见的原因，可以包括以下几种：

1. **穿通伤**（图 9.6A）。
2. **钝挫伤**可能导致特征性的花瓣样混浊（图 9.6B）。
3. **电击和闪电击**中是非常罕见的，可能导致晶状体前部和后部星状彩色混浊（图 9.6C）。
4. **红外辐射**，如果剧烈，如玻璃吹制者，可能很少情况下引起晶状体前囊的真性剥脱（图 9.6D）。
5. **电离辐射**导致眼部肿瘤，可能导致后囊下混浊（图 9.7E），可发展数月或数年。

年龄相关性白内障的处理

术前准备

手术指征

1. **改善视力**是迄今为止最常见的白内障适应证。只有当混浊发展到一定程度，足以导致日常活动困难而进行手术。
2. **医学指征**是白内障对眼睛的健康造成不利影响，如晶状体溶解性和晶状体膨胀性青光眼（见第 10 章）。如因屈光间质混浊影响眼底病（如糖尿病视网膜病变）的治疗，也可行白内障手术。

全身性术前评估

对于择期手术，一般的病例有适用于任何问题的处理措施。表 9.1 列出了建议进一步检查和治疗的一系列全身疾病。术前因为是局部麻醉，通常不需要行常规全身检查、验血和心电图检查。

眼科术前评估

详细的眼科相关评估是需要的。既往眼科病史，应考虑以下因素：

1. **视力**通常使用 Snellen 视力表测试，尽管有局限性（见第 14 章）。
2. **遮盖试验**。斜视可能表明有弱视，预后保守，视

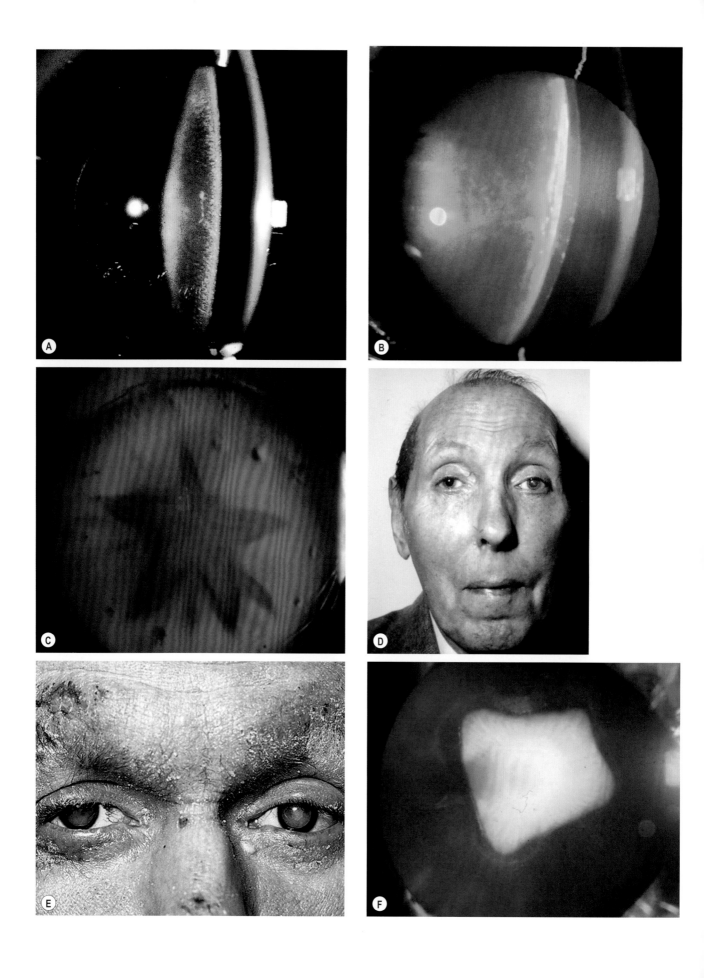

表9.1　择期手术前一般疾病管理

状态	进一步的问题/检查	处理
糖尿病	血糖控制水平？需要验血（手指采血微机糖可能足够，必要时需要额外测试）	如果控制不好，可能需要推迟手术并联系患者的医生；手术当天药品、食品和饮料的摄入与往常一样
系统性高血压	如果收缩压>170mmHg或舒张压>100mmHg可能需要内科医生的意见	考虑联系内科医生；由于脉络膜上腔出血风险增加，可能需推迟手术
明确或疑似心肌梗死（MI）史	MI的日期	手术与MI发作时间间隔6个月以上，联系内科医生/麻醉师关注当前心血管状态
心绞痛	稳定/良好地控制？	手术当天备硝酸甘油（GTN）。如不稳定，联系内科医生或麻醉师
呼吸系统疾病	肺部目前处于功能最优？可以平躺？	如果患者不能平躺，可能需要与手术医生进行讨论。行平躺试验（至少半小时）。提醒患者可以带任何吸入器至医院
风湿热或人工心脏瓣膜、心内膜炎史	患者通常需要预防性使用抗生素？	只有在特殊需要的眼科手术中预防性应用抗生素，例如清除受感染的眼睛
卒中史	卒中的日期？特殊的后遗症是什么？	推迟手术，自卒中日期后至少6个月。可能有其他后果
类风湿关节炎	患者对于平躺或颈部位置是否仍有问题？	如怀疑患者有体位的问题，可以与手术医生讨论
黄疸史	病因诊断是什么？	如果怀疑病毒性肝炎，应予以特殊的预防措施，避免针刺伤
HIV感染	如果有高危因素，患者在过去是否接受过HIV检测？	特殊的预防措施，避免针刺伤
镰型细胞	对于南亚和非洲-加勒比族裔的患者，询问镰型细胞	血液学检查如果未知，准备全麻手术计划
帕金森或导致震颤的其他疾病	患者是否能保持头部稳定，足以行局部麻醉和手术合作	如不能，则需准备全麻手术
癫痫	病情是否控制良好？	优选全麻手术
强直性肌营养不良	患者是否有手术和麻醉史？	如行全麻手术，手术前应获得良好的麻醉意见

图9.4　全身疾病相关的白内障。A. 糖尿病性雪花样混浊的白内障。B. 糖尿病性白内障进展期。C. 强直性肌营养不良相关白内障：星状后囊下白内障。D. 强直性肌营养不良患者左眼进行性白内障。E. 特应性皮炎相关双眼进展期白内障。F. 特应性皮炎相关白内障见前囊膜下盾状致密混浊。(Courtesy of A Fielder-fi g. A; J Schuman, V Christopoulos, D Dhaliwal, M Kahook and R Noecker, from Lens and Glaucoma, in Rapid Diagnosis in Ophthalmology, Mosby 2008-fi g. B; L Merin-fi g. D)

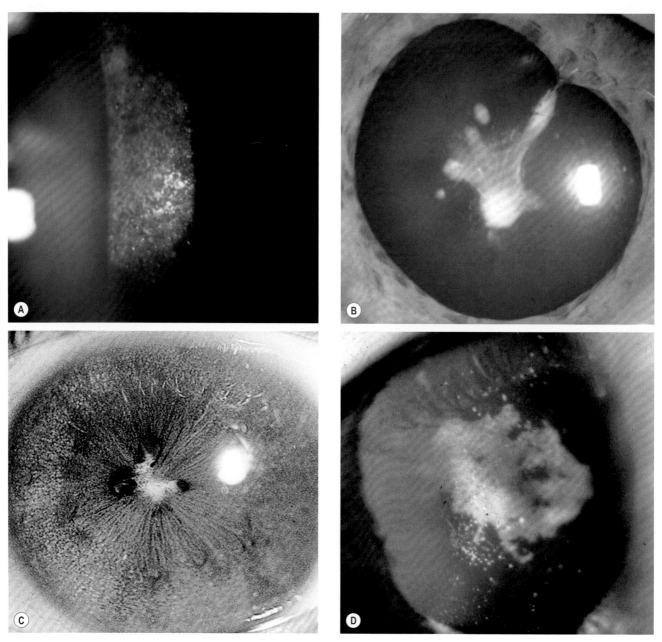

图 9.5 继发性白内障。A. 早期葡萄膜炎后囊下白内障。B. 葡萄膜炎前斑块状混浊。C. 广泛的后粘连和前部晶状体混浊。D. 青光眼斑。

力改善后也可能出现复视。斜视通常是外斜，可能由于白内障而单眼视力差，单纯白内障手术可能使之好转。

3. **瞳孔反应**。因为白内障从来没有出现传入性瞳孔缺陷，它的出现意味着其他疾病可能而影响最终的视力，需要进一步检查。

4. **眼附属器**。泪囊炎、睑缘炎、慢性结膜炎、眼睑闭合不全、睑外翻、睑内翻和泪膜异常可能诱发眼内炎，需要术前有效地解决。

5. **角膜**。内皮细胞计数减少（如广泛角膜 Fuch 内皮营养不良），增加白内障术后角膜内皮失代偿的风险。角膜内皮显微镜和角膜厚度测量可能会对风险评估有帮助，应特别采取预防措施，以保护内皮（见下文）。

6. **前房**。浅前房会增加白内障手术的难度。瞳孔扩张不佳，允许术前频繁滴散瞳药、术中机械扩张瞳孔和（或）前房内注射散瞳药。缺少红光反射，撕囊困难，采用染料如台盼蓝 0.06%

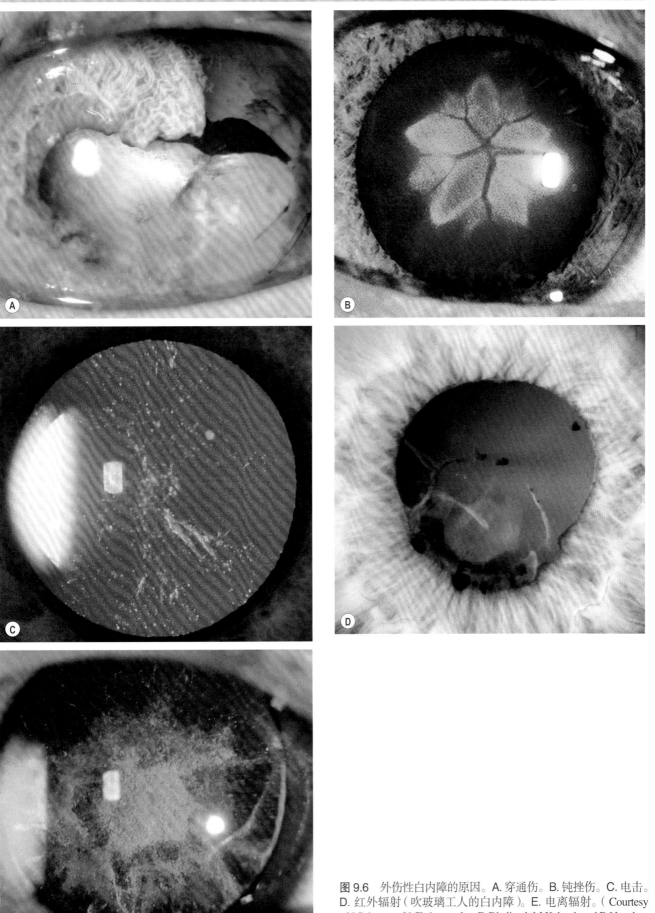

图 9.6 外伤性白内障的原因。A. 穿通伤。B. 钝挫伤。C. 电击。D. 红外辐射（吹玻璃工人的白内障）。E. 电离辐射。（Courtesy of J Schuman, V Christopoulos, D Dhaliwal, M Kahook and R Noecker, from Lens and Glaucoma, in Rapid Diagnosis in Ophthalmology, Mosby 2008-figs C-E）

（VisionBlue®）基本可以克服。

7. 晶状体。相对于较软的皮质性白内障而言，处理核性白内障可能需要更多的超声能量，因此更棘手。黑核非常致密，囊外摘除可能比超声乳化术要好。假性剥脱表明可能伴有晶状体悬韧带脆弱（可见晶状体震颤）、囊膜脆弱和散瞳不良。

8. 眼底检查。病理状态，如年龄相关性黄斑变性可影响视力预后。在晶状体混浊无法窥清眼底时需要超声检查，以排除视网膜脱离和后巩膜葡萄肿。

9. 目前的屈光状态。详细评估患者术前屈光不正的状态，是指导人工晶状体（intraocular lens，IOL）选择的关键。角膜曲率读数与屈光有关，对于计划通过切口位置矫正散光的病例尤为重要。术后评估屈光结果很重要，这样可以避免"屈光意外"发生，即使是微小的屈光变化，也要进行分析和考虑。

生物测量

　　生物测量对于人工晶状体屈光力的计算非常重要，可使术眼达到较好的屈光状态；其涉及两个基本眼部参数：角膜曲率和眼轴长度的测量。

1. 角膜曲率主要是测定角膜前表面的曲率（最陡和平坦的经线），单位为屈光度（D）或曲率半径（mm）。这通常通过用于测量眼轴长的光学相干仪来检测，但如果某些病例不适合使用光学相干仪进行测量，则可用手动角膜曲率仪（如 Javal-Schiøtz 角膜曲率）。

2. 光学相关生物测量仪是非接触式方法测量轴长，它用两个同轴低能激光束部分相关产生干涉图案（部分相关光生物测量）。蔡司 IOLMaster 测量仪（图 9.7A）是一个完整的生物测量系统，也较易进行角膜曲率、前房深度、角膜白到白测量，并使用多种公式计算 IOL 屈光力。测量（图 9.7B）具有高重复性，通常比超声生物测量需要更少的操作（见下文）。还有数据储存和 A 常数验证等有用的功能。可以测量无晶状体、人工晶状体和硅油填充眼眼轴，可通过不同模式进行设定。

3. A 超是准确性略低的一种测量方法。可以通过直接接触（图 9.7C）和浸没式测量法进行测量，后者更准确但技术难度更大。声束必须与视轴精确对准；每个反射面在示波器上显示为一个尖峰（图 9.7D）。

4. IOL 屈光力的计算公式。用角膜曲率和轴长来计算 IOL 屈光度的公式很多，以达到一个合适的屈光度。某些公式包含更多的参数，例如前房深度，以优化测算的准确性。SRK-T 是一个使用常规公式计算的例子，适用于轴长 >22mm 的眼睛。特定的公式可能更适合短眼轴（通常 Hoffer Q）或长眼轴的病例，但是研究结果和意见有所不同，需要计算特殊眼睛人工晶状体屈光力时，最好参考最新研究及建议。

5. 屈光手术史。任何形式的角膜屈光手术均可使测定的 IOL 屈光产生显著误差，常规的 IOL 计算公式不适合。

6. 角膜接触镜。如果患者佩戴软性角膜接触镜，他们可能需要摘除软性隐形眼镜至少 1 周，使角膜曲率稳定；硬性透氧角膜接触镜需要摘除至少 3 周。

7. 个性化的 A 常数。如果在同一眼科医生的术后患者中术后总是出现屈光偏差，那么可能与个人手术因素（也可能是生物测量）有关，可将个性化的 A 常数编程到生物测量装置进行调整。

术后屈光状态

1. 正视眼通常是理想的术后屈光度，尽管近距离工作时需要眼镜，因为常规的 IOL 不能调节。很多外科医生取一个很小程度的近视（约 −0.25D），以抵消生物测量中可能发生的误差。

2. 对侧眼。如果有显著的屈光不正，且不太可能需要在几年内行白内障手术，对术眼的术后目标可以设定为比对侧小 2.0D，以避免出现双眼视像融合的问题。在某些情况下，例如对侧眼有轻度的晶状体混浊或较严重的屈光不正时，可以为患者进行对侧眼的手术，使双眼都成为正视眼。

3. "单眼视"是（通常）非主视眼保留或略低于 −2.0D 的近视，使之可以阅读，同时保持主视眼正视。这有助于一些既往佩戴角膜接触镜或眼镜的患者实现单眼视。

4. 多焦人工晶状体使用各种光学手段来试图达到满意的近处、远处和中间视力。多数患者其效果较为满意，但也有患者有不适的抱怨，例如眩光。精确的术后屈光度预测和散光的控制对于术后视功能理想状态和更好的人工晶状体适应是必需的。

5. 年轻患者。使用传统的单焦点人工晶状体，小于 50 岁的年轻患者术后将发生主动对焦的突然丧失，并且会经常需要一些时间来适应。

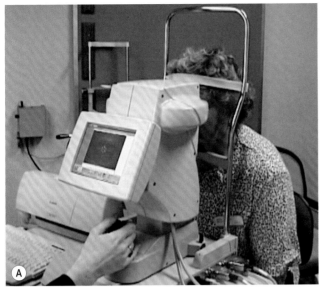

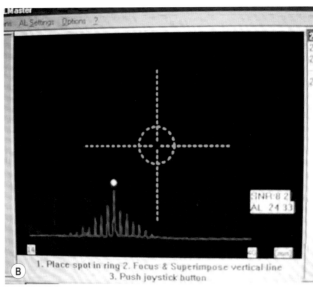

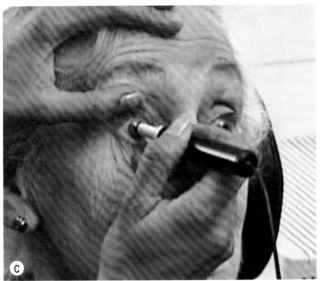

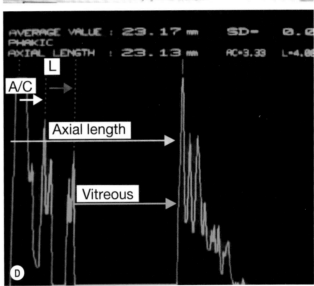

图 9.7 生物测量。A. IOLmaster。B. 理想扫描。C. 接触性 A-scan 生物测量。D. A 超扫描显示。(Courtesy of D Michalik and J Bolger)

人工晶状体

位置

人工晶状体（IOL）由光学部和襻组成。光学部是人工晶状体的中心，襻与眼部结构（囊袋、睫状沟或前房角）相接触用于固定 IOL 于眼内最佳位置。现代白内障手术保留了囊袋，确保了 IOL 植入后位于理想的放置位置。手术并发症发生后囊破裂，可能需要采用其他固定方式。置于睫状沟，选择 3 片式IOL，而不是 1 片式 IOL（包括盘型 IOL），因为这些 IOL 可能会不稳定；也可植入前房，IOL 的襻支撑于房角，前房植入时需要特定的晶状体类型"前房型 IOL"。

设计

1. **可折叠式 IOL** 现在已得到普遍应用，通过非常小的切口植入眼内。因为它们可以用特殊的镊子折叠成一半或装入推注器，然后在眼内展开。推注式 IOL 已经越来越流行，因为它植入时不与晶状体表面接触，减少了细菌污染的风险。推注器还可通过更小的切口植入 IOL。可用的折叠型 IOL材料将在下面讨论；各种材料之间似乎没有明显的优劣，也可使用混合材料的 IOL。

a. 硅胶 IOL 可以有环形襻（1 或 3 片式）或盘状襻（1 片式），后者由光学部和盘型襻组成。硅胶 IOL 相较于疏水性丙烯酸 IOL 生物相容性更好，所引起的炎症反应较轻。但在硅油眼中可能易引起硅油沉积。

b. 丙烯酸酯 IOL，3 或 1 片式，分疏水性（水含量<1%）和有更高含水量的亲水性两种。

- 疏水性丙烯酸酯类材料比亲水性镜片具有更大的屈光指数而更薄。通常葡萄膜炎的眼睛对此反应较大，在此种情况下许多医生不建议使用这种 IOL。

- 亲水性丙烯酸（水凝胶）在理论上提供了优越的生物相容性，葡萄膜炎的眼睛更能耐受。后囊混浊（posterior capsular opacification，PCO）发生率可能比其他材料更高。

c. 胶原多聚物是由胶原蛋白、聚甲基丙烯酸羟乙酯共聚物和紫外线吸收发色团组成。主要销售市场依靠高生物相容性和良好的跟踪记录。

2. 硬性 IOL 为聚甲基丙烯酸甲酯（PMMA）。它们不能被折叠或推注，所以需要大于光学部直径的切口来插入，一般为 5mm。由于经济原因，在发展中国家仍被广泛使用。与硅胶和丙烯酸酯想比，PMMA 材料的 PCO 发生率较高。一些外科医生偏爱在葡萄膜炎的眼睛使用肝素涂层（见下文）的 IOL，特别是对儿童患者。

3. 锐利边缘／直角边缘人工晶状体较圆形边缘人工晶状体 PCO 发生率低，前者是目前比较有优势的设计。对于 PCO，IOL 材料较人工晶状体光学部边缘设计的影响小。

4. 蓝光滤过。为了减少对视网膜的损害，尽管基本上所有的 IOL 都含有紫外线过滤，但仍有部分也滤蓝色波长的光。

5. 非球面镜片能抵消球面像差，改善对比度，可以用于一些新的 IOL 的设计。

6. 肝素涂层可以减少炎症细胞的吸引和黏附，这可以特定地应用于葡萄膜炎的眼睛。然而，有关肝素涂层在临床是否有益，以及哪些 IOL 材料是葡萄膜炎眼白内障手术的优选尚没有明确的证据。

7. 多焦点 IOL，可以提供清晰的远中近全程视力。所谓的调节型 IOL 依赖 IOL 的弯曲改变 IOL 焦距，但实际产生的调节力较小。假调节型 IOL 则通过光线折射或衍射达到产生多个视觉焦点的功能。

8. 散光矫正型 IOL 具有柱镜屈光力，矫正已经存在的角膜散光。主要潜在的问题是在囊袋内的旋转，其发生率为 10%～20%，可通过手术调整轴位进行处理。

9. 屈光力可调节型 IOL 可以在植入后调节其屈光力。有一种型号的 IOL 在术后约 1 周，在裂隙灯下使用低能量的紫外线照射，诱导其组成分子进行特定模式的多聚以形成精确球镜和柱镜矫正。

麻醉

白内障手术绝大多数是在局部麻醉下进行，在某些情况下需要全身麻醉，例如儿童和许多年轻人、焦虑的患者、部分有学习障碍、癫痫、痴呆和头部震颤患者。

1. Tenon 囊下浸润麻醉是通过在距角膜缘 5mm 的鼻下方结膜和 Tenon 膜切口插入一个钝头插管，并通过 Tenon 囊下空间（图 9.8A）将麻醉剂注入超过赤道部（图 9.8B）。虽然麻醉效果好且并发症少，但限制眼球运动的效果不确切。常见球结膜水肿和结膜下出血，但很少发生眼球穿通意外。

2. 球周阻滞通过用一个 1 英寸（25mm）的针注入皮肤或结膜（图 9.9A 和 B）。它提供了有效的麻醉和眼球运动限制。尽管极为罕见，但眼球穿孔是很严重的并发症，对于眼轴较长的高度近视眼（也往往有较大的赤道直径）应十分谨慎。

3. 前房麻醉与表面麻醉，后者为滴剂或凝胶（丙美卡因 0.5%，丁卡因 1% 滴眼液，2% 利多卡因凝胶），用于前房麻醉的药物为不含防腐剂的利多卡因 0.2%～1%，通常在水分离时加强使用；黏弹剂／利多卡因复合制剂也有市售，镇痛效果足够，但往往会比球周或 Tenon 膜下浸润麻醉效果差。尽管眼球尚能运动，但多数患者能够充分合作。

白内障超声乳化吸出术

引言

超声乳化术（"超声乳化"）在过去 15 年内已成为白内障摘除的首选方法。白内障超声乳化术的切口更小，术后散光更少和早期屈光更稳定（一般 3.0mm

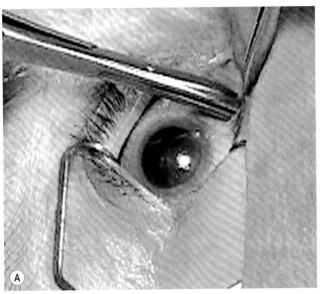

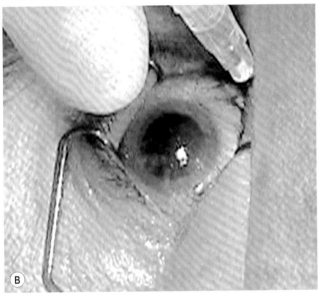

图 9.8　Tenon 囊下浸润麻醉。A. 剪开。B. 注射。

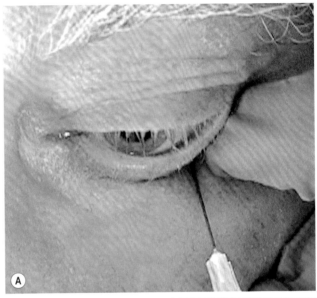

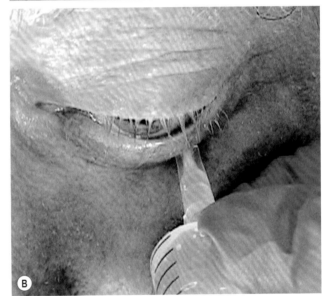

图 9.9　球周阻滞。A. 进针。B. 注射。

切口为 3 周，＜2.5mm 切口恢复时间更短）。术后几乎没有伤口相关的问题，如虹膜脱出等并发症。超声乳化的一个缺点是，它需要复杂的器械通过一个小切口将晶状体核粉碎吸出，需要相当多的培训和时间才能充分掌握。

超声乳化动力学

手术医生必须了解治疗不同形式白内障的机器动力学和流体的相互作用。各种不同的机器运转方式不同，但基本机制是类似的。选用适当的设置，使手术更安全、更轻松。

1. **灌注瓶高度**是从患者的眼睛水平测量。设置灌注瓶在一个特定的高度的目的是维持眼内液流稳定，使之有一个合理的眼压。灌注流量和瓶子的高度成正比，依赖于重力。

2. **抽吸流量**（aspiration flow rate，AFR）指每分钟从眼内排出多少毫升液体。为了更高的 AFR，必须提高灌注液高度，以弥补增加的流体损失。高 AFR 增加了超声乳化针头对晶状体的吸引，具有更短的负压建立时间，更快地去除晶状体，且更少的功率。缺乏经验的手术医生应避免使用过高的 AFR，以减少意外的发生。

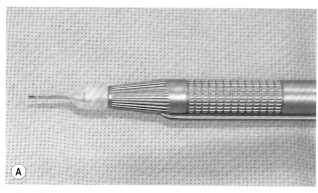

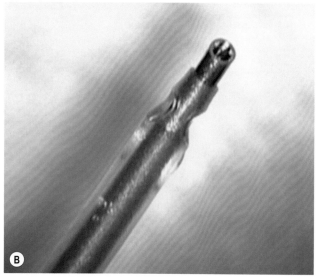

图 9.10   A. 超声乳化手柄和针头。B. 超声乳化针头和套管。

3. **负压**以毫米汞柱（mmHg）计量，当泵试图抽吸流体时被阻塞产生。负压有助于抓住核并提供操控晶状体碎片的能力。高负压还可以降低乳化晶状体所需要的能量。

4. **浪涌**。当阻塞被解除时前房内可产生浪涌。这是不希望出现的，因为它破坏了前房平衡，并可引起囊膜破裂。

泵

1. **蠕动泵**吸引液体和晶状体到超声乳化针头，靠转轮连续挤压充满液体的胶管产生能量。速度是由转轮旋转的速度决定的。为了使泵产生负压，乳化针头的前端必须闭塞。负压到预先设定的水平时，泵会减慢，直到达到所需负压时。

2. **文丘里泵**使压缩气体快速穿过通道而在容器中产生真空负压。这实际上融合了负压和AFR的效果。

脚踏板下压增加负压到预设值与阻塞无关，因此超声乳化头始终存在负压。

手柄

超声乳化的手柄（图 9.10A）包含一系列的能够快速切换装置的压电水晶，使针头达到超过声频的震动。乳化针头本身有一个直径 0.7 ~ 1.1mm 的中空钛针与一个封闭的套管（图 9.10B），以保护角膜不受热和机械损伤。不同形状的超声乳化针头有切割和抓核的各种特性。乳化晶状体的效应如下：

1. **乳化针头的机械粉碎作用是最重要的碎核原理。**

2. **固体在液体中迅速移动造成空穴现象。**每次震荡结束时，乳化针头回退，产生负压，导致空化气泡。气泡破裂，释放大量能量。

3. **声冲击波**由超声乳化针头震动产生。

4. **流体粒子波**为针头冲击液体。在较软的白内障有可能通过非直接接触移除组织而看到这个现象。

黏弹剂

黏弹剂是生物聚合物，其主要成分是葡萄糖胺聚糖和羟丙基甲基纤维素，可导致眼压增高，手术结束时应小心将其吸除。主要类型有：

1. **内聚型**（如 Healon®，Healon GV® 和 Provisc®）
   - 长链高分子量。
   - 容易清除。
   - 用于建立和维持眼内空间，例如撕囊时维持前房，填充囊袋以帮助植入 IOL。

2. **弥散型**（如 Viscoat®）
   - 低分子量易于破坏。
   - 用于涂层和保护内皮细胞。
   - 用于建立和维持空间，形成隔室。
   - 相较于内聚型更难清除。

3. **兼具内聚型和弥散型两种特性**（如 Healon5®）。

4. **临床应用可能还包括：**
   - "软壳"技术，注入弥散型黏弹剂后注射内聚型黏弹剂于底部，弥散型黏弹剂黏附并保护内皮。一些医生将这种方法用于所有患者，另有一些医生仅在角膜失代偿风险较高的病例使用，如 Corneal guttata（Fuch 内皮营养不良）患者。
   - 在小瞳孔中应用高分子量内聚型黏弹剂（如 Healon GV）将虹膜推离晶状体，有助于促使瞳孔散大。
   - 以最小的创伤解除后粘连。
   - 对于皮质与晶状体囊分离有用，可以尽量减少对悬韧带的牵引。

- 如果撕囊有迹象显示撕到外围，注入内聚型黏弹剂可以使前囊膜平整，帮助向周围扩散（和扩大瞳孔）。
- 若出现小的后囊裂孔，弥散型黏弹剂会将玻璃体推回后房，然后堵住缺口，促进皮质的清除。
- 高分子量的黏弹剂可能会导致浅前房和虹膜脱出。

技术

详细步骤超出了本书的范围；下面是基本步骤：

1. **术前准备**

   a. 表面麻醉之前消毒结膜囊。

   b. 5% 聚维酮碘或氯己定滴入结膜囊（图 9.11A），也用于铺巾前眼睑皮肤的消毒（图 9.11B）；确保睫毛消毒足够，消毒工作至少进行 3min。

   c. 小心铺巾，确保睫毛和眼睑边缘从手术区域隔离，放入开睑器（图 9.11C）。

2. **切口**

   a. 侧切口与主切口夹角约 60°；一些手术医生喜欢制作约 180° 夹角的切口。

   b. 主角膜切口可以是透明角膜或角膜缘切口（图 9.12A）；许多医生在最陡峭的角膜轴做切口，但另一些医生喜欢常规定位。颞侧切口可能使眼内炎的风险稍增加。

   c. 注射黏弹剂至前房。

3. **连续环形撕囊**（图 9.12B）可用截囊刀、弯曲的皮下注射针头和（或）镊进行，包括两个动作：

   a. 沿切线方向用力做一切口。

   b. 用一个向心的力量掀开囊膜。

4. **水分离**是将核和皮质与囊膜分离，使核更容易旋转。

   a. 用 26 号钝头套管，在囊膜边缘轻轻地注入液体（图 9.12C）。

   b. 如果红光反射良好，可以看到水分离波。

   c. 插入乳化针头，吸除浅层的皮质和表层核。

5. **四象限**（"分而治之"）技术是被广泛应用的去除晶状体核技术。

   a. "刻蚀"，用超声乳化头进行刻槽（图 9.12D）。

   b. 转核，第二个槽与第一个槽垂直。

   c. 超声乳化头与拨核针顶住沟的侧壁，以相反方向施力劈核（图 9.12E）。

   d. 核旋转 90° 以同样的方法劈核。

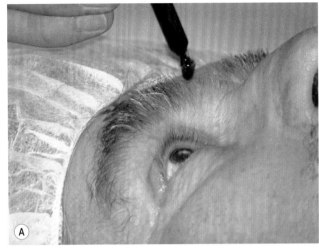

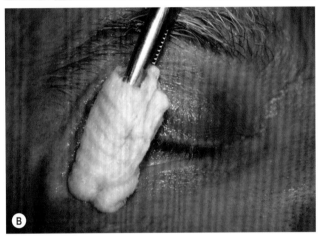

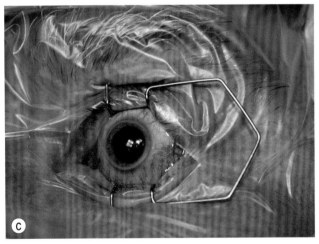

图 9.11　术前准备。A. 5% 聚维酮碘滴入结膜囊。B. 皮肤消毒。C. 在隔离的清洁区域放入开睑器。

   e. 各个象限乳化并吸除（图 9.12F）。

6. **超声乳化劈核**需要更多的经验，具有减少超声乳化能量的优势。

   a. 水平劈核，将钝头劈核器经过撕囊开口水平置于囊袋下方，到达赤道部劈开晶状体核，可对

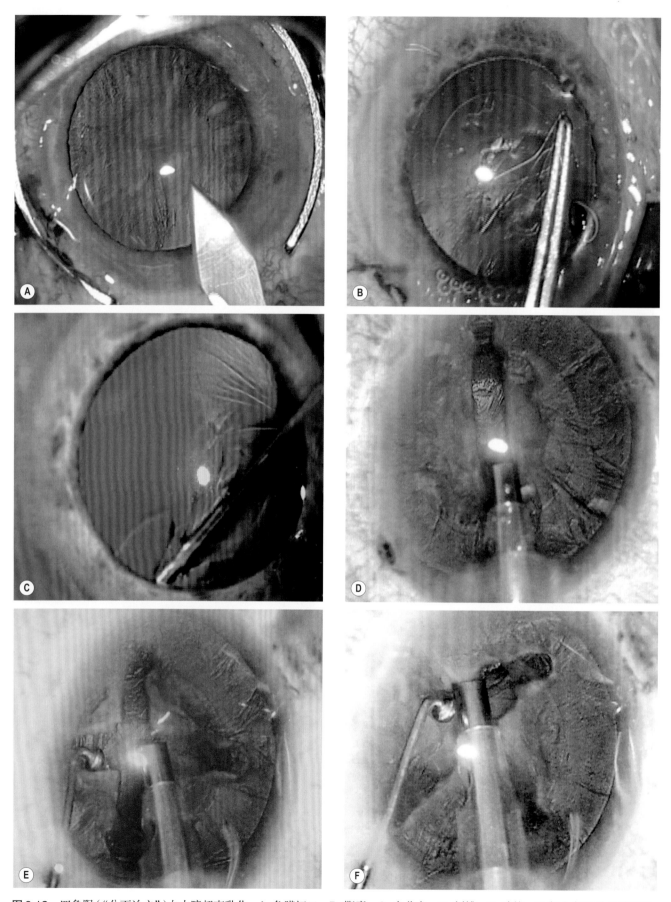

图 9.12 四象限("分而治之")白内障超声乳化。A. 角膜切口。B. 撕囊。C. 水分离。D. 刻槽。E. 劈核。F. 每个象限乳化并吸除。

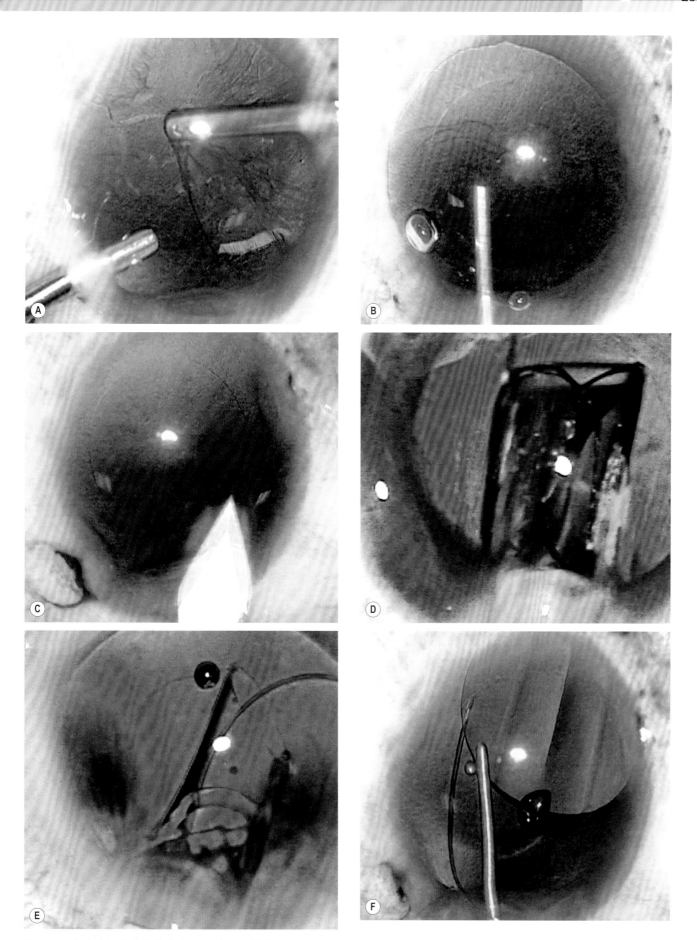

图 9.13 白内障超声乳化术完成。A. 将晶状体皮质吸引至中央并吸出。B. 前房注入黏弹剂。C. 扩大切口。D. 推出部分 IOL 至推注器前端。E. 缓慢推入 IOL。F. 必要时调整 IOL 位置。

晶状体核进行垂直旋转。

b. 垂直劈核，用双刃的劈核器完成，劈核器不需要越过撕囊口。

c. 核被劈成若干块，被乳化并吸出。

7. 清理皮质。 皮质碎片被负压吸引清除（图 9.13A）。一些手术医生更喜欢手动抽吸的方法，用手持的注射器（如 Simcoe 套管）或双手法产生负压。

8. 植入人工晶状体

a. 以黏弹剂填充囊袋（图 9.13B）。

b. 扩大角膜切口（图 9.13C）。

c. 将 IOL 置于推注器。推出部分 IOL（图 9.13D），将 IOL 缓慢推入眼内，仔细展开（图 9.13E）植入，或将人工晶状体折叠后植入眼内。

d. 如有必要，将 IOL 调整至位置居中（图 9.13F）。

9. 完成

a. 吸除黏弹剂。

b. 侧切口可用生理盐水水密。

c. 在手术结束时常见的抗感染措施包括局部滴抗生素、结膜下注射类固醇和抗生素，和（或）前房内注射抗生素。

小切口白内障摘除术

在手术量很大且需要简单且便宜的手术仪器的国家，小切口人工白内障手术是一种有效的替代白内障超声乳化术的方法。该过程是快速的且并发症发生率低，并对硬核白内障有效。该技术如下：

a. 自闭式巩膜隧道切口进入前房（图 9.14A）。

b. 撕囊（图 9.14B）。

c. 水分离，核部分进入前房（图 9.14C）。

d. 将圈套器插入晶状体核和后囊之间，将核圈出（图 9.14D）。也可用带有灌注的圈套器将核取出。

e. 用 Simcoe 套管吸除残留皮质（图 9.14E）。

f. 植入 IOL（图 9.14F）。

手术并发症

晶状体后囊破裂

后囊膜破裂可能伴玻璃体脱出、晶状体移位，很少出现出血。玻璃体脱出时如果处理不当，会引起慢性黄斑囊样水肿、视网膜脱离、眼内炎、瞳孔上移、葡萄膜炎、青光眼和人工晶状体脱位。

1. 体征

- 前房突然加深或变浅，瞬时瞳孔扩张。

- 晶状体核掉落，超声乳化头不能接近。

- 玻璃体被吸入超声乳化头往往表现为吸出晶状体速度明显放缓。

- 有时可以直接看到破裂的囊膜开口和胶状玻璃体。

2. 处理取决于裂孔的大小、残留的晶状体大小和类型，以及是否存在玻璃体脱出。主要处理原则如下：

a. 弥散型黏弹剂如 Viscoat 注入晶状体核后，可以防止玻璃体进入前房。如果残留较多的晶状体核，可以考虑转换为囊外摘除手术。在此时可以使用玻切（见下文），去除夹杂着核碎片的玻璃体。

b. 如果需要，可以扩大切口，使用晶状体滑板置于晶状体碎片后，遮蔽囊膜破口（图 9.15），但是首先需要确认前房内的玻璃体已被清除，不会引起玻璃体牵引。

c. 小的核残片可通过超声乳化吸除，需低灌注瓶和低 AFR，或如果残余核碎片大的话，扩大主要切口后，在黏弹剂辅助下娩出。

d. 一旦核残片被清除，用内聚型黏弹剂填充前房，手动抽吸灌注来轻轻吸出残留皮质，补充前房的黏弹剂是必要的。

e. 用玻璃体切割器清除前房和伤口的玻璃体，可以深入到囊膜裂孔处。双手操作技术是将灌注和切割分开的较好方法，玻璃体不被切割器推离（灌注保持高位而降低切割速率）。操作的主要难点在于玻璃体的可视性，这一点可以通过注入 0.06% 的台盼蓝（Visionblue）或者 0.1mL 浓度为 40mg/mL 的曲安奈德（使用前混匀）来增加对玻璃体的分辨。灌注瓶的高度必须足以维持稳定的前房深度。

f. 若后囊破口小，仍可小心地将后房型 IOL 植入囊袋内，并可将小破口转变成一个小的后囊撕囊口。

g. 即使后囊破口较大，也可以在睫状沟植入三片式的 IOL。襻应放置在与周边撕裂口呈 90°方

图 9.14　小切口白内障摘除术。A. 进入前房的切口。B. 撕囊。C. 核部分进入前房。D. 以圈套器取出晶状体核。E. 清除皮质。F. 植入 IOL。（Courtesy of A Hennig）

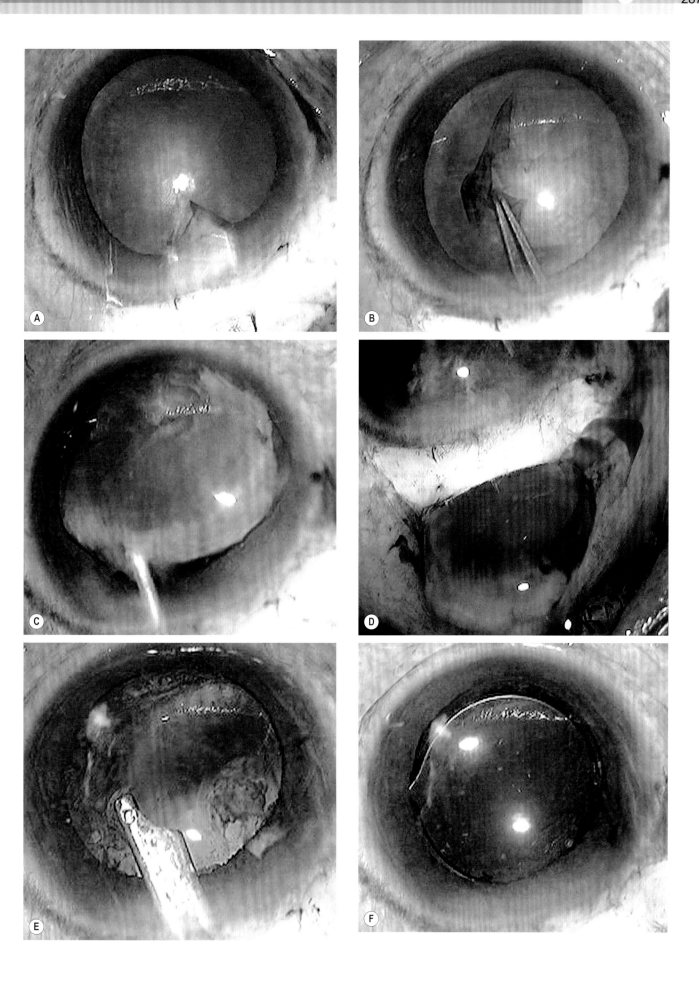

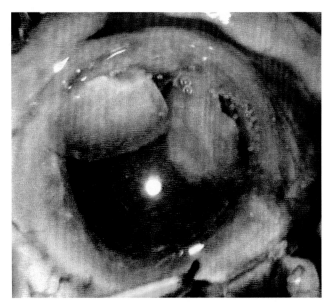

图9.15　晶状体滑板支撑囊破裂后的晶状体核残片。（Courtesy of R Packard）

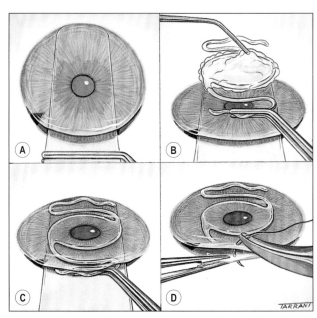

图9.16　前房型 IOL 植入。A. 插入滑板。B. IOL 涂上黏弹剂。C. 植入 IOL。D. 切口缝合。

向的位置，并且向后成角，以最大限度地增加虹膜的间隙。也可以将 IOL 的光学部放置于前囊开口的后房，称为晶状体的囊膜夹持，如果采用了夹持固定技术，人工晶状体的屈光力可以保持不变，或者减小 0.5D，而如果仅将人工晶状体植入睫状沟，则人工晶状体的屈光力需要减小 0.5 ~ 1.0D。

h. 以乙酰胆碱（Miochol®）缩瞳，用于植入后房型 IOL 后，或前房型 IOL 植入前。

i. 若囊袋支撑不足，可能需要在晶状体滑板辅助下植入前房型 IOL（图 9.16）；为防止瞳孔阻滞，需行虹膜周切术。前房型 IOL 比后房型 IOL 发生并发症的危险可能性大且较严重，包括大泡性角膜病变、前房出血、虹膜嵌顿、瞳孔不规则。经巩膜缝线固定后房型人工晶状体可作为替代方式。

j. 缝合切口可以保证切口的水密性。

晶状体碎片坠入玻璃体腔

脱位晶状体碎片在悬韧带裂开或后囊破裂后落入玻璃体腔是罕见的，但很严重，因为它可能会导致青光眼、慢性葡萄膜炎、视网膜脱离及慢性黄斑囊样水肿。葡萄膜炎或高眼压必须进行处理。可以采用保守的办法处理小碎片，对于较大的碎片（大小在 1 个象限以上）需要行玻璃体切除术。

IOL 脱位至玻璃体腔

人工晶状体脱位至玻璃体腔（图 9.17A）是一种罕见但严重的并发症，尤其是如果伴随晶状体核碎片（图 9.17B）。如果 IOL 被留在后段有可能导致玻璃体积血、视网膜脱离、葡萄膜炎和慢性黄斑囊样水肿。治疗包括平坦部入路的玻璃体切除术，根据囊袋的支撑能力重新固定或更换 IOL。

脉络膜上腔出血

脉络膜上腔出血是指睫状后长或短动脉破裂导致出血进入脉络膜上腔。严重的脉络膜上腔出血可能导致眼内容物脱出，是一种严重的并发症，在超声乳化术中极为罕见（0.04%）。危险因素包括高龄、青光眼、高度近视、全身心血管疾病、术中玻璃体脱出，以及将超声乳化手术转为 ECCE。术中及时判断至关重要，出现脉络膜上腔出血的任何征兆，应立即停止操作，立即缝合切口。

1. 按时间顺序出现的体征

a. 前房进一步变浅，眼压升高，虹膜脱出。

b. 玻璃体脱出，红光反射消失或部分减弱及瞳孔后出现暗色隆起。

c. 在严重的情况下后段的内容可以被挤压进入前房并通过切口涌出。

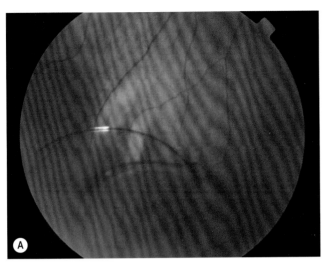

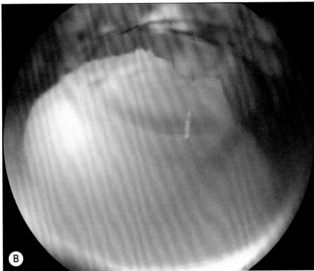

图 9.17 A. IOL 在视网膜前。B. 玻璃体腔内的 IOL 和大的晶状体核碎片。（Courtesy of S Milewski）

2. 紧急处理

   a. 黏弹剂填充前房，缝合切口。

   b. 黏弹剂在眼内以提高眼压压迫血管。

   c. 降眼压药物，如口服乙酰唑胺用以控制眼压峰值。

   d. 必要时可以静脉滴注甘露醇，虽然可降低 IOP，但也应避免过快输入。

   e. 术后局部和全身积极应用类固醇，以减少炎症反应。

3. 后续治疗。 如果自发吸收失败，大的"吻合"出血可以等到 7～14 天后进行引流，血凝块在 7～14 天的时间发生液化。大量出血的视力预后是可变

的；长时间脉络膜上腔出血未处理（＞14 天）预后不良。当视网膜上出现粘连或分离，可以考虑平坦部入路的玻切术，虽然吻合型出血可能自发吸收而不会立即出现视网膜问题。如果合适的话，白内障手术完成后 1～2 周后考虑进一步手术。

术后急性眼内炎

病因

白内障手术后急性眼内炎发病率约为 0.3%。感染细菌产生的毒素亲和宿主炎症反应导致快速和不可逆的光感受器损伤，且此损伤作用时间长，可在眼内细菌被清除后仍持续存在。

1. 可能的危险因素 包括手术并发症，如后囊破裂、手术时间长、联合手术（如玻璃体切除术）、透明角膜未进行缝线闭合、颞侧切口、术后第 1 天伤口渗漏、术后局部应用抗生素推迟至术后第 1 天、局部麻醉、眼附属器疾病和糖尿病。

2. 病因。 约 90% 的菌株是革兰阳性和 10% 的革兰阴性，按其频率排序为：

   ● 凝固酶阴性葡萄球菌。

   ● 其他革兰阳性菌。

   ● 革兰阴性菌。

3. 传染源 通常无法确定。有观点认为眼睑和结膜菌群是最常见的来源，包括术后早期阶段的切口污染。其他潜在来源包括污染的溶液和仪器、环境空气、外科医生和其他手术室人员。

预防

因为眼内炎的低发生率，难以证明明确有效的预防方法。以下方法可能有效：

1. 5% 聚维酮碘 于手术前滴入结膜穹窿内并静置至少 3min。

2. 细心准备手术， 如果手术贴膜对睫毛遮盖不足则需要重新遮盖。

3. 处理已存在的感染， 如睑缘炎、结膜炎、慢性泪囊炎和感染的对侧眼。

4. 预防性抗生素

   ● 手术前 1 小时至 3 天频繁外用氟喹诺酮类抗菌药。

   ● 手术结束时前房注入头孢呋辛（1mg/0.1ml）。

   ● 术后结膜下注射可以实现前房内达到杀菌水平至少 1～2 小时。

   ● 新一代的喹诺酮类药物如莫西沙星能有效地渗

透入眼，达到抑制细菌生长的浓度。

5. **早期缝合闭合不佳的伤口**，而不是继续观察。

6. **回顾自身的手术实践**，以消除潜在的风险因素，特别是遇到高眼内炎发生率时。

临床特征

1. **疼痛和视力下降**。

2. **根据严重程度而异**
   - 眼睑肿胀、结膜水肿、结膜充血和分泌物。
   - 瞳孔相对传导阻滞（图 9.18A）。
   - 纤维素性渗出和前房积脓（图 9.18B）。
   - 玻璃体炎和眼底观察不清（图 9.18C）。
   - 严重的玻璃体炎症和碎片（图 9.18D）导致红光反射消失。

鉴别诊断

如果对诊断有疑问，应按感染性眼内炎治疗。早期诊断会有较好的结果。

1. **晶状体残留**在前房和玻璃体可能导致严重葡萄膜炎、角膜水肿、升高眼压。

2. **玻璃体出血**，特别是玻璃体中的血液脱色素时。

3. **术后葡萄膜炎**。要明确诊断感染并不总是直接了当的。如果炎症的迹象不明确，可外用类固醇治疗并早期评估（6～24 小时）。如果没有明显改善，应按眼内炎治疗。

4. **毒性反应**。由使用不当或受污染的灌注液或黏弹剂造成。出现强烈的纤维素反应伴角膜水肿，但无感染眼内炎的其他表现。治疗方法是外用类固醇结合睫状肌麻痹剂。角膜失代偿可能是永久性的。

5. **复杂或长时间手术**可能导致角膜水肿和葡萄膜炎。

明确病原体

应取房水和玻璃体作培养以明确诊断。然而培养阴性并不能完全排除感染，应继续治疗。最好与经验丰富的员工在手术室中进行，但也可紧急情况在小手术室中采集样本，确保开始前所有设备准备齐全。

1. **B 超检查**。在玻璃体取样前进行 B 超检查，以排除视网膜脱离。

2. **准备**
   - 聚维酮碘 5% 滴眼。
   - 局部和结膜下、球筋膜下或球周麻醉。
   - 与白内障手术一样铺巾，放置开睑器开睑。

3. **房水样本**
   - 作角膜缘穿刺，用结核菌素注射器的 25G 针头取 0.1ml 和 0.2ml 房水。
   - 注射器加盖并标示。

4. **玻璃体样本**比房水更易出现阳性结果。
   - 可使用 2ml 注射器和 23 号针头，或者更好的方案——一次性玻切头（图 9.19A）。
   - 巩膜切口距角膜缘的距离用卡尺测量并标记（图 9.19B）：3 mm（人工晶状体眼），4mm（有晶状体眼）。
   - 从玻璃体腔中央吸取 0.2～0.4ml 样本（图 9.19C）。如果使用一次性玻切头，小心取下导管并放在样品袋中，不要将玻切头和导管分开。

5. **作结膜拭子**，当眼内样本培养为阴性时可作参考。

6. **微生物学**。样品应立即送到微生物实验室；最好可收到用于采集的设备样品，并将样本分别做镜检和培养。聚合酶链反应（PCR）有助于识别不常见的微生物、培养阴性的疾病和抗生素治疗后的微生物。然而，它的高灵敏度意味着污染导致假阳性结果。

治疗

1. **玻璃体腔内注射抗生素**是治疗关键，因为它可使抗生素浓度高于大多数病原体的最低抑菌浓度，并且维持数日。采集样本后应立即给予抗生素。两种抗生素常联合使用：头孢他啶可杀死大多数革兰阴性菌（包括铜绿假单胞菌）和万古霉素可杀死凝固酶阴性和凝固酶阳性球菌（包括耐甲氧西林金黄色葡萄球菌）。
   - 药物浓度为头孢他啶 2mg/0.1ml 和万古霉素 2mg/0.1ml；阿米卡星 0.4mg/0.1ml，对青霉素过敏的患者可以头孢他啶替代，但后者对视网膜的毒性更大。见表 9.2。
   - 抗生素用 25G 针（图 9.19D）缓慢注入玻璃体腔。
   - 在第 1 次注射后，可分离注射器，但应将针留在玻璃体腔内，通过同一针头注入另一种抗生素。也可使用第 2 个针头。

2. **球周注射抗生素**。在玻璃体内注射抗生素后球周注射的额外作用仍待商榷。建议剂量为万古霉素 50mg 和头孢他啶 125mg（或阿米卡星 50mg）。

3. **局部抗生素作用有限**，每天使用仅 4～6 次，以保护新鲜创面不受污染。万古霉素 5%（50mg/ml）或头孢他啶 5%（50mg/mL）频繁使用可穿透角膜

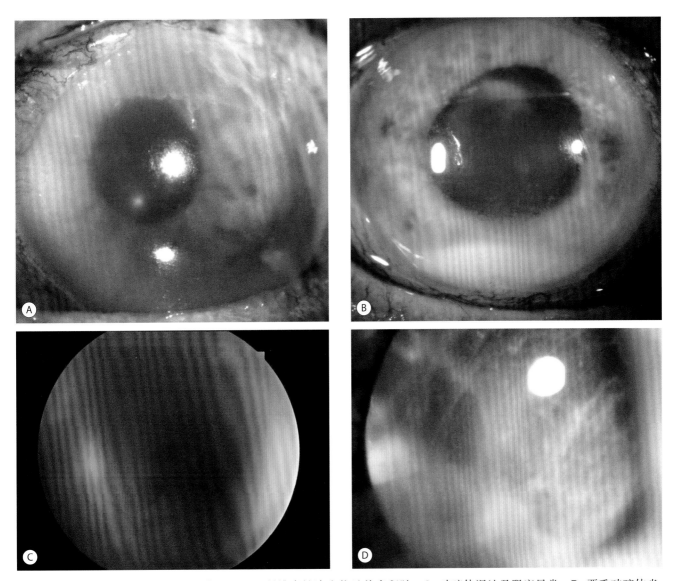

图 9.18　急性细菌性眼内炎。A. 角膜混浊。B. 纤维素性渗出物及前房积脓。C. 玻璃体混浊及眼底异常。D. 严重玻璃体炎。
（Courtesy of S Tuft-figs A, B and D）

达到治疗水平。可考虑使用第三或第四代喹诺酮类药物，即使是对于非炎性眼，其在房水和玻璃体内仍可达到有效治疗水平。

4. **口服抗生素。**氟喹诺酮类药物有效地渗透入眼，建议口服莫西沙星 400mg/d，共 10 天；克拉霉素 500mg，bid，对培养阴性的感染有效。有证据表明这些药物可能攻击细菌生物膜。

5. **口服类固醇。**使用类固醇原理是为了缓解炎症过程中破坏性的并发症。根据涂片排除真菌感染后 12～24 小时内，严重病例应使用泼尼松龙 1mg/（kg·d）。注意禁忌证，使用胃黏膜保护剂（如兰索拉唑 30mg，qd），并适当监测血常规。如需要

可考虑全身药物治疗。

6. **眼周使用类固醇。**如果全身性治疗禁忌，可以考虑地塞米松或曲安西龙。

7. **0.1% 地塞米松**局部使用，每 2 小时使用一次，用于前葡萄膜炎早期。

8. **局部散瞳药**如阿托品 1%，每日 2 次。

9. **玻璃体内使用类固醇**可以在短期内减轻炎症，但并不影响最终的视力预后；甚至有些研究表明有不利影响。也有报告显示对某些细菌亚组的预后有帮助。

10. **睫状体平坦部玻璃体切除术。**眼内炎玻璃体切除术研究（Endophthalmitis Vitrectomy Study，EVS）

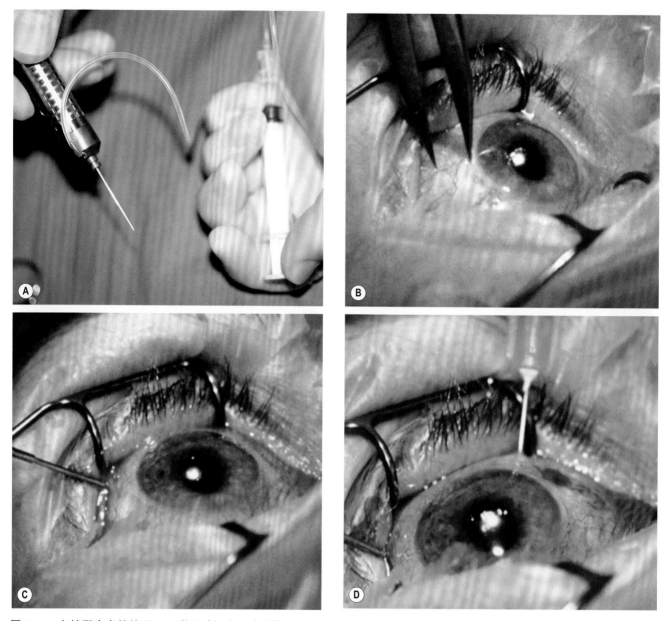

图 9.19 急性眼内炎的处理。A. 微型玻切头取玻璃体样本。B. 卡尺测量到角膜缘的距离。C. 用玻切头取玻璃体样本。D. 玻璃体腔内注射抗生素。

显示对初诊时视力光感（不是手动视力或更好）的患者，伴严重视力下降 50%，行急诊玻璃体切除术是有益的。如果没有条件行玻璃体切割术，可暂时予玻璃体内注射抗生素代替。EVS 对于白内障术后眼内炎的结论不能轻易地外推到其他形式的眼内炎。

后续处理

根据培养结果和临床特点进行后续处理。超声可对治疗效果进行评估。

1. **改善的迹象**包括纤维素性渗出物的收缩和前房细胞量的减少、前房积脓的减少。在这种情况下治疗方案需考虑培养结果。

2. 如果临床征象在 **48** 小时后恶化，应重新检查抗生素敏感性并根据结果调整抗生素使用。未行经平坦部玻璃体切除术者应考虑手术。玻璃体内注射抗生素可在 2 天后重复；若曾使用阿米卡星治疗者，应该避免重复使用，以减少造成视网膜毒性的风险。

3. **预后**与感染后开始抗生素治疗的时间及微生物的毒性强度有关。

表9.2 玻璃体内注射抗生素的准备

头孢他啶（广谱，包括假单胞菌）

1. 装有 500mg 抗生素的安瓿瓶。
2. 添加 10ml 注射用水（WFI）或生理盐水并溶解完全（250mg 小瓶中添加 5ml 注射用水或生理盐水，1g 的小瓶中添加 20ml 注射用水或生理盐水）。
3. 吸取 1ml 的溶液，其中含有 50mg 的抗生素。
4. 加入 1.5ml 注射用水或生理盐水，即抗生素浓度 50mg/2.5ml。
5. 吸取约 0.2ml（过量方便吸取）进入 1ml 注射器。当准备注射时，安装 Rycroft 套管或使用的针头，而丢弃其余溶液，只留 0.1ml（含 2mg 的抗生素）注射。

万古霉素（主要作用于革兰阳性菌）
万古霉素只搭配生理盐水，不用 WFI。
同上 A~E 步骤，最好开始用 500mg 安瓿瓶。

阿米卡星（替代头孢他啶，因为造成视网膜梗死的危险性较高，只使用于明确的青霉素或头孢菌素过敏者），玻璃体内注射浓度比头孢他啶和万古霉素低。
注意稀释过程与头孢他啶和万古霉素的不同。

1. 初始：小瓶内 2ml 溶液含 500mg 阿米卡星。
2. 用 2.5ml 注射器抽取 1ml 的阿米卡星溶液，然后抽取 1.5ml 的 WFI。
3. 注射 0.4ml 溶液，其中含有抗生素 40mg，到一个 10ml 的注射器，并稀释至 10ml（即 4mg/ml）。
4. 吸取约 0.2ml（过量便于吸取）进入 1ml 注射器。当准备注射时，安装 Rycroft 套管或要使用的针头，而丢弃其余溶液，只留 0.1ml（含 0.4mg 的抗生素）注射。

- 如果视力在初诊时为光感，其中 30% 患者治疗后可达到 6/12 的视力；如果视力大于光感，可达 60%。
- 感染蜡样芽胞杆菌及链球菌者即使积极、适当的治疗后视力预后仍不良，分别有 70% 和 55% 最终视力为 6/60 或更差。此不佳的视力预后可能与外毒素造成早期视网膜病变有关。

4. **晚期问题。**
   a. 持续性玻璃体混浊。积极、长期的局部、眼周激素治疗，如有必要口服类固醇治疗常可缓解。若病情严重或药物治疗无效可考虑行玻璃体切割术。
   b. 黄斑病变，如黄斑前膜、囊样水肿和缺血。
   c. 低眼压。检查是否有伤口渗漏并处理持续性炎症。检查是否有脉络膜渗出，有必要者需引流。

视网膜脱离及玻璃体增殖者，可能需行玻璃体切割术。
   d. 其他问题包括慢性葡萄膜炎、继发性青光眼、视网膜脱离和眼球痨。

术后迟发性眼内炎

病因学

延迟性白内障术后眼内炎的发生与囊袋中存在毒性较低的微生物有关（"囊状眼内炎"）。微生物寄生于巨噬细胞中而没有被清除，但仍持续表达细菌抗原。发病时间从 4 周到 1 年（平均 9 个月）不等，并且通常发生于白内障摘除后植入房型人工晶状体的眼。罕见于 Nd：YAG 激光囊膜切开术后，释放的微生物进入玻璃体。这种感染主要由痤疮丙酸杆菌引起，偶见表皮葡萄球菌、棒状杆菌或近平滑念珠菌。

诊断

1. 初诊时症状为无痛、轻微、发展的视觉恶化，可伴眼前黑影。
2. **体征**
   - 程度较轻的前葡萄膜炎，常伴羊脂状角膜后沉着物（图 9.20A）。
   - 炎症在早期局部使用类固醇效果明显（图 9.20B），但是当治疗停止后炎症复发并最终发展为类固醇抵抗（图 9.20C）。
   - 玻璃体炎常见，但很少见前房积脓。
   - 位于外周囊膜残留皮质中由微生物组成的扩大囊膜斑块为其临床特征（图 9.20D）。
   - 根据散瞳下前房角镜检查可以检查赤道部斑块。
3. **初始治疗**包括口服莫西沙星 10~14 天；或克拉霉素替代。
4. **需行检查。**如果口服抗生素无效，应考虑房水和玻璃体培养。若怀疑痤疮丙酸杆菌感染，应行厌氧菌培养，并隔离培养 10~14 天。使用聚合酶链反应（PCR）检出率可大大提高。
5. **感染持续的治疗**
   - 仅玻璃体注射抗生素通常不能成功治疗感染。
   - 去除囊袋、残留皮质和人工晶状体，需行经平坦部玻璃体切除术。二期人工晶状体植入术可在日后考虑。玻璃体内注射联合抗生素：万古霉素（1mg/0.1mL）为首选，也可灌注于残留囊袋。痤疮丙酸杆菌也对甲氧西林、头孢唑林、克林霉素敏感。

后发性白内障

造成视力下降的后发性白内障（posterior capsular opacification，PCO）是非复杂白内障手术中最常见的晚期并发症。除了视力下降，PCO 可损害对比敏感度，造成眩光或单眼复视。当撕囊开口与 IOL 的前表面完全接触时 PCO 的发生率降低。聚甲基丙烯酸甲酯（PMMA）（或较小程度水凝胶）IOL 尤其容易造成 PCO，但植入物的设计比材料更重要；值得注意的是，直角边缘可抑制 PCO 的发生。

体征

1. **Elschnig 珍珠**（膀胱细胞、Wedl 细胞）为残余赤道上皮细胞沿后囊在残留前囊膜和后囊膜之间增殖和迁移所致。Elschnig 珍珠呈空泡外观，后映照下显示最清楚（图 9.21A）。这是最常见的混浊，它与患者的年龄有关。在儿童白内障手术时未行

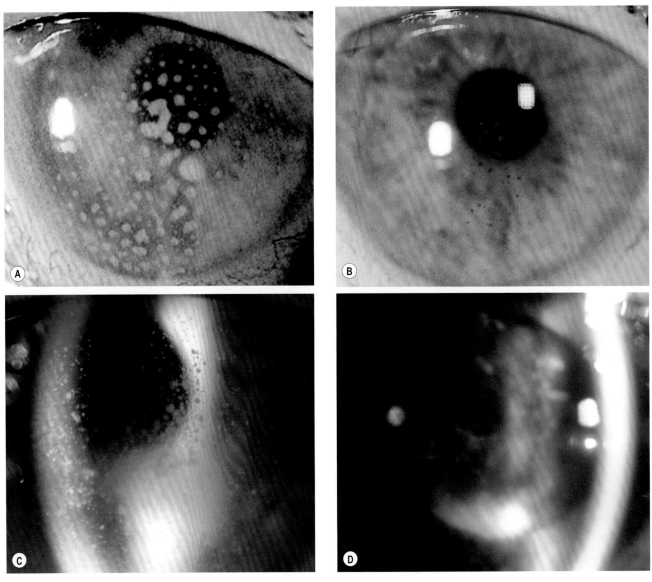

图 9.20　迟发性术后眼内炎。A. 前葡萄膜炎与羊脂状角膜后沉着物。B. 外用类固醇治疗后角膜后沉着物减少。C. 停止激素治疗 2 周后严重复发。D. 囊袋内白色斑块。

后囊撕囊术的患者极为常见。

2. 囊膜纤维变性（图 9.21B），由于上皮细胞的纤维化生不常见，通常出现早于 Elschnig 珍珠。

治疗

治疗包括 Nd：YAG 激光后囊切开术。

1. 囊膜切开术适应证包括：

- 视力下降；
- 继发于囊膜皱褶的复视或眩光；
- 眼底观察不清影响视网膜疾病的诊断和治疗；

2. 技术。安全和成功的激光囊膜切开术包括准确对焦，并使用所需的最低能量。激光功率初始设定在 1mJ/脉冲，并在必要时可以增加。使用单脉冲发射作一系列十字图案穿刺，第一激光对准视轴，通常约 3mm 的开口是足够的（图 9.21C），但对于需要眼底检查或光凝术的患者需更大的囊膜切开。

3. 并发症不一定与明显的危险因素有关。虽然并发症可能与激光脉冲数和能量水平无关，但还是建议谨慎选择最小总能量来完成激光。

- 如果激光聚焦不佳，可能会损坏 IOL（图 9.21D "点蚀"），虽然 IOL 激光损伤次数少时不影响视功能或 IOL 眼内稳定性，但仍应避免。

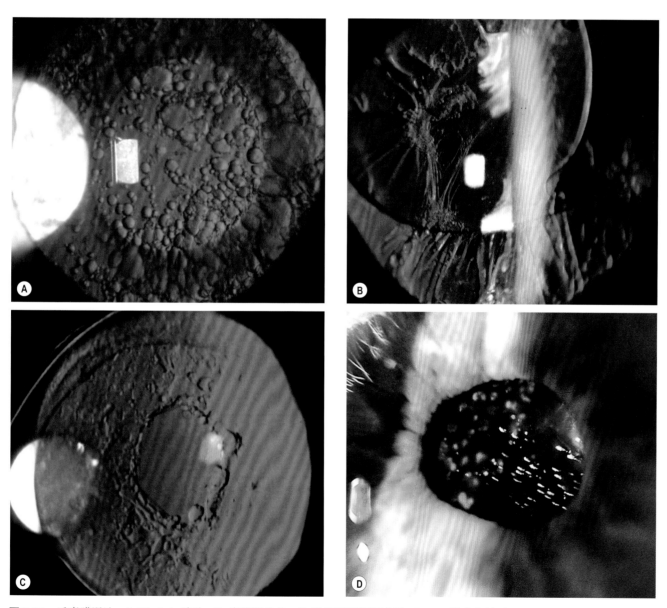

图 9.21 后囊膜混浊。A. Elschnig 珍珠。B. 囊膜纤维化。C. 激光囊膜切开术后。D. IOL激光点蚀。(Courtesy of P Gili-figs A and B; R Packard-fig. C; R Curtis-fig. D)

- 黄斑囊样水肿是一种少见的并发症，可在囊膜切开术后数月出现。白内障手术后囊膜切开术延迟 6 个月或以上时，黄斑囊样水肿发生率降低。
- 孔源性视网膜脱离罕见，但在高度近视眼患者中可能多见，可在囊膜切开术后数月出现。
- 眼压升高，通常较轻且短暂，通常是无害的。然而，眼压可能会持续高于囊切开术前水平，尤其是确诊青光眼的患者或囊膜切开术后几小时内表现出显著高眼压症者。
- 人工晶状体向后段半脱位或脱位是罕见的，但可能会发生，特别是硅胶板式和水凝胶人工晶状体。
- 由释放隐匿的微生物进入玻璃体造成的慢性眼内炎是非常罕见的。

前囊纤维化和收缩

自从连续环形撕囊的出现，前囊开口的收缩已经成为一种较常见的术后并发症，可在术后的数周出现，常伴显著的囊膜下纤维化（图 9.22）。收缩一般会长达 3 个月，如果严重的话，可能需要 Nd：YAG 激光行晶状体前囊切开术。收缩严重程度与视轴材料有关，发生率最高的材料是硅胶板式，最低的是 3 片式丙烯酸人工晶状体。小范围囊膜切开术也可能会促进收缩。

其他术后并发症

人工晶状体位置异常

这种情况较少见，位置不正可能与光学和结构上的问题有关。如果 IOL 的边缘移位到瞳孔，对视觉影响较严重的光学症状包括眩光、光晕和单眼复视。

1. **病因**
   - 原发性位置异常可发生于手术过程中，可能由于悬韧带断裂、囊膜破裂或人工晶状体一个襻植入囊袋而另一个襻植入睫状沟或植入房角引起（图 9.23A）。
   - 术后原因包括外伤、揉眼睛和囊膜收缩。
2. **治疗**。显著位置不正（图 9.23B），可能需要重新定位或更换人工晶状体。

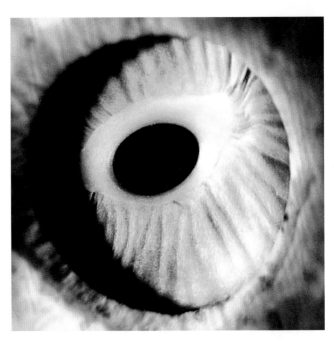

图 9.22　前囊收缩和纤维化。（Courtesy of P Gili-fig. B）

黄斑囊样水肿

非复杂白内障超声乳化术后，有症状的黄斑囊样水肿是比较少见的，而且在大多数情况下，它是轻度和短暂的。它更频繁发生于复杂手术后，发病高峰在术后 6 ~ 10 周或更长。

1. **影响视力的黄斑囊样水肿的危险因素**包括对侧眼黄斑囊样水肿病史、手术并发症如后囊膜破裂，特别是玻璃体切口嵌顿（图 9.24A），以及前房型 IOL（图 9.24B）、二期人工晶状体植入术、既往前列腺素外用治疗、糖尿病和葡萄膜炎。
2. **初诊时视力模糊**，尤其近视力，有时会出现视物变形。轻微的黄斑囊样水肿临床可能不容易察觉，但 OCT 可清楚显示（见第 14 章）。
3. **治疗**包括纠正潜在的病因，例如前段玻璃体嵌顿可行前部玻璃体切除或 YAG 激光。作为最后的治疗手段，可取出前房型 IOL。如果找不到原因，尽管在很多情况下在短短几个月内黄斑囊样水肿可自行消退，但其治疗也很困难。持续性黄斑囊样水肿的治疗包括以下：
   a. 局部 NSAID，如酮咯酸 0.5%（Acular®）qid.，甚至可能对长期黄斑囊样水肿病例有益。局部治疗可能需要持续较长的时间。玻璃体内注射 NSAID 是一种很有前途的新方法。
   b. 局部或球后注射类固醇可能有效。
   c. 全身和局部给予碳酸酐酶抑制剂可能是有益的。

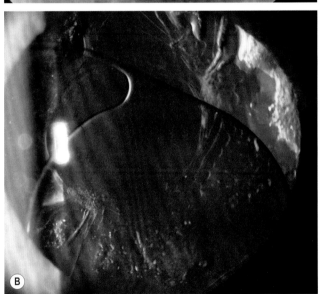

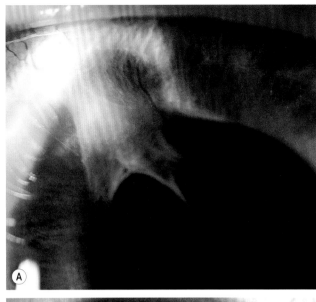

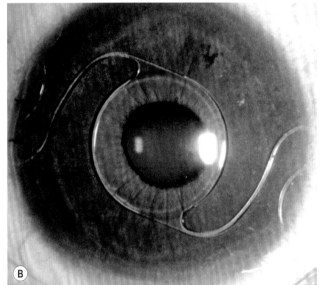

图 9.23 A. IOL 偏中心，一个襻植入房角，另一个襻植入囊袋内。B. 人工晶状体向下半脱位。（Courtesy of P Gili-fig. B ）

图 9.24 易发黄斑囊样水肿。A. 玻璃体切口嵌顿。B. 前房型人工晶状体。（Courtesy of C Barry-fig. B ）

d. 玻璃体内注射曲安奈德可能对眼周注射效果不佳者有效。

e. 玻璃体内注射抗 VEGF 药物对人工晶状体眼有一定的作用，但其疗效目前仍在观察中。

f. 玻璃体切除术可能对内科治疗无效的 CMO 患者有效，即使没有明显的玻璃体病变。

视网膜脱离

　　孔源性视网膜脱离在非复杂 ECCE、超声乳化术后不常见，其可能与下列危险因素有关：

1. 术前

- 格子样变性或裂孔，若术前可行眼底照相，应先预防性治疗，否则术后也应尽快处理。
- 高度近视眼。

2. 术中

- 后囊破裂。
- 玻璃体流失，尤其术中处理不当，约 7% 的风险造成视网膜脱离，超过 6D 的近视眼风险增加到 15%。

3. 术后 1 年内进行激光后囊膜切开术者。

先天性白内障

病因学

约每 10 000 名活产婴儿中将有 3 名先天性白内障患者。2/3 的患者为双眼发病，约一半患者可以明确病因。最常见的病因是基因突变，通常为常染色体显性（AD）遗传；其他病因包括染色体异常、代谢性疾病和宫内感染。单眼发病的潜在病因仍不清楚，仅有约 10% 患者可明确病因。单眼先天性白内障通常是散发的，无家族史或系统性疾病，患病婴儿通常是足月并且健康的。

遗传学

遗传性白内障占 25%。最常见的是常染色体显性遗传，但也可能是常染色体隐性遗传（AR）或 X 染色体连锁性遗传（X-L）。患病父母和子代的白内障混浊形态及是否需要手术的情况通常是类似的。仅有先天性白内障患者的视功能预后好于合并眼部其他病变或系统性疾病的患者。

形态学

认识先天性白内障的混浊形态是非常重要的，它提示可能的发病机制、遗传方式及对视功能的影响。

1. **核性白内障**局限于晶状体的胚胎核或胎儿核。可表现为致密的或细粉（尘埃）状混浊（图 9.25A），可能合并小眼球。
2. **板层白内障**影响晶状体特定层面，既累及前方亦累及后方（图 9.25B），一些病例中可伴随放射状延伸的晶状体混浊（"骑跨征"，图 9.25C）。板层白内障可能呈常染色体显性遗传，可单独发生或见于合并代谢性疾病或宫内感染的患儿中。
3. **冠状**（核上性）白内障位于皮质深层，似皇冠样包围晶状体核（图 9.25D）。通常是散发的，偶尔也会遗传。
4. **蓝色点状白内障**（图 9.25E）常见，不影响视力，可与其他类型的白内障并存。
5. **缝性**白内障是指沿着前 Y 字缝或后 Y 字缝出现的晶状体混浊。可以单独或与其他类型晶状体混浊并存（图 9.25F）。
6. **前极白内障**可能是扁平的（图 9.26A）或似一锥形混浊突向前房（金字塔形白内障，图 9.26B）。扁平的前极白内障位于中央，直径<3mm，1/3 的病例累及双眼，对视力影响小。金字塔形白内障通常被部分混浊的皮质包围，可影响视力。前极白内障偶尔可并发瞳孔残膜（图 9.26C）、无虹膜、Peters 异常和前圆锥形晶状体。
7. **后极白内障**（图 9.26D）可能与永存玻璃体残留（Mittendorf 点）、后圆锥形晶状体和永存原始玻璃体增生症相关。
8. **中央"油滴"状混浊**（图 9.26E）是半乳糖血症的特征。
9. **膜性白内障**罕见，可能与 Hallermann–Streiff–François 综合征相关。当晶状体组织被完全或部分吸收后，残留下被前后囊包夹的白垩色晶状体组织（图 9.26F）。

相关全身代谢性疾病

儿科许多系统疾病可能与先天性白内障相关。绝大多数都是非常罕见，虽然只与儿童眼科医生密切相关，但普通的眼科医生也应知道以下疾病：

半乳糖血症

1. **发病机制**：半乳糖血症是常染色体隐性遗传病，因半乳糖 -1- 磷酸尿苷转移酶（GPUT）缺乏引起严重的半乳糖利用障碍。
2. **全身病变**：婴儿期发病包括生长发育障碍、嗜睡、呕吐和腹泻。饮用牛奶后，患者尿中可发现"还原物质"。除非将存在于牛奶和奶制品中的半乳糖从饮食中去除，肝脾肿大、肾脏疾病、贫血、失

图 9.25　先天性白内障。A. 核性白内障。B. 板层白内障。C. 致密板层白内障伴"骑跨征"。D. 冠状白内障。E. 密集的蓝色点状白内障。F. 缝性白内障及细小蓝色点状白内障。（Courtesy of R Bates-fig. E）

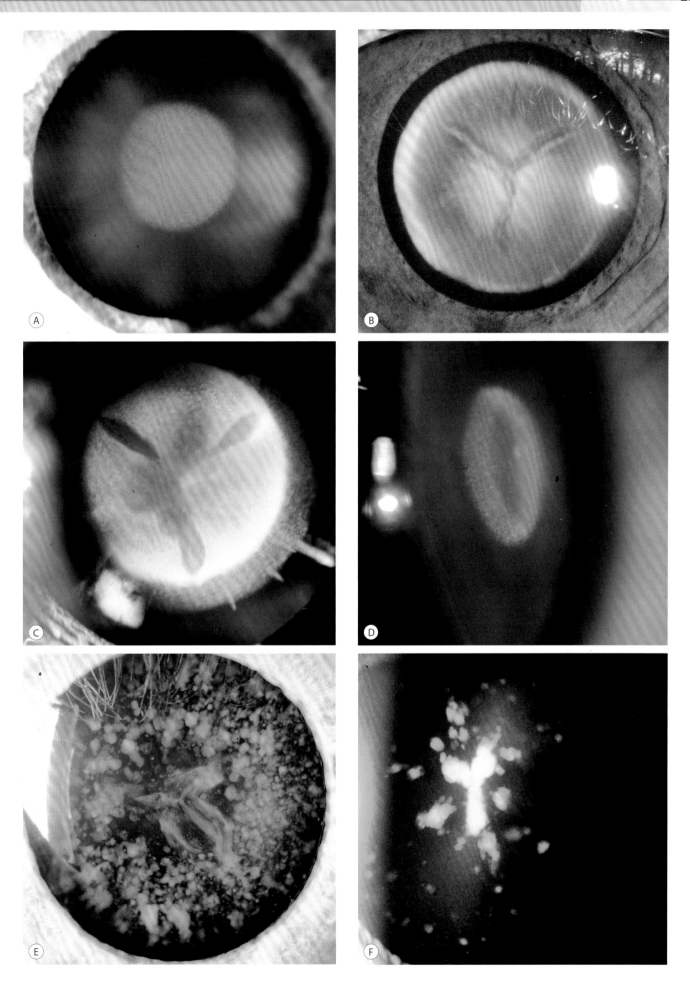

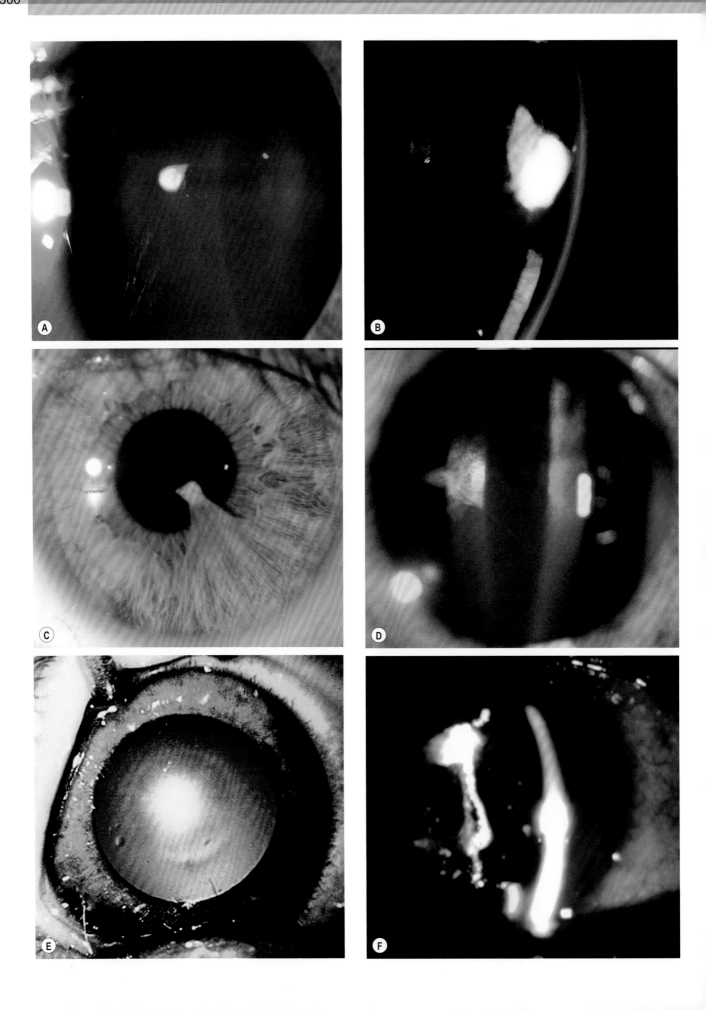

聪和智力障碍将相继发生，最后患者早早夭折。

3. **眼部表现**：白内障特征性表现为一位于中央的"油滴"状混浊（图 9.26E），大部分患者于出生后几天或几周内发生。去除半乳糖（乳制品）的饮食可阻止白内障进展，并可能逆转早期的晶状体改变。

Lowe 综合征

1. **发病机制**：Lowe 综合征是 X 染色体连锁的先天性氨基酸代谢异常疾病。

2. **全身病变**包括精神发育迟滞、Fanconi 综合征近端肾小管病变、肌张力减退、前额突出、脸颊丰满和眼睛凹陷（图 9.27A）。这是先天性白内障及先天性青光眼共存的少数病种之一。

3. **眼部表现**

- 白内障是十分普遍的，可为囊性白内障、板层白内障、核性白内障或全白内障。同时，晶状体小而薄，呈盘状（小晶状体），也可能会出现球形晶状体。女性携带者可表现为晶状体皮质微小点状混浊，通常不影响视力。
- 60% 的患者出现先天性青光眼。
- 其他偶然的发现包括瞳孔缩小和瞳孔无法散大，以及后圆锥形晶状体。

Fabry 病

1. **发病机制**：Fabry 病是 X 染色体连锁的溶酶体贮积病，由 α- 半乳糖苷酶 A 缺乏引起。

2. **全身病变**包括周期性的四肢烧灼痛、紫色的皮肤毛细血管扩张（躯体弥漫性血管角质瘤，图 6.67A）、肥厚性心肌病和肾脏疾病。

3. **眼部表现**

- 白内障表现为沿着 Y 字缝的细小点状混浊，或赤道部晶状体囊膜下的白色颗粒状混浊。
- 其他病变包括涡状角膜病变（图 6.67B）、结膜血管迂曲（图 6.67C）和视网膜血管迂曲（尤其是静脉）。

甘露糖贮积症

1. **发病机制**。甘露糖贮积症是常染色体隐性遗传病，患者缺乏 α- 甘露糖苷酶，继而通过尿液排泄含有甘露糖的寡聚糖。

2. **全身病变**存在两种类型：

   a. 婴儿型：其特点是早期迅速发展的智能衰退、肝脾大和骨骼畸形。

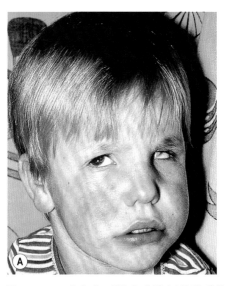
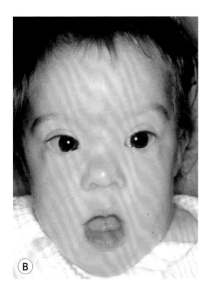
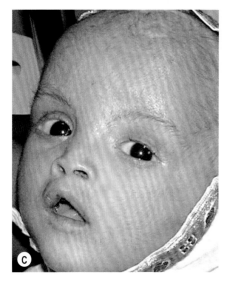

图 9.27 一些与先天性白内障相关的系统性疾病。A. Lowe 综合征。B. Down 综合征。C. Hallermann-Streiff-François 综合征。（Courtesy of N Rogers-fig. C）

图 9.26 先天性白内障。A. 扁平前极性白内障。B. 金字塔形白内障。C. 前极性白内障合并瞳孔残膜。D. 后极性白内障合并 Mittendorf 点。E. "油滴"样。F. 膜性白内障。（Courtesy of J Schuman, V Christopoulos, D Dhaliwal, M Kahook and R Noecker, from Lens and Glaucoma, in Rapid Diagnosis in Ophthalmology, Mosby 2008-fi g. D; K Nischal-fi g. E）

b. 少年 - 成人型：直到童年晚期才出现智能衰退。患者也表现为面部异常、耳聋、肌力减退及脊柱异常。

3. 眼部表现

- 常可见位于晶状体后皮质排列成轮辐状外观的点状晶状体混浊。
- 角膜混浊相对少见。

其他代谢性疾病

包括甲状旁腺功能减退、假性甲状旁腺功能减退、低血糖和高血糖。

相关宫内感染性疾病

先天性风疹

1. **发病机制**：先天性风疹（德国麻疹）是由于病毒通过胎盘自患病母体传输给胎儿导致，通常发生在怀孕的前 3 个月，可能导致胎儿严重的慢性感染和畸形。其严重程度与母体感染时所处的孕周相关。胎儿感染有 50% 出现在孕周前 8 周，33% 处于第 9 ~ 12 周，约 10% 发生于第 13 ~ 24 周。
2. **全身病变**包括自发流产、死胎、先天性心脏畸形、耳聋、小头畸形、智能障碍、肌张力减低、紫癜、肝脾大、血小板减小性紫癜、肺炎、心肌炎，以及骨骼干骺端疾病。
3. **眼部病变**
   - 约 15% 患者出现白内障。胎龄＞6 周时，病毒无法穿过晶状体囊袋，故晶状体不受影响。尽管晶状体混浊（单侧或双侧）常于出生时发生，但亦偶可在出生后几周或数月后出现。混浊可累及晶状体核，呈现致密的珍珠样外观；或累及大部分晶状体，表现为弥漫性混浊。病毒可在晶状体内持续存在，最长可持续至生后 3 年。
   - 其他眼部表现包括小眼球、青光眼、视网膜病变、角膜炎、前葡萄膜炎和虹膜萎缩、严重的屈光不正，以及由于视力不佳导致的钟摆型眼球震颤及斜视。几乎所有的小眼球均合并白内障，几乎所有患有白内障的小眼球均患有青光眼。

弓形虫病

1. **全身病变**包括癫痫发作、脑积水、小脑畸形、肝脾大、耳聋及颅内钙化。
2. **眼部病变**除了白内障，还包括脉络膜视网膜炎、小眼球和视神经萎缩。

巨细胞病毒感染

1. **全身病变**包括黄疸、肝脾大、小脑畸形及颅内钙化。
2. **眼部病变**除了白内障，还包括脉络膜视网膜炎、小眼球和视神经萎缩。

水痘

1. **全身病变**包括智能障碍、脑皮质萎缩、皮肤瘢痕和四肢畸形；婴儿早期死亡常见。
2. **眼部病变**除了白内障，还包括小眼球、Horner 综合征、脉络膜视网膜炎、视盘发育不良及视神经萎缩。

相关的染色体异常

Down 综合征（21- 三体综合征）

1. **全身病变**包括智能障碍、发育落后、睑裂向上倾斜、内眦赘皮、鼻根扁平伴额部相对前突（图 9.27B）、头颅前后径短、枕部平坦、手掌短而宽、合并单一横贯的掌纹、舌前伸于口外、外耳小、颈后部皮肤宽松赘余、甲状腺功能障碍、心肺疾病（尤其是 Fallot 四联症）和寿命缩短。
2. **眼部表现**
   - 75% 的患者会出现各种形态的白内障。混浊通常是对称的，常在童年晚期发生。
   - 其他病变包括虹膜周边的 Brushfield 点和虹膜发育不良、慢性睑缘炎、近视、斜视、圆锥角膜和异常的视盘血管。

Edwards 综合征（18- 三体综合征）

1. **全身病变**包括小颌畸形、颈蹼、身材矮小和手紧握、耳位低、耳聋、心脏疾病、智力障碍和早期死亡。
2. **眼部病变**除了白内障，还包括上睑下垂、小眼球、角膜混浊、葡萄膜和视盘缺损、玻璃体视网膜发育不良。

猫叫综合征（5p 部分缺失）

1. **全身病变**包括小头畸形、生长发育迟缓、耳位低、猫叫样哭声和智力障碍。
2. **眼部病变**除了白内障，还包括眼距过宽、睑裂下斜及斜视。

相关的骨骼系统综合征

Hallermann-Streiff-François 综合征

1. **全身病变**。此散发性疾病的全身病变包括前额高突、小喙状鼻、秃头（图 9.27C）、早衰、小颌畸形及尖下巴、身材矮小、牙齿发育不良及上呼吸道狭窄。

2. **眼部病变**
   - 白内障见于 90% 的患者中，可为膜性白内障（图 9.26F）。
   - 其他特征包括蓝色巩膜、双眼小眼球、视盘缺损、眼球震颤和斜视。

Nance-Horan 综合征

1. **全身病变**：此 X 染色体连锁性疾病的全身病变包括切牙过多、耳朵突出、耳廓前倾和短掌骨。

2. **眼部病变**：白内障可能是致密的，可合并轻度小眼球。女性携带者中可能出现明显的晶状体 Y 字缝或有 Y 字缝性晶状体混浊（图 9.25F）。

处理

眼部检查

由于对新生儿的视功能评估无法准确获得，必须通过混浊的密度和形态，结合眼部其他检查以及患儿的视觉行为及反应来评价晶状体混浊对视功能的影响。对患儿的父母及兄弟姐妹的检查亦十分重要。

1. **混浊的密度和对视觉功能的潜在影响**主要通过红光反射情况及对直接和间接检眼镜检查眼底的成像质量进行评估；可携带式裂隙灯的产生使新生儿的检查变得更简易可行。使用检眼镜检查白内障，可将混浊程度分为以下几级：
   - 十分致密的白内障，完全遮挡瞳孔区，无法窥清眼底，可直接进行手术治疗。
   - 混浊密度相对较轻的白内障，虽然肉眼看仍十分明显，但使用间接检眼镜能看见视网膜血管，而使用直接检眼镜检查无法看见视网膜血管。其他特征包括直径>3mm、位于中央或后部的混浊。
   - 肉眼观不明显的混浊，能使用直接或间接检眼镜窥清视网膜血管。其他特征包括位于中央直径<3mm 的混浊，或位于周边、前方或点状的

混浊伴透明带间隔。

2. **形态**：晶状体混浊的形态可以为病因提供重要的线索（见上文）。

3. **合并其他眼部病变**：可累及前段（角膜混浊、小眼球、青光眼、永存原始玻璃体增生症）或后段（脉络膜视网膜炎、Leber 黑矇、风疹性视网膜病变、黄斑中心凹或视神经发育不良）。

4. **其他视功能严重受损的指标**包括无法中心固视、眼球震颤和斜视。

5. **特殊检查**：例如强迫性优选注视法、视觉诱发电位也能提供有价值的信息，但因它们可能存在误差，故不能过分依赖。

全身检查

除非患儿有确定的遗传基础，否则应对双眼先天性白内障患儿进行以下检查：

1. **血清学检测**有无宫内感染。

2. **尿液**：饮用牛奶后检测还原物质的尿液分析（半乳糖血症）和氨基酸色谱分析（Lowe 综合征）。

3. **其他检查**包括空腹血糖、血清钙和磷、红细胞半乳糖 -1 磷酸尿苷酰转移酶（GPUT）和半乳糖水平。当钙和磷异常严重到引起白内障时，患儿全身情况往往不佳。

4. **转诊给儿科医生**：当患儿存在其他畸形或怀疑患其他全身性疾病时应转诊给儿科医生。此时可以考虑进行染色体核型分析。

治疗

治疗时机是至关重要的，主要考虑以下几方面：

1. 双眼致密白内障需要在患儿 4~6 周龄时进行早期手术，以防止发生形觉剥夺性弱视。如果双眼严重程度不对称，应先处理混浊程度更重的白内障患眼。

2. 双眼局部白内障早期可能无需手术。如有疑问，应谨慎推迟手术，并监测晶状体混浊程度和视功能，当视力恶化时再进行干预。

3. 单眼致密白内障需要紧急手术（可能在几天内），并紧接着进行积极的弱视训练以改善视功能，尽管疗效往往有限。治疗的时机应谨慎权衡，因早期干预（<4 周）可能会增加术后继发性青光眼的风险。如果白内障是在生后 16 周后才察觉，视功能预后特别差。

4. 部分单眼白内障通常可以进行观察或通过扩大瞳孔进行非手术性治疗。并可通过遮盖健眼来预防弱视。

5. 手术可包括撕除前囊、吸出晶状体组织、撕除后囊、部分前段玻璃体切除及人工晶状体植入术。具体术式依具体情况而定。纠正合并的屈光不正是十分重要的。

术后并发症

儿童白内障手术并发症的发生率较成人白内障手术的并发症发生率高。

1. **后囊混浊**：<6 岁的患儿保留后囊时，后囊混浊十分普遍。后囊混浊在年龄小的患儿中的意义更重大，因其可能导致弱视产生。当后囊切除结合玻璃体切除时，后囊混浊的发生率降低。

2. **继发性膜**可遮蔽整个瞳孔，特别是在小眼球或合并慢性葡萄膜炎的患眼中。术后对健侧眼的纤维素性葡萄膜炎，除非积极处理，否则也可能会导致膜的形成。

3. **晶状体上皮细胞增殖**较普遍，但对视力影响不大，因其不累及视轴。它被包裹在残存的前后囊袋间，被称为 Soemmerring 环。

4. **青光眼**：将有 20% 患眼最终发生青光眼。
   - 在小眼球患眼中，术后早期可能出现闭角型青光眼，继发于瞳孔阻滞。
   - 继发性开角型青光眼可在首次手术几年后发生；因此长期监控眼压是十分重要的。

5. **视网膜脱离**并不常见，通常是晚期并发症。

视功能康复

婴幼儿白内障手术的技术难点已基本被解决，视功能不佳主要由弱视造成。对无晶状体眼进行光学矫正时，主要考虑的两个因素是年龄和是否单眼或双眼为无晶状体眼。

1. **框架眼镜**对年龄较大的双眼无晶状体眼儿童有效。

2. **角膜接触镜**能为无论单侧和双侧无晶状体眼提供卓越的光学解决方案。待患儿 2 岁时，患儿基本能耐受，然而患儿继续成长，随着患儿更加活跃而独立，配合度较差的问题可能再次出现。

3. **人工晶状体植入**已经越来越多地应用于年幼的孩子，在特定的病例中似乎是安全有效的。意识到眼球发育中存在近视漂移，结合准确的生物测量，可准确计算 IOL 度数，将初始屈光状态设定为远视（可通过戴镜纠正），在未来生活中慢慢转为正

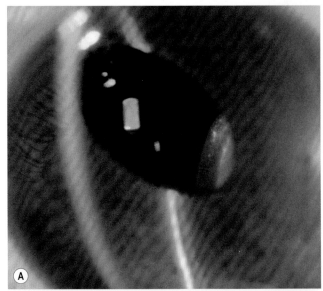

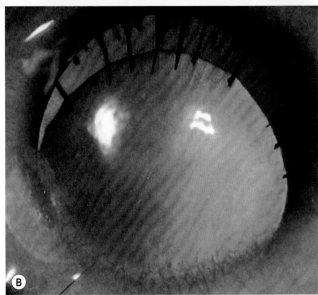

图 9.28　晶状体异位不伴系统性异常。A. 晶状体和瞳孔异位。B. 晶状体向下半脱位伴无虹膜。(Courtesy of J Schuman, V Christopoulos, D Dhaliwal, M Kahook and R Noecker, from Lens and Glaucoma, in Rapid Diagnosis in Ophthalmology, Mosby 2008-fi g. A; U Raina-fi g.B)

视眼。然而，最终的屈光状态是多变的，并不能完全保证成年后一定为正视眼。

4. **遮盖疗法**用于治疗或预防弱视是必不可少的。也可考虑进行阿托品抑制治疗。

晶状体异位

晶状体异位指晶状体偏离正常的位置。晶状体可以完全移位，使得瞳孔区无晶状体（脱位）；或部分移位，瞳孔区仍可见到部分晶状体（半脱位）。

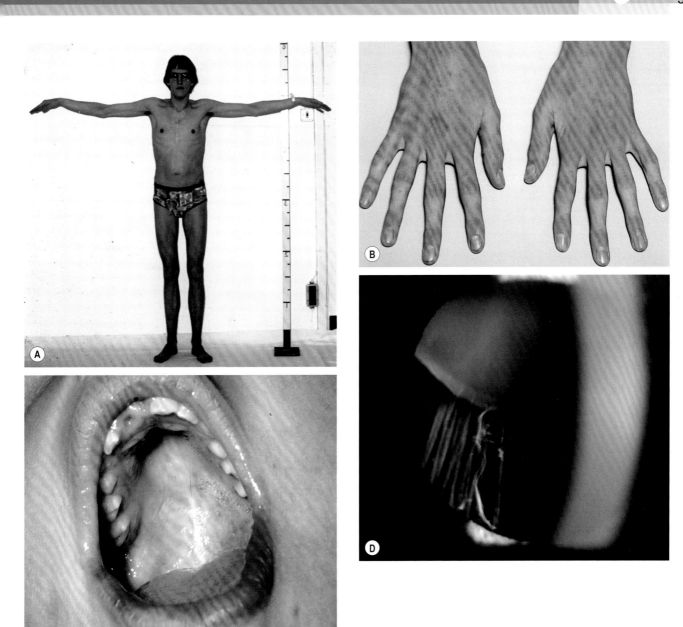

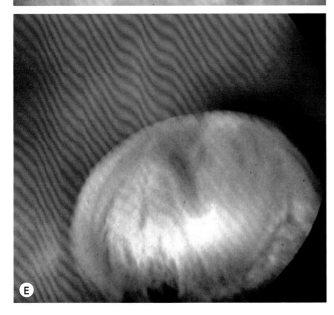

图9.29　马方综合征。A. 四肢长，相较于躯干。B. 蜘蛛指（趾）。C. 高拱形腭。D. 晶状体颞上半脱位，悬韧带完整。E. 罕见脱位至玻璃体腔。

晶状体异位可以是遗传性或获得性。获得性的原因包括外伤、大眼球（如高度近视、牛眼）、前葡萄膜肿瘤和过熟期白内障。以下仅讨论遗传性晶状体异位。

不伴有系统性疾病

1. **家族性晶状体异位**为常染色体显性遗传，双眼对称性颞上方移位。可表现为先天性或之后发生。
2. **晶状体瞳孔异位**是一种少见的、先天性的常染色体隐性遗传病，双侧的瞳孔和晶状体反向移位。瞳孔小，呈裂隙状，难以扩大（图 9.28A）。其他临床表现包括虹膜透光、大角膜、青光眼、白内障和小球状晶状体。
3. **无虹膜偶可出现**（图 9.28B）。

伴有系统性疾病

马方综合征

1. **发病机制**：为位于 15q21 的原纤维蛋白 1 基因（FBN1）突变所致。
2. **遗传方式**为常染色体显性遗传，表现型多变；少部分患者仅表现为眼部体征。
3. **黏膜骨骼表现**：
   - 高瘦体型，相较于躯干不合比例的异常长的四肢（两臂长＞高度，图 9.29A）。
   - 脊柱后凸，胸骨突出（鸡胸）或凹陷（漏斗胸）。
   - 长的蜘蛛状指和趾（图 9.29B）以及轻度关节松弛。
   - 窄高拱形腭（"哥特式"）（图 9.29C）。
   - 长形头、颧骨发育不良、眼球内陷和睑裂下移。
   - 扁平足、皮纹、易瘀伤。
   - 肌肉发育不良和易发生疝气。
4. **心血管病变**包括主动脉根部扩张、二尖瓣脱垂和主动脉瘤。
5. **晶状体异位**在 80% 的病例中是双侧和对称性的。晶状体异位最常见的是向颞上方异位，但可发生于任何子午线方向。由于悬韧带通常是完整的（图 9.29D），调节存在，晶状体极少情况下可异位至前房或玻璃体腔（图 9.29E）。晶状体可为球状晶状体。
6. **其他眼部表现**包括房角发育异常所致的青光眼、伴有格子样变性的视网膜脱离、瞳孔扩大肌发育不良、周边虹膜透照缺损、扁平角膜和斜视。

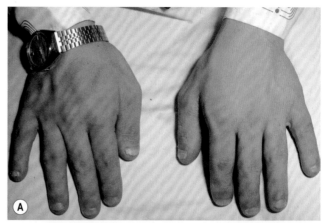

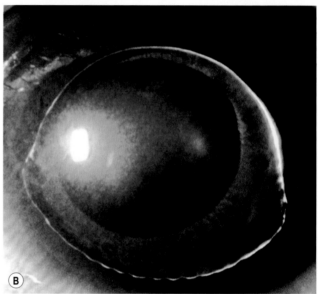

图 9.30　Weill-Marchesani 综合征。A. 短指。B. 小球形晶状体脱位至前房。（Courtesy of R Curtis-fig. B）

Weill-Marchesani 综合征

Weill-Marchesani 综合征是一种罕见的全身性结缔组织病，是与马方综合征相反的综合征。

1. **遗传**是常染色体显性或隐性；前者定位于 19p13.3 ~ p13.2，后者致病基因为 FBN1，与马方综合征相同。
2. **系统性表现**包括身材矮小，短指的特征在于粗短的手指（图 9.30A）和脚趾，以及关节僵硬和心理障碍。
3. **晶状体异位**：50% 在童年后期或成年早期的生活中发生。小球形晶状体常见，因此晶状体发生向前半脱位导致瞳孔阻滞，偶可异位至前房（图 9.30B）。
4. **其他眼部特征**包括房角异常、双侧眼轴不对称和早老性玻璃体液化。

高胱氨酸尿症

1. **发病机制**：先天性代谢胱硫醚 β- 合成酶的肝活性降低，导致同型半胱氨酸和甲硫氨酸全身积累的结果。

2. **遗传方式**是常染色体隐性遗传，致病基因位于染色体 21q22.3。

3. **系统性特征**
   - 粗的金发、蓝色虹膜、颧部潮红（图 9.31A），以及马方综合征的习性但罕见蜘蛛指（趾）。
   - 神经发育迟滞、心理障碍、精神病和骨质疏松症。
   - 任何年龄均可出现血栓形成，尤其是术后或产后。
   - 治疗包括口服维生素 B_6、叶酸和维生素 B_{12}，降低血浆同型半胱氨酸和甲硫氨酸水平。

4. **晶状体异位**：在未经治疗的患者中，通常 25 岁之前即出现典型的鼻下方移位（图 9.31B）。悬韧带

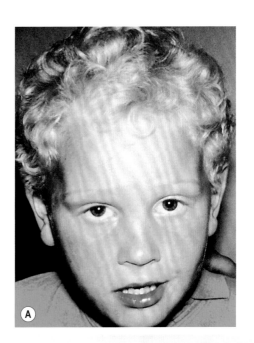
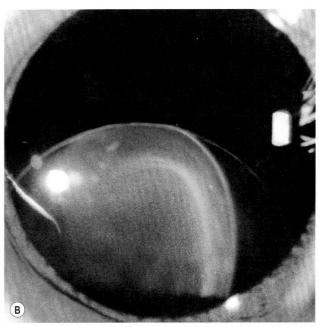
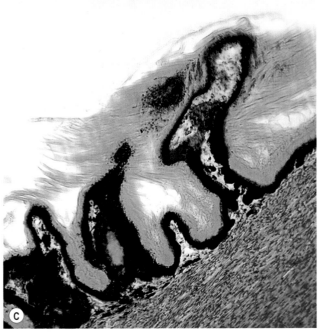

图 9.31 高胱氨酸尿症。A. 粗的金发。B. 晶状体向下脱位，悬韧带降解。C. 组织学显示悬韧带团簇状覆盖于睫状上皮。（Courtesy of J Schuman, V Christopoulos, D Dhaliwal, M Kahook and R Noecker, from Lens and Glaucoma, in Rapid Diagnosis in Ophthalmology, Mosby 2008-fig. B; J Harry and G Misson, from Clinical Ophthalmic Pathology, Butterworth-Heinemann 2001-fi g. C）

小带正常情况下富含半胱氨酸（在高胱氨酸尿症中缺失），在该病中它发生降解（图 9.31C），因此导致调节缺失。由于晶状体嵌顿于瞳孔区或异位至前房导致瞳孔阻滞可能会发生闭角型青光眼。

5. 其他眼部特征包括虹膜萎缩、视神经萎缩、白内障、角膜混浊、近视和视网膜脱离。

其他全身伴随情况

1. **亚硫酸盐氧化酶缺乏症**是一种常染色体隐性遗传，先天性硫代谢异常疾病。其特点是渐进性精神运动恶化、渐进性肌肉僵硬、去大脑强直和死亡，通常在 5 岁即夭折。晶状体异位是普遍的。

2. **高赖氨酸血症**是一种罕见的赖氨酸 α- 酮戊二酸还原酶缺失所致的先天性代谢缺陷，常染色体隐性遗传。全身性表现包括韧带松弛、肌张力低、癫痫发作和精神障碍。偶尔可伴有异位晶状体。

3. **Stickler 综合征**偶尔伴有晶状体异位，视网膜脱离是最常见的问题。

4. **Ehlers–Danlos 综合征**可偶尔伴有晶状体异位，巩膜脆性、圆锥角膜和近视是最常见的。

处理

　　晶状体异位的主要并发症有：①屈光不正（晶状体性近视）；②由于散光和（或）晶状体的边缘效应引起的光学畸变；③青光眼（见第 10 章）；偶尔伴有④晶状体性葡萄膜炎。

1. **眼镜矫正**可以矫正晶状体倾斜或晶状体轻度半脱位的边缘效应产生的散光。如果视轴的重要部分是无晶状体状态，在未散瞳情况下，无晶状体眼的矫正也可获得良好的视觉。

2. **手术摘除**晶状体。使用眼内显微手术器械。适用于无法治疗的屈光不正、经线性弱视、白内障、晶状体诱导性青光眼、葡萄膜炎或角膜内皮接触。

晶状体形态异常

前圆锥形晶状体

1. **体征**
   - 双侧晶状体前表面向前房轴向突出（图 9.32A）。
   - 早期病例红光反射显示"油滴状"改变（图 9.32B）。

2. 大多数患者都有 **Alport 综合征**。它是常染色体显性遗传或 X 连锁隐性遗传，其特点为渐进性的感音神经性耳聋和肾小球基底膜相关的肾脏疾病。血尿通常开始于童年，之后发生肾衰竭。

3. 其他眼部特征包括斑点状视网膜病变（图 15.17）和后部多形性角膜营养不良（图 6.59）。

后圆锥形晶状体

1. **遗传**。大多数情况下为单眼，散发，且不伴有全身异常。很少情况下为双眼发病，可能是家族性的。

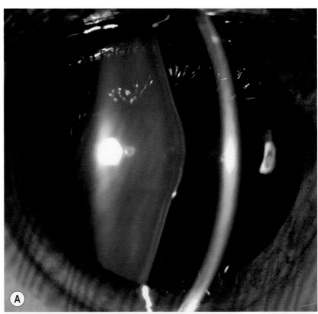

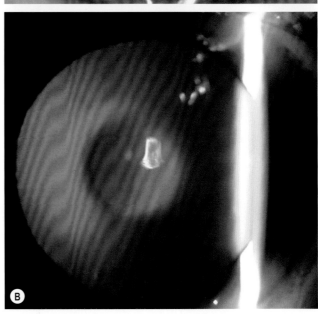

图 9.32　A. 前圆锥形晶状体。B. 红光反射显示"油滴状"改变。

2. 体征
- 晶状体呈圆形或圆锥形向眼轴后方凸向玻璃体腔（图 9.33A），伴有局部变薄或囊膜缺失。
- 晶状体后囊混浊（图 9.33B）常见。
- 随着年龄逐渐增加，突起进行性增加，晶状体皮质也可能出现混浊。白内障进展程度不一，但许多情况下，在婴儿期或幼年期即出现急性白色浑浊的晶状体。

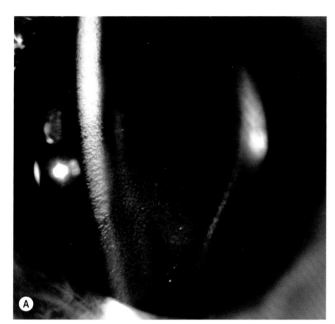

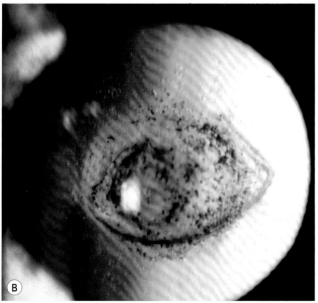

图 9.33　A. 后圆锥形晶状体。B. 红光反射显示后囊浑浊。

球形晶状体

　　球形晶状体是非常罕见的，通常是单侧的，一般晶状体呈半球形畸形，可伴有后极性白内障。

小球形晶状体

1. **体征。**晶状体小且为球形（图 9.34）。
2. **原因**包括家族性（显性）小球形晶状体，不伴有系统性缺陷、马方综合征、Weill–Marchesani 综合征、高赖氨酸血症和先天性风疹。
3. **眼部伴随情况**包括 Peters 异常、家族性晶状体和瞳孔异位。
4. **并发症**包括晶状体性近视、半脱位与全脱位至前房（图 9.30B）。

小晶状体

1. **体征。**一个小于正常直径的晶状体（图 9.35）。
2. **伴随症状。**Lowe 综合征（见前），其中晶状体不仅小而且呈盘状。

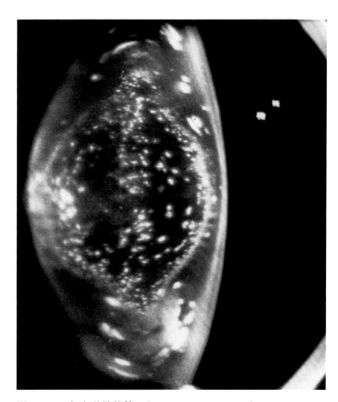

图 9.34　小球形晶状体。（Courtesy of R Bates）

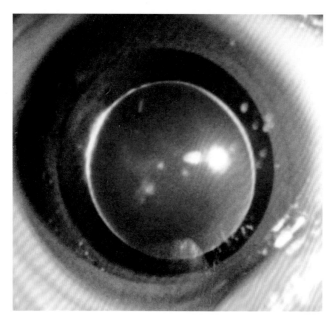

图 9.35 小晶状体。

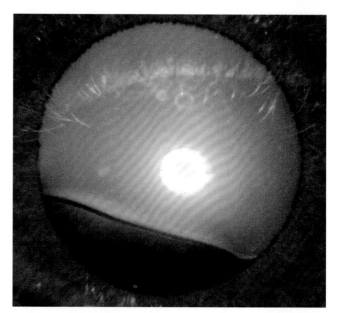

图 9.36 晶状体缺损。

晶状体缺损

缺损的临床特征是在赤道下方的凹痕（节段性发育不良）（图 9.36），伴有相应的晶状体悬韧带纤维缺失。它不是一个真正的缺损，因为没有由于视裂闭合失败而形成的局灶性组织层缺失。偶有晶状体缺损可能伴有虹膜或眼底缺损。

（金海鹰　费萍　彭婕　黄秋婧　李忆安　译）

第 10 章 青 光 眼

引言

房水分泌

房水分两步生成：

- 睫状体基质内的血浆滤过。
- 滤过的血浆经血 - 房水屏障形成房水。

这其中包括两种机制：

1. **主动分泌**占绝大部分，由睫状体非色素上皮细胞产生，代谢过程主要依赖一些酶系统，尤其是 Na^+/K^+ ATP 酶泵，通过此泵将钠离子分泌入后房。

2. **被动分泌**即超滤和扩散产生房水，依赖毛细血管的流体静态压、渗透压（由血浆蛋白产生的胶体渗透压）以及眼内压水平，后者在正常状态下对房水的生成作用轻微。

房水外流

解剖

1. **小梁网**（小梁）是前房角的筛网状结构，90% 的房水经此结构排出（图 10.1）。小梁网由以下三部分组成（图 10.2）：

   a. 葡萄膜小梁是最内层部分，由起源于虹膜和睫状体基质、并有束状内皮细胞覆盖的带状结构构成。由虹膜根部一直延续到 Schwalbe 线。内层小梁空隙相对较宽，因此房水流出阻力较小。

   b. 角巩膜小梁是中间较大部分，由巩膜突延伸至 Schwalbe 线。此层为鞘状结构，由表面覆盖内皮细胞样细胞的结缔组织带构成。该层较葡萄膜小梁空隙小，因此房水流出阻力相对较大。

   c. 邻管（筛状）网状结构是小梁最外层部分，连接角巩膜小梁和 Schlemm 管内壁的内皮细胞。在正常情况下，房水流出阻力主要来源此层。此层由嵌入致密细胞外基质的细胞构成，细胞间隙狭窄。

2. **Schlemm 管**是角巩膜缘周的环形通道，通过间隔桥接。内壁由不规则梭状内皮细胞排列，包括内折（巨大空泡），这些内折被认为可以传递由小梁网孔形成的房水。外壁则由平滑肌细胞排列，包括倾斜离开管道的集液管开口，且直接或间接与巩膜表层静脉相连。

生理学

房水由后房经瞳孔流入前房后，经下面两种途径流出（图 10.3）：

1. **小梁途径（传统途径）**：大约 90% 的房水经此通路排出。房水经小梁网流入 Schlemm 管，汇入表层巩膜静脉。此途径对总体流量压力敏感，即前部压力增加，流量增加。药物（缩瞳剂、拟交感药物）、激光小梁成形术以及滤过手术都是通过小梁网途径使房水流出增加。

2. **葡萄膜巩膜途径（非传统途径）**：其余 10% 的房水经睫状体进入脉络膜上腔，由睫状体、脉络膜及巩膜内的静脉循环排出。缩瞳剂会使该途径流量下降，而阿托品、交感神经拟似物及前列腺素

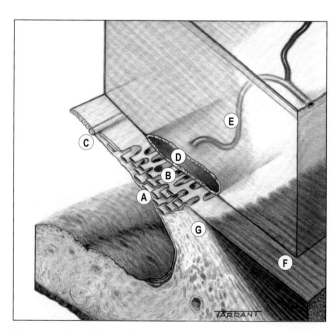

图 10.2　房水流出通道解剖示意图。A. 葡萄膜小梁。B. 角巩膜小梁。C. Schwalbe 线。D. Schlemm 管。E. 集液管。F. 睫状体纵行肌。G. 巩膜突。

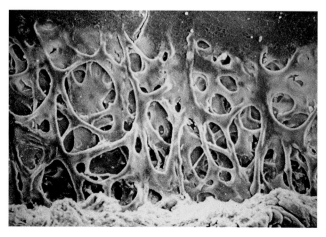

图 10.1　小梁网的扫描电镜图

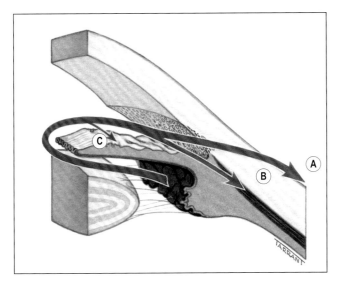

图 10.3 房水流出途径。A. 小梁途径。B. 葡萄膜巩膜途径。C. 虹膜途径

因为 80% 的患者眼压高峰值在上午 8 点和中午之间。

青光眼概述

定义

青光眼很难精确定义，它是一种多亚类的疾病群。该病变的所有形式都有一个共同特征，即进行性特征性的视神经损害。该损害进展会引起视野缺损，而眼压通常是引起损害进展的关键因素。在分子水平上，青光眼的多种病因学与内皮白细胞黏附分子 1（endothelial leucocyte adhesion molecule-1，ELAM-1）有关，该分子显示小梁网细胞应激反应激活。

流行病学

青光眼影响全球 2% 的 40 岁以上人群，10% 的 80 岁以上人群；大约 50% 的青光眼患者未诊断。在欧洲或非洲籍人群中，原发性开角型青光眼（primary open-angle glaucoma，POAG）占绝大部分。在世界范围内，原发性闭角型青光眼占半数，远东后裔尤为高发。

分类

青光眼分为先天性（发育性）或获得性。还可依据前房角结构引起房水排出受阻的机制分为开角型和闭角型亚类。另外还可分为原发性和继发性青光眼；后者是由于眼内或非眼内疾病引起的眼压升高。

的同类物则增加该途径的流量。少部分房水还可经虹膜排出。

眼内压

眼压取决于房水分泌及排出速率。后者与流出通道的阻力及巩膜表层静脉压水平相关。房水流出速率与眼内压及巩膜表层静脉压之差成正比。

正常眼压概念

普通人群的眼压分布范围为 11～21mmHg。虽然眼压没有绝对的病理值，但 21mmHg 通常被视为正常眼压上限，高于 21mmHg 的眼压列入可疑范围。然而，在一些患者中，眼压低于 21mmHg 也可以有青光眼损害（正常眼压性青光眼）。同时也有眼压高达 30mmHg 而没有青光眼损害（高眼压症）。眼压的实际水平严重影响青光眼损害的进展，但也受其他因素的影响。

眼压波动

正常眼压的波动与时间、心率、血压及呼吸有关。眼压的昼夜波动通常是早晨高，而下午及夜间较低。正常眼的眼压平均昼夜波动范围为 5mmHg；而高眼压或青光眼眼压波动范围更大。因此，单一的眼压值，特别是下午测量的数值有可能产生误导，因此可能需要每天在不同时间点多次测量眼压（阶段测量）。在临床工作中，上午眼压的测量通常已足够，

眼压计

Goldmann眼压计

原理

Goldmann 压平眼压计（Goldmann applanation tonometry，GAT）是基于 Imbert-Fick 原理，即将眼球看作一个理想的、干燥、薄壁的圆球。球内的压力（P）等于压平其表面所需的外力大小 F 除以该外力压平的面积（A）（即 P=F/A）。理论上，当压平角膜与 Goldmann 棱镜表面接触的区域直径为 3.06mm 时，平均角膜硬度和泪液月形带的毛细吸力可以相互抵消（图 10.4A），因而可以从施压于角膜的不同力度推导出眼压值。图 10.4B 为 Goldmann 眼压计。由于眼压计棱镜重复使用可能引起感染，目前已有一次性棱镜以及眼压计头。

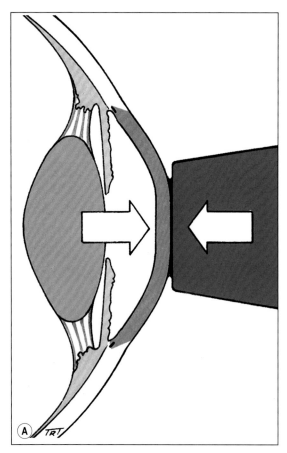

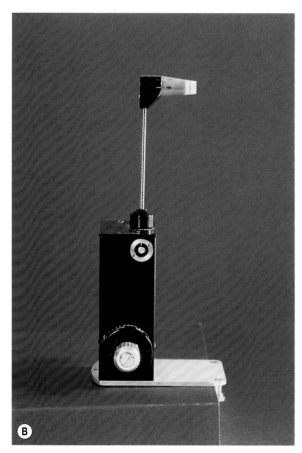

图 10.4　Goldmann 眼压计。A. 物理原理。B. 眼压计。(Courtesy of J Salmon-fig. B)

方法

a. 将患者头部置于裂隙灯，前额紧贴额靠。

b. 表面麻醉后结膜囊内滴入荧光素。

c. 将光源调至钴蓝光，最亮光束与棱镜成斜形，将棱镜置于角膜顶点的中央。

d. 将刻度盘调整位于 1 和 2 之间（即 10～20mmHg）。

e. 推进裂隙灯，直到棱镜与角膜顶点接触（图 10.5A）。

f. 从裂隙灯观察眼部。

g. 可见两个半圆形凹陷，一个位于水平线以上，一个位于水平线以下。这两个半圆是与棱镜上方及下方外侧接触的荧光素染色的泪膜。

h. 转动眼压计刻度盘，使得两个半圆内径相连（图 10.5B，右图）。

i. 将刻度盘读数乘以 10，即为眼压值。

误差来源

1. 荧光素的不当应用。过量的荧光素可使得半圆过厚且半径过短（图 10.5B，左图），此时眼压值容易高估。而过少的荧光素则使得半圆过薄且直径

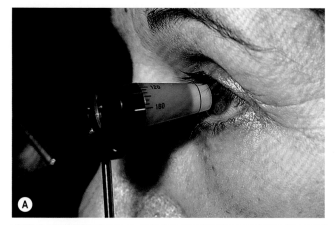

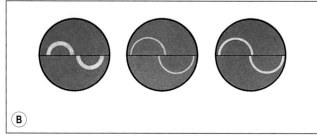

图 10.5　眼压计检查。A. 眼压计接触角膜。B. 眼压计检查时荧光素染色的半环（见文中）

过长（图 10.5B，中间图），因而眼压值读数偏低。

2. **施于眼球的压力**来源于检查者手指压力、患者挤眼或限制性眼外肌（如甲状腺相关性眼病），这些都可能导致眼压人为升高。

3. **角膜中央厚度**（central corneal thickness，CCT）：GAT 的眼压读数计算是基于角膜厚度为 520 μm，且微量的正常变异。如果角膜偏薄，眼压值偏低，而角膜偏厚，则眼压值偏高。高眼压个体的角膜通常较一般人厚，而正常眼压性青光眼的角膜通常较薄。屈光术后患者的角膜较薄且结构改变致使眼压值测量偏低。新的眼内压测量方法（见下文）也已开发，旨在降低各种结构造成的混淆变量。

4. **角膜水肿**可能使眼压值偏低，推测可能是由于角膜水分大和软化，这种作用远远超过因为水肿引起的角膜中央厚度增加可能引起的读数偏高。

5. **散光**：若有显著性的散光，角膜通常变形。如果散光超过 3D，那么需要两次测量，第二次需要将棱镜旋转 90°，或更为推荐的是，将棱镜旋转至眼压计上的红线与散光的负轴向一致。

6. **不正确的校准**会导致错误的读数。因此在每次临床应用前，使用校准臂显得尤为重要。

7. **宽脉压**：正常情况下，因眼部灌注会引起眼压的轻微波动。如果脉压比较大，那么需要取眼压的中间读数。

8. **短时间的重复读数**通常由于其对眼球的按摩作用使眼压轻微下降。

9. **其他因素**：紧衣领、屏气能引起静脉回流障碍，因此可能引起眼压偏高。

其他类型眼压计

1. **气动式眼压计**也基于压平的原理，通过喷射气体将角膜压平而不是通过棱镜。气体充分压平角膜的时间直接与眼压水平相关。这种测量方法无需与角膜接触以及表面麻醉，因此它特别适用于社区的眼压筛查。它的主要弊端是只有在低到中度眼压时，测量值比较精确。喷射气体因它的气压以及噪音可能使患者吓一跳。气动式眼压计可以是非便携式（图 10.6）或便携式（图 10.7 A）。

2. **Reichert 眼反应分析仪**是新近发明的一种气动式眼压计，通过两种相继的测量来尝试补偿角膜的生物化学特性，即一种黏滞性阻尼功能。

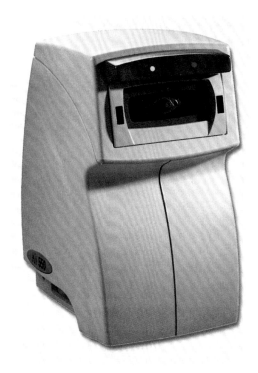

图 10.6 非便携式眼压计

3. **动态轮廓眼压计**（"Pascal"）通过使用固态传感器以及与角膜轮廓相匹配的表面来测量眼压。该眼压计设计目标是使得眼压读数不受角膜的生物化学特性（如中央角膜厚度）的影响。它在裂隙灯上的使用类似 Goldmann 眼压计。

4. **Perkins 压平眼压计**使用连接小光源的 Goldmann 棱镜。它为手持式（图 10.7B），因此可用于卧床或麻醉患者。

5. **Tono-pen® 眼压计**为手持式，独立的、电池驱动、便携式、微型电子接触式眼压计（图 10.7C）。探针头包括测量压平压力的传感器。该眼压计与 Goldmann 眼压计测量值有很好的相关性。它最大的好处是测量配戴绷带性角膜接触镜的角膜变形或水肿患者，以及卧床患者。

6. **iCare® 眼压计**是新近的一种小型的手持式眼压计，基于一种反弹或动态的全新原理，通过非常轻的探针与角膜瞬时接触来测量。由于作用于角膜的压力非常轻微，因而无需表面麻醉。该仪器能用于自我监测（图 10.7D）和社区筛查。

7. **Schiotz 眼压计**基于压陷原理，通过压陷角膜砝码的已知重量来测量；目前临床中较少应用。

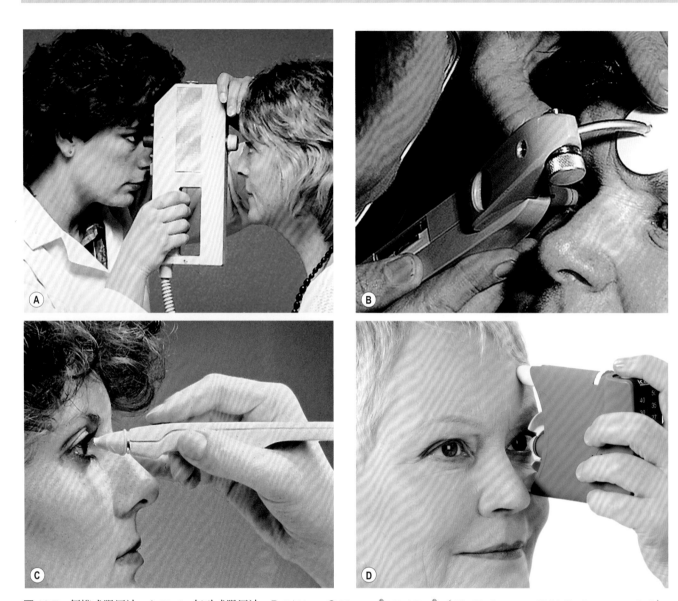

图 10.7   便携式眼压计。A. Keeler 气动式眼压计。B. Perkins。C. Tonopen®。D. iCare®。（Fig. D, Courtesy of Mainline Instruments Ltd）

前房角镜检查法

引言

概述

1. **前房角镜检查**是评估前房角情况便于确认青光眼类型的一种方法。它也可以用于治疗，如激光小梁成形术和房角切开术。

2. 其他方法评估前房角有高频超声生物显微镜（ultrasound biomicroscopy，UBM）以及眼前段光学相干断层成像（optical coherence tomography，OCT），这些在房角分析的某些方面具有优势，且能对直观的房角所见有补充作用。

光学原理

由于来源房角的光在角膜前泪膜与空气界面上发生全内反射，因此不能通过完整角膜直接观察到前房角结构（图 10.8）。由于房角镜的屈光指数与角膜的屈光指数类似，通过新的泪膜房角镜界面替代泪膜空气界面，由此可以消除全内反射。我们可见从房角镜透出的光线。房角镜有间接和直接两种主要类型（见下述）。

间接前房角镜检查法

间接房角镜使用反射镜来反射从房角来的光线，

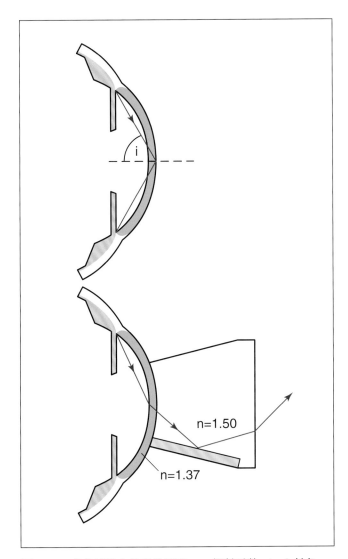

图 10.8 房角镜检查的光学原理；n= 折射系数；i= 入射角。

以致光线小于临界角透出房角镜。间接房角镜呈现的是反方向房角的镜面图像，需联合裂隙灯一起使用。

非压陷式前房角镜检查法

1. 房角镜

- 经典的 Goldmann 房角镜由三面反射镜组成，其中之一专门用于房角检查（图 10.9A）；还有一些为单面反射镜（图 10.9B）、双面或四面反射镜（图 10.9C）。

- 有修改但基本结构类似的房角镜包括 Magna View、Ritch 小梁成形镜、Thorpe 四面镜以及 Khaw direct view。

- 由于房角镜表面曲率比角膜陡峭，因此为连接角膜与房角镜之间的空隙，需要使用与角膜屈光指数类似的黏性耦合剂。

2. 方法

a. 检查室周围照明必须较暗，必要时可以全暗室。

b. 为充分观察房角，尽可能减少裂隙灯光线长度以及强度，尤其避免光线直接透过瞳孔。

c. 患者坐在裂隙灯后，告知房角镜将会与眼睛接触但通常不会引起不适。

d. 滴入表面麻醉剂如 0.5% 的丙美卡因。

e. 前额紧靠额带，双眼同时睁开。

f. 在房角镜表面滴入一或两滴耦合液（人工泪液，如 0.3% 羟丙甲基纤维素）。

g. 为避免耦合剂的流失，嘱患者往上看并直接放入房角镜。然后嘱患者往前看。

h. 间接房角镜成像为与反射镜相对的房角的倒像。

i. 当完成房角的初始检查并记录时，增加光线亮度便于更清晰地观察房角。

j. 当凸出虹膜遮挡房角时，嘱患者往反射镜方向看，这样有可能可以透过凸出的虹膜看到房角结构。但患者眼球仅允许轻微运动，否则房角结构可能变形，房角关闭可能呈现开放。

k. 非压陷式房角镜的过度施压使房角变窄（相对压陷式房角的施压效果而言，见下述）。同时过度施压也可能引起角膜皱褶，使观察的清晰度下降。

l. 在部分被检眼中，房角镜对角膜的吸力可能致使房角人为开放；需谨记避免逆时及顺时施予房角镜上的压力。

压陷式前房角镜检查法

1. 压陷式房角镜包括 Zeiss（通常和可拆卸的 Unger 叉状手柄一起使用，图 10.10）、Posner（有固定把手的改良 Zeiss）和 Sussman（无手柄），所有该类房角镜均为四面棱镜。

- 房角镜接触面的曲率较角膜曲率平坦，故不需要耦合剂。

- 房角镜不能固定眼球，故不适合激光小梁成形术。

2. 方法

a. 初始步骤跟非压陷式房角镜检查方法类似。

b. 将房角镜放在角膜中央并轻轻往后推压（图 10.11A）；压力使房水流入房角，压迫周边虹膜向后移动。

c. 如果房角关闭仅由虹膜与角膜接触引起，那么该检查可以打开房角，并可见房角隐窝（图 10.11B）。

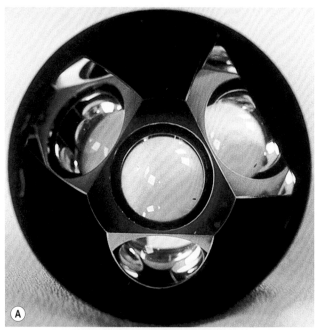

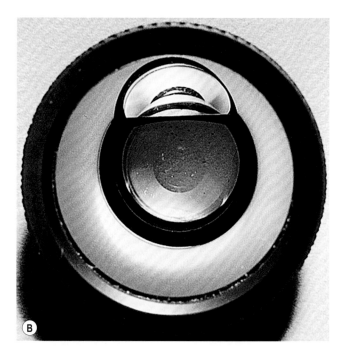

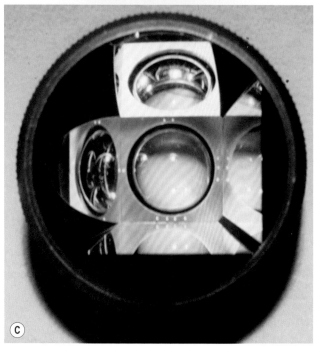

图 10.9　Goldmann 房角镜。A. 三面镜。B. 单面镜。C. 四面镜

d. 如果房角关闭是由于周边虹膜与角膜粘连，即
周边前粘连（peripheral anterior synechiae，PAS）
（图 10.12A），那么检查后房角依然关闭（图
10.12B）。

e. 动态房角检查对于辨认房角的一些很难评估的
结构方面是具有优势的，比如区分广泛或重度
色素沉着的 Schwalbe 线和色素性小梁网。

直接房角镜检查法

　　直接房角镜的工作原理是半球形或斜形的房角
透镜使得光线在接触镜 / 空气界面以入射角小于临界
角而被折射离开接触镜，使观察者能观察到。这种
检查方法之所以被称为"直接"是由于房角的光线可
以直接观察到而非在镜内反射。该检查法无需裂隙

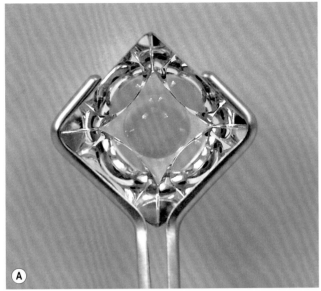

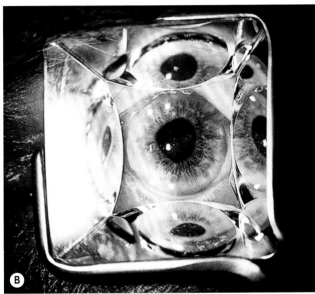

图 10.10 A. Zeiss 房角镜。B. 房角镜检查状态

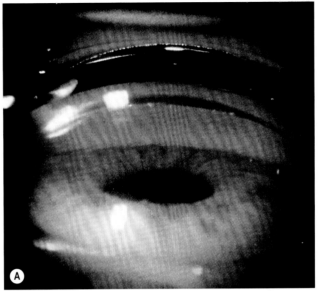

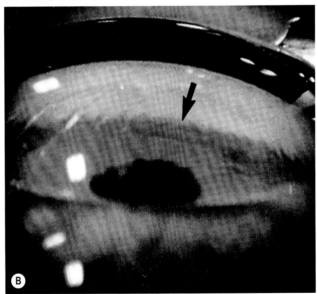

图 10.11 房角关闭时压陷式房角镜所见图。A. 压陷前房角全关闭。B. 压陷时可见房角全部结构（箭头）和角膜皱褶。（Courtesy of W Alward, from Color Atlas of Gonioscopy, Wolfe 1994）

灯，可用于仰卧位患者，特别是全麻下的婴幼儿青光眼患者的检查及手术。

1. **房角镜**
   a. 诊断性房角镜包括 Koeppe，圆顶状直接诊断性房角镜，具有不同直径（图 10.13）。
   b. 手术性房角镜（图 10.14）用于房角手术，包括 Medical Workshop、Barkan 和 Swan-Jacob。
2. **方法**
   a. 患者取仰卧位（注意该体位可能加深房角），使用手术显微镜或手持式显微镜（或双目放大镜），必要时采用额外的照明。
   b. 该方法无法用于台式裂隙灯，因此在清晰度、亮度以及可调的放大倍率方面比不上间接房角镜。

房角结构特征

图 10.15 显示的是房角的解剖结构。

1. **Schwalbe** 线是最前端的结构，为不透明的不规则线。解剖上为角膜后弹力层止端与小梁前界的分界线。通常比较容易辨认，尤其在较年轻的患者中。相反，如果 Schwalbe 线（Sampaolesi 线）前方或上面有色素沉着，那么会增加房角结构辨认的难度。
2. 角膜楔形端有助于不明显的 Schwalbe 线的定位。应用窄裂隙光带，两条独立的角膜线性反射光的

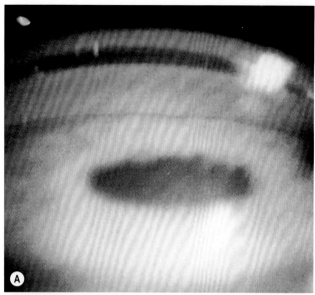

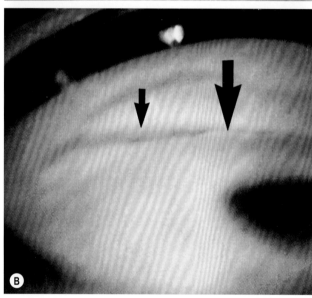

图 10.12　部分房角粘连关闭的压陷式房角镜所见图。A. 压陷前房角全关闭。B. 压陷时部分房角开放（小箭头），剩余部分因 PAS 仍关闭（大箭头）。（ Courtesy of W Alward, from Color Atlas of Gonioscopy, Wolfe 1994 ）

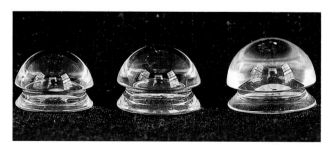

图 10.13　Koeppe 房角镜

交界处即为 Schwalbe 线（见图 10.15），两条光线分别位于角膜内表面及外表面上；外表面的反射光线因巩膜不透光呈弧形跨过角巩膜面，并与角膜楔形顶点的内反射光线相交，相交线与 Schwalbe 线重叠。

3. 小梁从 Schwalbe 线延伸至巩膜嵴的区域，平均宽度约为 600μm。青年人群中为毛玻璃样外观且具有一定深度。前部非功能小梁与 Schwalbe 线相邻，略发白。后部色素性小梁与巩膜嵴相邻，青年人群中呈灰蓝色半透明外观。青年期小梁网色素较少，老年人小梁色素呈不规则分布，并主要在下方。不规则的小梁色素在可疑窄房角患者中会使间断性虹膜接触的可能性增加。

4. **Schlemm** 管可在无色素房角中观察到，为后部小梁深层的略暗线。Schlemm 管中有时可见充血（图 10.16），如生理状态（部分是由于房角镜检查时对表层巩膜静脉的过度施压）或者低眼压或表层巩膜静脉压升高情况下。

5. 巩膜嵴为巩膜最前部的突起结构，睫状体纵形肌附着于此。房角镜下为直接位于小梁后部的结构，外观呈窄、致密、通常有光泽的白色带。

6. 睫状体是巩膜嵴后方结构，为粉红色、暗棕色、灰石色带。它的宽度取决于虹膜插入的位置，通常远视眼中较窄，近视眼则较宽。房角后退为虹膜插入睫状体位置后倾。

7. 虹膜突为虹膜前表面的细小延伸结构，可插入巩膜嵴平面，不同程度覆盖睫状体带（图 10.16）。虹膜突可见于 1/3 的正常眼中，在儿童期以及棕色眼中较为明显。虹膜突切勿与 PAS 混淆，后者通常较宽。

8. **房角血管**：房角壁内放射状分布，可见于正常人眼中。病理性的血管通常是随机多方向分布。通常来说，跨越巩膜嵴至小梁网上的血管为异常血管。

房角宽度分级

Shaffer 系统

Shaffer 分类法是记录小梁网内面与距离周边 1/3 的虹膜前表面之间两条假想线之间的夹角宽度。实际上，房角宽度可依据可见房角结构的不同部分来分级。系统如下述记录每个象限的房角宽度（图 10.17）；时刻谨记上方房角最窄。

1. **4 级**（ 35 ~ 45°）：最宽房角，为高度近视及无晶体眼的特征表现，睫状体带清晰可见。

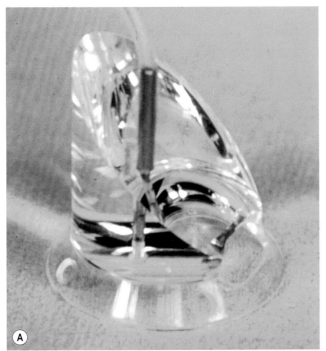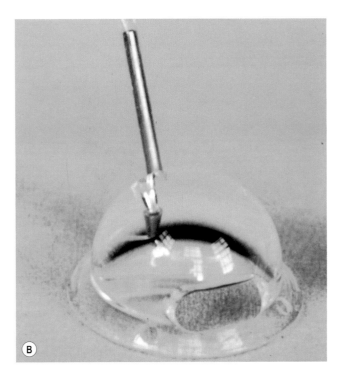
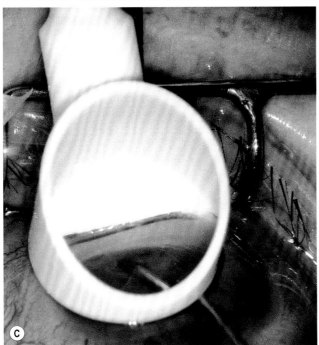

图 10.14　手术用房角镜。A. Medical Workshop。B. Barkan。C. Swan-Jacob。

2. 3级（25~35°）：宽房角，至少可见巩膜嵴。

3. 2级（20°）：中度窄房角，仅可见小梁。

4. 1级（10°）：极度窄房角，仅可见 Schwalbe 线或小梁最前端结构。

5. 裂隙样角：无显著的虹膜角膜接触，但房角结构不可见。

6. 0级（0°）：由于虹膜角膜接触引起的房角完全关闭，无法辨认角膜楔形顶点。压陷式房角检查

可以区分"位置性"和"粘连性"房角关闭（图10.20）。

其他系统

1. Spaeth 系统详细但较少使用。它依据虹膜插入的位置、房角隐窝角宽度以及周边虹膜曲率来描述房角。

2. Scheie 分类是依据所见房角的不同结构来分级，

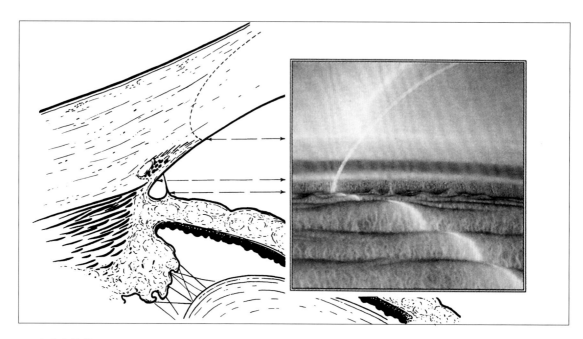

图 10.15　正常房角结构。(Courtesy of W Alward, from Color Atlas of Gonioscopy, Wolfe 1994)

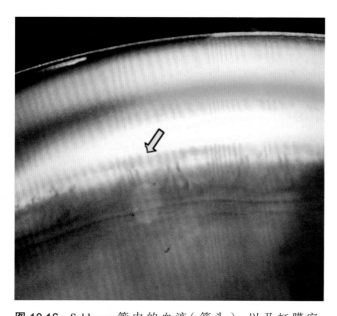

图 10.16　Schlemm 管内的血液（箭头），以及虹膜突。(Courtesy of J Schuman, V Christopoulos, D Dhaliwal, M Kahook and R Noecker, from Lens and Glaucoma, in Rapid Diagnosis in Ophthalmology, Mosby 2008)

并用罗马体的数字记录。与通常临床使用相反，最初系统中的较高的数字（例如Ⅳ）实际上代表较窄的房角。

3. van Herick 方法（表 10.1）单独使用裂隙灯来评估前房角宽度：

- 采用细亮裂隙灯光束以约与角膜面垂直的角度（与视轴成 60°角）从眼球颞侧照入。

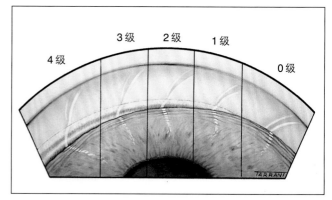

图 10.17　房角宽度分级

- 光束用于评估角膜厚度与前房角最周边部分的比例（图 10.40B 和 10.41B ）。
- 该方法评估结果对于大部分患者都非常接近实际状况，可用于人群筛查，并且对于房角镜检查困难的患者也是一种辅助评估手段。然而，它可能高估房角的宽度，特别是在那些有虹膜高褶的患者中。

病理表现

1. 周边前粘连

- 原发性闭角型青光眼
- 前部葡萄膜炎
- 虹膜角膜内皮（iridocorneal endothelial，ICE）

表10.1 Van Herick前房角评估法

前房角深度与角膜厚度的比例	描述	分级	注释
≥1	周边前房距离等于或大于全角膜厚度	4	宽开
1/4～1/2	周边前房距离介于四分之一至二分之一角膜厚度	3	不会关闭
1/4	周边前房距离等于四分之一角膜厚度	2	需要房角检查
<1/4	周边前房距离小于四分之一角膜厚度	1	房角检查通常显示高危窄房角

综合征

2. 新生血管形成

- 新生血管性青光眼
- Fuchs 异色性睫状体炎
- 慢性前部葡萄膜炎

3. 过度色素沉着

- 色素播散综合征
- 人工晶状体色素播散
- 假性剥脱综合征
- 眼球钝挫伤
- 前部葡萄膜炎
- 急性闭角型青光眼发作之后
- YAG 激光虹膜切开术后
- 虹膜黑色素瘤
- 虹膜色素上皮囊肿
- 太田痣

4. 外伤

- 房角后退
- 小梁分离
- 睫状体分离
- 异物

5. Schlemm 管充血

- 颈动脉 - 海绵窦瘘及硬脑膜交通
- Sturge-Weber 综合征
- 上腔静脉阻塞
- 生理变异

表10.2 评估视盘直径的校正系数

透镜	校正系数
Volk 60D	×0.88～1.0
Nikon 60D	约1.0
Volk 90D	×1.3
Volk 78D	×1.1
Goldmann三面镜	×1.27

视神经盘评估

正常视神经盘

视神经盘沿

视神经盘沿（neuroretinal rim，NRR）是介于视杯外边缘与视盘边缘之间的组织。正常盘沿呈桔色或粉色外观，多数健康眼中盘沿有特征性的结构：下方（inferior）盘沿最宽，依次为上方（superior）、鼻侧（nasel）及颞侧（temporal）（"ISNT"规律）。

视盘直径

视盘直径对于判断杯盘比（cup-disc ratio，C/D）是否正常非常重要。在白种人中，非青光眼的视盘垂直直径的中位数值为 1.5mm。临床上如下评估：

a. 使用眼底生物显微镜透镜将窄裂隙灯光束聚焦于视盘上。

b. 调整裂隙灯光束的高度直至与上下盘沿边界（非视神经周边的巩膜边沿）相匹配，读出裂隙灯上的毫米刻度线。

c. 依据所使用的透镜的校正系数来矫正读数（表10.2）。屈光不正影响甚微，但超过 –8D 的近视可能影响结果。

杯盘比

C/D 比是视杯直径作为视盘直径分数的显示；在临床工作中，垂直杯盘比比水平杯盘比更多采用。不同人眼 NRR 所占的横断层面区数值相近。

- 小视盘，小视杯，C/D 比中位数约为 0.35（图 10.18A）。
- 大视盘，大视杯，C/D 比中位数约为 0.55（图 10.18B）。
- 人群中仅有 2% 的人 C/D 比大于 0.7.
- 在任何个体中，双眼 C/D 比不对称达 0.2 或超过 0.2，需列入可疑眼，但必须排除视盘直径的差异。

青光眼性视盘改变

在许多个体中，非常难以确认是否为青光眼性视盘。因此临床所见以及研究结果应该共同来引导青光眼的处理。青光眼造成的特征性损害表现在三方面：①视神经盘；②视盘周区域；③视神经纤维层。

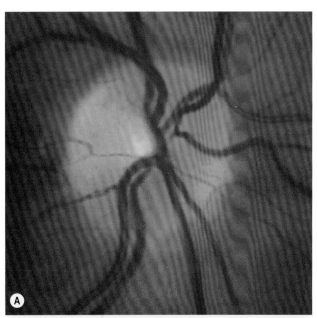

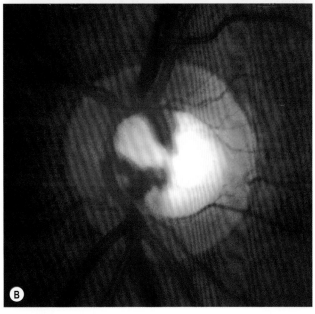

图 10.18 正常视盘。A. 小视盘，小 C/D 比。B. 大视盘，大 C/D 比。（ Courtesy of S Farley, T Cole and L Rimmer ）

视神经盘

青光眼视盘损害涵盖较广，从高度局限性组织丢失的 NRR 切迹，至视杯的弥散性向心性扩大，也有视网膜血管的改变。神经纤维、神经胶质细胞以及血管数量的不可逆下降引起了病理性视杯。视杯直径明显扩大。若青光眼发生在小视盘小视杯眼中，视杯直径将增加，但实质上的损害依然可能小于那些有生理性大视杯的人，因此如前述讨论，必须考虑到视盘的直径。评估 NRR 的厚度、对称性以及颜色非常重要（见上述的"ISNT"规律）。

青光眼性损害的亚型

视盘损害的表现及方式可能与青光眼亚型相关，也为可能的致病机制提供线索。虽然大部分视盘损害无法分类，但已有描述四种单纯的青光眼性视盘损害表现。

1. **局灶性缺血性视盘**为局灶性上方和（或）下方局限性切迹（图 10.19A），可能伴随固视功能早期损害的局限性视野缺损。
2. **近视视盘伴青光眼**指倾斜（斜行插入的）的浅视盘，伴随颞侧新月形盘周萎缩和青光眼性损害表现（图 10.19B）。需排除退行性近视眼视盘。通常可见致密性上方或下方的损害固视的暗点。这种视盘倾向发生于较年轻的男性患者中。
3. **老年性硬化型视盘**表现为浅的蝶形视杯，以及轻微斜行的 NRR、不同程度的盘周萎缩以及周边视野缺损（图 10.19C）。这类患者年龄通常较大（无明显性别差异），常伴随缺血性心脏病和高血压。
4. **向心性扩大视盘**（被连续性的监测证实），表现为 NRR 一致性变薄（图 10.19D），往往伴随弥散性视野缺损。该类视盘 IOP 通常显著升高。

青光眼性损害的非特征性表现

虽然有些特异性变异，青光眼损害的其他视盘表现包括：

1. **裸露的环形线状血管暴露**是早期 NRR 变薄的特征。特征性表现为源于视盘上方或下方至黄斑区的浅表血管与视盘边缘之间存在空隙（图 10.20A）。类似"天桥式弯曲（overpass cupping）"，指血管下方的 NRR 丢失，使桥状血管与剩余的神经组织间留有空隙。
2. **刺刀状血管**表现为血管的两次成角（图 10.20B）。

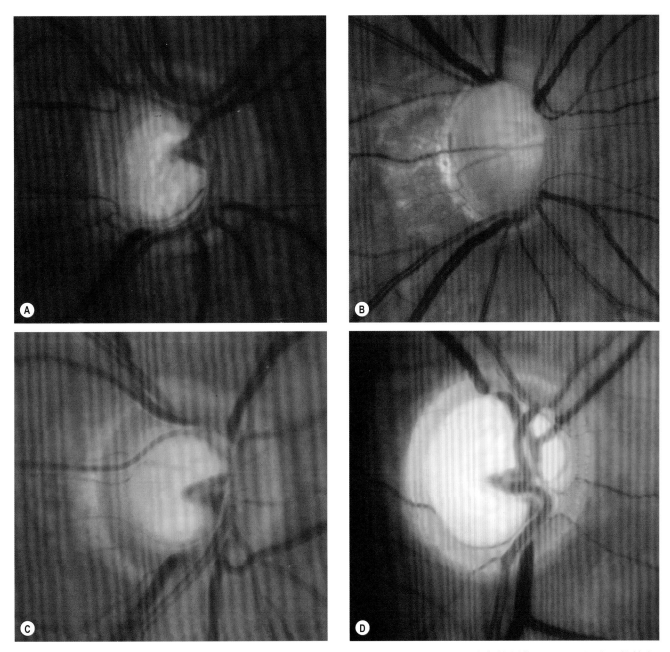

图 10.19　青光眼性损害的特征性亚型。A. 1 型，局灶性缺血型。B. 2 型，近视型。C. 3 型，老年性硬化型。D. 4 型，向心性扩大。

由于 NRR 丢失，视网膜血管先向后进入视盘，然后以原先方向跨越筛板。

3. **侧支血管**位于视盘静脉之间（图 10.20C），较少见，类似那些视网膜中央静脉阻塞后形成的侧支血管。

4. **鼻侧盘沿丢失**（图 10.20D）是中期进展损害的表现；可在 NRR 与视网膜中央血管之间形成空间。

5. **筛点征**见于进展期青光眼。由于 NRR 的缺失，暴露出筛板的灰色圆点状窗形（图 10.20E）。窗形有时可为线性，它本身可能是进展期青光眼的一个

特征，暗示筛板变形。筛点征不是青光眼性视神经萎缩的特异性表现，也可见于正常人眼中。

6. **视盘出血**通常从 NRR 扩展至视网膜上，最多见于颞下方（图 10.20F）。视盘出血为青光眼的一个危险因子，也可能是控制不良的一个标志。它可见于健康人群，也可见于高血压、糖尿病及服用抗血小板药物的患者。

7. **"锐性边缘"或"锐性盘沿"**见于进展期青光眼。由于视盘边缘 NRR 的丢失，该处视盘边缘轮廓线成锐角向后。在锐性边缘常可见刺刀状血管。此

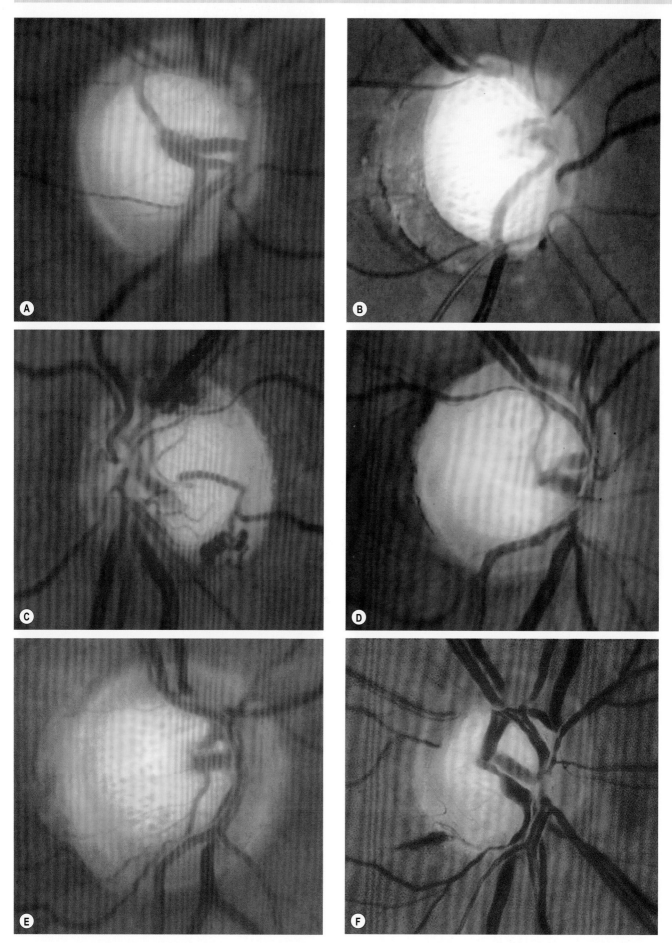

图 10.20 青光眼性损害的非特征性表现。A. 下方环形线状血管显露。B. 下方刺刀状血管。C. 侧支血管。D. 鼻侧盘沿丢失。E. 筛点征。F. 视盘出血。

征不应与鼻侧局限性锐性边缘相混淆，后者指的是局灶性垂直性局限性切迹的鼻侧边缘的 NRR 锐性成角位置。

视盘周改变

围绕着视神经盘的视盘周萎缩在青光眼中可能具有重要意义（图 10.21），可能是高眼压患者早期损害的一个特征。

1. **Alpha**（外层）区表现为表层的视网膜色素上皮改变。该区趋向于较大，在青光眼患者中可能较为常见。
2. **Beta**（内层）区表现为脉络膜视网膜萎缩。该区较大，青光眼中较为常见。

这种改变需与巩膜唇或巩膜边区分，暴露的巩膜白带较 Beta 区更位于中心。

视神经纤维层

青光眼细微的视神经纤维层（retinal nerve fibre layer，RNFL）的缺损先于可识别的视盘及视野改变的进展；它的发生通常紧随视盘缺血。表现为下面两种方式：（a）局限性楔形缺损（图 10.22A）；（b）弥散性缺损。后者范围更大且边界不清。裂隙灯上的无赤光（绿光）可以使正常视网膜和缺损区对比度增加，因此也使缺损区判定更为容易（图 10.22B）。较临床检查，黑白照片更易区分这种缺损。光学相干断层扫描（optical coherence tomography，OCT）和激光偏振扫描仪能高效定量 RNFL。需明确的是，RNFL

缺损不是青光眼特异性表现，它可见于神经性疾病，也可见于正常人群中。

青光眼成像

视盘立体照相

立体照相曾在历史上被认为是视盘成像的参考标准，目前依然不失为有价值的一种选择。通过快门与快门间细微地变换照相机的位置来摄取图像，变换可以人工或使用相机内置的立体隔板。

共焦激光断层扫描仪

1. **物理学**：激光扫描眼底镜（scanning laser ophthalmoscope，SLO）通过二极管激光进行性扫描不同

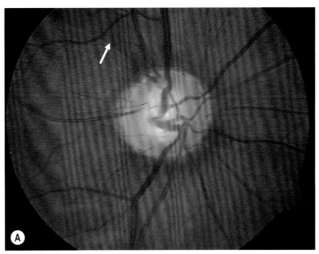

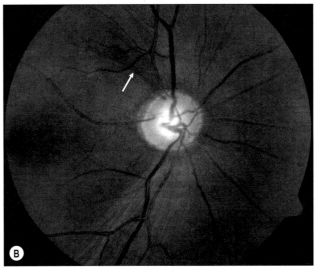

图 10.22 神经纤维层缺损。A. 颞上方楔形缺损。B. 同一眼绿光所见。（Courtesy of P Gili）

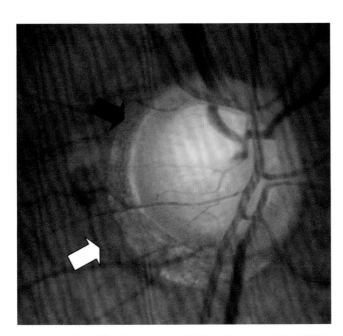

图 10.21 视盘周改变。Beta 区（黑箭头）；Alpha 区（白箭头）

深度的组织，利用共焦的原理获取同一时段扫描的薄层组织信息，从而重建三维图像。海德堡视网膜体层摄影术（Heidelberg retinal tomograph，HRT）已广泛用于青光眼患者的评估。虽然HRTⅡ仍为最常见的使用类型，目前已引入HRT3。

2. **适应证**
- 通过与正常数据库对比，区分正常眼和青光眼（Moorfields 回归分析）。
- 监测青光眼患者的疾病进展。
- 可用于黄斑区检查，虽然 OCT 在这方面使用更为广泛。

3. **方法**：检查前需输入角膜曲率，显著的散光（>

1.0D）需要通过柱镜矫正。在不散瞳及中度白内障情况下，通常还可以取得高质量的图像。在获取图像后，操作者人工标记盘沿的轮廓线。

4. **显示**：电脑屏幕显示或打印图像、数据及分析结果。图 10.23 和图 10.24 为 HRT Ⅱ 单眼打印结果样本。
- 最上方显示的是视盘和盘周视网膜图像。
- 在地形图（左上方）上，视杯用红色显示，盘沿用绿色显示，连接的斜坡用蓝色显示。
- 反射的伪彩图（右上方）分成六个扇形区域。综合年龄及全视盘直径，使用 Moorfields 回归分析评估盘沿（地形图上的绿色和蓝色）及视盘区（绿色、蓝色和红色）。扇形区内绿色的勾号表示在正常范围，黄色感叹号表示临界，红

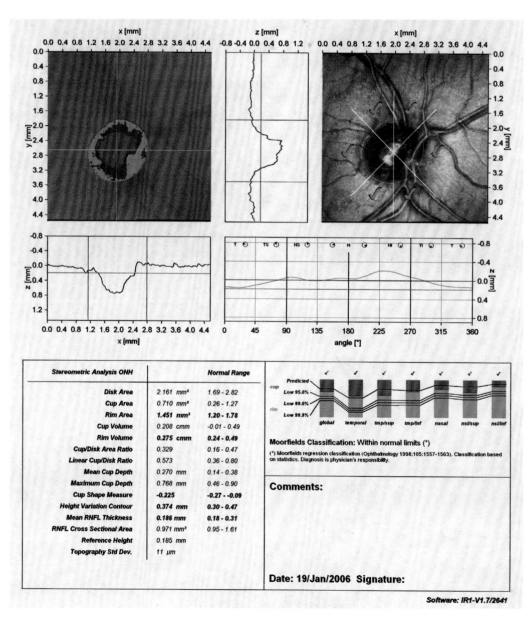

图 10.23　正常眼的 HRT。

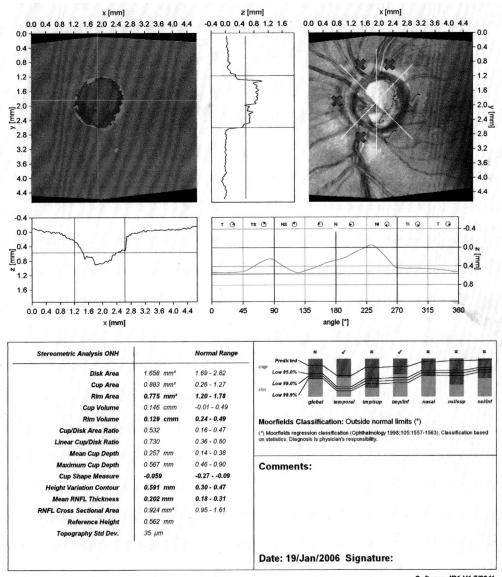

图 10.24 青光眼的 HRT。

色叉号表示超出正常界线。

- 两幅截面图（上方中间图和中间左图）显示的是垂直和水平方向的视杯大小。两条线代表视盘边缘，单一红线代表认定的参考平面。
- 平均高度轮廓图（中间右图）显示的是沿轮廓线的视网膜表面的高度变量（绿色）。绿色线下方的参考线（红线）显示的是参考平面的位置，代表视杯以下及盘沿以上之间的间隔平面。该参考平面平行视盘周视网膜平面，比轮廓线上的视盘黄斑束的视网膜平面低50μm。因此它

大约在 RNFL 的下层位置。
- 沿轮廓线的视网膜平面高度变量始于颞侧为0°（大约为视盘黄斑束的中间）。右眼高度图沿顺时针方向，左眼为逆时针方向。该图很大程度上符合视盘边缘 RNFL 厚度的演变。
- Moorfields 回归分析以七色柱状图描绘，柱形分别代表每一节段以及总体情况（下方右图）。如果绿色柱形最上方高于95.0%的预测区间，那么相应的该节段视盘属于正常范围，如果最上方位于95.0%和99.9%之间，那为临界值，

若低于 99.9%，那么超出正常范围。

- 详细的面积数据见下方左侧表。超出正常值的读数标以星号。

激光偏振扫描仪

1. **物理学**：GDx（青光眼诊断）RNFL 分析仪通过它假定的双折射特性（将光波分解或分离成两个不等的反射或透射波）来改变入射的偏振二极管激光的极性来评估神经纤维层厚度；改变的数量直接与神经纤维层厚度相关。偏振程度可评估以视盘为中心的超过 1.75 倍视盘直径的面积范围，并建立 RNFL 厚度轮廓线；RNFL 越厚偏振越大。更新型的 GDx VCC（个体化角膜补偿）解决了妨碍临床接受的先前模型的许多问题。

2. **适应证**与 SLO 类似，但无黄斑扫描功能。

3. **显示**提供视盘和 RNFL 四个象限的彩色图片（图 10.25）：

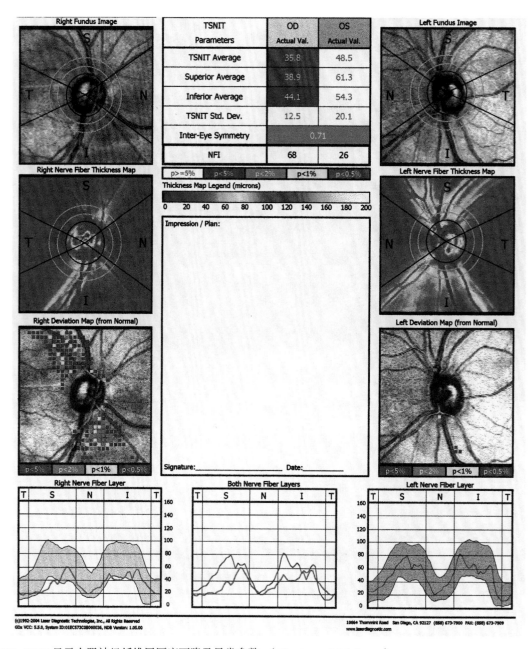

图 10.25　GDx VCC 显示右眼神经纤维层厚度下降及异常参数。（Courtesy of J Salmon）

- 最上方为左右眼的眼底彩照，可以判断图片质量。
- 厚度图以蓝色至红色的颜色谱来表示。伴随黄色的红色代表厚的 RNFL，而伴随绿色的蓝色代表薄的 RNFL。由于上方和下方的 RNFL 最厚，因此厚度图为沙漏样外观。
- 偏差图是用彩色小正方形（像素）来显示 RNFL 缺损的位置及数量。
- TSNIT（颞侧 - 上方 - 鼻侧 - 下方 - 颞侧）图见于底部。该图显示的是检查眼的实际数值，阴影部分为该年龄的 95% 正常人群数值的范围。正常眼的数值应位于阴影内，因上方和下方的神经纤维层最厚，因此还应有两处呈弓形。中间图显示的是双眼值。
- 眼部参数显示在上方中间表格内。神经纤维指示条（nerve fibre indicator，NFI）见表格底部，代表基于全厚度图的总值，是区分青光眼还是正常眼的最佳参数。正常为 1 ~ 30，临界为 31 ~ 50，异常为 51 ~ 100。

光学相干断层扫描

OCT 已成为处理黄斑及其他视网膜疾病的常规方法，也广泛用于青光眼的评估。原理详见第 14 章。以下成像技术用以评估青光眼：

1. **视盘周的神经纤维层厚度**。包括视盘周 3.4mm 范围视网膜的环形扫描。视网膜厚度与正常人相比较。敏感性和特异性约为 90%。
2. **视神经盘**：通过放射状横截面扫描对视盘形态做客观重复性评估，伴有合理的差异值。实际操作中与 RNFL 的分析相比，该功能较少应用。

前房深度测量

客观的前房深度测量在青光眼处理中有时具有非常高的临床实用价值。适应证包括监测浅前房的进展，如小梁术后低眼压以及睫状体晶状体环阻滞，以及作为诊断工具，包括双眼深度的比较。老的测量方法包括仅用裂隙灯或裂隙灯附属装置，但目前可用超声检查或光学干涉法（如 Zeiss IOLMaster 的 ACD 功能）。但在人工晶状体眼中的实用性和准确性有限。

视野检查

定义

1. **视野**可以显示为三维结构，形似敏感度增加的山丘（图 10.26A）。周边扩展至约上方 50°，鼻侧 60°，下方 70°，颞侧 90°。视力是山丘最高点的最尖锐部分（即中心凹），后沿周边渐进性下降，鼻侧斜度比颞侧陡峭。生理盲点"极深点"位于颞侧 10° 和 20° 之间，略低于水平线。
2. **等视线**是连接同样敏感度点的线，二维等视线包绕的区域为既定的同等刺激强度，均为可见区。图 10.26B 为右眼等视线。当视野表现为山丘时，等视线类似于地图上的等高线。
3. **暗点**是周边为可见区的视敏度下降（相对）或丧失（绝对）点。
4. **亮度**为刺激光线的强度或亮度，单位为阿普熙提（apostilbs，asb）。高强度刺激有更高 asb 值；为敏感度的反涵数。
5. **对数刻度**而非线性刻度用于衡量刺激的强度和敏感度，因此光强度每 log 单位变化是以 10 为因素。使用 log 刻度，下限强度的光线会产生明显的意义。正常眼的敏感度范围大，为识别早期损害，判断刻度的下限显得尤为重要。使用线性刻度，光强度的下限将缩减至图表轴上的非常小的一部分。视觉系统本身的运作也接近对数刻度，因此使用对数刻度更符合生理情况。
6. **分贝**：临床视野检查中不使用单纯 log 单位，而是"分贝"（dB），10dB = 1 log 单位。分贝仅是一种表示方式，不是亮度的真实单位，不同视野计中有所不同。视野检查注重眼的敏感度而非刺激强度。因此，当视网膜敏感度升高，分贝值也升高，相应可感知的刺激强度下降。这使得视野评估更为直观，越高分贝值对应的视网膜敏感度越高。如果有一测试点的敏感度为 20dB（ =2 log 单位），30dB 敏感度点较其更为敏感。生理盲点的敏感度为 0dB。在既定的检查仪器上，如果看见 1000asb 刺激强度指定为 10dB，那么看见 100asb 则为 20dB。
7. **差异光敏感度**代表可识别的视标超过背景亮度的程度。因此视野是不同点的差异光敏感度的三维表现。

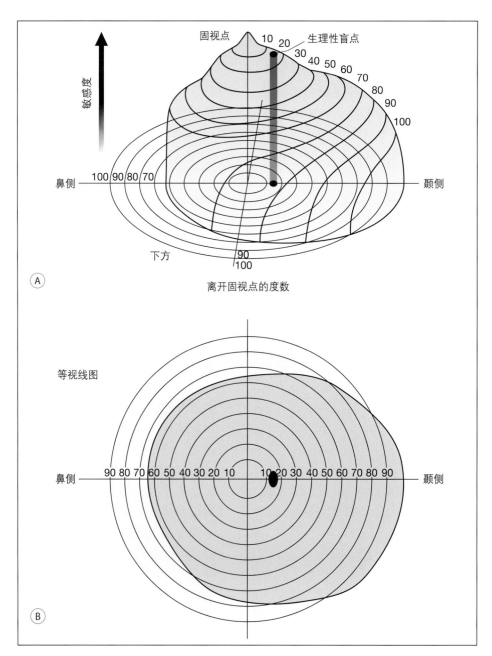

固视点 10 20 生理性盲点
30
40 50 60
70
80
90
100
敏感度
鼻侧 100 90 80 70 颞侧
下方
90
100
Ⓐ
离开固视点的度数

等视线图
鼻侧 90 80 70 60 50 40 30 20 10 10 20 30 40 50 60 70 80 90 颞侧
Ⓑ

图 10.26　A. 视觉山丘。B. 等视线。

8. **阈值**：视野中既定位置的阈值是指被检者能识别的视标刺激强度。它的定义为"有 50% 的机会能看见既定固视点的刺激亮度"。实际中，我们通常谈及的是视野某点的眼的敏感度，而非刺激强度。敏感度阈值黄斑中心凹最高，沿周边进行性下降。年龄增加 20 岁，敏感度以每 10 年约 1dB 的程度下降。

9. **背景亮度**：任意一点的视网膜敏感度因背景亮度的不同而不同。视杆细胞比视锥细胞在暗光下更为敏感，以及它们在周边视网膜更具优势，因此在低照明（暗视）水平时，周边视网膜比中心视网膜更为敏感；视觉山丘变平，因视网膜中心在暗视情况下低敏感度的视锥细胞占多数，中心凹处呈火山口状而非波峰形。注意从暗室到亮光的适应时间约为 5 分钟，从亮光到暗室适应的时间为 20～30 分钟。

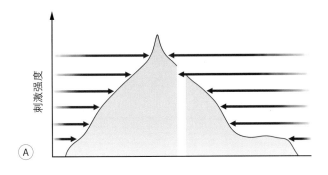

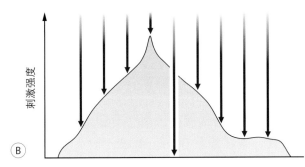

图 10.27　视野检查原理。A. 动态。B. 静态。

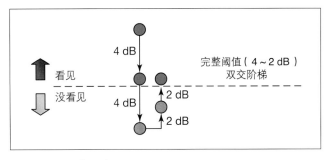

图 10.28　阈值测定。

视野检查类型

动态法

动态视野检查法是一种二维评估视觉山丘边界的方法。它包括已知亮度或强度的移动刺激从未见区直至能觉察的可见区（图 10.27A）。刺激沿着不同子午线（钟点）以恒定的速度移动，感知点记录在图表上。将不同钟点的阈值的这些点连接起来就描绘出了该刺激强度下的视野。使用不同的刺激强度，可以描绘出不同阈值视野的轮廓。动态视野检查可以简单地面对面检查或通过视野计如 Goldmann 来进行。

静态法

视野检查时固定刺激点的位置，增加刺激强度直至被检者发现视标（或降低强度至被检者看不见为止）。换句话说，增加（或降低）视标直至达到阈值（图 10.27B）。最常用的自动视野计为 Humphrey 视野分析仪（Humphrey Field Analyzer，HFA）；其他的包括 Henson、Dicon 和 Octopus。绝大多数的青光眼患者使用自动静态视野检查法来监测视野的变化。

阈上值

阈上值视野检查法使用年龄匹配人群的正常期望阈值水平以上的刺激来评估被检者能否识别；换句话说，就是测试被检者能看见正常同龄人能看见的刺激情况。该方法测试速度快，能提示被检者视功能大致正常或异常。然而，该方法定量不够精确，通常用于筛查。

阈值

阈值视野检查法用于视觉山丘的详细评估，通过描绘视野不同点的亮度阈值以及比对年龄匹配正常值。Humphrey 视野检查法（见下述），给予被检者比期望强度更高的刺激强度，如果能看见，依次降低 4dB 直至看不见为止（"阶梯式"）。然后以 2dB 逐步增加刺激强度直至看见（图 10.28）。如果看不见初始刺激，以 4dB 逐步增加强度直至看见为止，然后以 2dB 逐步降低强度直至看不见。本质上来说，阈值首先是用同一方向上的大增量来检测到临界点，然后用较小增量来调整结果。阈值测试定量详细，因此可用于监测青光眼视野改变。

误差来源

为准确获得视野结果，视野检查者最基本的要求是确定测试程序，对患者解释程序，确保以及监测患者的表现。然而，因以下单一或多个因素的影响，依然可能出现误差：

1. **患者的配合度差。**
2. **未矫正的屈光不正会造成中心敏感度的显著下降。** 如果是一个通常配戴角膜接触镜的远视患者，检查时是配戴框架眼镜，那么与配戴接触镜相比，镜片有放大效果且会扩大暗点。多数视野检查是使用大约阅读距离的视标，因此对于老视患者应该视近矫正。

3. **眼镜边缘的伪差**：如果镜片直径小或度数不合适，那么镜片会造成边缘暗点。一些（小范围）试验表明视野检查不宜配戴框架眼镜。

4. **缩瞳降低周边视野敏感度**，无论是正常人或青光眼患者，缩瞳会使周边视野敏感度下降，而中心视野敏感度增加。因此若瞳孔直径小于 3mm，在视野检查前应先扩瞳；检查中应使用合理的扩瞳药。

5. **屈光间质混浊**（通常为白内障）对视野的影响较大，缩瞳后更明显。

6. **上睑下垂**：即使是轻度的上睑下垂，也会对上方的视野造成影响。眼睑皮肤松垂、突出的睫毛和深度眼球瞬目活动也会造成类似效果。

7. **不充分的视网膜适应**：若是使用眼底镜检查后，立即做视野检查，将会产生检查误差。

Humphrey视野分析仪

Humphrey 视野分析仪由半球形视屏组成，视野里任意一点的视标可投射其上（图 10.29）。

- 仪器侧边显示屏上有系列菜单。依据明适应亮度的下限值，将背景亮度设为 31.5asb。
- 通过变换视标直径或亮度来改变刺激强度的大小。测试前先设定视标直径；通常设定为 4mm²，与 Goldmann 视野计Ⅲ号视标直径一致。
- 与 Goldmann 视野计其余视标（Ⅰ、Ⅱ、Ⅳ、Ⅴ）直径一样，Humphrey 视野计上也有相应不同直径的视标，但这些视标通常较少应用。常见改变的是视标亮度，比背景亮度高 0.08asb 至 10000asb 不等，背景亮度为 51dB 和 0dB 之间。

测试方法

青光眼最重要的视野缺损发生在中心 30°直径范围内，因此通常测试这一区域。

- 测试中出现视标点的方式记录在标准 HFA 打印纸的左边最上方。例如广泛使用的 24-2 中，"24" 指的是颞侧视野测试的角度范围（24-2 中鼻侧视野为 30°）。短线后面的数据（-2 或有时为 -1）指的是测试点出现的程序。
- -2 程序包括出现测试点的格子间隔 6°，偏离垂直和水平钟点。而 -1 程序包括沿着垂直和水平钟点的测试点。

- 另一常用的青光眼测试方法为 30-2，该程序颞侧的检查范围同鼻侧一样达 30°。
- 其他方法包括 10-2 和 FF-120；10-2 评估的是中心 10°视野，当青光眼损害危害中心视力时通常需要该检查方法。FF（"全视野"）-120（120°）用于神经缺损评估。HFA 也可用于双眼盲测试（例如 Esterman 方法），来判定法定驾驶权利。

测试程序

1. **阈上值程序**是一种快速定性程序（单眼的测试时间为 6 分钟）。检查初始使用三个区的 88 点的筛选程序，这种方法快速，而且较全阈值要求更少。视野绝对缺损用黑方格表示，相对缺损用十字号表示。

2. **全阈值程序**目前较少应用，主要是由于其检查时间长，包括设置在内，单眼的检查时间通常为 15 ~ 20 分钟，患者的注意力较难集中。初始的四个测试点是用来决定阈值，之后用初始阈值来预测相邻点的阈值，这样一步接一步直至完成全视野测试。并进行多个附加阈值的检验。

3. **瑞典交互性阈值运算法则**（Swedish Interactive Thresholding Algorithm，SITA）是借用大量的正常视野或典型的青光眼视野的数据来估测阈值，以及依据概率，全程将患者应答的反应情况纳入考虑来获得阈值矫正的估计值。当误差在可接受范围，既定点的测试将停止，采用反应时间而非假阳性捕捉试验来估算假阳性率（两者之间有较强的相关性）。在反应较快的患者中，视标出现速度也加快。SITA 程序有标准型和快速型；快速 SITA 程序方法与标准 SITA 程序相似，有些操作者更喜欢该程序。但快速 SITA 程序的重复性较差，敏感性也小幅降低。

显示

1. **数值图**（数值格子）位于灰度图的左侧，可靠指数图的右侧。它显示的是测量或估计（依据检查方法）每点的 dB 阈值。在全阈值程序中，无论是常规或是因意外结果（>5dB）校验的阈值，第二次结果显示在紧邻第一次结果的括号内。

2. **灰度图**是以图表的方式表现数值图，结果更为直观：色调越暗代表敏感度越低。灰度图每一阶梯的变化相当于该点敏感度改变 5dB。

3. **总偏差图**（图 10.30 左侧）代表的是在年龄矫正的基础上，测试点阈值和该点普通人群正常敏感度

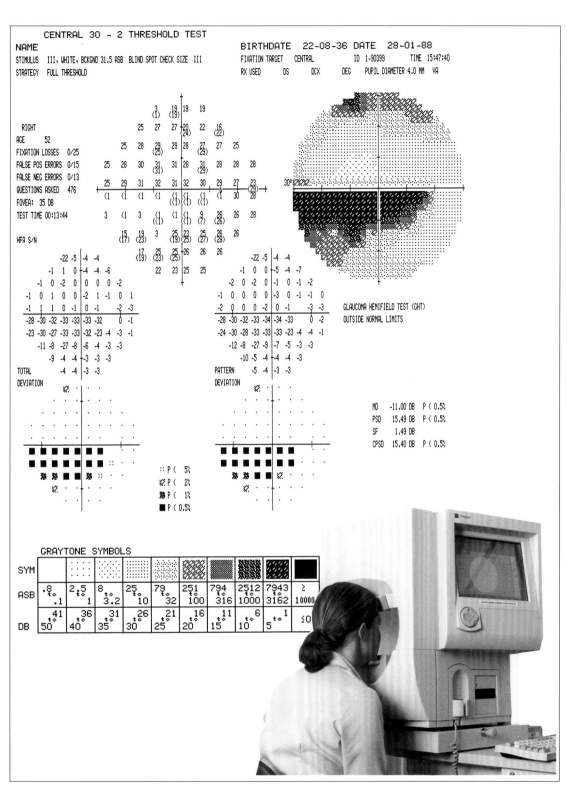

图 10.29　Humphrey 视野检查法。

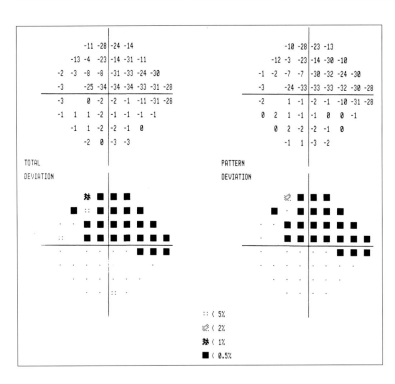

图 10.30　总偏差、模式偏差以及概率指数。

之间的差异。负值表示低于敏感度正常值，正值表示高于正常值。

4. **模式偏差**（图 10.30 右侧）代表的是对全视野内任何可能由于其他因素比如晶状体混浊或缩瞳，引起的敏感度下降进行矫正后的总偏差值。因此它代表的是局限性的缺损，比如青光眼引起的视野缺损。

5. **概率图**位于总偏差数值图或模式偏差数值图的下方（图 10.30 底部）。它表示正常人群中该点检测到缺损的百分比（<5% 至 <0.5%）。色调越暗表示越可能有统计学意义。

可靠性指数

可靠性指数反映患者检测结果的可靠程度，应该最先被分析。如果大体结果不可靠，那么对视野结果的进一步分析价值甚微。若患者一贯不能取得良好的可靠性指数，那么应转而采用阈上值程序或动态视野检查法。

1. **固视丢失**表示检查过程中注视的稳定性。在较老的 HFA 版本中，是使用生理盲点呈现视标来测量。丢失数量越小，可靠性越大。在新型 HFA 中使用了注视监视器。若仪器的视标不恰当地投射到生理盲点，那么会发生固视丢失高分。

2. **假阳性**是患者识别伴随声音的视标情况。如果声音单独出现，而患者依然有应答，那么记录一次

假阳性。在受损的视野中，假阳性应答不会增加。假阳性率高的灰度图显得异常发白（图 10.31）。固视丢失率高的患者，青光眼半侧视野检查结果为异常高敏感度。在 SITA 测试中，假阳性是依据患者的应答时间估算，通常后者与假阳性率有很好的相关性。

3. **假阴性**是在相应点获得阈值后，呈现比阈值更亮（9dB）的视标来评估。如果患者无应答，那么记为一次假阴性。假阴性高表示患者注意力不集中或疲劳。它也可能与青光眼的短期波动有关，可能是提示疾病的严重程度而非不可靠。高假阴性的视野图呈四叶草形（图 10.32）。

4. **注释**：这一区域的研究较少，有限的绝对值在标榜视野是明确可靠还是不可靠。在 SITA 程序中，假阴性或假阳性率高于 15% 就可能认定为高度不可靠，在全阈值程序中，固视丢失高于 20% 以及假阴性或假阳性率高于 33% 才可能认定为高度不可靠。

青光眼半视野检查法

青光眼半视野检查法（glaucoma hemifield test, GHT）是评估青光眼视野损害的常见方法，程序 24-2 和 30-2 HFA 中提供这一检查方法。GHT 是对比上方和下方视野的五个应答区（由于青光眼损害视野呈典型的垂直不对称分布）。它也评估整体敏感度。

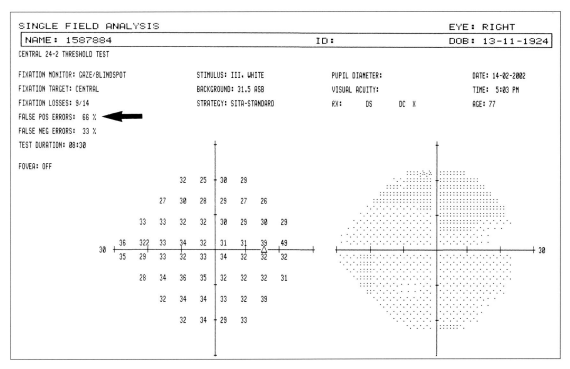

图 10.31 假阳性高分（箭头），灰度图显得异常发白。

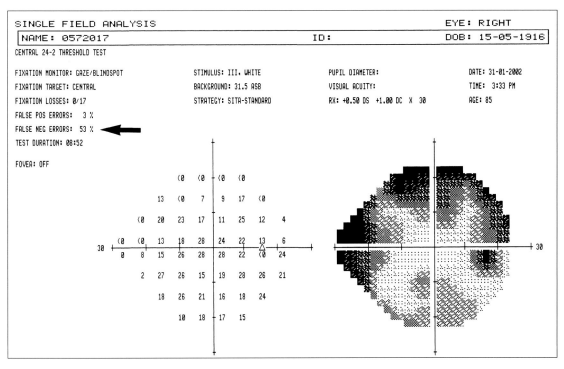

图 10.32 假阴性高分（箭头），视野呈四叶草形。

综合指数

综合指数实质上是指用单一数值表示视野的统计学概要；通常优先用于监测青光眼的进展而非青光眼的初始诊断。

1. 平均偏差（mean deviation，MD）（升高或下降）提示的是全视野的敏感度。它来源于总偏差值的平均数，视野中心点的权重更高。

2. **模式标准偏差**（pattern standard deviation，PSD）：将视觉山丘内任何敏感度下降点纳入考虑后，衡量视野内的局灶性视野缺损或变异的一种方法。因此较 MD，PSD 的增加值是评价青光眼视野损害更特异的指标。

3. **短期波动**（short-term fluctuation，SF）是检测患者应答一致性的指标。它取自那些经两次测试的点的阈值差异。SF 异常可能表示注意力不集中或疲劳；随年龄增加以及青光眼病情加重，SF 值也升高。

4. **矫正模式标准偏差**（corrected pattern standard deviation，CPSD）是由矫正 SF 后的 PSD 构成，经对测试过程中的变异进行矫正后的局部视野异常值。

5. **SITA 的综合指数**：由于 SITA 程序中没有任何一点经过两次测试，因此无法计算 SF 及 CPSD。因此，SITA 程序的结果中没有 SF 以及 CPSD 值。

6. **概率**：异常的视野指数后面有一概率值（*P*）。概率意味着在正常人中发生这一异常值的可能性百分比；换句话说，*P* 值越低，结果异常的可能性越大。

系列视野的计算机分析

迄今为止，临床上采用的系列视野的计算机分析软件由于一些因素分析速度缓慢。在有效分析前，需要调出长期的大量的可靠视野数据。临床印象通常与软件分析结果或不同软件包的分析结果不同，后两者在评价同一数据时的相关性也较差。资料受限也可能起部分作用。目前软件的稳定性方面已有稳步提高，有征象显示可能采取逐步整合。较新型的分析软件包括 "Progressor" 和 "Peridata"。在前者，将每次测试纳入线性回归分析，用彩色图显示视野稳定以及恶化速度。

短波长自动视野检查法

短波长自动视野检查法（short-wave automated perimetry，SWAP）是使用蓝色视标以及黄色背景。蓝光敏感度（由蓝色视锥感光细胞感知）在青光眼中相对较早受影响。SWAP 在判断早期青光眼损害方面较敏感，但由于白内障降低了蓝光敏感度（变黑的晶状体充当了黄光滤光镜），以及患者通常讨厌冗长的测试，因此 SWAP 在临床中没有得到广泛应用。较新型的 HFA 仪器中有这一检查方法。

倍频对比度测试

1. **物理原理**：拥有相对大直径轴突的神经节（M）细胞占神经节细胞群的 25%。这些细胞对青光眼损伤特别敏感，因此在早期青光眼中最先丢失。这些细胞小数量的丢失对视功能有重要影响。针对这些大细胞途径提供的视功能设计的生理心理检查已经用于早期青光眼的识别。

2. **倍频错觉**：当低空间频率正弦格栅条纹（小于 1 周 / 度）快速短暂闪烁（＞15Hz）时产生倍频错觉。明暗条纹之间的快速变换产生了双倍于自身频率的格栅条纹的错觉。

3. **视野计**是一种桌面型仪器（图 10.33 底部）。由于视屏盖自动遮盖非检查眼，因此它在低于正常房间亮度下也可以检查，而无需额外的照明。该设备较易操作，且相对便携。

4. **视标**：依据筛查或全阈值程序的不同，视标呈现在中心 20°或 30°区域内的 17 或 19 个扇区。

5. **测试时间短**，全阈值程序的单眼检查时间约 5 分钟，筛查程序为单眼 45 ~ 90 秒。由于其测试时间短，较普通视野检查方法，患者更倾向 FDT。

6. **结果显示和打印内容**包括可靠性指数、概率、平均偏差以及模式标准偏差（图 10.33 上方）。FDT 在青光眼人群的筛查以及青光眼损害定量方面，都具有较高的敏感度。6D 以下的屈光不正轻微影响检查结果，而瞳孔直径则对结果不产生影响。装置内有年龄矫正的标准数据库，类似对检查结果即刻分析的统计程序包。

7. **Humphrey 矩阵**是最近才被引入的 FDT 视野计，比基础的筛查版本有更大视野测试范围。因此对于青光眼的精确诊断和监测，它的推荐程度至少相当于 HFA。

高眼压症

定义

普通人群的眼压平均值为 16mmHg；加上上、下的标准差得出"正常"眼压范围为 11 ~ 21mmHg。眼压分布呈向右倾斜的高斯分布（图 10.34）。

- 老年人的眼压更高，特别是老年女性，其标准差较年轻人更大。即老年女性的正常眼压可高达 24mmHg 而不是 21mmHg。

- 大于 40 岁以上人群中，估计有 4% ~ 7% 的个体眼压大于 21mmHg 但没有可察觉的青光眼性损

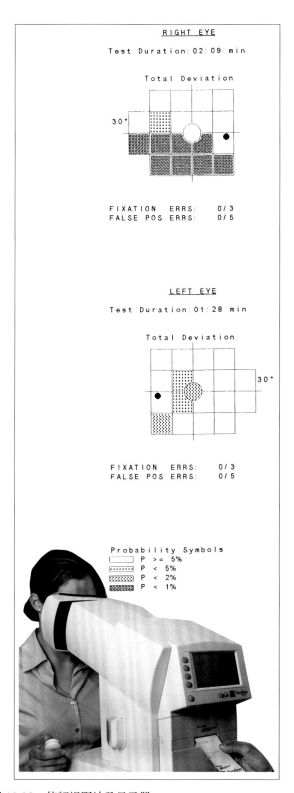

图 10.33　倍频视野计及显示器。

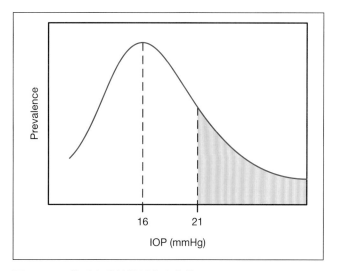

图 10.34　普通人群的眼压分布曲线

进展成青光眼的危险因素

高眼压症治疗研究（Ocular Hypertension Treatment Study，OHTS）是一个多中心纵向试验。除了关注高眼压症（眼压<32mmHg）的治疗效果，更宝贵的是获得了从 OHT 进展为青光眼的有争议的危险因素的范畴；表 10.3 和表 10.4 罗列出了考虑一些主要因素后的 OHT 患者进展成青光眼的百分比（随访时间的中位数为 72 个月）。其他因素见下述讨论。该研究的不足之处包括可能把一些已有早期青光眼性损害的患者归类为 OHT。事实上，有些百分比显得异常可能是由于不同亚类的患者数相对较少所致。

在多变量分析中以下因素有统计学意义：

1. **眼压**。随 IOP 升高，危险性增加。
2. **年龄**。年龄越大，危险性增加。
3. **中央角膜厚度**（central corneal thickness，CCT）。低 CCT 值危险性较高，而高 CCT 值危险性较低。推测可能是由于低估或高估眼压水平所致，虽然有研究提示相关的结构因素（可能位于筛板）也可能很重要。
4. **杯盘比**（**C/D**）。C/D 比越大，危险性越高。可能是由于大视杯的视盘结构更脆弱，或者可能已有早期损害。
5. **模式标准差**（**PSD**）。结果中 PSD 越大，代表高危。可能是 PSD 大预示早期青光眼视野改变。

以下因素仅在单变量分析中有统计学意义；在综合上述因素后，单独这些因素比较重要但没有统计学意义。

1. 非裔美国人为青光眼的高危因素。
2. **性别**：男性更容易进展为青光眼。

害："高眼压症"（ocular hypertension，OHT）。
* 无房角关闭，以及无引起继发性青光眼的可识别病因。虽然 OHT 有时也用于描述上述情况下的眼压升高。

表10.3　依据眼内压（IOP）和中央角膜厚度（CCT）因素进展成青光眼的风险

平均IOP＞25.75mmHg	36%	13%	6%
平均IOP＞23.75但≤25.75mmHg	12%	10%	7%
平均IOP＜23.75mmHg	17%	9%	2%
	CCT≤555μm	CCT＞555但≤588μm	CCT＞588μm

表10.4　依据垂直C/D和CCT因素进展成青光眼的风险

C/D≥0.5	22%	16%	8%
C/D＞0.3但＜0.5	26%	16%	4%
C/D≤0.3	15%	1%	4%
	CCT≤555μm	CCT＞555但≤588μm	CCT＞588μm

3. **心脏疾病**有统计学意义。

以下因素在 OHTS 中被检出但没有统计学意义。

1. **近视**：虽然怀疑近视性视盘比正视眼视盘在较低眼压下对青光眼损害更敏感。

2. **糖尿病**：初始发现糖尿病有明显的保护效果，但最新数据的后期分析结果不能证实这一点。

3. **青光眼家族史**不是进展成青光眼的危险因素。

4. **其他因素**未列入 OHTS 中，但可能较为重要的因素包括视网膜神经纤维层缺损（虽然该缺损的出现可能暗示视野前青光眼，见下述）和特异性视盘萎缩性改变。

视野前青光眼

这个概念指的是有青光眼损害，通常是有可疑视盘和（或）已有神经纤维层缺损，但没有视野异常。为这个目的做视野检查的方法为标准无色自动视野检查。

处理

在 OHTS 中，高眼压但未治疗的患者 5 年后进展为原发性开角型青光眼的累积风险为 9.5%；治疗组（目标是降低 20% 的眼压甚至更多，以及治疗后眼压达到或低于 24mmHg）将这一风险降至 4.4%。因此，在决定是否开始治疗时，首先要考虑是否有必要为防止个体发展成青光眼而治疗大量的患者。

- 年龄和生命期望值，是考虑的一个关键因素。通常来说，虽然患者的喜好也是一个决定性因素，但应该仅治疗那些有高危因素的患者。

- 多数执业者会对眼压 30mmHg 或更高的患者采取治疗措施。对有多种高危因素的患者采取治疗措施的决定并不那么直观，这种决定需建立在个体基础上。

- 尽管存在各种各样的指南，但青光眼专家中也存在高度的认识不一致。在许多情况下，细致的监测是一个合理的替代方法。

- 近乎肯定的是 OHT 增加视网膜静脉阻塞的风险，对于决定是否开始治疗，这也是一个考虑因素。

- 药物选择等同于 POAG，虽然通常倾向采取更小侵入性眼压降低方式。

原发性开角型青光眼

引言

定义

原发性开角型青光眼（primary open-angle glaucoma, POAG），又称慢性单纯性青光眼，通常成年人双眼发病，有以下特征：

- 在某些时期眼压＞21mmHg。
- 青光眼性视神经损伤。
- 前房角开放。
- 随着病变进展出现特征性的视野缺损。
- 无继发性青光眼或非青光眼性视神经病变的征象。

在欧洲裔和非洲裔的人群中，原发性开角型青光眼是最常见的青光眼类型，无性别差异。

危险因素

1. **眼压**：眼压越高，青光眼的可能性越大。
2. **年龄**：在年长者中更常见。
3. **种族**：与白种人相比，黑种人中 POAG 患者更多（可能是白种人的 4 倍），且发病年龄更早，病情更难控制。
4. **POAG 的家族史**：POAG 患者一级亲属的患病风险增加。兄弟姐妹的患病风险大约是正常人群的 4 倍，子女的患病风险是正常人群的 2 倍。

5. **糖尿病**：很多研究提示糖尿病和 POAG 有相关性。

6. **近视**：POAG 的发病率在近视人群中增高，并且近视眼更容易发生青光眼性损伤。

7. **血管性疾病**：尽管血管性疾病与 POAG 的确切关系尚难以证明，但是，导致血管损害的全身性疾病与 POAG 有相关性。系统性高血压、心血管疾病、糖尿病、偏头痛等血管痉挛性疾病均与之相关。眼部血管灌注不良可能是青光眼进展的危险因素。

遗传

人类基因组第 15 位等位基因的突变已被证明与 POAG 相关，被命名为 GLC1A 至 GLC1O。4 个可疑基因已得到证实：MYOC 基因（染色体 1q21-q31），其可编码糖蛋白 myocilin，这些糖蛋白被发现存在于小梁网和其他一些眼组织中；位于染色体 10p 编码 optineurin 的 OPTN 基因；位于染色体 5q22 的 WDR36 基因和位于染色体 19q13.3 的 NTF4 基因。4 个基因中 MYOC 基因最常发生突变。一项研究显示在非相关性的 POAG 患者中至少 4% 发生 myocilin 突变。尽管在 MYOC 基因中已经报道了许多不同的突变，但 myocilin 的正常功能以及它在青光眼疾病发生中担任何种角色尚不得而知。如果家族中有一个成员在 35 岁以前发生青光眼，则其存在的基因缺陷是由于 myocilin 基因突变所导致的几率高达 33%。

类固醇反应

局部类固醇的应用可导致一部分人的眼内压增高。类固醇的作用力越强、眼药水滴用的频率越高，引起眼压升高的可能性越大。在 POAG 患者及其亲属中，这种趋势更加明显。眼内及球周应用类固醇药物，包括眼周使用含类固醇的润肤霜和鼻腔内使用类固醇，都可以导致眼压升高。全身应用类固醇对眼压升高的影响较小，但是，大剂量的应用会引起眼压升高。因此，专家建议对所有全身应用类固醇药物的患者，特别是应用地塞米松的患者都应接受眼压筛查。"类固醇反应"的确切机制尚不清晰，可能与类固醇导致小梁网细胞 myocilin 生成增多有关。

青光眼性视神经病变的发病机制

青光眼的视网膜神经节细胞死亡并非由于坏死引起，而是由凋亡（细胞程序化死亡）所致。钙离子内流进入细胞体，细胞内一氧化氮增加，导致谷氨酰胺代谢异常。初始损伤发生后，出现一系列的连锁反应，导致星形胶质细胞和神经胶质细胞增生，筛板细胞外基质改变，随后出现视神经盘的重塑。多个影响因素与之相关，但是其作用机制尚需进一步研究：青光眼损害的过程、与眼压的关系以及其他潜在影响因素都不甚明了。可能与下面的一个或者两个机制有关。

1. **直接的机械性损伤**：可能是穿越筛板时，视神经盘处的视网膜神经纤维受到直接的机械性损伤。

2. **缺血性损伤**：可能是由于供养视神经盘的血管受压迫导致缺血性损伤。

在双重机制作用下，可能导致轴浆流动性降低，干扰了营养物质的运输和代谢产物的去除，导致神经生长因子的丧失和氧化性损伤，从而启动了由免疫介导的损害。

筛查

在人群中进行青光眼的普筛以被证明效价比不高，而且目前的临床实践限制了对高危人群的筛查，例如年长者、关系密切的家庭成员中具有 POAG 病史且年龄在 40 岁以上的人群和黑色人种。在这些人群中，筛查往往自发性地通过视力测试等途径，这可能排除经济弱势人群的筛查。仅应用眼压计不足以在人群中进行筛查，因为这样会将许多具有开角型青光眼其他特征（如盘沿变化和视野丢失）的病例视为正常。即使增加垂直杯盘比 > 0.4 的诊断标准，也仅仅一部分潜在的开角型青光眼患者被诊断。因此，常规的眼科筛选检查应包括视野、眼压和眼底镜检查。

诊断

病史

1. **视觉症状**：除非疾病进展到一定程度，通常无视觉症状。在疾病的早期，有时会感觉到中央视野缺损，而此时的周边视野相对正常。

2. **既往眼部病史**：应特别关注以下情况：
   - 屈光状态，因为近视眼中 POAG 的患病风险增加，远视眼中原发性闭角型青光眼的患病风险增高。
   - 导致继发性青光眼的病因如眼外伤、眼部炎症等；既往眼部手术史，包括屈光手术，屈光手术可影响 IOP 的测量值。

3. **家族史**
   - POAG 或 OHT。

- 家庭成员中的其他眼部疾病。
4. **既往治疗史**：以下情况应特别注意
   - β-受体阻滞剂的禁忌证：哮喘、心力衰竭或心肌梗死、周围血管疾病。
   - 头部外伤、卒中等颅内病变。这些病变可导致视神经萎缩或视野缺损。
   - 血管痉挛：偏头痛和雷诺现象。
   - 糖尿病、系统性高血压和心血管疾病。这些疾病均可增加 POAG 的风险。
5. **目前治疗史**
   - 类固醇药物的应用情况，包括皮肤涂霜和吸入剂。
   - 口服 β- 受体阻滞剂可降低眼内压。
6. **社会史**：包括吸烟和饮酒史。特别是怀疑毒性或营养性视神经病变时。
7. **过敏史**：治疗中可能使用的任何药物的过敏史，特别是磺胺药物的过敏史。

检查

1. **视力**：除非进展期的青光眼，视力通常正常。
2. **瞳孔**：需排除相对性传入性瞳孔障碍（relative afferent pupillary defect，RAPD）；如果一开始没有 RAPD 但后续出现，提示青光眼随后会进一步进展。
3. **色觉视力评估**：如果怀疑有非青光眼性的视神经病变则需做色觉视力评估，如 Ishihara 图表测试。
4. **裂隙灯检查**：排除假性剥脱性青光眼和色素性青光眼等继发性青光眼的征象。
5. **眼压测量**：在测量角膜厚度之前，先测量眼压，并记录测量时间。
6. **中央角膜厚度**：角膜厚度测量仪测量中央角膜厚度（CCT）。
7. **房角镜检查**。
8. **视盘检查**：如果房角镜检查显示非房角狭窄，应扩瞳检查。无赤光检查可检测到 RNFL 缺损。
9. **视野检查**：视野检查是首选的临床检查。
10. **视盘或视盘周 RNFL 照相**如上所述。

视野缺损

1. **局限性视敏度下降**：早期的青光眼改变表现为局限性视敏度下降，随后进展为视野缺损。双眼可呈现轻度的非对称性。
2. **旁中心的相对性暗点**：约 70% 的青光眼早期视

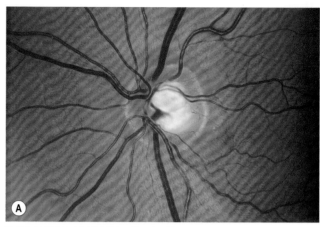

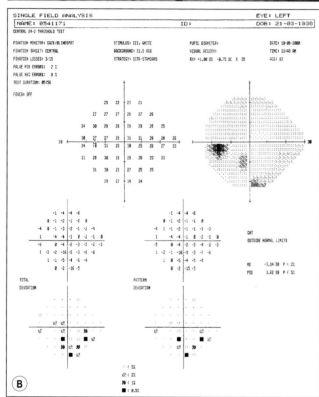

图 10.35　轻度损伤。A. 小视杯。B. 小旁中心暗点。

野缺损表现为旁中心的相对性暗点（图 10.35A 和 B），视野缺损反映了受损视网膜神经纤维的分布走向，它们终止于水平中线。水平中线上下的视野缺损相互对接。用 10-2 Humphrey 视野检查模式最易查出中心暗点或旁中心暗点。

3. **鼻侧阶梯**：鼻侧阶梯是指鼻侧视野水平中线上下视敏度不同，通常同时伴随着其他视野缺损（图 10.36A 和 B）。颞侧楔形缺损不常见，但具有同样的意义。

4. **弓形视野缺损**：弓形视野缺损是旁中心暗点发展融合而致，在固视点 10°～20°的范围内，围绕固视点向下或向上延伸（Bjerrum 区）。随着时间的

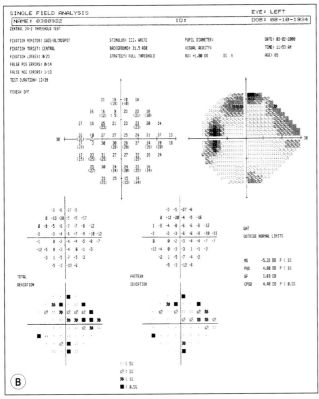

图 10.36 中度损伤。A. 中等视杯。B. 弓形暗点和鼻侧阶梯。

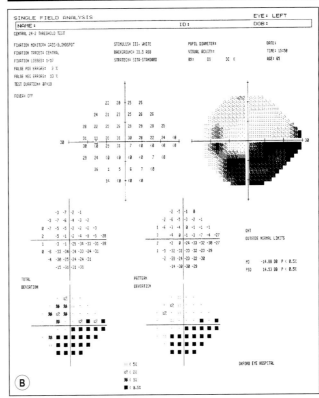

图 10.37 重度损伤。A. 大视杯。B. 致密的弓形暗点 / 与生理盲点相连的鼻侧阶梯。

进展，它们沿着弓形神经纤维（Seidel 暗点）的走向扩展延伸，最后和生理盲点连接到达固视点鼻侧 5°范围内（图 10.37A 和 B）。

5. **暗点扩大**：由于邻近的神经纤维损伤，暗点逐渐扩大。

6. **暗点加深**：暗点逐渐加深并出现新的暗点。

7. **环形暗点**：上下半区视野中的弓形暗点连接，发展成为环形暗点。上下弓形暗点的错位对接形成鼻侧阶梯（图 10.38A 和 B）。

8. **终末期**：青光眼终末期的视野表现为伴随颞侧视岛的中央视岛。颞侧视岛通常早于中央视岛熄灭消失。

视野指数应引起重视（图 10.39）。接受治疗的患者每年的进展程度期望将视野指数控制在仅仅超过 1db 的偏离。

处理

治疗的目的是通过降低神经节细胞丢失的速度，使之更接近正常人的神经节细胞丢失速度（约 5000/年），以期在患者有生之年防止发生功能性视觉损害。降低眼压是目前被证实的治疗青光眼唯一有效的方法。

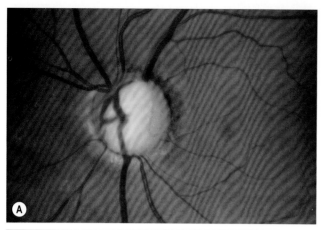

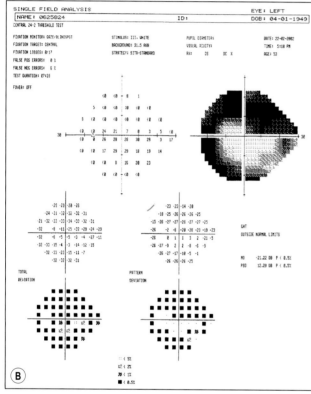

图 10.38 极重度损伤。A. 超大视杯。B. 环形暗点。

患者宣教

　　给患者提供宣传册，解释疾病的性质。教授患者眼药水的正确使用方法和正确的用药时间。随访时检查患者使用眼药水的熟练程度。指导患者滴用眼药水后在内眦部位指压泪囊，尽量减少药物的全身吸收，用药后闭目 3 分钟以尽量延长药物和眼前节的接触时间。治疗开始应向患者阐明药物常见的副作用和潜在的严重不良反应，随访时要询问患者药物不良反应的发生情况。

治疗目标

1. 目标眼压：假设治疗前的眼压水平已经损害了视神经，并且还要继续损害。确定某一眼压水平，假设低于这一眼压数值后，进一步的视神经损害就不太可能发生，这一眼压就是目标眼压。目标眼压的设定要考虑到目前视神经损害的严重程度、目前的眼压值、CCT、损伤的进展速度，另外还要考虑到患者的年龄和全身健康状况。通过治疗要使眼压保持在目标眼压水平或低于目标眼压。如果保守治疗未能达到目标眼压，就要考虑手术治疗，或者密切随访监测。

2. 按比例降低眼压：另一种方法是按照一定比例降低眼压，通常将初始眼压降低 30%，然后监测疾病是否进展，如果仍有进展，再进一步降低眼压。即使进展性的损害出现，这种方法获得的目标眼压误差可能也较小。

3. 监测视神经和视野：倘若仍有进一步的损伤，目标眼压应重新设置为更低的水平。尽管没有绝对的"安全"水平，但是，如果眼压<16mmHg，进展是不常见的。每降低 1mmHg 的眼压会使视神经纤维丧失的速度降低 10%。随着疾病的进展，视觉系统内储备能力减弱以及残存节细胞的丧失对视功能都具有很大的影响。因此，对于进展期的患者，目标眼压应设置得更低一点。

药物治疗

1. 初始药物治疗

- 用最低浓度的药物、尽可能少的滴药频次达到预想的治疗效果。
- 用不良反应最小的药物。
- 初始治疗通常使用一种药物，一般选用类前列腺素药物或 β- 受体阻滞剂。

2. 随访

- 根据不同的患者制订随访的间隔时间，通常是 4 ~ 8 周。
- 依据目标眼压，对药物的治疗反应做出评判。
- 如果治疗效果满意，3 ~ 6 个月后再做进一步的评判。
- 如果治疗无反应或反应甚微，就需撤除初始治疗药物，用另一种药物替代。
- 如果治疗效果不够理想，可考虑加用另一种药物或用联合制剂替代。
- 如果用两种药物治疗，应告知患者使用第一种药物 5 分钟后再使用第二种药物，以免将前面的药物冲洗掉。
- 有时在更换一种药物之前，最好再治疗观察

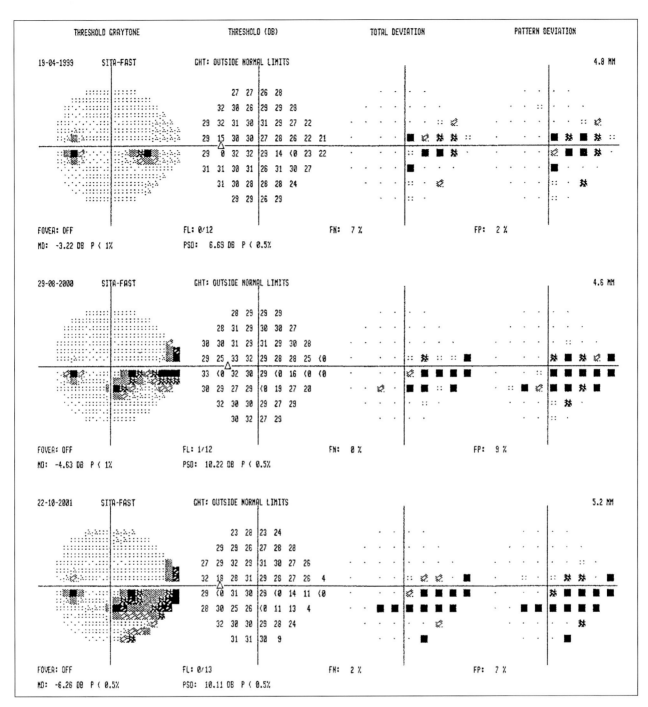

图 10.39 在 30 个月期间视野缺损的进展和视野指数的恶化。

1~2 个月，因为经过一段时间的治疗后其药效可能会加强。

- 治疗效果不满意时，要考虑是否由于患者依从性差和不正确的药物滴用方法所导致。
- 当药物在上午使用时，检查前最好询问当天的药物是否已经滴用。

3. **视野检查**：如果眼压控制良好，青光眼性损害为轻、中度，并且对中心视力威胁不大，一年做一次视野检查就足够了。

4. **房角镜检查**：因为随着年龄的增加，前房角会越来越窄。因此，对于大多数患者，应每年做一次房角镜检查。

5. **视盘检查**：应定期做视盘检查，视盘图像可以提供一些额外的有价值信息。

6. **治疗失败的原因**
- 不合适的目标眼压。如果眼压仅仅控制在正常眼压的上限，仍会发生进展性的视野丧失。
- 至少 25% 的患者对治疗的依从性差。

- 药物治疗的患者眼压大幅度波动会导致青光眼进展。
- 尽管眼压控制良好，病情也可能恶化。原因包括隐匿性的依从性不良、眼压的日间变化没有被监测到、视神经灌注可能受到影响。对于压迫性的病损应该考虑其他病因的可能性。

激光小梁成形

氩激光小梁成形（argon laser trabeculoplasty，ALT）、选择性激光小梁成形（selective laser trabeculoplasty，SLT）或 Nd：YAG 激光治疗，是将激光作用于小梁，增加房水外流，降低眼压。其治疗结果参差不齐，降压效果也是暂时性的，可持续数月至数年不等。主要适应证如下：

1. **无法耐受眼药水治疗**：包括药物过敏。
2. **药物治疗失败**：同手术治疗相比，激光治疗是一种侵害性较小的治疗手段。
3. **避免多种药物的使用**：患者一般滴用两种以上的眼药水。在这种情况下，激光治疗可作为额外药物的替代治疗。
4. **避免手术治疗**，例如：
   - 在患者有生之年，通过激光治疗推迟手术治疗的可能性。
   - 对于如果接受滤过手术后，预后可能不佳的患者，可考虑激光治疗。
5. **初始治疗**：根据患者的选择，激光可作为青光眼的初始治疗方法。对于不能够或不愿意接受药物治疗的患者，激光也可以作为初始治疗的手段。由于激光治疗后眼压下降很少超过30%，因此，对于眼压超过28mmHg 的患者，单独激光治疗不太可能使眼压得到良好的控制。

手术

尽管非穿透性滤过手术逐渐普及流行，但是，小梁切除术仍旧是治疗青光眼最常用的手术方法。如果晶状体混浊明显，单纯的超声乳化手术可使眼压下降；或者采用超声乳化联合滤过手术（phacotrabeculectomy）。同药物治疗相比，手术后发生青光眼进展性损伤的可能性变小。这可能由于术后眼压明显下降且波动性较小，也可能是患者的依从性已不再是影响治疗的因素。手术主要的适应证如下：

1. **药物治疗失败**：药物治疗失败，同时激光小梁成形又不适合或降压效果不足者。
2. **不能耐受药物或药物过敏而激光小梁成形降压效**

果又不足者。

3. **避免多种药物的使用**：患者需要三种或三种以上的药物治疗。
4. **病情急剧恶化者**：尽管眼压似乎得到了良好的控制，但是青光眼病情仍急剧恶化。
5. **初始治疗**：进展期的青光眼要求的目标眼压非常低，手术后可获得一个长期较低的眼压。根据患者的个体状况，对手术风险充分评估后可将手术作为初始治疗手段。
6. **患者的选择**：患者偶尔会表达出强烈的愿望，希望避免慢性药物治疗。

预后

大多数的原发性开角型青光眼患者在其有生之年不会失明，但是，青光眼的进展速度却不尽相同。

- 未经治疗的青光眼患者，致盲的平均时间估计为20年。
- 从诊断青光眼到患者死亡，平均时间约为15年。
- 超过20年的随访资料显示25%的患者发生单眼功能性盲，10%的患者发生双眼盲。但是，近期的研究数字变得更低，只有15%的患者其较差的那只眼睛失明。越来越先进的治疗措施可能会使这一数字变得更低。

正常眼压性青光眼

定义

正常眼压性青光眼（normal-pressure glaucoma，NPG），也被称为正压或低压性青光眼，是原发性开角型青光眼 POAG 的一个变种。其特点是：

- 眼压持续等于或低于 21mmHg。
- 青光眼特征性的视神经损害。
- 开放的前房角。
- 随着损伤进展导致的视野缺失，并与神经外观表现一致。
- 没有继发性青光眼或非青光眼因素导致的神经病变特征。

NPG 和 POAG 之间的区别源于流行病学调查的正常眼压范围。其本质上是一种主观区分，可能没有足够的临床价值，但可能存在一个疾病谱，到NPG 晚期，IOP 无关的因素显得相对越来越重要。

发病机制

任何使它不同于 POAG 的病因学因素还没有被

最终确定，尽管各种机制已经被提出，包括局部和全身血管功能异常、视神经结构异常和自身免疫性疾病。随着中央角膜厚度（CCT）评估的普及，一些 NPG 患者被解释为非常低的 CCT 值，而且总体上看，NPG 患者中 CCT 值低于 POAG 患者。一小部分 NPG 患者已经被发现有明显的夜间 IOP 升高，有时仅仅在卧位试验中被检测到。

危险因素

1. **年龄**：患者年龄往往比 POAG 患者大，虽然这可能是由于诊断延误。

2. **性别**：一些研究发现女性发病率较高。

3. **种族**：相比欧洲或北美洲，NPG 更多见于日本。

4. **家族史**：相比正常人群，POAG 在 NPG 患者家庭成员中的发病率更高。在一些 NPG 和 POAG 患者中，视神经病变的 OPTN 基因编码突变已经被确定。

5. **CCT**：NPG 患者中央角膜厚度低于 POAG 患者。

6. **血管调节异常**：一些调查发现与 POAG 相比，血管调节异常更常见于 NPG 中，特别是偏头痛和雷诺现象；另一些调查发现这些异常的发生如 POAG 中一样常见。

7. **系统性低血压**包括夜间血压骤降＞20%，特别是那些口服降压药治疗的患者。

8. **阻塞性睡眠呼吸暂停综合征**可能相关，可能通过影响眼部血流灌注产生作用。

9. **自身抗体水平**，部分调查发现在 NPG 患者中自身抗体水平较普通人群高。

鉴别诊断

1. **POAG**：由于宽昼夜波动表面上呈现正常眼压。绘制昼夜眼压曲线包括一个 8 小时办公时间段（相）可以发现日间眼压升高，但是检测夜间眼压高峰需要投入大量资源。

2. **自发缓解的色素性青光眼**：随着年龄的增加，色素性青光眼的典型体征会变得不太明显。

3. **以前眼压升高的发生**，可能是眼外伤、色素膜炎、局部或全身激素治疗导致。

4. **被全身治疗掩盖**：如口服 β- 受体阻滞剂，开始前青光眼损害已经存在。

5. **进行性视网膜神经纤维损害不是由于青光眼**：如可能发生于近视变性和视盘玻璃膜疣。

6. **先天性视盘异常**类似青光眼视盘，诸如视盘凹陷或缺损。

7. **神经病变**引起视神经或视交叉压迫可以造成视野缺损，可能被误认为青光眼。如果有任何怀疑，应该做神经影像学检查；一些医师对所有的 NPG 患者常规做头颅磁共振检查。

8. **以往前部缺血性视神经病变**（anterior ischaemic optic neuropathy，AION）可能会引起与青光眼一致的视盘外观和视野缺损。非动脉炎性的 AION 常常发生在一个"拥挤"的视盘，对侧眼应该检查到这一现象。

9. **以前急性视神经损伤**，如低血容量性或败血性休克、头部外伤。

诊断

病史和体检基本上和 POAG 一样，但是需要关注一些特点：

1. **病史**
   - 偏头痛和雷诺现象。
   - 休克发作。
   - 头部创伤。
   - 头痛和其他神经系统症状（颅内病变）。
   - 药物如全身激素和降血压药物包括 β- 受体阻滞剂。

2. **眼压**：通常是在 16 ~ 19 mmHg，很少在 11 ~ 15 mmHg。在非对称性疾病中，眼压越高的患眼其视盘损害越典型。

3. **视神经盘**
   - 虽然 NPG 的视神经盘可能比 POAG 的更大，但是青光眼杯是相似的，且后天性的视盘凹陷可能更常见。
   - 视盘周围萎缩性改变可能更常见。
   - 片状出血（图 10.20F）可能比 POAG 更常见。

4. **视野缺损**基本和 POAG 一样，但以往研究显示它们趋向于更接近固定、更深、更陡，以及更局限。大约一半以上的患者在 5 年或更长的无治疗期间视野改变是非进行性的。但是，可能是因为延误诊断，NTG 患者往往表现出比 POAG 更严重的损害。

5. **其他调查**是为 POAG 所设计，但在选择的患者中可以考虑以下几点：
   - 评估全身血管危险因素。
   - 24 小时动态血压监测，以排除夜间全身性低血压。
   - 验血检查非青光眼性视神经病变的其他原因，如维生素 B_{12}、红细胞叶酸、全血计数、血沉 /C-

反应蛋白、梅毒螺旋体血清学检查包括莱姆病、血清 ACE 水平、血浆蛋白电泳和自身抗体谱。

- 头颅 MR。
- 冷激发甲褶镜检测血流异常。如果存在，钙通道阻滞剂可能更有益。

治疗

在一些患者中进一步降低眼压有助于减缓病情进展。然而，由于许多未经治疗的患者病情不一定恶化，因此大多数情况下，在开始治疗前应该证实病情确实在进展。这一原则的例外情况包括进行性损害，特别是如果危及中心视力，以及年轻人。定期评估，包括视野检查应该每 4～6 个月进行一次。治疗后眼压较基线水平降低 30%，80% 的患者病情稳定，20% 显示病情进展。

1. **药物治疗**：进展病例的治疗可以包括倍他洛尔，除降眼压作用以外还有助于增加视神经血供。前列腺素衍生物往往有更大的降压作用，它可以是一个优先考虑。应该注意，在少数患者中局部 β- 受体阻滞剂可以对血压产生巨大影响，并可能导致夜间血压骤降。

2. **激光小梁成形术**有效。

3. **手术**：如果病情进展，尽管眼压在 10～14 mmHg，应考虑手术治疗。

4. **全身性血管疾病的控制**：例如控制糖尿病、高血压和高脂血症是非常重要的，从理论上可改善视神经灌注。

5. **全身性钙通道阻滞剂**：一些权威人士已经倡导使用全身性钙通道阻滞剂来改善血管痉挛。

6. **抗低血压措施**：如果检测到明显的夜间血压骤降，有必要减少抗高血压药物的使用（特别是睡前服用的药物）。

原发性闭角型青光眼

引言

概述

术语"房角关闭"是指周边虹膜阻塞小梁网（trabecular meshwork，TM）[虹膜小梁接触（iridotrabecular contact，ITC）]，阻碍房水外流。对于一些解剖易感眼，房角关闭可以是原发性的，同时房角关闭也可以继发于其他眼病。原发性闭角型青光眼在全球青光眼病例中可能占到近一半，在具远

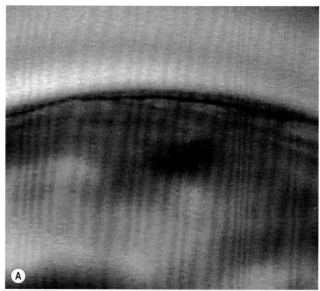

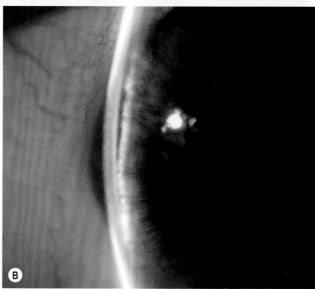

图 10.40　疑似原发性房角关闭。A. 极窄房角。B. van Herick 分级 3。（Courtesy of L MacKeen-fig. A）

东血统的人群中患病率特别高。与 POAG 相比，通常其病情进展和视觉障碍速度更快。

分类

最新的分类已经摒弃以症状为基础的方法（急性、亚急性和慢性），以反映疾病自然进程中的各个阶段。这是基于大部分患者无症状的考虑。

1. **疑似原发性房角关闭（primary angle-closure suspect，PACS）**

- 房角镜检查显示三个或更多象限后部小梁网 ITC，但是没有 PAS。
- 许多较少 ITC 的患者有间歇性房角关闭的证据和较低诊断阈值，如两个象限的 ITC 或大约

20° 极窄房角可能均是合理的（图 10.40 ）。

- 眼压，视盘和视野均正常。

2. 原发性房角关闭（primary angle-closure，PAC）

- 房角镜检查显示三个或三个以上象限 ITC 伴眼压升高（图 10.41 ）和（或）PAS，或小梁网上过多的色素沉着。
- 正常视盘和视野。

3. 原发性闭角型青光眼（primary angle-closure glaucoma，PACG）

- 房角镜检查显示三个或更多象限 ITC。
- 视神经病变。

机制

参与房角关闭的机制可以根据解剖水平（从前到后）在致病过程中的作用归类。许多患者涉及一个以上的水平。

1. 瞳孔阻滞

- 房水流经瞳孔受阻（相对瞳孔阻滞，图 10.42A ），产生前后房压力差，进而导致虹膜前隆（图 10.42B ）和虹膜与角膜接触（图 10.42C ）。
- 虹膜切开术可平衡前后房压力，使小梁网保持足够功能。

2. 虹膜相关非瞳孔阻滞

- 特殊解剖因素包括虹膜高褶（睫状突前旋）和一个更厚更前位的虹膜。
- 瞳孔阻滞因素固然存在，但是虹膜切开术并不能完全缓解房角关闭。
- 术语"混合机制"可以用来描述一类青光眼，

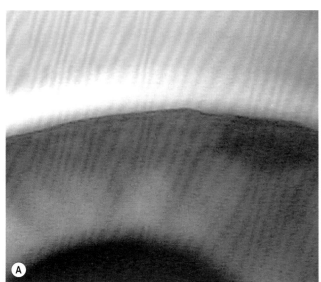

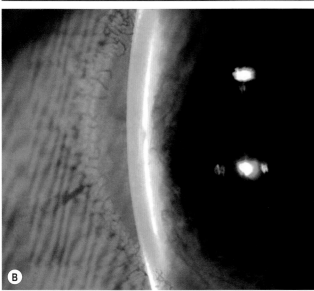

图 10.41 原发性房角关闭。A. 关闭的房角。B. van Herick 分级 1 。（ Courtesy of L MacKeen fig. A; J Schuman, V Christopoulos, D Dhaliwal, M Kahook and R Noecker, from Lens and Glaucoma, in Rapid Diagnosis in Ophthalmology, Mosby 2008-fig. B ）

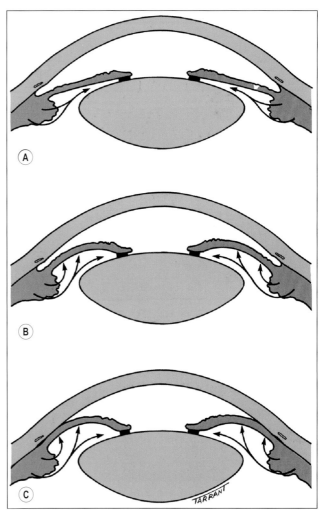

图 10.42 房角关闭机制。A. 相对瞳孔阻滞。B. 虹膜前膨隆。C. 虹膜角膜接触。

即有明显的瞳孔阻滞和非瞳孔阻滞虹膜诱导机制并存。

- 相比单纯瞳孔阻滞有较深的前房。
- 高褶虹膜特征是平坦的中央虹膜平面伴正常中央前房深度。房角很窄,锐利的虹膜成角伴前位和(或)朝前的睫状突(图10.43)。
- 高褶虹膜综合征指在高褶形态虹膜的患者即使施行了标准虹膜切开术后仍发生房角关闭。

3. 晶状体源性房角关闭

- 仅包括那些晶状体体积和(或)位置突然改变导致急性或亚急性眼压升高的患者。
- 通常晶状体膨胀(晶状体源性青光眼)或晶状体前半脱位进展迅速。
- 晶状体参与了1类和2类房角关闭,随着年龄的增加晶状体不断增大,可以说晶状体因素参与了几乎所有的瞳孔阻滞。

4. 晶状体后因素

- 恶性青光眼("睫状体晶状体阻滞",见下文)。
- 眼后段因素导致的继发性房角关闭(见下文)。

5. "混合机制" 结合了房角关闭和房角开放因素,虽然通常不能确定房角解剖学开放成功之后,持续眼压升高是否是由于继发于之前虹膜前粘的小梁网改变。

危险因素

1. 年龄

- 发作的平均年龄在60岁左右且之后患病率上升。
- 非瞳孔阻滞型原发性房角关闭往往发生在更年轻的年龄段。

2. 性别:女性比男性更多见。

3. 种族:如上所述。

4. 家族史:一级亲属风险增加。

5. 屈光状态:"纯"瞳孔阻滞眼通常是典型远视,而非瞳孔阻滞不这样典型。

6. 眼轴

- 短眼轴往往伴有浅前房(图10.44)。
- 真性小眼球有非常短的眼轴伴大比例的晶状体,处于特别高风险中。

诊断

症状

- 大多数房角关闭患者没有症状,包括大部分间歇性或慢性眼压升高的患者。
- 一些患者急性发作(充血性青光眼)出现角膜水肿产生光晕、眼痛和头痛。
- 另一些患者可有轻微的间歇性模糊症状("烟雾缭绕的房间")不伴有疼痛。
- 诱发因素包括在黑暗的房间中看电视、阅读、药物性瞳孔扩大或缩小、急性情绪紧张,以及罕见

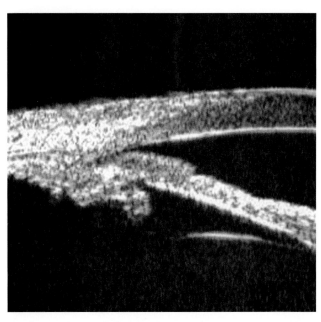

图10.43 高褶虹膜状态超声生物显微镜显示睫状突前旋造成的睫状沟消失。(Courtesy of J Schuman, V Christopoulos, D Dhaliwal, M Kahook and R Noecker, from Lens and Glaucoma, in Rapid Diagnosis in Ophthalmology, Mosby 2008)

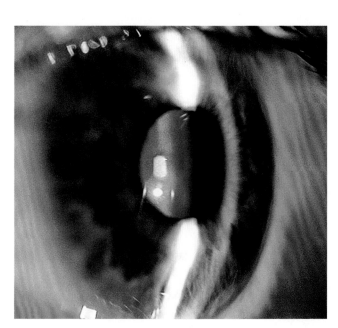

图10.44 浅前房。

情况下全身用药：副交感神经拮抗剂或交感神经激动剂（如吸入器、晕车贴片和感冒药）和托吡酯。

体征

1. 慢性发作

- 视力正常，除非损害达到晚期。
- 相比非瞳孔阻滞，瞳孔阻滞的前房更浅。
- 视神经改变取决于损害的严重程度。
- 眼压升高可以是间歇性的。
- 房角异常如上所述。
- "爬行"房角关闭的特征是一个渐进性束带状外观插入虹膜。其始于房角的最深处且向周边传播。
- 阵发性（间歇性）ITC 与间断的 PAS 形成有关，个别病变有一个锥形（"锯齿"）外观。

2. 急性（充血性）房角关闭

- 视力通常是 6/60—手动。
- 眼压通常非常高（50 ~ 100 mmHg）。
- 结膜充血伴紫色环角膜充血。
- 前房浅，可能存在房水闪辉。
- 角膜上皮水肿（图 10.45A）。
- 对光反射迟钝的中度垂直扩张的椭圆形瞳孔（图 10.45B）。
- 对侧眼一般表现为房角拥挤（图 10.40）。

3. 缓解的急性（充血性后）房角关闭

- 弹力膜皱褶（图 10.46A），（如果眼压已迅速降低），视盘充血和脉络膜皱褶。
- 其后有螺旋状虹膜萎缩、不规则瞳孔、后粘连（图 10.46B）和青光眼斑（图 10.46C）。
- 视神经可正常或出现不同程度萎缩（图 10.46D）。
- 如果 PAS 覆盖一半以上小梁网，单纯药物治疗不能控制眼压。

4. 亚急性房角关闭其发作间期体征类似于慢性发作体征，但偶然的充血后表现可以提示一次或多次极高眼压的发作。

激发试验

尽管研究显示激发试验常常是不必要的，但在某些情况下会有助于决策的制订。例如在只有部分房角开放患者激光虹膜切开术后，评估眼压急剧升高的可能，据此决定进一步干预措施（如虹膜成形术）是否恰当。在暗房/俯卧激发试验中，患者面朝下坐在暗房中一小时。检测眼压，升高 8 mmHg 或

以上被视为有意义，但有时这也可能发生于正常眼。晶状体摘除后阳性反应几乎总是消失的。

治疗

疑似原发性房角关闭（PACS）

1. 预防性激光虹膜切开术值得推荐。虹膜切开术常增宽房角约两个等级（图 10.47A 和 B），但这不一定能阻止房角关闭的后续发展或房角开放下的眼压升高。

2. 如果虹膜切开术后 ITC 明显存在，首选处理仍然不确定；选项包括观察、激光虹膜成形术、1% 毛果芸香碱预防和晶状体摘除。

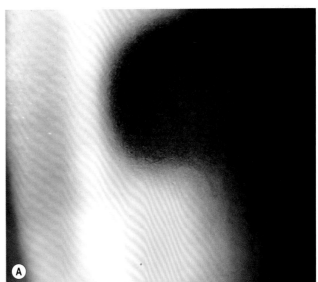

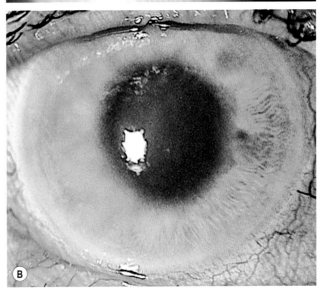

图 10.45 急性（充血性）房角关闭。A. 角膜上皮水肿。B. 中度散大的垂直椭圆形瞳孔。

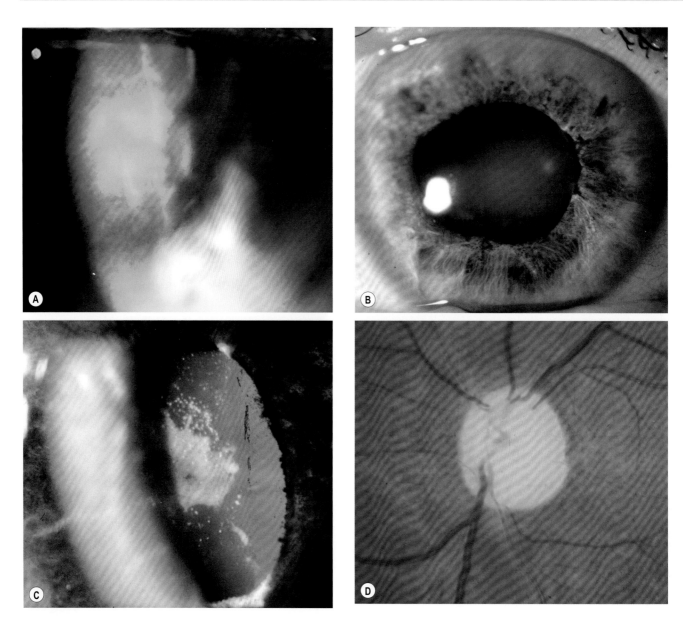

图 10.46　充血后房角关闭。A. 角膜基质水肿和 Descemet 膜皱褶。B. 青光眼斑。C. 螺旋形萎缩虹膜，瞳孔散大和后粘连。D. 视神经萎缩。

PAC 和 PACG 的慢性发作

- 处理类似 PACS，如果激光虹膜切除术后房角开放不足，特别是眼压持续升高，则需要进一步干预达到更低的阈值。
- 治疗的强度时机和随访频率因人而异，如果存在的话，需考虑眼压、房角关闭程度和青光眼损害程度。
- 类似 POAG 的药物治疗用于房角大量粘连关闭眼或房角开放而眼压持续升高眼。

急性和亚急性 PAC 和 PACG 发作

　　治疗强度应根据严重程度而个体化。入院通常要求急性发作，虽然亚急性也行。

1. 初始治疗

- 患者应该尽量仰卧位，以利于晶状体在重力作用下后移。
- 如果眼压大于 50 mmHg，可静脉给予乙酰唑胺 500mg；如果眼压小于 50 mmHg 则可口服（非缓释）乙酰唑胺 500mg。
- 如果是静脉给药治疗，可额外给予 500mg 乙酰唑胺口服。
- 患眼局部滴用 1% 安普乐定、0.5% 噻吗洛尔、1% 泼尼松龙或 0.1% 地塞米松，每种给药之间间隔 5 分钟。
- 患眼点一滴 2%～4% 毛果芸香碱，半小时后重

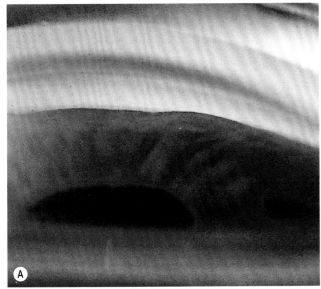

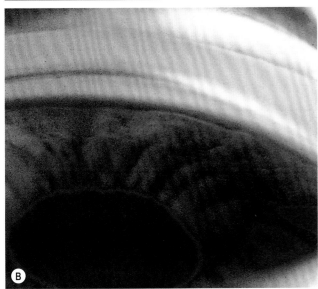

图 10.47　周边虹膜切除术的效果。A. 治疗前关闭的房角。
B. 治疗后开放的房角。

复，对侧眼点一滴 1% 毛果芸香碱作为预防。

- 一些医生在急性发作伴极高眼压时暂不使用毛果芸香碱，直到眼压发生显著下降，因为局部缺血会降低毛果芸香碱对瞳孔括约肌的作用。
- 可能需要镇痛剂和止吐剂。

2. **后续药物治疗**

- 患眼 2% 毛果芸香碱一日四次，对侧眼 1% 毛果芸香碱一日四次。
- 如果患眼有急性炎症，局部激素（1% 泼尼松龙或 0.1% 地塞米松）一日四次。
- 根据眼压控制情况给予以下部分或全部治疗：可能需要 0.5% 噻吗洛尔一日两次，1% 安普乐定一日三次和口服乙酰唑胺 250mg 一日四次。

3. 如果上述方法未能起效，可以考虑以下几点：

- 用斜视钩或前房角镜压迫中央角膜迫使房水进入房角可能会缓解病情。
- 可以局部使用 50% 甘油消除角膜水肿，以提高视力和避免擦伤。
- 进一步使用 2%～4% 毛果芸香碱、0.5% 噻吗洛尔、1% 安普乐定和局部激素。
- 20% 甘露醇 1～2 g/kg 或 50% 甘油 1 g/kg 静脉滴注 1 小时以上，需排除禁忌证。
- 使用甘油消除角膜水肿后行激光虹膜切开术或虹膜成形术。
- 药物治疗不敏感病例的手术选择包括周边虹膜切除术、晶状体摘除术、房角粘连松解术、小梁切除术和睫状体激光术。

4. 治疗成功获得清晰角膜、安静前房和正常眼压后，则行双侧激光虹膜切开术。局部激素和必要的降眼压药物至少持续使用一周。

5. **后续处理**治疗虹膜切开术后慢性 PAC/PACG。选项包括观察、治疗类似开角型青光眼的持续眼压升高、虹膜成形术或如果原位房角关闭存在则长期低剂量毛果芸香碱。白内障手术指征相对放宽，特别是怀疑有明显的晶状体因素存在。尽管房角成功开放，眼压持续升高有时需选择小梁切除术。

眼压急性升高的鉴别诊断

眼压急性升高可能不是由于 PAC/PACG 的一个重要提示是对侧眼房角开放。

1. **晶状体引起房角关闭**，由于晶状体膨胀（肿胀）或半脱位所致。

2. **恶性青光眼**，特别是近期做过内眼手术（通常是小梁切除术）。

3. **继发性房角关闭**的其他原因，伴或不伴瞳孔阻滞；见下文。

4. **新生血管性青光眼**偶尔可能会引起疼痛和充血的突然发作。

5. **炎症加重伴房角开放**：虹膜睫状体炎伴小梁网炎（特别是疱疹性）、青光眼睫状体危象（Posner-Schlossma 综合征）、巩膜炎不伴房角关闭。

6. **色素播散伴眼压突然升高**。

7. **假性剥脱伴眼压突然升高**。

8. **眼眶 / 眼眶后病变**，包括眼眶炎症、球后出血和颈动脉 - 海绵窦瘘。

9. **其他**包括继发性开角型青光眼的非典型表现（见下文）。

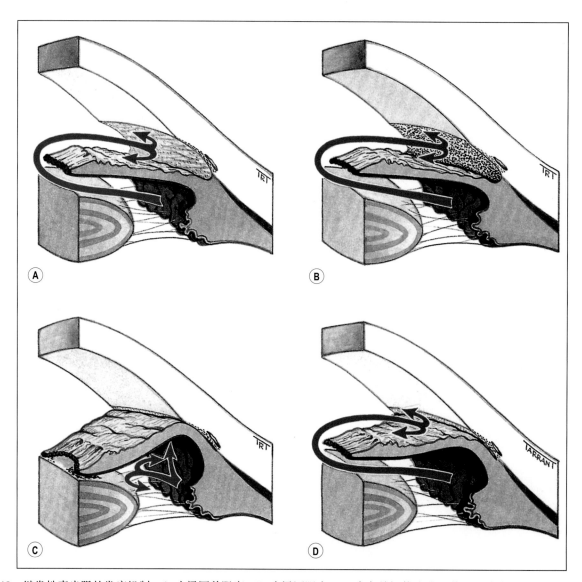

图 10.48 继发性青光眼的发病机制。A. 小梁网前阻塞。B. 小梁网阻塞。C. 房角关闭伴瞳孔阻滞。D. 房角关闭不伴瞳孔阻滞。

继发性青光眼的分类

开角型

继发性开角型青光眼可按房水流出受阻的部位不同细分为以下几种：

1. **位于小梁网前的青光眼**，其房水流出受阻主要因为角前突前的薄膜（图 10.48A），主要包括：
   - 纤维血管组织（新生血管性青光眼）。
   - 内皮细胞膜性增殖（虹膜角膜内皮综合征）。
   - 上皮细胞的膜性增殖（上皮内向生长）。

2. **位于小梁网的青光眼**，其房水流出受阻主要因为小梁网的"堵塞"（图 10.48B），主要包括：
   - 色素颗粒（色素性青光眼）。

   - 红细胞（红细胞性青光眼）。
   - 变性的红细胞（血影细胞性青光眼）。
   - 巨噬细胞和晶状体蛋白（晶状体溶解性青光眼）。
   - 蛋白质（高眼压性葡萄膜炎）。
   - 假性剥脱物质（假性剥脱性青光眼）。

   该种青光眼也有可能是因为小梁网纤维本身的病变所引起，例如：
   - 水肿（带状疱疹虹膜炎 / 小梁网炎）。
   - 瘢痕（外伤后房角后退性青光眼）。

3. **位于小梁网后的青光眼**，其小梁网本身是正常的，但房水外流受阻，主要是巩膜上腔静脉压升高所致，例如：
   - 颈动脉 - 海绵窦瘘。
   - Sturge-Weber 综合征。

- 上腔静脉梗阻

闭角型

　　继发性闭角型青光眼主要原因是周边虹膜与小梁之间的房水流出受阻，分类根据有无瞳孔阻滞分为：

1. **伴有瞳孔阻滞**（图 10.48C）
   - 瞳孔闭锁（360°"环状"后粘连），通常继发于复发性虹膜睫状体炎。
   - 晶状体半脱位。
   - 晶状体源性青光眼。
   - 囊袋阻滞综合征伴有 360°虹膜囊袋粘连。
   - 无晶状体瞳孔阻滞。
   - 前房型人工晶体植入而无虹膜切除术。

2. **无瞳孔阻滞**（图 10.48D）
   - 周边虹膜前粘连的继发原因如晚期新生血管性青光眼、慢性前葡萄膜炎。
   - 睫状体脉络膜积液。
   - 囊袋阻滞综合征无虹膜囊袋粘连。
   - 睫状体/虹膜囊肿或其他睫状体或眼后段肿瘤。
   - 晶状体后纤维血管组织的收缩，如在增生性玻璃体视网膜病变及早产儿视网膜病变中。
   - 恶性青光眼可以被认为是继发而不是原发的闭角型
   以上绝大部分后文都将有所描述。

假性剥脱

假性剥脱综合征

引言

　　假性剥脱综合征（pseudoexfoliation syndrome，PXF），有时又被称为剥脱综合征，是引起慢性开角型青光眼的一个相对常见的病因，虽然很容易忽略细微的体征。当 PXF 继发青光眼时，被称为假性剥脱性青光眼（pseudoexfoliation glaucoma，PXG）。PXF女性多发，但男性有更高风险进展成青光眼。这种情况在斯堪的纳维亚人群中更为常见。15q22 位点的LOXL1 基因的突变是发生 PXF 及 PXG 的一个高危因素，前者是编码细胞外基质的弹性纤维成分。PXF进展成青光眼的累积风险 5 年为 5%，10 年为 15%。

发病机制

　　老化的小梁网、晶状体赤道部囊膜、虹膜以及睫状体的异常基底膜产生一种灰白色纤维性细胞外物质，这种物质由葡糖氨基聚糖类包绕的蛋白质核心组成。随后这些物质沉积在晶状体前囊（图10.49A）、悬韧带、睫状体、虹膜、小梁网、玻璃体前表面以及结膜上。此外，除了眼内的沉积，已有报道皮肤和内脏器官的剥脱性纤维性病变，提示PXF 可能是一种系统性疾病的眼部表现；PXFS 与血管疾病、听力丧失以及 Alzheimer 病的增加相关。

诊断

1. **角膜**偶可显示内皮面 PXF 沉积以及色素沉着，常为弥散性分布，偶呈 Krukenberg 梭形。
2. **轻度房水闪辉**有时可见，是虹膜血-房水屏障受损所致。
3. **虹膜**：PXF 沉积在虹膜瞳孔缘（图 10.49B），虹膜括约肌萎缩表现为瞳孔缘虫蚀样透照缺损（图10.49C）。
4. **晶状体前囊的 PXF**
   - 瞳孔缩放的持续性摩擦刮除了晶状体前囊中间区的沉积物，呈现 PXF 的中央圆盘状、周边带状区，以及两者间为透明区外观（图 10.49D）。
   - 周边带为颗粒状，内界轮廓清晰有多种放射性纹理。仅在扩瞳后可见。
   - 因瞳孔不易扩大，悬韧带离断以及囊膜撕裂的危险性增加，使得白内障手术的风险更大。其他问题包括术后眼压的升高、角膜水肿、囊膜混浊以及囊袋收缩的发生率增加，以及 IOL 的半脱位。
5. **房角镜检查**
   - 常见小梁网色素沉着，通常下方最明显。可比PXF 出现早数年。色素线位于小梁网表面，呈斑驳样分布（图 10.49E）。
   - 常见 Schwalbe 线上或前方的圆齿状色素带（Sampaolesi 线）。
   - 小梁网上的 PXF 沉着产生头皮屑样外观。
   - 可能由于悬韧带松弛，部分病例表现为窄房角，房角关闭的风险增加。

假性剥脱性青光眼

发病机制

　　IOP 升高的可能原因包括由 PXF 物质和（或）虹膜色素的释放共同堵塞小梁网引起。

诊断

1. **症状**通常在 60～70 岁出现。

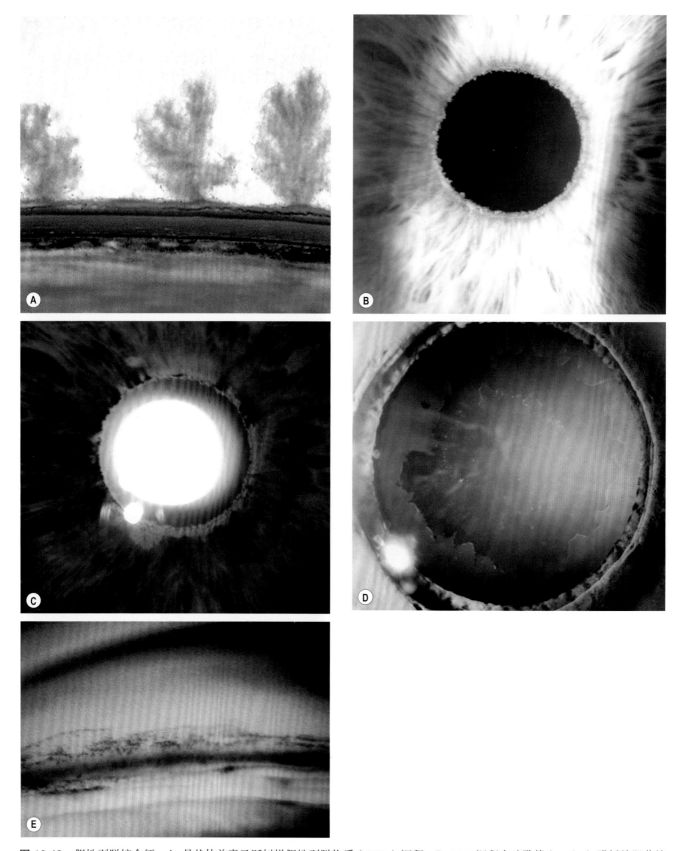

图 10.49　假性剥脱综合征。**A.** 晶状体前囊圣诞树样假性剥脱物质（PXF）沉积。**B.** PXF 沉积在瞳孔缘上。**C.** 虹膜括约肌萎缩引起的透照缺损。**D.** 晶状体上的 PXF。**E.** 房角检查见小梁斑驳样色素沉着和 Sampaolesi 线。（Courtesy of J Harry and G Misson, from Clinical Ophthalmic Pathology, Butterworth-Heinemann 2001-fig. A; M Jager-fig. D; J Schuman, V Christopoulos, D Dhaliwal, M Kahook and R Noecker, from Lens and Glaucoma, in Rapid Diagnosis in Ophthalmology, Mosby 2008-fig. F）

2. **体征**：绝大部分患者为单眼慢性开角型青光眼。尽管为宽开房角，眼压有时可呈急性升高，此时可与原发性房角关闭相混淆。除非出现房角关闭，房角形态与青光眼严重性没有明显的相关性。

治疗

1. **药物治疗**同 POAG。然而，尽管多数患者早期控制良好，但后期失败的可能性高，后续可能需要激光或手术治疗。

2. **激光小梁成形术**：可能由于小梁网的色素沉着，激光手术效果显著。然而，在初始眼压控制良好后，后期可能发生进行性的眼压升高，4 年后的效果等同于 POAG。

3. **小梁切除术**等同于 POAG 的成功率。

4. **小梁吸除术**有轻微组织接触，至少短期效果良好，可与白内障手术或小梁切除术同步进行。

预后

　　预后比 POAG 差；IOP 通常显著升高，也可能呈现较大波动。青光眼损害可能迅速进展。因此，需要密切监测患者，部分医生建议 PXF 患者复诊时间不超过 6 个月。

- 患者一眼为 PXG，另一眼为 PXF，那么该眼具有高危进展成青光眼的可能（概率为 5 年内 50%）。

- 患者一眼为 PXG，另一眼无 PXF，那么正常眼进展为青光眼的可能性很低。

色素播散

色素播散综合征

引言

　　色素播散综合征（pigment dispersion syndrome，PDS）通常为双眼患病，色素颗粒的播散来源于虹膜色素上皮，可沉积于整个眼前段。PDS 主要影响白人，可能为外显率不等的常染色体显性遗传。它的表型和 7q35-36 位点的基因标志之间存在显著性联系。近视眼的表观特征更明显，也更容易发生继发性开角型色素性青光眼。然而，PDS 的一些表现可能非常细微，以致无法识别。

发病机制

　　由于中周部虹膜的过度后凸，引起虹膜后表面的色素上皮与晶状体悬韧带束之间的机械性摩擦造成色素脱落。推测由于瞳孔反向阻滞引起前房压力升高（相对于后房），造成虹膜后凸以及虹膜悬韧带接触（图 10.50A）。虹膜周边切开术解除瞳孔反向阻滞使得虹膜变平坦，并减少了虹膜悬韧带接触，支持了这种推测（图 10.50B）。色素上皮本身可能异常也引起容易脱落。在部分患者中，紧张的体育锻炼可能引起突发性色素播散伴随眼压升高。色素颗粒释放入房水中，并随房水流动播散，沉积于全部前房结构上，包括悬韧带以及睫状体。

诊断

1. **角膜**显示色素沉着于角膜内皮，呈垂直梭形分布（Krukenberg 梭）（图 10.51A）。虽然这种表现比较常见，但既非 PDS 普遍表现也非特异性表现，在长期病例中，由于色素趋向变小以及颜色变淡，这种表现更难识别。

2. **前房极深**（图 10.51B），房水中可见黑色颗粒漂浮。

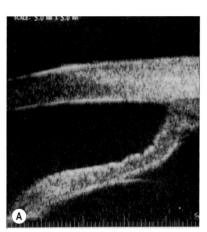

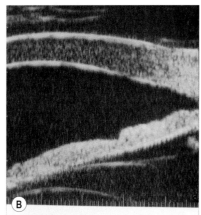

图 10.50　色素播散的高频超声生物显微镜图。A. 极深前房以及周边虹膜后凸。B. 激光虹膜切开术后周边虹膜变平。（Courtesy of J Salmon）

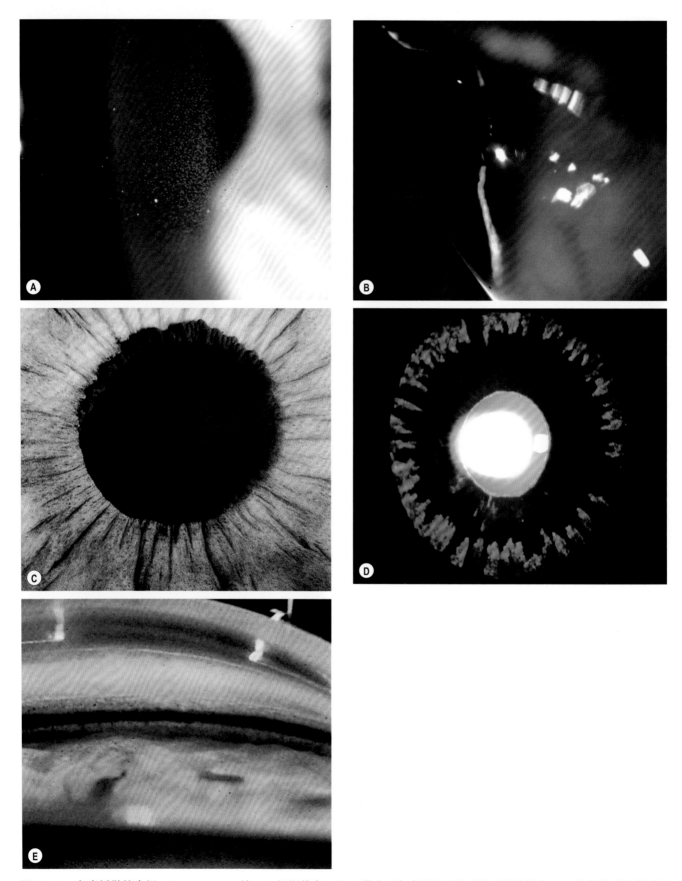

图 10.51　色素播散综合征。A. Krukenberg 梭。B. 极深前房。C. 虹膜表面色素颗粒以及瞳孔领部分缺失。D. 放射状裂隙样透照缺损。E. 均一小梁色素沉着。

3. **虹膜**
   - 表面可见细小色素颗粒，可延伸至晶状体上；部分瞳孔领缺失（图10.51C）。
   - 中周部虹膜色素脱落引起色素上皮萎缩，引起特征性的放射状裂隙样透照缺损（图10.51D）。

4. **房角检查**
   - 房角宽开，特征性的中周部虹膜凹陷，调节时凹陷可能加深。
   - 在后部小梁上小梁网色素沉着显著（图10.51E）。色素较PXF的色素细小，位于小梁网上或小梁网内。色素沉着更均一，形成一条包括小梁网环状均一线的致密带。色素也可见于Schwalbe线上或前方。

5. **晶状体**有时可在周边后表面显示线状或环状色素沉着（Scheie线）。

色素性青光眼

发病机制

由于小梁间隙色素阻塞，继发小梁网剥蚀、萎缩以及硬化造成小梁网损害。

危险因素

大约1/3的PDS患者15年后出现高眼压或慢性开角型青光眼。男性患病率约为女性的两倍。由于潜在的近视，视盘更易受高眼压的影响。因此，需对这类患者定期随访，特别是有Krukenberg梭表现的男性近视眼患者。然而，初始眼压、C/D比值以及小梁网色素沉着程度无法帮助判定患者最终是否会进展成青光眼。色素性青光眼患者对激素敏感的发生率增加。

诊断

1. **症状**常表现为慢性青光眼。虽然女性通常在10年以后发生青光眼，但大多数人在20~40岁发生。偶有自发性或在紧张的体育锻炼后发生色素颗粒的突然释放，可能引起急性眼压升高伴随角膜水肿以及光晕。

2. **眼压**早期不稳定，因而单次的眼压测量不能排除青光眼。较POAG相比，一些患者的眼压值更高以及眼压波动更大，在确诊色素性青光眼时，通常可发现一眼为进展期，而另一眼损伤相对轻微。

治疗

1. **药物治疗**与POAG类似。缩瞳剂理论上有效，它通过减少虹膜悬韧带接触从而促进房水外流。然而，缩瞳剂也有一些缺点，通常使患者近视加深以及近视眼患者突发视网膜脱落风险。年轻患者不能耐受缩瞳剂。局部用药莫西赛利，一种选择性α-肾上腺素能阻滞剂，它引起缩瞳但不会造成调节痉挛，但是它会引起兴奋，因此耐受性较差。

2. **激光小梁成形术**通常初始有效，但应注意在重度色素沉着的患者中不应过度治疗，初始应设置相对较低的激光能量。至少1/3的患者在激光小梁成形术后5年内需要小梁切除术。

3. **激光虹膜切开术**通过逆转虹膜后凸以及消除虹膜悬韧带接触（图10.50），来减少色素释放。它在40岁以下的患者中可能有用，但最终没有被证实其益处。

4. **小梁切除术**虽然其效果可能令人沮丧，但较POAG应用更广泛。效果较差的部分原因可能是绝大多数都是相对年轻的患者。抗代谢药物可能提高手术成功率。

预后

随时间的推移，IOP变得较易控制，偶尔IOP可能自动变得正常；这也许与小梁网的色素减少有关或无关。先前没有判断色素性青光眼的患者，可能会被误诊为NPG。

鉴别诊断

1. **POAG**可能伴有小梁色素沉着。然而，与PDS均一性色素分布不同，POAG的色素趋向沉着在房角上方。POAG的患者年龄通常较大，并且无Krukenberg梭以及虹膜透照缺损。

2. **假性剥脱**可能也有小梁色素沉着以及色素播散。然而，其透照缺损通常瞳孔缘较明显，而不是位于虹膜周边。色素剥脱性青光眼通常影响60岁以上患者，50%为单眼患者，好发于非近视眼。

3. **人工晶状体眼色素性青光眼**见于人工晶状体襻以及后房型人工晶状体光学面与虹膜后表面的摩擦。其结果是色素播散及房水外流受阻。

4. **前葡萄膜炎**可能引起小梁网色素沉着以及虹膜萎缩。不仔细检查可能将簇状陈旧性色素KP误认为Krukenberg梭。

5. 亚急性闭角型青光眼可能伴有较重的小梁网色素沉着，该处的虹膜根部已与房角接触。

新生血管性青光眼

引言

发病机制

新生血管性青光眼（neovascular glaucoma，NVG）是发生于虹膜新生血管（虹膜红变）后的一种侵袭性疾病。常见病因是严重、广泛以及慢性视网膜缺血。推测可能是视网膜缺氧组织为改善缺氧区域的血液供应产生新生血管而生成一些生长因子；其中最重要的因子是血管内皮生长因子（vascular endothelial growth factor，VEGF）。这些因子除了诱导视网膜新生血管形成（增殖性视网膜病变）外，也扩散入眼前段，引起虹膜红变以及前房角新生血管形成。后者初始在房角开放时引起房水外流受阻，其后常产生收缩引起严重的继发性闭角型青光眼（图 10.52A）。

虹膜红变的病因

1. **缺血性视网膜中央静脉阻塞**所致约占 1/3 病例。约 50%NVG 眼是发生在缺血性视网膜中央静脉阻塞后。荧光造影显示的广泛周边视网膜毛细血管无灌注区是其后 NVG 发生危险性的最有价值的预测因子，虽有一些非缺血阻塞性患者后来可能变成缺血性。最典型的青光眼是发生在阻塞后 3 个月（100 天青光眼），但文献报道的发生时间从 4 周到 2 年不等。

2. **糖尿病**占小部分病因。有增殖性视网膜病变的长期糖尿病患者（10 年及以上）具有特别的风险。青光眼发生风险在适当的全视网膜光凝后降低，白内障摘除会使风险增加。经睫状体平坦部玻璃体切除术也可能促发虹膜红变，如果术中激光治疗不充分或依然存在牵引性视网膜脱离。

3. **视网膜动脉血管性疾病**，如中央动脉阻塞以及眼部缺血综合征，是罕见病因。

4. **多种病因**包括眼内肿瘤、长期视网膜脱离以及慢性眼内炎症。

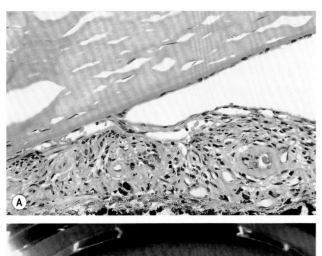

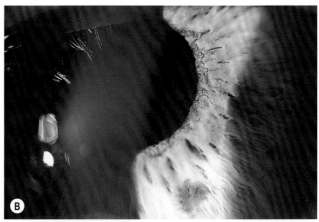

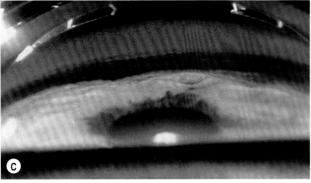

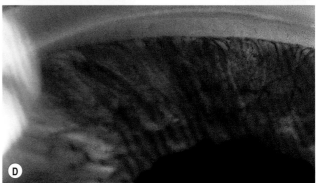

图 10.52　新生血管性青光眼。A. 虹膜红变以及 PAS 所致的房角关闭。B. 瞳孔缘的细小毛细血管丛。C. 新生血管侵入房角。D. 进行性粘连性房角关闭。（Courtesy of J Harry and G Misson, from Clinical Ophthalmic Pathology, Butterworth-Heinemann 2001-fig. A）

分类

尽管存在部分程度的重叠，常将 NVG 分为以下三个阶段：（a）虹膜红变，（b）继发性开角型青光眼以及（c）继发性粘连性闭角型青光眼。依据个体病因，因地制宜地采取系统检查及治疗。

虹膜红变

诊断

虹膜红变按以下时间循序进展：

- 瞳孔缘出现细小膨胀的毛细血管丛或红点，如果不在高倍镜下对虹膜仔细检查可能会忽略过去（图 10.52B）。
- 新生血管放射状越过虹膜表面向房角方向生长，有时会与瞳领区膨胀的血管相连接。这一阶段的眼压可能依旧正常，新生血管可自发性或治疗后消退。
- 房角新生血管化，部分可以未见瞳孔的新生血管，特别是发生缺血性视网膜中央静脉阻塞后。因此，即使在瞳孔缘未见新生血管时，对于高危眼应当进行扩瞳前的细致房角检查。

治疗

1. **全视网膜光凝**（panretinal photocoagulation，PRP）：早期进行 PRP，通常可有效诱导新生血管消退以及预防进展成青光眼。
2. **玻璃体腔注射血管内皮生长因子（VEGF）抑制剂**如 bevacizumab（Avastin®），注射剂量为 1.25mg/0.05ml，可以减少本阶段的新生血管从而控制眼压，虽然这种方法对眼压控制的时间通常有限，需要再次注射或最终需 PRP。
3. **视网膜手术**：如果糖尿病患者玻璃体术后仍残留有视网膜脱离引起虹膜红变进展或存在，那么应尝试再次手术使视网膜复位，因为一旦视网膜复位成功，虹膜红变往往将会消退。追加全视网膜光凝可能有帮助。

继发性开角型青光眼

诊断

新生血管组织增殖跨越房角表面（图 10.52C）。此处新生血管蔓生并形成纤维血管膜阻塞小梁网，造成继发性开角型青光眼。

治疗

1. **药物治疗**基本等同 POAG，但禁用缩瞳剂，前列腺素类药物因其炎症刺激作用应慎用。如果炎症显著，应局部使用 1% 阿托品以及类固醇激素。局部用药安普乐定和（或）口服乙酰唑胺可能需短期使用作为一种姑息手段。
2. **玻璃体腔注射 VEGF 抑制剂**可能有效，如果还没到纤维血管性房角关闭的阶段。
3. **睫状体二极管光凝**：如果药物无法控制眼压，尤其是因潜在的视觉因素或角膜水肿，看不清眼底无法行 PRP 时，应该采用睫状体二极管光凝。
4. **PRP**：虽然 PRP 无法消退纤维血管膜的纤维部分，但即使在药物控制眼压较好的情况下仍应进行 PRP。如果视网膜可见度差，可用间接眼底镜获得相对较好的视觉，在虹膜后粘连时必要情况下可在手术室用虹膜拉钩扩大瞳孔。可选择经巩膜冷冻或二极管激光治疗。

继发性闭角型青光眼

诊断

如果虹膜红变进展，纤维血管膜收缩牵拉周边虹膜覆盖小梁网使房角进行性关闭（图 10.52A 和 D）。房角如拉链样环形关闭引起 IOP 极度升高、严重的视觉损害、眼球充血和疼痛。虽然积极的处理措施能使患者眼部获得舒适，在部分病例中能保存有用的视功能，但这一阶段的视功能预后通常较差。

治疗

1. **药物治疗**在继发性开角型青光眼阶段已讨论。若是没有视力的患者可只用激素和阿托品治疗。
2. 一旦出现粘连性房角关闭，**玻璃体腔注射 VEGF 抑制剂**通常认为无效。
3. **睫状体二极管光凝**见上述讨论。
4. **PRP**：如果眼底充分可见（见上述），应采取 PRP。屈光间质混浊的患者在适当的情况下可采取经巩膜冷冻或睫状体二极管激光治疗。
5. **滤过手术**：当视力为手动或更好时，可考虑滤过手术。手术方法为联合抗代谢药物丝裂霉素 C，以及人工滤过通道（青光眼引流装置）。
6. **球后注射酒精**可有效缓解疼痛，但可能造成永久性上睑下垂，且不能减轻眼部充血。
7. **眼内容剜除**：当所有其他措施都失败时，可考虑采取眼内容剜除。

炎症性青光眼

引言

概述

继发于眼部炎症的眼压（IOP）升高在诊断以及处理方面都是一种挑战。眼压升高可能是暂时且无害的，或持久性并造成严重损害。青光眼的患病率随疾病的慢性以及严重程度的增加而增加。继发性青光眼在 Fuchs 葡萄膜炎综合征以及合并特发性青少年性关节炎的慢性前葡萄膜炎中尤其常见。后部葡萄膜炎较少影响房水外流途径，相应所致眼压升高的可能性较低。

分类

1. 瞳孔阻滞性房角关闭。
2. 非瞳孔阻滞性房角关闭。
3. 开角型。
4. **Posner-Schlossman** 综合征。

诊断困境

1. **眼压波动**：葡萄膜炎青光眼眼压波动大，阶段性的眼压测量对于处于眼压临界值的患者非常有帮助。
2. **睫状体抑制**由慢性前葡萄膜炎的急性恶化造成，常伴随眼压降低，后者可能掩盖潜在性的青光眼倾向。即使是那些眼压相当高（30～35mmHg）的患眼在葡萄膜炎急性恶化时也可能变成低眼压。随着葡萄膜炎好转睫状体功能恢复，可能会伴随永久性房水外流受阻引起的眼压升高。
3. **发病机制**：眼压升高的发病机制不确定；可包括多种机制。类固醇激素敏感者其治疗通常是一种挑战。
4. **青光眼性损害的评估**：小瞳孔或屈光间质混浊通常妨碍青光眼性损害的评估。视力差也可能使得视野检查不够准确。
5. **虹膜血管**可能与 NVG 的诊断产生混淆。

瞳孔阻滞性闭角型青光眼

发病机制

由后粘连所致的继发性房角关闭可扩展至 360°（瞳孔闭锁），阻碍房水由后房流入前房（图 10.53A）。

其结果是使得后房压力增加产生周边虹膜向前隆起（虹膜膨隆；图 10.53B），后者使前房变浅，虹膜与小梁以及周边角膜位置性接触（图 10.53C）。在这种情况下，炎症性虹膜极易与小梁粘连，虹膜角膜接触可变成永久性，造成 PAS。

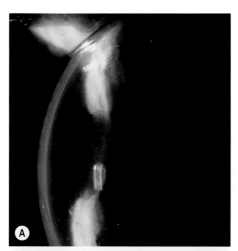

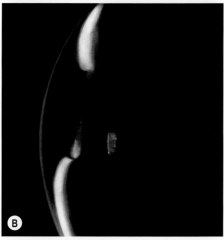

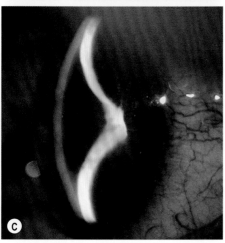

图 10.53　瞳孔阻滞性继发性房角关闭。A. 瞳孔闭锁。B. 虹膜膨隆。C. 虹膜角膜接触。

诊断

1. **裂隙灯生物显微镜检查**可见瞳孔闭锁、虹膜膨隆以及浅前房。

2. **前房角镜检查**见虹膜小梁接触的房角关闭。压陷式房角检查有助于评价位置性还是粘连性房角关闭以及其关闭范围。

非瞳孔阻滞性闭角型青光眼

1. **发病机制**：慢性前葡萄膜炎引起房角炎症细胞以及碎片沉积（图10.54A及B）。随后机化及收缩向小梁方向牵拉周边虹膜，从而引起进行性粘连性房角关闭（图10.54C）以及最终的眼压升高。先前为窄房角以及房角存在炎症性结节的有肉芽肿性炎症的患眼危险性可能更高。

2. **诊断**：深前房，但房角镜检查见广泛的PAS引起的房角关闭。

开角型青光眼

急性前葡萄膜炎

在急性前葡萄膜炎时，由于睫状体抑制，眼压通常为正常或低于正常。然而，偶尔可见到因为房水外流受阻引起继发性开角型青光眼，最常见于急性炎症消退及睫状体功能恢复后。这种通常为短暂且无损害性的效应，可能是激素诱导或因下述机制联合引起：

1. **小梁阻塞**由炎症细胞及碎片造成，可伴随因炎症性虹膜血管的蛋白渗漏引起房水黏度增加。

2. **急性小梁炎**包括小梁网的炎症及水肿，小梁网孔减少引起房水外流受阻。目前认为在带状疱疹、单纯疱疹以及弓形体视网膜炎的前葡萄膜炎中，这种机制格外相关。

慢性前葡萄膜炎

在慢性前葡萄膜炎时，房水外流受阻的主要机

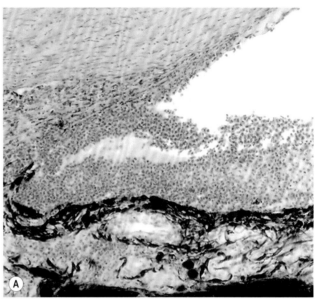
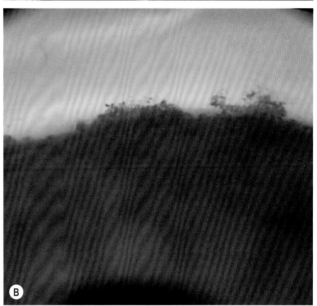
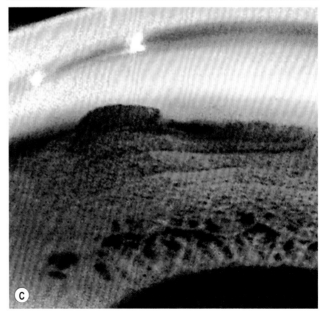

图 10.54 非瞳孔阻滞性继发性房角关闭。A. 房角炎症细胞沉积。B. 房角检查见炎症性碎片。C. 粘连性房角关闭。（Courtesy of J Harry and G Misson, from Clinical Ophthalmic Pathology, Butterworth-Heinemann 2001-fig. A）

制是继发于慢性小梁炎症的小梁瘢痕形成和（或）硬化。然而，由于大多数眼也有不同程度的粘连性房角关闭，因此非常难以判断这种机制确切的发病率及其重要性。由于房角镜下房角多变的外观，对小梁受损做出最终诊断非常困难。理论上，房角应开放，部分眼中小梁网上可见凝胶状渗出物类似"磨碎的土豆"。

主要针对继发性粘连性闭角型青光眼进行治疗。

治疗

药物

- 如果房角完全开放，药物控制眼压更易取得成功。
- 眼压水平的控制目标取决于视盘健康状况；进展期患眼需要更低的靶目标眼压。
- 对激素阳性反应的患者，不应害怕激素诱导的眼压升高而牺牲对炎症的控制。有激素反应史的患者应谨慎使用长效缓释制剂。
- 在葡萄膜炎中，不易预测降眼压药物的降压效果，部分病例对局部应用的碳酸酐酶抑制剂（carbonic anhydrase inhibitors，CAI）不敏感。
- 在葡萄膜炎青光眼中，前列腺素同类物因偶发葡萄膜炎以及 CMO 的较小风险而较少应用。
- β 受体阻滞剂通常为一线用药。
- 二线用药的选择取决于眼压水平。如果眼压较高，需要短期口服乙酰唑胺。如果眼压中等升高（例如用 β 受体阻滞剂后眼压低于 35mmHg）且无显著的青光眼损害时，适合使用 α - 肾上腺素能激动剂或局部应用 CAI。
- 缩瞳剂禁用。因为缩瞳剂增加血管通透性，可能促进炎症反应，以及瞳孔缩小增加了虹膜后粘连的形成。

激光虹膜切开术

- 激光虹膜切开术是在瞳孔阻滞性闭角型青光眼患眼中重建后房和前房的交通。虹膜周切孔通常较小，在活动性葡萄膜炎时容易闭锁。
- 若没有足够引流程度的房角开放，解决瞳孔阻滞可能无法有效控制 IOP。在进行性房角关闭的病例中，虹膜切开可能无法预防进一步的 PAS 形成。
- 为了将激光术后的炎症反应降到最低，术后应局部使用足量的激素治疗。

- 手术虹膜切除术是一种预防远期瞳孔阻滞的最终方法。

手术

1. **术前准备**
   - 术前葡萄膜炎控制至少 3 个月，这一点比较理想但通常不切实际。
   - 术前应局部使用激素，不仅是预防炎症复发，也可以减少结膜炎症细胞总数。
   - 炎症不稳定的患者中应考虑全身应用激素 [口服泼尼松龙 0.5mg/（ kg·d ）]。

2. **小梁切除术**是常见的手术方式选择。
   - 青光眼白内障联合手术并不恰当。理想的白内障手术时机应推迟至小梁切除术后 6 个月。
   - 对于那些手术失败风险高的患眼，需要联合抗代谢药物，特别是丝裂霉素 C。
   - 术后低眼压是一个风险，因为在减少房水生成和严重房水外流受限之间存在微妙的平衡。如果术后早期房水生成急剧下降，那么任何滤过手术都可能过度。
   - 小梁切除术后，根据炎症的严重程度和滤过泡的外观，激素应逐渐减量，通常在术后 3 ~ 6 个月停药，当然如果滤过过强，更早的减量是必要的。

3. **青光眼引流装置**　对于小梁切除术，即使联合抗代谢药物，成功率依然较低的患者可考虑植入青光眼引流装置。这些患者包括无晶状体眼、慢性前葡萄膜炎的儿童或有小梁切除术失败史。

4. **睫状体破坏手术**应谨慎采用，不仅是因为它可能加重炎症反应，还可能引起严重的低眼压从而进展成眼球痨。即使是那些表面上看来是顽固性葡萄膜炎青光眼患者，长期来看也可能发展成为睫状体功能不足。

5. **房角手术**包括小梁分离术以及房角切开术，在儿童患者中可能有效。前者是沿 Schwalbe 线做一切口，以便在前房和 Schlemm 管间建立交通（图 10.55 ）。

Posner-Schlossman综合征

Posner-Schlossman 综合征（青光眼睫状体危象）是一种复发的单眼急性继发性开角型青光眼，伴有轻度的前葡萄膜炎。眼压升高的原因可能是急性小梁网炎。有证据表明单纯疱疹病毒可能是致病原因。Posner-Schlossman 综合征少见，多见于青壮年，其中 40% 的患者 HLA-Bw54 阳性。男性比女性多发。眼压在发病后数小时及数天之内升高。多单眼受累，但是 50% 的患者会双眼在不同时间段发病。发作时间间隔不等，通常随着时间推移，发作间隔时间延长。即使患者病情完全平息，也应定期随访，因为有一定比例的患者会发展成慢性开角型青光眼。

诊断

1. **主诉**为轻微不适、光晕及轻度的视物模糊。
2. **裂隙灯检查**见高眼压（40～80 mmHg）引起的角膜上皮水肿、少量的房水细胞和角膜中央细小的白色 KP（图 10.56）。
3. **房角镜检查**为开放的房角。

治疗

激素眼药水可以控制炎症，眼压升高时使用房水抑制剂降低眼压。口服非激素类抗炎药也可能有效。

晶状体相关性青光眼

晶状体溶解性青光眼

病因

晶状体溶解性青光眼（晶状体蛋白青光眼）是由过熟期白内障引起的开角型青光眼。高分子量晶状体蛋白从完整晶状体囊膜渗漏到房水里阻塞小梁网，含有晶状体蛋白的巨噬细胞也可能参与小梁网阻塞（图 10.57A 和 B）。晶状体溶解性青光眼不要与晶状体过敏性（晶状体抗原性）葡萄膜炎混淆，后者是对破裂囊膜里的晶状体蛋白的自身免疫性肉芽肿反应。

诊断

1. **主诉**是疼痛，视力因为白内障已经很差。
2. **裂隙灯显微镜检查**见角膜水肿、过熟期白内障和深前房。房水可见漂浮的白色颗粒（图 10.57C），颗粒致密可形成前房假性积脓（图 10.57D）。
3. **前房角镜检查**见房角开放。

治疗

一旦用药后眼内压得到控制，把蛋白性物质冲洗掉，白内障摘除。需要注意的是，做前囊膜切开时，不要撕裂悬韧带。

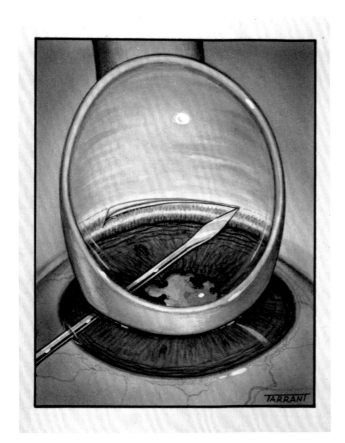

图 10.55　小梁网分离术。

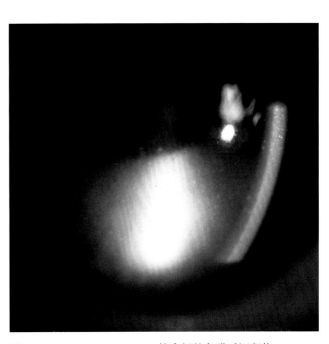

图 10.56　Posner-Schlossman 综合征的角膜后沉积物。

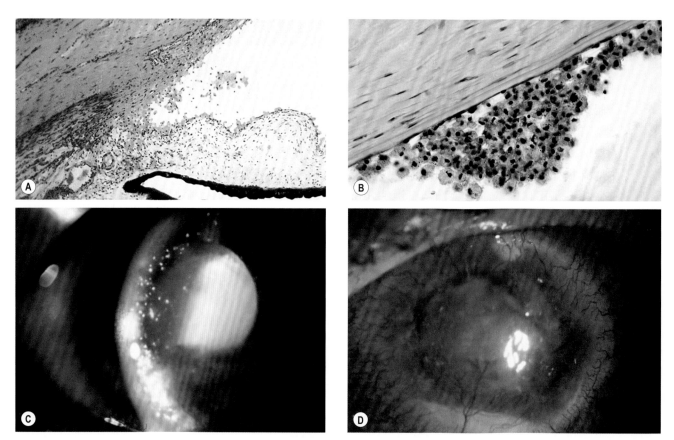

图 10.57 晶状体溶解性青光眼。A. 房角可见包含晶状体蛋白的巨噬细胞。B. 角膜内皮上吞噬晶状体蛋白的巨噬细胞与角膜后沉积物类似。C. 过熟期白内障和漂浮在房水里吞噬晶状体蛋白的巨噬细胞。D. 被忽视的晚期青光眼，角膜血管生成，少量假性前房积脓。（Courtesy of J Harry-figs A and B）

晶状体膨胀性青光眼

病因

晶状体膨胀性青光眼是一种急性的继发性闭角型青光眼，由膨胀的白内障晶状体引起。晶状体赤道部随年龄增长，悬韧带松弛，使得晶状体前移。晶状体前后极增长也加重了虹膜晶状体的接触，潜在引起瞳孔阻滞和虹膜膨隆。

诊断

1. **症状**类似于急性原发性闭角型青光眼，前房浅，瞳孔散大，白内障明显（图 10.58）。

2. **检查**对侧眼可见前房深，房角开放，区别于原发性闭角型青光眼，尽管晶状体膨胀性青光眼多见于眼轴短和前房浅的眼睛。

治疗

初始治疗类似于急性原发性闭角型青光眼，但因为散瞳剂会增加虹膜晶状体的接触，使晶状体前

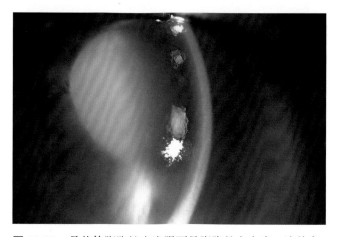

图 10.58 晶状体膨胀性青光眼可见膨胀的白内障、浅前房、散大的瞳孔和角膜水肿。

移，应避免使用。全身应用高渗剂比原发性闭角型青光眼更多见。激光虹膜切除术可能值得一试，但常常难以应用（因为角膜水肿或晶状体和角膜靠近）或者无效。明确有效的治疗包括及早摘除白内障，理想的摘除时机是等眼压恢复正常，眼睛状况平稳。

晶状体脱位到前房

病因

1. **眼球顿挫伤**：即便是轻微的，也可导致那些晶状体悬韧带薄弱的眼睛诸如假性剥脱综合征和高胱氨酸尿综合征的晶状体脱位（图 10.59A ）。
2. **小晶状体**（小球形晶状体）：如 Weill-Marchesani 综合征。

诊断

脱位的晶状体导致瞳孔阻滞和骤升的眼压从而引起严重的视力损失。这一急性损伤因晶状体角膜

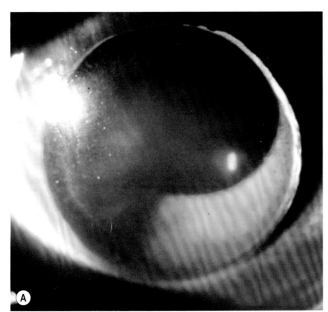

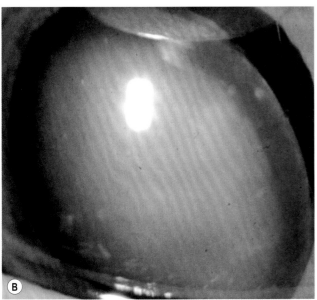

图 10.59　晶状体源性瞳孔阻滞青光眼。A. 晶状体脱位到前房。B. 晶状体嵌顿在瞳孔。

的接触可能会导致内皮细胞的永久破坏。

治疗

高渗剂可以降低眼压。后续的治疗取决于悬韧带缺失还是部分残留以及晶状体的硬度，如下：

1. **完整的晶状体悬韧带**：患者仰卧位，散瞳，争取使晶状体重新回到后房。
2. **没有悬韧带的软晶状体**：可通过角膜缘切口做晶状体切割术。35 岁以上的患者其晶状体通常太硬而不能用此技术。
3. **没有悬韧带的硬晶状体**：经平坦部切口做玻璃体切割术和晶状体切割术。

晶状体嵌顿在瞳孔

1. **发病机制**：小球形晶状体的悬韧带部分离断，所以没离断的悬韧带起到了铰链的作用，导致晶状体嵌顿在瞳孔引起瞳孔阻滞，眼压升高（图 10.59B ）。
2. 治疗包括用散瞳药或者 Nd：YAG 激光虹膜切开术解除瞳孔阻滞。缩瞳药是禁忌，因为会加重瞳孔阻滞。对侧眼应该做预防性的激光虹膜切开术。

外伤性青光眼

眼前房出血

发病机制

外伤性前房出血可导致眼压升高，原因是血红细胞阻塞小梁网。血凝块引起的瞳孔阻滞可叠加房角关闭的作用。继发性出血，常常比原发性出血更严重，可于原发损伤后 3 ~ 5 日内发生。镰状细胞性贫血患者的血红蛋白变异可增加外伤性前房出血产生并发症的风险。

青光眼的危险因素

尽管大部分外伤性前房出血相对无害并且是一过性的，但是严重的长期眼压升高可损害视神经和角膜血染，后者可进展迅速。出血的大小是一个有用的判断视力预后和并发症风险的指标。

- 出血小于一半前房（图 10.60），有 4% 的眼压升高几率，22% 的并发症发生率，78% 的眼睛最终视力会大于 6/18。
- 前方出血量如果大于一半前房，则眼压升高的风

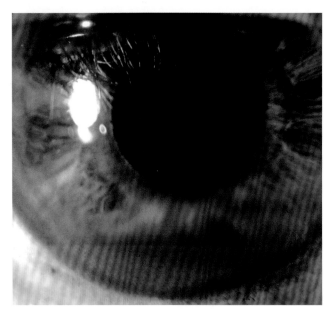

图 10.60 小量前房出血患青光眼的风险低。

险约为 85%，78% 的几率患并发症，28% 的眼睛最终视力大于 6/18。

治疗

1. 总则
- 凝血异常，特别是血红蛋白变异，应该被排除。
- 任何正在使用的抗凝药在联合内科医生评估风险后都应该停药；非甾体类药物不应用于止痛。
- 大量前房出血应住院治疗。
- 严格卧床休息非必需，但应谨慎限制活动，患者应保持坐位或者半坐位，包括睡眠期间。

2. 药物治疗
- 根据眼压使用 β-受体阻滞剂和 / 或局部或全身使用碳酸酐酶抑制剂（如果是镰状细胞贫血患者血红蛋白异常则不使用）。缩瞳剂应避免使用，因为会加重瞳孔阻滞破坏血 - 房水屏障，前列腺素类药物会加重炎症也应避免使用。α - 受体激动剂可能有用，但儿童和镰状细胞贫血患者应避免使用。
- 可临时应用高渗剂
- 激素可减轻炎症，降低继发性出血的可能，可局部使用。
- 扩瞳药的使用有争议。一些专家推荐使用阿托品，保持瞳孔散大状态而不是仅仅活动瞳孔，可减少继发出血的可能。

- 现在很少全身应用抗纤维蛋白溶酶（氨基己酸或氨甲环酸），局部应用氨基己酸有希望，但目前仍在研究中。

3. 手术清理：如果判断有永久角膜血染风险（很少）或持续的难忍受的高眼压，可手术清理积血。如果前房积血满灌持续超过 5 天，可考虑清空积血以防止潜在的周边前房角粘连和慢性继发性青光眼发展的可能；对于血红蛋白变异的患者（即使中等程度的血压升高也可能导致视神经萎缩）和有弱视风险的儿童可降低标准。有些病例可能需要青光眼滤过手术。

4. 患者出院时应建议避免任何可能导致哪怕是微小眼部创伤的活动；有再出血的症状时应提示迅速随访。

房角后退性青光眼

发病机制

　　房角后退由顿挫伤导致的睫状体正面即连接虹膜根部和巩膜突的部分断裂引起。虽然大部分外伤性前房积血的眼睛存在一定程度的房角后退，只有 6% ~ 9% 的患眼 10 年后发展为青光眼。眼压升高继发于小梁网损伤而不是房角后退本身，患青光眼的风险与房角后退的程度直接相关。因为青光眼可能受伤后数月甚或数年后才会发生，因此房角后退需要定期随访。

诊断

1. 表现为单眼慢性青光眼。

2. 裂隙灯生物显微镜可见到之前顿挫伤的征象，比如小的括约肌撕裂。

3. **房角镜**检查可看到不规则的睫状体增宽（图 10.61A）。在受伤时间久的病例，裂隙可因为纤维化变得不明显，房角可见色素沉着过多（图 10.61B）。

治疗

1. 药物治疗同其他类型的继发性开角型青光眼，但通常都效果不尽如人意，并且激光小梁成形术无效。

2. **小梁网切除术**联合应用抗代谢药物通常有效。

3. 如小梁网切除术失败，可考虑人工滤过通道或睫**状体光凝术**。

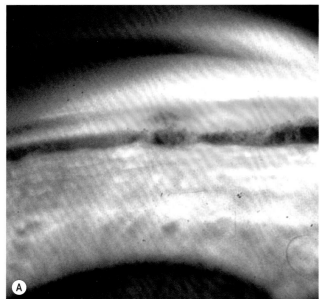

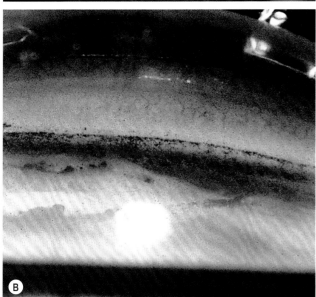

图 10.61 A. 房角后退。B. 陈旧性房角后退伴有色素过度沉着。(Courtesy of R Curtis-fig. A)

虹膜角膜内皮综合征

分类

虹膜角膜内皮（iridocorneal endothelial, ICE）综合征通常中年女性单眼发病。包括三种少见并常常重叠出现的异常:(a)进行性虹膜萎缩,(b)虹膜痣(Cogan-Reese)综合征和(c)Chandler 综合征。

发病机制

ICE 综合征的三个不同的变异之间的关联是异常的角膜内皮细胞层增殖并通过房角迁移到虹膜表面。因此也称之为"增殖性内皮病变"。ICE 综合征可进展

为青光眼、角膜失代偿或者二者兼而有之。青光眼是因为继发于这些异常的组织收缩引起的房角粘连。聚合酶链反应发现相当比例的 ICE 综合征角膜样本中出现单纯疱疹病毒 DNA,提示 ICE 可能是病毒源性。

总体特征

1. **裂隙灯生物显微镜检查**
   - 瞳孔异位(瞳孔位置异常;图 10.62A)。
   - 曾经正常的虹膜上出现假多瞳症(额外的假性瞳孔;图 10.62B)
   - 不同程度的虹膜萎缩(图 10.62 C 和 D)
2. **房角镜检查**见宽基底的周边房角粘连,常常扩展到 Schwalbe 线(图 10.62E)。
3. 约 50% 的病例有青光眼。

特殊体征

如果单一存在,这三种体征非常容易分辨。然而,常常几种体征重叠很难清晰鉴别。偶尔在随访期间,一种体征可以转变成另外一种体征。鉴别取决于虹膜变化。

1. **进展性的虹膜萎缩**特征为严重的虹膜改变。
2. **虹膜痣综合征(Cogan-Reese)**表现为弥散的痣覆盖前部虹膜或者虹膜结节(图 10.62F)。约 50% 的病例不会出现虹膜萎缩,余下的病例通常为轻中度萎缩,尽管瞳孔异位可能会比较严重。很重要的是,不要把弥散的虹膜黑色素瘤误诊为虹膜痣综合征。
3. **Chandler** 综合征典型表现为"铸造银"样角膜内皮异常(图 10.63A),经常因角膜水肿而出现视物模糊和光晕(图 10.63B)。大约 60% 的病例不会出现角膜基质层萎缩,余下的病例有不同程度的基质层萎缩;瞳孔异位为轻中度。青光眼通常比其余两种综合征要轻,眼压也可能表现为正常。

青光眼的治疗

1. **药物治疗**可以尝试,但通常无效。
2. **小梁网切除术**:即便联合应用抗代谢药物,也常常因为迟发的滤过泡失效而失败。
3. 大多数病例最终需要人工滤过通道植入或睫状体光凝术。

眼内肿瘤性青光眼

大约有 5% 的眼内肿瘤眼会发生继发性高眼压。

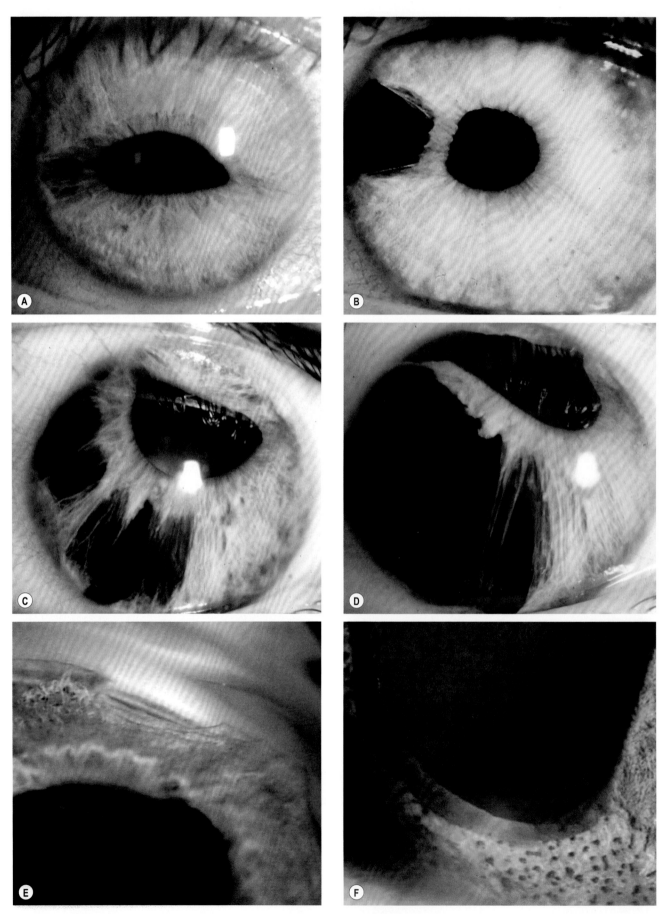

图 10.62 虹膜角膜内皮综合征。A. 瞳孔异位。B. 假性多瞳孔症。C. 虹膜萎缩。D. 重度虹膜萎缩。E. 宽的周边前粘连。F. Cogan-Reese 综合征的虹膜结节。（ Courtesy of L MacKeen-fig. E; R Martincova-fig. F ）

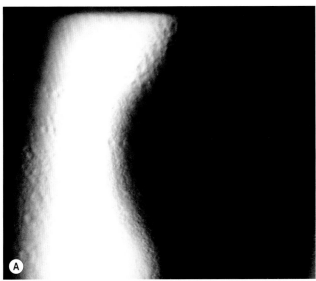

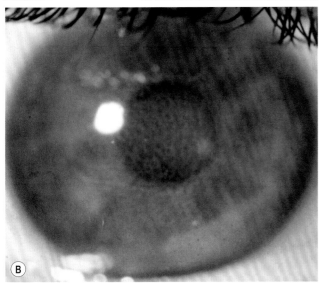

图 10.63 Chandler 综合征。A. "铸银" 样角膜内皮病变。B. 角膜内皮失代偿引起的角膜水肿。(Courtesy of J McAllister-fig. B)

根据肿瘤的位置不同，下列一或几种机制可能与之有关。

小梁网阻滞

小梁网阻滞可能是由以下原因所导致：

1. **实质性虹膜黑色素瘤入侵房角**（图 10.64A）。
2. 起源于虹膜黑色素瘤的**肿瘤细胞浸润小梁网**（图 10.64B）。偶尔，视网膜母细胞瘤的的肿瘤细胞也会种植入侵到小梁组织。
3. **黑色素瘤源性**青光眼会发生在一些虹膜黑色素瘤眼；原因是小梁网被吞噬了色素和肿瘤细胞的巨噬细胞阻塞（图 10.64C），和晶状体溶解性青光眼类似。

继发性房角关闭

继发性房角关闭可能由以下原因引起：

1. **新生血管性青光眼**是葡萄膜黑色素瘤或视网膜母细胞瘤最常见的机制。
2. **睫状体黑色素瘤**或眼后段的巨大肿瘤可能会导致晶状体虹膜膈前移（图 10.64D）。

上皮植入性青光眼

发病机制

上皮细胞植入是眼前节手术或外伤后少见并可能潜在致盲的并发症。结膜或角膜上皮细胞通过伤口移行到眼前节并增殖，呈囊样或弥散状。后者特征为上皮细胞呈片状增殖入角膜后、小梁组织、虹膜和睫状体（图 10.65A），并且比囊样生长更常引起继发性青光眼。预先存在的房角周边前粘连合并上皮细胞膜、脱落的上皮和炎症细胞阻塞小梁，导致眼压升高。

诊断

- 持续的术后前葡萄膜炎。
- 弥漫状的上皮增殖，特征为位于切口处的角膜后表面呈扇形透明的膜状物（图 10.65B）。
- 瞳孔变形。

治疗

治疗的目标是清除入侵的上皮组织，避免上皮囊肿复发或转化成弥漫性上皮化生，导致难治性青光眼。

1. **成块切除**包括同时切除相连的虹膜、睫状冠，连同伤口周围的全层巩膜和角膜组织。造成的缺损需要角膜巩膜植片整形修复。受累的虹膜组织可应用氩激光烧灼，使受累区域变白。
2. **冷冻疗法**可以透过巩膜组织使角膜后表面、房角和睫状体上残留的上皮组织失活。眼内注气可以使其他组织免受冷冻作用。
3. **人工引流阀植入**可用于药物控制失败的因上皮植入太宽不适合成块切除的青光眼。

虹膜劈裂症性青光眼

虹膜劈裂症少见，典型为年长患者双侧发病。大约有 90% 的病例会发生闭角型青光眼。可能是由

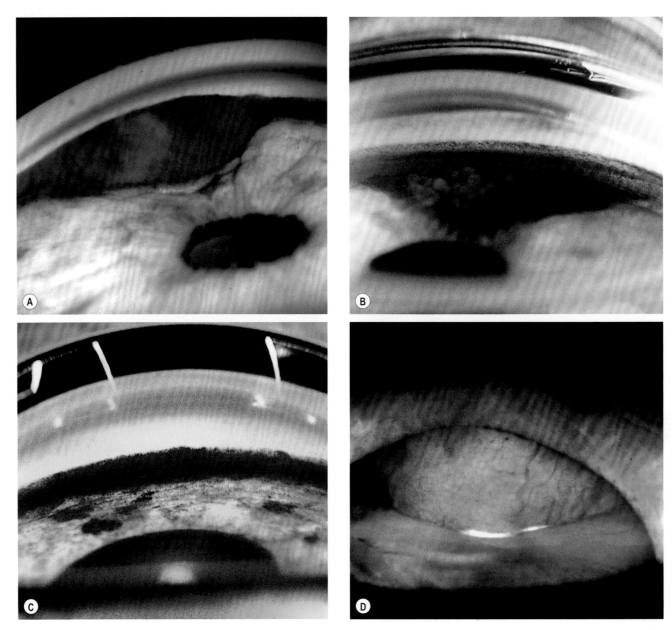

图 10.64　眼内肿瘤源性青光眼。A. 实质性虹膜黑色素瘤长入房角。B. 黑色素瘤细胞长入小梁网组织。C. 黑色素瘤溶解性青光眼。D. 巨大睫状体黑色素瘤引起的房角关闭。（Courtesy of R Curtis-figs A and C; J Harry-figs B and D）

于虹膜萎缩引起的急性或间歇性房角关闭导致眼压升高。

1. **裂隙灯生物显微镜检查**
   - 浅前房（图 10.66A）。
   - 虹膜劈裂常累及虹膜前部（图 10.66B）。
   - 病变程度从基质层内萎缩到广泛的前叶劈裂（图 10.66C）以及虹膜纤维离断。
2. **房角镜检查**显示关闭的浅前房，可能与周边房角粘连有关。
3. **初始治疗**为激光虹膜周切术。后续治疗目的为阻止青光眼性损伤。

原发性先天性青光眼

引言

遗传学

大多数原发性先天性青光眼（primary congenital glaucoma，PCG）都是散发的。约 10% 为不完全外显的常染色体隐性遗传。至今为止，原发性先天性青光眼与三个位点有关：2p21（GLC3A），相关的基因为 CYP1B1，以及 1p36（GLC3B）和 14q24（GLC3C），相关基因尚未确定。

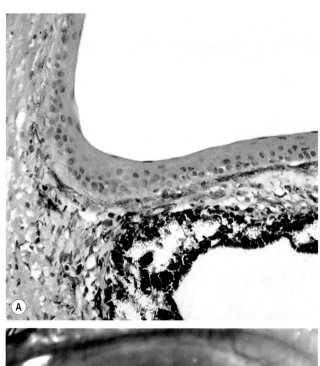

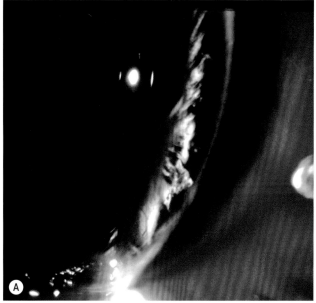

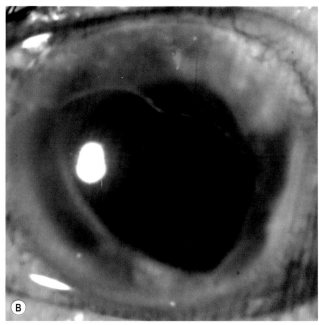

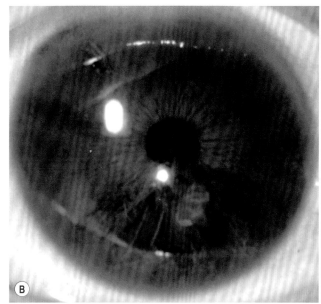

图 10.65 弥漫性上皮细胞长入。A. 层状的鳞状上皮细胞顺着虹膜前表面排列并长入房角。B. 透明膜状物边缘呈扇形附着于角膜后表面。(Courtesy of J Harry and G Misson, from Clinical Ophthalmic Pathology, Butterworth-Heinemann 2001-fig. A)

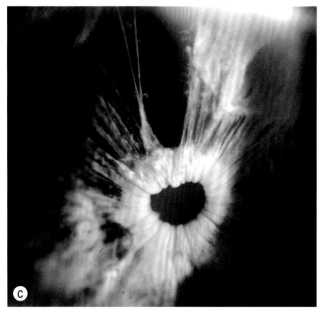

图 10.66 虹膜劈裂症。A. 浅前房。B. 轻度。C. 重度。

发病机制

原发性先天性青光眼房水流出受阻由前房角发育异常导致，与其他主要的眼部异常没有联系（孤立的小梁网发育不全）。临床上，小梁网发育不全特征为透明的不成形的组织遮挡小梁组织而使睫状体带缺失（图10.67）。

分类

1. **真性**先天性青光眼（40%），眼压在子宫内发育期间已开始升高。
2. **婴幼儿型**青光眼（55%），三岁之前发病。
3. **青少年型**青光眼，为最少见的类型。眼压从三岁后至16岁之前开始升高。房角镜检查可能正常或表现为小梁网发育不全。检查正常的患者被归类为青少年型开角型青光眼，表现同成人型开角型青光眼。

诊断

尽管原发性先天性青光眼是先天性青光眼最常见的类型，但仍然是非常少见的状况，出生时发病

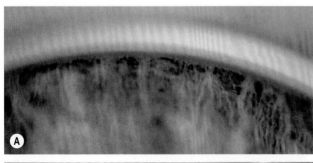

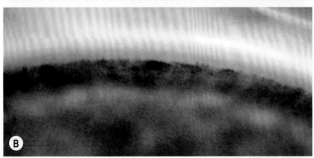

图10.67　A. 正常婴儿的房角可见虹膜根部、突出的睫状体带，但没有可分辨的巩膜突和小梁网。B. 先天性青光眼的房角可见虹膜根部，但因为有透明的不成形组织覆盖小梁网因而睫状体带不可见。（Courtesy of K Nischal）

率大约为1∶10 000，65%的患儿为男孩。临床特征取决于发病年龄和眼压水平。约75%的病例为双眼受累，尽管双眼的症状常常不对称。

1. **角膜雾状混浊**常常是父母发现的第一症状（图10.68A）。这是继发于眼压升高引起的角膜上皮和基质层水肿所致，可伴有流泪、畏光和眼睑痉挛等症状（图10.68B）。
2. **牛眼**是三岁之前眼压升高导致眼球扩张（图10.68C）。只有严重的时候父母才会发现（图10.68D）。随着眼球扩张，巩膜会逐渐变薄变透明，眼睛因为透见下面的色素膜因此呈现一种蓝色的外观。随着眼球继续增大，前房变深，在一些严重的病例，悬韧带牵拉，晶状体会因此半脱位。增长的眼轴也会引起轴性近视，导致屈光参差性弱视。
3. 角膜的扩张会继发Descemet膜破裂，这可能与房水突然进入到角膜基质层有关。Haab纹提示破裂的Descemet膜愈合，表现为水平曲线（图10.68E）。慢性基质层水肿可导致永久的瘢痕化和新生血管形成（图10.68F）。
4. **婴儿的视杯**一旦眼压正常可慢慢恢复。大部分正常的婴儿并无明显的视杯；不像绝大多数的PCG患儿，很少有婴儿的杯盘比大于0.3。与成人不同，随着眼内压的升高，婴儿的巩膜管伴着眼球的增大而扩大，后极部筛板也会躬起。视杯大小会因为神经元的损伤、巩膜管的扩大而变大。

治疗

初始评估

初始评估应该在使用静脉注射氯胺酮全麻下进行，因为氯胺酮的降眼压效果低于其他药物。视盘检查应该首先进行，随后测量眼压和角膜直径，最后进行房角镜检查。

1. 眼压的测量使用Perkins眼压计（图10.69）或者Tono-Pen®（图10.7C）。
2. 角膜的直径用圆规测量垂直径和水平径。一岁之前直径大于11mm或任何年龄段直径大于13mm都应视为可疑。直径大于14mm是典型的眼积水。
3. 房角检查使用直接房角镜。

手术

1. 如果诊断明确，角膜足够透明，房角可视，房

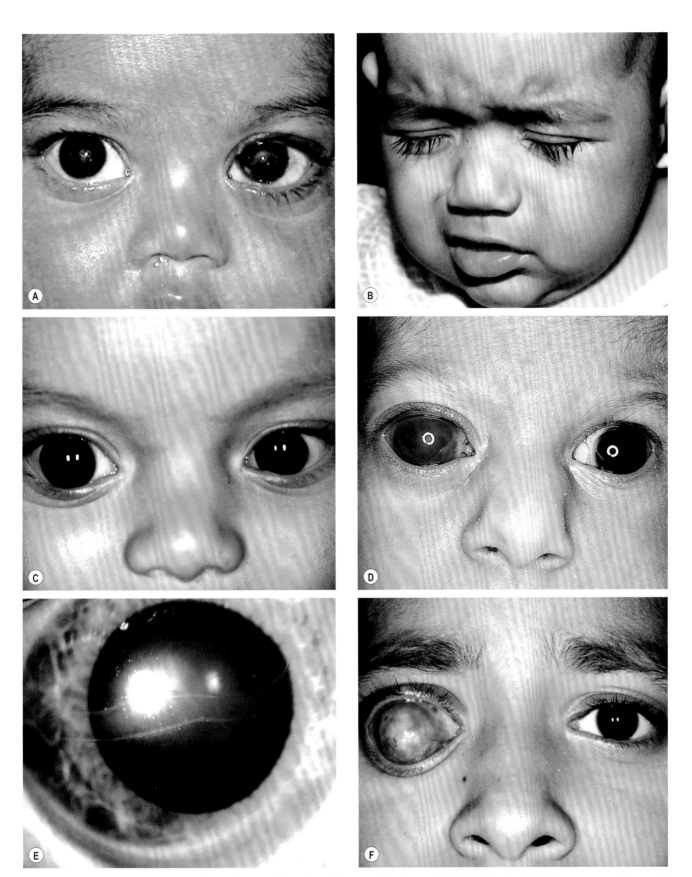

图 10.68 先天性青光眼。A. 角膜雾状水肿。B. 畏光，眼睑痉挛。C. 眼积水。D. 严重的眼积水和巩膜变薄。E. Haab 条纹。F. 角膜瘢痕形成和新生血管化。（Courtesy of M Parulekar-fig. A; U Raina-figs B, C and F）

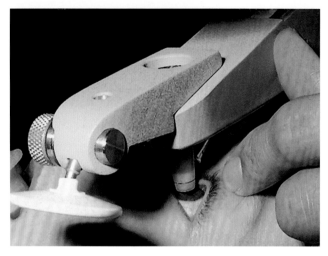

图 10.69　用 Perkins 眼压计测量眼压。

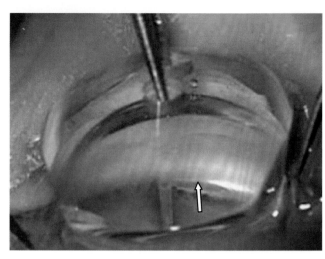

图 10.70　房角切开术——箭头示切口。（Courtesy of K Nischal）

角切开术可在初始检查时完成。手术为在表层小梁网的中点做一个水平切口（图 10.70）。尽管房角切开术可能需要重复做，最终的成功率大约为 85%。不过，如果角膜的直径等于或大于 14mm，这种眼睛的 Schlemm 管通常都是闭塞的，所以手术效果会很差。

2. 如果因为角膜云翳看不清房角或反复房角切开术失败，可行**小梁切开术**。手术过程先制作板层巩膜瓣（图 10.71A 和 B），找到 Schlemm 管（10.71C），置入小梁切开刀，旋转进前房（10.71D）。这个手术要求很高，需要经验积累和良好的解剖标识才能达到预期效果。并且，如果房角异常或发育不全，Schlemm 管很难形成通道。

3. 小梁切除术通常是有效的，特别是联合辅助使用抗代谢药物。

4. 小梁网切除术联合小梁网切开术也有应用，但它的优势相比单独小梁网切除术还存在争议。

随访

初次手术后的患者应每个月随访一次。应该定期监测眼压和角膜直径，因为角膜直径的逐渐增大是先天性青光眼不可控的一个非常重要的指标，等同于成人青光眼的视野损失进展。

每 6 个月应该行一次睫状肌麻痹验光，约 50% 的患者因为视神经损伤、屈光参差性弱视、角膜瘢痕、白内障和晶状体半脱位而引起视力损害。牛眼还容易受到外伤损害。

鉴别诊断

1. **出生时角膜云翳**
   - 产伤导致 Descemet 膜破裂引起的角膜水肿。
   - 子宫内风疹，引起角膜炎导致角膜云翳。10% 的患有风疹综合征的婴儿也会患先天性青光眼，房角的异常与原发性先天性青光眼类似。这种情况容易漏诊，因为小眼球存在，眼睛不会看起来很大。
   - 代谢异常，如黏多糖病或黏脂质类疾病。
   - 先天性遗传性内皮营养不良
2. 由球形角膜或非常高度的近视引起的**大角膜**。
3. 鼻泪管延迟开放引起的**流泪**。
4. **继发性婴幼儿型青光眼**
   - 肿瘤，例如视网膜母细胞瘤和青少年型黄色肉芽肿。
   - 永存原始玻璃体增生症。
   - 早产儿视网膜病变。
   - 眼内炎。
   - 外伤。
   - 晶状体异位。

虹膜角膜发育不全

后部胚胎环

后部胚胎环是独立的良性组织，大约见于 10%

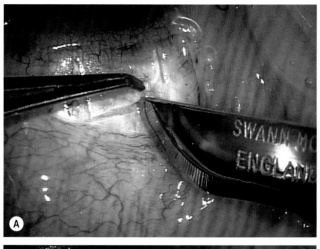

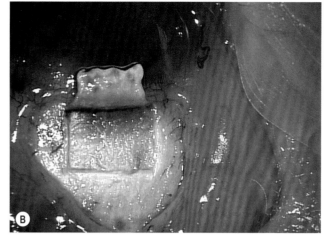

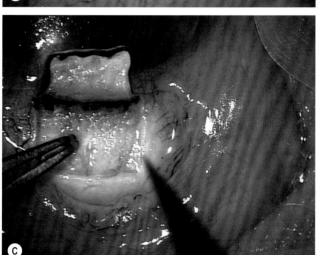

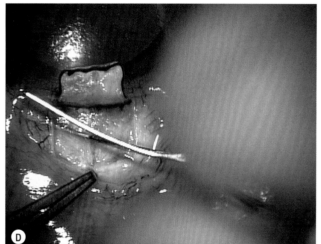

图 10.71　小梁网切开术。（Courtesy of K Nischal）

的人群。

1. 症状

- 薄的灰白色弓形脊，位于角膜内表面，与角巩缘相连（图 10.72A 和 B）。
- 由突起的向前移位的 Schwalbe 线组成。

2. 相关综合征

a. Axenfeld-Rieger 异常通常跟后部胚胎环相关。

b. 95% 的 **Alagille** 综合征与后部胚胎环相关。特征为肝内胆管稀少、心肺畸形、面容古怪和脊椎缺陷。视盘小疣也常见。

Axenfeld-Rieger综合征

发病机制和遗传学

　　Axenfeld-Rieger 综合征是一系列以人名命名的疾病术语：① Axenfeld 异常；② Rieger 异常；③ Rieger 综合征。基因位点已经被定位在 4q25（PITX2 基因）、6q25（FKHL7）和 13q14（RIEG2）。所有 Axenfeld–Rieger 综合征的患者，无论眼部表现如何，都具有以下特征：

- 双侧眼部异常，但未必对称。
- 常有家族史，呈常染色体显性遗传。
- 无性别差异。
- 常伴有系统性缺陷。
- 伴发青光眼。

Axenfeld 异常

　　特征为后部胚胎环，有周边虹膜组织条带附着（图 10.72C）。

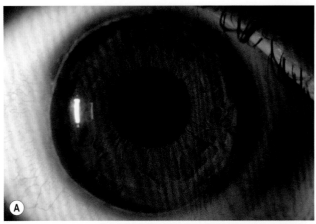

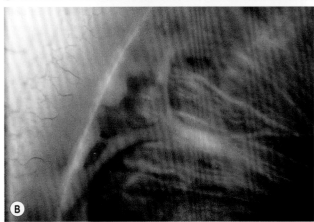

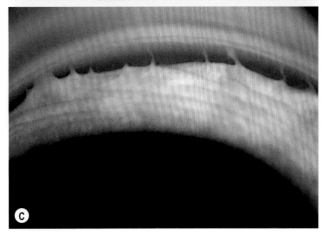

图 10.72　Axenfeld 异常。A. 后部胚胎环。B. 放大视图。C. 房角镜显示周边虹膜条带组织延伸到角膜。(Courtesy of P Gili-fig. A; L MacKeen-fig. B)

Rieger 异常

1. **裂隙灯检查**
   - 后部胚胎环。
   - 虹膜基质层发育不全（图 10.73A 和 B）。
   - 葡萄膜外翻（图 10.73C）。
   - 瞳孔异位和全层虹膜缺损（图 10.73D）。
2. 轻度异常的病例**房角检查**表现为 Axenfeld 异常。

在重度异常的病例，宽阔的叶形虹膜基质层组织与角膜粘连向前一直到 Schwalbe 线（图 10.73E）。

3. **青光眼**见于 50% 的病例，常在儿童早期或成人早期发生，病因为相关的房角异常和继发的房角粘连。眼压升高可先用药物控制，随后也可能需要手术治疗。

Rieger 综合征

Rieger 综合征与染色体 4 的表皮生长因子基因区域相关。特征为与以下眼外畸形相关的 Rieger 异常：

1. **牙齿异常**包括牙齿发育不全（牙齿少）和小牙症（小牙；图 10.73F）.
2. **面部异常**包括上颌骨发育不全、宽鼻梁、内眦过宽和器官距离过远（图 10.73F）.
3. **其他异常**包括脐旁皮肤过长和尿道下裂。听力丧失、脑积水、心脏和肾异常以及先天性髋部移位罕见。

Peters 异常

Peters 异常非常罕见但病情严重，约 80% 的病例累及双侧。发病源于神经脊细胞在胚胎发育的第 6～8 周发生迁移，而此时正是眼球成形期。它并不是一种同源的疾病，可从轻度到重度表现不一。

1. **遗传**：大部分病例为散发，尽管也有常染色体隐性遗传和染色体缺陷的病例被发现。
2. **症状**
   - 中央角膜不同程度的混浊（图 10.74A）。
   - 下面的缺损累及后基质层、Descemet 膜和内皮，伴或不伴虹膜角膜（图 10.74B）或晶体角膜（图 10.74C）粘连。
3. **检查**：一些严重的病例在决定是否行穿透性角膜移植术前可先行超声生物显微镜检查，确定相关的病理改变。
4. **眼部相关异常**偶见，表现为 Axenfeld-Rieger 异常、虹膜缺失、小眼球、永存原始玻璃体增生和视网膜发育不良。
5. **青光眼**大约见于 50% 的病例，由小梁网和 Schlemm 管发育不全引起的房角异常导致。眼压的升高在婴幼儿期比较明显，但偶发于儿童期或以后阶段。青光眼的治疗非常困难，预后也比原发性先天性青光眼差。
6. **全身异常**包括颅面部异常、中枢神经系统异常、

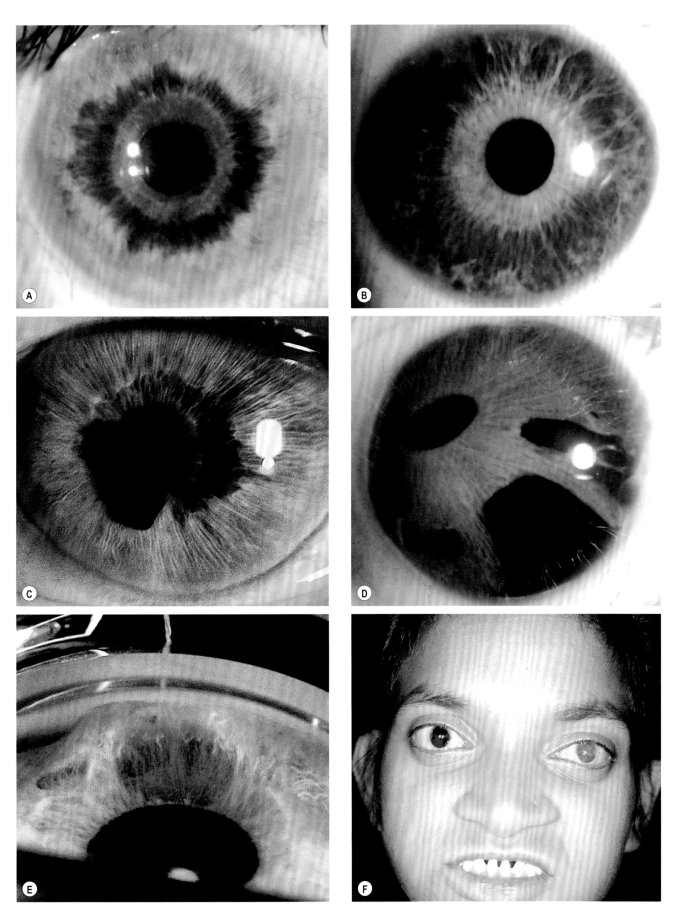

图 10.73 Rieger 异常及综合征。A. 轻度虹膜基质发育不全。B. 重度虹膜基质发育不全。C. 葡萄膜外翻。D. 虹膜异位和全层虹膜缺损。E. 周边前粘连。F. Rieger 综合征的面部和牙齿异常。（Courtesy of U Raina-fig. F）

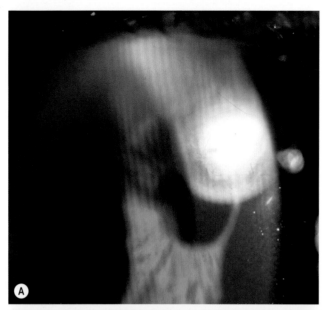

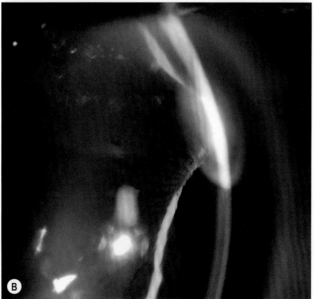

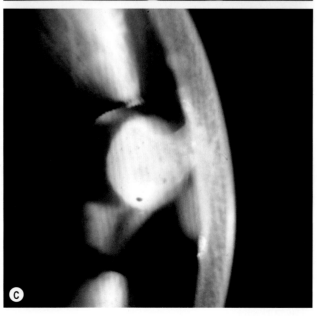

胎儿乙醇综合征，染色体异常和"Peters plus"综合征（短肢侏儒症、唇腭裂和学习障碍）。

无虹膜

遗传学

无虹膜是罕见的累及双侧的疾病，可伴有危及生命的并发症。由 11p13 染色体的 PAX6 基因突变引起神经外胚层发育异常导致。PAX6 基因与 WT1 基因相连，WT1 基因突变会导致 Wilms 肿瘤。

分类

1. **常染色体显性遗传**大约占全部病例的 2/3 且没有全身影响。外显率完全（即所有基因型的患者都具有表型），但表达（严重程度）多样。
2. **散发**，包括 WARG 综合征（Wilm 肿瘤、虹膜缺失、泌尿生殖系统异常、智力发育迟缓），之前也称为 Miller 综合征，约占发病患者的三分之一。儿童患有散发的无虹膜有 30% 的机会发展为 Wilms 肿瘤。
3. **Gillespie 综合征**只占发病的 1%。遗传方式为常染色体隐性遗传，但并非 PAX6 基因突变所致。小脑共济失调和智力障碍是特征。

所有散发的无虹膜都应该每 3 个月进行一次腹部超声检查（排查 Wilms 肿瘤）直到 5 岁，每 6 个月一次直到 10 岁，每年一次直到 16 岁或直到分子基因分析确定为基因内突变而不是非遗传原因引起。

诊断

1. **典型的表现**为出生时的眼球震颤和畏光。患儿父母可能会发现虹膜缺失或"散大的瞳孔"。
2. **虹膜缺失**的程度各有不同，从最小的只能用后照明发现，到部分（图 10.75A）或全部缺失（图 10.75B）。
3. **房角镜检查**即使在"完全"虹膜缺失的病例也可以见到发育不全或残留的卷曲的虹膜组织（图 10.75C）。
4. **眼睑**常表现为睑板腺功能失调。

图 10.74　Peters 异常。A. 角膜混浊。B. 虹膜角膜粘连。C. 晶状体角膜粘连。

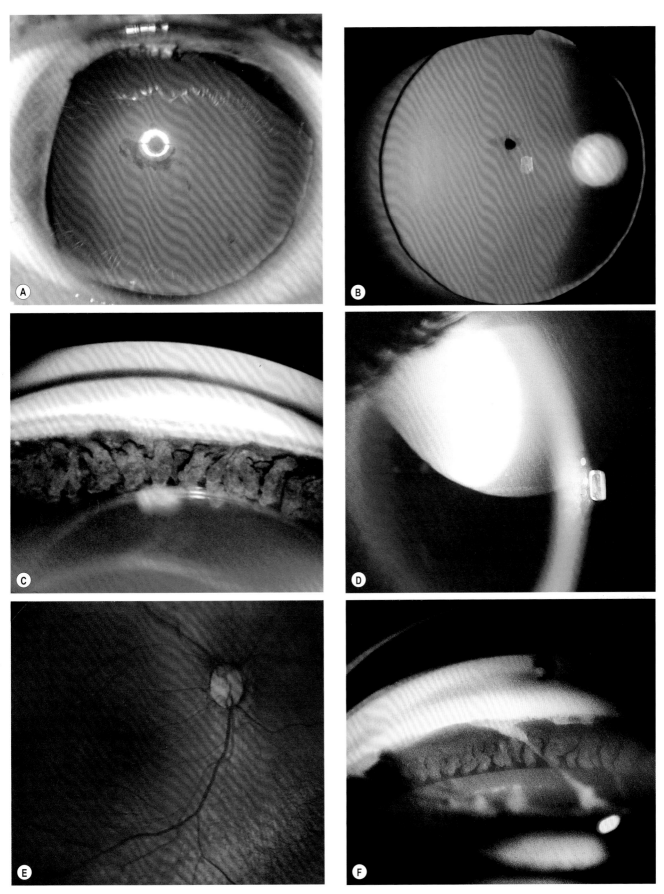

图 10.75 虹膜缺失。A. 部分。B. 全部。C. 开放的房角和虹膜根部残留。D. 上方晶状体半脱位。E. 中心凹发育不全。F. 虹膜残留引起的粘连性房角关闭。（Courtesy of R Curtis-fig. C; L MacKeen-fig. D）

5. **角膜**
   - 泪膜不稳定，干眼和上皮缺损常见。
   - 角膜缘干细胞缺损可导致周边角膜结膜化。
   - 晚期可发生完全角膜中央基质层瘢痕化和新生血管生成。
   - 其他损害包括角膜混浊、角膜皮样瘤、小角膜、角膜巩膜化和角膜晶状体粘连。

6. **晶状体**改变包括白内障、半脱位（常见于上部；图 10.75D）、先天性无晶状体眼和永存瞳孔残膜。

7. **眼底**表现为中心凹发育不全（图 10.75E）、视神经发育不全和脉络膜缺损。

青光眼

青光眼发生于大约 75% 的病例，常在大龄儿童或青少年期出现症状。残留的虹膜组织被连接房角的纤维组织牵拉向前引起房角粘连因而导致青光眼。治疗很困难，预后差。

1. 初始通常用**药物治疗**，尽管最终都不足以控制眼压。
2. 如果在不可逆性房角粘连之前行**房角切开术**可阻止之后的眼压升高。
3. **小梁网切除术联合小梁网切开术**可能有效，尽管单独小梁网切除术很少有效。
4. 对于确诊的病例，**人工引流阀门植入**可能有效。
5. 其他方式失败时，可能需要**二极管激光光凝**。

虹膜缺失的处理

1. **不透明角膜接触镜**可用来形成一个人工瞳孔，提高视力，起到美容作用。
2. **润滑剂**用来治疗相关角膜病变。
3. 通常需要**白内障手术**。必须小心把角膜缘的损伤减到最低，以保护干细胞功能。
4. 也可能需要**角膜缘干细胞移植**或联合角膜移植术。

斑痣性错构瘤病中的青光眼

Sturge-Weber综合征

Sturge-Weber 综合征（脑三叉神经血管瘤病），是一种先天性的、散发的斑痣性错构瘤病（见第 1 章）。

青光眼的发病机制

约 30% 的患者在面部血管瘤的同侧发生青光眼，特别是在病变影响上眼睑的病例。60% 的青光眼患

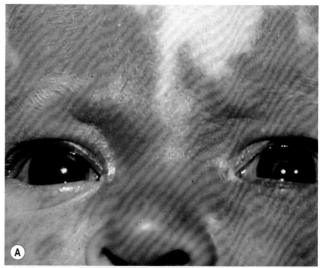

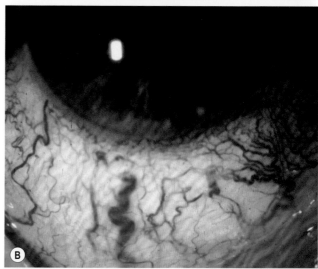

图 10.76 Sturge-Weber 综合征的青光眼。A. 双侧的鲜红斑痣和水眼。B. 巩膜上血管瘤。（Courtesy of R Bates-fig. A）

者在出生的前 2 年内眼内压升高，而且可能导致水眼（图 10.76A）。剩余的 40% 可能在从婴儿到成年的任意时刻发展为青光眼，发病机制有争议而且往往较为模糊晦涩。

- 婴儿时期单独的小梁发育不全可能起一定作用。
- 浅层巩膜静脉压升高 [与浅层巩膜血管瘤（图 10.76B）的动静脉交通有关] 在年老的病例中起一定作用。

治疗

1. **药物治疗** 局部用前列腺素类似物可能起作用。
2. **前房角切开术**可用于治疗房角异常的病例。
3. 较早发病的病例中用**小梁切开术联合切除术**有较好的效果。基本原理是小梁切开术解决了先天性房角异常导致的房水外流障碍，而房角切除术设

立了巩膜外静脉的旁路。手术有较高的脉络膜渗漏和脉络膜上腔出血的风险。

1型多发性神经纤维瘤

多发性神经纤维瘤是一种影响神经组织细胞生长的原发性疾病。遗传基因是具有不规则外显度和不同表达性的常染色体显性遗传（见第 19 章）。青光眼相对罕见，而且即便有通常也是单侧和先天性的。大约 50% 的青光眼患者身体同侧的上眼睑有丛状神经纤维瘤或者颜面萎缩（图 10.77A）。诱发机制可能有以下几种：

- 房角部位的多发神经纤维瘤组织阻挡了房水的外流。
- 先天性的虹膜外翻导致进行性的房角异常（图 10.77B）。
- 多发性神经纤维瘤导致睫状体增厚，周边虹膜前置异位，从而引起继发性的房角关闭。
- 纤维血管膜收缩引起继发性的虹膜粘连性房角关闭。

青光眼药物

大多数青光眼药物为局部使用。一般情况下，被认为有可能发生青光眼损害就是治疗的指征。使用哪种青光眼药物不仅取决于青光眼的类型，而且取决于患者的病史（例如是否有哮喘或心动过缓）。需要详尽地了解可能的不良反应。为了提高治疗依从性，应该详细告知患者其疾病和使用的药物，如何用药，可能会出现什么不良反应。需常规评估治疗的效果并转变治疗方案以提高治疗效果，如果方案合适，还可以降低不良反应。

β-受体阻滞剂

药理学

肾上腺素能神经元在交感神经节后神经末端分泌去甲肾上腺素。肾上腺素能受体包括以下四种主要类型：

1. α_1 受体位于小动脉、瞳孔开大肌和 Müller 肌。刺激时引起高血压、瞳孔开大和眼睑退缩。
2. α_2 抑制性受体位于睫状体上皮。兴奋时导致房水外流增加。
3. β_1 受体位于心肌，兴奋时可引起心动过速和心输出量增加。
4. β_2 受体位于支气管和睫状上皮。刺激其可引起支

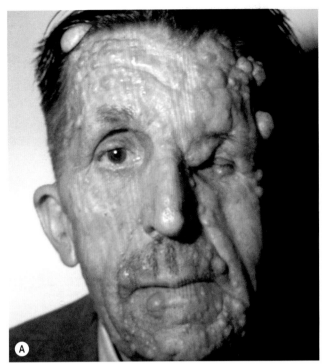

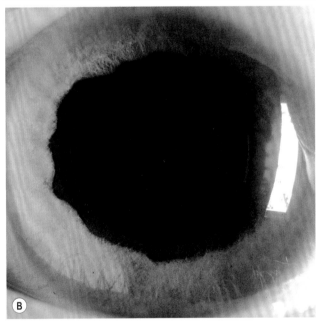

图 10.77　1 型多发性神经纤维瘤中的青光眼。A. 大量多发性神经纤维瘤和左侧颜面萎缩。B. 先天性虹膜外翻。（Courtesy of R Bates-fig. B）

气管舒张和房水产生增加。

β- 受体阻滞剂是一种拮抗儿茶酚胺与 β- 受体结合效应的药物。非选择性的 β- 受体阻滞剂均等地结合 β_1 受体和 β_2 受体，而心血管选择性的 β- 受体阻滞剂结合 β_1 受体的能力更强。后者的优势在于，至少在理论上，β_2 受体阻滞的气管收缩效应减少了。倍他洛尔是目前治疗青光眼唯一的一个心血管选择性药物。

作用方式

β-受体阻滞剂通过减少房水分泌降低眼内压，因此可用于所有类型的青光眼，与房角状态无关。确切的药理学基础还不明确。然而在大约 10% 的病例，降眼压作用随用药时间逐渐减弱：快速抗药反应。这可以出现在开始用药后的几天内（"短期逃脱"）或者出现在开始用药的几个月内（"长期漂移"）。一般情况下，如果一个患者已经全身使用 β-受体阻滞剂，那么局部应用 β-受体阻滞剂的效果微乎其微。在睡眠期间，房水流动量通常少于日间流动量的一半，β-受体阻滞剂的作用十分有限。当联合应用 β-受体阻滞剂和溴莫尼定或局部碳酸酐酶抑制剂，眼内压可再降低 15%。当与前列腺素类似物联合应用时，眼内压降低更大（20%）。

不良反应

1. **眼部**不良反应包括偶尔过敏、点状角膜上皮腐蚀和泪液分泌减少。

2. **全身**不良反应一般发生在用药第一周。虽不常见但却很严重。

   - β_1 受体阻滞可以导致心动过缓和高血压。在应用 β-受体阻滞剂前需触诊患者脉搏。
   - β_2 受体阻滞可致支气管痉挛，在患者原本有哮喘或严重的慢性阻塞性肺疾病的情况下可能致命。
   - 其他的不良反应包括睡眠障碍、幻觉、精神错乱、抑郁、疲劳、头痛、恶心、头晕、性欲减退，可能还有血浆高密度脂蛋白水平降低。

3. 可以通过以下方法**减少药物的全身吸收**

   - 滴眼后闭眼并压迫泪囊区大约 3 分钟使泪道阻塞。除了妨碍泪液排出和减少全身吸收，此方法还可延长眼睛和药物的接触时间增加疗效。
   - 仅闭眼 3 分钟就可降低 50% 的全身吸收。

4. β-受体阻滞剂的**禁忌证**包括哮喘和气道阻塞性疾病、心动过缓、充血性心力衰竭、2 级或 3 级心脏传导阻滞。β-受体阻滞剂不应于睡前应用，因为当患者入睡后其可致血压大幅下降，视盘灌注减少并可能导致视野缺损加重；如前面所提到的其降眼压作用也降低。

药物制剂

1. **噻吗洛尔**有 3 种给药形式

   - 0.25% 和 0.5% 用于睡前。
   - 0.25% 和 0.5% 的噻吗洛尔 LA 每日一次。
   - Noygel（0.1% 噻吗洛尔凝胶）每日一次。

2. **倍他洛尔**（倍他洛尔眼液）0.5% 睡前用较噻吗洛尔的升高血压作用弱，但保留视野的功能可能优于噻吗洛尔。倍他洛尔可以增加视盘血流，可能是因为其在视盘微循环的一种钙通道阻滞效应。

3. **左布诺洛尔**（贝他根）0.5% 每日用或睡前用，与噻吗洛尔相似。

4. **卡替洛尔**（Teoptic）1%、2% 睡前用与噻吗洛尔相似，也表现出内在拟交感活性。其对眼睛的选择性作用大于心血管呼吸系统，因此可能与噻吗洛尔相比，出现心动过缓的几率较小。

5. **美替洛尔** 0.1%、0.3% 睡前用与噻吗洛尔相似，但它偶尔可引起肉芽肿性前葡萄膜炎。目前可获得的只有不含防腐剂的形式。

α_2 受体激动剂

α_2 受体激动剂通过降低房水分泌和提高房水的葡萄膜巩膜外流降低眼内压。由于此药可通过血脑屏障，因此其不可用于儿童。

1. **溴莫尼定**（阿法根）0.2% 用于睡前，它是一种高度选择性的 α_2 受体激动剂，有神经保护作用。其单独的作用不如噻吗洛尔但通常优于倍他洛尔。与 β- 受体阻滞剂有累加效应。主要的眼内不良反应是过敏性结膜炎，其可延迟至治疗开始后的长达 18 个月后发生（图 10.78A）。有急性肉芽肿性前葡萄膜炎发生的报道。全身性的不良反应包括口干、困倦、疲劳。

2. **安普乐定**（Iopidine）1% 主要用于消除急性眼内压升高的前部激光手术后。0.5% 浓度可以短期应用，最适用于等待青光眼手术的患者。由于其快速耐药（随时间推移失去治疗效果），并且局部不良反应发生率非常高，长期应用并不适合。

前列腺素类似物

这类药物有持续的降低眼内压效应，在大部分患者中这种效应可延续数天。

药理学

前列腺素类受体位于许多眼组织，其功能涉及眼内压和血流的调节。

1. **拉坦前列素和曲伏前列素**是作为选择性 FP 前列腺

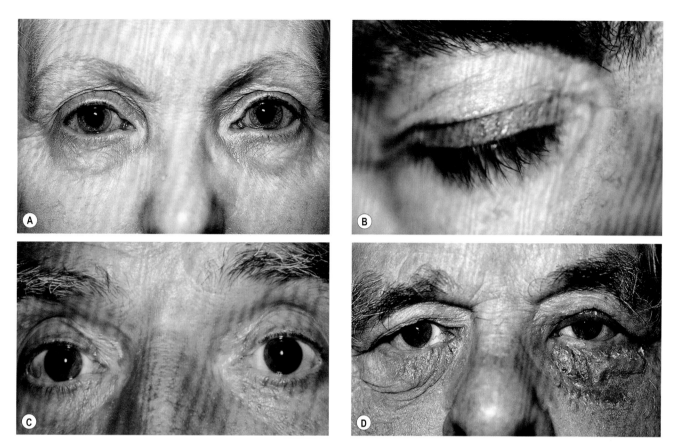

图 10.78 局部用药的不良反应。A. 溴莫尼定引起的过敏性结膜炎。B. 前列腺素类似物引起的睫毛增长和色素沉着。C. 前列腺素类似物导致的虹膜颜色变深。D. 局部使用碳酸酐酶抑制剂引起的睑结膜炎 。(Courtesy of J Salmon-fig. A; P Watson-fig. C)

素类受体兴奋剂的 F2α 类似物；这两种药物都可提高葡萄膜巩膜途径的房水外流。

2. **贝美前列素**是合成的前列腺胺类似物，结构与前列腺素类似，其选择性地模仿自然状态下产生的前列腺胺。它通过增加葡萄膜巩膜和小梁网途径的房水外流降低眼内压。

3. **他氟前列素**是一种合成的前列腺素 F2α 类似物，也通过 FP 受体起作用。

药物制剂

1. **拉坦前列素**（适利达）0.005% 每日一次睡前用优于噻吗洛尔，有一部分患者却无反应。拉坦前列素与噻吗洛尔联合应用而不用毛果芸香碱时可额外降低眼内压 14% ~ 28%。

2. **曲伏前列素**（苏为坦）0.004% 每日一次与拉坦前列素相似，而在黑人患者中效果更优。50% 的病例结膜充血，但随时间可消失。

3. **贝美前列素**（卢美根）0.03% 每日一次睡前用与拉坦前列素相似，但可引起更多结膜充血，头痛却有所减少，同时虹膜色素沉着过度也可能有所减

少。一种新的 0.01% 制剂有同等水平的降低眼内压效应，却可减少充血。

4. **他氟前列素**（Saflutan™ , Taflotan® ）0.0015% 是一种新的前列腺素衍生物，每日一次用于睡前，是第一种不含防腐剂的此类药物。

不良反应

1. 眼睛的不良反应
   - 结膜充血和异物感较常见。
   - 睫毛变长、增粗，色素沉着过度，偶尔会有数量增加（图 10.78B）。
   - 6 个月后 11% ~ 23% 的病例出现虹膜色素沉着过度，并且不可逆转（图 10.78C）。绿棕色的虹膜发生率最高，黄棕色其次，蓝灰或蓝棕色最少。色素沉着过度是由于浅基质层的色素颗粒数目增多，而不是黑色素细胞增多。虹膜痣和虹膜斑不受影响。
   - 眶周皮肤色素沉着过度常见但可逆转。
   - 这些药物可能增加白内障术后黄斑囊样水肿的发生率。

- 前部葡萄膜炎较少见，通常激素治疗有效。因此在葡萄膜炎性青光眼患者中用此药应格外谨慎。
- 疱疹性角膜炎加重，并增加其复发率，但较罕见。
- 也有结膜色素沉着过度的报道。

2. 全身不良反应包括偶尔头痛、促使易感者发生偏头痛、皮肤皮疹和轻度上呼吸道症状。由于动物实验显示其有潜在的致畸作用，因此孕期应避免使用这些药物。

局部碳酸酐酶抑制剂

碳酸酐酶抑制剂（carbonic anhydrase inhibitor，CAI）化学性与磺胺类药物相关，通过抑制房水分泌降低眼内压。

1. **多佐胺**（舒净露）2% 一日三次单药治疗或睡前用作辅助治疗，效果与倍他洛尔相似但却不如噻吗洛尔。主要的不良反应是过敏性睑结膜炎（图10.78D）和短暂的苦味感。患有角膜内皮功能障碍的患者应用此药应谨慎，因其可能加速代偿失调。

2. **布林佐胺**（派立明）1% 睡前用或一日三次与多佐胺相似，但刺痛感和局部过敏的发生率降低。

缩瞳药

药理学

缩瞳药是拟副交感神经药通过刺激瞳孔括约肌和睫状体的毒蕈碱受体起作用。

1. 在原发性开角型青光眼，缩瞳药通过收缩睫状肌增加小梁网途径的房水外流来降低眼内压。

2. 在原发性闭角型青光眼，瞳孔括约肌收缩引起的瞳孔收缩将周边虹膜从小梁网处拉开，房角便可开放。缩瞳药起作用前的全身用药降低眼内压非常必要。

眼部不良反应包括瞳孔缩小、偏头痛、近视漂移、白内障症状加剧。视野缺损显得更密集，更大。

药物制剂

1. **毛果芸香碱**与 β- 受体阻滞剂等效，有以下几种形式可用：
   - 毛果芸香碱滴眼液 0.5%、1%、2% 或 4% 一日四次单药治疗。当与 β- 受体阻滞剂联用时，睡前用一次就足够。
   - 毛果芸香碱凝胶（Pilogel®）4% 由吸附在塑料凝胶上的毛果芸香碱组成，一日一次睡前用，

这样其所引发的近视和瞳孔缩小只在睡眠中维持。主要的缺点是 20% 的使用者出现弥散的角膜表面云翳，但其不影响视力。

2. **卡巴胆碱** 3% 一日 3 次，是毛果芸香碱耐药者或不耐受者有效的替代治疗。

复方制剂

联合使用相似的降低眼内压的药物以达到单个药物相加效果的总和，以提高患者的依从性和用药便利性，并且提高成本效益。联合用药的实例包括：

1. **Cosopt**（噻吗洛尔 + 多佐胺）一日两次
2. **Xalacom**（噻吗洛尔 + 拉坦前列素）一日一次
3. **TimPilo**（噻吗洛尔 + 毛果芸香碱）一日两次
4. **Combigan**（噻吗洛尔 + 溴莫尼定）一日两次
5. **DuoTrav**（噻吗洛尔 + 曲伏前列素）一日一次
6. **Ganfort**（噻吗洛尔 + 贝美前列素）一日一次
7. **Azarga**（噻吗洛尔 + 布林佐胺）一日两次

全身用碳酸酐酶抑制剂

药物制剂

1. **乙酰唑胺**有以下几种形式可用：
   - 片剂 250 mg：剂量为一日分次服用 250～1000 mg，一小时内起效，4 小时达到高峰，药效持续长达 12 小时。
   - 缓释胶囊 250 mg 一日用 250～500 mg，药效长达 24 小时。
   - 500 mg 小玻璃瓶装注射用粉剂。即刻起效，30 分钟到达高峰，药效可维持 4 小时。这是 CAI 类药物制剂里唯一用以注射的药物，可用于急性闭角型青光眼。

2. **双氯非那胺**片剂 50 mg。剂量为 50～100 mg 一日两次或一日三次。1 小时内起效，3 小时达到高峰，持续长达 12 小时。

3. **醋甲唑胺**片剂 50 mg。剂量为 50～100 mg 一日两次或一日三次。3 小时内起效，6 小时达到高峰，可持续 10～18 小时。它是乙酰唑胺的一个有效替代药物，目前英国此药未上市。

全身不良反应

全身用 CAI 类药物是一种有效的短期治疗，尤其是对急性青光眼的患者。由于其全身不良反应，长期用药仅用于视力丧失的高危人群。应经常叮嘱

患者可能发生的不良反应，以减少患者的焦虑并提高依从性。

1. **感觉异常**特点是手指、脚趾、手或脚刺痛，偶尔也会出现在黏膜皮肤交接处，这种不良反应比较普遍而且通常对身体无害。如果患者否认有此症状出现，那么应怀疑其依从性。

2. **萎靡不振综合征**特点是萎靡不振、疲劳、抑郁、体重下降和性欲减退。补充 2 周醋酸钠可能对其有作用。

3. **胃肠道综合征**以胃痛、腹部绞痛、腹泻、恶心为特征。此征可以独立于萎靡不振综合征单独发生，与血液生化的特定改变没有任何关联。

4. **肾结石**的形成并不常见

5. **Stevens-Johnson 综合征**较罕见，因为 CAI 类药物是磺胺类药的衍生物。

6. **血质不调**极其罕见，可分为两种类型：
   - 剂量相关的骨髓抑制，停止用药后通常可以恢复。
   - 特殊的再生障碍性贫血与剂量不相关，死亡率为 50%。

7. **低钾血症**在长期治疗时可能会发生，因此应该监控血钾水平。

渗透性药物

生理学原则

　　渗透压取决于溶液中溶质粒子的数目而非大小，因此一克分子量较小的溶质可以产生较大的渗透压。渗透性药物在血管内因此可以增加血液的渗透性。这类药物通过产生一个血液和玻璃体之间的渗透梯度，这样水就从玻璃体被"抽出"，梯度越高，眼内压降低越大。渗透性药物若要对眼睛起效，必须不能透过血 - 玻璃体屏障。如果能够透过血 - 玻璃体屏障，那么就会建立一个渗透压平衡状态，那么眼内压就不会降低。渗透性药物在治疗炎症性青光眼时应用价值有限，因为其血 - 玻璃体屏障的完整性被破坏。

临床应用

　　当需要短暂降低眼内压，而无法使用其他方法达到目的时。
- 急性闭角型青光眼。
- 眼内手术前当晶状体脱位至前房导致眼压异常高时。
- 这些药物给药应快速，患者给药后在药物起效前

即使口渴也不应喝水。

不良反应

1. **心血管负荷过重**会因为细胞外液量增加的缘故有可能发生。因此有心脏或肾疾患的患者应用渗透性药物应谨慎。

2. **尿潴留**有可能发生于静脉用药后的老年男性。因此有前列腺疾病的患者需要插导尿管。

3. **其他**的不良反应包括头痛、背痛、恶心、意识障碍。

药物制剂

1. **甘露醇**是最常用的静脉用渗透性药物。剂量为 1 g/kg 体重或 5 ml/kg 体重（20% 溶液）静脉滴注 30 ~ 60 分钟。30 分钟内药物作用达到高峰，可持续 6 小时。

2. **甘油**是一种味甜腻的口服药，需要加入纯柠檬汁以避免恶心。剂量为 1 g/kg 体重或 2 ml/kg 体重（50% 溶液）。1 小时内药物作用达到高峰，可维持 3 个小时。尽管甘油被代谢为葡萄糖，但控制良好的糖尿病患者可以应用。

3. **异山梨醇**是一种带有薄荷味的口服药。代谢迟缓，可以用于未使用胰岛素的糖尿病患者。剂量同甘油。

激光疗法

氩激光小梁成形术

概述

　　氩激光小梁成形术（argon laser trabeculoplasty，ALT）是于小梁网上打一些分散的激光烧灼点。这样可以增加房水外流降低眼内压。ALT 用于开角型青光眼，通常作为药物治疗的辅助治疗。通常认为 ALT 通过以下机制增加房水的外流：（a）小梁网的机械性收缩打开了邻近的未经激光烧灼的小梁空间；（b）诱导性的细胞分裂和巨噬细胞迁移清理了小梁网的碎片。ALT 对儿童青光眼无效，并且大部分继发性青光眼中可导致色素化和剥脱综合征。

技术方法

a. 点一滴 1% 安普乐定以避免激光烧灼后的眼压升高。

b. 点 2 滴表面麻醉药。

c. 在 12 点钟位嵌入一个前房角镜来观察房角（通常是最容易看到的部分）。

d. 可分辨出巩膜突、Schwalbe 线（可能有着色）和小梁网的三维毛玻璃像。

e. 目标光束聚焦在色素化和未色素化小梁网的交接处，确保点是圆的，而且有清晰的边界（图 10.79A）。边界清晰的椭圆形的点（图 10.79B）意味着目标光束与小梁表面不垂直。

f. 原始的激光设置通常是：光点大小为 50 μm，持续 0.1 秒，功率 700 mW。

g. 激光发射后；理想的反应是短暂的苍白（图 10.80A）或在入射点出现一个小气泡（图 10.80B）。大气泡（图 10.80C）表明功率过大。

h. 如果反应不充分，将功率加大 200 mW。在色素较深的小梁网中，功率设为 400 mW 就足够，但在没有色素的小梁网中功率需高达 1200 mW（平均值大约为 900 mw）。

i. 从镜子的一端到另一端用常规的空隙可打 25 个激光点。

j. 前房角镜顺时针旋转 90° 可以再打 25 个激光点，这样在 180° 角上总共可以打 50 个点。熟悉前房角镜的旋转方式很重要，这样可使邻近象限的操作系统化。多加练习后可以连续转动前房角镜，并在镜子的中心打每个激光点。一些眼科医师先打 180°，如果反应不满意再打外的 180°。其他的医生一开始就设置为全周打 100 个点。

k. 滴入安普乐定滴眼液 1%。

l. 局部用氟米龙或泼尼松龙 0.5% 一日四次，用一周；继续青光眼药物治疗。

随访

　　治疗后 4～6 周起效。若 6 周后眼内压下降明显，可以尝试逐渐撤药，但是全部撤掉几乎不可能。ALT 的目的在于获得安全的眼内压；通常后续考虑减药。如果眼内压仍然较高，而且只打了 180° 的激光，可以把剩下的 180° 也做激光治疗。360° ALT 后，二次激光获益不大，可以考虑滤过手术。

并发症

1. 周边虹膜前粘连（图 10.80D）也能出现于激光点位置太靠后或能量太高的情况下。大多数情况下这不会影响房水外流。

2. 小量出血可能出现于周边虹膜或睫状体血管无意

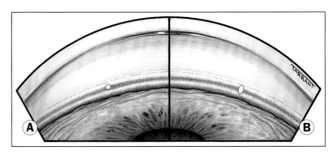

图 10.79　激光小梁成形术。A. 目的光束的准确对焦。B. 错误对焦。

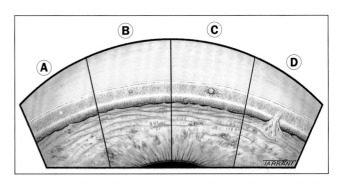

图 10.80　激光小梁成形术。A. 小梁网变苍白——恰当。B. 小气泡——也恰当。C. 大气泡——过度。D. 技术差导致周边前虹膜粘连。

中被激光烧灼时。这种出血可通过前房角镜对眼球加压止血。

3. 急性眼内压升高有可能发生，尤其是没有应用预防性的安普乐定或溴莫尼定时。在术后几周应严格监控严重青光眼患者的眼内压。

4. 前葡萄膜炎相对较常见，但比较轻微、短暂，而且对身体无害。

5. 后续滤过手术的不良反应。ALT 治疗后再做滤过手术纤维包裹的发生率较大。

结果

1. 在开角型青光眼中初次成功率为 75%～85%。眼内压平均降低约 30%，眼内压原本较高的眼睛降低更明显。5 年后高达 50% 的眼睛仍然有效，10 年后大约 33% 的眼睛有效。失败的案例经常出现在第一年，如果第一年眼内压得到控制，那么 5 年后得到控制的可能性为 65%，10 年后 40%。如果把 ALT 作为初始治疗，50% 的病例 2 年内需要附加药物治疗。原始 ALT 成功后，二次治疗的成功率非常低（1 年后 30%，2 年后仅 15%）。总体来说，50 岁以下的患者结果较差。黑人患者疗效最初与白人患者相似，但是效果丧失较快。

2. **在正常眼压青光眼**中50%~70%的病例效果较好，但眼内压降低的绝对值低于原发性开角型青光眼。

3. **在色素性青光眼**中效果通常较好，但老年患者稍差。

4. **在假性剥脱性青光眼**中刚开始结果较好，但失效较在原发性开角型青光眼中早，并且后续眼压升高较快。

选择性激光小梁成形术

选择性激光小梁成形术（selective laser trabeculoplasty，SLT）是一种相对较新颖的一种技术，用532 nm的双倍频率，Q-转换 Nd：YAG 激光，选择性针对小梁网细胞的黑色素，而不损伤非色素化的结构。靶向治疗比 ALT 简便，且结果较为持久。SLT 较 ALT 安全，因为没有组织热损伤，因此这个治疗被认为可以重复。初始结果显示它可能与 ALT 一样有效。

Nd：YAG激光虹膜切开术

适应证

- PACS、PAC 和原发性闭角型青光眼。
- 继发性房角关闭伴瞳孔阻滞。

技术方法

a. 操作前 30~60 分钟点一滴安普乐定 1% 或溴莫尼定 0.2% 滴眼液。

b. 局部使用毛果芸香碱眼液散瞳，但是急性青光眼时不可用。

c. 滴入局部麻醉药。

d. 嵌入一个专用的 Abraham 虹膜激光切开术接触式透镜（图 10.81A）。

e. 选择好方位，最好在上方虹膜，因为可以被眼睑覆盖，降低了单眼复视或眩光（虹膜切开的部位被睑缘遮盖一半时风险最高）的风险。虹膜切开的位置应放射状地位于虹膜的外 1/3，以降低损伤透明晶状体的风险。靶向对准虹膜隐窝较有利但不是必需。

f. 不同仪器的激光设置和有效功率各不相同。大多数虹膜切开术机器的功率设为 4~5 mJ。一个蓝色的薄虹膜需要的能量水平为每个点 1~4 mJ。棕色的较柔软光滑的厚虹膜需要更高的能量水平。

g. 光束对准后爆破激光。成功穿透的特征是涌现色素碎片。一个恰当的虹膜切开（图 10.81B）通常需要打大约 10 个点，若在虹膜隐窝可降低为 2~3 个。

h. 滴入第二滴安普乐定 1% 滴眼液；如果需要可口服乙酰唑胺。

i. 每 10 分钟一次局部使用强效皮质类固醇药物（如地塞米松）共 30 分钟，以后一日四次用一周。

j. 手术 1~2 小时后应该检查一下眼压以排除早期高峰。常规复查通常在第 1 或 2 周，后续的监测根据个人情况而定。有显著青光眼损伤的患者需要补充低眼压治疗和早期复查。

技术问题

1. **初次失败**
   - 可能只需增加能量水平。
   - 等色素和碎片清除后在同一部位二次治疗，或者换一个另外的部位。
   - 由于大量的术后炎症和眼压峰值，过度治疗应予以避免；术后几天可以补充治疗。
   - 在棕色的厚虹膜中，用氩激光做相对较轻柔的预处理可能有利：0.1 秒的间隔打 10 个点，点的大小为 200 μm，能量为 200 mW。

2. **开口太小**（图 10.81C）。虹膜切开的最佳直径是 150~200 μm。有时在另外一个位置创建一个新的开口比扩大原来的开口容易。

并发症

1. **出血**见于 50% 的病例。通常较为轻微，数秒后即可停止。持续出血可通过按压角膜接触镜来止血。

2. **眼压升高**较常见，发生于术后 1 小时内，通常较为轻微，且时间较短（见上文）。

3. **虹膜炎**较为常见，通常很轻微。严重的虹膜炎可以导致虹膜后粘连形成，都是由过度治疗和术后激素治疗不充分造成。更可能发生于深色虹膜和使用前列腺素衍生物的病例。

4. **角膜烧伤**可能在没有用接触镜或前房较浅的情况下发生；通常愈合较快。

5. **晶状体混浊**偶尔出现于治疗区，是局部小范围且非进行性的；虹膜切开有可能加剧白内障形成。

6. **眩光和复视**可能发生于虹膜切开的位置不在上眼睑下方（图 10.81D）的情况下，较罕见，尤其是在睑缘。

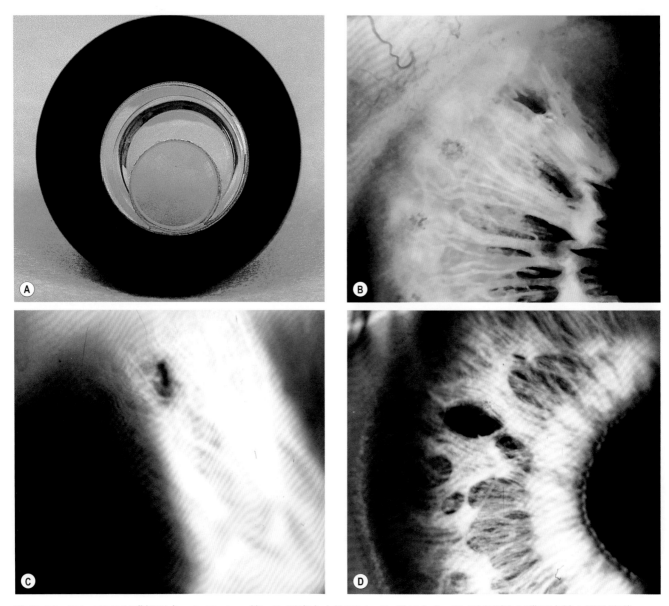

图 10.81　Nd：YAG 虹膜切开术。A. Abraham 镜。B. 适当大小的开口。C. 开口太小。D. 不在周边虹膜而未被上眼睑遮盖。

二极管激光睫状体烧灼术

　　二极管激光烧灼术（cyclodiode）通过损伤睫状体上皮的分泌部以减少房水分泌来降低眼压。过去主要用于不能控制的晚期继发性青光眼，视力存留的希望有限，主要是控制疼痛。然而现在它可安全地用于视力较好的眼睛，如果眼压控制充分，视力可以保存。通常需要一个以上疗程才能充分控制眼压。

1. 技术方法

　　a. Tenon 囊下或球周麻醉。

　　b. 激光设置为 1.5～2 秒，1500～2000 mW；激光点大小不可调节。

　　c. 一边连续地打点一边调节功率直至听到一声爆破声，然后把功率调到稍微小于那个水平。

　　d. 于角膜缘后 360°范围烧灼约 12～24 点，在 3 点钟和 9 点钟位（图 10.82）避开神经血管束。

　　e. 视力较好眼激光点密度可稍小，以防过度治疗；用这种方法需要更多疗程。

　　f. 治疗当天需局部使用强效激素 1 小时一次，后 2 天 2 小时一次，然后一日四次至少用 2 周。局部使用抗生素和睫状肌麻痹剂（环喷托酯 1% 一日 2 次）共 3 天。

　　g. 激光治疗前的青光眼治疗可以继续，也可以逐渐减量。

　　h. 口服非激素类抗炎药物 2 天。

　　i. 通常 3 或 4 天后复查，以免出现严重的反应性

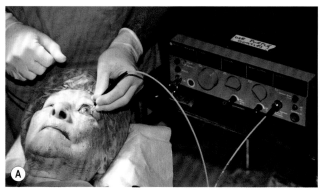

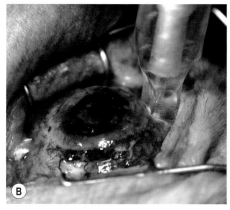

图 10.82 A. 二极管激光睫状体烧灼术。B. 探针特写。(Courtesy of J Salmon-fig. A; Krachmer, Mannis and Holland, from Cornea, Mosby 2005-fig. B)

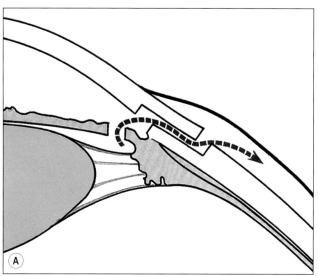

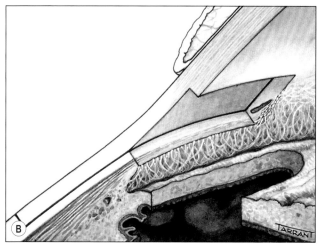

图 10.83 小梁切除术的原则。A. 小梁切除术后的房水出口。B. 手术完成后的眼内观。

炎症。

2. 并发症：常见轻度疼痛和眼前段炎症。短暂的眼压升高在前几周并不常见。严重并发症较罕见，包括慢性低眼压、眼球萎缩、脉络膜上腔出血、角膜内皮失代偿和视网膜脱离。

3. 结果取决于青光眼的类型；治疗通常需重复。疼痛缓解较好，但不仅是控制眼压的结果。

激光虹膜成形术

激光虹膜成形术的目的是通过将周边虹膜拉离房角隐窝来加宽前房。它可用来尝试防止急性房角关闭的出现，但更常在选择的基础上（见"原发性房角关闭"）应用。

a. 滴入局部麻醉药。

b. 滴入 1% 毛果芸香碱和 1% 安普乐定眼液各一滴。

c. 通过一个虹膜成形术透镜，在周边每个钟点位烧 1～2 下，激光设置为 500μm，100～200 mW，持续 0.5 秒，目的是可见到轻微的虹膜收缩；应该避免过度治疗，因为可产生延长的眼压峰值。

d. 术后使用 1% 安普乐定滴眼液（若有显著的青光

眼视神经损伤，可考虑口服乙酰唑胺）

e. 第一天局部使用 1% 泼尼松龙或 0.1% 地塞米松 1 小时一次，然后一日四次。

f. 激光术后 1～2 小时复查，以后复查时间取决于病情发展和青光眼损伤的情况；青光眼视神经损伤严重的患者前几周需定期复查，以检测和及时治疗眼压峰值。

g. 调节改变相对常见，但大部分是暂时的。

小梁切除术

小梁切除术通过制造一个瘘管使房水从前房外流至筋膜下间隙来降低眼压。瘘管被表面的巩膜瓣覆盖（图 10.83）。通常在药物治疗失败后才使用此种疗法。

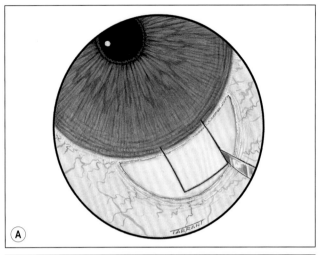
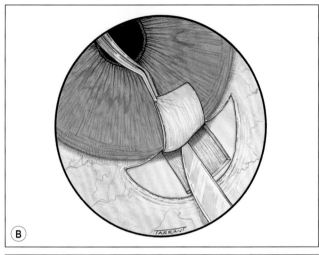
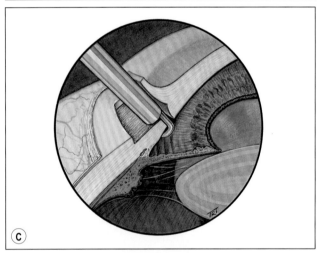
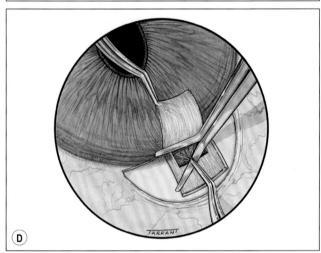

图 10.84　小梁切除术技术。A. 表面巩膜瓣边界。B. 切开表面巩膜瓣。C. 用打洞器将深层巩膜组织切除。D. 周边虹膜切除。

技术方法

a. 散瞳。

b. 在周边部透明角膜或上直肌缝入一根缝线。

c. 在其上做一个角膜缘为基底的或以穹隆部和 Tenon 囊为基底的结膜瓣。

d. 清除巩膜上组织。在巩膜表面瓣膜烧灼出一个边界

e. 沿着烧灼的痕迹切入巩膜厚度的 2/3，制造出一个 "活盖" 薄层巩膜瓣（图 10.84A）。这个瓣可以根据个人偏好做成矩形的（3 mm×4 mm）或三角形的。

f. 向前切开表面的瓣直至透明角膜（图 10.84B）。

g. 在颞上方的周边部透明角膜做穿刺。

h. 沿着活盖瓣的宽边进入前房。

i. 用打洞器将一大块深层巩膜切除（图 10.84C）。

j. 将周边虹膜切除以防止其堵塞内部开口（图 10.84D）；一些手术医生在人工晶状体眼或深前房的患者中省掉了这一步。

k. 在后角处缝合表面巩膜瓣使其放于潜在的基底上。

l. 或者用可吸收缝线轻轻缝合巩膜瓣以降低术后巩膜瓣漏和浅前房的危险。

m. 通过穿刺点将平衡盐溶液注入前房。这可检验瘘管的开放，帮助探查巩膜瓣上的漏洞。

n. 缝合结膜瓣 / Tenon 囊瓣。重复通过穿刺灌注的步骤以产生一个用来检测渗漏的水泡。

o. 滴入一滴 1% 阿托品滴眼液；如果没有切开虹膜，用 2% 的毛果芸香碱代替。

p. 结膜内注入激素和抗生素。

q. 激素抗生素眼药水一日四次用 1～2 周，然后换成醋酸泼尼松龙 1% 或地塞米松 0.1% 用 8～10 周。

浅前房

浅前房导致的原因有：①瞳孔阻滞；②高滤过；③恶性青光眼（房水倒流）。严重的和持续的前房变浅不常见（图 10.85A 和 B），大多数情况下前房可自发重塑。但有些情况下浅前房会持续存在并发生严重的并发症，如虹膜粘连、角膜内皮细胞损伤（图 10.85C）和白内障（图 10.85D）。

瞳孔阻滞

瞳孔阻滞可发生于未穿透的周边虹膜切除术。

1. **体征**
   - 高眼压和滤过泡扁平。
   - Seidel 试验结果阴性。
   - 未穿透的虹膜切除术后虹膜膨隆。

2. **治疗**：如前虹膜基质被大量穿透，可在色素上皮层虹膜切开处使用 YAG 激光，或者再做一次虹膜切开。

滤过过度

滤过过度可能由薄层巩膜瓣对外流的阻挡不够而致巩膜瓣渗漏导致，但滤过泡上容易被忽略的洞

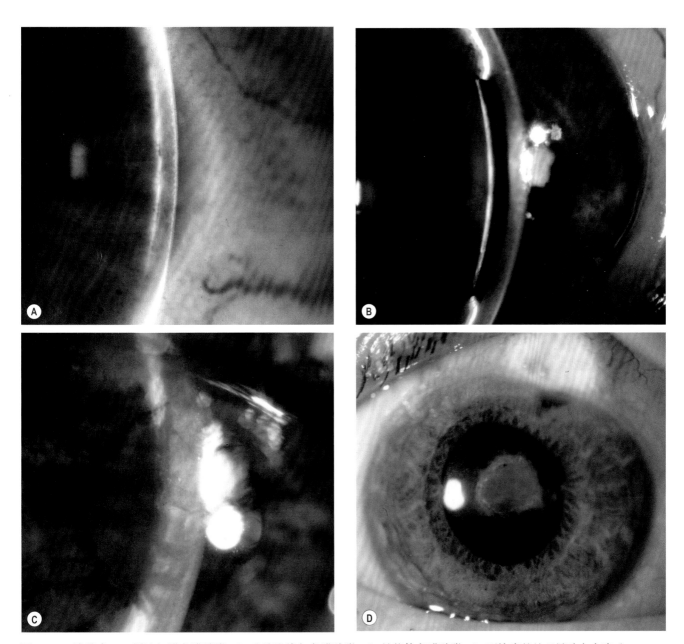

图 10.85 浅前房。A. 周边虹膜角膜贴附。B. 瞳孔边缘与角膜贴附。C. 晶状体角膜贴附。D. 不恰当的处理导致白内障。（Courtesy of J Schuman, V Christopoulos, D Dhaliwal, M Kahook and R Noecker, from Lens and Glaucoma, in Rapid Diagnosis in Ophthalmology, Mosby 2008-fig. A）

眼渗漏或结膜和 Tenon 囊关闭不全是最常见的原因。

1. 体征

- 眼压降低，同时巩膜瓣上出现水泡或滤过泡扁平。
- 巩膜瓣渗漏处 Seidel 试验阴性，滤过泡渗漏（图 10.86A）时阳性。
- 角膜出现低张的征象，如后弹力膜皱缩。
- 出现脉络膜脱离（图 10.86B）

2. 治疗需依据前房浅的原因和程度。

- **a.** 初始的保守治疗适用于晶状体和角膜尚未解除的眼，主要是观察，并用阿托品滴眼液以防止房角关闭的形成和恶性青光眼。
- **b.** 随后的治疗是在以上方法都不奏效的情况下使用，包括结膜填塞加压以加快其自愈，通过使

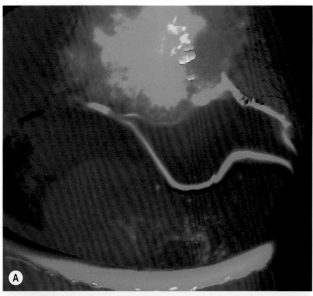

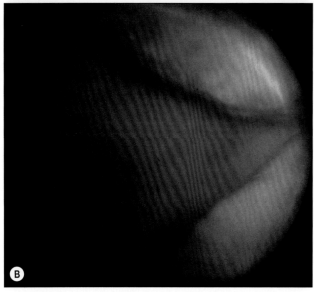

图 10.86　A. Seidel 试验阳性。B. 脉络膜脱离。

用一个直径较大的软绷带接触镜、一个专门为此设计的胶原盾或 Simmons 壳可达此目的。

- **c.** 最后的治疗包括植入结膜缝线，或者如果需要的话放置一个经结膜巩膜瓣缝线。如果有可能发生严重的浅前房，可以用粘弹剂重塑前房。脉络膜脱离很少由房水外排引起。

恶性青光眼

恶性青光眼罕见但很严重。它是由睫状突和虹膜根部前翻转造成，通常伴有房水倒流（睫状体晶状体阻滞）；房水流出受阻通常发生于睫状体扁平部附近，所以房水被退回到玻璃体。

1. 体征

- 高眼压，滤过泡消失。
- Seidel 试验阴性。

2. 治疗

- **a.** 初始治疗可使用散瞳药（阿托品 1% 和去氧肾上腺素 10%）舒张睫状环，使睫状突和晶状体赤道部的距离增加，晶状体悬韧带由此拉紧并把晶状体拉向后面的正常位置。若散瞳药无效，静脉注射甘露醇可使玻璃体浓缩体积减小，从而使晶体可以后移。
- **b.** 后续的治疗始于药物治疗失败后，可用 Nd：YAG 激光打入虹膜切开处，将前部透明表面破坏，减少玻璃体体积，打破睫状环阻滞。在人工晶状体眼中，需要做激光晶状体后囊切开和前部透明表面破坏术。二极管睫状体烧灼术在某些病例中可能有效。若激光治疗失败可用睫状体扁平部玻离体切割术：需要切足够的玻璃体以使房水能够自由流入前房。

滤过失败

诊断

一个有正常功能的滤过泡应该轻微抬高，没有血管，表面有小囊泡（图 10.87A）。眼压升高合并以下其他征象预示着滤过功能差：

1. 滤过泡扁平，未血管化（图 10.87B）。

2. 巩膜上纤维化导致滤过泡血管化（图 10.87C）。

3. 滤过泡被包裹（Tenon 囊泡），通常发生于术后 2～8 周，特点是一个过度增大的 Tenon 囊形成的局部的、被抬得很高的、圆顶状且固定的充满液体的腔，表面饱满且有血管（图 10.87B）。

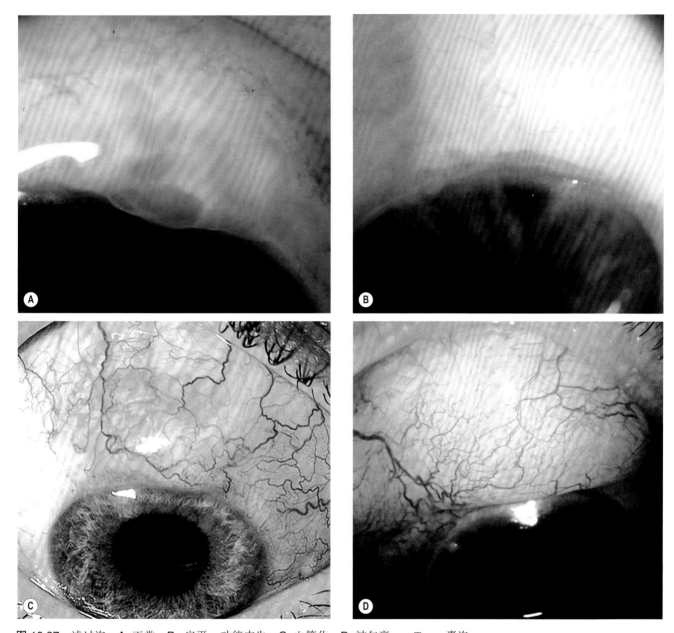

图 10.87 滤过泡。A. 正常。B. 扁平，功能丧失。C. 血管化。D. 被包裹——Tenon 囊泡。

原因

可根据阻滞的部位来对原因进行分类：

1. **巩膜外**的原因包括：（a）结膜下和巩膜上纤维化；（b）偶尔会有滤过泡被包裹。
2. **巩膜**的原因包括：（a）巩膜瓣缝合过紧；（b）巩膜床逐渐形成瘢痕，导致瘘管阻塞。
3. **眼内**的原因不常见，包括：（a）巩膜造口被玻璃体、血或葡萄膜组织阻塞；（b）内部开口被各种从周边角膜或巩膜派生的薄膜阻塞。

处理

根据其原因来处理滤过失败，可用以下的一个或几个方式：

1. **压迫眼球**迫使房水通过手术的造瘘口外流，有两种按压方式：（a）患者闭眼并向前看，手指按压其下眼睑；（b）在裂隙灯下将一个消毒的湿棉签放于巩膜瓣边缘以促进房水外流。
2. **缝合操作**在术后 7~14 天可以考虑，如果出现眼压高、滤过泡扁平、前房深的情况，可拆除缝线可以根据原来的放置方法被剪掉或拆掉。如果缝线不可拆除，可用氩激光溶解缝线。可用一个缝线溶解透镜或蔡司四面反光前房角镜来进行操作。
3. **局部麻醉**后于裂隙灯下或操作显微镜下针刺一个被包绕的水泡。可用 5- 氟尿嘧啶来提高成功率。

4. 在最初 7～14 天结膜下注射 5- 氟尿嘧啶来抑制巩膜上纤维化；在距水泡大约 10 mm 的位置注射 5 mg（50 mg/ml 溶液的 0.1 ml），如有需要可重复。

晚期滤过泡渗漏

1. 原因是手术中应用抗代谢药尤其是丝裂霉素 C 后造成巩膜造口上的结膜破裂。表面上皮坏死导致房水从结膜外流。

2. 渗漏未处理的**并发症**包括感染和张力减退性黄斑病变（见第 14 章）。

3. 体征

- 低眼压和一个无血管囊泡。
- Seidel 试验初始阴性，只可见到多个点状的着色区（出汗）。后来形成孔后导致明显渗漏，Seidel 试验阳性。
- 严重病例可出现浅前房和脉络膜脱离。

4. 治疗较困难。下面是一些目前使用的方法，没有一个能普遍成功。

a. 初始治疗是关于早期术后滤过过度，但很少有效。

b. 后续治疗取决于渗漏仅仅是由于"发汗样"还是孔的形成。

- 发汗泡可以在泡内注射自体血，使用加压缝线或经结膜巩膜瓣缝合。
- 全层裂孔通常需要矫正术，如结膜提起并覆盖水泡、游离结膜片自体移植同时去除水泡和巩膜移植物以限制房水经巩膜造口外流。

滤过泡引起的细菌感染和眼内炎

青光眼滤过相关的感染被分为局限于滤过泡（滤过泡炎）或眼内炎，尽管之间有些重叠的部分。据估计小梁切除术中使用丝裂霉素后的滤过泡炎症每年的发生率高达 5%，但许多研究都显示出较低的发生率。

发病机制

现今辅助使用抗纤维化药物（丝裂霉素 C、5- 氟尿嘧啶）以增加青光眼滤过手术成功率很常见。使用这些药物可导致滤过泡壁变薄（图 10.88A），这显著增加了迟发感染的风险。推测感染能直接通过这些薄且无血管的滤过泡壁。应告知有这类滤过泡的患者警惕迟发感染的可能，应建议其若出现眼红、黏

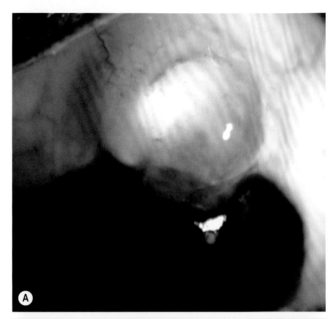

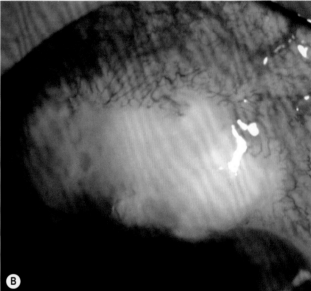

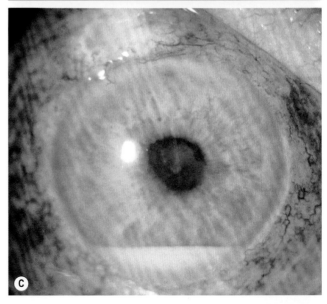

图 10.88 A. 薄壁滤过泡。B. 滤过泡炎症。C. 前房积脓的眼内炎。

性分泌物或视物模糊 [RSVP——眼红（red）、黏性分泌物（sticky）、视力下降（visual loss）、眼痛（pain）] 等情况立即就医。

1. **危险因素**：包括睑缘炎、使用大剂量的丝裂霉素、长期局部使用抗生素、滤过泡位于鼻侧或下侧和滤过泡渗漏。晚期滤过泡渗漏应积极处理以降低感染危险。

2. **病原体**：最常见的是流感嗜血杆菌、链球菌属、葡萄球菌属。通常视力预后与这些微生物的毒力有关。

滤过泡炎症

滤过泡炎症是指未波及玻璃体的感染。

1. **症状**包括轻微不适和眼红。
2. **体征**
   - 内部包含炎症物质的白色滤过泡（图 10.88B）。
   - 前葡萄膜炎可消失。
   - 视网膜红反射正常。
3. **调查研究**：应使用结膜拭子，而不应从滤过泡中抽取样品。
4. **治疗**
   - 局部使用氧氟沙星和头孢呋辛滴眼液（或万古霉素 50 mg/ml），一小时一次。
   - 口服阿莫西林克拉维酸 500/125 mg 一日三次和环丙沙星 750 mg 一日两次，共 5 天；可用阿奇霉素 500 mg 一日一次服用 5 天代替。

眼内炎

1. **症状**是视力短期内迅速下降，眼红、眼痛。
2. **体征**
   - 奶白色内含脓液的滤过泡。
   - 严重前部葡萄膜炎，可能与前房积脓相关（图 10.88C）。
   - 玻璃体炎，视网膜红反射异常。
3. **治疗**包括滤过泡的局部和全身治疗。若无效可考虑使用白内障摘除术（见第 9 章）后出现急性术后眼内炎的处理：玻璃体内注射抗生素。

非穿透性手术

概述

在非穿透性滤过手术中，不穿透前房且小梁网保持完整，因此术后滤过过度和前房积脓及其潜在后遗症的发生率降低。制作两个薄层巩膜瓣，切除深层巩膜瓣，留下一个由小梁/后弹力层组成的薄膜，房水通过其从前房流入结膜下间隙。这个手术的技术较难掌握，需要小心切除深层巩膜瓣，并且不能穿透精细的前部小梁网结构。

适应证

非穿透性手术的主要适应证是原发性开角型青光眼，其他类型的开角型青光眼亦可应用此手术。通常通过此手术获得的眼压降低量不如小梁切除术，因此需要重新开始局部用药。如果目标眼压是在 11～15 mmHg，传统的滤过术仍然不失为一种选择，尽管当出现进行性损伤时其可能有中心视力丧失的较低危险。

技术方法

1. **深部巩膜切除术**需建立一个使房水从前房渗流的后弹力层窗（图 10.89）。后续的出口位于结膜下而导致出现一个浅滤过泡，以及沿着较深层的脉络膜上径路。术中植入一个胶原蛋白植入物和术后用前房角镜对手术区域的小梁网施加 Nd：YAG 激光可提高长期疗效（前房角穿刺）。

2. **黏弹剂小管扩张术**需建立一个滤过窗，分辨出 Schlemm 管，并用高密度的黏弹剂对其进行扩张。紧密缝合表面巩膜瓣以减少结膜下液体外流和水疱形成。操作可致小管和小梁旁组织微小破裂。一些此种手术的变异型是用微导管插入 Schlemm 管全周（管道成形术）。

小梁消融术

小梁消融术是一种新的微电外科设备，用前房角镜在直视下到达 *ab interno* 角，去除一条小梁网和 Schlemm 管的内壁（"小梁切开术"）。它降低眼压的效果虽不如小梁切开术，但安全性较好。

滤过手术中的抗代谢药物

适应证

辅助应用抗代谢药会抑制自愈反应，这可能会妨碍滤过手术的成功。使用抗代谢药物时应谨慎，注意其潜在并发症的严重性质，在出现已知的可导致小梁切开术失败的危险因素时可考虑使用。在非复杂性的青光眼中使用低剂量的抗代谢药可以改善眼压的长期控制。但需权衡可能的并发症如角膜内皮缺陷、慢性低眼压和迟发的滤过泡渗漏。

1. **高危因素**
   - 新生血管性青光眼。

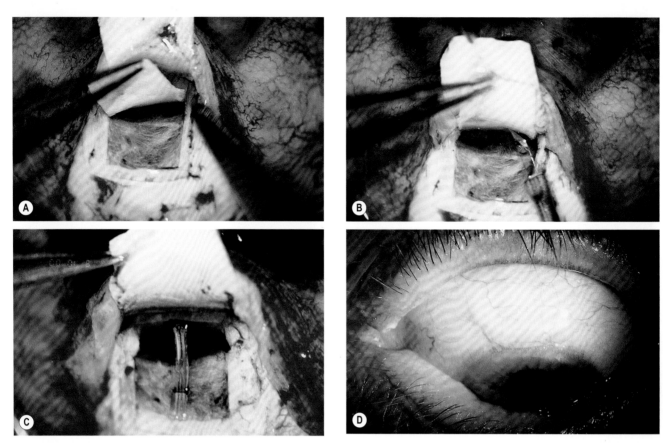

图 10.89　非穿透性滤过术：深层巩膜切除术。A. 切开巩膜瓣。B. 切至透明角膜暴露 Schlemm 管。C. 胶原蛋白植入物。D. 浅层弥散的无血管泡。(Courtesy of A Mermoud)

- 先前失败的小梁切开术或人工滤过装置。
- 某些继发性青光眼（如炎症性、创伤后房角后退和虹膜角膜内皮综合征）。

2. 中等危险因素

- 局部用药超过 3 年的患者（尤其是拟交感神经药）。
- 结膜手术史。
- 白内障手术史。

3. 低危因素

- 黑人患者。
- 患者年龄在 40 岁以下。

5- 氟尿嘧啶

　　5- 氟尿嘧啶（5-fluorouracil, 5-FU）抑制 DNA 合成，作用于细胞周期的"S"期（合成期）。抑制成纤维细胞增殖，但不影响成纤维细胞的附着和迁移。在具有手术失败危险因素的老年患者中，可选用 5- 氟尿嘧啶。此药可按照以下一种或两种方式使用：

1. 术中应用如下：

　　a. 切开结膜瓣。

　　b. 将一小块人造海绵浸入 50 mg/ml 的 5-FU 溶液中。

　　c. 将海绵置于滤过位点切开的 Tenon 囊瓣下，确保结膜切口边缘接触不到药物。

　　d. 5 分钟后将海绵取出。

　　e. 用平衡盐溶液冲洗结膜和巩膜外层之间的间隙。

　　f. 完成小梁切开术。

2. 术后按如下步骤每日结膜下注射 5mg 共 7 天：

　　a. 用在丁卡因中浸泡过的脱脂棉麻醉眼睛。

　　b. 用一个结核菌素注射器吸入 0.5 ml 的 5-FU（50 mg/ml）。

　　c. 用 30-G 的针头将 27-G 的针头换掉。

　　d. 将气泡晃动至注射器顶端。

　　e. 推入 0.4 ml 的 5-FU，留 0.1 ml 在注射器内。

　　f. 将注射器内剩余的 5-FU 注入距滤过位点 180° 的结膜下。

　　g. 用干棉签将逆流出的液体吸掉。

丝裂霉素 C

　　丝裂霉素 C（mitomycin C，MMC）是一种烷化剂而非抗代谢药物，选择性抑制 DNA 复制、分裂和蛋白质合成。此药能抑制成纤维细胞的增殖，抑制血管向内生长，比 5-FU 作用更强，最佳浓度和暴露时间不详，介于 0.2 ~ 0.5 mg/ml 和 1 ~ 5 分钟之间。一般来说，有低度或中度危险因素是使用低浓度（0.2 mg/ml）的指征，高危因素需使用较高的浓度（0.4 ~ 0.5 mg/ml），较高的浓度和较长的暴露时间预示着并发症的发生率也会增加。眼内用药的方法与 5-FU 相同，需注意 MMC 不能进入前房。MMC 可外用于术后的滤过泡处，用一个海绵施药。

并发症

1. **角膜内皮细胞缺损和术后伤口渗漏**主要发生于使用 5-FU 后。
2. 用 5-FU 和丝裂霉素 C 后可能产生**囊性薄壁滤过泡**，易于发生慢性低眼压、迟发性滤过泡渗漏和眼内炎。

外排分流

用巩膜外外植体分流

类型

这些建立起前房和 Tenon 下间隙之间的交通。所有的这些分流由连在后部巩膜外外植体的一个管组成。一些包含调节房水流动的压力敏感阀。眼压降低是由于房水被动地、依靠压力地通过荚膜壁流动。

1. **Molteno** 植入物由一个连在一或两个直径为 13 mm 的聚丙烯板的硅胶管组成（图 10.90）。
2. **Baerveldt** 植入物由一个连在浸渍钡的大面积硅胶板的硅胶管组成。
3. **Ahmed** 植入物由一个连在体部是聚丙烯的硅胶板阀的硅胶管组成。阀装置由两个薄的高弹力硅胶膜组成。

适应证

- 做过小梁切除术、使用抗代谢药物仍然控制不了的青光眼。
- 继发性青光眼应用小梁切除术（辅助使用或未使用抗代谢药物）成功率都不高，例如新生血管性青光眼和创伤后眼前段破坏性青光眼。
- 有严重的结膜瘢痕，排除确切的结膜切除史。
- 某些应用传统手术方法（如前房角切开术、小梁切开术和小梁切除术）无效的先天性青光眼。

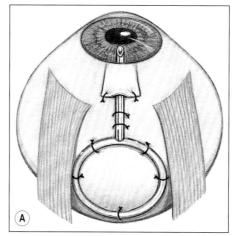

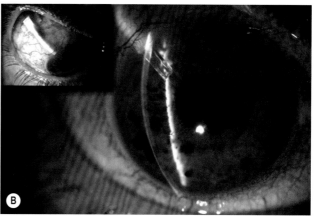

图 10.90 　A. Molteno 植入物。B. 术后表现。（Courtesy of P Gili-fig. B）

并发症

1. **过度外排**发生于闭合缝线松开引起的管周或管下渗漏，可致低眼压和浅前房。
2. **位置不正**导致与内皮或晶体接触（图 10.91A）。
3. **硅胶管**沿巩膜和结膜腐烂（图 10.91B）。
4. **早期外流失败**可由玻璃体、血或虹膜组织阻塞管的末端引起（图 10.91C）
5. **晚期外流失败**每年发生于 10% 的病例当中，可与小梁切除后晚期外流失败率相近。

结果

结果取决于青光眼的类型。总体来说，眼内压可控制在 15 ~ 17 mmHg 左右，和小梁切除术局部用药的眼压控制相似。在新生血管性青光眼中由于进行性的视网膜疾病伴随视力下降和眼球萎缩，长期成功率不高。辅助应用丝裂霉素 C 可以提高分流手术的成功率，但并发症的发生率也更高。

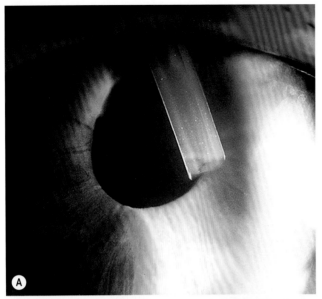

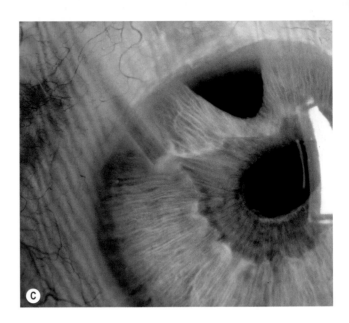

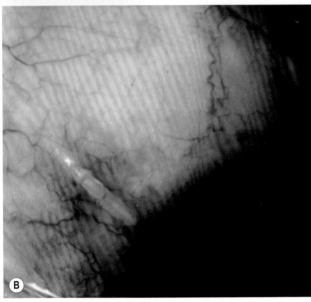

图 10.91　滤过植入物后并发症。A. 位置不正。B. 管子腐烂。C. 虹膜阻塞。（Courtesy of J Salmon-fig. B; R Bates-fig. C）

微分流

通常用于非复杂性青光眼。

1. **ExPress™ Mini Shunt** 是一种新的改良小梁切除术手术装置，不用在巩膜瓣下植入阀，相比其他分流手术较简单。

2. **iStent®** 是另一种新颖的手术装置，由钩状的钛管通过小梁网将 *ab interno* 插入 Schlemm 管，可以稳定地降低眼压。

郑岩 华佩炎 徐巍华 满晓飞 叶荷花 译

第11章 葡萄膜炎

引言

解剖分类

葡萄膜是眼部的一个血管层，由虹膜、睫状体和脉络膜组成（图 11.1）。

1. **葡萄膜炎**：从严格的定义来讲葡萄膜炎是指葡萄膜色素层的炎症。然而这个术语经常被用来形容眼内炎症，不仅包括葡萄膜炎症，还有视网膜及其血管的炎症。

2. **前葡萄膜炎**可以分为：
   - 虹膜炎：炎症主要累及虹膜。
   - 虹膜睫状体炎：炎症累及虹膜和睫状体部。

3. **中间葡萄膜炎**：指炎症主要累及睫状体平坦部、视网膜周边部和玻璃体。

4. **后葡萄膜炎**：指炎症累及玻璃体基底部后面的眼底。
   - 视网膜炎主要指视网膜炎症
   - 脉络膜炎主要指脉络膜炎症。
   - 血管炎主要指静脉、动脉或动静脉同时受累的炎症。

5. **全葡萄膜炎**：指炎症累及整个葡萄膜，但无特别突出的部位。

6. **内源性眼炎**：通常指脓性的炎症，累及除巩膜外其他所有眼内组织。

7. **全眼炎**：累及整个眼球，常有眼眶的扩展。

前葡萄膜炎是最常见的，其次为后葡萄膜炎、中间葡萄膜炎和全葡萄膜炎。

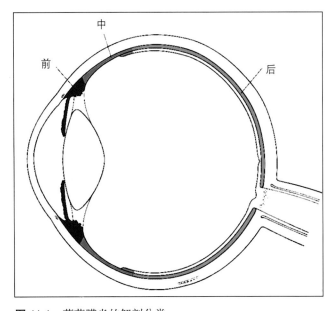

图 11.1 葡萄膜炎的解剖分类。

定义

1. **发病**可以是突发的或隐匿的。
2. **病程**如果短于 3 个月则为限制性的，如果超过 3 个月则为持久的。
3. **急性葡萄膜炎**指突发的且病程有限的一种特定的葡萄膜炎综合征。
4. **慢性葡萄膜炎**指停药后马上复发（3 个月内）的一种持久性的炎症。
5. **复发性**葡萄膜炎指葡萄膜炎症反复发作，发作间歇期在无治疗情况下，无活动性炎症，且至少持续 3 个月。
6. **缓解**指停止治疗后保持至少 3 个月的非活动期。
7. **顽固性**
   - 对皮质类固醇激素的抗药性指在最大剂量治疗 2 周后临床上无好转。
   - 对免疫抑制剂的抗药性指治疗 3 个月后临床上无好转。

临床表现

急性前葡萄膜炎

前葡萄膜炎是最常见的葡萄膜炎。急性前葡萄膜炎（acute anterior uveitis，AAU）是最常见的前葡萄膜炎，占四分之三的病例，其特征为突然发病且病程不超过 3 个月。这个疾病很容易被发现，因为其症状严重经常迫使患者就医。

1. **临床表现**：典型者为单侧突发性眼痛、畏光和眼红，可以伴有流泪。偶尔患者可能会在急性发病前临床体征缺乏的时候注意到有轻度的眼部不适。

2. **视力**：除有严重前房积脓的眼外，通常在就医时视力良好。

3. **外观检查**显示睫状（角膜外周）充血而形成的紫色晕（图 11.2A）。

4. **瞳孔缩小**：除非经药物散瞳，否则由于括约肌痉挛导致的瞳孔缩小（图 11.2B）容易导致虹膜后粘连形成。

5. **角膜内皮尘样改变**由各种细胞引起，早期出现并导致"脏"的表现（图 11.2C）。真正的角膜后沉着物（keratic precipitates，KP）通常仅在几天后出现，而且常常是非肉芽肿性的。

6. **前房细胞**提示疾病的活动性。细胞数量反映疾病的严重程度（图 11.2D）。细胞的分级是用 2mm

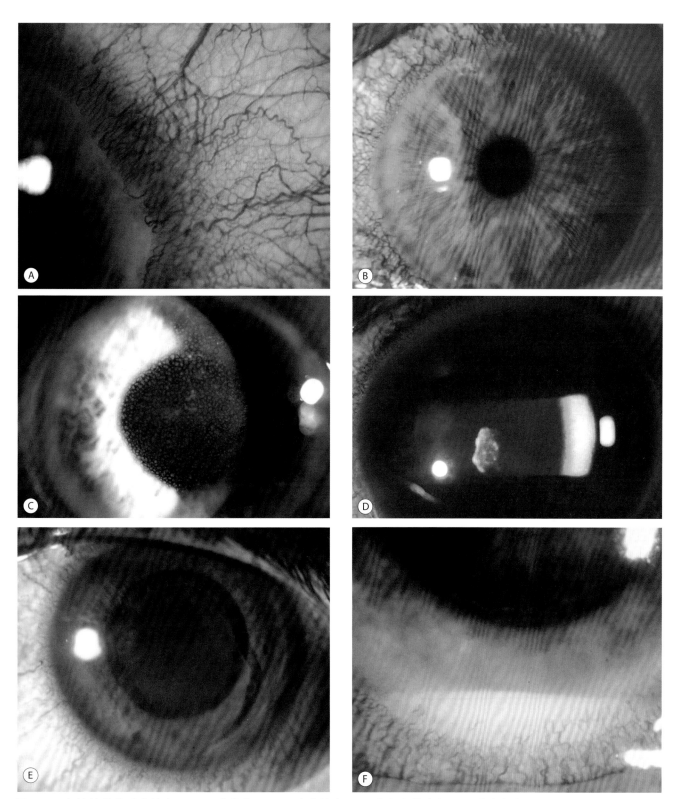

图 11.2 急性前葡萄膜炎的表现。A. 睫状充血。B. 瞳孔缩小。C. 内皮尘状改变。D. 前房闪辉和细胞。E. 纤维蛋白性渗出。F. 前房积脓。(Courtesy of JS Schuman, V Christopoulos, DK Dhaliwal, MY Kahook and RJ Noecker, from Lens and Glaucoma in Rapid Diagnosis in Ophthalmology, Mosby 2008-fig. D)

长、1mm 宽的裂隙光柱在最大的光亮度和放大倍数下进行的。这个必须在扩瞳前进行，因为在正常眼中，扩瞳后也可能出现细胞核色素团。表

11.1 为分级系统。

- 炎症的改善定义为活动水平 2 个梯度的降低或降低到"不活动"状态。

表11.1　前房细胞分级

视野内细胞数	分级
<1	0
1～5	±
6～15	+1
16～25	+2
26～50	+3
>50	+4

表11.2　前房闪辉分级

描述	分级
无	0
刚刚可见	+1
中度（虹膜及晶状体细节清楚）	+2
显著（虹膜及晶状体细节模糊）	+3
强烈（有纤维素性渗出）	+4

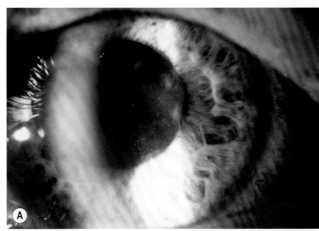

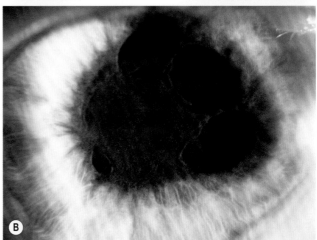

图 11.3　虹膜后粘连。A. 活动性急性前葡萄膜炎早期粘连形成。B. 在严重的急性前葡萄膜炎发作后形成广泛的粘连和晶状体色素沉着。

- 恶化定义为活动水平 2 个梯度的上升或上升到最高级别。

7. 前玻璃体腔细胞反映虹膜睫状体炎。

8. 房水闪辉反映由于血 - 房水屏障破坏导致的蛋白质出现于前房（图 11.2D）。闪辉可以用激光干涉仪分级或在临床上用判断前房细胞相同的方法判断对虹膜观察的干扰程度来分级（表 11.2）。

9. 前房纤维蛋白性渗出：典型的发生于 HLA-B27 相关性急性前葡萄膜炎（图 11.2E）。

10. 前房积脓是严重炎症的表现，由细胞沉积于前房（anterior chamber，AC）下部而形成（图 11.2F）。

- HLA-B27 相关性急性前葡萄膜炎中前房积脓有很高的纤维成分，因此积脓表现为高密度，静止并且吸收缓慢。
- 白塞综合征患者的前房积脓其纤维蛋白量少，因此积脓随患者头部位置而移动，而且可很快消失。
- 血性积脓可在疱疹感染和伴有虹膜红变的虹膜炎的患眼中看到。

11. 虹膜后粘连可能发展很快（图 11.3A），必须在其形成永久性粘连前干预（图 11.3B）。

12. 低眼压（intraocular pressure，IOP）可能由于睫状上皮细胞分泌房水减少而产生。葡萄膜炎中偶尔会看到前房压力升高（高眼压性葡萄膜炎），例如疱疹性葡萄膜炎和青睫综合征。

13. 眼底检查通常是正常的，但是必须行眼底检查以排除由于后极部炎症，尤其是弓形虫病和急性视网膜坏死导致的"溢出性"前葡萄膜炎。

14. 病程：在合理的治疗下，炎症通常在 5～6 周内彻底消退。

15. 预后通常非常好。并发症以及视力损害与治疗不及时或不当有关。可能发生皮质类固醇激素引起的高眼压，但是青光眼性损伤不常见。

慢性前葡萄膜炎

慢性前葡萄膜炎（chronic anterior uveitis，CAU）比急性前葡萄膜炎少见，表现为持续的炎症在治疗中断后 3 个月内迅速复发。炎症可以是肉芽肿性或非肉芽肿性的。与 AAU 相比，CAU 双眼受累更为常见。

1. 临床表现常为隐匿性，且在很多患者中无症状，直到出现并发症，例如白内障或角膜带状变性。

由于其缺乏症状，有患 CAU 风险的患者应该接受常规检查，尤其对于幼年型特发性关节炎病患者。

2. **外眼检查**通常显示眼部无明显充血现象，偶尔在炎症严重加剧过程中眼部会出现充血。

3. **前房细胞**的多少根据疾病的活动性而变化，但是在有些患者中即使有很多细胞也可能没有症状。

4. **前房闪辉**在病程迁延时可能比细胞更加明显，其严重程度可以作为疾病活动性指征（与以前教学相反）。

5. **KP** 是指角膜内皮的细胞沉积，由上皮样细胞、淋巴细胞和多形核细胞组成（图 11.4A ）。KP 的特点和分布可以提示葡萄膜炎的可能类型。

- 在肉芽肿性疾病中大的 KP 通常有油脂状（羊脂）外观。它们通常位于下方，呈现三角形模式，顶点朝上（ Arlt 三角形，图 11.4B ）。这是地心引力和正常前房水对流的结果。

- 消退的羊脂状 KP 会留下一个毛玻璃状的表现（ KP 鬼影 ），表明之前有肉芽肿性炎症（图 11.4C ）。

- 长时间的非肉芽肿性 KP 可能产生色素而中心变得不太致密（图 11.4D ）。

6. **扩张的虹膜血管**（假性虹膜红变）偶尔可见于长期的炎症患者，随治疗而消失。

7. **虹膜结节**通常发生于肉芽肿性疾病。

- Koeppe 结节小并且位于瞳孔边缘（图 11.5A ）。
- Busacca 结节累及虹膜基质（图 11.5B ）。
- 大的粉红色结节是结节性葡萄膜炎的特点。

8. **虹膜萎缩**呈节段性，为单纯疱疹和带状疱疹的特征（图 11.44 ）。弥散性虹膜萎缩发生于 Fuchs 葡萄膜炎综合征（图 11.75D ）。

9. **病程较长**，在某些情况下炎症可以持续数月甚至几年。炎症的复发和加剧是常有的，自然病程很难判断。

10. **预后**判断要谨慎，因为有并发症，例如白内障、青光眼和低眼压。

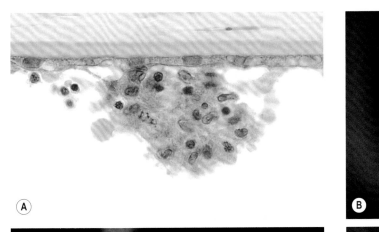

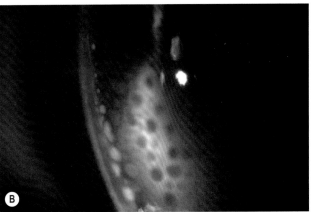

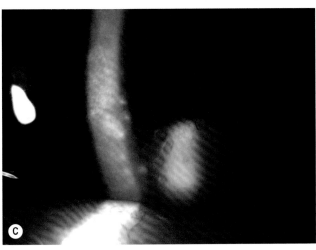

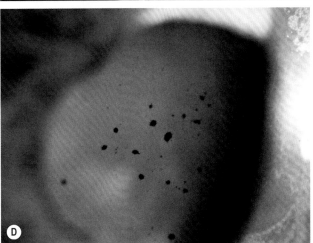

图 11.4　角膜后沉着物。A. 炎性细胞在角膜内皮层的聚集。B. 大的 "羊脂" 状角膜后沉着物。C. "鬼影" 状角膜后沉着物。D. 陈旧的色素性角膜后沉着物。(Courtesy of J Harry and G Misson, from Clinical Ophthalmic Pathology, Butterworth-Heinemann 2001-fig. A)

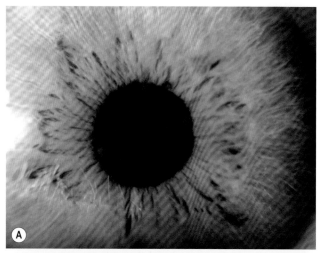

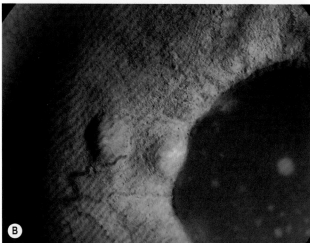

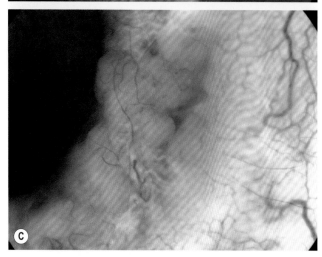

图 11.5　肉芽肿性前葡萄膜炎中的虹膜结节。A. Koeppe 结节。B. Busacca 结节。C. 结节病性葡萄膜炎中的非常大的结节。（Courtesy of J Harry and G Misson, from Clinical Ophthalmic Pathology, Butterworth-Heinemann 2001-fig. A; C. Pavésio-figs B, C）

后葡萄膜炎

　　后葡萄膜炎包括视网膜炎、脉络膜炎和视网膜血管炎。有些病变可能主要源自视网膜或脉络膜，但是通常二者都有累及（视网膜脉络膜炎和脉络膜视网膜炎）。

1. **临床表现**：根据炎症部位不同以及玻璃体炎的存在与否而有变化。例如一个有周边部病变的患者可能会有飞蚊症，而病变累及黄斑的患者会主诉中央视力受损。

2. **视网膜炎**可以是局部的（孤立的）、多灶性的、地图样的或弥漫性的。活动期的损伤特征为边界不清的白色视网膜浑浊，其原因为周围的水肿（图 11.6 A）。随着病变的缓解，边界变得更加清晰。

3. **脉络膜炎**可以是局部的、多灶性的、地图样的或弥漫性的。在没有视网膜累及的情况下通常不导致玻璃体炎症。活动性脉络膜炎的特征为一个圆形的黄色结节（图 11.6B）。

4. **血管炎**可以是原发性或者是由邻近的视网膜炎所致的继发现象。动脉（动脉周围炎）和静脉（静脉周围炎）都可能被累及而静脉累及更为常见。活动期血管炎的特征为黄色或灰白色片状的血管周围白细胞聚集（图 11.6C），可能与出血有关。静止期血管炎可能会留下血管周围瘢痕，不要把这个现象与疾病活动期混淆。

特殊检查

指征

1. **不适用**
   - 单次的轻度单眼 AAU，没有提示有潜在疾病的可能。
   - 某种特殊类型的葡萄膜炎，例如交感性眼炎、Fuchs 睫状体炎。
   - 当系统性疾病的诊断与葡萄膜炎吻合时，例如白塞病或结节病。

2. **适应证**
   - 肉芽肿性炎症。
   - 复发性葡萄膜炎。
   - 双眼发病。
   - 全身性发病但缺乏特异性诊断。
   - 对于疑似眼病的确诊取决于检查结果，例如 HLA-A29 作为鸟枪弹脉络膜视网膜炎的诊断

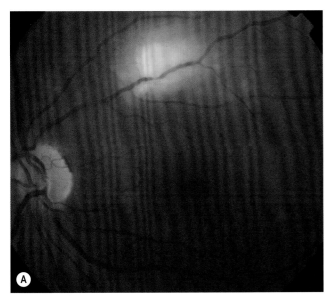

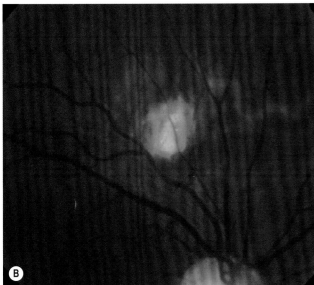

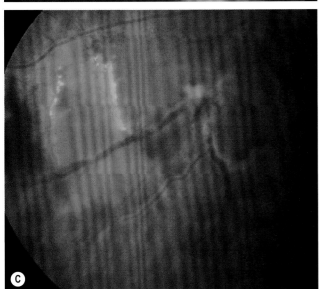

图 11.6 后葡萄膜炎体征。A. 视网膜炎。B. 脉络膜炎。C. 血管炎。

依据。

皮试

1. **结核菌素皮试（Mantoux 和 Heaf 试验）**包括皮下注射纯化的结核分枝杆菌蛋白衍生物。
   - **阳性**结果为皮试后 48 小时内出现直径 5～14mm 的硬结（图 11.7A）。
   - **阴性**结果通常可以排除 TB，但是也可能出现在消耗性肺结核病中。
   - **弱阳性**不能用来区分先前曾有的接触和活动期疾病，因为大多数人已经接受过 BCG 疫苗，因此会产生超敏反应。
   - **强阳性**结果（硬结大于 15mm）通常意味着疾病的活动期，因为在接受疫苗很长时间后通常不会出现这样的反应（图 11.7B）。
2. **针刺反应试验**（皮肤对于针刺的敏感性增强）是诊断白塞综合征的一个标准，但是其结果会有变化，而且在缺乏全身性症状时很少表现为阳性。阳性的反应是针刺后出现一个小脓包（图 11.7C）。
3. **麻风菌素试验**是将麻风杆菌提取物注射到皮下。它与结核菌素试验不同的是其阳性反应出现在几周以后。在结核样麻风中呈现强阳性，在结节性麻风中呈现阴性。

血清学检查

梅毒

由于病情表现的多样性，每个需要检查的葡萄膜炎患者都要做血清学检查。血清学试验依赖于对于非特异性抗体（心磷脂）或特异性梅毒螺旋体抗体的检测。

1. **非梅毒螺旋体试验**：例如基于滴度的快速血浆反应素试验或性病研究实验室试验，是诊断原发性感染、监测疾病活动性或对于治疗的反应的最好手段。患者的血清与商品化的碳状心磷脂抗原混合（图 11.8A），其结果可能在高达 30% 的呈现为梅毒性葡萄膜炎的患者中显示阴性。在治疗 6～18 个月后也趋于呈现阴性结果。
2. **梅毒螺旋体抗体试验**高度灵敏并且有特异性，在证实既往感染史以及活动的二级或三级形式的临床感染方面更加有用。荧光螺旋体抗体吸收试验（fluorescent treponemal antibody absorption test, FTA-ABS）以及更加特异的苍白密螺旋体微量血凝试验

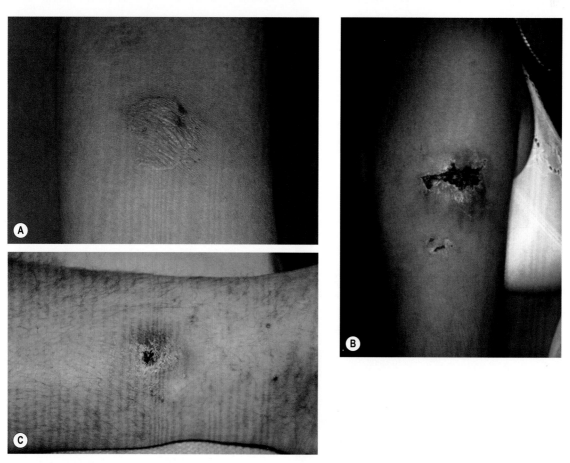

图 11.7　葡萄膜炎检查中的皮试。A. 结核菌素阳性的皮肤反应。B. 强阳性的结核菌素皮肤反应。C. 白塞综合征中阳性的针刺反应。（Courtesy of U Raina-fig. A; B Noble-fig. C）

（microhaemagglutination *Treponema pallidum* test，MHA-TP）是最常用的。患者血清中的抗体与细菌结合并出现荧光显色（图 11.8B）。试验结果为阳性（有反应性）或阴性（无反应），不能以滴度形式表现。阳性结果会一直保持阳性（血清学瘢痕）。

3. **暗视野显微镜检查**黏膜病变处的渗出，阳性结果可靠。

弓形虫病

1. **染色试验**（Sabin-Feldman 试验）把活体线虫暴露在患者的血清补体中。活体微生物的细胞膜在特异性抗弓形虫 IgG 的存在下被裂解，这样就不能被甲基蓝染色。这个试验为诊断弓形虫病的金标准。

2. **免疫荧光抗体试验**用失活的线虫暴露在患者的血清以及荧光素标记的抗人免疫球蛋白中。结果用荧光显微镜判读（图 11.9A）。

3. **凝血试验**利用裂解的微生物为红细胞覆盖的原理，随后暴露在患者的血清中。阳性的血样会使红细胞凝集（图 11.9B）。

4. **酶联免疫吸附试验**（ELISA）用患者的抗体与超量的固相抗原结合（图 11.9C）。这个复合体接着与一个酶联的二抗孵育。酶活性的评估可用于测算抗体的浓度。这个试验也可以用于检测房水中抗体，其特异性比在血清样本中更高。这个试验在一些其他疾病例如猫爪热和犬蛔虫病中有用。任何阳性的滴度，即使是在未稀释的血清中，在同时具有弓形虫性视网膜炎性眼底病变时都具有显著意义。单纯的眼部疾病的复活本身不会影响滴度。

酶活性试验

1. **血清血管紧张素转换酶**（angiotensin-converting enzyme，ACE）是一个指示肉芽肿性疾病（例如结节病、肺结核和麻风病）的非特异性试验。ACE 水平在高达 80% 的急性结节病患者中提高，但是在复发期可能是正常的。成人正常值为

32.1±8.5 IU。在儿童中这个数值更高一些，因而诊断意义要小。在疑似神经性结节病患者中，可以测量脑脊髓液中的 ACE 活性。ACE 也可能在其他疾病中，例如肺结核、淋巴瘤和石棉沉积症中表现升高。

2. **溶酶菌试验**灵敏度较好，但是在诊断结节病中特异性不如 ACE 试验。但是如果二者同时检测的话，就可以增加灵敏度和特异性。

HLA组织分型

表11.3　HLA分型与全身性疾病

HLA分型	相关疾病
B27	脊柱关节病，尤其是强直性脊柱炎
A29	鸟枪弹样脉络膜视网膜病变
B51	白塞综合征

影像学

1. **荧光素血管造影**（fluorescein angiography，FA）在以下情况中应用：

- 评估视网膜血管炎
- 诊断黄斑疾病，尤其是囊样黄斑水肿（cystoid macular oedema，CMO）和脉络膜新生血管（choroidal neovascularization，CNV）。
- 证明视力损害的原因是黄斑缺血而不是囊样黄斑水肿。
- 区分视网膜新生血管的原因是炎症还是缺血。
- 诊断 FA 上有特征性改变的特殊类型的葡萄膜

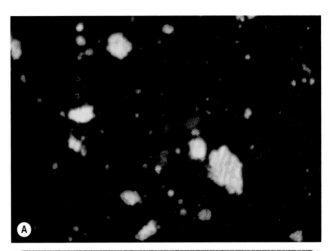

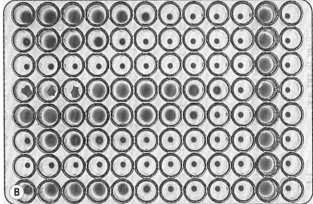

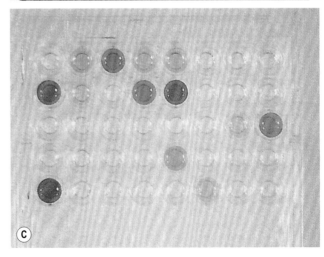

图 11.9　弓形虫病的血清学试验。A. 免疫荧光抗体试验阳性结果。B. 凝血试验。C. ELISA 试验显示阳性（棕黄色）和阴性结果的孔。

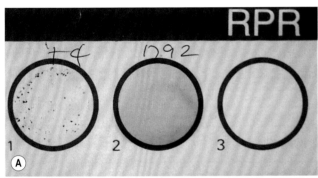

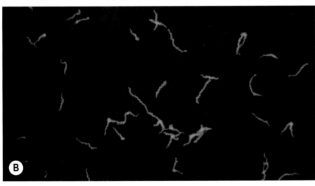

图 11.8　梅毒的血清学试验。A. 梅毒快速血浆反应素（RPR）试验显示 4 分钟后抗原颗粒的聚集。B. 阳性的梅毒荧光螺旋体抗体吸收试验（FTA-ABS）。（Courtesy of Mims, Dockrell, Goering, Roitt, Wakelin and Zuckerman, from Medical Microbiology, Mosby 2004）

炎（例如急性后极部多灶性鳞状色素上皮病变和 Harada 病）。

2. **吲哚菁绿血管造影**（indocyanine green angiography，ICGA）更加适合于评估脉络膜疾病，因为染料不会很容易地从脉络膜血管渗漏而可以透过 RPE 看到。ICGA 能检测到脉络膜毛细血管无灌注区，为炎症对脉络膜基质的影响提供信息。

3. **光学相干断层扫描**（optical coherence tomography，OCT）用于检查黄斑水肿、视网膜前膜和视网膜下积液。还可用于描述炎症部位的解剖学层次。

放射学

1. 胸部 **X** 线常用来排除肺结核和结节病。
2. 骶髂关节 **X** 线在患者同时伴有腰背疼痛和葡萄膜炎时，可用来诊断脊柱关节病。
3. 脑部和胸部 CT 和 MR 适用于明确结节病、多发性硬化病和原发性眼内淋巴瘤。胸部 MR 扫描可以明确任何关于肺门淋巴结肿大的怀疑。

活检

组织病理学仍然是诊断很多疾病的金标准。皮肤或其他器官的活检可以诊断与眼相关的全身性疾病，例如结节病。然而，眼内组织活检有较大风险，取样相对较难。

1. 结膜和泪腺活检在诊断结节病时有用，但仅用于有明显的临床症状时。
2. 房水样本用于聚合酶链反应（PCR），偶尔用于诊断病毒性视网膜炎。
3. 玻璃体液活检：除了在诊断感染性眼内炎时具有重要作用外，通过对样本的培养或 PCR 还可以用于诊断其他感染性疾病和眼内淋巴瘤。
4. 视网膜和脉络膜活检可能在下列情况有用：
   - 诊断不明确。
   - 对于治疗没有反应。
   - 尽管有治疗，但是病情继续恶化。
   - 排除恶性肿瘤或感染。

治疗原则

总体原则

治疗免疫介导的葡萄膜炎主要包括应用抗炎和免疫抑制剂。抗生素治疗感染性疾病将会在特定章节讨论。需要记住的是用于治疗葡萄膜炎的药物有潜在的不良反应，而这些不良反应必须时刻用以权衡治疗方案的确定，这点很重要。其次，必须强调全身性治疗应该由一个有能力处理其伴随疾病和治疗其不良反应的医生来进行。

散瞳剂

准备

1. **短效**
   - 托吡卡胺（0.5% 和 1%）有效时间为 6 小时。
   - 环喷托酯（0.5% 和 1%）有效时间为 24 小时。
   - 去氧肾上腺素（2.5% 和 10%）有效时间为 3 小时，但是无睫状肌麻痹作用。
2. **长效**
   - 后马托品 2% 可以持续 2 天。
   - 阿托品 1% 是最有效的睫状肌麻痹剂和扩瞳剂，药效可以持续 2 周。

指征

1. **提高舒适度**：解除睫状肌和瞳孔括约肌痉挛，通常用阿托品和后阿托品，但一般来说使用不要超过 1~2 周。一旦炎症有消退的迹象，就可以用短效药物。
2. **解除新近形成的虹膜后粘连**：如果对于滴眼药无效的话，采用强效的局部扩瞳剂（阿托品、去氧肾上腺素）或结膜下注射 Mydricaine®（肾上腺素、阿托品和普鲁卡因）。结膜下注射（0.5ml）可以分为四个象限，以达到最大的效果。约 20% 的人会有暂时的窦性心动过速。一个比较好的代替结膜下注射的方法是用浸泡了 Mydricaine 的棉拭子放在上下穹窿结膜 5 分钟。组织纤溶酶原激活剂（25μg 溶于 0.05ml）用 25G 针头注射到前房（眼前房注射）可以溶解纤维性渗出物，帮助解除新形成的持续性的虹膜后粘连。
3. **防止虹膜后粘连的形成**：在控制急性炎症后用短效扩瞳剂使瞳孔有一定程度的活动性，但也要防止扩瞳状况下粘连的形成。在轻度慢性前葡萄膜炎中，扩瞳剂可以在睡前点用以避免白天的调节障碍。在年幼的孩子中，持续单眼使用阿托品可能诱发弱视。

局部类固醇药物

指征

1. **治疗 AAU** 通常是相对简单的。
   - 初始治疗通常是每小时或更加频繁地点眼，取决于炎症的严重程度。
   - 一旦炎症得以控制，点眼频率就要谨慎降到每2小时一次，然后3小时一次，然后一天4次，最终到每周1滴。通常在5~6周后就完全停药。
2. **治疗 CAU** 比较困难一些，因为长期的治疗通常会有引起并发症的风险，例如白内障和类固醇诱导的眼压升高。
   - 病症加重期间处理通常与AAU一致。如果炎症控制到不超过+1的前房细胞水平，点眼的频率可以慢慢降低，直到每月一滴。
   - 传统的教学认为只有前房细胞反应才代表有活动的炎症反应，这个说法已经受到挑战。闪辉是由于长期的血-房水屏障被破坏而引起的，但是闪辉的强度也可以提示处于活动期，治疗可起效。
   - 在停止治疗后，患者应该在短时间内再次接受检查以确保葡萄膜炎无复发。

并发症

1. **IOP 升高**在易感人群中是常见的（类固醇应答人群），但是长时间地接受局部类固醇药物可能在很多患者中最终导致青光眼。
2. **白内障**可以由于全身性给药或者较少情况下由于局部类固醇给药引起。该风险随着治疗的剂量和疗程而增加。
3. **角膜并发症**通常不常见，包括继发性细菌和真菌感染、单纯疱疹病毒性角膜炎复发以及角膜溶解，当胶原蛋白合成受抑制时可加重。
4. **全身性**不良反应很罕见，但是偶尔可以在长期给药的情况下发生，尤其是在儿童身上。

眼周类固醇注射

1. **相比局部点眼的优点**
   - 可以在晶状体后达到治疗所需浓度。
   - 水溶性药物在局部点眼的情况下不能穿透角膜，但是如果用眼周注射就可以经巩膜进入眼内。
   - 通过缓释制剂例如曲安奈德（Kenalog）或者醋酸甲泼尼龙（Depomedrone）可以达到比较持久

的药物效果。

2. **指征**
   - 在单眼或者非对称性的中间或后葡萄膜炎中，眼周注射应该作为一线的治疗方案来控制炎症和黄斑水肿。
   - 在双眼后葡萄膜炎中作为辅助全身治疗措施或者在全身性类固醇治疗禁忌的情况下使用。
   - 患者对于全身或局部类固醇治疗依从性不高。
   - 有葡萄膜炎的患眼手术时。

3. **并发症**
   - 眼球穿通伤。
   - 眼内压升高，缓释制剂引起者为难治性。
   - 上睑下垂。
   - 皮下脂肪萎缩。
   - 眼外肌麻痹。
   - 视神经损伤。
   - 视网膜和脉络膜血管阻塞。
   - 皮肤脱色素。

4. **操作**
   a. 局部麻醉例如丁卡因点眼。
   b. 在上穹窿结膜注射位置放入蘸满丁卡因的小棉花拭子，停留2分钟。
   c. 将含有类固醇的针剂摇匀。
   d. 将1.5ml类固醇抽吸至2ml针筒内，然后再换成25G 16mm的针头。
   e. 要求患者注视进针点相反方向，当通过颞上方注射时通常注视下方。
   f. 针头穿过球结膜，针斜面朝向眼球，微微偏向穹窿结膜的球面。
   g. 针慢慢地从后方随着眼球的弧度插入，并尽可能地使之靠近眼球。为保证不意外穿透眼球，在进针时同时做大幅度的从一侧到另一侧的摆动，并观察角膜缘。角膜缘的活动标志着已经累及巩膜！
   h. 当针头已经推到针头接口不能再推进时（图11.10），推进器微往外拉，如果没有回血进入针筒，就注射1毫升。
   i. 或者有些医生喜欢经皮肤或结膜做眼眶底注射，认为这样穿透眼球的风险较低。

眼内类固醇

1. **注射**
   - 曲安奈德（4mg溶于0.1ml）是治疗对其他形式

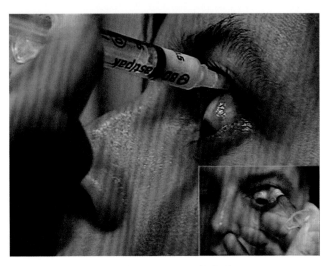

图 11.10　后部 Tenon 膜下类固醇注射技术。(Courtesy of C Pavésio)

的治疗无效的后葡萄膜炎和 CMO 的一种选择。

- 可以快速地使 CMO 消退，并持续 4 个月，也可以用来判断由 CMO 造成的视力损害是否可逆。
- 有葡萄膜炎的眼手术后，当其他形式的预防措施均不适合时，可以给予注射。
- 并发症包括 IOP 升高、白内障、眼内炎（无菌性或感染性的）、溶血以及视网膜脱离。

2. **缓释植入装置**对那些常规治疗措施无效或不能耐受的后葡萄膜炎患者有用。

- 植入物，不论是可生物降解的植入物或是缓释的储存池（氟轻松、地塞米松），均通过睫状体平坦部切口植入。
- 类固醇连续释放 18 个月到 3 年，可以避免使用长效全身性类固醇。
- 并发症与玻璃体腔注射曲安奈德类似。

全身性应用类固醇

1. **制剂**
   a. 口服泼尼松龙 5 或 25mg 片剂是主要的制剂。
   b. 重症患者静脉注射甲泼尼龙 1g/d，重复 2～3 天。

2. **指征**
   - 后部 Tenon 膜下注射无效的中间葡萄膜炎。
   - 危及视力的后葡萄膜炎或全葡萄膜炎，尤其是累及双眼时。
   - 极少情况下，用于局部治疗无效的前葡萄膜炎。
   - 偶尔在进行眼内手术前作为预防措施防止炎症

加重。

3. **禁忌证**
   - 控制不佳的糖尿病是一个相对的禁忌证。
   - 消化性溃疡。
   - 骨质疏松。
   - 活动性全身性感染。
   - 既往类固醇治疗导致精神病史。

4. **给药的总体原则**
   - 大剂量开始，随后逐渐减量。
   - 泼尼松龙的起始剂量是 1～2mg/(kg·d)，在早餐后一次性服用。
   - 大剂量持续到临床起效，然后在几周内慢慢逐步减量以防止复发。
   - 40mg 及以下的剂量在 3 周以内时间里不需要逐步减量。
   - 每天超过 15mg 的剂量作为长时间治疗方案是不可行的，因此必须考虑非类固醇类药物。治疗无效的一个常见原因是用药低于最佳剂量。

5. **不良反应取决于用药时间和剂量**
   a. **短期**治疗可能引起消化不良、精神状况改变、电解质不平衡、股骨头非感染性坏死以及非常罕见的高渗性高血糖非酮症性昏迷。
   b. **长期**治疗可能导致库欣症候群、骨质疏松、儿童生长受限、感染复发（例如结核）、白内障和已经存在的病情（例如糖尿病和近视眼）恶化。极少情况下，全身性类固醇可能在儿童中导致严重的高眼压，尽管仅用了数日。

抗代谢药物

指征

1. 危及视力的葡萄膜炎通常是双眼的、非感染性的、可逆的，而且足量的类固醇治疗无效。

2. 非类固醇激素疗法用于对全身性类固醇治疗发生不能耐受的不良反应或者慢性复发需要每日 10mg 以上泼尼松龙的患者。一旦患者开始用免疫抑制剂而且其合适的剂量已经确定，治疗应该持续 6～24 个月，随后逐步递减并在以后的 3～12 个月内停止。然而一些患者可能需要长时间的治疗以防止疾病的活动。

硫唑嘌呤

1. **指征**为慢性疾病例如白塞综合征和 Vogt-Koyanagi-Harada（VKH）综合征。因为药物需要几周才起效，因此对于急性的状况并不适合。

2. **剂量和给药途径**
   - 初始的每日剂量为 1 ~ 3mg/kg（50mg 片剂），每日一次或分为几次。
   - 1 ~ 2 周后剂量加倍。
   - 如果炎症得以控制，其他药物（例如类固醇、环孢素和他克莫司）可以减量。
   - 硫唑嘌呤通常只在疾病保持一年以上不活动而且类固醇每日剂量低于 7.5mg 的情况下停止。
3. **不良反应**包括骨髓抑制、肝毒性和恶心。
4. **监测**包括全血细胞计数，起初为每周一次，然后每 4 ~ 6 周一次，以及每 12 周一次的肝功能检查。

甲氨蝶呤

1. **指征**：主要作为治疗结节病和幼年型特发性关节炎并伴有葡萄膜炎的非类固醇药。它比硫唑嘌呤更方便，因为它是每周用药。
2. **剂量及给药途径**
   - 成人每周 10 ~ 25mg 口服或肌肉注射。
   - 儿童需要较高剂量（可高达 30mg），因为其药物代谢较快。
   - 同时给予叶酸，剂量 2.5 ~ 5mg/d，以减少骨髓毒性。
3. **不良反应**包括骨髓抑制、肝毒性和急性肺炎（超敏反应），这些是最严重的，但是极少发生在低剂量的治疗中。较轻的不良反应包括恶心、呕吐、口腔溃疡和脱发。
4. **监测**包括每 1 ~ 2 月一次的全血计数和肝功能检查。告诫患者戒酒。

吗替麦考酚酯

1. **指征**：此药对于那些对硫唑嘌呤无效或不耐受的患者是一个好的替代药物，但是不建议儿童使用。
2. **剂量及给药途径**：每天 1 ~ 2 克口服。
3. **不良反应**包括胃肠道紊乱以及骨髓抑制。
4. **监测**包括全血计数，初始 4 周，每周一次，以后每月一次。

神经钙蛋白抑制剂

环孢素

1. **指征**：白塞综合征的首选药，也可以用于治疗其他疾病，例如中间葡萄膜炎、鸟枪弹样视网膜脉络膜病变、VKH 综合征、交感性眼炎和非特异性视网膜血管炎。
2. **剂量及给药途径**：口服每日 2.5 ~ 7mg/kg。
3. **不良反应**包括肾毒性、高血脂、肝毒性、高血压、多毛症以及牙龈增生。控制不良的高血压和肾疾病为相对的禁忌证。
4. **监测**包括每六周一次的血压、肾和肝功能测试。

他克莫司

1. **指征**为环孢素无效或不耐受的替代药物。
2. **剂量及给药途径**：每日 0.25 ~ 1mg/kg 口服。
3. **不良反应**包括高血糖、神经毒性和肾毒性。比环孢素更容易出现这些症状。
4. **监测**包括初期的每周检测血压、肾功能和血糖，随后可以降低频率。

生物阻断剂

用这些药物治疗葡萄膜炎的确切指征和药效目前仍不清楚，但是有几个临床试验正在进行。主要的两组药物为：

1. **白介素受体拮抗剂**，例如达克珠单抗和阿那白滞素。
2. **肿瘤坏死因子 α 拮抗剂**，例如英夫利昔单抗和阿达木单抗。

中间葡萄膜炎

概述

中间葡萄膜炎（intermediate uveitis，IU）是一种潜伏性的、慢性复发性疾病。玻璃体是最主要的炎症部位。这个疾病可以是特发性的或者伴随于全身性疾病（见下文）。睫状体扁平部炎（pars planitis，PP）是 IU 的一个亚类，表现为有"雪堤"或"雪球"的形成。IU 占整个葡萄膜炎的 15%，约占儿童葡萄膜炎的 20%。诊断本质上基于临床表现，实验室检查是为了排除全身相关疾病，特别在有提示性表现的时候以及在老年患者中。IU 的确切发病年龄难以判断，因为在患者有症状前可能已经有很长时间的病史。

诊断

1. **表现**为潜伏性发病，经常为视物模糊并伴有玻璃体漂浮物。起初症状通常是单眼的，但是典型的病情为不对称的双眼发病。对于看似正常眼的仔细检查可能会发现一些外周视网膜的异常，例如血管白鞘以及局灶玻璃体浓缩。

2. 前葡萄膜炎

- 在睫状体扁平部炎中可能有几个细胞和小的散在的 KP，偶然在角膜下方形成线状分布。
- 在其他形式的 IU 中，可能有严重的前葡萄膜炎，特别是在有结节病和莱姆病的患者中。

3. 玻璃体

- 玻璃体细胞尤其是玻璃体前部细胞是普遍存在的现象。

- 在更严重的病例中可见玻璃体浓缩和混浊。表 11.4 为玻璃体混浊的分级。
- 玻璃体雪球通常在下方的周边玻璃体中最多（图 11.11B）。

4. 眼后节

- 常见静脉周围炎，尤其在有 MS 的患者中（图 11.11A）。
- "雪堤"的特点为灰白色纤维化血管斑，可以出现在全部 4 个象限，但是以下方最为常见（图 11.11B）。
- 新生血管可能出现在"雪堤"（图 11.11C）或视盘，后者通常随着炎症的控制而消失。

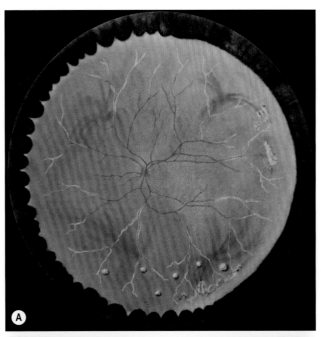

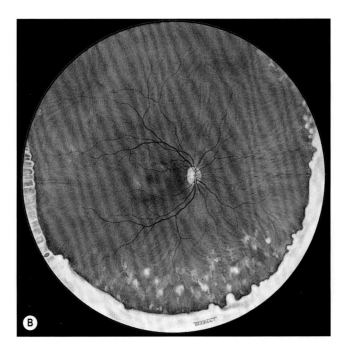

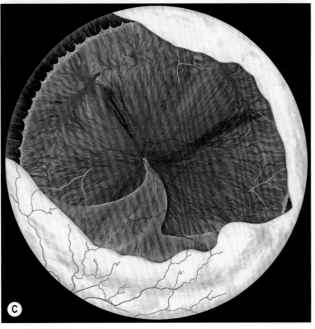

图 11.11 中间葡萄膜炎的后节部表现。A. 周边部静脉周围炎以及下方的一些雪球。B. 下方的雪堤和雪球。C. 严重的雪堤、新生血管以及下方视网膜脱离。（Courtesy of CL Schepens, ME Hartnett and T Hirose, from Schepens' Retinal Detachment and Allied Diseases, Butterworth-Heinemann, 2000-fi gs A and C）

表11.4 玻璃体晕的分级

混浊的严重性	分级
视神经纤维层（NFL）清晰可见	0
视盘和血管清晰但是NFL模糊	+1
视盘和血管模糊	+2
仅视盘可见	+3
视盘不可见	+4

- 可能出现轻微的视盘水肿，尤其在年轻患者中。

病程

- 少数患者病程良性，不需要治疗，在几年内可以自动消失。
- 在其他患者中病情比较严重，并且伴有阶段性的恶化使得病情逐步加重。
- 与系统性疾病相关的 IU 的病程取决于该系统性疾病本身及其严重程度。
- 这个疾病可以持续长达 15 年，视力的保存取决于对黄斑疾病的控制。在长达 4 年的随访中，75% 的患者视力可达到 6/12 或更好。

并发症

- CMO 会发生在 30% 的病例中，是导致视力受损的主要原因。
- 常见黄斑前膜形成。
- 白内障和青光眼可能发生在有长期炎症的病眼中，尤其是长时间类固醇治疗者。
- 周边视网膜血管增生性肿瘤不常见。
- 视网膜脱离不常见，但是可能见于严重病例中（图 11.11C）。视网膜脱离可以是牵引性、孔源性或者偶尔也可以是渗出性的。也有报道出现视网膜劈裂。
- 玻璃体积血可来自于雪堤或视盘的新生血管中，尤其是患有 PP 的儿童。

治疗

1. **药物**：初期治疗包括局部类固醇激素或者后极部眼周类固醇激素注射。对于无效患者的进一步治疗包括全身性类固醇激素和免疫抑制剂。与多发性硬化（见下文）有关的中间葡萄膜炎可能对干扰素 β 治疗有反应。
2. **玻璃体切除**可能对 CMO 以及炎症控制有用，可以在全身性类固醇激素治疗失败，使用免疫抑制剂前用来控制 CMO。其他指征包括牵引性视网膜脱离、严重的玻璃体混浊、玻璃体积血不吸收以及出现视网膜前膜。
3. **冷冻疗法**现在很少用，但是在有周边部渗出性视网膜脱离并伴有毛细血管扩张和血管增生性肿瘤时可以考虑。
4. **激光光凝术**：视网膜周边激光光凝术对于玻璃体基底部的新生血管是有用的。

全身伴随疾病

1. **多发性硬化**（multiple sclerosis，MS）相关的 IU 可出现在确诊脱髓鞘病之前或之后。30～50 岁之间的女性，尤其是如果同时为 HLA-DR15（HLA-DR2 的亚等位基因）阳性的患者需要考虑 MS 的可能性。其他伴随神经性症状的疾病包括：VKH 综合征、白塞综合征、AIDS、原发性 CNS 淋巴瘤、疱疹病毒感染、梅毒、急性后极部多灶性鳞状色素上皮病变及 Whipple 病。
2. **结节病**相关性 IU 相对不常见，可以在全身性疾病发病前出现。如果有肉芽肿性前葡萄膜炎的话需要引起怀疑。
3. **莱姆病**相关性 IU 通常伴有严重的前葡萄膜炎。应该询问患者是否有去过疫区或是有被蜱叮咬的病史，通过血清学确诊。
4. **结核病**是一个不常见的相关疾病。

鉴别诊断

可引起类似 IU 的玻璃体炎或周边部视网膜改变的慢性情况有下列几种：

1. **Fuchs 葡萄膜炎综合征**可能伴有严重的玻璃体炎症，但是通常为单眼，没有 CMO，而且有特征性的眼前节表现。
2. **原发性眼内淋巴瘤**可能伴有玻璃体炎，但是其浸润更加均匀，没有"雪球"现象。
3. **周边部弓蛔虫性肉芽肿**可以有类似雪堤的表现，并伴有轻度的玻璃体炎，但几乎都是单眼。
4. **其他情况**
   - 淀粉性变样可造成玻璃体混浊但无血管炎或 CMO（见第 17 章）。
   - Whipple 病可伴有无雪球的玻璃体炎。
   - 内源性念珠菌性眼内炎可伴有雪球。
   - 弓形虫病可出现稠密的玻璃体炎，并可影响视网膜炎的辨识。

脊椎关节病中的葡萄膜炎

HLA-B27和脊椎关节病

　　HLA-B27 和脊椎关节病之间有很强的相关性。HLA-B27 的阳性率如下：

- 6%～8% 的美国高加索人种。
- 50% 的无其他问题的 AAU 患者。
- 90% 的 AAU 并伴有脊椎关节病的患者，尤其是患有强直性脊柱炎的患者。

　　HLA-B27 相关的 AAU 典型表现为单眼的、严重的、复发性病变，并伴有较高的瞳孔后粘连。前房常见纤维素性渗出。非 HLA-B27 阳性患者通常病程较为良性，复发次数也较少。

强直性脊椎炎

1. **定义**：强直性脊椎炎（ankylosing spondylitis，AS）的特征为韧带和关节囊的炎症、钙化并最终骨化，导致中轴骨骼关节强直。这个疾病典型性地影响男性，其中 90% 为 HLA-B27 阳性。一些患者同时伴有炎性肠病（肠病性关节炎）。
2. **表现**年龄在 30～50 岁之间，隐匿性发病，表现为腰部或臀部的疼痛和僵硬。
3. **症状**
   a. **脊椎关节炎**导致进行性脊椎运动受限，最终脊椎可能固定于俯屈状态（图 11.12A）。
   b. **肌腱端病**的特征为附着于骨骼的肌腱的炎症和疼痛。
4. **骶髂关节**的放射学影像揭示早期关节旁骨质疏松，随后发展为硬化和关节的骨性管腔消失（图 11.12B）。脊椎韧带的钙化形成"竹样脊柱"，放射学的改变通常出现在临床症状前。
5. **AAU** 发生在大约 25% 的 AS 患者中，相反，25% 的男性 AAU 患者患有 AS。双眼常在不同时间受累，极少情况下双眼同时受累。通常眼部症状的严重程度和活动性与关节病变没有相关性。在很少数患者中由于炎症的多次反复发作可能变成慢性疾病。

赖特综合征

1. **定义**：赖特综合征（Reiter syndrome，RS）也称为反应性关节炎，其三大特征为：（a）非特异性（非淋球菌性）尿道炎；（b）结膜炎；（c）关节炎。约 85% 的患者为 HLA-B27 阳性。
2. **发病机制**：RS 在男性有非特异性尿道炎病史的患者中发病率为 1%～3%，在有志贺菌、沙门菌和弯曲杆菌感染引起肠炎史的患者中可以高达 4%，在耶尔森菌感染的患者中比例更高。痢疾后 RS 对男性和女性影响相同，而性病后 RS 男性比较常见。
3. **表现**：在 30～50 岁患者中，患非特异性尿道炎、结膜炎和关节炎在很短时间内相继发生，典型的是在发生痢疾或性行为 1 个月后。
4. **症状**
   a. **外周关节炎**表现为急性、非对称性和游走性。通常累及 2～4 个关节，最常见的为膝盖、脚踝和脚趾。
   b. **脊椎关节炎**影响 30% 的患有严重慢性 RS 的患者，与 HLA-B27 有关。
   c. **肌腱端病**造成足底筋膜炎、跟腱腱鞘炎、滑囊炎以及跟骨淤点症。后者由于反应性骨的形成可能导致骨刺。
   d. **皮肤黏膜损伤**包括无痛性口腔溃疡、环状龟头炎（图 11.12C）、累及手掌和足底的脓溢性角皮病（图 11.12D）以及指甲营养不良。
   e. **生殖泌尿系统**累及导致膀胱炎、宫颈炎、前列腺炎、附睾炎和睾丸炎。
5. **AAU** 发生在高达 12% 的患者中，但在 HLA-B27 携带者中比例更高。
6. **结膜炎**非常常见，通常发生在尿道炎后约 2 周，并在关节炎发病之前。炎症通常比较轻，表现为双眼发病，黏液脓性伴随乳头状或滤泡改变，通常在发病的 7～10 天内自动痊愈无需治疗。有些患者会有角膜周边浸润。

银屑病性关节炎

1. **定义**：大约 7% 的银屑病患者有关节炎。银屑病关节炎发病无性别差异，并伴有较高的 HLA-B27 和 HLA-B17 阳性率。
2. **表现**：30～50 岁发病。
3. **症状**
   a. **皮肤**
   - 斑块状银屑病（最常见）特征为界限明显的、覆盖有厚厚银屑的鲑鱼粉色区域。
   - 屈曲性银屑病的特征为非瘢痕性的粉红色病

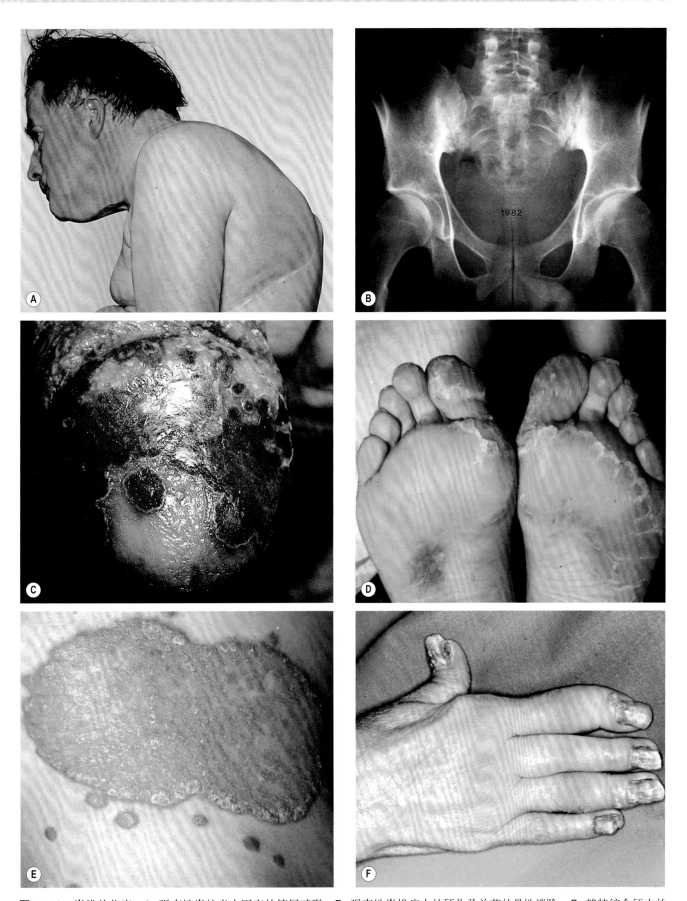

图 11.12 脊椎关节病。A. 强直性脊柱炎中固定的俯屈畸形。B. 强直性脊椎病中的硬化及关节的骨性消除。C. 赖特综合征中的环状龟头炎。D. 赖特综合征中的脓溢性角皮病。E. 银屑病。F. 银屑病性关节炎中的指关节炎及严重的甲营养不良。(Courtesy of MA Mir, from Atlas of Clinical Diagnosis, Saunders 2003-fig. A; RT Emond, PD Welsby and HA Rowland, from Colour Atlas of Infectious Diseases, Mosby 2003-fig. C)

变，通常影响腹股沟和会阴区域。

b. 指甲营养不良的特征为指甲开裂、横向凹陷和指甲剥离（图 11.12F）。

c. 关节炎通常为不对称的，累及远端指间关节（图 11.12F），虽然有些患者可能会有强直性脊柱炎。

4. AAU 发生在大约 7% 的关节炎患者中。

5. **其他不常见的眼部表现**，包括结膜炎、边缘性角膜浸润和继发性干燥综合征。

幼年型关节炎中的葡萄膜炎

幼年特发性关节炎

概述

　　幼年特发性关节炎（juvenile idiopathic arthritis，JIA）是指在 16 岁前有持续至少 6 周的炎症性关节炎，并且在其他所有病因例如感染、代谢疾病和肿瘤都被排除的情况下。女性患病比例高于男性，为 3∶2。到目前为止 JIA 是最常见的与儿童前葡萄膜炎相关的疾病。需要强调的是 JIA 与幼年类风湿关节炎（juvenile rheumatoid arthritis，JRA）不同。前者类风湿因子为阴性，而后者则为阳性。JRA 在其他方面与类风湿关节炎一致，只不过它发病于 16 岁之前。

关节炎

1. **临床表现**根据发病和最初 6 个月关节的累及程度，有三类表现：

   a. 寡关节型发病的 JIA 累及 4 个或更少关节，占 60% 的病例。
   - 女孩发病比男孩多 5 倍，发病高峰年龄为 2 岁。
   - 最常见累及膝关节（图 11.13A），尽管脚踝和手腕也可能受影响。
   - 这个亚类的有些患者始终为寡关节型关节炎，其他人则发展成多关节型关节炎。
   - 大约 75% 的儿童为抗核抗体（antinuclear antibody，ANA）阳性。
   - 葡萄膜炎在这类患者中常见，影响 20% 的儿童。
   - 葡萄膜炎的风险因素为早发性 JIA 和 ANA 阳性。

   b. 多关节型发病的 JIA 影响 5 个或更多的关节，占 20% 的病例。

   - 女孩患病为男孩的 3 倍，而且可以发生在童年的任何年龄。
   - 关节炎对称性地累及大小关节（图 11.13B）。
   - 全身性特征例如发热或红疹比较轻或没有。
   - 大约 40% 的儿童为 ANA 阳性。
   - 大约 5% 的病例有葡萄膜炎。

   c. 全身性发病 JIA 占大约 20% 的病例
   - 这种疾病男女发病率相等，可以在儿童期任何年龄发病。
   - 全身性特征包括反复发作的高热、一过性斑丘疹（图 11.13C）、全身性淋巴节病、肝脾大和浆膜炎。
   - 起初关节痛和关节炎现象可能并不存在，小部分患者后来发展为渐进性多关节炎。
   - 绝大多数患者为 ANA 阴性。
   - 没有葡萄膜炎。
   - "Still 病"这个名词专指这个亚类的患者。

前葡萄膜炎

1. **临床表现**：常常是无症状的，炎症通常在常规裂隙灯检查时看到。即使在急性加重有 +4 个前房细胞的时候患者也很少有主诉，尽管少数病例报告有玻璃体漂浮物。在绝大多数患者中，关节炎早于葡萄膜炎的诊断，极少数病例眼部的问题早于关节问题几年出现。常常是患者的眼部问题一直不被注意直到家长发现眼部异常，例如斜视、角膜带状变性或白内障等。

2. **体征**
   - 慢性非肉芽肿性炎症
   - 70% 的病例双眼受累，单眼葡萄膜炎在一年后变成双眼发病者少见。
   - 如果是双眼炎症，其严重程度通常是对称的。
   - 即使有严重的葡萄膜炎，通常也是白的。
   - 在急性加剧期，整个角膜内皮层由于成百个细胞的存在显示"灰尘"状，但没有前房积脓。
   - 在长期未被发现的病例中常见虹膜后粘连。

3. **预后**
   - 大约 10% 的病例中葡萄膜炎表现轻，前房细胞不超过 +1，持续不超过 12 个月。
   - 大约 15% 的患者会有一次历时少于 4 个月的发作，其炎症严重程度介于 +2 到 +4 前房细胞之间。
   - 在 50% 的病例中，葡萄膜炎为中度到重度，并持续超过 4 个月。
   - 在 25% 的病例中，葡萄膜炎非常严重，持续几

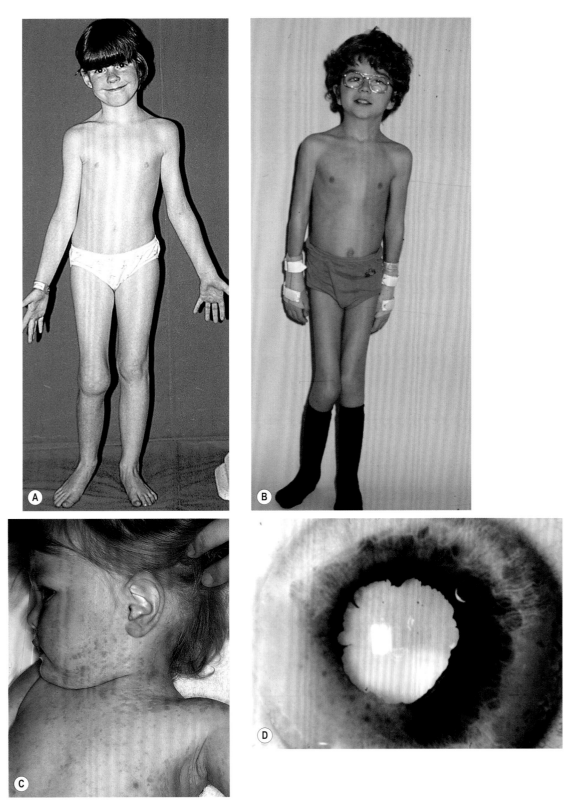

图 11.13 幼年特发性关节炎。A. 单关节疾病仅累及一个膝盖。B. 严重的多关节疾病。C. 全身起病中的斑丘疹。D. 伴有慢性前葡萄膜炎的带状角膜变性及成熟的白内障。

年并对治疗反应较差。在这个亚群中，角膜带状变性发生于 40% 的患者中，白内障 30%（图 11.13D），继发性青光眼 15%。

- 其他严重的并发症包括眼球萎缩和弱视。
- 首次检查时发现的并发症是后续并发症发生的重要危险因素，并与治疗无关。

4. 治疗：通常局部类固醇是有效的，急性加重期需要非常频繁地点眼。对于局部给药效果不佳者可能需要眼周注射。低剂量的甲氨蝶呤对类固醇抵抗型患者有用。

5. 筛查：由于眼内炎症通常没有症状，因此对于有关节炎发病的儿童在起初 7 年或直到 12 岁前进行定期筛查非常重要。裂隙灯检查的频率由以下因素决定：

- 全身性发病＝不需要检查
- 多关节性发病＝每 9 月一次
- 多关节性发病 +ANA 阳性＝每 6 月一次
- 寡关节性发病＝每 3 月一次
- 寡关节发病 +ANA 阳性＝每 2 月一次

鉴别诊断

1. 特发性幼儿慢性虹膜睫状体炎。虽然 JIA 是儿童 CAU 中最常见的全身性相关疾病，很多患有幼年型 CAU 的患者在其他方面都是健康的。大多数患者也是女孩。由于眼内炎症经常是隐匿和无症状的，大多数病例直到并发白内障导致视力受损或者家长注意到由于角膜带状变性引起角膜白斑时才来就诊。在少数病例中间葡萄膜炎是偶然被发现的。

2. 其他类型的幼年型关节炎和葡萄膜炎

　　a. 幼年型 AS 不常见而且典型地影响 10 岁左右的男孩。早期诊断比较困难，因为在儿童中这种疾病通常表现为下肢外周关节炎，而骶尾部的放射学检查在早期通常没有帮助。如同成人，一些儿童也会有 AAU。

　　b. 幼年型赖特综合征非常罕见且通常发生在痢疾后。有几例关于急性前葡萄膜炎的报道。

　　c. 幼年型银屑病性关节炎相对不常见，特征为大小关节同时不对称地累及，并同时伴有皮肤损伤和指甲开裂。慢性前葡萄膜炎不常见。

　　d. 幼年型肠道相关的关节炎罕见，关节的累及通常比较轻，伴有溃疡性结肠炎或克罗恩病时通常影响大关节。在少数患者中有急性或慢性前葡萄膜炎的报道。

3. 幼年型结节病比较罕见且与成年人不同，不经常累及肺部。典型的表现为皮肤、关节和眼部疾病。因此胸片在诊断中意义不大。血清中血管紧张素转换酶的活性也可能误导诊断，因为正常儿童中该酶的活性就高于成人。当葡萄膜炎只是局限于眼前节时可能与 JIA 型葡萄膜炎混淆。与 JIA 型葡萄膜炎不同的是，这类葡萄膜炎也可以是肉芽肿型，可以累及后极部。

4. 莱姆病通常表现为中间葡萄膜炎，伴有明显的前葡萄膜炎。

5. 中间葡萄膜炎占所有小儿葡萄膜炎的 20%，并通常是双眼发病。炎症主要累及玻璃体，前葡萄膜炎通常不显著。

6. 新生儿多系统炎症性疾病是很罕见的、特发性的慢性复发性疾病，主要累及皮肤、关节和中枢神经系统。大约 50% 的儿童有复发性前葡萄膜炎。特征为无瞳孔后粘连，无发展成青光眼或白内障的趋势。

7. 伪装综合征最常见的为视网膜母细胞瘤累及眼前节（见图 12.33D），主要影响较大的儿童。

家族性幼年型全身性肉芽肿综合征

　　家族性幼年型全身性肉芽肿（Blau 综合征）是一种罕见的疾病，儿童期发病，以皮肤、眼和关节的肉芽肿性疾病为特征，但不累及肺部。

1. 全身性特征发病于 10 岁前，包括疼痛的囊性关节肿胀，可能会进展为俯屈挛缩（先天性指屈曲）以及阶段性口周红疹。

2. 眼部表现包括全葡萄膜炎和多灶性脉络膜炎。并发症包括白内障、带状角膜变性和 CMO。

3. 鉴别诊断包括早期发作的结节病和 JIA。

肠道疾病中的葡萄膜炎

溃疡性结肠炎

1. 定义：溃疡性结肠炎是一种特发性慢性复发性炎症疾病，累及直肠并延伸至部分或全部的大肠。这个疾病的特点为黏膜的弥漫性表面溃疡，并伴有隐窝的脓肿和假性息肉（图 11.14A）。长期患此病的患者发展为结肠癌的风险增高。

2. 临床表现为 20 ～ 40 岁之间发病，腹泻带血，下腹部痉挛，有紧迫和下坠感。全身症状包括疲乏、体重减轻、全身不适和发烧。

3. 肠外表现

　　a. 黏膜损伤包括口疮溃疡、结节性红斑和坏疽性脓皮病（图 11.14B）。

　　b. 关节炎典型的为非对称性，累及腿部大关节，在 HLA-B27 阳性患者中可能发展为骶髂关节炎和 AS。

    c. 肝疾病可能以自身免疫性肝炎、硬化性胆管炎和胆管上皮癌的形式出现。

    d. 血栓可以影响动脉和静脉。

4. AAU 发生在大约 5% 的患者中，可能与肠炎的加剧同步。正如所预期的，葡萄膜炎在有 AS 的患者中更加常见。

克罗恩病

1. **定义**：克罗恩病（局部回肠炎）是一种特发性慢性复发性疾病，其特征为肠壁多灶的、全层非干酪样肉芽肿性炎症。最常累及回肠部分，但是可以累及肠的任何区域，包括口腔。并发症包括病理性缩窄（图 11.14C）、直肠周围脓肿、瘘（图 11.14D）以及肝疾病。

2. **临床表现**在 10 ~ 30 岁之间，表现为发烧、体重减轻、腹泻和腹部疼痛。

3. **肠外表现**

    a. 黏膜累及包括舌炎、口疮性溃疡、结节性红斑、坏疽性脓皮病和银屑病。

    b. 骨骼特征包括杵状指、急性外周关节炎、骶髂关节炎和强直性脊柱炎。

4. AAU 可以发生在 3% 的患者中。

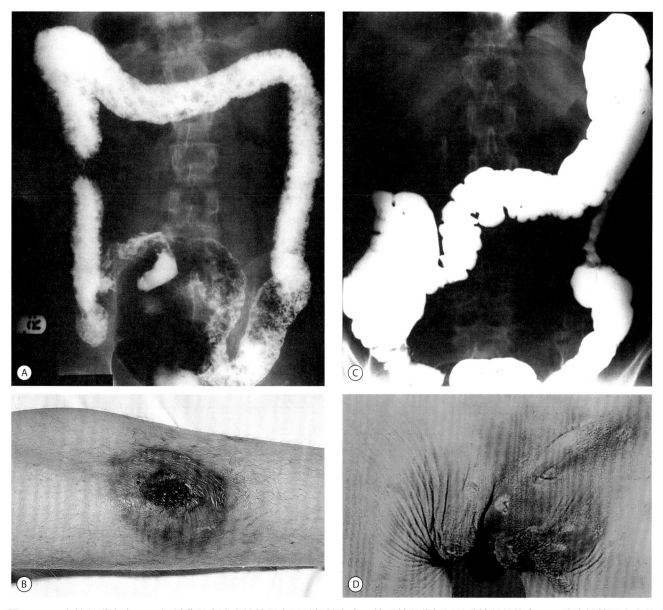

图 11.14 炎性肠道疾病。A. 钡剂灌肠中溃疡性结肠炎显示假性息肉，缺乏结肠袋标记及升结肠的校直。B. 溃疡性结肠炎中的坏疽性脓皮病。C. 克罗恩病的钡剂灌肠显示降结肠段的狭窄。D. 克罗恩病中的肛周脓肿和瘘管。（Courtesy of CD Forbes and WF Jackson, from Color Atlas and Text in Clinical Medicine, Mosby 2003-fig. D）

惠普尔病

1. **定　义**：惠普尔病（Whipple disease）（肠道脂肪代谢障碍）是一种罕见的、慢性的 *Tropheryma Whipplei* 细菌感染。主要累及胃肠道系统及其淋巴管。这种疾病主要发生于中年白人男性。空肠活检显示小肠黏膜被"泡沫状"巨噬细胞浸润，可用希夫碘酸着色。电镜下可见巨噬细胞内小的杆状菌。

2. **临床表现**为体重减轻、关节疼痛、腹泻和腹痛。

3. **肠外表现**累及 CNS、肺、心脏、关节和眼。

4. **葡萄膜炎**表现为玻璃体炎、视网膜炎、视网膜出血和棉球样斑点，以及可同时伴有 CNS 疾病的多灶性脉络膜炎。

5. **神经性眼病**累及可能导致凝视麻痹、眼球震颤、眼肌麻痹、视盘水肿和视神经萎缩。

肾脏疾病中的葡萄膜炎

肾小管间质性肾炎和葡萄膜炎

1. **定　义**：肾小管间质性肾炎和葡萄膜炎（tubulointerstitial nephritis and uveitis，TINU）是一种不常见的由于免疫问题引起的眼肾疾病，其特征为特发性急性肾小管间质性肾炎和葡萄膜炎。这个疾病典型地发生在青春期女性。肾疾病一般发生于葡萄膜炎之前。

2. **临床表现**为全身性症状、蛋白尿、贫血、高血压和肾衰竭。全身性类固醇治疗效果比较好，情况一般在几个月内好转。

3. **AAU** 通常是眼前节的、双侧、非肉芽肿性，对于局部类固醇反应比较好。有些病例变成慢性和复发性，可能需要免疫抑制剂治疗。中间葡萄膜炎、后葡萄膜炎和视盘水肿也可能发生。

IgA肾小球肾炎

1. **定　义**：IgA 肾小球肾炎是一种相对常见的疾病，IgA 发现于肾小球膜。

2. **临床表现**通常在 30～60 岁之间，患者出现复发性血尿，可能伴有上呼吸道感染、嗜睡和肌肉疼痛，在 20% 的病例中会跟着出现肾衰竭。

3. **AAU** 不常见。

结节病

定义

结节病是一种病因不明的 T 淋巴细胞介导的非奶酪型肉芽肿性炎症反应。这种疾病最常见于寒冷气候，其对非洲裔人群的影响大于高加索裔人群。这个疾病的临床表现范围可以从轻度的单器官受累到可能致死的几乎累及所有组织的多系统疾病。最常受累及的组织有纵隔和浅表的淋巴结、肺、肝、脾、皮肤、腮腺、指骨和眼。

临床表现

1. **急性发病**的结节病在年轻患者中表现为下列现象之一：

   a. Löfgren 综合征特点为结节性红斑（图 11.15A）以及双侧肺门淋巴结病变（图 11.15B），并常伴有发热、厌食和关节疼痛。

   b. Heerfordt 综合征（眼色素膜腮腺热）特征为葡萄膜炎、腮腺炎、发热和脑神经麻痹，通常为第 7 脑神经受累（图 11.15C）。

2. **隐匿发病**疾病通常在 50～60 岁间出现肺部累及，导致咳嗽和呼吸障碍，并同时有肺外的异常。

肺部疾病

- **第 1 阶段**表现为双侧不对称性肺门淋巴结病变（图 11.15B），大多数患者会在 1 年内自动痊愈。
- **第 2 阶段**除第 1 阶段表现外，还有弥散性肺实质网状结节浸润，大多数患者会自动痊愈。
- **第 3 阶段**特征为单独的网状结节浸润，自发性痊愈较少。
- **第 4 阶段**为肺部纤维化，可能导致进行性呼吸障碍、肺动脉高压以及肺心病。

皮肤损害

25% 的患者有以下之一的皮肤问题：

1. **结节性红斑**特征为嫩红色斑块通常累及膝盖和小腿（图 11.15A），偶尔也出现在大腿和前臂。

2. **肉芽肿**散在丘疹、斑块或结节。

3. **冻疮样狼疮**由硬结化的紫红色病变组成，累及身体外露部位，如鼻子、脸颊、手指和耳朵。

4. **肉芽肿性**沉积于年久的瘢痕或纹身。

其他表现

1. **神经性疾病**累及 5%～10% 的患者。最常见的损

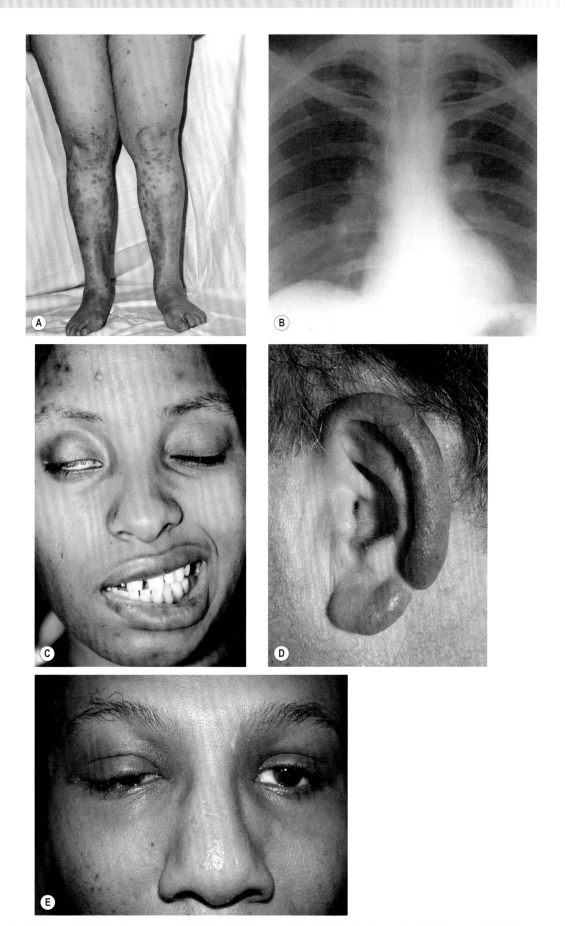

图 11.15 结节病。A. 结节性红斑。B. 双侧肺门淋巴结肿大。C. 第 7 脑神经麻痹。D. 冻疮样狼疮。E. 泪腺增大。(Courtesy of MA Mir, from Atlas of Clinical Diagnosis, Saunders 2003-fig. D)

伤为单侧性面部神经麻痹（图 11.15C）。较不常见的表现有癫痫、脑膜炎、外周神经病变和精神病症状。

2. **关节炎**在慢性结节病中通常为对称性的，并可能同时累及大小关节。在儿童中表现非常类似 JIA，因为关节病变通常比肺部疾病更加突出。

3. **骨囊肿**典型地累及指骨，并与肿胀有关。

4. **肾疾病**以肾钙化、高钙尿症和结石的形式出现。

5. **其他疾病**包括淋巴结肿大、肉芽肿性肝病、脾大和心律失常。

检查

1. **胸部放射学**在 90% 的患者中呈现异常。

2. **活检**
   a. 肺活检可以给出最多的结果（90%），即使在没有症状的、胸部放射学检查正常的患者中。
   b. 结膜在 70% 的患者中显示有以结节形式存在的肉芽肿性炎症，类似滤泡性结膜炎。
   c. 泪腺在 25% 没有增大的和 75% 增大的腺体中呈现阳性（图 11.15E）.
   d. 浅表淋巴结或皮肤损伤。

3. **酶学试验**：血清血管紧张素转换酶和溶菌酶活性检查如上所述。

4. **支气管肺泡灌洗**显示激活的 T 辅助淋巴细胞比例增高，痰液检查也可能显示 CD4/CD8 比例增高。

5. **肺功能检查**：肺功能试验揭示限制性肺功能缺陷，肺总量降低，这个检查对于监测疾病活动性并判断是否需要全身治疗非常有用。

6. **结核菌素试验**：在大多数患者为阴性，对一个结核菌素单位的强阳性反应表示患结节病的可能性极低。

眼部特征

葡萄膜炎最常见而且可能以前、后和中间葡萄膜炎的形式存在。其他表现包括 KCS、结膜结节以及罕见的眼眶和巩膜损伤。

1. **AAU** 典型性地影响急性发病的结节病患者。

2. **CAU**，通常为肉芽肿性（图 11.4B 和图 11.5），多影响有慢性肺部疾病的较年长患者。
   - 虹膜结节可能会很大（图 11.16A）。
   - 小梁网可能显示结节（图 11.16B），并有帐篷形状的前房外周粘连。

3. **中间葡萄膜炎**并伴有雪球（图 11.16C）或线状的浑浊并不见，提示全身性疾病。伴有肉芽肿性

前葡萄膜炎时应该引起怀疑。

4. **静脉周炎**
   - 黄色或灰白色静脉周鞘可同时累及视神经头（图 11.17A）。
   - 闭塞性静脉周炎不常见（图 11.17B）。
   - 静脉周渗出，也称为"蜡样滴"，为典型的结节性静脉周围炎的表现（图 11.17C）。

5. **脉络膜渗出**不常见，并有不同表现：
   - 最常见的是多个小的浅黄色渗出，可为"穿凿样"表现，在下方最多（图 11.18A）。
   - 多个大型具有阿米巴虫性边界的融合性浸润比较少见（图 11.18B）。
   - 单个脉络膜肉芽肿最不常见（图 11.6B）。

6. **多灶性脉络膜炎**（图 11.18C）：视力预后需要慎重判断，因为这种情况有可能会因为继发性视盘周围 CNV 或脉络膜视网膜瘢痕而导致中心视力受损。

7. **视网膜肉芽肿**为小的独立的黄白色病灶（图 11.18D）。

8. **周边视网膜新生血管**可能由于视网膜毛细血管丢失而发生，在黑人患者中可能会被误认为增生性镰状细胞视网膜病变。

9. **视神经累及**可能有以下形式：
   - 局部肉芽肿，通常不影响视力。
   - 由于 CNS 累及造成的视盘水肿可能在没有其他眼部表现的情况下出现。
   - 持续性的视盘水肿在有视网膜或玻璃体累及的患者中经常出现（图 11.17B）。

10. 治疗前葡萄膜炎用局部或眼周类固醇注射。后葡萄膜炎通常需要全身性类固醇治疗，偶尔需要免疫抑制剂例如甲氨蝶呤、硫唑嘌呤和环孢素。

表11.5　眼后段结节病的鉴别诊断

1.小的脉络膜病变
- 多灶性脉络膜炎伴全葡萄膜炎
- 鸟枪弹样脉络膜视网膜炎
- 肺结核

2.大的脉络膜浸润
- 肿瘤转移
- 大细胞淋巴瘤
- Harada 病
- 匍行性脉络膜病变

3.静脉周围炎
- 肺结核
- 白塞综合征
- 巨细胞病毒性视网膜炎

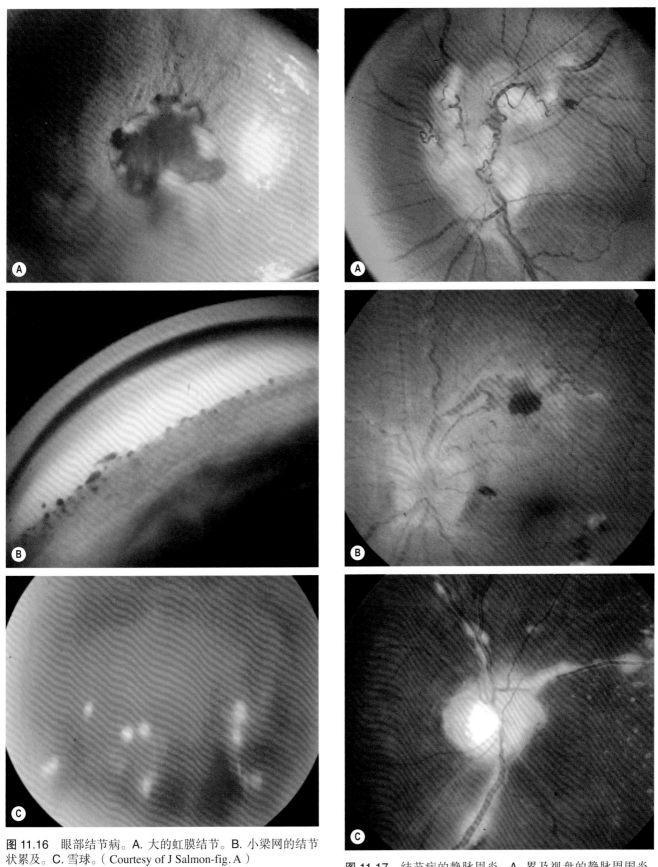

图 11.16　眼部结节病。A. 大的虹膜结节。B. 小梁网的结节状累及。C. 雪球。（Courtesy of J Salmon-fig. A）

图 11.17　结节病的静脉周炎。A. 累及视盘的静脉周围炎。B. 闭塞性静脉周炎及视盘水肿。C. 蜡样滴。（Courtesy of J Donald M Gass, from Stereoscopic Atlas of Macular Diseases, Mosby 1997-fig. A; C Pavésio-fig. B; P Morse-fig. C）

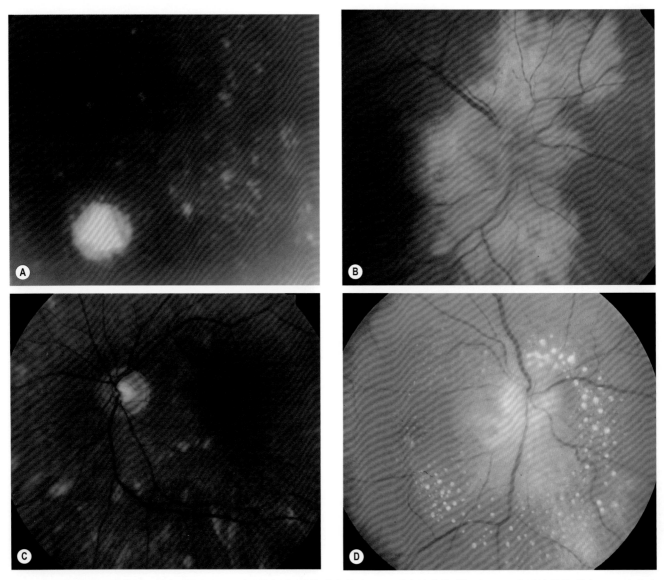

图 11.18　结节病的脉络膜及视网膜累及。A. 小的周边部脉络膜肉芽肿。B. 融合性脉络膜浸润。C. 多灶性脉络膜炎。D. 多个小的视网膜肉芽肿

白塞综合征

概述

　　白塞综合征（Behçet syndrome，BS）是一种特发性、累及多系统的疾病，其特点是反复发作的口生殖器溃疡以及累及大中小动静脉的血管炎。这种疾病通常好发于地中海东部地区和日本，在不同的种族中，与人类白细胞抗原（HLA）B51 呈强相关。但不确定 HLA-B51 本身是否是 BS 的致病基因或者是一些其他基因连锁不平衡所致。BS 发病的高峰年龄是在 30 岁左右，很少在幼年或老年时发病。男性患病率要高于女性。

诊断标准

1. **复发性口腔溃疡**：特点是轻微疼痛或严重的口疮（图 11.19A）或疱疹样溃疡灶，12 个月期间至少复发三次。

2. **至少伴有以下两种情况：**
   - 复发性生殖器溃疡（图 11.19B）。
   - 眼部炎症。
   - 皮肤损害包括结节性红斑、毛囊炎、痤疮样结节或丘疹脓疱病变。
   - 针刺试验阳性，其特征是无菌的针头挑破后 24～48 小时形成一个脓疱（图 11.7C）。

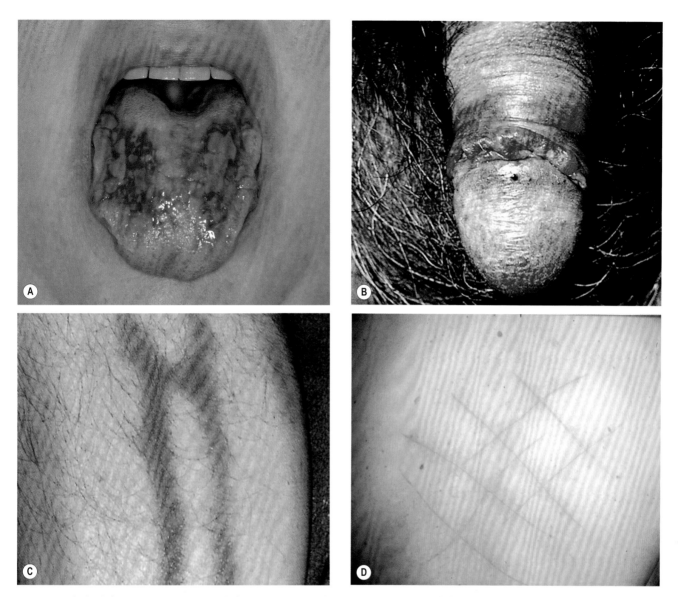

图 11.19　白塞综合征。A. 重型口疮性溃疡。B. 生殖器溃疡。C. 浅表性血栓性静脉炎。D. 皮肤划痕。（Courtesy of MA Mir, from Atlas of Clinical Diagnosis, Saunders 2003-fig. C）

附加特点

1. 大血管并发症
   - 肺和（或）全身动脉系统的动脉瘤。
   - 冠状动脉疾病、心肌病和瓣膜病。
   - 血栓形成，可能累及浅静脉（图 11.19C）或深静脉、腔静脉、肝门静脉和脑静脉窦。

2. 关节炎发生在 50% 的患者。通常是轻度的，并累及几个大关节，尤其是膝关节。

3. 皮肤过敏表现为皮肤划痕试验阳性（皮肤画纹现象；图 11.19D）。

4. 消化道溃疡不常见，可累及食管、胃或肠道。

5. 神经系统表现发生于 5% 的患者，主要累及脑干，也可出现脑膜脑炎和脊髓疾病。

6. 其他偶有肾小球肾炎和附睾炎。

眼部特征

　　高达 95% 的男性和 70% 的女性患者可出现眼部并发症。眼部疾病通常发生在口腔溃疡出现后 2 年内，但也偶有报道延迟在 14 年之后发生。约 10% 的病例以眼部炎症为首发症状。眼部疾病通常累及双眼，常发生于 30 ～ 40 岁之间。

1. 急性前葡萄膜炎（AAU）可以是双眼同时发病，通常伴有在一个相对白色的眼球上短暂的可变化的前房积脓（"冷前房积脓"；图 11.20A ）。通常皮质类固醇激素治疗有效。

2. **视网膜炎**可有以下几种形式：
   - 短暂的、白色浅表性浸润（图 11.20B ），出现于全身性疾病的急性期，愈合后无瘢痕。
   - 弥漫性视网膜炎，表现与病毒性视网膜炎类似。

3. **视网膜血管炎**可同时累及动静脉，并导致血管闭塞（图 11.20C ）。血管渗漏可引起弥漫性视网膜水肿、CMO 和视盘水肿。

4. **玻璃体炎**可表现为严重而持久的，普遍出现于有活动性病变的眼部。

5. **晚期病变**：视神经萎缩、血管闭塞和血管白鞘（图 11.20D ），但此阶段的玻璃体非常清亮。

6. **其他表现**：不常见，包括结膜炎、结膜溃疡、表层巩膜炎、巩膜炎和神经性眼肌麻痹。

后葡萄膜炎的治疗

1. **全身性激素**可缩短炎症持续时间，但通常需要其他辅助治疗。

2. **硫唑嘌呤**在急性期不能快速起效，但适合于长期治疗。

3. **环孢素**有效且起效快，但有肾毒性，尤其是剂量超过 5mg/（ kg·d ）时；停药后易复发，因此往往限制其使用。

4. **皮下注射干扰素 α** 对于皮肤黏膜病变非常有效，并且还可用于大剂量激素治疗无效的眼部病变的治疗。其不良反应取决于药物剂量，包括流行性感冒样症状、脱发、瘙痒和抑郁。

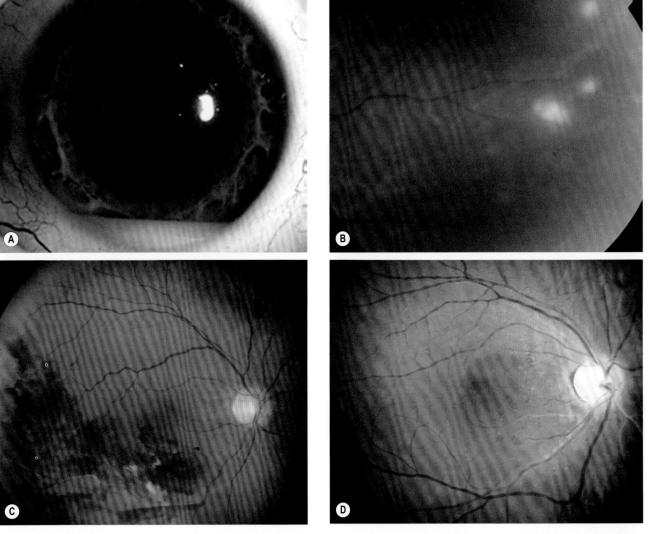

图 11.20　眼部白塞综合征。A. 白眼球（不充血）的前房积脓。B. 视网膜浸润。C. 闭塞性血管炎。D. 晚期病变。(Courtesy of A Dick-fig. C)

5. 生物受体阻滞剂如英夫利昔单抗对于视网膜血管炎的治疗很有前景。

鉴别诊断

有相关眼部表现，但缺乏典型全身表现的疾病的鉴别诊断，包括以下疾病：

1. 复发性前葡萄膜炎伴前房积脓可出现于脊柱关节病。然而，葡萄膜炎通常不是双眼同时发病，前房积脓是不活动的，因为经常伴有纤维素性渗出物。在 BS 葡萄膜炎中，通常双眼同时发病，前房积脓因重力随头位而改变。

2. 视网膜血管炎可出现于结节病，但结节病性血管炎只累及节段性的静脉，很少表现为闭塞性。与此相反，BS 葡萄膜炎通常会同时累及动脉和静脉，呈弥漫性，通常为闭塞性并伴有玻璃体炎，而这在结节病性血管炎中很罕见。

3. 视网膜浸润：在病毒性视网膜炎，如急性视网膜坏死可有类似 BS 的表现。但在病毒性视网膜炎中，浸润灶最终融合在一起。视网膜多灶性浸润也可发生于特发性急性多灶性视网膜炎（图11.79），但该病的病程转归较好。

弓形虫

引言

病原学

弓形虫病是由弓形虫，一种细胞内专性的原虫感染所致。据估计弓形虫寄生于北温带国家 10% 的成年人以及地中海和热带国家超过一半的成年人。猫是终宿主，中间宿主包括小鼠、牲畜和人类（图11.21）。这种寄生虫有以下几种形式：

1. 孢子体都包含在卵囊内（胞蚴），在猫的肠黏膜内通过有性生殖产生。通过粪便排出，并传到中间宿主。

2. 缓殖子相对不活跃，并且包含于组织的包囊中（图 11.22A），最常见于脑、眼、心脏、骨骼肌和淋巴结。它们可潜伏多年而不引起炎症反应。

3. 速殖子（滋养体）是增殖活跃形式，在破坏含有缓殖子的细胞壁后，破坏组织和引起炎症反应（图11.22B）。

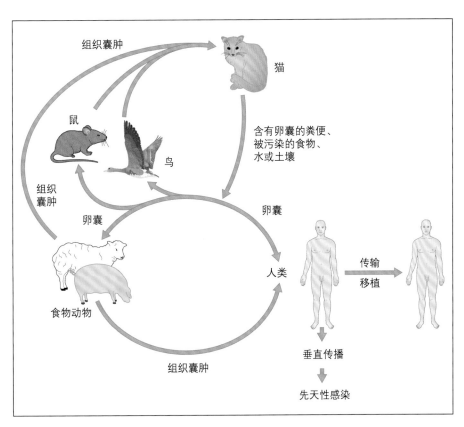

图 11.21 刚地弓形虫的生活周期。

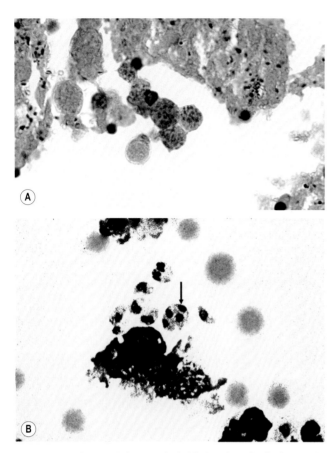

图 11.22　刚地弓形虫。A. 含有缓殖子的组织囊肿。B. 细胞壁破裂后释放速殖子（箭头）。（ Courtesy of J Harry-fig. A; RT Emond, PD Welsby and HA Rowland, from Colour Atlas of Infectious Diseases, Mosby 2003-fig. B ）

人类感染方式

1. **进食未煮熟的含有缓殖子的中间宿主肉类**（羊肉、猪肉、牛肉）。

2. **吞食孢子囊**：在处置猫砂盘时，手不慎污染孢子囊，然后污染了食物。婴儿也可能吃了污染孢子囊的脏东西（异食症）而感染。水污染在农村地区疾病的传播中起重要作用。

3. **胎盘传播**：如果孕妇被感染，寄生虫（速殖子）可经胎盘传播。

先天性弓形虫病

　　当孕妇感染弓形虫，会通过胎盘传播给胎儿。如果母亲在怀孕前感染，胎儿则毫发无损。

1. **胎儿受累的严重程度**取决于孕妇受感染时处于孕期的哪个阶段。例如在妊娠早期感染可能导致死胎，而如果在妊娠后期感染，可能会导致抽搐、

麻痹、脑积水（图 11.23A ）和内脏受累。

2. **临床表现**
   - CT 显示颅内钙化（图 11.23B ）。
   - 然而，与后天获得性弓形虫病相同，大多数先天性全身弓形虫病是亚临床型的。这些患儿可能日后会偶然或因为有视力障碍而被发现双眼存在脉络膜视网膜病变瘢痕。
   - 孕中期发生的感染导致的疾病通常在出生时即可查出，如黄斑瘢痕（图 11.23B ），而在孕晚期发生的感染在出生时，可能检查正常，但在今后可出现眼部外观改变或神经症状。
   - 可以通过早期识别感染和长期的治疗来降低今后发生疾病的风险。

3. **血清学检验**如前所述。

获得性弓形虫病

1. **有免疫活性的患者**可有以下表现：
   a. 亚临床是最常见的。
   b. 淋巴结病综合征，罕见且有自限性，其特点是颈部淋巴结肿大、发热、全身乏力和咽炎。
   c. 脑膜脑炎，其特点是抽搐和意识改变，发生于少数患者。
   d. 皮疹表现类似于立克次体感染，是最少见的。

2. **免疫功能低下患者**可危及生命。艾滋病患者中最常见的表现是颅内占位，MR 表现类似于脑脓肿。

弓形虫性视网膜炎

发病机制

　　在免疫功能健全的个体中，感染性视网膜炎最常见的原因是弓形虫感染。在免疫功能健全的患者中，主要表现为存在于瘢痕中失活的孢囊再次激活，但少数可表现为新的感染。大多数患者在出生后病变静止。当囊肿发生破裂并释放大量速殖子于正常的视网膜细胞时，细胞炎症的反复发作也是常见的。复发通常发生于 10～35 岁（平均年龄 25 岁）。

临床特点

　　弓形虫性视网膜炎的诊断是基于眼底病变和弓形虫抗体的血清学检查阳性结果。任何抗体滴度都是有意义的，因为在复发性的眼部弓形虫病中，抗体滴度和视网膜炎的活动度之间不存在相关性。

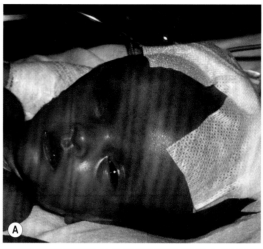

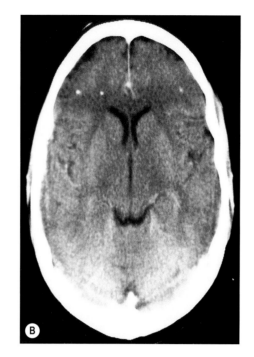

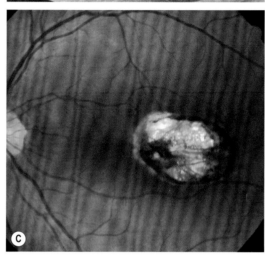

图 11.23　先天性弓形虫病。A. 脑积水和右侧无眼球。B. 冠状 CT 显示脑钙化。C. 黄斑瘢痕。(Courtesy of M Szreter-fi g. A; R T Emond, P D Welsby and H A Rowland, from Colour Atlas of Infectious Diseases, Mosby 2003-fi g. B)

1. **临床表现**：单眼突然出现飞蚊症、视力丧失和畏光。
2. **体征**
   - 常表现为外溢性前葡萄膜炎，可为肉芽肿性葡萄膜炎，类似于 Fuchs 综合征。
   - 陈旧色素沉着瘢痕附近出现孤立的炎症病灶（卫星病灶）（图 11.24A）
   - 多灶性病灶罕见（图 11.24B）
   - 严重的玻璃体炎可能影响眼底的可视性，但是炎性病灶仍可辨识（如同雾中"照明灯"）（图 11.24C）。
3. **不典型特征**可发生在免疫力低下的个体，有以下几种：
   - 广泛的融合病灶性视网膜炎，可为双侧，与病毒性视网膜炎难以区分。
   - 炎症病灶不与既有的瘢痕相伴，提示感染为新近发生并来自于眼外的播散。

4. **愈合速度**取决于虫体的毒力、宿主的免疫力以及（尤其是）病灶的大小。在免疫缺陷的宿主中，约 6～8 周愈合（图 11.25A 至 C），但玻璃体混浊消退则需要更长的时间。炎症病灶由边界清晰的萎缩性瘢痕代替，在病灶边缘逐渐产生色素沉着的边界。前葡萄膜炎的消退是眼后段康复的一个可靠的标志。首次发病后，3 年内复发率平均约为 50%，而每位患者平均复发次数为 2.7 次。老年患者的病程可为渐进性的，应该与病毒性视网膜炎和淋巴瘤相区别。

并发症

近 25% 的患眼出现以下并发症并导致视力受损：

1. **常见**
   - 直接累及黄斑（图 11.26A）。
   - 视盘旁病灶引起继发性视神经头病变（图

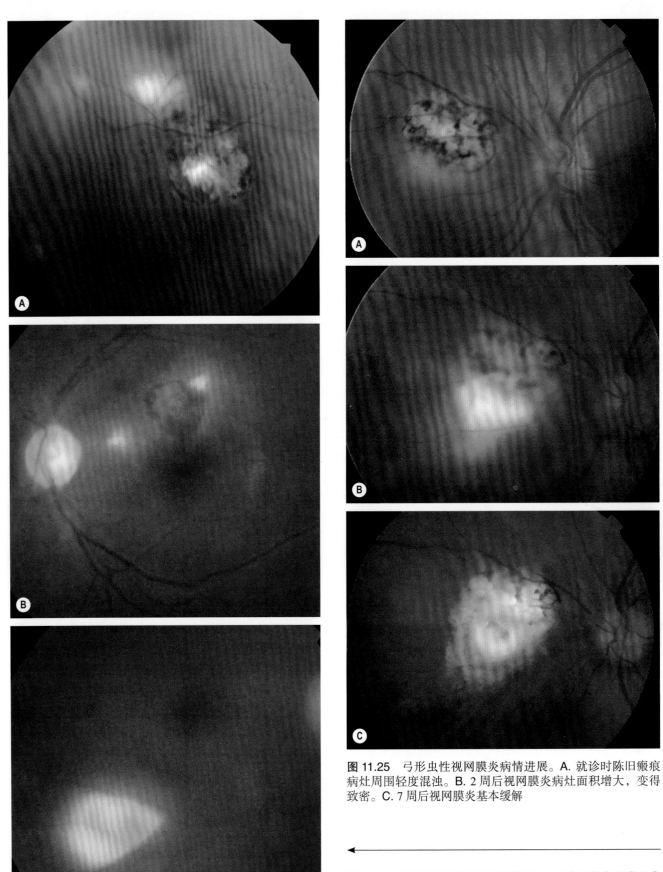

图 11.25　弓形虫性视网膜炎病情进展。A. 就诊时陈旧瘢痕病灶周围轻度混浊。B. 2 周后视网膜炎病灶面积增大，变得致密。C. 7 周后视网膜炎基本缓解

图 11.24　活动性弓形虫性视网膜炎。A. 陈旧瘢痕灶附近典型的"卫星"灶。B. 两个小病灶。C. 严重玻璃体混浊和"雾中照明灯"样改变。（Courtesy of C Pavésio-figs B and C）

11.26B ）。

2. 罕见

- 原发性视神经头受累，可能类似于前部缺血性视神经病变。
- 炎性大血管闭塞（图 11.27A 和 B ）。
- 脉络膜新生血管形成（图 11.27C 和 D ）。
- 浆液性视网膜脱离（图 11.27E 和 F ）。
- 继发于严重的玻璃体混浊之后的牵引性视网膜脱离。
- 黄斑水肿。

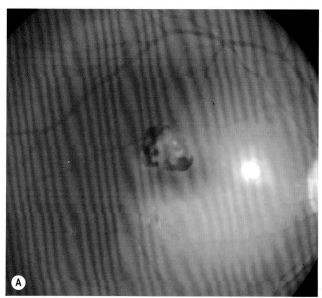

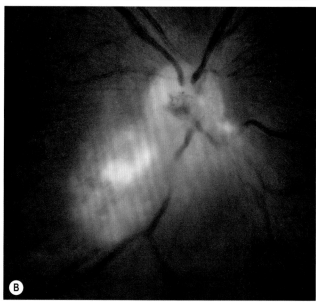

图 11.26　弓形虫性视网膜炎的常见并发症。A. 黄斑中心凹处瘢痕和累及乳斑束的新鲜病灶。B. 累及视神经头的视盘旁病变。

治疗

1. 目的

- 减少急性炎症的持续时间和降低严重程度。
- 缩小视网膜脉络膜瘢痕的面积，以降低永久性视力丧失的风险。
- 减少复发的风险。

2. 适应证：目前尚无法证实抗生素治疗可以达到上述任何目标，但皮质类固醇辅助治疗可缩短炎症持续时间并减轻炎症的严重性。尽管如此，在出现以下威胁视力的病变时，可考虑进行治疗：

- 累及黄斑、乳斑束、视盘或大血管的威胁视力的病变。
- 非常严重的玻璃体炎，可出现玻璃体纤维化和牵引性视网膜脱离。
- 免疫力低下的患者无论病灶的部位和严重程度如何，均应积极治疗。

3. 治疗方案：并无一致公认的治疗方案。泼尼松龙口服，起始剂量 1mg/kg，根据临床治疗反应逐渐减量，但应该始终与抗弓形虫药物联合使用，最常用乙胺嘧啶联合磺胺嘧啶。在免疫力低下的患者中，全身性类固醇使用应尽量避免或慎用。

　a. 乙胺嘧啶（Daraprim）初始剂量 50 mg，随后每日 25～50mg，持续 4 周，同时口服亚叶酸 5mg（与橙汁混合），每周 3 次，以预防血小板减少、白细胞减少和叶酸缺乏。每周要行血细胞计数。在艾滋病患者中，要避免使用乙胺嘧啶，因为会影响抗艾滋病药物齐多夫定的药效，且两者联合使用会引起潜在的骨髓抑制。

　b. 磺胺嘧啶 1g，一天 4 次，持续 3～4 周，通常与乙胺嘧啶联合应用。磺胺嘧啶的不良反应包括肾结石、过敏反应和 Stevens-Johnson 综合征。

　c. 其他全身用药包括克林霉素、螺旋霉素、四环素类、阿托伐醌、阿奇霉素和克拉霉素。

　d. 局部类固醇激素可用于前葡萄膜炎，但眼周长效激素注射是禁忌，因为可导致不可控的病情进展。

弓蛔虫病

发病机制

　　弓蛔虫病是由狗的常见的肠道蛔虫（蛔虫）称为犬弓蛔虫（图 11.28A ）感染所致。约 80% 的 2～6 个月的幼犬都感染了这种寄生虫。人类因接触或误食

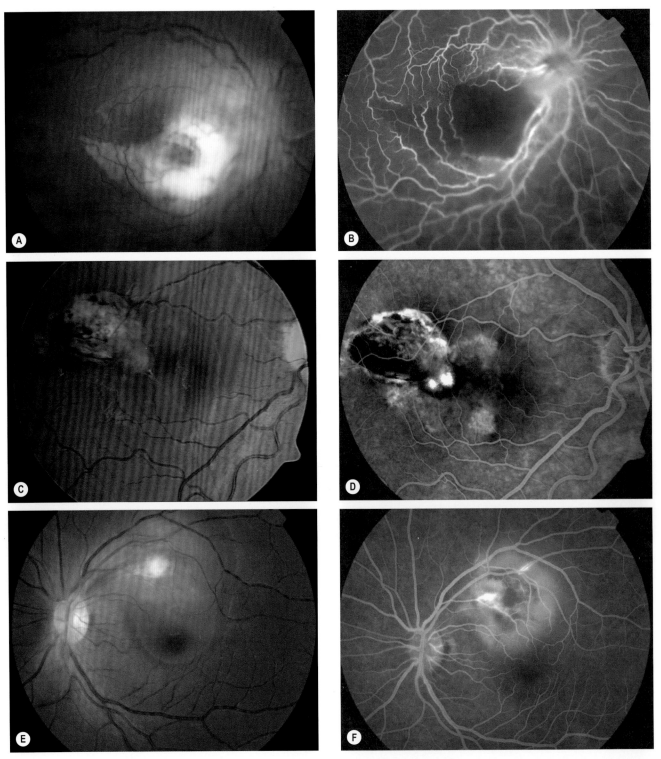

图 11.27　弓形虫性视网膜炎的不常见的并发症。A. 动脉周围炎导致视网膜分支动脉阻塞。B. 荧光造影显示后极部大面积的无灌注区。C. 相邻的一个陈旧瘢痕灶周围的脉络膜新生血管。D. 荧光造影显示相应的强荧光。E. 浆液性黄斑脱离。F. 荧光造影显示由于染料积聚形成的强荧光。（ Courtesy of C Pav é sio-figs A, B, E and F; P Gili-figs C and D ）

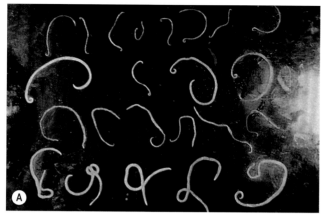

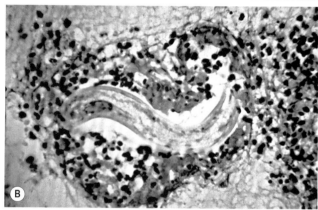

图 11.28　犬弓蛔虫。A. 狗粪便中的成虫。B. 组织中的幼虫及周围的炎症反应。（Courtesy of CA Hart and P Shears, from Color Atlas of Medical Microbiology, Mosby 2004-fig. B）

了被含有虫卵的狗的粪便污染的土壤或食物而感染。年幼的儿童如果吃尘土（有异食癖）或与小狗密切接触者，是患该病的高危人群。在人肠道中，虫卵发育成幼虫穿透肠壁，游走至各个器官，如肝、肺、皮肤、脑和眼（图 11.28B）。当幼虫死亡后，虫体解体并引起炎症反应，然后局部形成结节。在临床上，人感染犬弓蛔虫后可表现为以下几种形式：

1. **内脏幼虫移行症**（visceral larva migrans，VLM）是由严重的全身感染引起，通常发生于 2 岁左右。其临床特点因严重程度不同而有所不同，包括低热、肝脾大、肺炎、惊厥，罕见情况下发生死亡。血像显示白细胞增多和嗜酸性粒细胞显著增多。

2. **眼弓蛔虫病**明显不同于 VLM，因为该类患者表现健康，白细胞计数正常，无嗜酸性粒细胞增多。异食癖的病史不太常见，并且平均就诊年龄相对 VLM（2 岁）要大（7.5 岁）。酶联免疫吸附试验可用于测定血清中犬弓蛔虫的抗体水平。当怀疑眼弓蛔虫病时，需要进行准确的 ELISA 滴度检测，

包括未稀释的血清检测。任何阳性的滴度均可诊断为弓蛔虫病，但这并非是确诊所必需的。因此，必须结合临床表现。滴度阳性不能排除视网膜母细胞瘤的可能性。眼弓蛔虫病可以表现为下列临床表现。

慢性眼内炎

1. **临床表现**为 2～9 岁的患儿出现白瞳症（图 11.29A）、斜视或单眼视力丧失。

2. **体征**
   - 前葡萄膜炎和玻璃体炎。
   - 在某些情况下，可能出现周边部肉芽肿。
   - 周边部视网膜和睫状体扁平部可覆盖致密的灰白色渗出物，类似于在睫状体扁平部炎中所见到的雪堤样改变（图 11.29B）。

3. **超声检查**在屈光介质混浊时有助于诊断以及白瞳症的鉴别诊断（图 11.29C）。

4. **治疗**类固醇激素，可以眼周或全身应用，以减轻炎症反应。

5. **预后**大多数情况下非常差，有时最终需要行眼球摘除。视力丧失的主要原因是牵引性视网膜脱离和眼球痨引起的低眼压，后者是由于睫状膜收缩引起睫状体与巩膜分离。（图 11.29D）。

后极部肉芽肿

1. **临床表现**通常是单眼视力障碍，发病年龄在 6～14 岁之间。

2. **体征**
   - 无眼内炎症。
   - 眼底后极部圆形、黄白色、实质性肉芽肿，大小在一到两个视盘直径之间（图 11.30A）。
   - 伴随的体征表现包括玻璃体视网膜牵引带和局部牵引性视网膜脱离（图 11.30B）。

周边部肉芽肿

1. **临床表现**通常发生在青春期或成人期，由于黄斑扭曲或视网膜脱离导致视觉障碍。在无并发症的情况下，病变可能终生不被发现。

2. **体征**
   - 无眼内炎症。
   - 眼底任一象限内周边部白色、半圆形的肉芽肿伴有视盘牵引（图 11.30C）。

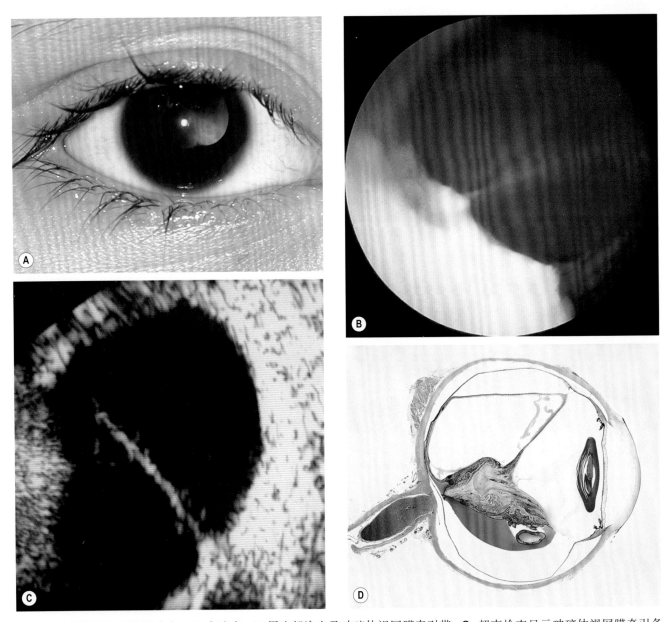

图 11.29　慢性弓蛔虫性眼内炎。A. 白瞳症；B. 周边部渗出及玻璃体视网膜牵引带；C. 超声检查显示玻璃体视网膜牵引条带；D. 病理标本显示炎性包块和全视网膜脱离。（Courtesy of N Rogers-figs A and C; S Lightman-fig. B; J Harry and G Misson, from Clinical Ophthalmic Pathology, Butterworth-Heinemann 2001-fig. D）

各类寄生虫性葡萄膜炎

盘尾丝虫病

发病机制

　　盘尾丝虫病或河盲症是由于盘尾丝虫蠕虫寄生所引起的。该病的媒介是黑蝇蚋属，一种专性中间宿主，它们孕育于湍急的流水中。幼虫在苍蝇叮咬吸取血液时被传播，然后发育成熟为成虫并在数年内产生数以百万计的微丝蚴（图 11.31）。沃尔巴克体（立克次体）与微丝蚴共生，其共生方式类似于线粒体，对于雌性

丝虫蠕虫的生育很重要。盘尾丝虫病流行于西部、中部和东部非洲，在中美洲和南美洲、苏丹和也门小范围发生。近 1800 万人受到感染，其中大部分是无症状的，但约有 270 000 人致盲，50 万人视力障碍。在热带稀树草原地区，该疾病特别严重。

全身表现

1. **体征**
   - 最常见的早期表现是瘙痒症，随后是一个斑丘疹，常累及臀部及四肢（图 11.32A）。
   - 慢性病灶的特点是小腿部位局灶脱色素和色素

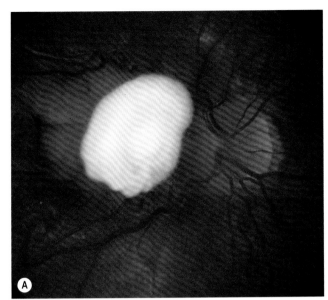

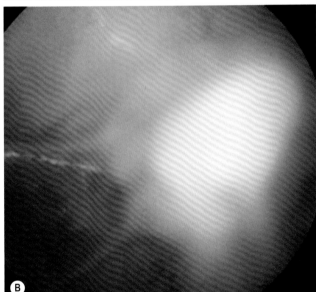

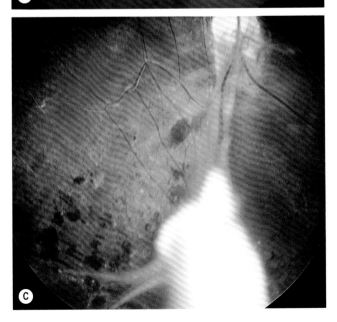

沉着改变（"豹"纹样皮肤；图 11.32B）。

- 随着时间的推移，由于不断搔抓皮肤可能会增厚、皱缩（"蜥蜴"纹样皮肤；图 11.32C）。
- 皮下结节由蠕虫组成并发展为结节，常见于骨性突出（图 11.32D）和头部。
- 偶有淋巴结肿大导致慢性淋巴阻塞和淋巴水肿。

2. **治疗**：伊维菌素，一年一次单剂量。虽然它能迅速减少皮肤微丝蚴的数量，但仅能维持数月，随后在 1 年内将再次出现治疗前 20% 水平或更多数量的微丝蚴。这足以导致传播的继续。针对沃尔巴克体的治疗是有效的，包括使用多西环素 6 周的疗程。

眼部特征

1. **眼前节受累**，包括硬化性角膜炎和前葡萄膜炎，可导致梨形瞳孔扩大。嘱患者低头位数分钟后立即在裂隙灯下检查，可见到活的浮动的微丝蚴。

2. **脉络膜视网膜炎**通常是双眼发病，主要累及后极部眼底。病情轻重不一，从视网膜色素上皮萎缩到聚集，可与脉络膜"硬化"类似（图 11.33A），表现为广泛的脉络膜视网膜萎缩（图 11.33B）。

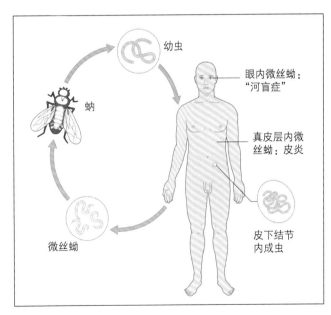

图 11.31　盘尾丝虫的生活周期。

图 11.30　弓蛔虫性肉芽肿。A. 视盘旁肉芽肿。B. 后极部肉芽肿伴有局部的牵引性视网膜脱离。C. 周边部肉芽肿伴有玻璃体条索延伸至视盘。（Courtesy of J Donald M Gass, from Stereoscopic Atlas of Macular Diseases, Mosby 1997-fig. A）

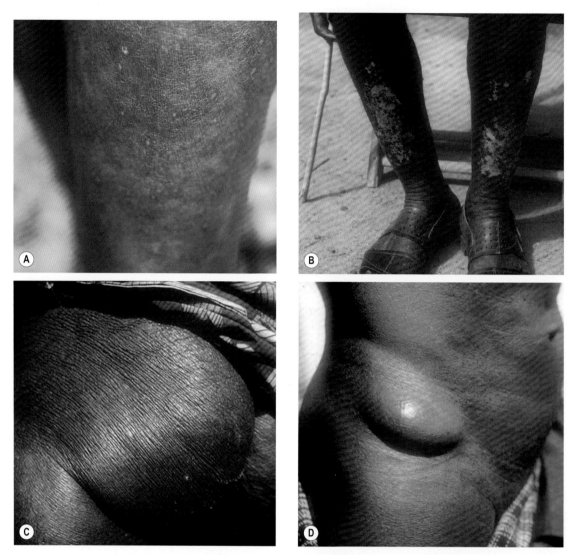

图 11.32　盘尾丝虫病。A. 斑丘疹。B. "豹"纹样皮肤。C. "蜥蜴"样皮肤。D. 皮下结节（盘尾丝虫病结节）。（ Courtesy of C Gilbert ）

3. **治疗**目标是用伊维菌素消除微丝蚴。类固醇激素治疗前葡萄膜炎有效，但脉络膜视网膜病变是不可逆的。

囊虫病

1. **发病机制**：囊虫病是指猪囊尾蚴寄生而感染的一种疾病，其幼虫为猪肉绦虫。猪是中间宿主，人类为最终宿主，因摄入污染了猪肉绦虫包囊的猪肉、蔬菜或水而感染。
2. **全身性疾病**，往往累及肺、肌肉和脑部。
3. **检查**包括胸部（图 11.34）和肌肉的摄片以检查钙化包囊。
4. **眼部特征**
   - 包囊累及结膜，偶尔累及眼眶和眼睑。

- 前房可能会出现自由浮动的包囊（图 11.35A）。
- 幼虫可进入视网膜下腔并导致视网膜脱离（图 11.35B）。
- 幼虫也可以进入玻璃体腔，释放毒素，引起强烈的炎症反应，最终可能导致失明。
5. **治疗**包括全身应用皮质类固醇激素来控制炎症反应，同时手术去除前房、玻璃体或视网膜下腔的幼虫。

弥漫性单侧亚急性视神经视网膜炎

1. **发病机制**：弥漫性单侧亚急性视神经视网膜炎（ diffuse unilateral subacute neuroretinitis，DUSN ）的特点是在健康个体中出现活动的视网膜下线虫，通常导致单眼视力丧失。浣熊蛔虫以及犬钩虫可

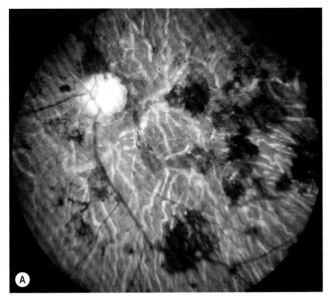

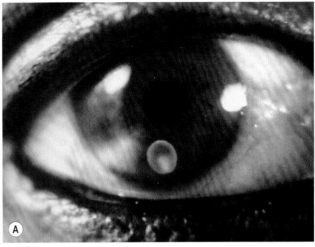

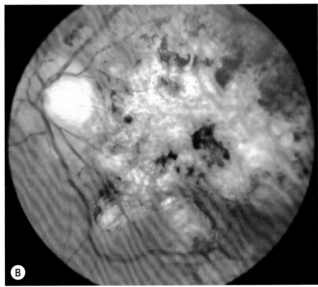

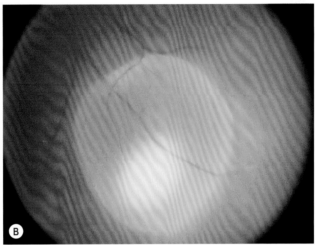

图 11.35 眼部囊虫病。A. 前房囊肿。B. 视网膜下囊肿伴局部视网膜脱离。（Courtesy of A Pearson）

图 11.33 眼盘尾丝虫病。A. 脉络膜"硬化"和色素改变。B. 严重脉络膜视网膜萎缩。

致病，不同的蠕虫可引起相同的临床症状。

2. **临床表现**：潜在的周边和中心视力丧失，可伴有短暂的视力模糊。

3. **体征**
   - 多灶短暂的灰白色视网膜外层病变，往往在 10 天内消失（图 11.36A），而新的病灶再出现。
   - 视盘炎、视网膜血管炎和轻度玻璃体炎。
   - 疾病晚期出现视神经萎缩、视网膜血管变细和弥漫性视网膜色素上皮变性（图 11.36B）。
   - 视网膜下瘢痕。

4. **ERG 异常**，即使是在疾病早期。

5. **治疗**包括激光直接光凝视网膜下线虫，首先用激光斑包绕虫体一周，限制其运动，然后加大激光能量在整个区域进行光凝。口服阿苯达唑有助于治疗。

6. **鉴别诊断**包括视盘炎和多发性一过性白点综合征。

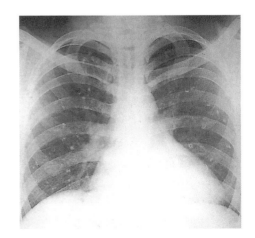

图 11.34 胸部 X 线片显示钙化的囊尾蚴囊肿。（Courtesy of CA Hart and P Shears, from Color Atlas of Medical Microbiology, Mosby 2004）

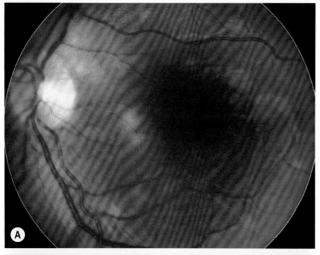

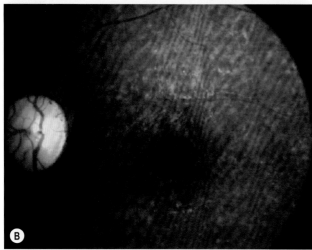

图 11.36　弥漫性单侧亚急性视神经视网膜炎。A. 活动期病变。B. 视神经萎缩、血管变细和弥漫性视网膜色素上皮变性。（Courtesy of J Donald M Gass, from Stereoscopic Atlas of Macular Diseases, Mosby 1997-fig. A; C de A Garcia-fig. B）

脉络膜肺孢子菌病

1. **发病机制**：耶氏肺孢子菌（*Pneumocystis jirovecii*）是一种真菌，是导致艾滋病患者致病和致死的主要原因。脉络膜受累是肺外全身播散的一个重要标志。大多数脉络膜炎患者均吸入喷他脒作为肺炎的预防性治疗。但这种全身性预防仅仅保护肺部免受感染，而生物体仍能进行全身播散。

2. **体征**
   - 扁平、黄色、圆形的脉络膜病变，散布于整个后极部，通常为双眼发病，且不伴有玻璃体炎（图 11.37A）。
   - 病变可融合并形成大片状地图样病灶（图 11.37B）。
   - 即使累及黄斑中心凹，视力损害也较轻。

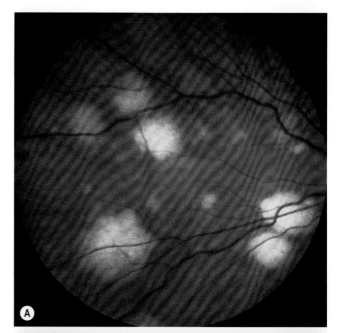

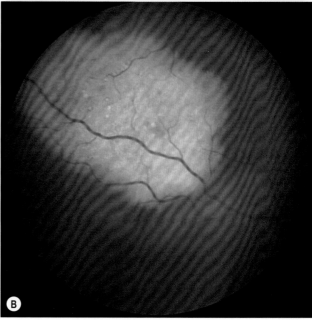

图 11.37　脉络膜肺孢子菌病。A. 多灶性脉络膜病灶。B. 大片融合病灶。（Courtesy of S Mitchell-fig. A）

3. 治疗包括静脉注射甲氧苄啶和磺胺甲基异噁唑，或肠外喷他脒。

获得性免疫缺陷综合征并发葡萄膜炎

引言

发病机制

获得性免疫缺陷综合征（acquired immunodeficiency syndrome，AIDS）是由人免疫缺陷病毒（human immunodeficiency virus，HIV）引起的。在全世界范围内，异性性交是 HIV 的主要传播方式；但在西方，艾滋病通常由男性同性恋接触传播。也可通过受污染的血液或针头传播、胎盘传播或母乳传播。HIV 病毒靶向于 CD4⁺ T 细胞，这是启动对病原体的免疫反应至关重要的细胞。因此，CD4⁺ T 细胞的绝对数量逐步下降，导致进行性的免疫缺陷，尤其是细胞免疫。故 T 细胞计数是判断疾病进展的有效方法。

全身特点

1. **HIV 感染进展**
   a. **急性 HIV 血清抗体转阳性期**。HIV 感染几周后，会出现如发热、头痛、全身乏力和斑丘疹等症状，并伴有全身淋巴结肿大，随后出现抗 HIV 抗体。
   b. **无症状阶段**，往往随后持续多年，在此期间，CD4⁺T 细胞逐渐减少。
   c. **HIV 感染有症状期**（艾滋病），此期特点是免疫抑制后机会感染、肿瘤和 HIV 感染引起的直接的组织损伤。

2. **机会感染**：原虫（如刚地弓形虫和隐孢子虫属）、病毒（如巨细胞病毒、单纯疱疹病毒）、真菌 [如肺孢子菌（图 11.38A ）]、新型隐球菌、白色念珠菌（图 11.38B ）和细菌（如鸟分枝杆菌和巴尔通体 ）。

3. **肿瘤**包括卡波西肉瘤（图 11.38C ）、非霍奇金 B 细胞淋巴瘤和结膜（在非洲）、宫颈和肛门鳞状细胞癌。

4. **其他表现**包括 HIV 消耗综合征（图 11.38D ）、HIV 脑病和进行性多灶性白质脑病。

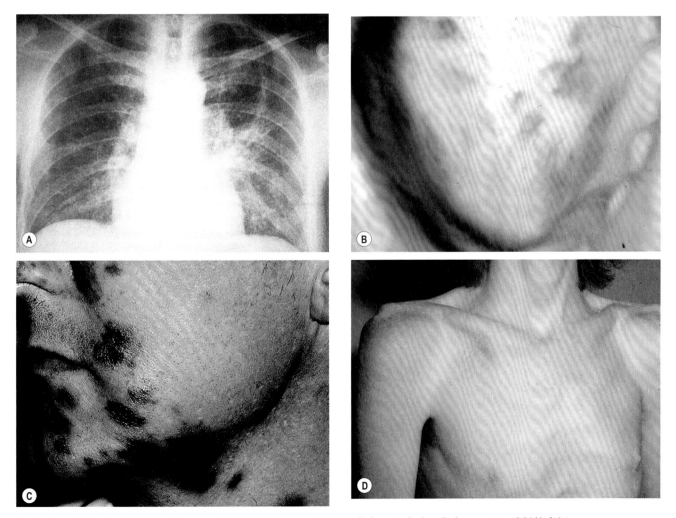

图 11.38 获得性免疫缺陷综合征。A. 肺孢子菌肺炎。B. 口腔念珠菌病。C. 卡波西肉瘤。D. HIV 消耗综合征。

血清学检查

- 由于阳性结果对患者有很大的影响，因此在签署知情同意书后，才能进行 HIV 病毒的血清学检查。用 ELISA 和 Western blot 方法检测到血清中抗 HIV 抗体，可确诊 HIV 病毒感染。
- "血清阳转"可能在病毒感染后 3 个月或更长的时间才能发生，有时对于高危个体需要进行连续的检查。
- 在确定 HIV 阳性后，每 3 个月进行 CD4$^+$ T 细胞计数。计数<200/mm^3 提示有患 HIV 相关疾病的高风险；HIV 阳性，出现一个或多个上述疾病和（或）CD4$^+$ 细胞水平降低，可确诊艾滋病。

治疗

　　虽然目前尚无治愈艾滋病的药物，但可以通过一些药物从根本上延缓疾病的进展。治疗的目的是降低血浆病毒载量。理想情况下，治疗应在免疫系统不可逆的损伤之前开展。

1. **适应证**：需要开始抗 HIV 治疗的情况包括：
   - 有症状的 HIV 疾病。
   - CD4$^+$ T 淋巴细胞计数<300/mm^3。
   - CD4$^+$ T 淋巴细胞计数快速下跌。
   - 血浆的病毒载量>10 000/ml。
2. **药物治疗**：高效抗反转录病毒治疗（highly active antiretroviral therapy，HAART），包括 2 种核苷类反转录酶抑制剂与一种非核苷类反转录酶抑制剂或 1~2 种蛋白酶抑制剂。
   a. 核苷类反转录酶抑制剂包括齐多夫定、拉米夫定和扎西他滨。
   b. 蛋白酶抑制剂包括氨普那韦、茚地那韦和奈非那韦。
   c. 非核苷类反转录酶抑制剂包括依非韦伦和奈韦拉平。

眼部特征

1. **眼睑**：睑缘炎、卡波西肉瘤、多发性软疣病变及眼带状疱疹。
2. **眼眶**：蜂窝织炎（通常是副鼻窦感染的扩散）和 B 细胞淋巴瘤。
3. **眼前节**
   - 结膜卡波西肉瘤、鳞状细胞癌和微血管病变。
   - 微孢子虫、单纯疱疹和带状疱疹感染导致角膜炎。
   - 干燥性角结膜炎。
   - 前葡萄膜炎（通常继发于全身药物毒性：利福布汀、西多福韦）。
4. **眼后节**
   - HIV 病毒微血管病变（见下文）。
   - HIV 视网膜炎（见下文）。
   - 巨细胞病毒性视网膜炎（见下文）。
   - 进行性外层视网膜坏死（见下文）。
   - 脉络膜肺孢子菌病（见寄生虫性葡萄膜炎）。
   - 弓形虫病，通常非典型。
   - 脉络膜隐球菌病。
   - 眼内 B 细胞淋巴瘤。

HIV 微血管病变

　　视网膜微血管病是 AIDS 患者最常见的视网膜病变，高达 70% 的患者会发生，且伴有 CD4$^+$ 细胞计数下降。可能原因有免疫复合物沉积、视网膜血管内皮细胞 HIV 感染、血液流变学异常及视网膜血流动力学异常。

1. **体征**：棉绒斑，可伴有视网膜出血和微血管异常（图 11.39）。
2. **鉴别诊断**：病变可误诊为早期巨细胞病毒性视网膜炎。然而，相比巨细胞病毒，病变通常无症状，多在数周后自行消失。

巨细胞病毒性视网膜炎

　　巨细胞病毒（cytomegalovirus，CMV）视网膜

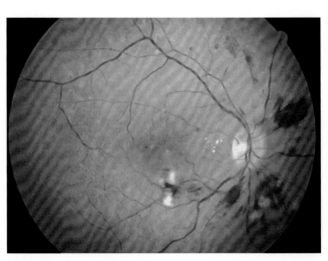

图 11.39 艾滋病微血管病变。

炎是艾滋病患者最常见的眼部机会性感染。由于 HAART 疗法的问世，即使是在 CD4+ T 细胞计数低的患者中，其发病率已经下降，病变进展率降低。相较于 HAART 疗法出现之前，对侧眼受累及视网膜脱离的几率也得以下降。

临床特点

1. **慢性视网膜炎**起始于视网膜周边部而进展缓慢。其特征是轻度的颗粒状混浊伴点状出血，但并无血管炎表现（图 11.40A）。

2. **暴发性视网膜炎**。
   - 轻度玻璃体炎。
   - 血管炎伴血管旁白鞘和视网膜混浊。
   - 致密、白色、界限分明的地图样融合混浊灶伴有视网膜出血（图 11.40B）。
   - 沿视网膜血管弓延伸的缓慢进展的火焰状病

灶，可累及视盘（图 11.40C）。

- 病情无法控制时可发生视网膜大裂孔性视网膜脱离（图 11.40D），需要玻璃体视网膜手术和硅油填充。

全身治疗

1. **缬更昔洛韦**：是一种更昔洛韦的前体药物，有更好的胃肠道吸收性，其治疗和预防效果与静脉注射更昔洛韦相同。起始剂量为 900mg b.d.，每日维持剂量为 900mg。

2. **更昔洛韦**：最初静脉注射（诱导）5mg/kg，每 12 小时一次，持续 2~3 周，然后每 24 小时用药一次。更昔洛韦对 80% 的患者有效，但 50% 的患者会复发并需要再次诱导治疗。药物有骨髓抑制的高风险，常因此而迫使治疗中断。

3. **膦甲酸钠静脉用药**：初始剂量为 60mg/kg，每 8

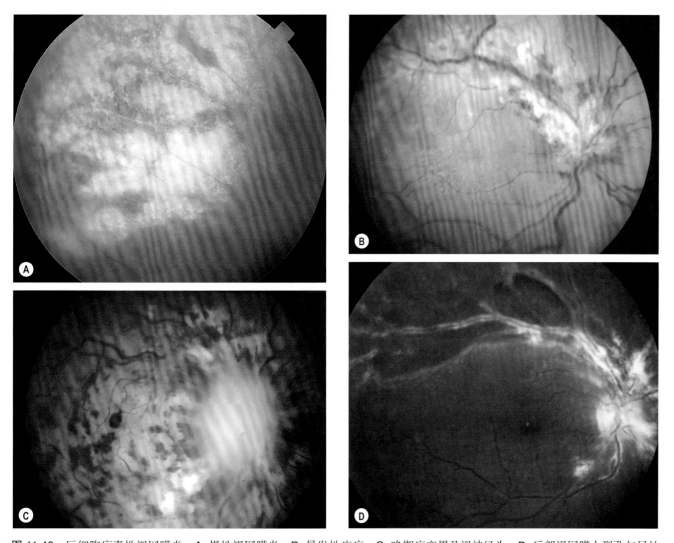

图 11.40 巨细胞病毒性视网膜炎。A. 慢性视网膜炎。B. 暴发性疾病。C. 晚期病变累及视神经头。D. 后部视网膜大裂孔与局灶视网膜浅脱离。（Courtesy of C Barry-fig. D）

小时一次，为期 2 ~ 3 周，然后 90 ~ 120mg/kg，每 24 小时一次。不良反应包括肾毒性、电解质紊乱和癫痫发作。膦甲酸钠也可以玻璃体给药（2.4mg 溶于 0.1ml）。

4. **西多福韦**静脉用药，5mg/kg，每周一次，持续 2 周，然后如果其他药物不适用的话，则每 2 周使用一次。必须与丙磺舒联合使用。不良反应包括肾毒性、中性粒细胞减少和前葡萄膜炎。

玻璃体内注射治疗

1. **更昔洛韦**缓释装置同静脉注射治疗一样有效（图 11.41A）。有效性持续时间为 8 个月，优于更昔洛韦或膦甲酸钠静脉注射治疗（平均 60 天）。然而，它并不能预防对侧眼的发病。并发症包括白内障、玻璃体积血、视网膜脱离和眼内炎。

2. **注射**
   a. **更昔洛韦**（2.0 ~ 2.5mg 溶于 0.1ml），可在植入缓释植入物前进行，来确定对药物的可能反应。
   b. **福米韦生**有别于其他药物，有不同的作用机制。不良反应包括前葡萄膜炎、玻璃体炎、白内障，罕见视网膜病变。
   c. **西多福韦**（15 ~ 20μg 溶于 0.1ml）偶可引起严重的炎症反应，导致低眼压甚至眼球萎缩。

预后

　　最初，95% 的患者治疗有效。消退的特点是出血少，混浊减轻，继而出现弥漫性萎缩和轻度色素改变（图 11.41B）。自从引入 HAART 疗法后，巨细胞病毒性视网膜炎的发病率已经下降，而且许多患者在免疫功能恢复后（CD4 > 100 ~ 150）停止视网膜炎的治疗。许多患者通过 HAART 治疗恢复免疫功能后会出现眼内炎症，可导致黄斑水肿和视网膜前膜形成，需要积极治疗。

进行性视网膜坏死

1. **发病机制**：尽管进行性视网膜坏死（progressive retinal necrosis，PRN）（原称为进行性外层视网膜坏死）主要发生在艾滋病，它也可能发生于药物引起的免疫抑制者。这是一种罕见的破坏性坏死性视网膜炎，由水痘带状疱疹病毒引起，可能由于宿主的免疫功能严重抑制而表现严重。

2. **临床表现**为急进性视力丧失，75% 的患者起初均发生于单眼。

3. **体征**按先后发生顺序如下：
   * 轻度的前葡萄膜炎和玻璃体炎。
   * 黄白色视网膜浸润（图 11.42A）。
   * 快速融合和全层视网膜坏死，早期累及黄斑（图 11.42B）。
   * 晚期玻璃体炎症，代表广泛视网膜坏死。

4. **检查**：特异性 PCR 检测玻璃体液中水痘带状疱疹病毒的 DNA。

5. **治疗**：包括静脉注射和玻璃体注射更昔洛韦和膦甲酸钠。即使早期进行治疗，结果也往往令人失望。玻璃体视网膜手术治疗视网膜脱离常常也会预后不佳。

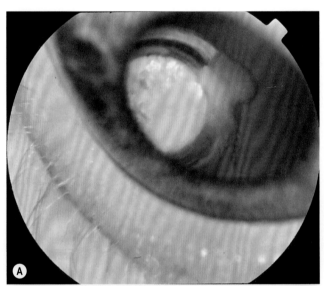

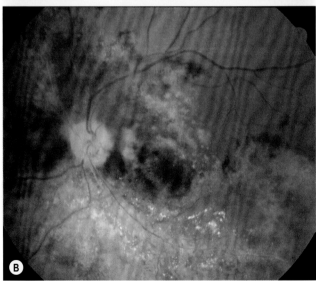

图 11.41 巨细胞病毒性视网膜炎的治疗。A. 更昔洛韦缓释装置植入后引起局部晶状体混浊。B. 治疗后视网膜炎好转。（Courtesy of S Milewski-fig. A; L Merin-fig. B）

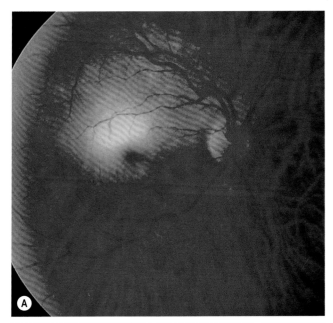

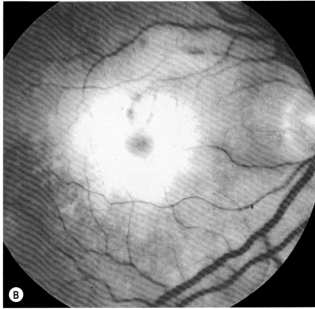

图 11.42 进行性视网膜坏死。A. 早期。B. 晚期。（Courtesy of J Donald M Gass, from Stereoscopic Atlas of Macular Diseases, Mosby 1997-fig. A）

各种病毒性葡萄膜炎

急性视网膜坏死

1. **病因**：急性视网膜坏死（acute retinal necrosis, ARN）是一种罕见的但非常严重的坏死性视网膜炎，主要发生在各年龄段的健康个体中。男性较常受累，和女性受累的比例是 2：1。ARN 是一种双相疾病，在年轻患者中可能是由于单纯疱疹病毒（herpes simplex virus, HSV）感染引起，而在

老年人可能是水痘-带状疱疹病毒（varicella-zoster virus，VZV）所引起。有一些患者在患病前数年曾有 HSV 脑炎的既往史，偶尔也有脑炎和 ARN 同时发生的情况。

2. **临床表现**：单眼起病，严重程度不一。一些患者在数日内有严重的视力损害伴眼痛，而另一些患者发病隐匿，只有轻微的视觉症状，如飞蚊症。

3. **体征**
   - 一般都具有玻璃体炎症和肉芽肿型前葡萄膜炎。
   - 周边的视网膜动脉周围炎伴有深层、多灶的视网膜黄白色浸润灶（图 11.43A）。
   - 浸润灶逐渐融合成为全层坏死，并且呈圆形进展（图 11.43B）。
   - 后极部直到晚期才受累（图 11.43C）。
   - 急性病灶在 6 ~ 12 周消退，留下透明坏死的视网膜，其边界有色素沉着。
   - 除非患者得到有效的治疗，不然对侧眼发病的概率为 30%，常在 2 个月内发生，但也有些患者间隔时间更长。

4. **诊断**：玻璃体样本的 PCR 检查。

5. **治疗**：使用阿昔洛韦，初始静脉治疗 10 ~ 14 天（10mg/kg，每 8 小时一次），然后每天口服 5 次，每次 800mg，共 6 ~ 12 周。这样能够促进急性视网膜病灶的消退，并且减低另一眼受累的风险，但无法避免视网膜脱离。口服泛昔洛韦或者伐昔洛韦也有相似的疗效。玻璃体腔内注射更昔洛韦或膦甲酸可用于十分严重的病例中。一些患者可复发，需要长期的治疗。全身激素治疗一般在初始抗病毒治疗后 24 小时内开始，适用于较严重的病例，特别是那些视盘受累的情况。

6. **预后**相对较差，特别是 VZV 引起的病例，60% 患者由于视网膜脱离、缺血性视神经病变和阻塞性静脉周围炎，最终视力低于 0.1。

单纯疱疹性前葡萄膜炎

1. **前葡萄膜炎**可伴有小梁网炎和眼压增高（高眼压性葡萄膜炎），可伴或不伴活动性的角膜疾病。常发生虹膜萎缩，萎缩一般为斑块状的，少有扇形的，并偶尔伴有自发性前房出血（图 11.44A）。

2. **治疗**需要局部激素（不存在活动性上皮病变）、睫状肌麻痹剂和局部或口服阿昔洛韦治疗（400mg，每天 5 次）。

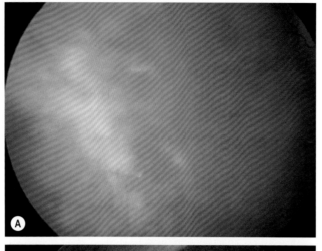

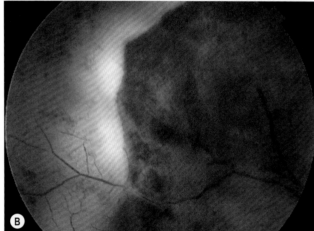

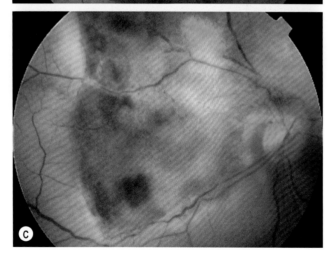

图 11.43　急性视网膜坏死。A. 周边浸润灶。B. 全层的坏死。
C. 晚期受累。

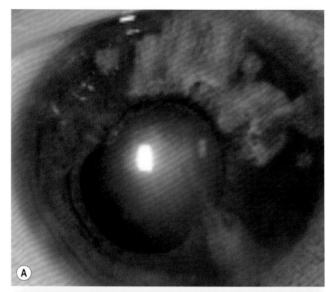

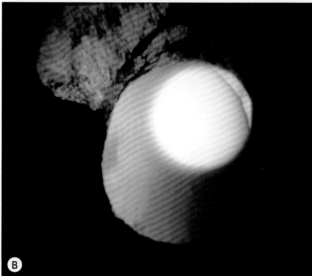

图 11.44　A. 单纯疱疹性前葡萄膜炎的虹膜萎缩和前房积血。
B. 水痘 - 带状疱疹性前葡萄膜炎的扇形虹膜萎缩。

的病例会有残留的虹膜扇形萎缩（图 11.44B），可
能是阻塞性血管炎引起。所有的 HZO 患者都应该
从出现疱疹起常规检查 6 周时间，观察有无前葡
萄膜炎的发生，因为它往往是无症状的。

2. 治疗：局部激素和散瞳剂治疗。

先天性风疹

　　风疹（德国麻疹）是一种良性的发热疹。先天
性风疹是因为受到感染的母亲经胎盘传递给了胎儿，
往往发生于妊娠早期。

1. 前葡萄膜炎会造成虹膜萎缩。

2. 视网膜病变是常见的表现，确切的发生率不清，
因为白内障往往造成眼底窥不清。

水痘带状疱疹前葡萄膜炎

1. 前葡萄膜炎：约 50% 有眼带状疱疹（herpes zoster
ophthalmicus，HZO）的患者会引起前葡萄膜炎，
特别是当疱疹发生在鼻侧（Hutchinson 征）。炎症
往往比较轻微并且没有症状，鲜有严重者。25%

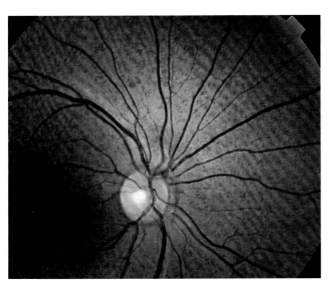

图 11.45 风疹性视网膜病变。

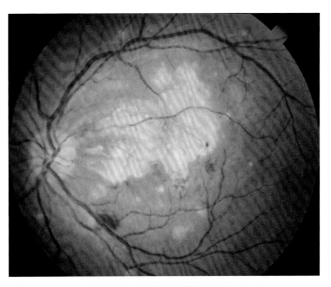

图 11.46 亚急性硬化性全脑炎的视网膜病变。(Courtesy of Z Bashshur)

- 周边和后极部出现"盐胡椒"样的色素播散（图 11.45）。
- 预后通常较好，尽管有很小比例的患眼后期会发生脉络膜新生血管。
3. **其他**表现包括白内障、小眼球、青光眼、角膜炎和较强的屈光不正。

亚急性硬化性全脑炎

亚急性硬化性全脑炎是一种发生在儿童中的严重慢性进行性神经变性疾病，是由麻疹病毒感染引起。
1. **全身**表现包括隐匿性的性格改变、进行性的精神运动功能恶化、肌阵挛和癫痫，数年后发生死亡。
2. **后葡萄膜炎**主要特征性改变为视盘炎、黄斑水肿、苍白的视网膜浸润灶和脉络膜炎（图 11.46）。

真菌性葡萄膜炎

眼假组织胞浆菌病综合征

发病机制

组织胞浆菌病是由于吸入粉尘中带有传染性的菌丝片段和（或）孢子而造成荚膜组织胞浆菌感染所引起的。病原生物体通过血液传播到脾、肝，偶尔也会到脉络膜，从而引发多灶性的肉芽肿性炎症。尽管眼组织胞浆菌病从未在有全身活动性组织胞浆菌病的患者中报道过，但在组织胞浆菌病多发的地

区，如密西西比 - 密苏里河谷，此眼病的患病率上升。因此眼假组织胞浆菌病综合征（presumed ocular histoplasmosis syndrome，POHS）被推测是个体感染过真菌后一种免疫反应的表现。POHS 患者多拥有 HLA-B7 和 HLA-DR2 抗原。POHS 除非累及黄斑形成黄斑病变，一般没有明显的临床表现。

一般体征
- 没有眼内炎症表现。
- 急性期可表现为局部脉络膜组织的肿胀，并可伴有相应部位 RPE 层的改变。
- 萎缩的"组织"斑，由直径约 200μm 类圆形、略不规则的黄白色病灶组成，并常伴有瘢痕边缘或瘢痕内的色素团。病变往往散播在视网膜周边（图 11.47A）或后极基底部。
- 视盘周围的萎缩灶可以是弥散的（图 11.47B）或是局部的，也可两者都有。
- 5% 的病例在视网膜赤道部（图 11.47C）有线性的条纹状病变。

渗出性黄斑病变

在年龄 20～45 岁患者的 5% 患眼中，疾病晚期会形成脉络膜新生血管（choroidal neovascularization，CNV）。在这些病例中，大多数情况 CNV 都伴有陈旧的黄斑处"组织斑"，也有少数情况 CNV 发生在视盘周围的病变中。
1. **病程**可有以下特点：
   - CNV 发生渗漏造成黄斑浆液性脱离，可伴有下

方局部的黄白色或灰色病变。12%的患眼视网膜下液可自行吸收，视觉症状也随之减轻。

- 黄白色病变表面经常会进展为暗墨绿色的环状病灶，病灶出血到视网膜下腔（图11.48），引起显著的视力下降。在一些患眼中，视网膜下出血可逐渐吸收，视力得到回升。

- 初发的CNV可在2年中都保持活动性，引起反复的出血以及盘状瘢痕形成，导致永久性的中心视力损害。

- 若患者一眼已经有黄斑病变，另一眼无症状但有黄斑区的萎缩灶，则很可能另一眼也会发展成盘状病变。CNV若不治疗，60%的患眼最终视力会低于0.1，所以这些患者应该每天用阿姆斯勒（Amsler）方格表进行测试，检测有无早期的视物变形。

2. **CNV 的治疗方法**：对于中心凹旁的 CNV 可以

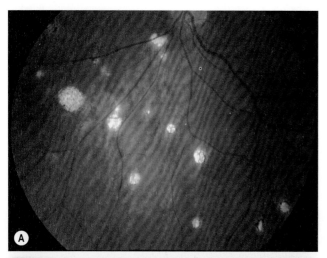
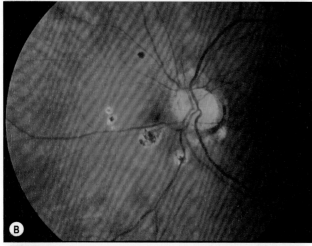
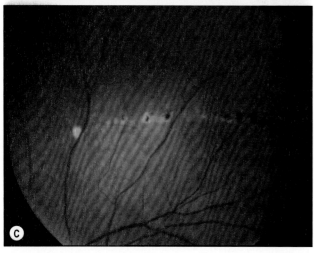

图 11.47　眼假组织胞浆菌病综合征。A. 周边"组织"斑。B. 圆形环绕视盘的萎缩灶和"组织"斑。C. 线性的条纹状病变。

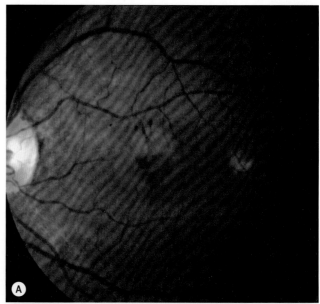
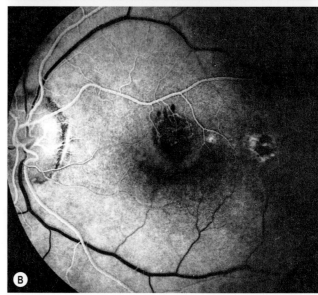

图 11.48　眼假组织胞浆菌病综合征伴脉络膜新生血管膜。A. 中心凹可见局部的水肿和小的出血灶，以及颞侧一个组织斑。B. 眼底荧光血管造影动脉期可见中心凹处的 CNV。（Courtesy of S Milewski）

通过氩激光光凝治疗，对于中心凹下方的新生血管膜可行光动力疗法（photodynamic therapy，PDT）。玻璃体腔内注射曲安奈德和 VEGF 拮抗剂都对中心凹旁或中心凹下的病变有效。也可有选择地使用手术移除病灶。

隐球菌病

发病机制

人体通过吸入被鸽子粪便中包含的新型隐球菌所污染的土壤而致病。感染主要通过细胞诱导的免疫缺陷致病，发生在 5%～10% 的 AIDS 患者中。其他主要的诱因有淋巴瘤、活动性肝炎、酗酒、尿毒症、系统性红斑狼疮、器官移植后的免疫抑制以及鸽子接触史。

全身表现

1. **症状**
   - 中枢神经系统受累（脑膜炎、脑膜脑炎和隐球菌肉芽肿）是最重要的表现。
   - 偶有肺炎、皮肤黏膜病变、肾盂肾炎、心内膜炎和肝炎。
2. **检查**包括脑脊液中孢子的培养或检测，以及血清学抗原检测。
3. **治疗**：通过静脉滴注两性霉素 B 以及口服氟胞嘧啶。

眼部表现

大约 6% 的隐球菌性脑膜炎患者有眼部累及。最常见的感染途径有通过视神经直接扩散传播以及血源性传递到脉络膜和视网膜。

1. **体征**
   - 脑膜炎相关的表现是最常见的，包括视盘水肿、眼肌麻痹、上睑下垂、视神经病变和展神经麻痹。
   - 多灶性脉络膜炎（图 11.49）。
   - 虹膜炎、角膜炎和结膜肉芽肿等也被报道过。
2. **治疗**：对于威胁视力的病变需要通过静脉滴注两性霉素，口服氟胞嘧啶、伊曲康唑等方式治疗。

内源性真菌性眼内炎

1. **病因**：最主要的真菌感染源来自医用导管、静脉药物的滥用、肠外营养和慢性肺部疾病如囊性纤维化中脓毒性病灶的播散。AIDS 和免疫抑制情况下导致的中性粒细胞减少症也是主要危险因素。约 75% 的病原体是念珠菌，其他包括隐球菌、申

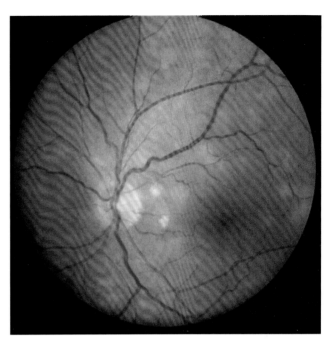

图 11.49 多灶性隐球菌性脉络膜炎。（Courtesy of A Curi）

克孢子丝菌和芽生菌等。

2. **临床表现**取决于感染灶的位置以及感染强度。周边部的病灶可能没有视觉障碍或只造成少许的视觉障碍。后极部中央的病灶或引起严重玻璃体炎症的病灶则会有早期的表现。但疾病的进程要远远慢于细菌性眼内炎而且多数情况下会累及双眼。
3. **体征**
   - 早期前部葡萄膜炎不常见，但随着病程发展可变显著。
   - 一处或多处的乳白色脉络膜视网膜病变伴有相应的玻璃体炎症（图 11.50A）。
   - 玻璃体腔内漂浮的"棉花球"病灶（图 11.50B）。
   - 以严重玻璃体浸润和脓肿形成为特点的慢性眼内炎（图 11.50C）。
4. **病程**相对缓慢，可造成视网膜坏死（图 11.50D）、视网膜脱离伴严重的增殖性玻璃体视网膜病变。
5. **诊断**：需要玻璃体活检涂片和培养来确诊并检测机体对抗真菌药物的敏感性。
6. **药物治疗**适用于没有累及玻璃体的全身和眼部病灶。
   - 口服氟康唑 100～200mg/d（较广泛的病变可以用到 400～800mg）3～6 周。和氟胞嘧啶联用（100mg/kg/d）对眼内病灶的渗透性较好。
   - 对氟康唑不敏感的情况可以口服、静脉或者玻璃体腔注射伏立康唑。这样可以使眼内的药物浓度更高。
   - 静脉用两性霉素对眼内病灶的渗透性较差。

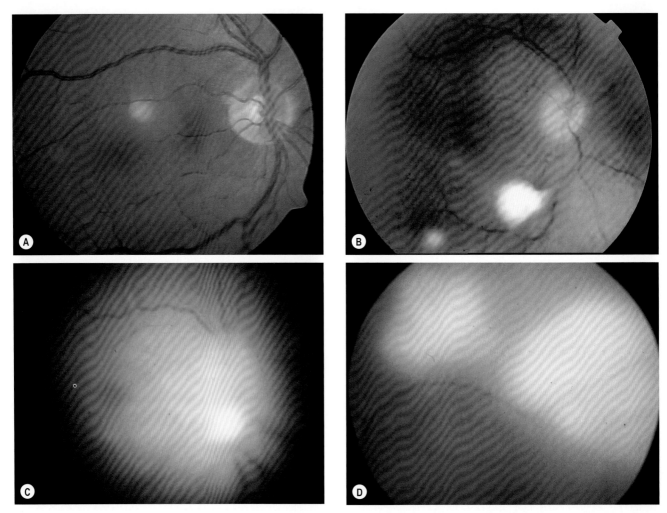

图 11.50　真菌性眼内炎。A. 局灶脉络膜视网膜炎。B. 棉花球病灶。C. 严重玻璃体炎症。D. 视网膜坏死。

7. 睫状体平坦部的玻璃体切割术联合玻璃体腔内注射两性霉素 5～10μg（0.1ml）适用于累及玻璃体的病变。

球孢子菌病

1. **全身表现**：通过吸入粗球孢子菌造成肺部感染和空洞、结节性红斑、关节病和脑膜炎。
2. **眼部表现**：包括结膜 - 腺综合征、疱性角结膜病、多灶性脉络膜炎和前葡萄膜炎。

细菌性葡萄膜炎

结核病

发病机制

　　结核病是一种结核分枝杆菌感染导致的慢性肉芽肿性疾病，结核分枝杆菌是分枝杆菌属的一种，是无鞭毛、无芽孢、严格需氧的抗酸杆菌。致使人类患病的有两种，一是人结核分枝杆菌，通过空气飞沫传播；另一种是牛分枝杆菌，人们通过饮食未经高温消毒的病牛的牛奶致病。结核病主要是累及肺部的疾病，但其可通过血液传播到其他部位形成广泛的（粟粒状）感染。人类免疫缺陷病毒导致结核病发生发展的风险增高。除此以外，非典型分枝杆菌的感染，如鸟分枝杆菌可能会使免疫功能不良的人群致病。

眼前节表现

- 眼睑可受累，表现为红褐色结节（寻常狼疮）或者"冷脓肿"。
- 结核性结膜炎不常见，但在结膜 - 腺综合征中可同时伴有淋巴结病。
- 角膜受累的主要表现为泡性角结膜炎或者角膜基

质炎。

- 巩膜炎罕有发生。

结核性葡萄膜炎

结核性葡萄膜炎有时较难诊断，因为患者可能没有全身的结核病表现。诊断往往是推测性的，通过一些间接的证据来诊断，例如对激素治疗没有反应的难治性葡萄膜炎、阳性接触史、阳性皮肤试验以及没有找到其他葡萄膜炎的致病原因等。

1. **前葡萄膜炎**：肉芽肿性炎症是最常见的特点。
2. **脉络膜炎**是由于直接感染造成的。
    - 单侧的局部病灶或多处病灶（较少）。
    - AIDS 病患者可能发生广泛弥漫的脉络膜炎（图 11.51A）。

- 大的孤立性脉络膜肉芽肿较少见（图 11.51B）。
- 葡萄膜炎有时可与匐行性脉络膜病变相似（图 11.52）。

3. **静脉周围炎**常常双侧发病，是对杆菌的一种超敏反应。它可能是轻度的或者血管阻塞导致严重的视网膜缺血（图 11.53）和继发性视网膜新生血管。
4. **治疗**：初始至少要联合三种药物（异烟肼、利福平和吡嗪酰胺），然后使用异烟肼和利福平。联合乙胺丁醇的四联疗法用于伴有肺结核以及难治性的病例中。通常需要辅助的全身激素治疗。使用利福平时激素的剂量需要相应的调整。

梅毒

发病机制

梅毒是由螺旋体细菌的苍白密螺旋体造成。此病

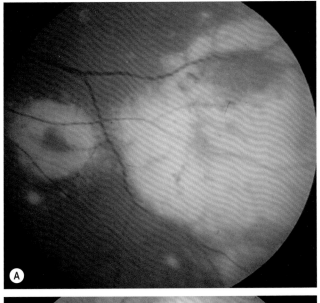

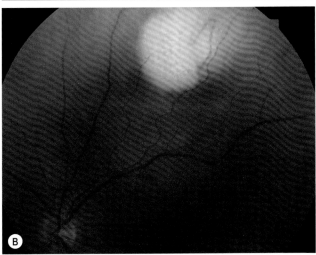

图 11.51　结核性脉络膜炎。A. 一个 AIDS 患者受到广泛累及。B. 脉络膜肉芽肿。（Courtesy of C de A Garcia-fig. A）

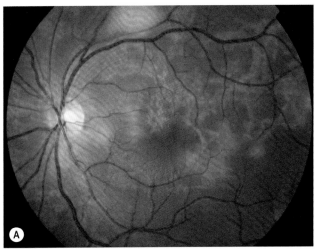

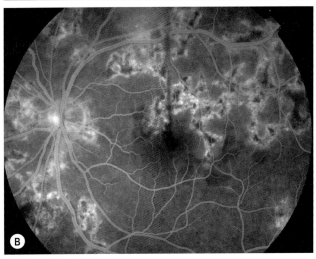

图 11.52　A. 结核性脉络膜炎与匐行性脉络膜病变相似。B. FA 显示相应部位高荧和低荧。（Courtesy of C Pavésio）

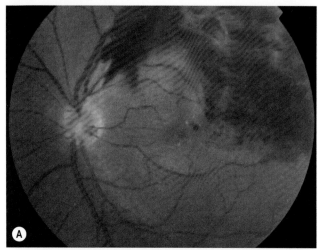

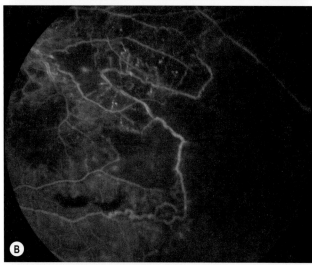

图 11.53　闭塞性结核性静脉周围炎。A. 上方分支静脉阻塞。B. 荧光造影显示毛细血管无灌注导致的广泛低荧光。（Courtesy of C Pavésio）

原体形态小而呈螺旋状，故其运动方式为螺旋形运动。其抵抗力弱，在培养基中难以存活并且对温度和干燥特别敏感。此病在成人中主要以性行为传播，密螺旋体通过皮肤或者黏膜的破口侵入人体。很少有经过接吻、输血和皮肤损伤传播的情况。若母亲在刚怀孕前或怀孕时感染，则胎儿可通过胎盘染病。尽管感染初始是全身性的，但在某些情况下临床表现可缺失或很少。没有经过治疗的梅毒的自然进程是多变的，也可以自始至终处于潜伏期，但典型的病变可在任何时候发生。

分期

1. **一期梅毒**往往在 2～4 周的潜伏期后发病，以感染处的无痛性溃疡（硬下疳）为主要临床特点。男性最常见的感染病灶为阴茎，女性最常见的则为外

阴。男性同性恋主要的病灶在肛门。硬下疳常伴有不连续的、移动的、坚韧的腹股沟淋巴结肿大。硬下疳未经治疗约在 2～6 周溶解，留下一个萎缩瘢痕。

2. **二期梅毒**在硬下疳发生后 6～8 周发生，有以下特点：
   - 全身淋巴结肿大，伴有轻度或者不伴全身症状。
   - 发生于躯干、手掌、脚底的对称性斑丘疹（图 11.54B）。
   - 发生于外阴、阴囊或肛门区域的扁平湿疣。
   - 发生于口腔、咽喉和生殖器的黏膜斑，由无痛性灰白色圆形糜烂组成（"蜗牛轨迹般的溃疡"）。
   - 可能发生脑膜炎、肾炎以及肝炎。

3. **隐性梅毒**发生在二期梅毒缓解后，可持续数年，只能被血清学检查检测出。

4. **三期梅毒**发生在 40% 未治疗的病例中，有以下特点：
   - 心血管表现：伴有动脉瘤和主动脉反流的主动脉炎。
   - 神经性梅毒：以脊髓痨、Charcot 关节炎和麻痹性痴呆为主要特点。
   - 骨与内脏的梅毒瘤浸润。舌头的梅毒瘤浸润（图 11.54C）可能造成口腔黏膜白斑病，致癌风险会升高。

梅毒性葡萄膜炎

1. **急性前葡萄膜炎**发生在约 4% 的二期梅毒患者中，双侧患病的约 50%。在一些病例中，虹膜炎的发生首先伴有扩张的虹膜毛细血管（蔷薇疹；图 11.55A），之后会发展为更多局部的丘疹，随之成为较大的黄色结节。炎症后可发生多种类型的虹膜萎缩。

2. **后葡萄膜炎**
   - 常有多灶性双侧的脉络膜视网膜炎（图 11.55B）。
   - 急性后极部板状脉络膜视网膜炎，以双侧、较大的、独立的、板状的、淡黄色视网膜下病变为主要特点（图 11.55C）。
   - 未经治疗的神经视网膜炎会导致继发性视神经萎缩以及视网膜血管白鞘（图 11.55D）。
   - 视网膜血管炎可导致血管阻塞，可累及动脉和静脉。

3. **治疗**与神经梅毒相同（应该通过腰穿排除）。可采

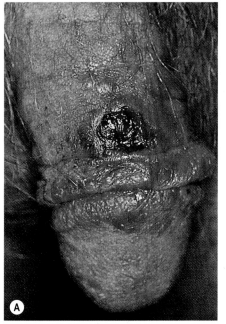
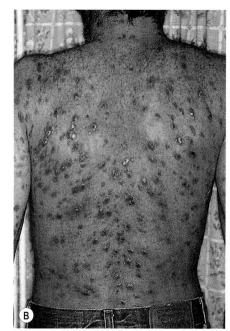
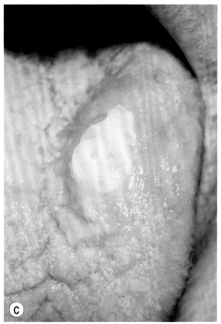

图 11.54 后天梅毒。A. 硬下疳为一期病变。B. 斑丘疹为二期病变。C. 舌头上的梅毒瘤浸润为三期病变。（Courtesy of RT Emond, PD Welsby and HA Rowland, from Colour Atlas of Infectious Diseases, Mosby 2003）

取以下治疗方案：

a. 青霉素静脉治疗每天 1200～2400 万单位，共 10～15 天。

b. 普鲁卡因青霉素肌注治疗每天 240 万单位，辅以口服丙磺舒（每天 2g），共 10～15 天。

青霉素过敏患者可以予以口服四环素或红霉素 500mg q.i.d，共 30 天。

莱姆病

1. 发病机制：莱姆病（疏螺旋体病）是由于感染伯氏疏螺旋体而引起，它通过硬蜱（图 11.56A）叮咬传播，硬蜱属（图 11.56B）叮咬多种大型哺乳动物，特别是鹿。此病流行于北美、欧洲和亚洲的温带地区。此病是许多地区最常见的虫媒传播疾病。莱姆病全身表现复杂，在早期和晚期最典型。

2. 早期表现为叮咬数天后的特异性环形扩张性皮肤病变——慢性游走性红斑（图 11.56C），可伴有全身症状和淋巴结病。此期可持续数周，有时甚至不需治疗症状也会消失。早期表现后 3～4 周内可能出现神经系统（脑神经麻痹、脑膜炎）和心血

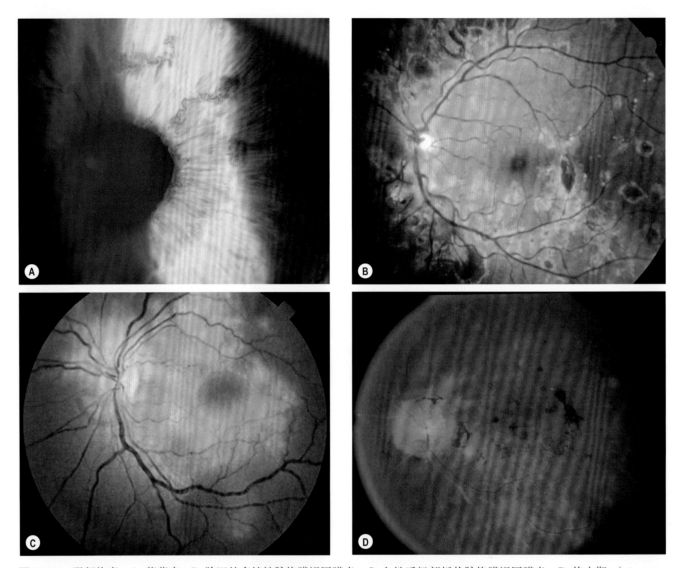

图 11.55　眼部梅毒。A. 蔷薇疹。B. 陈旧的多灶性脉络膜视网膜炎。C. 急性后极部板状脉络膜视网膜炎。D. 终末期。(Courtesy of J Salmon-fig. B; C de A Garcia-fig. C)

管系统（传导缺陷、心肌炎）的并发症。

3. **晚期并发症**包括大关节的慢性关节炎、多发性神经病和脑病。有些患者会在四肢发生苍白的、片状的皮肤脱色，最终成为萎缩灶（慢性萎缩性肢皮炎）。

4. **诊断**包括 PCR 和 ELISA。

5. **治疗**：急性病变的治疗使用口服多西环素或阿莫西林。伴有眼部、心脏、关节或神经病变的患者需要头孢曲松静脉治疗。预防性多西环素治疗需在硬蜱叮咬后 72 小时内使用。

6. **葡萄膜炎**不常见，可能有以下形式：前部、中部、周边多灶性脉络膜炎、视网膜静脉周围炎和神经视网膜炎。

7. **其他眼部表现**包括泡性结膜炎、表层巩膜炎、角膜炎、巩膜炎、眼眶肌炎、视神经炎、眼球运动

神经麻痹和可逆的 Horner 综合征。

布氏菌病

1. **发病机制**：布氏菌病是由于革兰阴性细菌羊布氏菌或牛布氏菌感染而引起。人类主要通过进食未经高温消毒的乳制品或未煮熟的肉制品获病。

2. **全身表现**包括发热、关节痛、肌肉痛、厌食、出汗、头痛和乏力。症状发作可较急或隐伏，多在接种后 2~4 周开始。

3. **治疗**包括使用四环素 6 周，并同时使用链霉素或庆大霉素 2 周。也可使用多西环素联合利福平治疗 6 周。

4. **葡萄膜炎**大多在急性期后发生，可主要以慢性前葡萄膜炎、多灶性脉络膜炎为特点，罕有内源性

眼内炎发生。

5. **其他眼部表现**包括泪腺炎、表层巩膜炎、硬币状角膜炎和视神经炎。

内源性细菌性眼内炎

1. **发病机制**：内源性（转移性）眼内炎是由于病原体

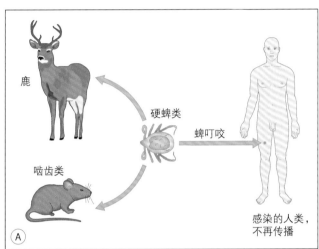

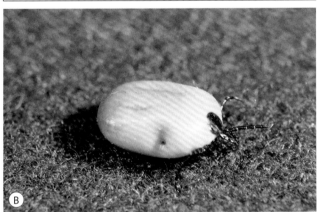

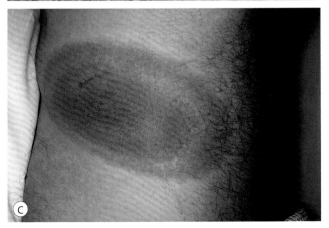

图 11.56 莱姆病。A. 传播途径。B. 吸饱的蜱虫。C. 慢性游走性红斑。（Courtesy of RT Emond, PD Welsby and HA Rowland, from Colour Atlas of Infectious Diseases, Mosby 2003-figs B and C）

通过血 - 眼屏障到达眼部所引起。然而绝大多数菌血症病例都不会发生眼部感染，仅有 1% 的病例会发生视网膜的 Roth 斑点。许多病原体可造成此病，但最主要的是克雷伯菌属。约 12% 为双眼发病。

2. **发病诱因**包括糖尿病、心血管疾病以及恶性肿瘤。其他风险包括留置导尿管、静脉药物滥用、肝脓肿、肺炎、心内膜炎、蜂窝织炎、尿路感染（大肠杆菌）、脑膜炎、化脓性关节炎以及腹部手术。

3. **临床表现**：眼痛、视物模糊、飞蚊症、畏光和头疼。患者常伴有全身不适如发热和寒颤。

4. **眼前节表现**
   - 球结膜水肿、眼睑肿胀以及角膜水肿。
   - 散在的虹膜结节或斑块、纤维渗出性的前葡萄膜炎（图 11.57A），严重的病例会出现前房积脓。

5. **眼后段表现**
   - 视网膜浸润病灶（图 11.57B）。
   - 玻璃体浑浊或脓肿。
   - 严重者发生视网膜坏死。

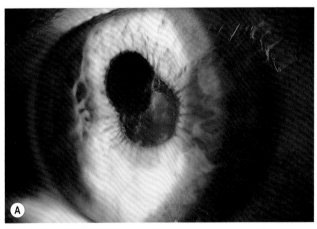

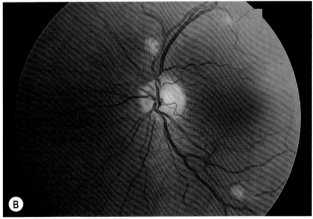

图 11.57 内源性细菌性眼内炎。A. 纤维渗出性前葡萄膜炎。B. 视网膜浸润灶。

表11.6　外源性和内源性眼内炎比较

	手术后	转移性
眼部培养	需要	需要
血培养	不需要	需要
全身诊断	不需要	需要
局部抗生素用药	需要	需要
全身抗生素用药	口服氟喹诺酮	静脉用药（多种）
玻璃体腔内抗生素用药	需要	需要
皮质类固醇	需要	疗效不确定
视力预后	70%>0.1	70%<指数
病死率	无	10%

6. 诊断

- 寻找感染源，与内科或重症监护专家的合作是必要的。
- 所有患者都需要行血液和尿液培养。
- 根据临床特点，选择其他合适的部位行培养（如导管的头部、脑脊液、皮肤伤口、脓肿和关节）。
- 心内膜炎的诊断（胸片、心电图和超声心动图）。
- 腹部超声。
- 取房水和玻璃体样本（见上文）。

7. 治疗

- 全身感染需要静脉抗生素治疗。根据培养和药敏结果选择合适的抗生素，并且持续 2~3 周，若有心内膜炎应进一步延长用药时间。若未找到明显的感染源，可联合使用头孢他啶 1g 每 12 小时和万古霉素 1g 每 12 小时。
- 眼内炎可通过口服环丙沙星和玻璃体腔抗菌药物治疗。

8. 预后欠佳，可能和临床表现延迟以及病原体的毒性有关。25% 会发生眼球痨或眼球摘除。若合并全身病变，约有 5%~10% 的病死率。

猫抓病

1. **病因**：猫抓病（良性淋巴网状内皮细胞增多）是由于革兰阴性菌汉氏巴尔通体的亚急性感染引起的。感染通过猫的抓伤或咬伤传播。有 6% 病例累及眼部。

2. **临床表现**：发热、乏力、局部淋巴结病，随之受伤处出现红色丘疹或脓疱（图 11.58）。但是全身症状经常不明显甚至缺失，也不是都有与猫的接触史。

3. **弥散性病变**不常见，但可发生在免疫力低下的个

体中，包括心内膜炎、脑病、脑膜炎、脾大、脾脓肿和骨髓炎。

4. **诊断**：包括血清学汉氏巴尔通体检测以及 PCR 检查。

5. **治疗**：口服多西环素或红霉素，联合或不联合利福平治疗；病原体也对环丙沙星和复方新诺明敏感。

6. **葡萄膜炎**可有以下形式：中部、局灶性脉络膜炎和全葡萄膜炎。

7. **其他眼部表现**包括视神经视网膜炎（最常见）、帕里诺眼腺综合征、渗出性黄斑病变和视网膜血管阻塞。

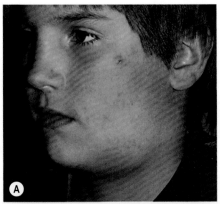

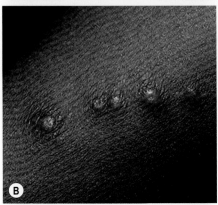

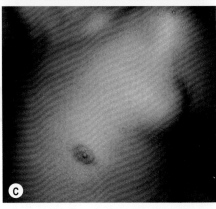

图 11.58　猫抓病。A. 猫爪 2 周后脸颊部溃烂的丘疹，伴下颌下淋巴结肿大。B. 另一名患者被猫爪后前臂上形成的排列成线的丘疹。C. 同侧显著的腋窝淋巴结肿大（Courtesy of BJ Zitelli and HW Davis, from Atlas of Pediatric Physical Diagnosis, Mosby 2002）

麻风病

1. **病因**：麻风病（汉森病）是细胞内抗酸杆菌麻风分枝杆菌所造成的慢性肉芽肿感染。易发病于皮肤、周围神经和眼前节。上呼吸道是最可能的传染入口，但是确切的传染方式还不得而知。

2. **瘤型麻风**：麻风病是一个全身多系统感染病，伴有皮肤、周围神经、上呼吸道、网状内皮系统、眼睛、骨和睾丸的广泛散播性病变。
   - 狮子面容，以皮肤增厚、沟回增多、鼻扩大和耳廓增厚为主要特点（图 11.59A）。
   - 周围皮肤的斑块和结节
   - 黏膜增厚和马蹄形鼻畸形。
   - 运动神经病变，表现为尺神经麻痹造成的"爪形手"畸形（图 11.59B）。
   - 外周感觉神经元病变造成容易发生创伤，导致脚趾的缩短和缺失（图 11.59C）。

3. **结核样型麻风**局限于皮肤和周围神经。
   - 圆形、无痛、色素减退的病变伴隆起的边界。
   - 皮肤感觉神经增粗。

4. **麻风菌素试验**：结核样型麻风显示强阳性，瘤型麻风则为阴性。

5. **慢性前葡萄膜炎**可发生在瘤型麻风中，是由于杆菌对虹膜的直接侵入而造成。症状包括：
   - 程度较低的炎症伴粘连形成。
   - 由坏死的细菌形成的虹膜珍珠样改变为特异性改变（图 11.60A）。这些病灶会逐渐扩大融合，并形成蒂掉入前房逐渐消失。
   - 最终，由于支配瞳孔括约肌的交感神经损伤造成瞳孔缩小（图 11.60B）、虹膜萎缩（图 11.60C）。

白点综合征

白点综合征是由脉络膜毛细血管的炎症引起，会造成脉络膜和外层视网膜的无灌注和继发性改变。

多发性一过性白点综合征

多发性一过性白点综合征（multiple evanescent white dot syndrome，MEWDS）是一种少见的、特发性的、单侧多见的自限性疾病，多发于女性。约有1/3 患者发病前有病毒感染症状。

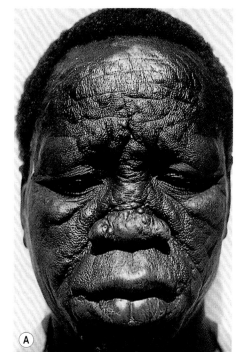
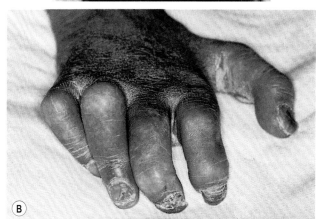
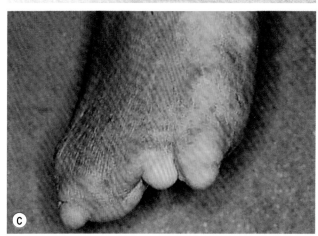

图 11.59 瘤型麻风。A. 狮子面容。B. 运动神经损害造成的"爪形手"。C. 感觉神经损害造成的脚趾缺失。（Courtesy of RT Emond, PD Welsby and HA Rowland, from Colour Atlas of Infectious Diseases, Mosby 2003-figs A and B; CD Forbes and WF Jackson, from Color Atlas and Text of Clinical Medicine, Mosby 2003-fig. C）

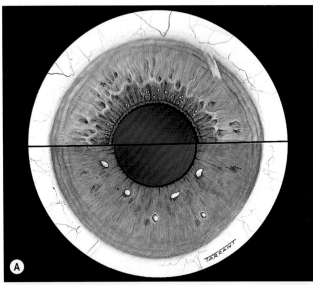

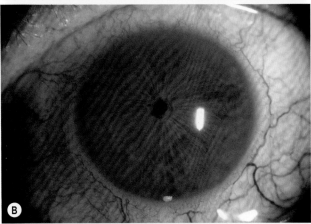

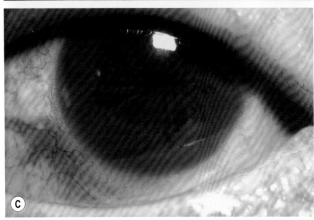

图 11.60 麻风结节性慢性前葡萄膜炎。A. 虹膜珍珠样改变。B. 瞳孔缩小。C. 虹膜萎缩。

　　非常重要的是，尽管较少见，MEWDS 仍需在诊断时引起重视，因为一些微小的症状可能被遗漏以至于误诊，如此会造成更严重的疾病，如球后视神经炎。

1. **临床表现**为 30～40 岁突发的中心视力下降以及闪光感。

2. **症状**
   - 轻微的玻璃体炎症。
   - 多个发生在后极部和中周部的深部边界不清的灰白色小点（图 11.61A）。
   - 黄斑可不受累及但呈颗粒状橙色外观，中心凹反光异常或消失。
   - 生理性盲点扩大。
   - 数周后小点逐渐消失，中心视力恢复。
   - 黄斑颗粒状改变可持续存在（图 11.61B），生理性盲点的逐渐减小也需要一定的时间。

3. **FA** 显示小点病变早期轻度高荧，晚期着染（图 11.61C），但诊断价值有限，因为一些病例造影特点非常不明显甚至缺失。

4. **ICGA** 可以比临床观察以及 FA 检查显示更多的低荧病灶（图 11.61D）。FA 和 ICGA 显示的视盘周围非灌注区解释了生理盲点的扩大。

5. **ERG** 显示 a 波振幅降低，数周后可恢复正常。

6. **治疗**：不需要。

急性特发性盲点扩大综合征

　　急性特发性盲点扩大综合征是一种罕见的、自限性的疾病，并且似乎只在女性中发病。

1. **临床表现**发生于 30～60 岁，闪光感伴视力下降，可误诊为偏头痛或视神经炎。偶尔闪光感可早于视力下降数周出现。

2. **体征**
   - 可有相对性传入性瞳孔障碍。
   - 盲点扩大的边缘较陡，大小可不同。
   - 轻度的视盘水肿或充血，50% 的病例伴有视盘周围的视网膜下色素改变。
   - 视力在几周后恢复，但盲点可永久扩大。
   - 可在同一眼或对侧眼复发。

3. **FA** 可有视神经头的晚期着染。

4. **治疗**：不需要。

急性后极部多灶性鳞状色素上皮病变

　　急性后极部多灶性鳞状色素上皮病变（acute posterior multifocal placoid pigment epitheliopathy，APMPPE）是一种少见的、特发性疾病，常常双眼发病。男女发病几率相等，此病与 HLA-B7 和 HLA-DR2 有关。约三分之一患者发病前有流行性感冒样

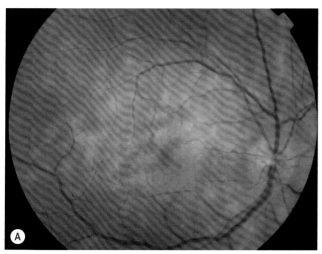

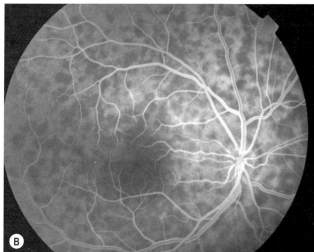

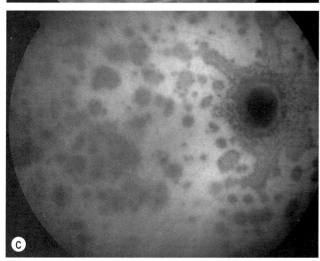

图 11.61 多发性一过性白点综合征。A. 活动性病灶。B. FA 动静脉期显示细微的高荧点。C. ICGA 显示比 FA 更多的低荧灶。（Courtesy of Moorfields Eye Hospital）

症状。

1. **临床表现**：30 ~ 40 岁发病，伴亚急性视力损害，

有中心或旁中心暗点形成，常有闪光感。数日到数周内，对侧眼也会发病。

2. **体征**
   - 非常轻微的前葡萄膜炎和玻璃体炎症。
   - 多发的、大而深的、黄白色鳞状病变，典型的病变从后极部开始，然后扩展到赤道后的眼底（图 11.62A）。
   - 数日后病变从中心开始逐渐消失，在 2 周内大多数病灶都被不同严重程度的色素斑块所替代。
   - 可出现新的病灶，所以可同时见到不同时期的病变。
   - 在数月内视力常常会恢复至正常或接近正常；偶有旁中心暗点的持续存在。

3. **FA**：活动性病变可以显示密集的低荧区伴脉络膜毛细血管的无灌注（图 11.62B），晚期着染显示高荧光（图 11.62C）。

4. **ICGA** 对脉络膜毛细血管的无灌注的显示比荧光造影好（图 11.62D）。

5. **EOG** 可低于正常水平。

6. 治疗方法由于缺乏对照研究，有一定争议。一些专家认为全身激素治疗是合适的，特别是对于严重的病例，但另一些则持异议。

多灶性脉络膜炎和全葡萄膜炎

多灶性脉络膜炎和全葡萄膜炎是少见的慢性复发性病变，多双眼发病，且往往是非对称性的疾病。多在近视女性中患病。

1. **临床表现**：30 ~ 40 岁发病，中心视力模糊可伴有飞蚊症和闪光感。

2. **体征**
   - 多有玻璃体炎症，50% 的病例有前葡萄膜炎。
   - 活动性病灶以双眼发病和多发的、散在的、卵形的黄灰色病灶为主要特点。
   - 病灶可发生在后极部和（或）周边部，成簇状或线性条纹状（Schlagel 线）排列。
   - 轻微的视盘水肿，可出现盲点扩大。
   - 静止性的病变有锐利的"凿突状"边缘，色素的边界与眼假组织胞浆菌病综合征（POHS）相似（图 11.63A）。
   - 可出现餐巾架样的视盘周围纤维化。
   - 病程可随新病灶的发生和复发性的炎症期而延长。

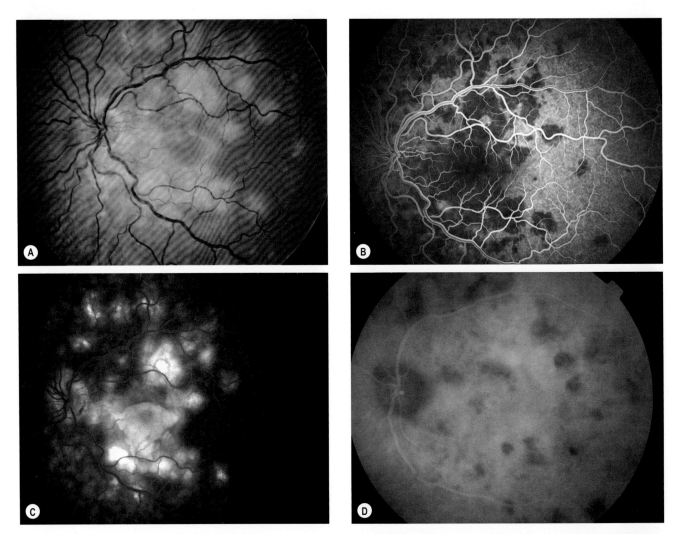

图 11.62　A. 活动性急性后极部多灶性鳞状色素上皮病变。B. FA 静脉期早期显示密集的低荧区。C. 晚期显示高荧反应。D. ICGA 显示局部的低荧区。(Courtesy of C Barry)

- 并发症包括 CNV（图 11.63B 和 C）和黄斑囊样水肿，少有视网膜下纤维形成。

3. **FA**：活动性病灶早期由于荧光遮蔽显示低荧表现，晚期由于着染显示高荧光。陈旧性非活动性病变显示 RPE 窗样缺损。

4. **ICGA** 可显示早期临床上并不明显的低荧病灶。陈旧性病变全程低荧表现，对应于眼底检查时可见的萎缩性脉络膜视网膜瘢痕。

5. **ERG** 显示正常，除非出现晚期的视网膜萎缩和大量中周部视野的丢失，此时视力损害往往是不可逆的。多焦 ERG 显示中度到重度的视网膜功能损害。

6. **大范围视野缺损**可急性起病，并且和眼底的异常表现不相符。

7. **治疗**：早期全身和眼部激素治疗是有效的。激素不敏感患者需要免疫抑制治疗。

8. **预后**：由于疾病表现程度的不同，预后也不一样。一些患者病灶较少且活动期较短，而一些患者则因为黄斑病变或弥散性视网膜下纤维化而形成瘢痕和视力损害。

点状内层脉络膜病变

点状内层脉络膜病变（punctate inner choroido-pathy，PIC）是一种少见的、特发性疾病，主要发病于年轻的近视女性。往往双眼发病，但不同时累及。

1. **临床表现**：30～40 岁发病，中心视力下降或者旁中心暗点形成可伴有闪光感。

2. **体征**

- 没有或者只有轻微的眼内炎症反应。

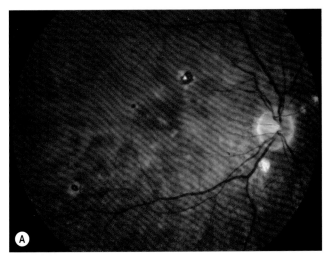

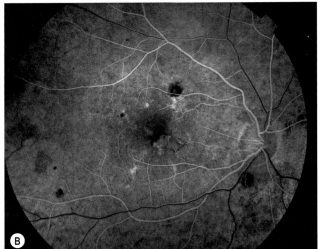

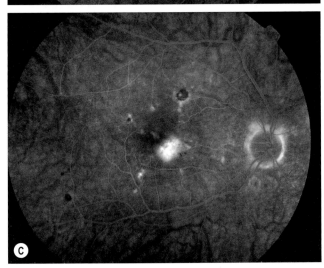

图 11.63　多灶性脉络膜炎中的 CNV。A. 静止性病灶。B. FA 静脉期早期显示各种低荧和高荧病灶，以及中心凹出现花边样高荧反应伴有 CNV。C. 晚期由于中心凹处 CNV 渗漏显示高荧反应。（Courtesy of Moorfields Eye Hospital）

- 在脉络膜内层和视网膜水平可见多发的黄白色小点，边缘模糊。
- 病灶发生时期相同，原则上只累及后极部（图 11.64A）。
- 可能出现大量的病灶伴有相应的浆液性视网膜神经上皮层脱离。
- 几周后急性病灶可消退，留下边界分明的萎缩性瘢痕，瘢痕处随后可产生色素沉着（图 11.64B）。
- 40% 的患者会发生 CNV，大多在发病后一年发生。
- 一段时间以后，对侧眼往往受到累及。

3. **FA**：PIC 病灶早期显示高荧，晚期着染。荧光造影对 CNV 的发现非常有意义（图 11.64C 和 D）。

4. **ERG** 正常。

5. **预后**：需要长期随访，因为累及中心凹的病灶或者 CNV 可造成中心视力的下降。

6. **治疗**：出现 CNV 则需要治疗。

匐行性脉络膜病变

　　匐行性脉络膜病变是一种少见的慢性复发性疾病，往往双眼发病，但病变累及范围双眼经常不对称。疾病与 HLA-B7 有关，并且男性发病率较女性高。

1. **临床表现**：50～60 岁发病，伴有单眼中心视力模糊，中心暗点形成或视物变形。一段时间后对侧眼也可发病，但起病时就发现对侧眼有静止性的无症状病变的情况并不少见。

2. **体征**
- 常有轻度的前葡萄膜炎和玻璃体炎症。
- 典型的病变是从视盘开始以蛇形逐渐扩展到黄斑部以及周边眼底。
- 活动性病灶是灰白色的（图 11.65A），可以保持活动性数月之久。
- 静止性病灶以脉络膜和 RPE 层的萎缩性扇形区域为主要特征（图 11.65B 和 C）。
- 复发性病灶的特点是脉络膜视网膜萎缩灶的灰黄色延伸，可以是连续的或者是呈卫星样围绕萎缩灶。
- 病程可持续数年，数年内可多次反复发病。活动性病灶消退后亦可在数月后恢复活性，最终导致广泛的脉络膜视网膜萎缩（图 11.65D）。
- 并发症 CNV，偶尔会有视网膜下的纤维形成。

3. **FA**：活动性病变早期低荧，晚期高荧，与 APMPPE 相似。静止性病变显示窗样缺损。

4. **ICGA**：活动性病变在整个造影过程中都表现出显著的低荧光。

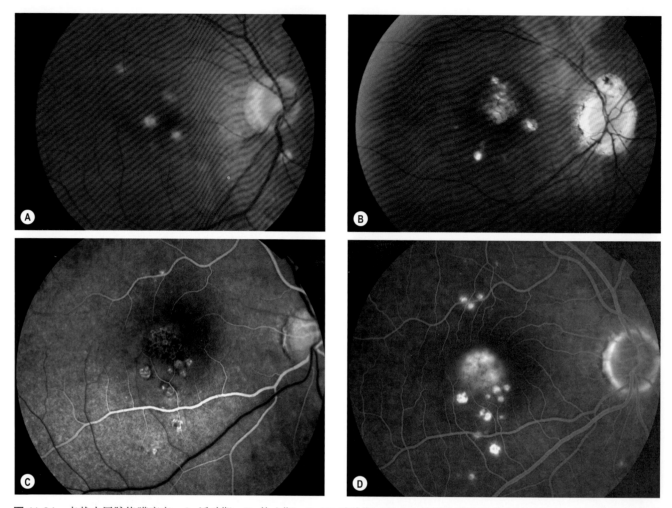

图 11.64　点状内层脉络膜病变。A. 活动期。B. 静止期。C. FA 动脉期可见中心凹下方多处高荧病灶以及中心凹 CNV 造成的花边样高荧。D. 晚期显示有更多的高荧病灶，CNV 渗漏荧光导致中心凹处致密高荧光。（ Courtesy of M Westcott-figs C and D ）

5. **ERG**：若出现广泛的视网膜损害，则结果显示异常。

6. **治疗**困难且效果较差。急性的发病可能对眼部或全身的激素治疗有反应，但无法防止病变复发。慢性病变需要长期的全身皮质醇、硫唑嘌呤和环孢素的免疫抑制治疗。

7. **预后**较差，无论治疗与否，50% ~ 75% 的患者由于黄斑部的病变或 CNV 的形成，最终会有单眼或双眼的视力下降。

进行性视网膜下纤维化及葡萄膜炎综合征

进行性视网膜下纤维化及葡萄膜炎综合征是一种罕见的、特发的、慢性疾病，往往双眼发病，多累及健康的近视女性。

1. **临床表现**：30 岁左右发病，起病伴单眼视力的逐渐模糊，但最终往往双眼都会发病。

2. **体征**
   - 轻度的前葡萄膜炎和玻璃体炎症。
   - 黄色的、模糊的视网膜下病灶，病灶会在后极部和中周部合并成土黄色的隆起（图 11.66A ）。
   - 最终形成大片的视网膜下纤维化（图 11.66B ）。
   - 可能会发生黄斑囊样水肿和 CNV。

3. **FA** 显示正常的视网膜和脉络膜血管充盈，早期有斑驳状的高荧改变和窗样缺损，晚期病灶边界显示高荧。

4. **ERG** 可下降。

5. **治疗**：全身激素治疗以及其他免疫抑制药物可用来治疗复发性病变，但对已经形成纤维化的病变无效。

6. **预后**较差。

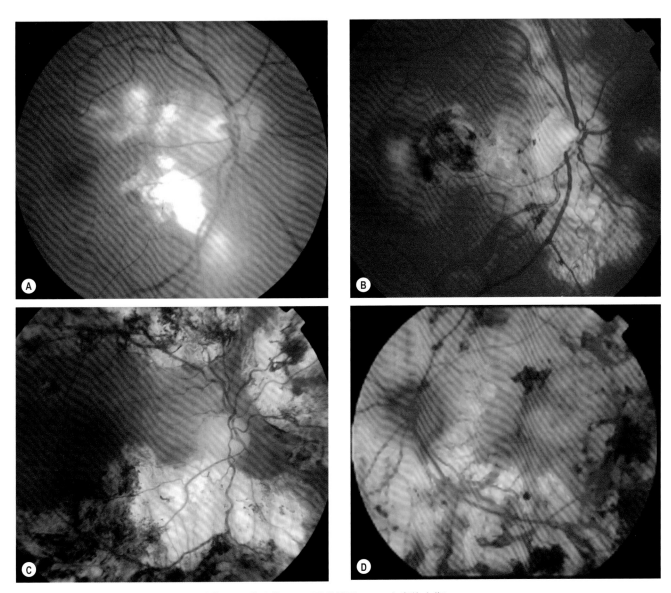

图 11.65　匍行性脉络膜病变。A. 活动期。B. 静止期。C. 严重累及。D. 疾病终末期。

急性黄斑区神经视网膜病变

急性黄斑区神经视网膜病变是一种罕见的、自限性疾病，发病于健康的女性。此病可累及单眼或双眼，发病前可有流行性感冒样症状。

1. **临床表现**：20 ~ 40 岁发病，视力急剧下降，出现旁中心暗点。

2. **体征**

   - 没有眼部的炎症反应。
   - 在黄斑区中央有花瓣状排列的棕红色的楔形病变（图 11.67）。
   - 阿姆斯勒方格表和视野测量能够显示明显的对应病变位置和形状的暗点。
   - 数周内视力症状会逐渐改善，病变慢慢消失，

但在几年内不会完全消失。

   - 很少复发。

3. **FA**：显示正常或模糊的低荧表现。

4. **ERG** 正常。

5. **治疗**：不需要。

急性带状隐匿性外层视网膜病变

急性带状外层视网膜病变（acute zonal outer retinopathy，AZOR）是一组非常罕见的、特发性综合征。主要特点为急性发病的一处或多处带状视野缺损。急性带状隐匿性外层视网膜病变（acute zonal occult outer retinopathy，AZOOR）是最常见的 AZOR 综合征。此病与这组疾病的其他疾病的临床症状相

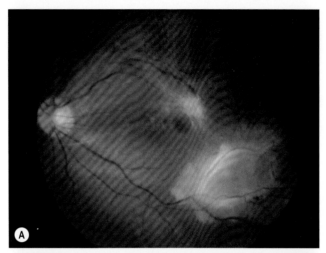

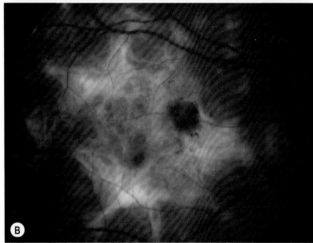

图 11.66　进行性视网膜下纤维化及葡萄膜炎综合征。A. 病变早期。B. 病变晚期。

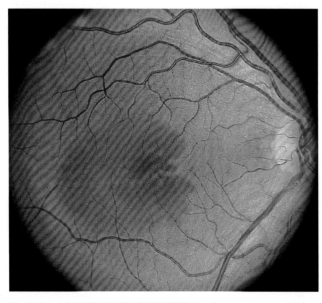

图 11.67　急性黄斑区神经视网膜病变。(Courtesy of J Donald Gass, from Stereoscopic Atlas of Macular Diseases, Mosby 1997)

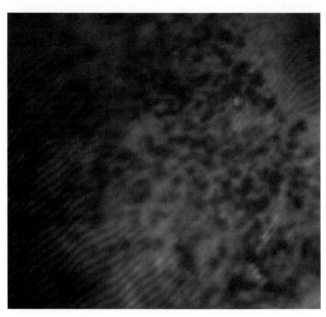

图 11.68　急性带状外层视网膜病变中 RPE 发生改变。(Courtesy of C Pavésio)

似，主要累及年轻近视女性，有些患者有前驱的病毒感染症状。

1. **临床表现**：急性的一处或多处的带状视野缺损，常伴有闪光感。颞侧视野往往受累，但中央视野一般不受累，50% 的患者双眼发病。

2. **体征按时间排序为**：
   - 正常眼底。
   - 几周后可能会有轻度的玻璃体炎症，受累的区域视网膜血管减少，偶尔有静脉周围炎，特别在有大量视野缺损的患者中。
   - 受累区域可能扩大，比较少的情况会保持不变或减小。
   - 50% 的病例视野缺损在 4~6 个月内保持稳定。
   - 晚期表现为 RPE 聚集 (图 11.68)，受累区域的小血管变窄，但如果视网膜细胞幸存，眼底表现维持正常。

3. **视野测量**：应该包括周边和中央视野，不然的话可能检测不到周边视野的缺损。视野缺损与视网膜所见不一致。

4. **ERG** 特点是 a 波和 b 波振幅降低，30Hz 闪光反应延迟。

5. **眼电图**：光峰电位缺失或严重下降。

6. **预后较好**，85% 病例最终视力大于 0.5。患眼有 25% 的复发率，对侧眼可延迟发病。

原发性间质性脉络膜炎

原发性间质性脉络膜炎的炎症多为肉芽肿型，发生在脉络膜基质水平，并伴有脉络膜大型无窗孔血管的炎症。

Vogt-Koyanagi-Harada综合征

发病机制

Vogt-Koyanagi-Harada（VKH）综合征是一种特发性的全身多系统的自身免疫性疾病，特点是全身含黑色素细胞的组织炎症反应，例如葡萄膜、耳和脑膜。

VKH 主要发生在拉丁裔、日本人和有色人种中。在不同的种族中，此病都和 HLA-DR1 和 HLA-DR4 有关，表明此病有普遍的免疫易感性。

实际上，VKH 可以分为 Vogt-Koyanagi 病和 Harada 病。前者主要以皮肤改变和前部葡萄膜炎为特点，后者以神经系统和渗出性视网膜脱离为主。可能的诱发因素包括皮肤损害或病毒感染，会导致黑色素细胞的致敏。脑脊液分析显示脑脊液细胞增多，主要是小淋巴细胞，80% 患者在起病 1 周内出现，97% 的患者在 3 周内。

分期

1. **前驱期**持续数天，以神经系统和听力改变为主。
   - 脑膜炎导致头痛和颈项强直。
   - 脑病较少发生，可表现为抽搐、局部麻痹和颅神经麻痹。
   - 听觉系统改变包括耳鸣、眩晕和耳聋。

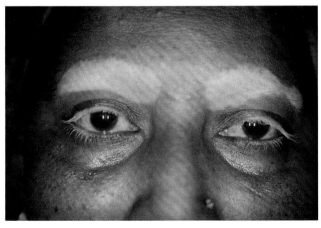

图 11.69　VKH 综合征中的白癜风和白发症。（Courtesy of U Raina）

表11.7　修订的VKH综合征诊断标准

1.无穿通性眼外伤病史
2.无其他眼部疾病
3.双眼葡萄膜炎
4.神经系统和听力系统表现
5.不在中枢神经系统或眼部病变之前出现的皮肤改变，如秃发、白发症和白癜风

典型的VKH，1～5都有表现。
不典型的VKH，1～3和4或者5有表现。
可能的VKH（只有眼部表现），1～3有表现。

2. **急性葡萄膜炎期**前驱期后，随即出现葡萄膜炎期。以双眼肉芽肿性前部或后极部多灶脉络膜炎以及渗出性视网膜脱离为主要特点。

3. **恢复期**在几周后出现，主要特点为：
   - 局部的脱发、白发和白癜风（图 11.69）。
   - 眼底局部脱色素改变（晚霞样眼底）和角膜缘脱色素病变（Sugiura 征）。

4. **慢性复发期**以加重的前葡萄膜炎为特点。

葡萄膜炎

1. **前葡萄膜炎**急性期一般为非肉芽肿型，但复发期有肉芽肿型表现并且只累及眼前节。

2. **后葡萄膜炎**发生于 Harada 病患者，常双眼发病。临床特征按以下时间顺序排列：
   - 弥漫性脉络膜浸润灶和视盘炎。
   - 多灶性神经视网膜脱离和视盘水肿（图 11.70A）。
   - 慢性期表现为弥漫性的 RPE 萎缩（晚霞样眼底），可伴有周边小的萎缩灶（图 11.71）。
   - 并发症包括 CNV 和视网膜下纤维化。

3. **FA**：急性期表现为 RPE 水平的多灶性点状高荧（图 11.70B）以及之后的视网膜下荧光积聚（图 11.70C）。慢性期由于 RPE 窗样缺损可见一些高荧区域。

4. **ICGA** 急性期可见规律分布的低荧光灶，大多数造影晚期仍保持低荧，也有一些荧光强度变正常。晚期还表现后极部弥漫的高荧光。有视网膜脱离的眼睛如同 FA 所见表现有高荧的区域。ICGA 对于监控脉络膜炎症的进展和治疗的效果十分有用。

5. **治疗**：口服高剂量泼尼松龙（60～100 mg/d），也有人认为可予以 3 天甲泼尼龙静脉冲击治疗（500～1000 mg/d）。激素不敏感患者可服用环孢素。

6. **预后**取决于早期发现和疾病早期的积极控制。较晚的诊断或者不当的初始治疗往往预后较差，只

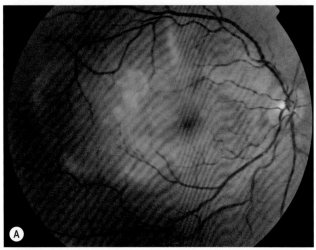

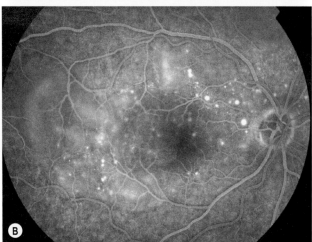

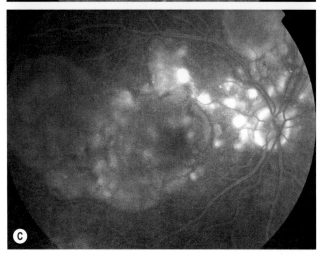

图 11.70　Harada 病活动期。A. 多处浆液性视网膜脱离。B. FA 静脉期有多处高荧病灶。C. 晚期由于浆液性视网膜脱离形成荧光积聚，造成广泛的高荧表现。（Courtesy of Moorfields Eye Hospital）

有 50% 的患者最终视力会好于 0.5.

7. **双眼渗出性视网膜脱离的鉴别诊断**
   - 脉络膜转移肿瘤。
   - 葡萄膜渗漏综合征。

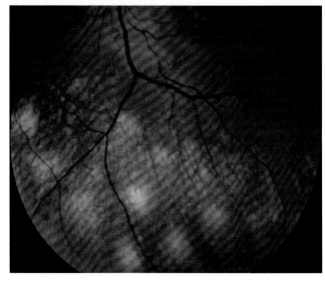

图 11.71　晚霞样眼底。

- 后部巩膜炎。
- 子痫。
- 中心性浆液性视网膜病变。
- 湿性年龄相关性黄斑变性。

交感性眼炎

1. **病因**：交感性眼炎（sympathetic ophthalmitis, SO）是一种发生于穿通伤后的双眼肉芽肿型全葡萄膜炎，往往伴有葡萄膜脱出，较少一些发生于眼内手术后，一般是多次的玻璃体视网膜手术。受伤眼称为激发眼，对侧眼发生葡萄膜炎，称为交感眼。由于往往缺乏组织学证据，诊断一般都是假设性的。

2. **组织学**显示脉络膜有弥漫大量的淋巴细胞浸润，以及播散堆积的上皮样细胞，大多含有吞噬黑色素形成的颗粒（图 11.72A）。位于 Bruch 膜和 RPE 之间有肉芽肿形成，称为 Dalen-Fuchs 结节（图 11.72B）。

3. **临床表现**：65% 的病例是在受伤后 2 周到 3 个月内发病，90% 病例在受伤后 1 年发病。

4. **体征**按时间顺序排列分别是：
   - 激发眼有外伤史，往往炎症反应比较重（图 11.73A）。
   - 交感眼继而被刺激，出现视物模糊、畏光和调节丧失。
   - 双眼都发生前葡萄膜炎，或轻微或严重，大多是肉芽肿性的。由于双眼的炎症程度可以是不

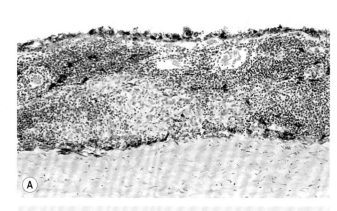

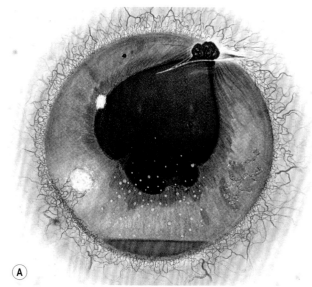

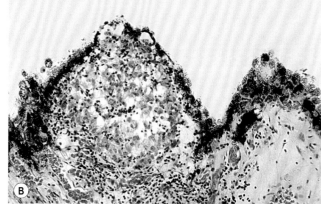

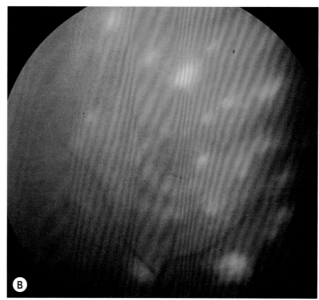

图 11.72　交感性眼炎的组织切片。A. 脉络膜的淋巴细胞浸润以及上皮样细胞散在聚集，其中许多含有黑色素颗粒。B. Dalen-Fuchs 结节——位于 Bruch 膜和 RPE 之间的肉芽肿。（Courtesy of J Harry）

对称的，所以其中一只眼的发病可能被遗漏。

- 中周部多灶的脉络膜浸润（图 11.73B）。
- 组织学上可以看到与 Dalen-Fuchs 结节相对应的 RPE 下浸润。
- 严重的病例可发生渗出性视网膜脱离。
- 发生在黄斑的残留的脉络膜视网膜瘢痕可引起视力的下降。
- 类似于 VKH 的晚霞样改变（图 11.71）。

5. FA 显示 RPE 水平多处的渗漏，渗出性视网膜脱离则伴有视网膜下荧光渗漏和堆积。

6. ICGA：活动性病变显示低荧病灶，治疗后可消失。

7. 超声可能显示脉络膜的增厚和视网膜脱离。

8. 全身表现和 VKH 相同，但较少见。

9. 治疗

　a. **摘除眼球**：只有在受伤眼视力预后没有希望的时候才考虑，一般在受伤后 10 日内进行，其他情况下不予考虑，因为往往最终激发眼的视

图 11.73　交感性眼炎。A. 激发眼。B. 脉络膜的多灶浸润。（Courtesy of W Wykes-fig. A）

力要好于交感眼。而且摘除眼球似乎并不能防止 SO 的发生。

　b. **局部治疗**：对前葡萄膜炎可使用激素和睫状肌麻痹剂，但炎症往往对此类治疗不敏感（可作为诊断线索）。

　c. **全身激素治疗**比较有效，激素不敏感的情况下可使用环孢素或硫唑嘌呤。激素剂量逐渐减少，治疗往往需要至少一年，减少复发的风险。积极治疗后，75% 的交感眼视力能保持 0.1 以上。长期的随访是必需的，因为约有 50% 的病例会复发，并且复发可以在几年以后发生。

鸟枪弹样脉络膜视网膜病变

1. **定义**：鸟枪弹样脉络膜视网膜病变是一种少见的特发性慢性复发性疾病，双眼发病，主要发生于女性。超过 95% 的患者 HLA-A29 阳性。与其他此类疾病相比，此病可单独累及脉络膜和视网膜。

2. **临床表现**：30 ~ 60 岁发病，中心视力的隐匿性损害伴有闪光感和飞蚊症。随后可出现夜盲和色觉损害。

3. **体征**

   - 位于后极部和中周部的多发的、边界不清的、淡黄色脉络膜斑块，直径小于视盘。
   - 病灶一般都从视盘开始向周边分布，但黄斑部往往不受累（图 11.74A）。
   - 病灶多为卵圆形，也有细长的或不规则形状的。
   - 数年后会有新的病灶出现，旧病灶也可能扩大。

   - 静止性病灶由形状边界清楚的萎缩灶组成，往往不会出现色素沉着（图 11.74B）。
   - 其他特点包括玻璃体炎症和血管炎。
   - 并发症包括黄斑囊样水肿、黄斑皱褶和 CNV。

4. **FA** 显示视盘荧光着染，黄斑囊样水肿表现高荧和渗漏（图 11.74C）。

5. **ICGA**：中期显示清晰的卵圆形低荧病灶（图 11.74D），这些病灶晚期大多荧光强度变正常。ICGA 可以比临床上发现更多的病灶。

6. **ERG**：疾病早期表现正常，随着疾病进展，b 波振幅和震荡电位下降。30Hz 闪光 ERG 潜伏期延迟是最敏感的改变。ERG 的改变反映了视网膜内水肿，所以主要和视网膜血管病变而不是脉络膜的病变相关。

7. **治疗**：全身激素治疗有较好的反应，但结合非激素药物，如环孢素或硫唑嘌呤能达到更好的效果。

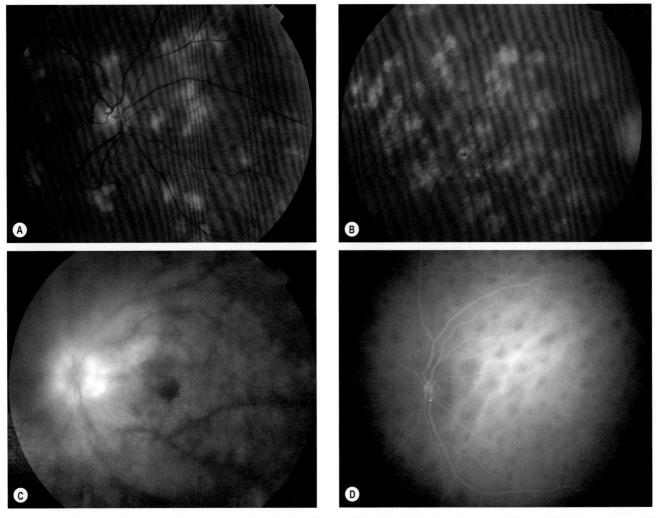

图 11.74 鸟枪弹样脉络膜视网膜病变。A. 活动期。B. 静止期。C. 荧光造影晚期视盘高荧表现以及黄斑囊样水肿。D. ICGA 早期可见大量低荧病灶。（Courtesy of C Pavésio-fig. B; P Gili-fig. C）

眼部的激素用药可以用来治疗黄斑囊样水肿。

8. **预后**：约 20% 的患者病程有自限性，至少有一眼能维持正常的视力。大多数人单眼或双眼的视力损害程度不尽相同。

各种前葡萄膜炎

Fuchs葡萄膜炎综合征

1. **定义**：Fuchs 葡萄膜炎综合征（Fuchs uveitis syndrome，FUS）或称 Fuchs 虹膜异色性虹膜睫状体炎是一种慢性非肉芽肿型特发性葡萄膜炎，多为单眼发病。起病隐匿，多发于 30～40 岁，男女发病率无明显差别。尽管 FUS 占所有葡萄膜炎的 4%，但此病往往容易被误诊或者过度治疗。虹膜异色（两眼的虹膜颜色不同）表现可以缺失或很难发现，特别是对于棕色瞳孔的人群。诊断主要根据眼部表现，但早期的表现可能非常轻微，容易遗漏。

2. **临床表现**
   - 主要症状往往是慢性的恼人的玻璃体浑浊。
   - 常有白内障形成造成逐渐的视物模糊。
   - 双眼颜色不同。
   - 往往偶然发现。

3. **主要体征**
   - 不会发生虹膜后粘连，除非在白内障手术后。
   - 典型的小的、圆形或星形的灰白色 KP。KP 可以播散在整个角膜内皮，并常常伴有羽毛状的蛋白纤维（图 11.75A）。
   - 30% 的病例瞳孔缘或者虹膜基质会出现小的结节改变（图 11.75B）。
   - 会出现微弱的房水闪辉和轻度的细胞反应。
   - 玻璃体炎症和致密的纤维渗出会造成视力的下降。

4. **弥漫的虹膜萎缩**
   - 最早的表现是虹膜隐窝的消失。
   - 晚期的基质萎缩使受累虹膜变得迟钝和细节消失，特别是在瞳孔区，其中瞳孔括约肌的表现最明显（图 11.75C）。由于缺乏基质层的支持，正常的虹膜血管显得非常明显。
   - 通过后照法可以最好地检测出虹膜后色素上皮层的萎缩（图 11.75D）。

5. **虹膜异色征**是非常重要和常见的表现，在晚上最明显。

表11.8　异色性虹膜炎的其他病因

1. 低色素性
   - 特发先天性
   - Horner综合征，特别是先天性的
   - Waardenburg综合征

2. 高色素性
   - 单侧局部使用前列腺素衍生物治疗青光眼
   - 眼皮肤黑素细胞增多症（太田痣）
   - 眼铁质沉着痣
   - 弥漫性虹膜痣或黑色素瘤
   - Sturge病

- 虹膜异色的程度由相应部位虹膜基质和后色素上皮层萎缩的程度以及患者本来的虹膜颜色决定。
- 在绿色虹膜的眼中较容易发现，而在蓝色或深棕色的虹膜中则较难被察觉。
- 受累眼往往表现出色素减少（图 11.75E）。
- 在蓝色虹膜的患眼，由于基质层的萎缩，使得后色素上皮层显露出来，患眼反而变得色素增强（反向虹膜异色）。

6. **前房角镜检查**可正常或有以下某项表现：
   - 房角有细小的放射状树枝状血管（图 11.75F），使得前房穿刺时出现线状出血（Amsler 征）。
   - 细小的、不融和的、不规则周边前粘连。

7. **全身伴随症状**：一小部分病例会出现 Parry-Romberg 综合征（半侧颜面萎缩）。

8. **并发症**
   a. **白内障**非常常见是此病的一个特点（图 11.75E）。与其他类型的前葡萄膜炎造成的白内障并无明显不同。后房眼内人工晶状体植入的手术效果比较好。
   b. **青光眼**只在随访几年后发生，是疾病的晚期表现。一般通过眼部用药就能得到很好的控制，但也有些患者需要手术治疗。

9. **治疗**：患者有玻璃体浑浊困扰则需要治疗
   a. 后极 Tenon 囊下注射激素药物是有效的，如曲安奈德，但往往效果持续时间比较短。
   b. **玻璃体切割术**：对于影响视力的严重玻璃体混浊则需要考虑玻璃体手术治疗。

   局部激素药物治疗往往效果不好，由于不发生虹膜后粘连，所以散瞳药物也不是必需的。

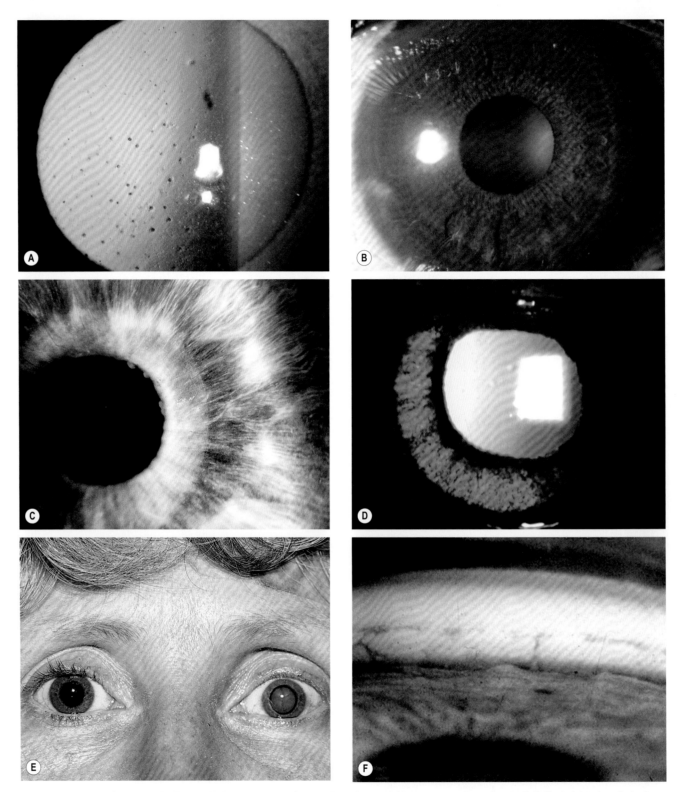

图 11.75 Fuchs 综合征。A. 角膜后沉着物。B. 瞳孔边缘和虹膜基质层的小结节。C. 虹膜基质层的萎缩使瞳孔括约肌非常明显，瞳孔缘可见小结节。D. 通过后照法可见后色素层的萎缩。E. 虹膜异色征和左眼的白内障形成。F. 房角的血管以及周边小的前粘连。（Courtesy of C Pavésio-fig. A）

晶状体诱发性葡萄膜炎

晶状体诱发性葡萄膜炎是由于晶状体囊膜破裂造成晶状体蛋白的免疫反应所引起，造成的原因可以是外伤或者不完全的晶状体摘除术（图 11.76）。

晶状体过敏性眼内炎

1. 临床表现：视力突然下降伴眼痛，严重程度略轻于细菌性眼内炎，在晶状体囊膜破裂数日到数周后发病。

2. 体征

- 不同严重程度的肉芽肿型前葡萄膜炎。
- 眼内压往往升高。
- 炎症不累及眼后段。

3. 鉴别诊断：与细菌性眼内炎鉴别。对于较难鉴别的情况，可行玻璃体穿刺抽液术确定。

4. 治疗：手术需完全取出晶状体组织并联合强力的激素治疗。

晶状体源性非肉芽肿型葡萄膜炎

1. 体征：相比晶状体过敏性眼内炎，前葡萄膜炎没那么严重，但为慢性病程，在晶状体囊膜破裂后 2～3 周内发病。

2. 鉴别诊断包括轻度的细菌性眼内炎和真菌性眼内炎、交感性眼炎和晶状体诱发的炎症。

3. 治疗：轻度的病例可以局部激素用药，但炎症较重者需要眼周和全身的治疗。若有残留晶状体组织，则需要取出。

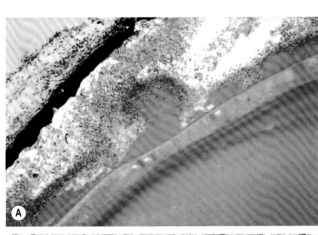

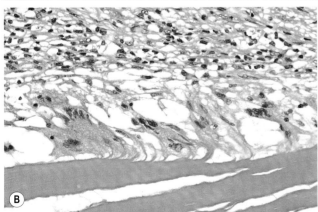

图 11.76 晶状体诱发性葡萄膜炎。A. 外逸的晶状体组织造成的炎症反应。B. 与囊膜外组织相关的巨细胞。（Courtesy of J Harry and G Misson, from Clinical Ophthalmic Pathology, Butterworth-Heinemann, 2001）

各种后葡萄膜炎

急性视网膜色素上皮炎

急性视网膜色素上皮炎（Krill 病）是一种累及 RPE 的、罕见的、特发的自限性疾病，75% 病例为单眼发病。

1. 临床表现：30 岁左右发病，伴有中心视力突然的轻微下降。

2. 体征

- 黄斑部表现为 2～4 个离散的簇状病灶，由 RPE 水平上细小的灰色点状病灶及其周围包绕的低色素黄色光晕组成（图 11.77A）。
- 这些病灶一般在起始症状后 1～2 周内出现。
- 6～12 周后病灶可消失，视力恢复正常。
- 复发不常见。

3. FA 可以是正常的，光晕可有高荧表现但没有渗漏（图 11.77B）。

4. EOG 结果低于正常。

5. 治疗：不需要。

急性特发性黄斑病变

急性特发性黄斑病变是一种罕见的自限性疾病，绝大多数都是单眼发病，可有流感样前驱症状。

1. 临床表现：20～40 岁发病，单眼突然严重的中心视力下降。

2. 体征

- 黄斑部出现边界不清的神经视网膜脱离（图 11.78A），脱离区域可见视网膜内出血。
- 常有脱离部分的 RPE 水平小型淡灰色的增厚。
- 可有虹膜炎、视盘炎和轻度的玻璃体炎症。
- 几周后渗出性改变逐渐消失。
- 病灶消退后可表现出牛眼征并伴有视力的下降。

3. FA

- 早期在神经视网膜脱离下方显示轻微不规则的高荧反应（图 11.78B）。
- 静脉期中期（图 11.78C）和晚期（图 11.78D）显示视网膜下液的着染增强。

4. 治疗：不需要。

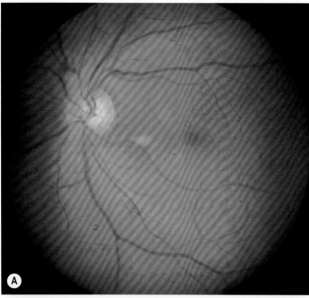

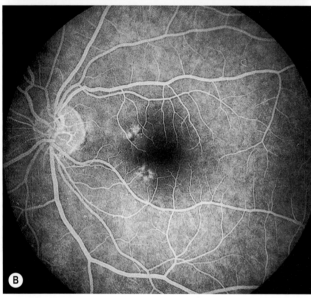

图 11.77　A. 急性视网膜色素上皮炎。B. FA 静脉期显示相应的局部高荧病灶。(Courtesy of M Prost)

急性多灶性视网膜炎

急性多灶性视网膜炎是一种罕见的、多为双眼发病的自限性疾病，主要在健康人中发病。多在出现视觉症状前 1~2 周有流行性感冒样症状。曾有人假设此病为猫抓病的一种不常见的表现。

1. **临床表现**：30~40 岁发病，突然的视力轻微下降。
2. **体征**
   - 双眼发生在赤道后部多处的视网膜炎症（图 11.79）。

- 常有轻微的玻璃体炎症和视盘水肿。
- 一些病例有黄斑部星芒状皱褶。
- 少数人会有轻微的视网膜分支动脉阻塞。
- 2~4 个月后眼底病灶消失，视力恢复。
3. **治疗**：不需要。

孤立性特发性脉络膜炎

孤立性特发性脉络膜炎是一种独特的临床病症，由于此病与其他病症相像，可导致诊断的失误。

1. **临床表现**：轻微的视力下降和飞蚊症。
2. **体征**
   - 疾病活动期会有玻璃体炎症。
   - 离散的、赤道后的、暗黄色脉络膜隆起，边界不清。
   - 其他相关表现包括相邻视网膜下的积液以及远离主要病灶的黄斑星芒状皱褶。
   - 随着炎症的消退，病灶边界逐渐清晰，视网膜下的渗出和积液也会吸收。
3. **治疗**：活动期影响视力的病灶需要全身激素治疗。大多静止性病灶会保持稳定或者不需治疗就能消退。
4. **鉴别诊断**：包括一些炎症病灶，如结节病、结核病（见图 11.51B）、结节性后巩膜炎和梅毒等，还有一些非黑色素肿瘤，如无黑色素性黑色素瘤、转移性肿瘤。

霜样树枝状视网膜血管炎

霜样树枝状视网膜血管炎（frosted branch angiitis，FBA）常双眼发病，眼底有特征性改变，可出现特有的症状（原发性形式），也可由于对多种感染源的免疫反应发病。继发性 FBA 可伴有感染性视网膜炎，尤其是巨细胞病毒视网膜炎，也可与肾小球肾炎和视网膜中央静脉阻塞有关。原发性 FBA 罕见，并且主要影响儿童和青少年。

1. **临床表现**：亚急性双眼视力下降，飞蚊症和 / 或闪光感。
2. **体征**
   - 视力一般较差。
   - 广泛的半透明的视网膜动静脉的血管周围鞘（图 11.80A）。

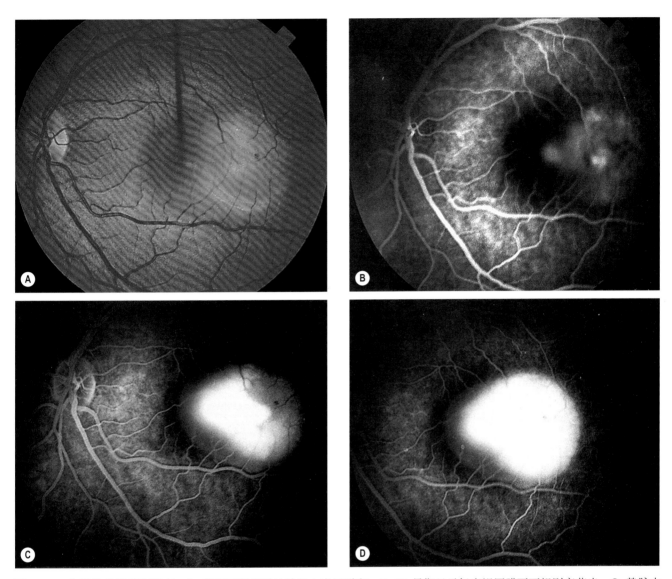

图 11.78 急性特发性黄斑病变。A. 黄斑区不规则的神经上皮层脱离。B. FA 早期显示轻度视网膜下不规则高荧光。C. 静脉中期显示视网膜下液着染使高荧光扩散。D. 静脉晚期显示视网膜下液进一步着染。

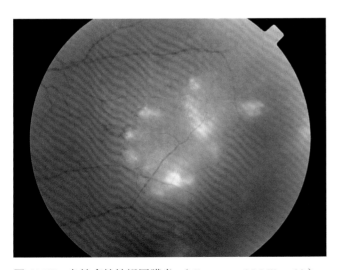

图 11.79 急性多灶性视网膜炎。（Courtesy of S Milewski）

- 常出现前葡萄膜炎、玻璃体炎症和视网膜水肿。
- 不常见的表现包括视盘炎、硬性渗出、视网膜出血和静脉阻塞（图 11.80B）。

3. **治疗**：需要全身和局部的激素治疗，但最佳的治疗方案还没有建立。原发性病变视力预后较好，但继发性病变可有严重的视力下降。

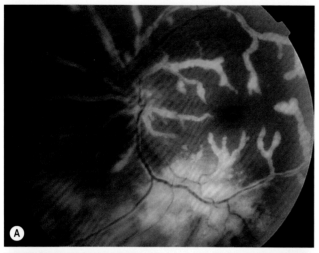

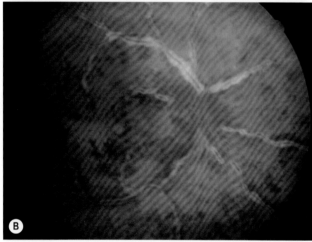

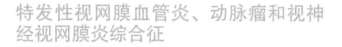

图 11.80　霜样树枝状视网膜血管炎。A. 血管周围的白鞘。B. 继发的静脉阻塞。（Courtesy of J Donald Gass, from Stereoscopic Atlas of Macular Diseases, Mosby 1997-fig. A; C Barry-fig. B）

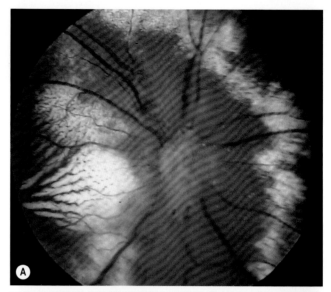

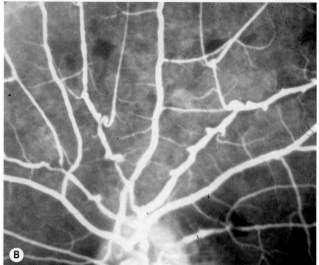

图 11.81　特发性视网膜血管炎、动脉瘤和视神经视网膜炎综合征。A. 围绕视盘的环形硬性渗出，还可见不规则静脉以及模糊的视神经头。B. FA 显示动脉分支处有许多动脉瘤和动脉粗细显著不均。（Courtesy of J Donald Gass, from Stereoscopic Atlas of Macular Diseases, Mosby 1997-fig. A; RF Spaide, from Diseases of the Retina and Vitreous, WB Saunders 1999-fig. B）

特发性视网膜血管炎、动脉瘤和视神经视网膜炎综合征

特发性视网膜血管炎、动脉瘤和视神经视网膜炎综合征是一种罕见的病症，主要影响健康年轻女性，可单眼或双眼发病。

1. **体征**
   - 前葡萄膜炎和玻璃体炎症。
   - 沿着视网膜小动脉网和视神经头的多发的、渗漏的领带结样动脉瘤扩张，会导致显著的视盘周围的视网膜内脂质堆积（图 11.81A）。
   - 动脉瘤数量会增多，但也有一些会自发性消退。
   - 视盘水肿和黄斑星芒状皱褶。
   - 不规则的静脉扩张和血管白鞘。
2. FA 表现为动脉分支处有许多动脉瘤，以及动脉粗细明显不同（图 11.81B）。也可出现广泛的周边毛细血管无灌注。
3. **治疗**：若出现周边广泛的缺血和视网膜新生血管，可行激光光凝治疗。

（李祚　费萍　李家恺 译）

第 **12** 章　眼　肿　瘤

眼球良性肿瘤

结膜色素痣

结膜色素痣是最常见的黑色素细胞结膜肿瘤。总体恶变率约 1%。

1. **组织学**：类似于皮肤色素痣，但不存在真皮，因此在命名时用上皮下和间质取代了真皮。

   a. 交界痣少见，其特点是色素痣细胞巢位于上皮和上皮下交界处（图 12.1A）。

   b. 复合痣的特征是在上皮和上皮下的交界处以及上皮下间质内存在色素痣细胞，同时含杯状细胞的表面上皮向下增殖（图 12.1B）。

   c. 上皮下病变则完全局限于上皮下。

2. 通常在几岁或十几岁时**发病**。

3. **体征**
   - 单侧、孤立、散在、轻度隆起、大小不一的上皮内色素性球形病灶，最常发生在近角膜缘区域（图 12.2C）。
   - 色素沉着的程度不一，有些可能无色素。（图 12.2D）。
   - 痣内存在囊腔的情况较常见（图 12.2E）。
   - 第二常见的位置是皱襞和泪阜（图 12.2F）。
   - 在儿童和青少年中病变有可能充血成为粉红色。

4. **潜在恶性征象**
   - 位置异常，如发生在眼睑或穹窿结膜。
   - 明显的滋养血管。
   - 突然增大或色素加深。
   - 20 岁之后发病。

5. **治疗**：手术切除主要是为了美观。较少见的适应证包括病变造成刺激症状和怀疑恶变。

结膜乳头状瘤

儿童结膜乳头状瘤是通过母婴传播的方式，在其出生时经由被感染的阴道感染人乳头瘤病毒（6 型和 16 型）而引起的。

1. **组织学**：纤维血管核心覆盖有不规则增生的含杯状细胞的非角化复层扁平上皮（图 12.2A）。

2. **体征**
   - 病变无蒂或有蒂，最常位于近角膜缘区域、穹窿（图 12.2B）或泪阜（图 12.2C）。
   - 病灶通常是孤立的，但可多发，偶尔累及双侧，并可能融合（图 12.2D）。

   - 蒂大的病变可能产生刺激症状并影响眼睑闭合（图 12.2E）。
   - 病变有时可面积较大并侵犯角膜（图 12.2F）。

3. **治疗**：小病灶常自然消退，不一定需要治疗。大病灶通过手术切除和对基底部及周边区域冷冻来治疗。对于复发的处理包括结膜下 α- 干扰素治疗、二氧化碳激光汽化、局部应用丝裂霉素 C 和口服西咪替丁（泰为美）。

皮样囊肿

诊断

1. **组织学**：包含皮肤成分的胶原组织实质性肿块，覆盖有复层扁平上皮（图 12.3A）。

2. **发病**在幼儿期。

3. **体征**
   - 光滑、柔软、淡黄色的结膜下肿块，最常位于颞下缘，常有毛发伸出（图 12.3B）。
   - 偶有极大的病灶，环绕角膜缘生长（复杂皮样囊肿；图 12.3C）。

4. **治疗**：适应证包括美观原因、慢性刺激症状、凹陷形成和弱视（散光或视轴受累引起）。小病灶可手术切除，大病灶可能需要板层角巩膜切除术。

全身相关疾病

全身相关疾病包括 Goldenhar 综合征（见下文）、较少见的 Treacher Collins 综合征（见第 1 章）和皮脂腺痣（见下文）。

1. **Goldenhar 综合征**（眼耳脊椎相关）通常是散发的。一般认为，半侧颜面短小畸形和 Goldenhar 综合征存在部分相同的异常。

   a. 全身特征
   - 颧骨、上颌骨和下颌骨区域的发育不良（图 12.3D）。
   - 大口畸形和小耳畸形。
   - 耳前及面部皮肤赘生物。
   - 有些患者有严重不对称面裂表现。
   - 半椎体畸形，通常是颈椎。
   - 存在小眼球者精神障碍发病率增加。
   - 其他特征还包括心脏、肾和中枢神经系统异常。

   b. 眼部特征：除皮样囊肿外，还包括上睑切迹或缺损（图 3.15D）、小眼球和视盘缺损。

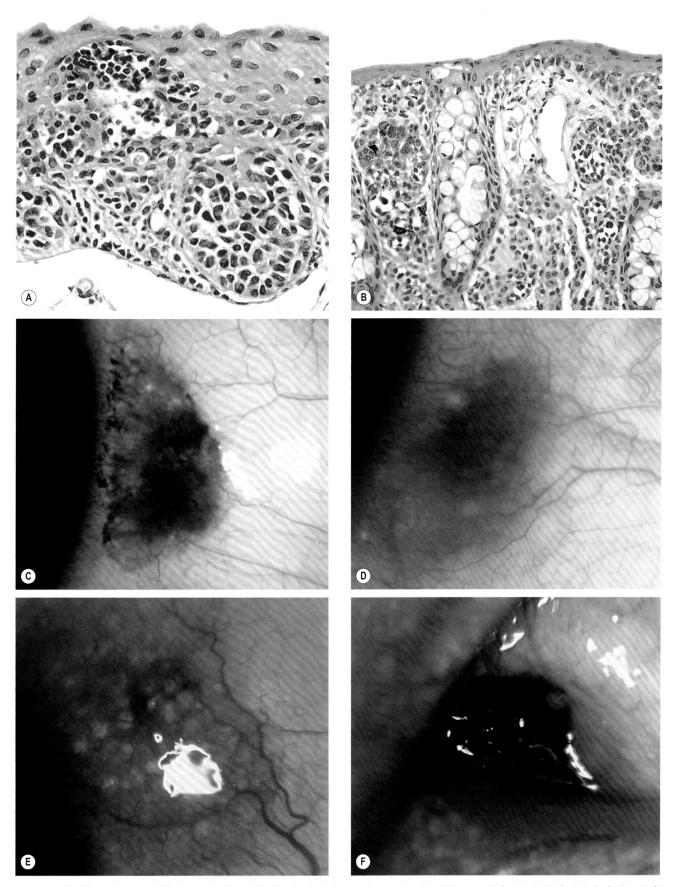

图 12.1 结膜色素痣。A. 交界痣组织学表现为色素痣细胞巢位于上皮和上皮下交界处。B. 复合痣组织学表现为色素痣细胞存在于上皮和上皮下的交界处以及间质内，同时含杯状细胞的表面上皮向下增殖。C. 色素沉着的近角膜缘色素痣。D. 轻度色素沉着的近角膜缘色素痣。E. 色素痣内有囊腔。F. 色素痣累及泪阜。（Courtesy of J Harry and G Misson, from Clinical Ophthalmic Pathology, Butterworth-Heinemann 2001-fi g. A; J Harry-fi g. B ）

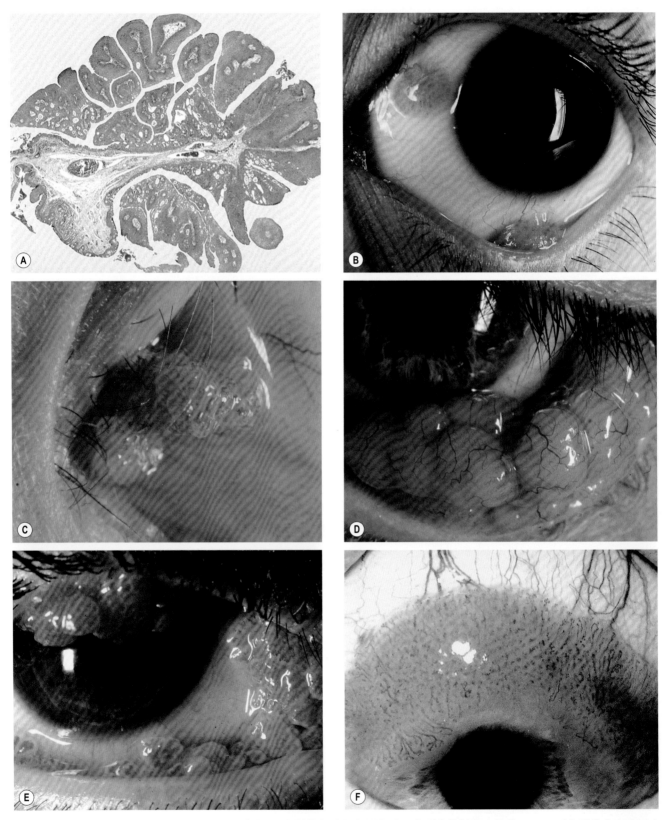

图 12.2　结膜乳头状瘤。A. 组织学显示不规则增生的含杯状细胞的复层扁平上皮覆盖着纤维血管核心。B. 近角膜缘和穹窿区小的乳头状瘤。C. 乳头状瘤累及皱襞和泪阜。D. 融合的乳头状瘤。E. 大的多发乳头状瘤影响眼睑闭合。F. 大型无蒂乳头状瘤侵犯到角膜。（Courtesy of J Harry-fig. A; U Raina-fig. B; R Bates-figs D and E）

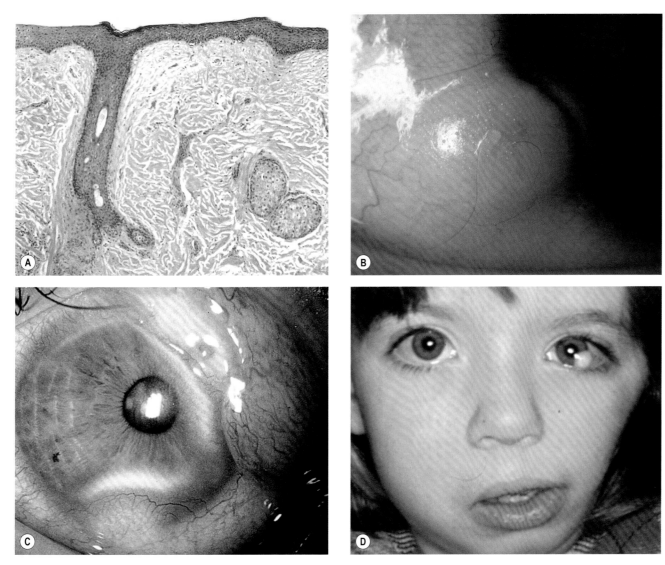

图 12.3 皮样囊肿。A. 组织学显示为包含皮肤成分的胶原组织实质性肿块，覆盖有复层扁平上皮。B. 典型皮样囊肿及伸出的毛发。C. 复合型迷芽瘤。D. Goldenhar 综合征患者的皮样囊肿。(Courtesy of J Harry and G Misson, from Clinical Ophthalmic Pathology, Butterworth-Heinemann 2001-fi g. A)

2. 线状皮脂腺痣

  a. 全身特征：除皮样囊肿外，还包括疣状或鳞状皮肤病变、婴儿痉挛症、中枢神经系统异常和发育迟缓。

  b. 眼部特征：除皮样囊肿外，还包括上睑下垂、角膜混浊、眼睑缺损、眼底缺损和小眼球。

皮肤脂瘤

1. 组织学：类似于实质性的皮样囊肿，但也有脂肪组织。

2. 发病：虽然病变是先天性，但在成人期出现病变。

3. 体征：柔软、可移动、淡黄色至褐色的结膜下肿块，位于外眦附近（图 12.4A）。表面通常角化，

并可有毛发，提示其源于异位皮肤。病变偶尔可延伸至眼眶或向前至角膜缘。

4. 治疗：应避免手术切除，因为可能并发瘢痕、眼睑下垂、干眼及眼球运动障碍等问题。如果病变严重影响美观，切除前部可能会提高美容效果而不影响眼球运动。

5. 鉴别诊断

  ● 眶脂肪脱垂：有正常的结膜表面，活动度更好、更柔软（图 12.4B），加压可重新纳回眼眶。

  ● 泪腺眶叶和淋巴瘤。

化脓性肉芽肿

1. 发病机制：化脓性肉芽肿是累及结膜的组织损伤

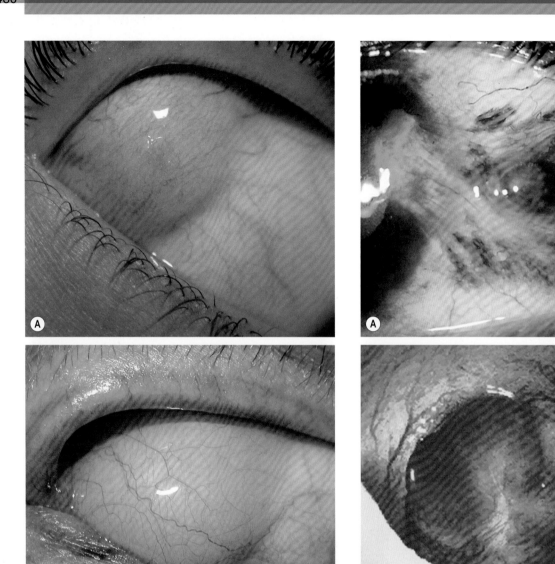

图 12.4　A. 皮肤脂瘤。B. 眶脂肪脱垂作为对照。（ Courtesy of A Pearson ）

图 12.5　化脓性肉芽肿。A. 翼状胬肉切除后。B. 睑板腺囊肿切除后。

（如手术、外伤和较少见的炎症）引起的一种纤维血管的增殖。自发性病变罕见。

2. **组织学**显示为肉芽组织、慢性炎症和小血管增殖，类似于皮肤化脓性肉芽肿。术语化脓性肉芽肿是一种误称，因为病变既非化脓性也不是肉芽肿。

3. **临床**表现于睑板腺囊肿、斜视或摘除术的手术后数周出现。

4. **体征**：快速生长、粉红色、肉质、含血管的结膜实质性肿块，靠近结膜伤口且易出血（图 12.5A 和 B ）。

5. **治疗**：局部应用类固醇。耐药病例需切除。

6. **鉴别诊断**包括缝线肉芽肿、血管瘤和 Tenon 囊肉芽肿或囊肿。

结膜上皮黑变病

　　结膜（种族性）上皮黑变病是一种黑色素生成增多引起的良性状态。常见于深色人种。双眼受累，但强度可不对称。

1. **发病**：黑变在几岁时即可出现，在成年期早期稳定。

2. **体征**

- 扁平状、斑片状的棕色色素沉着区散布于整个结膜，但角膜缘更显著（图 12.6A）。

- 病变在睫状前血管穿支周围或巩膜内神经进入巩膜的周围更显著（Axenfeld 祥，图 12.6B）。
- 裂隙灯下可见色素沉着位于上皮内，因此可在眼球表面自由移动。

其他肿瘤

1. **巩膜血管瘤或毛细血管扩张症**可能与 Sturge-Weber 综合征有关（图 12.7A）。
2. **反应性假上皮瘤增生**是一种继发于刺激而发生的、增长迅速、角化过度、近角膜缘的白色结节（图 12.7B）。
3. **遗传性良性上皮内角化不良**是一种罕见的双侧、半透明、近角膜缘增生性病变，含扩张的血管（图 12.7C）。
4. **黑色素细胞瘤**是一种罕见的先天性病变，黑色，生长缓慢，不能在眼球表面自由移动（图 12.7D）。

眼球恶性肿瘤及癌前病变

原发性获得性黑变病

原发性获得性黑变病（primary acquired melanosis，PAM）是一种单侧病变，通常发生于肤色白皙的白色人种。

1. **组织学**表现为下列情况：
   a. 无黑色素细胞异型性的 PAM 是一种上皮黑色素细胞的良性上皮内增生，无恶变风险（图 12.8A）。
   b. 有黑色素细胞异型性的 PAM 表现为多形性上皮黑色素细胞数量的增加。有异型性的 PAM，严重者可视为原位黑色素瘤，5 年内有 50% 几率出现恶性浸润表现。
2. **发病**常在 45 岁之后。
3. **体征**：两种组织学类型无法从体征来辨别。
   - 不规则、单灶或多灶性的扁平区域，金黄色至黑巧克力色的上皮色素沉着，常累及角膜缘和睑裂区（图 12.8B）。
   - 由于结膜任何部分均可受累，翻转眼睑检查很重要（图 12.8C）。
   - PAM 可扩大、缩小或稳定很长一段时间，也可能局灶性变淡或变深。
   - 扁平病灶突然出现一个或多个结节应怀疑恶变为黑色素瘤（图 12.9D）。
4. **检查**包括活检及免疫组化，因为无论 PAM 异型与否，其临床特征是相同的。
5. **治疗**：小病灶切除；大的广泛病变应进行多点活检。显示有异型性的病变需要冷冻治疗或丝裂霉素 C 治疗。
6. **鉴别诊断**包括结膜色素痣、上皮（种族性）黑变病、先天性眼球黑色素细胞增多症和 Addison 病。

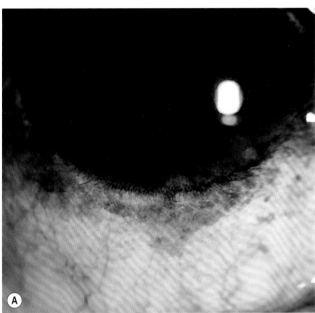
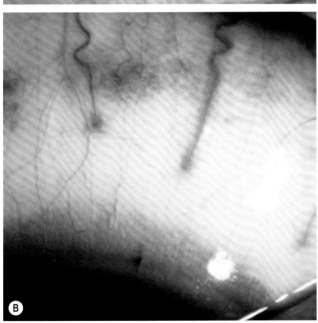

图 12.6　上皮（种族性）黑变病。A. 近角膜缘受累。B. Axenfeld 祥。

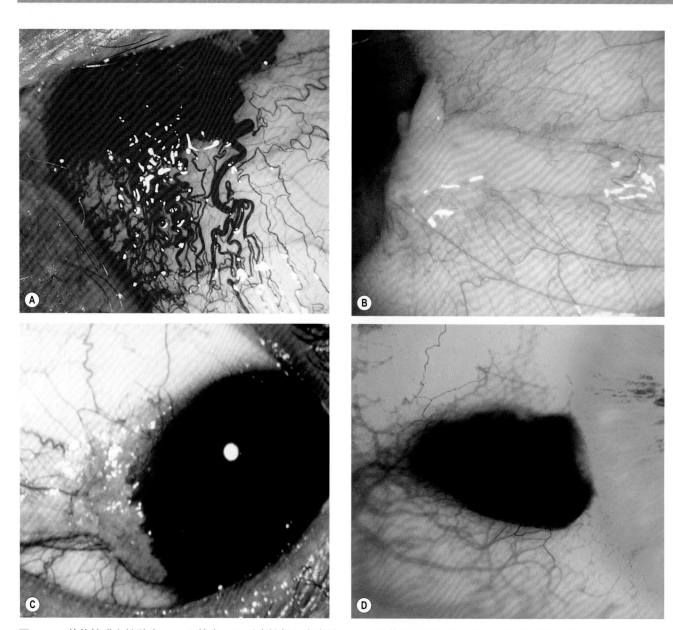

图 12.7　其他结膜良性肿瘤。A. 血管瘤。B. 反应性假上皮瘤增生。C. 遗传性上皮内角化不良。D. 黑色素细胞瘤。

黑色素瘤

　　结膜黑色素瘤约占所有眼部恶性肿瘤的 2%。

诊断

1. 组织学表现为在上皮下基质内有一片黑色素瘤细胞（图 12.9A）。

2. 分类

　　a. 从原先存在的色素痣（交界痣或复合痣）进展而来的黑色素瘤占 20%。

　　b. 原发的黑色素瘤最不常见。

　　c. 由有黑色素细胞异型性的 PAM 进展而来的病例占 75%。

3. 通常在 50 多岁时发病。罕见的痣发育异常综合征病例除外，该病可较早地发生多种黑色素瘤。

4. 体征

　　● 原发或从原先存在的痣、黑色素瘤进展而来的黑色素瘤表现为黑色或灰色有血管的结节，可固定于巩膜外层。

　　● 虽然肿瘤可出现在结膜任何部位，但常见于角膜缘（图 12.9B）。

　　● 无色素的肿瘤呈粉红色，有光滑的"鱼肉"状外观特点（图 12.9C），这可能会影响诊断。

　　● 来源于有异型性 PAM 的多灶性病变以增厚和结节区为特征（图 12.9D）

5. 鉴别诊断包括大痣、睫状体黑色素瘤眼外蔓延、

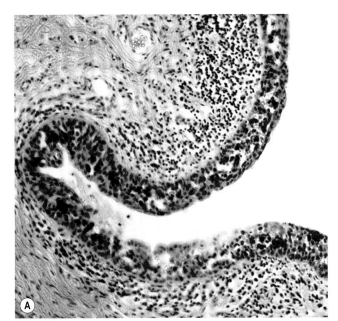

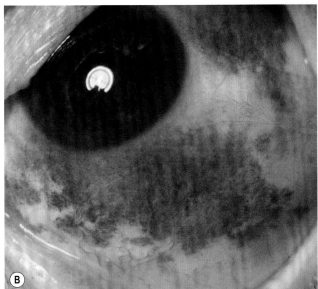

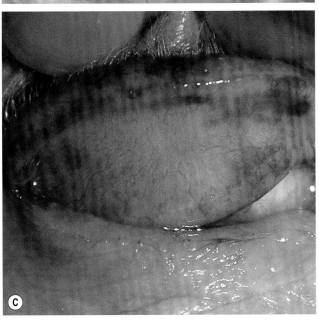

黑色素细胞瘤（见图12.8D）、深肤色个体有色素沉着的结膜肿瘤。

治疗

- 局限性病灶通过手术切除（周边含较宽范围的正常组织）和冷冻术来治疗。若组织学显示肿瘤扩展到样本深处，可辅以放射治疗。
- 与PAM相关的弥漫性恶性黑色素瘤，治疗包括切除局部结节并冷冻或丝裂霉素C治疗弥漫性部分。
- 复发（图12.8A）的治疗包括局部切除和放射治疗。对于无法用其他方法控制的广泛而严重的病变，眼摘（图12.8B）并不能提高生存率，因此尽量避免眼摘。

预后

5年总体死亡率为12%，10年死亡率25%。主要转移部位是局部淋巴结、肺、脑和肝。预后不良的指标包括：

- 多灶性肿瘤。
- 肿瘤超出角膜缘，累及泪阜、穹窿或睑结膜。
- 肿瘤厚度≥2mm。
- 复发。
- 淋巴结或眼球蔓延。

眼表鳞状细胞瘤

定义

眼表鳞状细胞瘤（ocular surface squamous neoplasia，OSSN）描述了一系列良性、癌前期以及恶性的进展缓慢的单侧结膜和角膜上皮病变。危险因素包括紫外线照射、人乳头瘤病毒（16型）感染、艾滋病、着色性干皮病和干细胞治疗。

诊断

1. 组织学表现有下列情况：

   a. 结膜上皮发育不良：在上皮的基底层含有发育异常的细胞。

图12.8　原发性获得性黑变病（PAM）。A. 组织学显示结膜上皮黑色素细胞的上皮内增生。B. 大面积的PAM。C. 与睑缘恶性雀斑样痣相关的小面积PAM。（Courtesy of J Harry and G Misson, from Clinical Ophthalmic Pathology, Butterworth-Heinemann 2001-fig. A; B Jay-fig. B; D Selva-fig. C）

b. 原位癌：上皮全层有发育异常细胞（图 12.10A）。

c. 鳞状细胞癌罕见，以基质浸润为特征（图 12.10B）。

2. **发病**：通常在中老年，有眼部刺激症状或眼表肿块。

3. **体征**可变，通过临床表现来区分三种组织学类型不可靠。虽然病变可累及结膜或角膜的任何部分，多数发生于睑裂内，主要在角膜缘。可看到以下表现：

   a. 有浅表血管的胶状肿块（图 12.10C）。

b. 病变覆有白斑（图 12.10D）。

c. 乳头状瘤病变有螺旋状的表面血管（图 12.10E）。

d. 鳞状细胞癌是肉质、粉红色有滋养血管的乳头状瘤，偶尔可表现为弥漫性生长，类似"慢性结膜炎"。可累及角膜（图 12.10F），但是眼内蔓延不常见，转移极为罕见。

4. **特殊检查**包括超声生物显微镜（ultrasonic biomicroscopy，UBM）估测浸润深度、脱落细胞和印记细胞学。

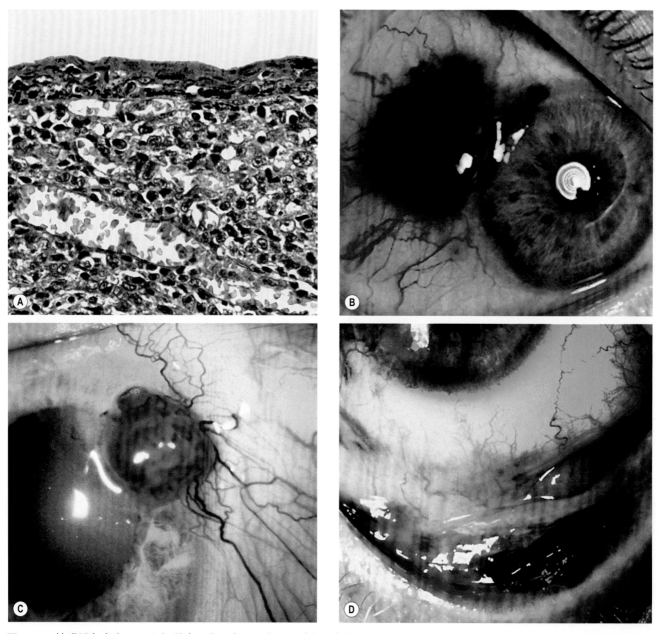

图 12.9 结膜黑色素瘤。A. 组织学表现为上皮和上皮下基质内黑素瘤细胞。B. 有色素的黑色素瘤。C. 无色素的黑色素瘤。D. 来源于 PAM 的多灶性黑色素瘤。（Courtesy of J Harry-fig. A）

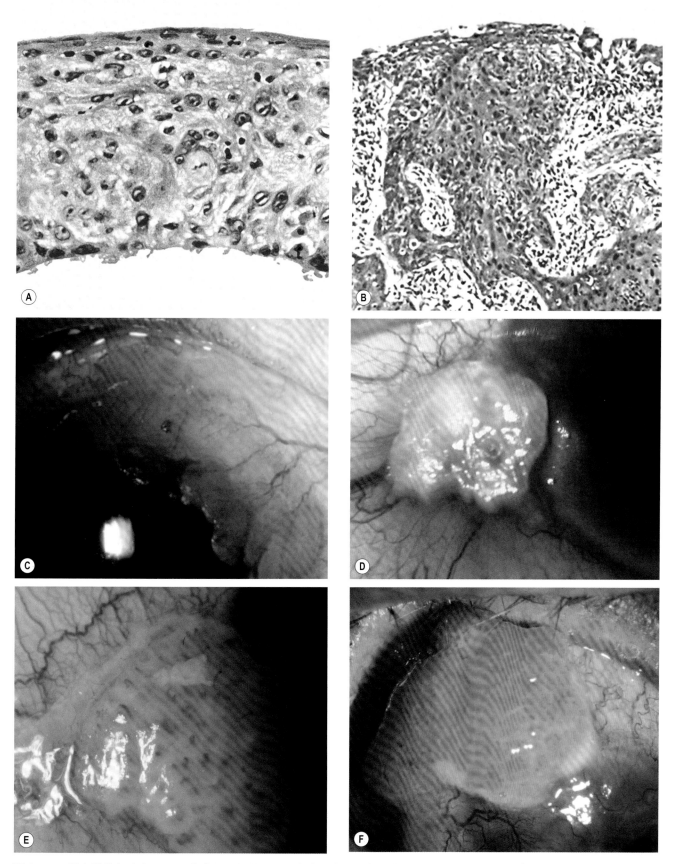

图 12.10 眼表鳞状细胞瘤。**A.** 原位癌的组织学显示上皮全层存在发育异常改变。**B.** 鳞状细胞癌组织学显示不规则、发育异常的鳞状上皮向下增生并有上皮下组织浸润。**C.** 有浅表血管的胶状病变。**D.** 白斑病变。**E.** 乳头状瘤病变。**F.** 累及角膜的广泛癌变。（Courtesy of J Harry-figs A and B; R Bates-fig. E; B Damato-fig. F）

治疗

传统方法是切除瘤体及其边缘 2 ~ 3mm 组织，并用冰冻切片评估手术清除率。旨在减少复发的措施包括辅助的冷冻治疗和近距离放射疗法，或丝裂霉素 C、5- 氟尿嘧啶和干扰素 2b 局部化疗。

淋巴组织增生性病变

绝大多数结膜淋巴组织增生性病变是淋巴组织反应性增生，B 细胞和 T 细胞增殖伴生发滤泡形成（图 12.11A）。结膜淋巴瘤的产生可能有 3 种临床情况：①原发；②眼眶淋巴瘤延伸而来；③偶尔和全身受累相关。有时淋巴组织反应性增生可转变成淋巴瘤。绝大多数结膜淋巴瘤是 B 细胞淋巴瘤且来源于黏膜相关淋巴组织（mucosa-associated lymphoid tissue，MALT）。

1. **发病**：通常在中老年，可能双侧，伴刺激症状或无痛性肿大。
2. **体征**
   - 生长缓慢、可移动、肉粉色或肉色，浸润眼表（图 12.11B）或穹窿内（图 12.11C）。
   - 偶见类似慢性结膜炎的弥漫性病变（图 12.11D）。
3. **治疗**：放疗最常用。其他选择包括化疗、手术切除、冷冻治疗和局部注射干扰素 α -2b。

Kaposi肉瘤

Kaposi 肉瘤是一种发生于艾滋病患者的生长缓慢的肿瘤。

1. **组织学**显示纺锤状细胞、血管通道和炎症细胞的增殖（图 12.12A）。
2. **发病**：在成年期，伴刺激症状或无痛性变色。
3. **体征**：类似于结膜下出血的鲜红色扁平病灶（图 12.12B）。
4. **治疗**：瘤体出血、感染或有美观需求时需要治疗。治疗包括病灶放射治疗以及手术切除伴或不伴辅助冷冻治疗。

虹膜肿瘤

虹膜色素痣

1. **组织学**显示浅层虹膜基质内黑色素细胞增殖，主要由梭形细胞组成（图 12.13A）。
2. **体征**
   - 孤立、色素性的、扁平或稍隆起的局限性病变，直径常小于 3mm，通常位于下方。
   - 正常的虹膜结构被破坏，偶有瞳孔轻度破坏及葡萄膜外翻（图 12.13B）。雀斑较小且不会破坏虹膜结构。
   - 可扩展到小梁网。
   - 恶变迹象包括明显的血管、瘤体生长迅速、弥漫性扩散和种植。
3. **少见的变异**
   a. **弥漫性色素痣**扁平且边界模糊，可呈扇形（图 12.13C）或累及几乎整个虹膜（图 12.13D）。通常发生于先天性眼黑色素细胞增多症患者，并导致虹膜异色。
   b. **虹膜色素痣综合征**（Cogan–Reese 综合征，见第 10 章）特征为弥漫性色素痣，可伴随大量带蒂小结节（图 12.13E）。
   c. **Lisch 结节**是双侧虹膜小色素痣。几乎所有 NF1 患者 16 岁后会出现 Lisch 结节（图 12.13F）。

虹膜黑色素瘤

概述

一般情况下，葡萄膜黑色素瘤患者中蓝 / 灰色虹膜人数三倍于棕色虹膜者。黑人患葡萄膜黑色素瘤极罕见。葡萄膜黑色素瘤发病无性别差异。与葡萄膜黑色素瘤有关或诱发条件包括：①皮肤白皙；②虹膜颜色浅；③大量皮肤色素痣；④先天性眼黑色素细胞增多症；⑤眼皮肤黑色素细胞增多症（太田痣）；⑥葡萄膜黑色素瘤；⑦皮肤发育不良色素痣；⑧家族性皮肤黑色素瘤；⑨NF1。约 8% 葡萄膜黑色素瘤发生在虹膜。虹膜黑色素瘤预后非常好，只有约 5% 的患者在治疗 10 年内发生转移。

诊断

1. **组织学**大多数显示低度恶性的梭形细胞（见下文）（图 12.14A）。少数含有上皮样细胞成分。后者更具侵袭性。
2. **发病**在五六十岁，比睫状体和脉络膜黑色素瘤早十年，通常是原先存在的虹膜病变扩大。
3. **体征**
   - 色素性（图 12.14B）或无色素性的结节（图 12.14C）至少直径 3mm，厚 1mm，通常位于虹

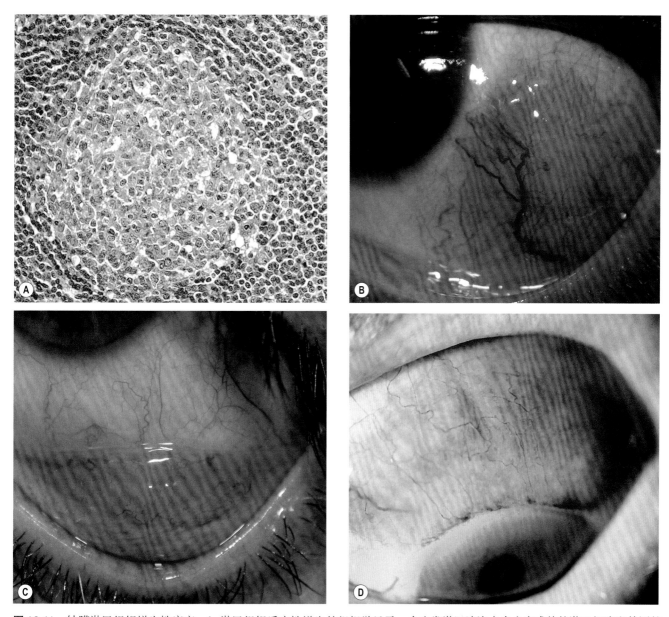

图 12.11 结膜淋巴组织增生性病变。A. 淋巴组织反应性增生的组织学显示一个生发淋巴滤泡由中央未成熟的淋巴细胞和外围的成熟细胞组成。B. 眼表淋巴瘤。C. 穹窿淋巴瘤。D. 弥漫性淋巴瘤。（ Courtesy of J Harry and G Misson, from Clinical Ophthalmic Pathology, Butterworth-Heinemann 2001-fig. A. ）

膜的下半部分，常伴有表面血管。

- 瞳孔变形、葡萄膜外翻、偶见局部白内障。部分虹膜色素痣也有上述表现。
- 这种肿瘤通常沿虹膜表面缓慢生长。部分病例会侵犯房角（图 12.14D）和前睫状体。
- 并发症包括出血、白内障和青光眼。

4. 少见的变异

a. 弥漫性生长的虹膜基质内黑色素瘤可能导致同侧增色和异色（图 12.14E）。

b. "木薯黑色素瘤"以多个表面结节为特征（图 12.14F）。

治疗

1. **观察**：可疑病变需要裂隙灯检查、前房角镜检查和照相来追踪记录。应终身随访，因为经过数年静止期后病变可能会突然发生增长。

2. **虹膜切除术**：小的肿瘤采用虹膜切除术，可通过虹膜重建来减少术后畏光。对侵犯房角的肿瘤采用虹膜睫状体切除术。

3. **放射治疗**：近距离放射疗法或质子束外照射。

4. **眼球摘除**：弥漫性生长的肿瘤如不能放射治疗，需眼球摘除。

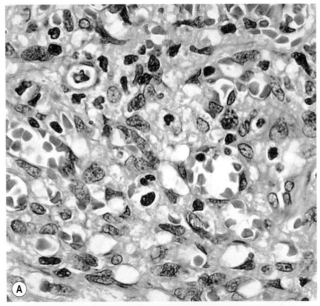

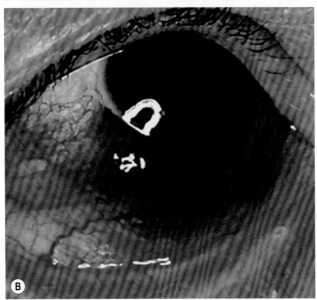

图 12.12 结膜 Kaposi 肉瘤。A. 组织学显示血管内皮细胞（偶有核分裂象）、血管通道和慢性炎症细胞的增殖。B. 临床表现。（Courtesy of J Harry-fig. A）

转移性肿瘤

肿瘤转移至虹膜很少见。特征是生长迅速的白色、粉红色或黄色实质性肿块（图 12.15A）。可伴随前葡萄膜炎，偶伴出血。也可能看到多个小的沉积物（图 12.15B）。

其他肿瘤

1. 幼年型黄色肉芽肿是一种罕见的幼儿期特发性肉

芽肿性疾病，累及皮肤、肌肉、胃和唾液腺等器官。虹膜病变的特征是一种局限性或弥漫性黄色病变（图 12.16A）。可能与自发性前房出血，或不常见的前葡萄膜炎和青光眼有关。治疗方法是局部使用类固醇。

2. 平滑肌瘤是一种极为罕见的来源于平滑肌的良性肿瘤。外观类似于无色素性黑色素瘤，但平滑肌瘤不好发于虹膜的下半部分（图 12.16B）。通常，诊断需要组织学检查。

3. 黑色素细胞瘤是一种深色的结节性肿块，苔藓、颗粒状表面，无内在血管，最常见于周边虹膜（图 12.16C）。自发性坏死可导致虹膜基质和房角的种植。噬黑色素细胞的分解可能导致眼内压升高。

虹膜囊肿

原发性

原发性虹膜囊肿是来源于虹膜上皮或基质（少见）的罕见病变。上皮囊肿位于两层色素上皮之间（图 12.17A）。

1. 上皮囊肿
- 单侧或双侧、单发或多发、棕色或透明的球状结构，取决于其来源是虹膜上皮还是虹膜睫状体上皮。
- 位置可能在瞳孔缘（图 12.17B）、中央区或虹膜根部。
- 囊肿偶尔会脱落并在前房（图 12.17C）或玻璃体腔内自由漂浮。
- 绝大多数囊肿是良性无症状的。极少数大囊肿可能阻碍视野，需要氩激光光凝治疗。

2. 基质囊肿：幼年发病。
- 单侧、孤立、具有光滑半透明的前壁。
- 囊肿可保持稳定多年或突然增大（图 12.17D），并引起继发性青光眼和角膜失代偿。
- 囊肿偶尔可脱离虹膜并在前房漂浮或迁移到另一位置。
- 部分囊肿可自然消退。大多数囊肿需要穿刺或手术切除治疗。对于顽固性囊肿，可向囊肿内注射乙醇进行治疗，1 分钟后抽出。该方法可避免手术切除。

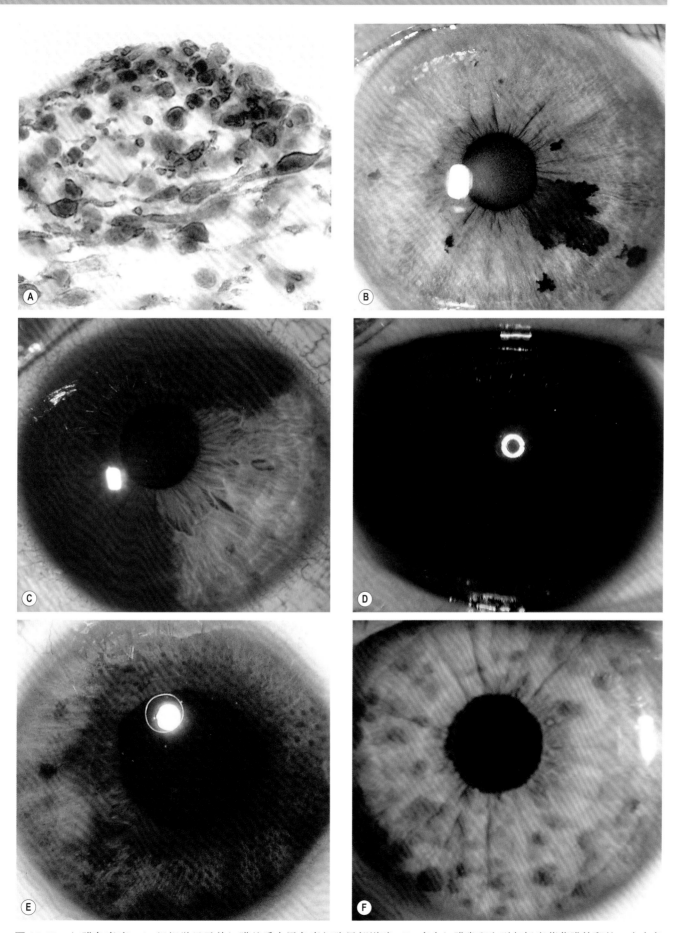

图 12.13 虹膜色素痣。A. 组织学显示前虹膜基质中黑色素细胞局部增殖。B. 多个虹膜雀斑和引起轻度葡萄膜外翻的一个大色素痣。C. 扇形弥漫性虹膜色素痣。D. 弥漫性虹膜色素痣。E. Cogan-Reese 综合征。F. 虹膜 Lisch 结节。(Courtesy of J Harry-fig. A; B Damato-fig. C; P Gili-fig. F)

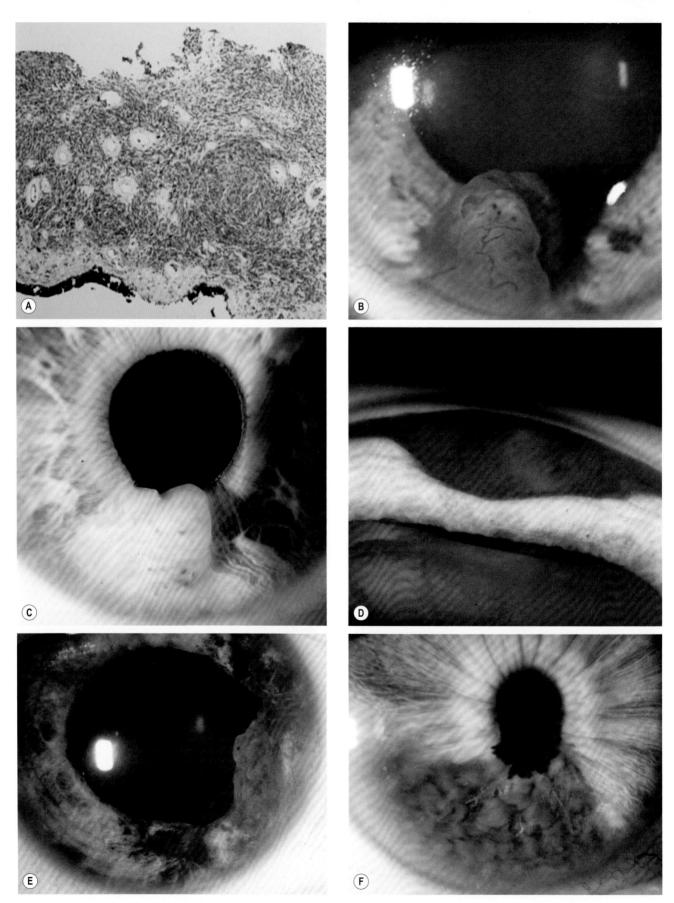

图 12.14　虹膜黑色素瘤。A. 组织学显示基质全层浸润。B. 富含色素性肿瘤。C. 无色素的肿瘤。D. 瘤体侵及房角。E. 弥漫性生长的肿瘤。F. "木薯" 黑色素瘤。（Courtesy of J Harry and G Misson, from Clinical Ophthalmic Pathology, Butterworth-Heinemann 2001-fig. A; C Barry-fig. B; R Curtis fig. D; B Damato-fig. F）

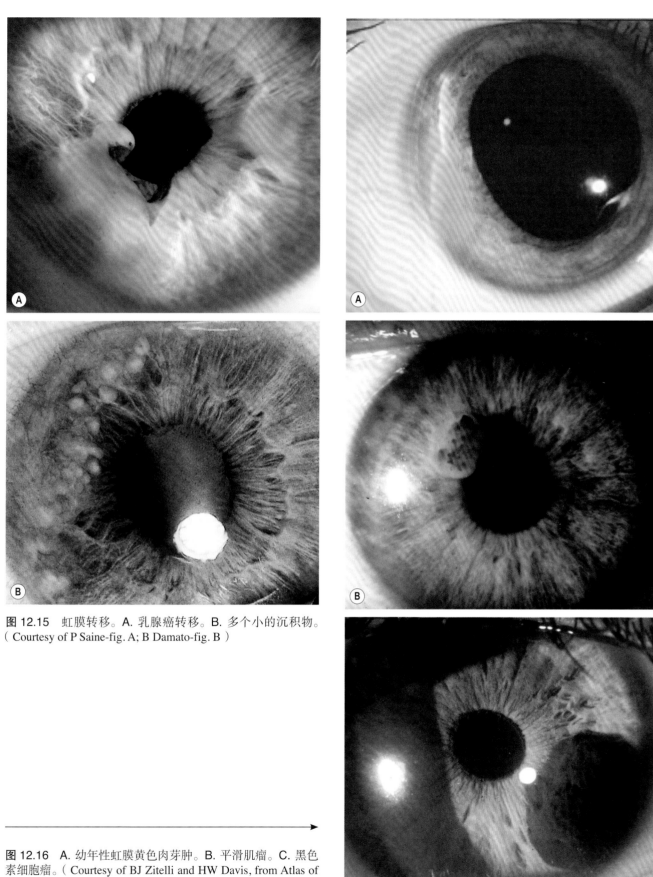

图 12.15　虹膜转移。A. 乳腺癌转移。B. 多个小的沉积物。
（Courtesy of P Saine-fig. A; B Damato-fig. B）

图 12.16　A. 幼年性虹膜黄色肉芽肿。B. 平滑肌瘤。C. 黑色
素细胞瘤。（Courtesy of BJ Zitelli and HW Davis, from Atlas of
Pediatric Physical Diagnosis, Mosby 2002-fig. A; B Damato-fig.
B）

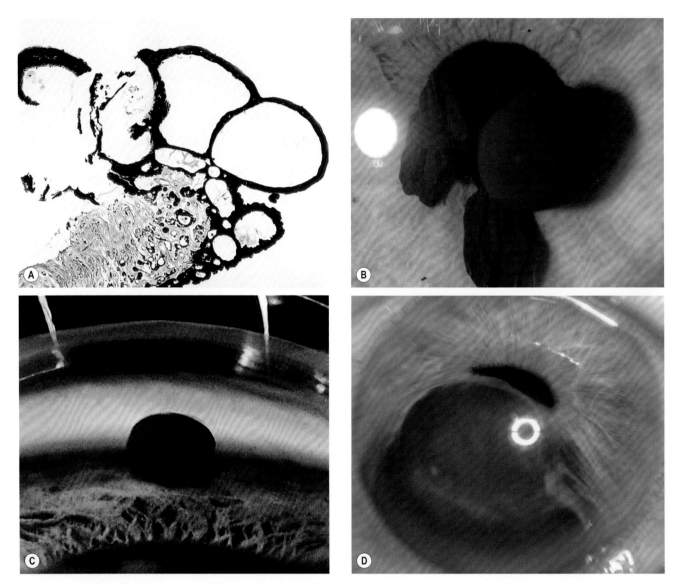

图 12.17　原发性虹膜囊肿。A. 上皮囊肿的组织学显示其位于色素上皮两层之间。B. 瞳孔缘上皮囊肿。C. 移位于房角的上皮囊肿。D. 扩大的基质囊。（ Courtesy of J Harry and G Misson, from Clinical Ophthalmic Pathology, Butterworth-Heinemann 2001-fi g. A; J McAllister-fi g. D ）

继发性

继发性虹膜囊肿形成与以下因素有关：

1. **植入性**囊肿，最常见。眼球穿通伤或手术后，结膜或角膜上皮细胞植入到虹膜上形成。

   a. 珍珠样囊肿，位于虹膜基质，呈白色实性病灶，囊壁不透明。囊肿与伤口不连接（图 12.18A）。

   b. 浆液性囊肿，透明，内含液体，与伤口连接（图 12.18B）。囊肿通常会扩大，导致角膜水肿、前葡萄膜炎和青光眼。应用超声生物显微镜检查（UBM）确定囊肿的范围，以考虑手术切口的位置。

2. 长期使用长效缩瞳剂可能会导致沿瞳孔缘的双侧多发小囊肿（图 12.18C），同时局部使用 2.5% 去氧肾上腺素可防止囊肿形成。

3. 由寄生虫引起的囊肿是非常少见的（图 12.18D）。

睫状体肿瘤

睫状体黑色素瘤

睫状体黑色素瘤占葡萄膜黑色素瘤的 12%。

临床表现

1. 通常是 60 多岁时，因视力异常被发现。但偶尔也有被意外发现的。

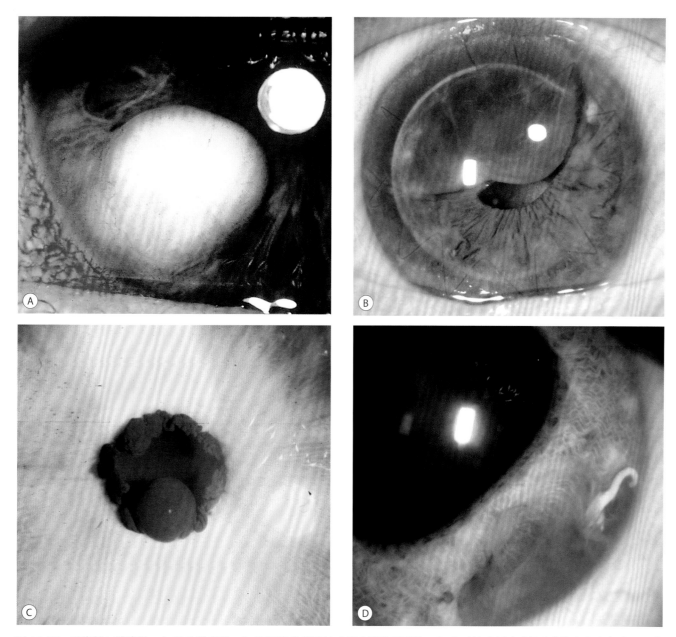

图 12.18 继发性虹膜囊肿。A. 珍珠样囊肿。B. 穿透性角膜移植术后大浆液性囊肿。C. 由于缩瞳剂造成的瞳孔缘多发小囊肿。D. 寄生虫囊肿。（Courtesy of R Bates-fig. C ）

2. **体征取决于瘤体的大小和位置。**

- 扩瞳眼底检查通常能发现肿瘤（图 12.19A ）。
- 肿瘤相应象限巩膜表面血管的扩张（哨兵血管；图 12.19B ）。
- 虹膜根部的囊肿与虹膜黑色素瘤易混淆（图 12.19C ）。
- 如果囊肿对晶状体有施压，会导致散光、晶状体半脱位或白内障形成（图 12.19D ）。
- 通过巩膜导水管，会产生色灰暗的眼球表面肿物，容易被误诊为结膜黑色素瘤（图 12.19E ）。
- 囊肿向后延伸会导致渗出性视网膜脱离（图

12.19F ）。

- 囊肿坏死导致前葡萄膜炎比较少见。
- 沿着房角 360° 全周生长提示预后不佳，因为这种类型的囊肿早期诊断困难。

辅助检查

1. 充分扩瞳后三面镜检查是很有必要的。三面镜对透过房角虹膜根部向内窥视是非常有用的。

2. **UBM** 对显示瘤体的大小、范围非常有用。

3. 个别病例行活组织切除检查或细针穿刺是有帮助的。

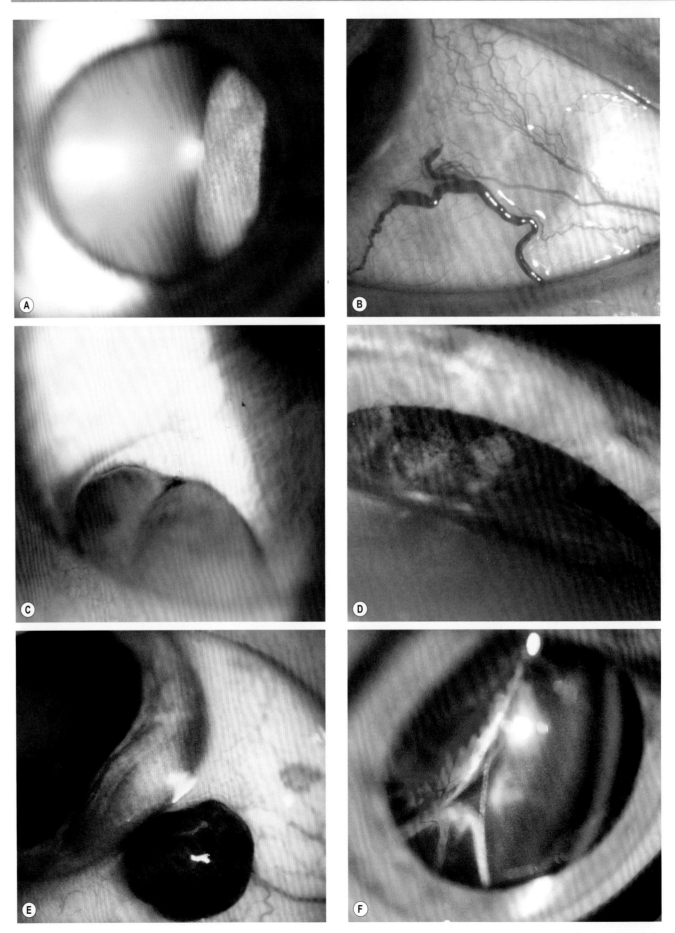

图 12.19　睫状体黑色素瘤。A. 眼底镜下所见的肿瘤。B. 肿瘤同一象限的"哨兵"血管。C. 肿瘤侵蚀虹膜根部。D. 瘤体对晶状体施压。E. 肿瘤眼外生长。F. 晶状体脱位和下方视网膜脱离。（Courtesy of B Damato-fig. B; R Curtis-fig. D）

治疗

1. 累及小于 1/3 全周房角的小或中等大小瘤体可行**虹膜睫状体切除术**。该手术并发症有玻璃体积血、白内障、晶状体脱位、低眼压和瘤体不完全切除。

2. **巩膜敷贴放疗或质子束放疗**。

3. 大的瘤体和因瘤体广泛侵犯 Schlemm 管导致青光眼的病例，需要**眼球摘除**。

鉴别诊断

1. **葡萄膜渗漏综合征**与全周睫状体黑色素瘤相似。然而，渗漏呈分叶状。透照法可以很好地显示透光区，在超声上显示囊肿样改变。

2. **先天性上皮性虹膜睫状体囊肿**也可导致晶状体脱位。超声检查很容易和黑色素瘤鉴别。

3. **其他少见的睫状体肿瘤**，如黑色素细胞瘤、髓上皮瘤、转移癌、腺癌、腺瘤、神经鞘瘤和平滑肌瘤。对这些病例，大部分需要组织学检查才能确诊。

睫状体髓上皮瘤

髓上皮瘤（以前被认为是视网膜胚瘤）是比较少见的胚胎性肿瘤。起源于视杯的内层，可以是良性，也可以是恶性。后者会导致颅内扩散或全身转移。

1. **组织学**
   - 畸胎瘤包含异源性成分和组织，如脑、软骨和骨骼肌（图 12.20A）。
   - 非畸胎瘤缺乏上述成分。
   - 两种类型，均可以是良性或恶性。

2. **临床表现**通常在 10 岁内发病，导致视力下降、眼痛、畏光、白瞳症或上睑下垂。

3. **体征**
   - 单侧白色、粉红色、黄色或棕色睫状体占位，可以是实性或多囊性（图 12.20B）。
   - 前房占位包含由软骨等组成的灰白色混浊物（图 12.20C）。
   - 晶状体后的板状瘤体外观似睫状体炎性假膜。

4. **并发症**包括青光眼、白内障和视网膜脱离。

5. **治疗**很困难。大部分患者需要眼球摘除。

脉络膜肿瘤

脉络膜痣

脉络膜痣在白种人中占 5% ~ 10%，但在黑色人

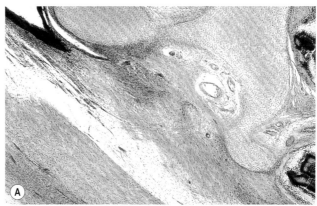
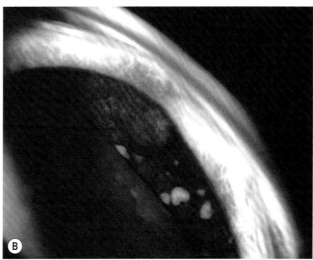
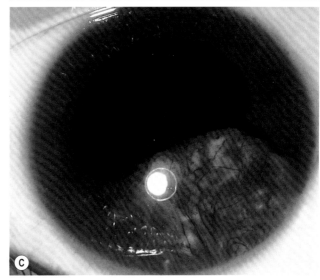

图 12.20 髓上皮瘤。A. 包含软骨的畸胎瘤型髓上皮瘤。B. 棕色囊样睫状体占位。C. 眼前节占位。（Courtesy of J Harry-fig. A; R Curtis-fig. B）

种中非常少见。脉络膜痣与 NF1 和发育不良性痣综合征有关。脉络膜痣可能在出生时已经存在。在青春期前会生长，在成人后几乎不生长。因此，临床上如果发现成人的脉络膜痣有生长迹象，则需怀疑

有恶变倾向。

组织学

肿瘤是由增生的梭形黑色素细胞构成（图12.21A）。

临床表现

1. **症状**：大部分痣是无症状的，往往由常规体检发现。少数病例的症状是由瘤体累及黄斑或者渗出性视网膜脱离引起。
2. **典型痣的体征**
   - 病灶边缘模糊，通常位于赤道后，呈椭圆形或圆形，色泽由棕褐色至灰石色不等（图12.21B）。
   - 基底直径<5mm，厚度<1mm。
   - 表面时常有玻璃膜疣，特别在比较大的病灶中央区表面（图12.21C）。
   - 继发性脉络膜新生血管不是很常见。
   - 典型的痣不需要随访，因为其恶变风险是极低的。

检查

1. 以图片形式的基线记录是很重要的。
2. **FA** 的表现取决于痣内色素的量和痣表面 RPE 的相关改变。大部分痣是无血管的，并含有较多色素，因此遮挡脉络膜背景荧光呈现低荧光。如果瘤体表面有玻璃膜疣和 RPE 脱离，可呈现高荧光（图12.21D）。虽然多发的针眼样小面积的高荧光可能提示有生长倾向，但在 FFA 上还是很难鉴别小黑色素瘤和痣。
3. **ICGA** 也显示病灶处低荧光表现（图12.21E）。
4. **超声**显示局灶性扁平或略微高起的病灶。病灶内高回声（图12.21F）。

非典型痣

- 无色素痣（图12.22A）。
- 伴有"晕"的痣，即在其周围围绕一圈类似脉络膜萎缩的苍白色病灶（图12.22B）。

可疑痣

1. **临床特征**：以下这些表现提示含黑色素细胞的病灶是小的黑色素瘤而非痣。
   - 病灶增大。
   - 有症状，如视力下降、视物变形、视野缺损和闪光感。
   - 病灶基底直径>5mm，厚度>1mm。
   - 病灶表面橘红色改变（脂褐素）。
   - 厚的病灶表面无玻璃疣。
   - 病灶边缘位于或近视盘。
   - 病灶表面或下方有渗出性视网膜脱离。
   符合以上这些表现越多，是黑色素瘤的概率越大。
2. **处理**包括基线眼底照相和超声检查，密切随访。如果病灶变大，则应该被归类到黑色素瘤，需要做相应处理。

鉴别诊断

1. **先天性 RPE 肥大**，病灶色暗、扁平，边缘清晰。
2. **脉络膜黑色素细胞瘤**，临床上和大的痣很难鉴别。
3. **小的黑色素瘤**，时常有浆液性视网膜脱离和表面有橘红色外观。

脉络膜黑色素瘤

脉络膜黑色素瘤在西方国家，每年每一百万人中有 5～7.5 人发病。发病无性别差异。脉络膜黑色素瘤是最常见的成人眼内恶性肿瘤，在葡萄膜黑色素瘤中占 80%。

病理学

1. **细胞类型**
   a. 梭形细胞型，细胞排列成紧密束状。细胞膜模糊，细胞质呈纤维型或细颗粒状，细胞核形态由细长至圆润不等，核仁明显或不明显（图12.23A）。
   b. 上皮细胞型，细胞比梭形细胞大，多形性更明显。细胞呈多面体，含丰富的嗜酸性细胞质。细胞膜明显，细胞间连接不紧密，细胞核大，染色质粗糙，核仁明显。有丝分裂象比梭形细胞更常见（图12.23B）。
2. **葡萄膜黑色素瘤的分类**
   a. 梭形细胞型，由梭形细胞组成。
   b. 混合细胞型，由梭形细胞和上皮细胞混合组成。
3. **其他组织学特征**
   a. 细胞成束生长，垂直于中心血管（图12.23C）。
   b. 坏死区，细胞类型不能辨认（图12.23D）。
4. **肿瘤扩散的方式**
   - 穿透 Bruch 膜和 RPE，进入视网膜下腔，形成"衣领领扣"形状（图12.23E）。

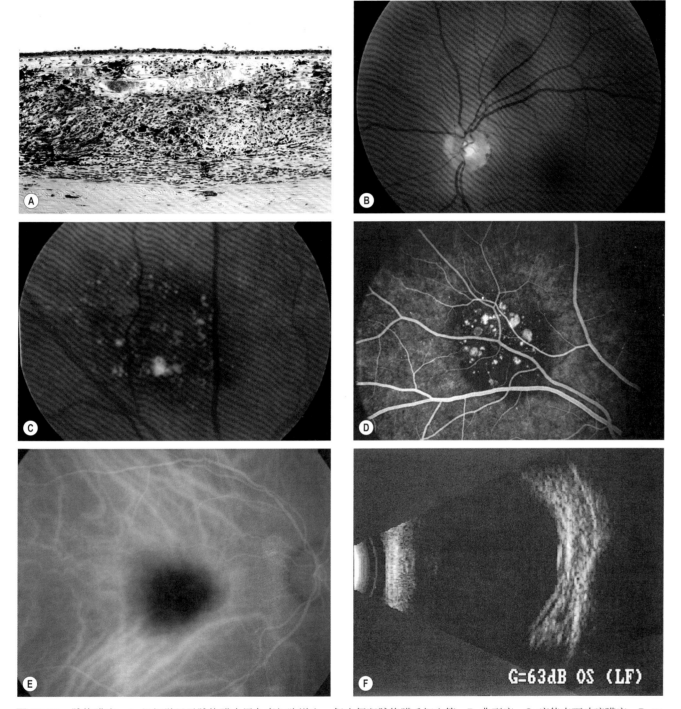

图 12.21　脉络膜痣。A. 组织学显示脉络膜内黑色素细胞增生，但未侵犯脉络膜毛细血管。B. 典型痣。C. 痣伴表面玻璃膜疣。D. FA 显示低荧光的痣和高荧光的玻璃膜疣。E. ICGA 上，痣相对于周围脉络膜，显示为低荧光。F. B 超显示高内回声的隆起病灶。（ Courtesy of J Harry-fig. A; M Karolczak-Kulesza-fig. F ）

- 侵犯巩膜导水管，导致眶内转移（图 12.23F ）。
- 侵犯涡静脉。
- 血行转移到肝，偶尔到肺、骨组织、皮肤和脑。
- 视神经侵犯少见。视盘周围大的黑色素瘤有时会出现这种类型的转移。

预后不佳的因素

1. 组织学上提示预后不佳的因素包括大量的上皮细胞、长和宽的细胞核、多个核仁、瘤体内关闭的血管环和淋巴细胞浸润。

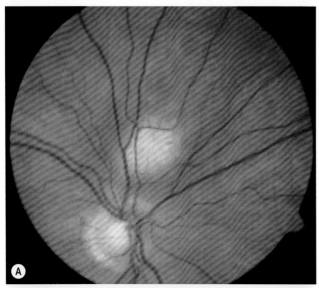

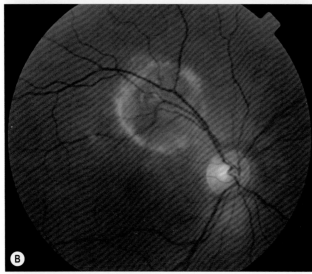

图 12.22　不寻常的脉络膜痣。A. 无色素性脉络膜痣。B. 伴有"晕"的脉络膜痣。（Courtesy of B Damato-fig. A）

2. 黑色素瘤细胞内**染色体异常**，特别是 3 号染色体的部分缺失和 8 号染色体的增多。6 号染色体短臂的增加提示预后相对较好。

3. **瘤体大小**：较大的瘤体预后较差。

4. **巩膜外浸润**，提示病情晚期，瘤体恶性程度较高。

5. **位置**：累及睫状体的前部肿瘤预后较差，可能是因为发现时已经较晚期的关系。

6. 保守治疗后**局部瘤体复发**提示预后不佳，可能是因为复发提示原发瘤体恶性程度较高。

临床表现

1. **发病**在 60 岁左右呈现高峰，表现为以下方式之一：

- 无症状瘤体，通常位于周边部，由于其他原因行眼底检查发现。
- 症状通常表现为视力下降、视物变形、视野缺损、眼前漂浮物或畏光。

2. **体征**

- 视网膜下圆顶状隆起的实质性病灶，通常有色素（图 12.24A），少部分表现为无色素病灶（图 12.24B）；前者通常表现为灰色或棕色。
- 大约 60% 的瘤体位于离视盘或黄斑中心凹 3mm 的范围内。
- 瘤体表面 RPE 呈现橘红色外观（图 12.24C）。
- 如果瘤体突破 Bruch 膜，会呈现"衣领领扣"样外观。如果瘤体是无色素的，可见其内的血管（图 12.24D）。
- 弥漫性生长的肿瘤是少见的。其表现为广泛的扁平或略微高起的病灶，呈现灰色或棕色的外观（图 12.24E）。
- 渗出性视网膜脱离，起初局限于瘤体表面，之后可扩展至下方，形成泡状视网膜脱离（图 12.24F）。
- 与孔源性视网膜脱离不同，其视网膜下液可随眼球运动和重力作用移动。此外，视网膜也不会出现小的皱褶。这种小的皱褶在有裂孔的视网膜上时有呈现。
- 其他的体征包括脉络膜皱褶、眼内炎症、眼内出血、虹膜红变、继发性青光眼和白内障。

辅助检查

　　虽然双目间接眼底镜结合裂隙灯生物显微镜对绝大部分病例的诊断已经足够了，但是下面这些检查也是有帮助的。

1. **FA** 诊断价值有限。最常见的表现是双循环（图 12.25A）、动静脉期的斑驳状荧光，以及晚期弥漫性渗漏和高荧。FA 在对其和脉络膜血管瘤及出血性病灶的鉴别上有帮助。

2. 如果屈光介质混浊，**超声**对检测瘤体是很有用的。它可以测量瘤体的大小。特征性表现是内回声均一、脉络膜挖空、眼眶内的声影（图 12.25B）。衣领领扣样形态具有特征性表现（图 12.25C）。

3. **ICGA** 通常表现为低荧。与 FA 相比，ICGA 可以提供更多的信息，因为它较少地受 RPE 改变的影响。

4. **MRI** 在 T1 加权像上表现为高密度影（图 12.25D），T2 加权像上表现为低密度影。但这些

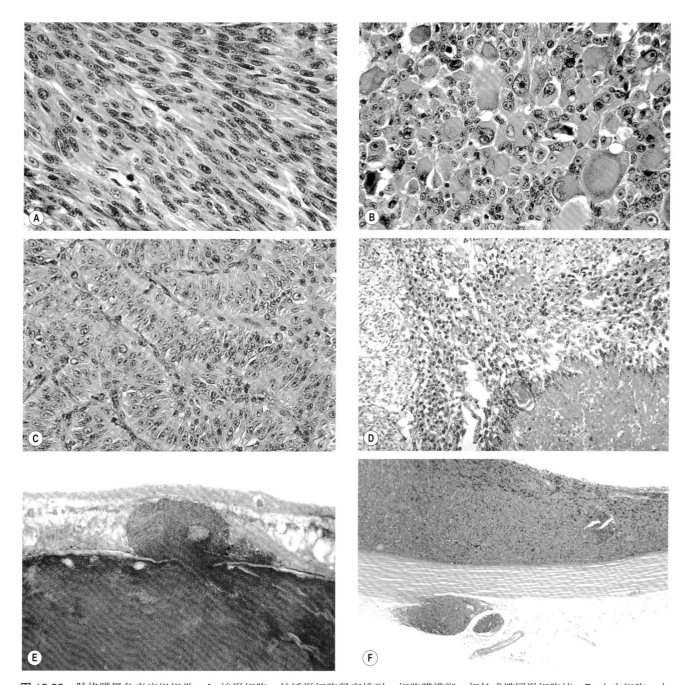

图 12.23　脉络膜黑色素瘤组织学。A. 梭形细胞：纺锤形细胞紧密排列，细胞膜模糊，细长或椭圆形细胞核。B. 上皮细胞：大的多形性细胞，细胞膜清晰，含大囊样核，核仁明显，细胞质丰富。C. 细胞以血管为中心，成束生长。D. 坏死肿瘤：细胞类型无法确定。E. Bruch 膜以"衣领领扣"式侵入视网膜。F. 眼外蔓延，肿瘤细胞栓塞血管。（ Courtesy of J Harry-figs A and B; J Harry and G Misson, from Clinical Ophthalmic Pathology, Butterworth-Heinemann 2001-figs C, D, E and F ）

表现并不具特征性改变。增强 MRI 可提高成像质量，可显示视神经和眼眶浸润情况，并可与其他肿瘤鉴别。

5. **彩色多普勒显像**可鉴别色素性肿瘤与出血。对屈光介质混浊患者，特别有价值。
6. 对诊断确实困难的病例，有时需要**活检**进行诊断。通常采用细针或 25G 玻切系统进行活检，后者可

以获取更多的样品。

全身检查

全身检查有以下目的：

1. **排除转移**至脉络膜的全身其他部位的原发肿瘤病灶。最常见的原发灶位于肺和乳腺（女性）。有时原发灶位于肾或胃肠道。

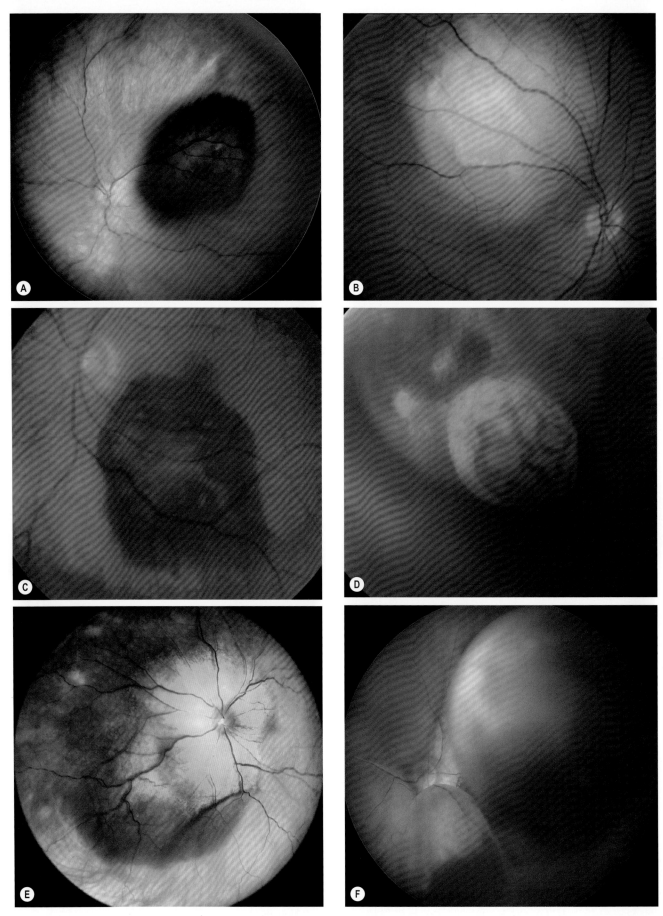

图 12.24 脉络膜黑色素瘤。A. 富含黑色素的黑色素瘤。B. 无黑色素的黑色素瘤。C. 表面橙色改变黑色素瘤。D. "衣领领扣"式生长的黑色素瘤及瘤体血管。E. 弥漫生长的黑色素瘤。F. 大黑色素瘤及次全视网膜脱离。(Courtesy of B Damato-fi gs A, C and F); AD Singh, from Clinical Ophthalmic Pathology, Elsevier, 2007-fi g. E)

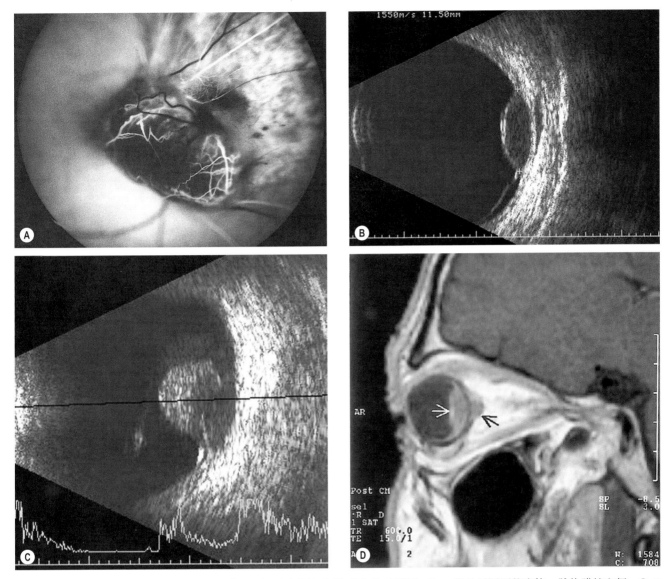

图 12.25 脉络膜黑色素瘤成像。A. FA 早期显示"衣领领扣"肿瘤内的双循环。B. B 超显示圆顶状瘤体，脉络膜挖空征。C. B 超显示"衣领领扣"瘤体。D. MRI T1 加权像显示脉络膜黑色素瘤（白箭头）和眼外蔓延（黑箭头）。（ Courtesy of B Damato-figs A and B; S Milewski-fig. C; M Karolczak-Kulesza-fig. D ）

2. 对于大的瘤体（基底直径＞16mm）和临床可疑肿瘤转移时，需要检测由脉络膜转移至全身的转移灶。超声检查、升高的乳酸脱氢酶、γ-谷酰胺转肽酶和碱性磷酸酶可以判断肝的累及。肝无转移灶的患者行胸部放射学检查，很少能检测到肺部转移。仅仅约 1%～2% 的患者在眼部发病时检测到转移。

治疗原则

治疗目的是避免病情发展导致眼部疼痛和盲，尽可能多地保留有用视力。眼部治疗是否对生存有影响还不确定。理论上讲，肿瘤越小，防止转移的机会越大，因此越需要治疗。治疗应该考虑到以下因素：

- 瘤体大小、位置和对视力的影响程度。
- 对侧眼的状态。
- 患者的年龄和全身情况。
- 患者的期望和恐惧。

下面的病例不应该采取治疗：

- 肿瘤缓慢生长，并且患眼是年纪非常大或患慢性病患者的唯一有视力眼。
- 临床上无法确定是小的黑色素瘤或大的痣。在这种情况下，随访病灶即可。如果随后的超声或眼底照相显示瘤体增大，则需采取治疗。

巩膜敷贴

应用钌-106 和碘-125 的巩膜敷贴是首选治疗方法（图 12.26A）。

1. **适应证**：瘤体基底直径<20mm。应用钌-106，瘤体高度要<5mm；应用碘-125，瘤体高度要<10mm。为了减少渗出，需要后续的经瞳孔温热疗法（transpupillary thermotherapy，TTT）治疗。

2. **技术**

   a. 透照法或双目间接眼底镜定位瘤体。

   b. 将透明的塑料样板或金属样板，用缝线固定在肿瘤相应的巩膜面。

   c. 位置确定好后，松解缝线，取下样板，置换成装有放射粒子的敷贴器。

   d. 治疗 3~7 天后，取出敷贴器。瘤体顶部的放射剂量至少 80Gy。治疗后 1~2 月，肿瘤开始消退，持续数年。最终呈现扁平或圆顶状色素瘢痕。

3. 肿瘤对治疗的反应通常是渐变的。无黑色素性黑色素瘤在回退时往往有更多的色素沉积（图 12.26B 和 C）。

4. 并发症与瘤体的大小和肿瘤离视神经和黄斑的距离有关。过多放射造成的并发症包括白内障、视盘病变（伴或不伴视盘新生血管）和黄斑病变。放疗后的肿瘤也可引起黄斑水肿、视网膜硬性渗出、浆液性视网膜脱离、虹膜红变和新生血管性青光眼（毒性肿瘤综合征）。

5. 敷贴放疗后的患者**生存率**和眼摘术后是相似的。

外放疗

应用放射性粒子如质子，对瘤体进行高剂量的放疗，瘤体周围组织接受相对小的剂量。

1. **适应证**：瘤体太大或位置偏后，很难应用敷贴器者。

2. **技术**

   a. 将射线透不过的钽盘缝合到巩膜，并进行放射性摄片定位瘤体。

   b. 患者坐在机械椅上，保持头不动。

   c. 患者直视可调的靶标进行放射治疗。

   d. 放射治疗连续 4 天以上。

3. 瘤体回退速度要慢于敷贴放疗。瘤体基底部周围的脉络膜萎缩需要更长的时间。

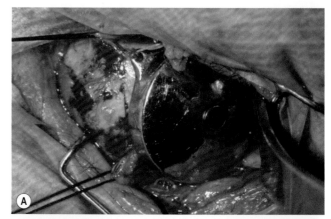

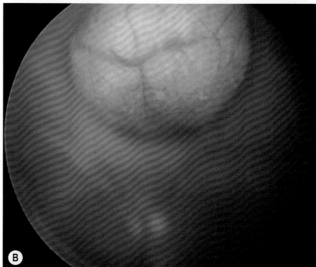

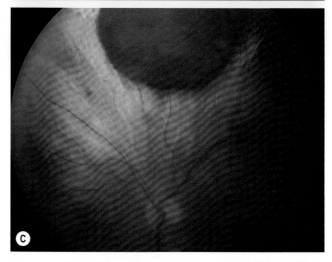

图 12.26 脉络膜黑色素瘤敷贴治疗。A. 放置敷贴器。B. 无黑色素肿瘤治疗前。C. 治疗后色素改变。（Courtesy of C Barry）

4. 眼内并发症与敷贴放疗相似。眼外并发症包括眼睫毛脱落、眼睑脱色素、泪小管炎、结膜角化和角膜炎。

5. 生存率与敷贴放疗或眼球摘除术相似。

定向放疗

同时或连续地从不同方向对瘤体进行多次高剂量的准直射束放疗。这是一项新的技术。它和外放疗的适应证、禁忌证和并发症是相似的。

经瞳孔温热疗法

经瞳孔温热疗法应用红外激光通过温热而非凝固诱导肿瘤细胞死亡，对放疗起辅助作用。

1. 适应证
- 对小的含色素的肿瘤，有时很难鉴别痣和黑色素瘤，此时应用放疗是不合适的，可应用 TTT 进行治疗。
- 全身情况较差或寿命预期有限的患者的小脉络膜黑色素瘤，应用放疗是不合适的，可应用 TTT 进行治疗。
- 放疗后，可应用 TTT 对威胁视力的渗出灶进行治疗。

2. 技术
- **a.** 瘤体表面 3mm 激光斑相互重叠照射 1 分钟，调整能量，使得 45 秒前视网膜不会发白。
- **b.** 瘤体周围 2mm 的脉络膜也需要治疗，以防止瘤体边缘复发。
- **c.** 如有必要，需要行辅助性巩膜敷贴放疗处理深层巩膜内的复发灶。
- **d.** 6 个月后如有瘤体残留，需要重复治疗。

3. 瘤体反应是渐变的。起初瘤体变暗和扁平，最终瘤体消失，呈现巩膜露白。

4. 并发症包括视网膜牵引、视网膜裂孔形成导致视网膜脱离、视网膜血管栓塞、新生血管、虹膜烧灼和晶状体混浊。瘤体局部复发是常见的，特别是较厚的瘤体、无色素的瘤体或累及视盘边缘的瘤体。

经巩膜脉络膜切除术

脉络膜切除手术难度大，不容易广泛开展。对基底直径小于 16mm、但瘤体厚度太高无法行放疗的病例可谨慎选择该手术。并发症包括视网膜脱离、低眼压、伤口裂开和局部瘤体复发。

眼球摘除

1. 适应证包括巨大瘤体、瘤体侵犯视神经、瘤体广泛累及睫状体或房角、有用视力已遭受不可逆损伤。

2. 眼球摘除技术同其他疾病。注意点就是要求术者在术前应用眼底镜观察眼底，确保术眼无误。

3. 并发症同其他眼摘手术。如果没有眼外肿瘤扩散或扩散被完全清除，眼眶复发是很少见的。

鉴别诊断

对不典型病例的鉴别诊断，应该考虑下面的情况。

1. 色素病灶
- 大的痣表面通常有较多玻璃膜疣，表面鲜有橘红色改变，无浆液性视网膜脱离。
- 黑色素细胞瘤色素较重，通常位于视盘上。
- RPE 先天性肥大呈扁平，边界清晰。
- 视网膜下腔出血或脉络膜上腔出血：由脉络膜新生血管或视网膜大动脉瘤造成。
- 皮肤黑色素瘤的转移灶呈现浅棕色外观，表面光滑，边缘模糊，广泛视网膜脱离，有皮肤黑色素瘤的既往史。

2. 非色素病灶
- 典型的孤立型脉络膜血管瘤位于后极部，呈现粉红色圆顶状，表面光滑。
- 转移灶通常伴有渗出性视网膜脱离。
- 实性脉络膜肉芽肿，需要考虑类肉瘤病或结核。
- 后部巩膜炎，通常伴有疼痛。
- 大的隆起的盘状病灶，通常位于颞侧赤道前区域，伴有硬性渗出和新鲜出血，黑色素瘤鲜有这些表现。
- 涡静脉壶腹部的典型特征是小的平滑的棕色圆顶状结构，当对眼球施压时，这些表现会暂时消失。

孤立型脉络膜血管瘤

孤立型脉络膜血管瘤不伴有全身疾病。部分患者无症状。症状通常是由渗出性视网膜脱离造成的。瘤体可在数年内缓慢增大。

诊断

1. 组织学显示瘤体是由大小不一的血管构成（图 12.27A）。

2. 发病通常在 20~40 岁，并有以下表现：
- 单眼中心视力下降，视野缺损或视物变形。

- 如果视网膜因瘤体或液体而隆起，可以表现为远视。
- 正常视力的无症状患者因体检偶尔发现眼底病变。

3. 体征
- 后极部椭圆形橙色占位，边界不清（图12.27B）。
- 有症状病例通常有视网膜下液。
- 病灶平均直径小于 6mm，厚度小于 3mm。
- 并发症包括瘤体表面纤维增生、囊样视网膜变性、RPE 变性和视网膜下纤维症。

4. FA 表现为动脉前期或动脉早期相点状高荧（图12.27C），晚期弥漫性高荧。

5. ICGA 表现为早期相高荧（图12.27D），20 分钟时因染料被冲刷，呈现为低荧。

6. 超声显示前表面边缘锐利的实性病灶，无脉络膜凹陷和眼眶声影（图12.27E）。

7. MRI 显示 T1 加权像上，瘤体等密度或高密度于玻璃体，T2 加权像上与玻璃体等密度，钆增强后显著增强。

治疗

对威胁视力的瘤体需要治疗

1. 光动力学疗法（photodynamic therapy，PDT）：方法同治疗 CNV，如果视网膜下液持续存在数月未退，需要重复治疗。

2. TTT：针对黄斑外瘤体，可引起周边视野丢失。

3. 放疗包括保护晶状体的外放疗、质子放疗或敷贴放疗。仅需要低剂量的放疗量。即便这样，也会导致对正常组织的损伤。

4. 玻璃体腔内注射抗 VEGF 药物，是有前途的治疗方法。

鉴别诊断

1. 无色素性脉络膜黑色素瘤呈棕黄色，瘤体内有少量暗色的色素。

2. 脉络膜转移癌，通常是奶黄色，并有多个病灶。但是来源于类癌肿瘤、肾细胞癌和甲状腺癌的转移灶呈现橘黄色，与脉络膜血管瘤相似。

3. RPE 脱离，在超声上有"中空"表现，FA 也有明显的特征性表现。

4. 后巩膜炎，有疼痛症状，超声上的特征性表现包括巩膜增厚和巩膜浅表面水肿。

弥漫型脉络膜血管瘤

弥漫型脉络膜血管瘤通常影响一半以上脉络膜，瘤体会缓慢增大。患者表现为 Sturge-Weber 综合征并伴有同侧颜面部"火焰"痣（见第 1 章）。

1. 发病：尽管在出生时已有肿瘤，但通常是在 20 几岁时才发病。

2. 体征
- 眼底呈现弥漫性蕃茄酱样深红色，特别是在后极部（图 12.28A）。
- 在弥漫性病变内存在局部病灶增厚，与孤立型相似。

3. 超声显示脉络膜弥漫性增厚（图 12.28B）。

4. 并发症包括继发性视网膜囊样变性和渗出性视网膜脱离。如果渗出性视网膜脱离不治疗，新生血管性青光眼将不可避免。

5. 视力受影响的病例需要接受治疗，包括低剂量放疗或 PDT。

视盘黑色素细胞瘤

黑色素细胞瘤（大细胞痣）是少见的、单侧含色素多的先天性错构瘤。大部分生长在视盘上，很少在葡萄膜上生长。与脉络膜黑色素瘤相比，黑色素细胞瘤更多地在皮肤黑的人群和女性发病。在大部分病例，瘤体是稳定的，鲜有变化。

1. 组织学显示瘤体是由含小细胞核的色素较深的多面或纺锤形大细胞组成（图 12.29A）。

2. 临床表现：大部分患者是没有症状的。往往是在眼底检查时候发现。平均诊断年龄是 50 岁左右。

3. 体征
- 深棕色或黑色偏平或微隆起的病灶，其边缘呈羽毛状，延伸并覆盖视盘边缘（图 12.29B）。
- 少部分病例，大的瘤体覆盖大部分视盘表面，伴有玻璃体内的色素播散（图 12.29C）。
- 视力通常是正常的，但会伴有相对性瞳孔传入障碍。

4. FA 各期均表现为瘤体部位低荧光（图 12.29D）。

5. 并发症较少，包括恶变、自发性肿瘤坏死、视神经受压和视网膜静脉阻塞。

6. 一般不需要治疗，除非极少发生恶变的病例。

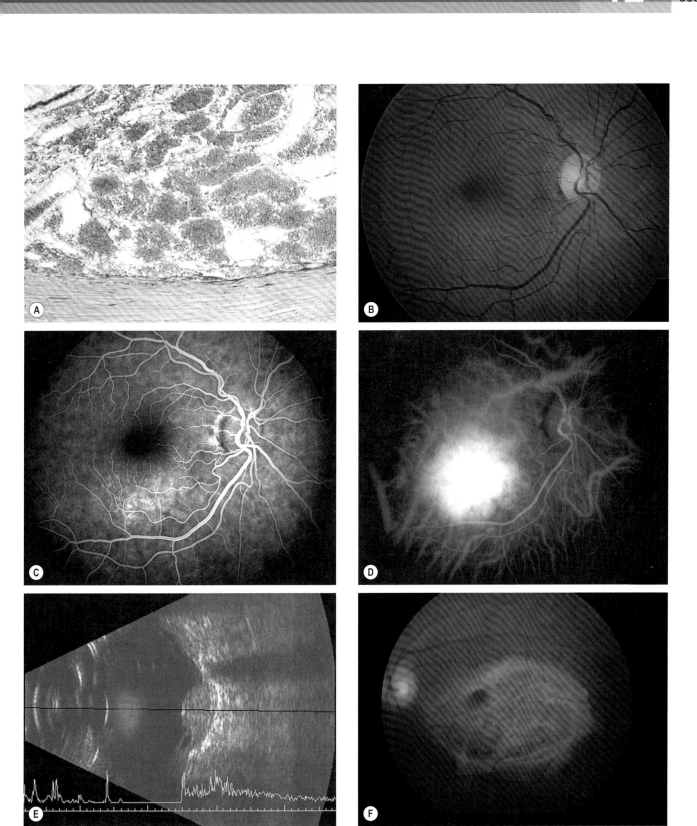

图12.27 孤立型脉络膜血管瘤。A. 组织学显示脉络膜内瘤体由大小不一的充血的血管腔组成的。B. 眼底像。C. FA早期高荧光。D. ICGA早期高荧光。E. B超显示实质性病灶，前表面锐利，瘤体内高回声，但无脉络膜挖空和眼眶声影。F. 瘤体表面纤维增生。（Courtesy of J Harry-fig. A; P Gili-figs B, C and D; B Damato-figs E and F）

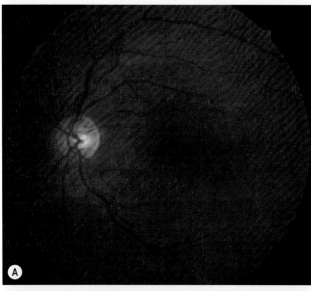

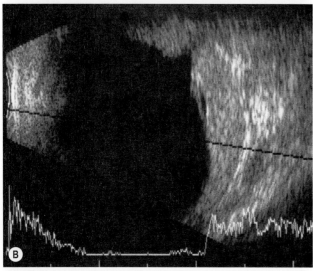

图 12.28　A. 弥漫性脉络膜血管瘤。B. B 超显示脉络膜弥漫性增厚。（Courtesy of B Damato-fig. B）

脉络膜骨瘤

　　脉络膜骨瘤是非常少见的良性缓慢生长的骨化瘤体。女性好发。25% 病例双眼发病，但通常不是同时发病。

诊断

1. 组织学显示成熟松质骨，伴有其上 RPE 萎缩。
2. 临床表现：在 20 ~ 30 岁年龄段发病。如果黄斑被瘤体或继发脉络膜新生血管累及，视力会逐渐下降。
3. 体征
   - 黄白色扁平或轻微隆起的病灶，边界清晰，扇

形边缘靠近视盘或位于后极部（图 12.30A）。
   - 数年内缓慢生长，可伴有 RPE 改变（图 12.30B）。
   - 很少会自发吸收和脱钙化。
   - 如果病灶累及黄斑，预后较差。
4. **FA** 表现为早期不规则弥漫性斑点状高荧光，晚期荧光染色（图 12.30C）。可伴有脉络膜新生血管表现。
5. **ICGA** 显示早期低荧光（图 12.30D）。晚期荧光染色。ICGA 显示的瘤体范围要大于眼底镜下所见。
6. **超声**显示瘤体前表面高反射和眼眶声影（图 12.30E）。
7. **CT** 显示在脉络膜水平高密度斑块状高影（图 12.30F）。

鉴别诊断

1. **脉络膜转移灶**：常见于老年人，单眼或双眼发病。
2. **无色素脉络膜痣和黑色素瘤**：不会有广泛的眼眶声影。
3. **骨化生**：与脉络膜血管瘤有关。
4. **脉络膜巩膜钙化**：常见于老年人，双眼发病，眼底呈现多灶性地图样黄白色病灶（见图 8.21A）。

转移癌

　　脉络膜是葡萄膜转移癌最常见的转移部位，约占 90%。其次是虹膜和睫状体。最常见的原发灶是乳腺癌和支气管癌。脉络膜转移灶有时是支气管癌的最初表现。其他原发灶包括胃肠道癌、肾癌和皮肤黑色素瘤。前列腺是非常少见的原发灶。患者的生存率一般较低，平均生存 8 ~ 12 月。

诊断

1. **临床表现**：通常有视力下降。有时候转移灶远离黄斑，早期无症状。
2. **体征**
   - 快速生长的乳白色盾形病灶，边界不清。通常位于后极部（图 12.31A），偶有色素团块位于表面（图 12.31B）。
   - 部分病例，病灶呈球形，与无色素性黑色素瘤相似（图 12.31C），但无"蘑菇"样外观。
   - 在 30% 患者，病灶是多灶性（图 12.31D）。10% ~ 30% 患者双眼累及。
   - 常常伴有渗出性视网膜脱离，特别是在病灶相

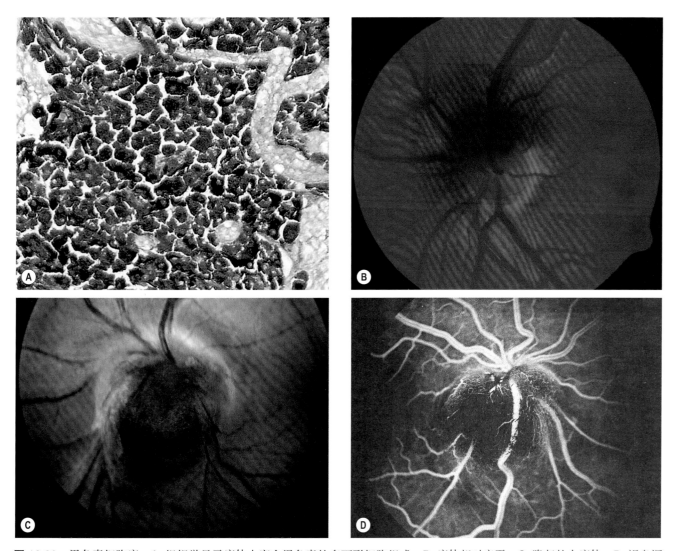

图 12.29 黑色素细胞瘤。A. 组织学显示瘤体由富含黑色素的多面形细胞组成。B. 瘤体相对扁平。C. 隆起的大瘤体。D. 视盘深层血管被瘤体压迫，FA 显示为低荧光。（Courtesy of B Damato-fig. A; P Gili-fig. B）

　　对小的病例（图 12.31E）。

3. **超声**对检查瘤体有帮助，特别是在有继发渗出性视网膜脱离的病例。瘤体浸润处脉络膜弥漫性增厚（图 12.31F）。超声表现为圆顶状病灶处中高度回声。

4. **FA** 显示早期低荧光，后期弥漫性着染。与脉络膜黑色素瘤不同，其未见双循环。

5. **ICGA** 通常显示低荧光。有时会显示在 FFA 上很难发现的微小的荧光积存。

6. 当原发灶不明确时，可行细针穿刺或 25G 玻切系统进行**活检**。

全身检查

　　全身检查目的在于寻找原发病灶和其他部位的转移灶，包括以下项目：

- 完整的既往史和体格检查。
- 女性乳腺 X 摄片。
- 胸部放射学检查和痰细胞学检查。
- 血生化，包括碱性磷酸酶。
- 腹部或全身扫描。
- 粪便隐血检查。
- 尿液红细胞检查。

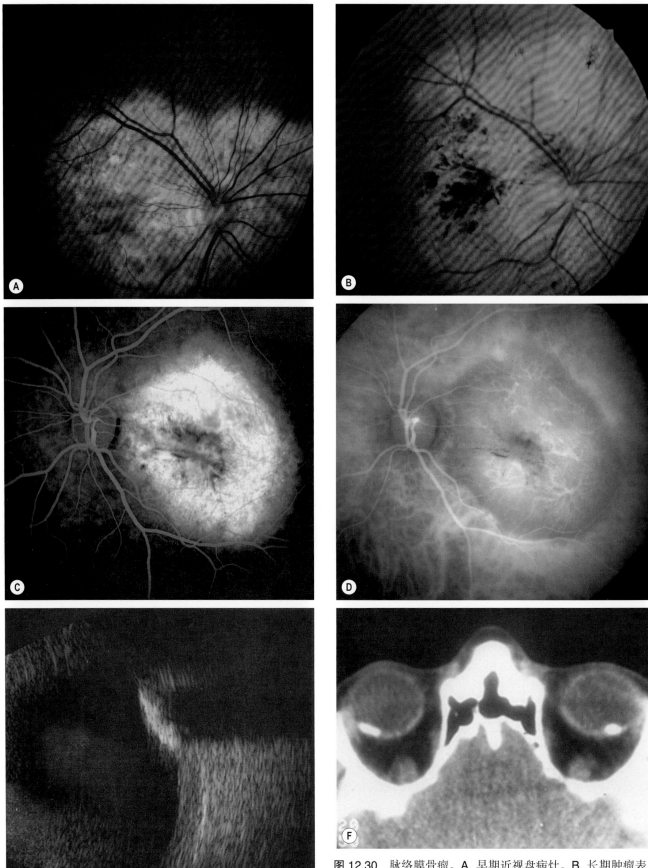

图 12.30　脉络膜骨瘤。A. 早期近视盘病灶。B. 长期肿瘤表面 RPE 改变。C. FA 晚期显示斑驳状高荧光。D. ICGA 早期显示低荧光。E. B 超显示瘤体前表面高反射和眼眶声影。F. CT 显示双眼与骨组织等密度的高密度病灶。(Courtesy P Gilifigs C and D)

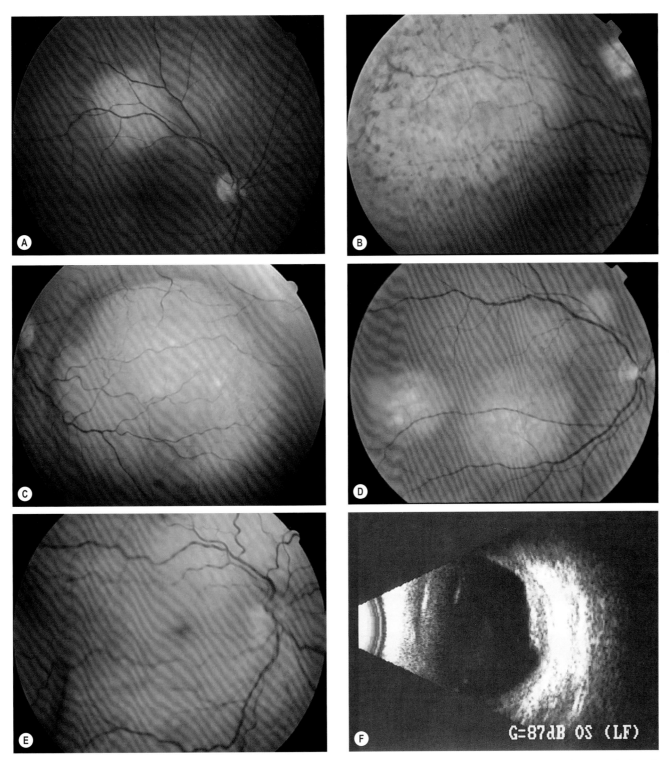

图 12.31 脉络膜转移癌。A. 小的盾形病变。B. 大病灶表面继发性色素团块。C. 大的圆顶状病灶。D. 多发病灶。E. 视盘上方和颞侧病灶，伴下方视网膜浅脱离。F. B 超所示。（Courtesy of C Barry-figs A and E; B Damato-fig. B）

治疗

1. 如果患者无症状或正在接受全身化疗，可观察。
2. 放疗：外放疗或敷贴放疗。
3. TTT 对仅有非常少视网膜下液的小瘤体有效。
4. 针对原发瘤体的全身化疗对脉络膜转移灶也是有治疗作用的。

神经视网膜肿瘤

视网膜母细胞瘤

视网膜母细胞瘤是最常见的眼内恶性肿瘤，约占儿童肿瘤的 3%。其发病率是 1∶17 000 活产儿。

病理学

1. **组织学**：肿瘤是由小的嗜碱性肿瘤细胞（视网膜母细胞）组成。细胞核大深染，细胞质少。肿瘤细胞呈不同分化程度（图 12.32A）。典型特征是玫瑰花结。共有三种类型玫瑰花结：

   a. Flexner–Wintersteiner 环：中央空腔，围绕高的圆柱状细胞，细胞核远离空腔（图 12.32B）。

   b. Homer–Wright 玫瑰花结（假玫瑰）：没有空腔，细胞围绕缠结形的嗜伊红团块。

   c. Fleurettes 环：由分化的光感受器细胞组成。长的细胞质突起通过有孔的膜，外观像一束花（图 12.32C）。

2. **肿瘤播散的方式**

   a. 生长形式有内生型（即肿瘤向玻璃体腔生长，伴有肿瘤细胞种植）和外生型（肿瘤向视网膜下生长，可引起视网膜脱离）(图 12.32D)。

   b. 视神经浸润：肿瘤沿着蛛网膜下腔进入颅内（图 12.32E）。

   c. 视网膜内弥漫浸润生长。

   d. 常见的全身转移灶一般位于局部淋巴结、肺、脑和骨组织。

   不管遗传或非遗传型视网膜细胞瘤（见下），如果肿瘤侵犯筛板后视神经、较大面积的脉络膜浸润、前房累及和眼眶播散、保守治疗后反复复发，均提示转移风险的增加。

基因学

视网膜母细胞瘤源于最后分化前的原始视网膜细胞的恶性转化。因为这些细胞在出生后最初几年内消失，因此肿瘤较少在 3 岁以后发病。视网膜母细胞瘤可分遗传型和非遗传型。与该肿瘤发病有关的 RB1 基因位于 13q14。

1. **遗传型**占 40%。一些患儿的发病跟父亲年纪较大有关联，提示发病可能与父亲精子突变有关。遗传型患儿全身细胞 RB1 的一个等位基因已有突变。当进一步突变事件（第二次打击）影响另一个等位基因，细胞就会恶性转变。因为所有视网膜前体细胞均包含最初的突变，所以这些小孩通常双眼发病，并有多灶性肿瘤。遗传型患者容易得其他非眼部肿瘤，比如常见的松果体或蝶鞍上的神经外胚层肿瘤，大约占 3%。第二恶性肿瘤包括骨肉瘤、黑色素瘤、颅内和肺部恶性肿瘤。这些肿瘤往往会在特定年龄段发病。第二恶性肿瘤发生率为 6%。如果应用外放疗治疗原发肿瘤，第二恶性肿瘤发病风险将增加 5 倍，并容易在放射区发生。
   - 突变会有 50% 向下一代传递，但因为不完全外显率的关系，下一代仅 40% 发病。
   - 如果父母健康，患遗传型视网膜母细胞瘤患儿的同胞患病概率为 2%。如果父母患病，则同胞患病概率为 40%。
   - 大约 15% 的遗传型视网膜母细胞瘤患儿单眼发病。

2. **非遗传型**占 60%。单眼发病，无遗传倾向，无第二肿瘤易发倾向。如果患者仅有一处视网膜母细胞瘤体，且无家族史，该患者很可能是非遗传型。其同胞或子女发病率为 1%。其同胞应该接受产前 B 超检查，出生后接受常规眼底镜检查直至 4～5 岁。

临床表现

双眼病例一般在 1 岁内发病，单眼病例一般在 2 岁左右发病。
- 白瞳症（图 12.33A）是最常见的临床表现（60%）。
- 斜视是第二常见表现（20%）。因此，儿童斜视病例应该行眼底检查。
- 继发性青光眼。部分病例会导致牛眼（图 12.33B）。
- 侵犯眼前节的弥漫性肿瘤往往出现在较大龄患儿。晚期视网膜母细胞瘤导致的葡萄膜炎和虹膜结节，表现为眼红、假性前房积脓（图 12.33D）。儿童慢性葡萄膜炎的鉴别诊断中需要考虑到视网膜母

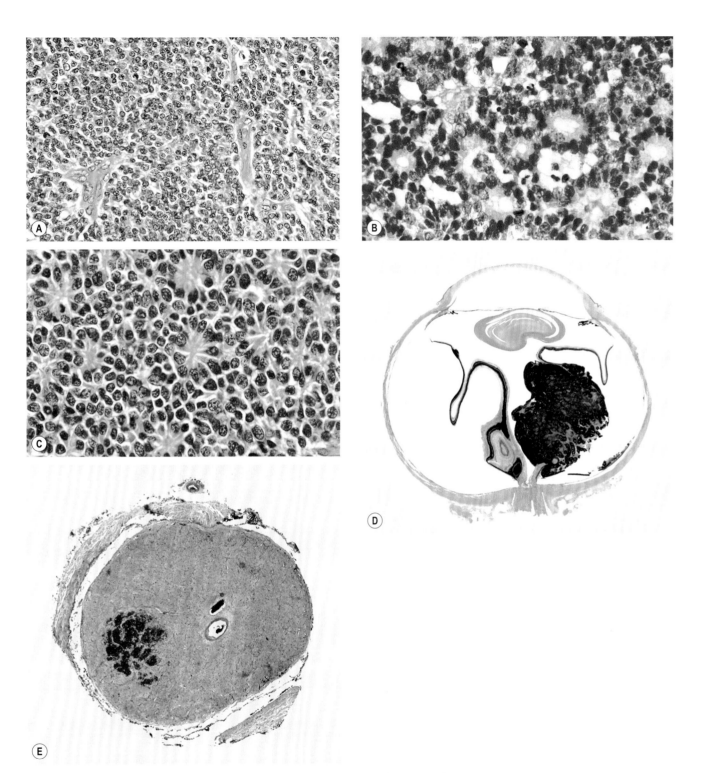

图 12.32 视网膜母细胞瘤病理。A. 未分化肿瘤。B. 分化好的肿瘤，其内可见丰富的 Flexner- Wintersteiner 环。C. Fleurettes 环。D. 全眼切片见内生型和外生型混合生长类型。E. 视神经切缘横断面切片见有肿瘤浸润。（ Courtesy of J Harry and G Misson, from Clinical Ophthalmic Pathology, Butterworth-Heinemann 2001-fig. A; courtesy of J Harry-figs B, C, D and E ）

细胞瘤。

- 肿瘤坏死可导致眼眶炎症（图 12.33E），与眼眶蜂窝织炎、眶隔前蜂窝织炎表现相似。确切机制还不清楚。此时，并不意味着眼外转移。
- 放弃治疗的病例任其发展，会有眼眶浸润、眼球突出和眶骨累及（图 12.33F）。
- 少数病例在眼部病变发现之前就已经发生了局部淋巴结和颅内转移。
- 极少数病例在眼部病变诊断之前，因三侧性肿瘤引起颅内压升高。
- 高危人群需要常规检查。

体征

　　双眼扩瞳后行间接眼底镜结合巩膜压陷检查。如果不压陷，赤道前的瘤体可能会被遗漏（图 12.34A）因为有时患眼可能有多发瘤体，临床体征取决于瘤体大小和生长方式。

- 视网膜内的瘤体呈圆顶状白色病灶，伴有白色钙化斑块（图 12.34B）。
- 内生型瘤体突向玻璃体腔（图 12.34C），伴有玻璃体腔内种植灶（图 12.34D）。
- 外生型瘤体形成视网膜下多叶状白色瘤体（图 12.34E），伴有视网膜脱离（图 12.34F）。

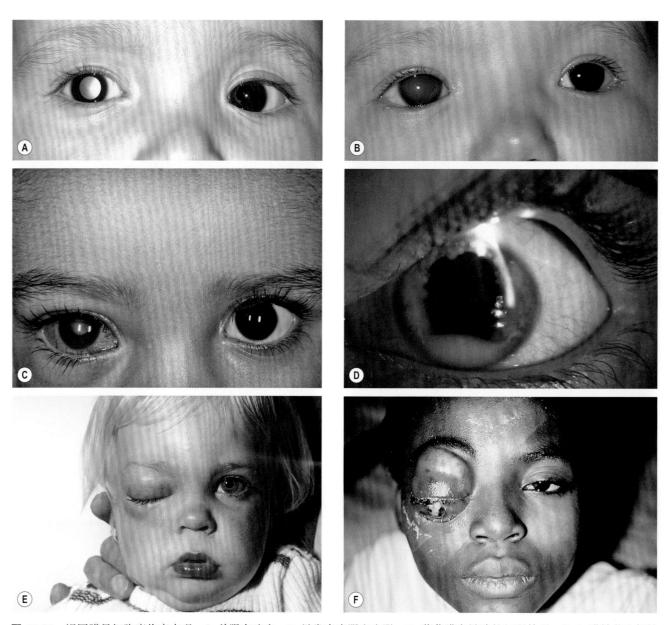

图 12.33　视网膜母细胞瘤临床表现。A. 单眼白瞳症。B. 继发青光眼和牛眼。C. 葡萄膜炎导致的红眼外观。D. 虹膜结节和假性前房积脓。E. 眼眶炎症。F. 眼眶浸润。（Courtesy of N Rogers-figs A and B; U Raina-fig. C）

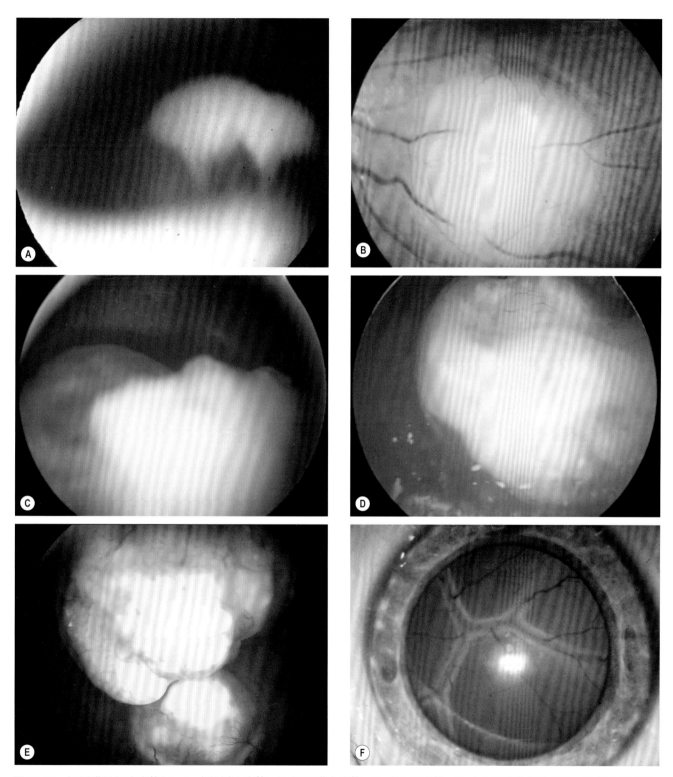

图12.34 视网膜母细胞瘤体征。A. 小的周边瘤体。B. 视网膜内瘤体。C. 内生型瘤体。D. 内生型瘤体伴种植灶。E. 外生型瘤体。
F. 视网膜全脱离。（Courtesy of B Dixon-Romanowska-figs C and D; L MacKeen-fig. E）

检查

1. 直接眼底镜下的**红光反射测试**可推荐用于社区筛查。双眼红光反射不对称提示要扩瞳眼底检查和立即推荐至眼科医生处做进一步检查。

2. 全麻下检查包括以下项目：
   - 面部和手的检查，看是否有先天性异常。
   - 眼压测量。
   - 角膜直径测量，如果有青光眼，需要检查眼轴长度。
   - 手持式裂隙灯下前房检查。
   - 眼底镜检查并绘图记录眼底情况。

3. 超声用来评估瘤体大小；检测瘤体内的钙化（图12.35A），有助于与 Coats 病的鉴别诊断。

4. **CT** 也可以检测钙化（图 12.35B）。但是会有较大的辐射，因此较少应用。

5. **MRI** 不能检测钙化，但对视神经是否累及、眼外转移和松果体细胞瘤的检测要优于 CT（图12.35C），特别是应用对比和脂肪抑制技术。也可以应用 MRI 对视网膜母细胞瘤和其他疾病进行鉴别诊断。

6. 全身评估包括体检和眼科、头颅 MRI 扫描。如果上述检查提示有转移灶，则需要骨扫描、骨髓穿刺和腰穿检查。

7. **DNA** 分析的基因研究需要摘除眼的新鲜瘤体和血样标本。患者亲属的血标本和父亲的精液，有时候也是有用的。

小瘤体的治疗

直径小于 3mm、高度小于 2mm 的瘤体，可行以下治疗：

1. 化疗后可行 532nm 氩激光或 810nm 二极管激光光凝至少 3 次。

2. 无深层浸润或玻璃体种植的赤道前肿瘤可行**冷凝**。每次冷凝需要 3 次冻融。

3. 对于黄斑瘤体，可单用**化疗**，以尽可能多地保存视力。但这会增加肿瘤复发的风险。

中等大瘤体的治疗

直径 3~12mm、高度 2~6mm 的瘤体，可行以下治疗：

1. 前部瘤体如果没有玻璃体种植可行碘-125 或钌-106 巩膜敷贴放疗。

2. 根据肿瘤分期，给予 3~6 疗程的卡铂 + 依托泊苷 + 长春新碱（carboplatin etoposide and vincristine，CEV）方案化疗。最近有资料显示卡铂单一化疗方案疗效与多制剂化疗方案相似。筋膜囊下注射卡铂是全身化疗的补充治疗。化疗可联合冷冻或 TTT 等局部治疗。

3. 遗传型患者尽量避免外放疗，因为会增加第二恶性肿瘤的发生。外放疗会导致眶骨发育不良，特别是出生后 6 月内的患儿。

大肿瘤的治疗

1. 化疗可以缩小瘤体，以便于随后的局部治疗。化疗同时对对侧眼的瘤体或松果体细胞瘤有疗效。

2. 如果有虹膜红变、玻璃体出血或视神经侵犯，建议**眼摘**。对侧眼正常，患眼如果化疗效果不佳，一般不建议勉强保眼。弥漫生长型视网膜母细胞瘤因为其视力预后较差，并有比较高的复发率，一般建议眼摘。眼摘手术操作轻柔，剪除尽量长的视神经（12~15mm）。植入尽量大的义眼台。筋膜和结膜分层缝合。

眼外期瘤体的治疗

1. 对眼摘后病理显示筛板后或广泛脉络膜肿瘤细胞浸润的患儿，一些治疗中心的措施是 6 个月疗程 CEV 方案的**预防性化疗**。

2. 眼摘后视神经断端肿瘤细胞阳性或肿瘤突破巩膜，需要行**外放疗**。

随访

- 放疗或化疗后，肿瘤消退类型有：① 农家奶酪样钙化的瘤体（图 12.36B）；② 半透明的鱼肉状瘤体；③ 两者的混合型；④ 扁平萎缩瘢痕。

- 遗传型患者会有新发肿瘤的可能，特别那些在年龄极小时就接受治疗的患儿。

- 保眼治疗结束后，需要每 2~8 周全麻下眼底检查直至 3 岁。每 6 月不需要全麻的眼底检查直至 5 岁。以后每年 1 次不需要全麻的眼底检查直至 10 岁。

- 具有高危因素的病例需要随访眼眶磁共振 18 个月左右。如果小孩有患第二恶性肿瘤的风险，家长应该要对小孩身体各处的疼痛、压痛和肿胀有所警觉。上述症状 1 周内无好转，需要就医。

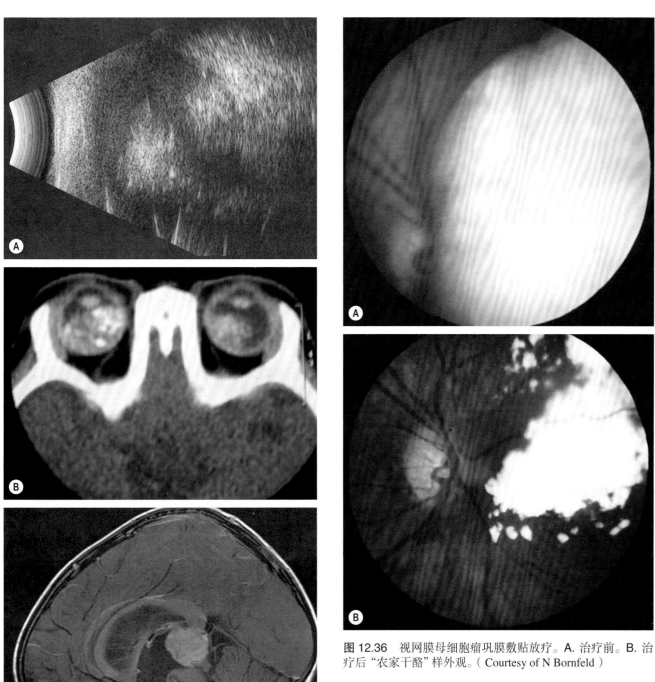

图 12.36 视网膜母细胞瘤巩膜敷贴放疗。A. 治疗前。B. 治疗后"农家干酪"样外观。（Courtesy of N Bornfeld）

图 12.35 视网膜母细胞瘤成像。A. B超显示瘤体内钙化灶引起的声影。B. CT 显示双眼瘤体及其内的钙化灶。C. MRI 显示松果体细胞瘤及脑积水。（Courtesy of K Nischal-fig. B; AD Singh, from Clinical Ophthalmic Pathology, Saunders Elsevier, 2007-fig. C）

鉴别诊断

1. **前部型持续增生性原始玻璃体**（persistent hyperplastic primary vitreous，PHPV）：病变位于前部，经常累及晶状体。
   - 晶状体后增殖组织造成白瞳症（图 12.37A）。时常伴有拉长的睫状突（图 12.37B 和 C）。
   - 病情进展，晶状体后增殖组织收缩，将睫状突向中央牵拉，并通过瞳孔区可以窥见。
   - 常伴有白内障（图 12.37D），由于囊膜裂开造成。
   - 在早期病例，玻璃体视网膜手术对拯救视力有帮助。

2. **后部型 PHPV**：病变位于后部，晶状体通常透明。
   - 临床表现是白瞳症、斜视和眼球震颤。
   - 浓密的玻璃体视网膜皱褶从视盘延伸到锯齿缘，伴有视网膜脱离（图 12.38）。
   - 治疗效果不佳。

3. **Coats 病**：单眼发病，男孩常见，发病年龄晚于视网膜母细胞瘤（见第 13 章）。

4. **早产儿视网膜病**（retinopathy of prematurity，ROP）：晚期 ROP 可引起视网膜脱离和白瞳症。根据早产病史和低出生体重可以确诊（见第 13 章）。

5. **眼弓蛔虫病**：慢性弓蛔虫眼内炎可引起睫状膜和白瞳。后极部肉芽与内生型视网膜母细胞瘤相似（见第 14 章）。

6. **葡萄膜炎**：与弥漫浸润型视网膜母细胞瘤相似。视网膜母细胞瘤有时候会被误诊为葡萄膜炎、眼内炎和眶蜂窝织炎。

7. **玻璃体视网膜发育不良**：玻璃体视网膜分化不良导致发育不良视网膜的脱离（图 12.39A）。脱离的视网膜位于晶状体后，形成白瞳外观（图 12.39B）。其他特征包括小眼球、浅前房和拉长的睫状突。玻璃体视网膜发育不良可伴有全身异常，如 Norrie 综合征、色素失禁综合征（Bloch-Sulzberger 综合征）和 Walker–Warburg 综合征。

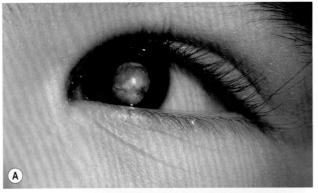
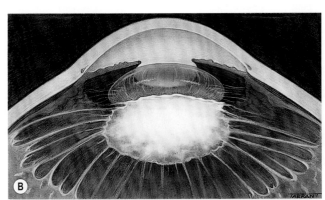
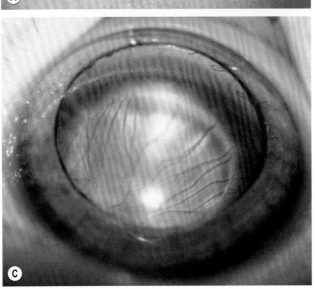
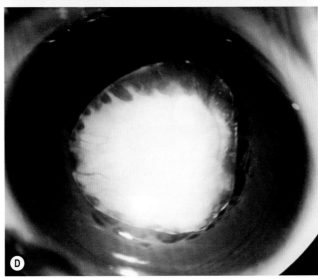

图 12.37   前部型 PHPV。A. 白瞳症。B. 晶状体后占位伴拉长的睫状突。C. 早期病变。D. 晚期病变伴有白内障。（Courtesy of K Nischal）

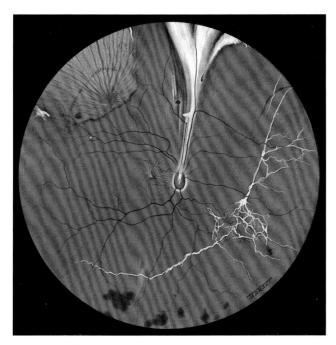

图 12.38　后部型 PHPV。

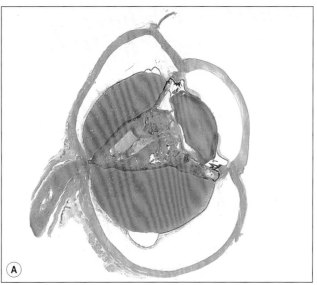

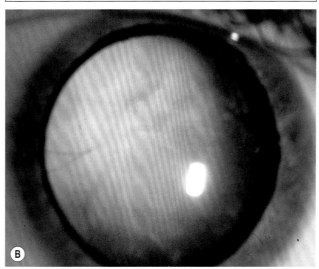

图 12.39　玻璃体视网膜发育不良。A. 病理标本。B. 临床表现。（Courtesy of J Harry and G Misson, from Clinical Ophthalmic Pathology, Butterworth-Heinemann 2001-fig. A）

a. **Norrie** 综合征是性连锁隐性遗传疾病。男孩发病。在出生或婴幼儿早期即发病致盲。突变的致病基因 *NDP* 位于 X 染色体 p11。全身病变包括耳蜗性聋和精神迟钝。

b. **色素失禁症**是性连锁显性疾病。部分患病男孩在胎儿期死亡。突变的致病基因 *NEMO* 位于 X 染色体 q28。特征性表现是躯干和手足水泡大疱疹（图 12.40A），逐渐病变呈现线样色素改变（图 12.40B）。其他特征包括牙齿、头发、指甲、骨和中枢神经系统的畸形。

c. **Walker–Warburg** 综合征是常染色隐性遗传疾病。特征性表现是无脑回和小脑畸形，并因此导致脑积水和脑膨出。新生儿死亡是常见的。存活者会有严重发育延迟。眼部特征性改变有玻璃体视网膜发育不良、Peters 异常、白内障、葡萄膜缺损、小眼球和视神经发育不良。

8. **其他肿瘤**

a. **视网膜细胞瘤**：是视网膜母细胞瘤良性表现形式。特征表现是表面平滑的圆顶状病灶，病变会缓慢自发消退成钙化瘤体，伴有周围 RPE 改变和视网膜脉络膜萎缩（图 12.41）。瘤体最终的外观与放疗后的视网膜母细胞瘤相似。极少的情况下，视网膜母细胞瘤会转化成快速生长的视网膜母细胞瘤。

b. **视网膜星形细胞瘤**：双眼发病，多灶性（见下文）。

视网膜星形细胞瘤

视网膜和视盘星形细胞瘤是少见的错构瘤，通常不影响视力，一般不需要治疗。大部分是内生型，瘤体突向玻璃体腔。少部分病例呈外生型，向视网膜下生长。少部分星形细胞瘤病例发生在正常人群。大部分见于结节性硬化症患者（见下文）。还有少部分见于 1 型神经纤维瘤病和色素性视网膜炎患者。大约 50% 结节性硬化症患者双眼眼底有多灶性星形细胞瘤。

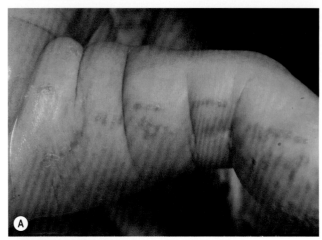

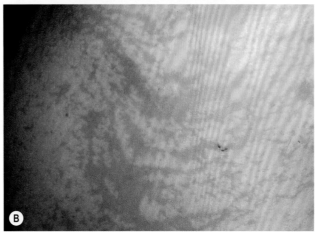

图 12.40　色素失禁症。A. 水泡大疱疹。B. 大龄儿童皮肤线样色素改变

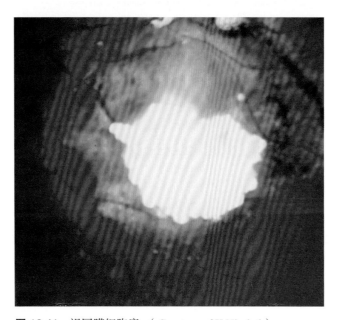

图 12.41　视网膜细胞瘤。（Courtesy of K Nischal）

诊断

1. 组织学显示纤维性星形细胞，小卵圆形核和细胞质突起（图 12.42A）。
2. 临床表现：大部分病例是无症状的，只是因结节性硬化症筛查时发现。
3. 体征
   - 黄色半透明圆形或结节状斑块（图 12.42B）。
   - 大的隆起的桑树样病灶（图 12.42C），可有自发荧光（图 12.42D）。
   - 混合型表现为中心钙化，外周半透明病灶。
   - 大部分瘤体是稳定的。长期的病灶会钙化（图 12.42E）。
4. FA 显示动脉期瘤体内较多的表浅血管网，晚期渗漏和着染（图 12.42F）。

结节性硬化症

　　结节性硬化症是斑痣性错构瘤病，属常染色体显性遗传性疾病。特征性表现是多器官错构瘤。三个典型表现是：①癫痫症；②智力迟钝；③皮脂腺腺癌。这些典型表现仅在少数患者中表现，但具有诊断意义。60% 病例呈散发，40% 是常染色体显性遗传。

1. 皮肤体征
   - 皮脂腺腺癌，由纤维血管瘤样红色丘疹组成，蝶形分布在鼻和面颊周围（图 12.43A）。
   - 躯干（图 12.43B）、四肢和头皮白色树叶样低色素斑疹。婴幼儿皮肤色素稀少，紫外线下检测呈现荧光。
   - 皮肤咖啡斑。
   - 腰部鲨革斑，弥漫性增厚。
   - 前额纤维斑。
   - 皮肤赘生物（纤维性软疣）。
   - 咖啡牛奶斑。
   - 甲下错构瘤（图 12.43C）。
2. 神经学特征
   - 颅内室旁、室管膜下星形细胞小节（图 12.43D）和巨细胞星形细胞错构瘤。
   - 智力迟钝。
   - 卒中。
3. 内脏肿瘤
   - 肾血管平滑肌脂肪瘤和囊肿。
   - 心脏横纹肌肉瘤。
   - 肺淋巴管瘤。

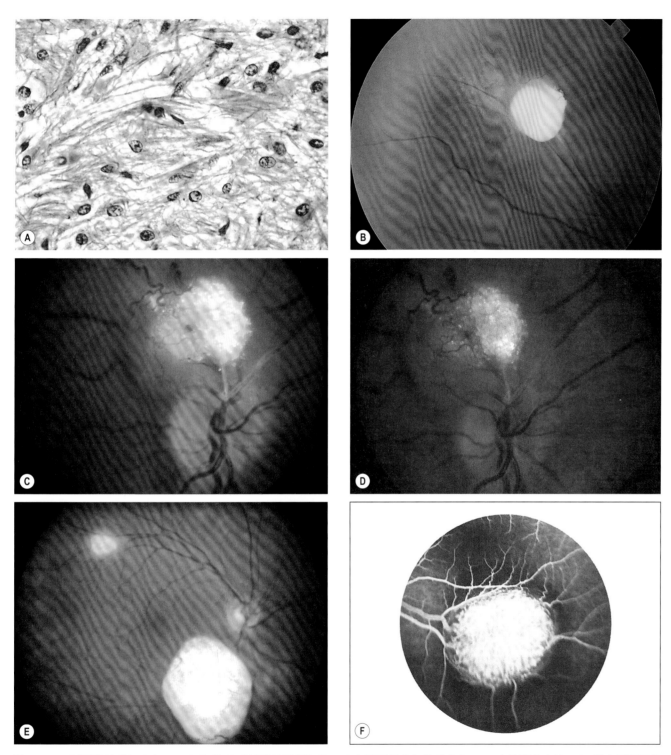

图 12.42 视网膜星形细胞瘤。A. 组织学显示纤维性星形细胞，小卵圆形核和细胞质突起。B. 小的周边病灶。C. 视盘周围桑葚样病灶。D. 自发荧光。E. 两处钙化病灶。F. FFA 显示病灶荧光着染。(Courtesy of J Harry-fig. A; P Gili-figs C and D; J Donald M Gass, from Stereoscopic Atlas of Macular Diseases, Mosby 1997-fig. F)

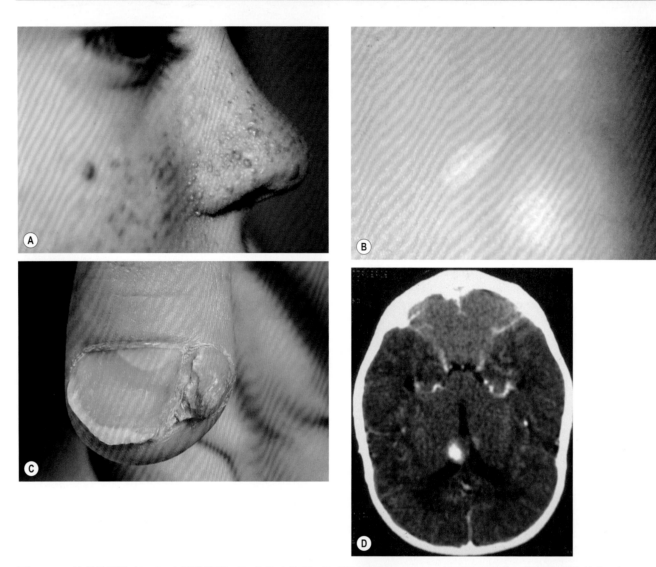

图 12.43　结节性硬化症。A. 皮脂腺腺瘤。B. 白色叶状斑。C. 甲下错构瘤。D. CT 显示脑室周的星形胶质细胞结节。(Courtesy of K Nischal-fig. A; MA Mir, from Atlas of Clinical Diagnosis, Mosby 2003-fig. B)

4. 眼部特征：除了眼底星形细胞瘤，还包括虹膜色素脱失斑块和非典型的虹膜缺损。

血管性视网膜肿瘤

毛细血管瘤

概述

　　视网膜毛细血管瘤是少见的眼底肿瘤，可威胁视力。少数病例仅单独出现。大约 50% 孤立病灶的患者和几乎所有有多发病灶的患者表现为 von Hippel–Lindau（VHL）综合征（见下文）。VHL 中视网膜肿瘤的发病率大约为 60%。血管内皮生长因子（vascular endothelial growth factor，VEGF）在视网膜血管瘤发病中起重要作用。

诊断

1. **组织学：**肿瘤由毛细管样血管腔组成。这些血管腔位于由组织细胞、内皮细胞和星形细胞组成的大泡沫细胞之间（图 12.44A）。

2. **临床表现：**有 VHL 表现患者的平均诊断年龄（18 岁）要早于无 VHL 表现的患者（31 岁）。眼底肿瘤由于黄斑渗出或视网膜脱离造成症状或高危患者体检时发现。

3. **体征**
　● 早期瘤体呈现动脉和静脉之间毛细血管床内小的边界清楚的卵圆形红色病灶（图 12.44B）。
　● 圆形橘红色占位，通常位于颞上或颞下周边，可见由视盘发出的扩张和扭曲的供应动脉和引流静脉（图 12.44C）。

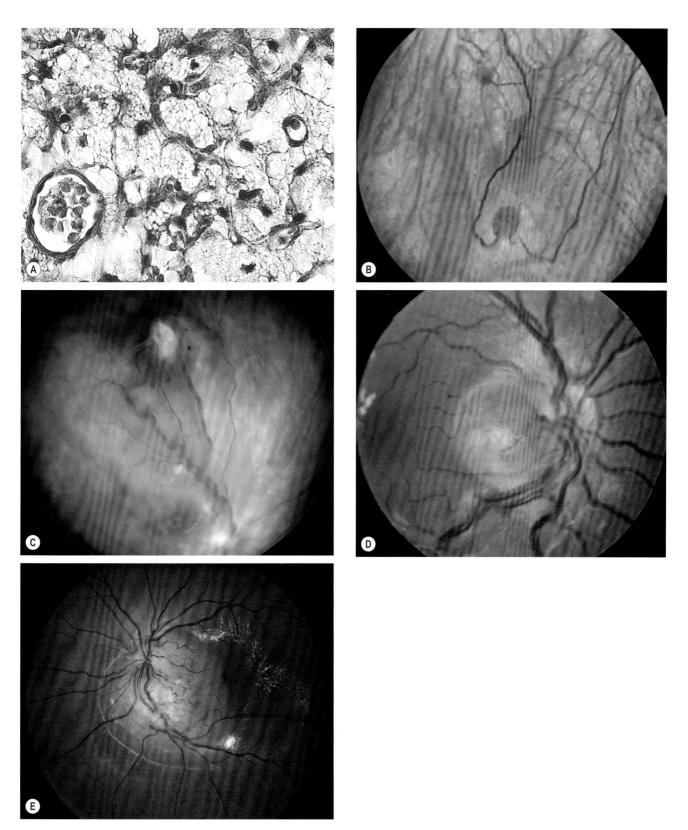

图 12.44 视网膜毛细血管瘤。A. 组织学显示大泡沫细胞间毛细管状血管腔。B. 早期瘤体。C. 晚期瘤体，血管扩张和扭曲。D. 视盘病灶。E. 无蒂的病灶。（Courtesy of J Harry and G Misson, from Clinical Ophthalmic Pathology, Butterworth-Heinemann 2001-fig. A; B Damato-fig. C; J Donald M Gass, from Stereoscopic Atlas of Macular Diseases, Mosby 1997-fig. D; P Saine-fig. E）

- 位于视盘旁的肿瘤，扩张的血管可缺如或不显著（图 12.44D）。
- 视盘旁盾形无蒂肿瘤，与视盘边界不清（图 12.44E）。

4. FA 显示早期高荧光（图 12.45A），晚期渗漏（图 12.45B）。染料快速充盈和消退。

5. 并发症
- 肿瘤旁边和（或）黄斑区可见有渗出（图 12.46）。
- 出血和渗出导致黄斑水肿和渗出性视网膜脱离。
- 纤维条索形成可导致牵引性或孔源性视网膜脱离。
- 玻璃体出血，继发性青光眼和眼球萎缩。

6. 鉴别诊断：包括 Coats 病、视网膜大动脉瘤、血管增生性肿瘤。

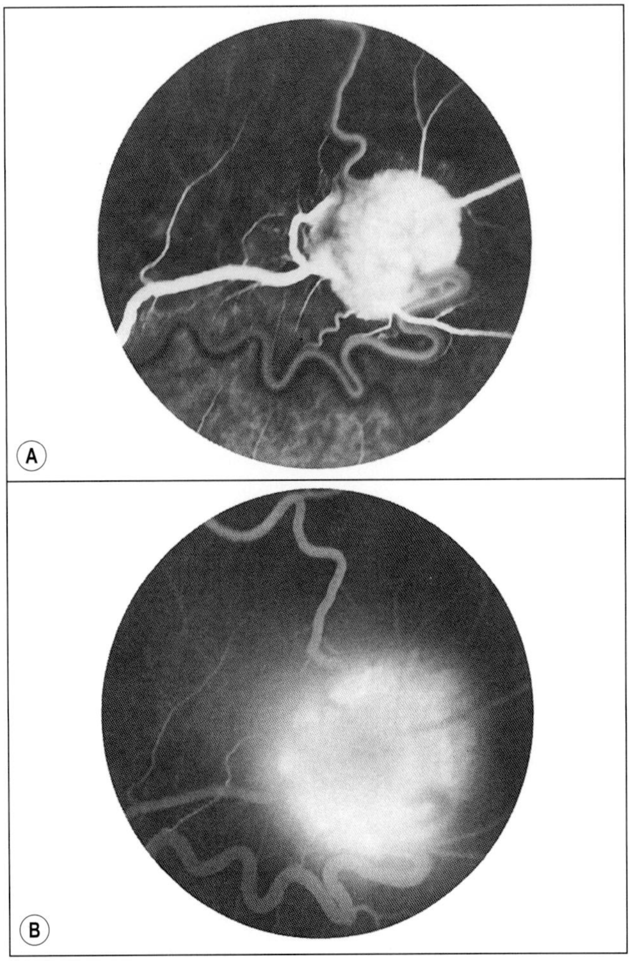

治疗

1. 对无渗出、无症状的视盘旁血管瘤，建议观察。因为这样的肿瘤可保持数年稳定且如果治疗有导致医源性视力丢失的高风险。周边早期病灶通常需要治疗，因为容易处理。

2. 小病灶**激光光凝治疗**。肿瘤需要多个周期低能量长时间烧灼治疗。

3. 大的周边瘤体或伴有渗出性视网膜脱离的瘤体，需要**冷冻治疗**。大病灶高强度的冷冻可导致暂时的广泛渗出性视网膜脱离。

4. 对于因为瘤体过大无法冷冻的病灶，可采用**巩膜敷贴放疗**。

5. 未能吸收的玻璃体积血、视网膜前膜和牵引性视网膜脱离需要**玻璃体视网膜手术**。适当的病例，瘤体给予眼内激光或手术去除。

6. 其他治疗包括 PDT 和抗 VEGF 制剂。PDT 可避免对周围组织的损伤。这些治疗对视盘旁肿瘤值得推荐。其他治疗均会引起视力丢失。

Von Hippel–Lindau 综合征

1. 常染色体显性遗传性病变。突变基因是染色体 3p26-p25 上的 VHL 基因。

2. 临床特征
- 中枢神经系统血管瘤病变部位累及小脑（图 12.47A）、脊髓、髓质和脑桥。约 25% 患者有视网膜血管瘤。
- 嗜铬细胞瘤。
- 肾癌（图 12.47B）和胰岛细胞癌。

图 12.45　视网膜毛细血管瘤的 FFA 表现。A. 早期充盈。B. 晚期渗漏。（Courtesy of J Donald M Gass, from Stereoscopic Atlas of Macular Diseases, Mosby 1997）

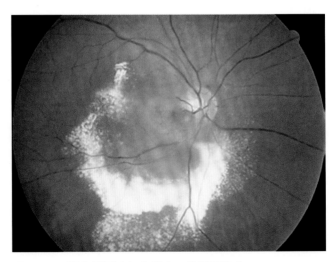

图 12.46　视盘周围毛细血管瘤，伴严重渗出。

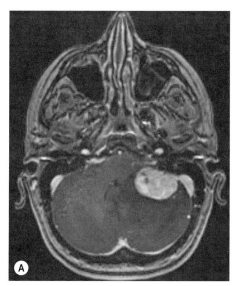

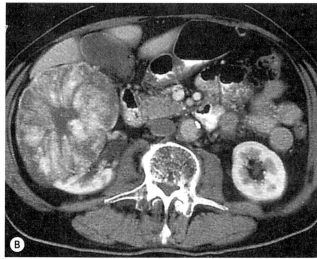

图 12.47　von Hippel-Lindau 综合征。A. MRI 显示小脑血管瘤。B. 腹部 CT 显示肾癌。(Courtesy of CD Forbes and WF Jackson, from Atlas and Text of Clinical Medicine, Mosby 2003-fig. B)

- 睾丸、肾、卵巢、肺、肝和胰腺囊肿
- 红细胞增多症：与小脑或肾肿瘤释放相关因子有关。

3. **筛查**是必需的，因为目前还不能预测哪些视网膜血管瘤患者有全身病变。眼科医生必须推荐这些患者行全身评估，特别是神经系统评估。亲属也需要接受检查，因为该病是显性遗传模式。下述的监测方案是针对 VHL 患者及其亲属。

   a. 每年的筛查项目
   - 全身体检
   - 5 岁起每年 1 次眼底检查，10～30 岁每半年 1 次
   - 16 岁起需要肾超声检查

- 10 岁起收集 24 小时尿液，评估 3- 甲氧基 -4- 羟基扁桃酸和儿茶酚胺水平，检测嗜铬细胞瘤。

   b. 15 岁起，每 2 年行腹部和脑 MRI 检查。

   c. 基因检测：可疑 VHL 的患者及其一级和二级亲属需要基因检测。基因检测阳性率几乎 100%。

海绵状血管瘤

视网膜和视盘海绵状血管瘤是少见的单侧先天性错构瘤。通常是散发性发病。少部分病例是常染色体显性遗传伴不完全外显。这些病例同时有皮肤和中枢神经系统病变（神经眼皮肤的斑痣性错构瘤病）。

1. **组织学**显示多个扩张壁薄的血管管腔，伴表面胶质增生。
2. **临床表现**是视网膜血管瘤伴有玻璃体出血，更为常见的是偶尔发现眼底瘤体。
3. **体征**
   - 视网膜周边像葡萄串样无蒂的囊状动脉瘤簇（图 12.48A 和 B）。
   - 因为血流缓慢，血细胞从血浆中分离并沉积，呈新月形液平。
   - 病灶偶尔累及视盘（图 12.48C）。
4. **FA** 显示静脉期充盈迟缓，无渗漏（图 12.48D）。
5. **并发症**不常见，包括出血和视网膜前膜形成。
6. **治疗**：禁忌光凝，因为其会导致出血和瘤体扩大。长期未吸收的玻璃体积血，可行玻璃体切割术。

蔓状血管瘤

视网膜和视盘蔓状血管瘤（动静脉畸形）是少见的单眼先天性畸形。动静脉直接交通，无毛细血管床。病变呈散发发病。一些患者有同侧相似病变，如同侧中脑、颅后窝血管瘤，后者与 Wyburn–Mason 综合征有关。颅内病变可能会导致自发出血和癫痫。偶尔，动静脉畸形累及上颌骨和下颌骨。这些患者在牙齿治疗后容易出血。脸部皮肤的动静脉畸形也曾有报道。

1. **临床表现**通常是偶尔发现。
2. **体征**
   - 数量较多的扩大扭曲血管，动静脉很难区分（图 12.49A）。
   - 血管慢慢变得扩大、扭曲和硬化（图 12.49B）。
3. **FA** 显示瘤体高荧，无渗漏（图 12.49C）。
4. **无需治疗**。

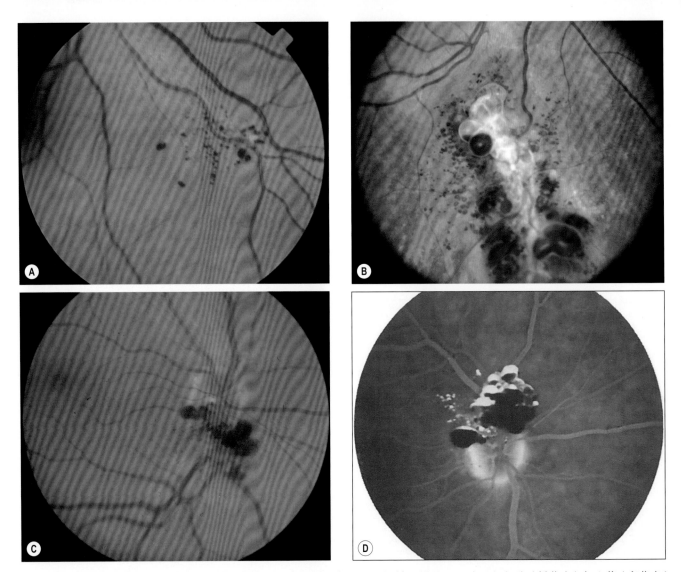

图 12.48　海绵状血管瘤。A. 非常小的周边病灶。B. 大的周边病灶。C. 视神经累及。D. 由于红细胞（低荧光）与血浆（高荧光）分离，FA 可以显示液平。（ Courtesy of J Donald M Gass, from Stereoscopic Atlas of Macular Diseases, Mosby 1997-fig. D ）

血管增生性肿瘤

视网膜血管增生性肿瘤是少见的胶质血管性病变。病变有原发和继发之分。继发因素有中间葡萄膜炎、眼外伤和色素性视网膜炎。继发病灶有时多发，偶尔会双眼发病。

1. **组织学**显示胶质细胞和纤细毛细血管网，并可见一些扩张的血管。
2. **临床表现**：30 ~ 50 岁患者通常会因黄斑渗出导致视力下降。
3. **体征**
   - 红 - 黄色球状占位，大部分位于颞下象限（图

12.50 ）。
   - 视网膜血管从病灶后缘进入。
4. **并发症**包括视网膜下渗出、渗出性视网膜脱离、黄斑水肿、纤维化和出血。
5. **治疗**包括冷冻和敷贴放疗，可导致瘤体和渗出消退。

原发性眼内淋巴瘤

概述

淋巴瘤是一组免疫细胞肿瘤性增生疾病，表现为淋巴结病伴有全身症状，偶尔累及中枢神经系统。主要的分类和眼部表现如下。

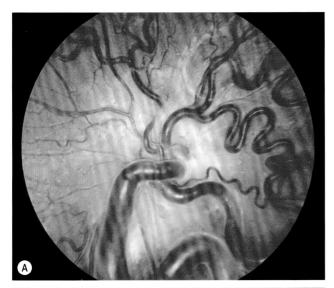

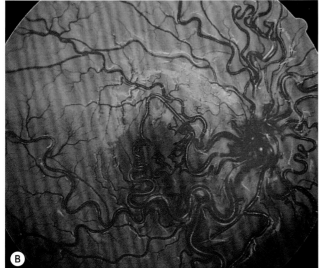

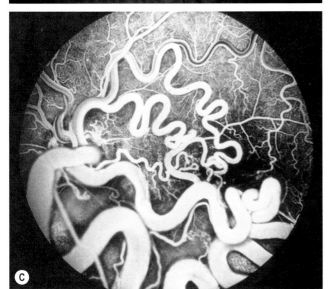

图 12.49 蔓状血管瘤。A. 血管扩张和扭曲。B. 严重病灶内血管硬化。C. FFA 显示高荧光，但无渗漏。(Courtesy of J Donald M Gass, from Stereoscopic Atlas of Macular Diseases, Mosby 1997-fig. B)

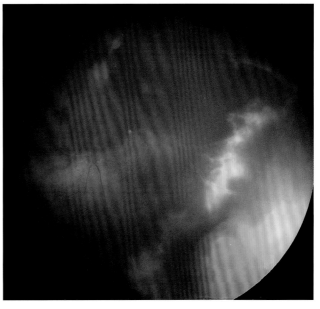

图 12.50 血管增生性肿瘤，伴视网膜脱离。(Courtesy of B Damato)

1. **霍奇金病**，会引起前葡萄膜炎、玻璃体炎和类似脉络膜视网膜炎的多灶性眼底病变。

2. **非霍奇金病**，会累及结膜和眼眶，引起 Mikulicz 综合征和葡萄膜浸润。

3. **中枢神经系统 B 细胞淋巴瘤**，与中间葡萄膜炎和 RPE 下浸润有关。

4. **原发性眼内淋巴瘤**（ primary intraocular lymphoma, PIOL ）是原发性中枢神经系统淋巴瘤（ primary central nervous system lymphoma，PCNSL ）的亚组，是结外非霍奇金淋巴瘤的变体。淋巴细胞是大的多形 B 淋巴细胞，具有大的多叶核，核仁明显，细胞质稀少（ 图 12.51A ）。肿瘤来源于脑、脊髓和脑膜，预后比较差。20% PCNSL 患者有眼部表现，可以在神经系统累及之前或之后。大部分 PIOL 患者在 29 个月之后出现中枢神经系统症状。

眼部特征

1. **临床表现**：60 ~ 70 岁老年人单眼眼前漂浮物、视力下降、眼红和畏光，间隔一段时间后，发展成双眼病变。

2. **体征**

● 轻度前葡萄膜炎，可见细胞、闪辉和 KP。

● 玻璃体炎，影响眼底观察。

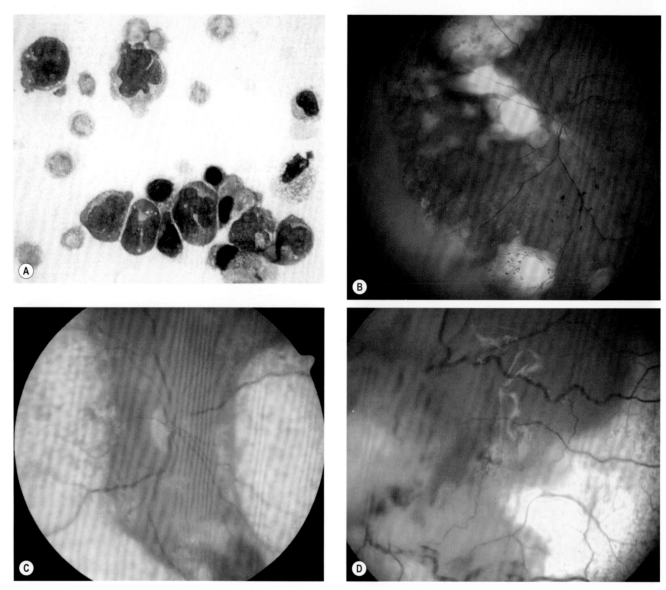

图 12.51 原发性眼内淋巴瘤。A. 玻璃体活检可见有细胞。这些细胞细胞核大，形态不规则，细胞质少。B. 多处视网膜下浸润灶。C. 视网膜下浸润灶融合。D. 视网膜浅脱离。（ Courtesy of P Smith-fig. A; B Damato-figs B and C; A Turno-Krecicka-fig. D ）

- 大的实性多灶性视网膜下浸润（图 12.51B）。
- 偶尔，病灶与 RPE 下沉着物结合，形成环形，环绕赤道部（图 12.51C）。
- 其他特征包括视网膜血管炎、血管阻塞、渗出性视网膜脱离（图 12.51D）和视盘萎缩。
- 缺乏黄斑囊样水肿是重要的诊断线索，因为葡萄膜炎、玻璃体炎大部分都伴有黄斑囊样水肿。

神经学特征

- 颅内占位会引起头痛、恶心、人格改变和局灶性癫痫发作。

- 软脑膜病变会引起神经病变。
- 脊髓病变会引起双侧运动和感觉障碍。
- 异常临床神经学检查，比如颅神经麻痹、偏瘫和运动失调。
- 头颅和脊柱增强 MRI，可以检测到一处或多处颅内肿瘤、弥漫性脑膜或脑室周病灶、局灶性硬脑膜占位。
- 在少部分 MRI 异常的患者行腰穿检查可以检测到脑脊液中恶性细胞。阳性结果可以避免颅内或眼部活检。

检查

1. RPE 下淋巴细胞积聚，**FA** 显示颗粒状低荧光（豹皮斑点）。
2. **超声**显示玻璃体碎屑、隆起的视网膜下病灶、视网膜脱离和视神经增粗。
3. 玻璃体标本或视网膜下结节的**细胞学检查**。
4. 细胞表面标志物**免疫组化**可以辨认淋巴细胞增殖，大部分是 B 淋巴细胞。
5. 中枢神经系统的常规 MRI 扫描。

治疗

1. **放疗**是 PIOL 的一线治疗。复发是常见的。并发症有放射性视网膜病变和白内障。
2. 对复发病灶，可行**玻璃体腔内**注射甲氨蝶呤。需要密切随访其眼部并发症和复发。
3. 包括甲氨蝶呤在内的**全身化疗**可以延长伴有中枢神经系统病变患者的生存时间。全身化疗可以结合全脑放疗。但是有明显的神经毒性。一些方法可以用来克服血脑屏障。全身化疗对眼部病变通常是有效的。在一些治疗中心，全身化疗已经替代眼部放疗。因为其不仅可以改善生存，还能避免放疗导致的并发症。异环磷酰胺或曲磷胺单一疗法对 PIOL 是有效的。
4. **生物制剂**，如特异性抗 B 细胞单克隆抗体（例如利妥昔单抗），有一定的疗效。因为血脑屏障的关系，需要局部给药。

视网膜色素上皮肿瘤

典型先天性视网膜色素上皮肥大

先天性视网膜色素上皮肥大（congenital hypertrophy of the retinal pigment epithelium，CHRPE）是常见的良性病变。可以分为：①典型病变，单个或成组；②非典型病变。鉴别这两型病变很重要，因为非典型病变可能有全身病变。

1. **单个 CHRPE**
   - 扁平、深灰色或黑色圆形或椭圆形病灶，边界清楚，通常位于赤道部附近（图 12.52A）。
   - 病灶内可见脱色素空隙（图 12.52B）。
   - 一些病灶几乎完全脱色素（图 12.52C）。
   - 视盘旁病灶比较少见（图 12.52D）。

2. **成组 CHRPE**
   - 多个病灶呈动物足迹样排列（"熊迹"样色素）。小的病灶靠近中央。病灶局限于眼底一个象限或一个节段（图 12.53A）。
   - 鲜有病灶脱色素（"北极熊痕迹"）（图 12.53B）。

非典型先天性视网膜色素上皮肥大

体征

- 双侧多发椭圆形或梭状，病灶大小不一。色素少的病灶位于一边（图 12.54 A 和 B）。
- 病灶分布不规则，色素含量不一。

全身病变

1. **家族性腺瘤样息肉**（familial adenomatous polyposis，FAP）是常染色体显性遗传性病变。腺瘤样息肉分布于直肠和结肠。通常在青少年期发病（图 12.54C）。如果不治疗，几乎所有患者在 50 岁前发展成结直肠癌。家族成员需要体检。80% 以上的 FAP 患者在出生时即有非典型 CHRPE 病变。FAP 患者通常有以下非典型 CHRPE 病灶：①不管大小，至少有 4 个病灶；②至少有 2 个病灶，其中有一个以上病灶是大的病灶。家族成员如有以上眼底病变，需要怀疑 FAP。
2. **Gardner 综合征**，特征性表现是 FAP，以及颅骨、下颌骨和长骨骨瘤、皮肤软组织肿瘤，如表皮样囊肿、脂肪瘤和纤维瘤。
3. **肿瘤综合征**，是常染色体显性或隐性病变。特征性表现是 FAP 和中枢神经系统肿瘤，特别是成神经管细胞瘤和胶质瘤。

视网膜和视网膜色素上皮联合错构瘤

视网膜和视网膜色素上皮联合错构瘤是少见的先天性畸形。通常单眼发病。男性发病常见。通常在正常人群散发。偶尔在 NF2 和 Gorlin-Goltz 综合征患者中发病。

1. **组织学**可不同程度地显示 RPE、感觉层视网膜、视网膜血管和玻璃体视网膜界面的膜。
2. **临床表现**：在儿童晚期和成年人早期出现斜视、视力下降或视物变形。
3. **体征**
   - 深灰色色素与表面白色胶质增生夹杂导致视网

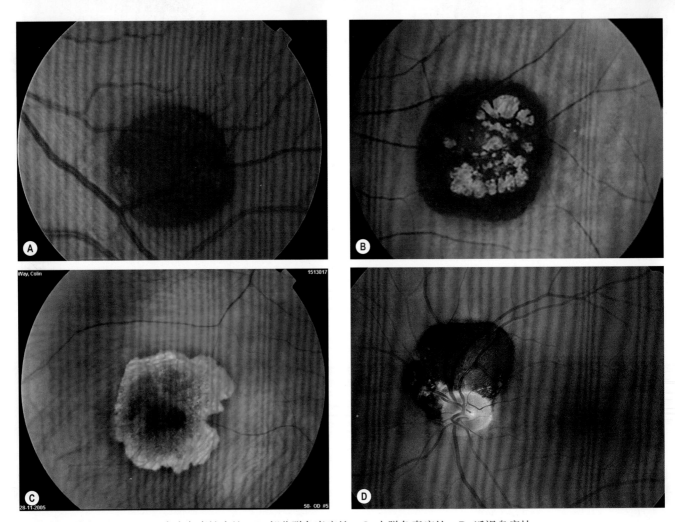

图 12.52　单个 CHRPE。A. 完全色素性病灶。B. 部分脱色素病灶。C. 大脱色素病灶。D. 近视盘病灶。

膜皱褶和血管扭曲。

- 病灶通常位于视盘旁（图 12.55A）、视盘周围（图 12.55B）或后极部（图 12.55C）。
- 周边病灶比较少见（图 12.55D）。
- 大的病灶将引起视盘或黄斑牵引。
- 一些少见的相关病变包括硬性渗出、病灶边缘的脉络膜新生血管。
- 更为少见的相关病变包括视盘小凹、视盘玻璃膜疣和视盘缺损。

4. **FA** 早期可见血管异常的高荧和色素遮挡的低荧（图 12.55E）。晚期由于渗漏导致高荧（图 12.55F）。

5. 一般不需要治疗。

先天性视网膜色素上皮错构瘤

先天性视网膜色素上皮错构瘤是少见实性病变，通常在无症状的儿童和青年人中偶尔发现。

1. **体征**

- 乌黑发亮的小结节状病灶，边界清楚。通常累及全层视网膜厚度。突出于内层视网膜表面，形成蕈样外观。
- 典型的病灶位于黄斑中心凹附近。基底直径小于 1.5mm（图 12.56）。
- 视力通常正常。偶尔视力会因黄斑牵引或病灶累及中心凹而下降。

2. 无特殊治疗。

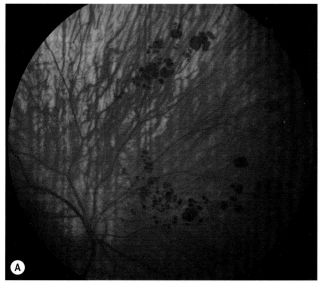

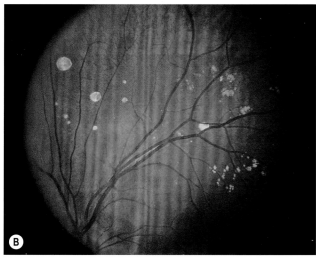

图 12.53 成组 CHRPE。A. "熊迹"病灶。B. "北极熊痕迹"病灶。(Courtesy of J Donald M Gass, from Stereoscopic Atlas of Macular Diseases, Mosby 1997-fig. B)

副肿瘤综合征

副肿瘤性视网膜病变是少见的病变，容易被误诊和漏诊。一些患者在确诊之前已经出现视力方面的症状。因此临床医生需要熟悉这些综合征，以便尽可能早地发现这些病变。

双眼弥漫性葡萄膜黑色素细胞增生

双眼弥漫性葡萄膜黑色素细胞增生（bilateral diffuse uveal melanocytic，BDUMP）是非常少见的副肿瘤综合征，通常出现在有全身隐匿性肿瘤的患者。

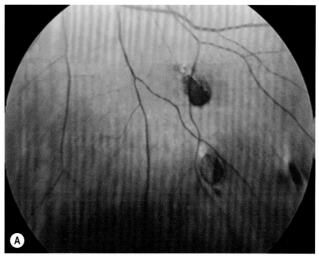

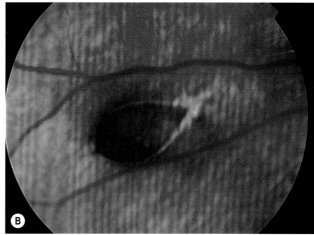

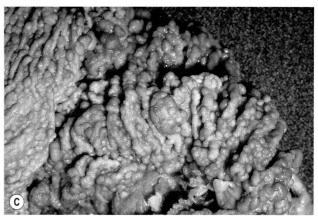

图 12.54 A. 非典型 CHRPE。B. 放大像显示病灶一处边缘典型脱色素改变。C. 腺瘤性息肉

特征性表现是外层脉络膜良性黑色素细胞的增生。
1. 体征
- 多个痣样的脉络膜病灶（图 12.57）。
- 多发红灰色视网膜下斑块状病灶，形成网状结构。
- 渗出性视网膜脱离。

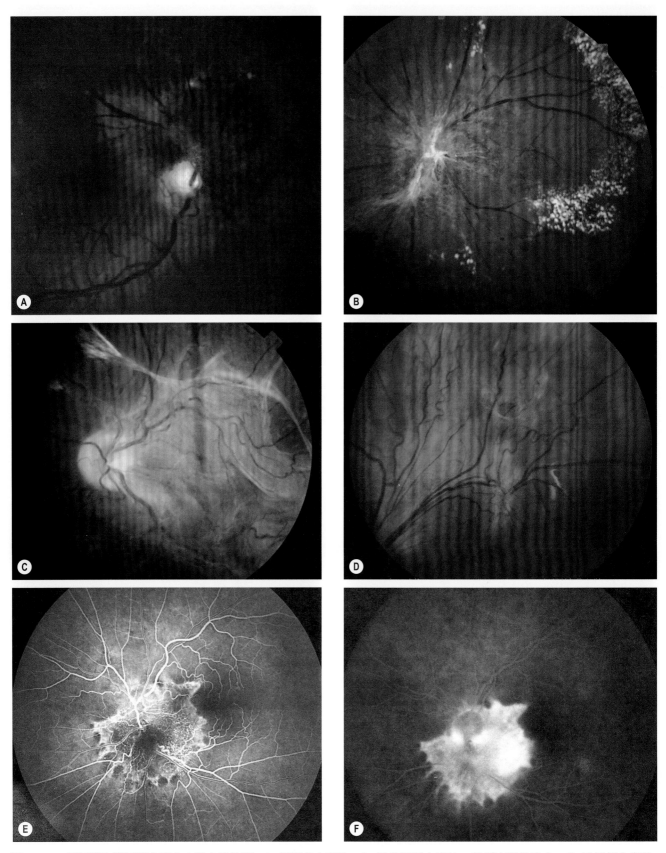

图 12.55 视网膜和视网膜色素上皮联合错构瘤。A. 近视盘小病灶。B. 视盘周围大病灶，伴周边硬性渗出。C. 后极部大病灶，牵拉视盘。D. 周边病灶。E. FFA 静脉早期像显示病灶血管成分的高荧光和色素成分的荧光遮挡。F. FFA 晚期显示渗漏导致的高荧光。（ Courtesy of B Damato-fig. A; S Milewski-fig. C; C Barry-figs E and F ）

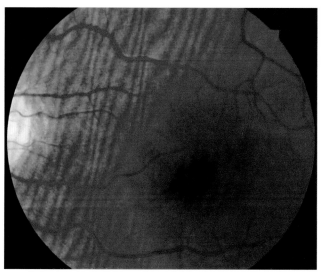

图 12.56　先天性视网膜色素上皮错构瘤。

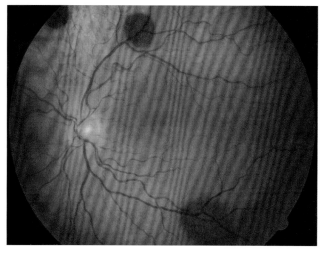

图 12.57　弥漫性葡萄膜黑色素细胞增生内痣样病灶。（Courtesy of A Leys）

- 白内障快速发展。
- 玻璃体和前房细胞。
- 前葡萄膜囊肿和肿瘤。
- 巩膜表面结节。

2. 超声显示脉络膜弥漫性增厚和多个肿瘤。

3. ERG 振幅下降。

4. BDUMP 本身没有治疗方法。早期发现隐匿的原发肿瘤病灶并早期治疗可以提高生存率。原发肿瘤的成功治疗，可使得 BDUMP 消退，但不会改善视力。

癌症相关性视网膜病变

　　癌症相关性视网膜病变与小细胞支气管肺癌最相关，其次是妇科肿瘤和乳腺癌。

1. 症状

- 亚急性双眼视力下降（6~18 个月）。
- 一半的病例视力症状的出现要先于肿瘤诊断数月。
- 光闪烁症状。
- 由于视锥功能障碍造成视力进行性下降、色觉损伤、眩光、光敏度下降和中心暗点。
- 由于视杆功能障碍造成夜盲、暗适应损害、环形暗点和周边视野缺损。

2. 体征

- 眼底外观正常。

- 随疾病进展，视网膜动脉变细、视盘苍白和 RPE 改变。

3. 检查

a. 明适应和暗适应条件下，ERG 严重异常。

b. 腰穿检查显示脑脊液蛋白和淋巴细胞数量升高。

c. 潜在肿瘤检查。

4. 视力和生命预后均差。

黑色素瘤相关性视网膜病变

　　黑色素瘤相关性视网膜病变（melanoma-associated retinopathy，MAR）的临床表现不同于 CAR。视觉症状通常是在皮肤黑色素瘤诊断后出现，而不是诊断之前。可能同时有白癜风。特异性抗原还没有确定。但 MAR 血浆中的自身抗体可与人视网膜双极细胞起反应。临床和电生理资料也提示了双极细胞是 MAR 的病变靶细胞。

1. 症状包括光闪烁和夜盲症。

2. 体征

- 缓慢的中心视力下降。
- 起初眼底正常，渐而出现视盘苍白、视网膜血管变细和玻璃体细胞。

3. ERG 显示暗适应和明适应 b 波下降，a 波正常。b 波振幅和潜伏期均异常。MAR ERG 的特征性改变是负性 ERG，与先天性静止性夜盲相似。

4. 视力预后好。

（李迅达　朱瑜洁　译）

第 13 章　视网膜血管疾病

视网膜血液循环

动脉系统

1. **视网膜中央动脉**是在球后大约 1cm 进入视神经的终末动脉，有下面三层解剖层构成：
   a. **内膜**：位于最内层，由附着于胶原区的单层内皮细胞组成。
   b. **内弹力层**：分隔内膜和中膜。
   c. **中膜**：主要由平滑肌构成。
   d. **外膜**：位于最外层，由疏松结缔组织构成。
2. **视网膜动脉**：发自中央视网膜动脉。管壁内含有平滑肌细胞，但是与一般动脉不同的是其内弹力层不连续。

毛细血管

　　视网膜动脉滋养内 2/3 的视网膜，而外 1/3 的视网膜由脉络膜毛细血管滋养。内层毛细血管网（丛）位于节细胞层，外层毛细血管丛则位于内核层。无毛细血管区位于小动脉周边（图 13.1A）和中心凹无血管区（foveal avascular zone，FAZ）。视网膜毛细血管缺乏平滑肌和弹性组织，其血管壁构成如下（图 13.1B）：

1. **内皮细胞**：基底膜上的单层组织，细胞间紧密连接构成内层血 - 视网膜屏障。
2. **基底膜**：位于内皮细胞层下，由外基底层包绕周细胞。
3. **周细胞**：位于内皮细胞外，有多对伪足包绕毛细血管。周细胞具有收缩特性，可能与微循环的自身调节有关。

静脉系统

　　视网膜微静脉和静脉接受毛细血管回流的血液。

1. **微静脉**：比毛细血管粗，结构与毛细血管相同。
2. **小静脉**：含平滑肌，汇合形成静脉。
3. **静脉**：血管壁含少量平滑肌和弹性组织，可相对扩张。流经后极部的过程中，静脉直径逐渐增粗汇入中央视网膜静脉。

糖尿病性视网膜病变

引言

患病率

　　各项研究所报道的糖尿病视网膜病变（diabetic retinopathy，DR）患病率都不相同，即使是同一国家同一时段的糖尿病患者数量也会有差异，但是患病率都大约在 40% 以上。相对于 2 型，1 型糖尿病患者更容易发生 DR，发展至影响视力的比例大于 10%。增殖期糖尿病视网膜病变（proliferative diabetic retinopathy，PDR）占糖尿病患者总数的 5% ~ 10%；大于 30 年病程的 1 型糖尿病是发生 PDR 的高危因素。

危险因素

1. **糖尿病迁延**：最重要的危险因素。30 岁前诊断糖尿病的患者，病程大于 10 年，DR 的发生率高达 50%；而病程超过 30 年，患病率达 90%。DR 很少发生在糖尿病发病 5 年内或是青春期前的患者中，但是目前有 5% 的 2 型糖尿病患者发生 DR。似乎疾病的迁延与黄斑病变相比更能预示增殖性病变。
2. **糖尿病控制不佳**：严格的血糖控制，尤其是早期治疗能够阻止或延迟 DR 的发展或恶化。然而，

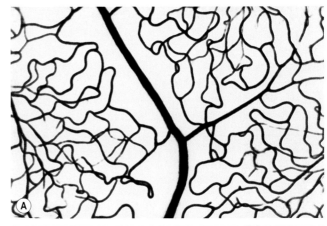

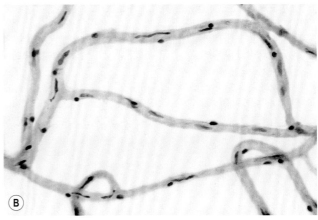

图 13.1　正常视网膜毛细血管床。A. 外周小动脉无毛细血管区——压片处理的经印度染料注射的视网膜。B. 长核内皮细胞和圆核周细胞——经胰蛋白酶消化处理。（Courtesy of J Harry and G Misson, from Clinical Ophthalmic Pathology, Butterworth-Heinemann 2001）

短期观察发现血糖控制的突然改善可能与视网膜病变的进展相关。相比于 2 型，1 型糖尿病患者控制血糖后益处更多。HbA1c 的升高会增加增殖性疾病的发病风险。

3. **怀孕**：怀孕有时会加速 DR 的发展。预后因素包括怀孕前严重的视网膜病变、孕期血糖控制差、孕早期血糖控制速度过快、先兆子痫进展和液体失平衡。孕期前 3 个月的 DR 严重程度是 DR 发生发展的危险因素。如果已经发生 DR，应该实行个性化随诊方案，可以每月随诊。糖尿病性黄斑水肿在孕后通常自发缓解，即使在怀孕后期水肿发展也无需治疗。

4. **高血压**：在 2 型糖尿病患者中十分常见，血压必须严格控制（＜140/80mmHg）。血压控制严格似乎对于 2 型糖尿病的黄斑病变有益。心血管疾病和卒中史也是危险因素。

5. **肾病**：如果肾病严重，可能加重 DR。相反，治疗肾病（如肾脏移植）可能与视网膜病变缓解、激光治疗反应佳有关。

6. **其他**：包括高脂血症、吸烟、白内障手术、肥胖和贫血。

发病机制

DR 主要是微血管病变，高血糖症使得小血管易受破坏。可能与高血糖直接作用于视网膜细胞有关。

1. **细胞破坏的机制**：包括胞内山梨醇集聚、氧化应激导致自由基过剩、糖基化终末产物集聚和过量表达的蛋白激酶 C 异构体。干扰离子通道的功能是重要的早期表现。

2. **毛细血管病变**：是以死亡的周细胞（图 13.2A）、毛细血管基底膜增厚、血管平滑肌丢失、内皮细胞增殖为特征。另外还有血液／流变学改变，如红细胞和白细胞的异常、血小板厚度增加、血浆黏稠度增加等。毛细血管功能障碍表现为渗漏和阻塞。

3. **新生血管**：由毛细血管无灌注区引起（图 13.2B），无灌注导致视网膜缺氧，从而 DR 进展，新生血管化扩展至视网膜前和视网膜内；视网膜内微血管异常（intraretinal microvascular abnormalities，IRMA）指视网膜动静脉直接交通。一般认为促血管生成因子和抗血管生成因子的平衡被打破引起新生血管生长，推断与缺血视网膜再血管化有关。

目前发现了很多血管生成刺激因子；血管内皮生长因子（vascular endothelial growth factor，VEGF），

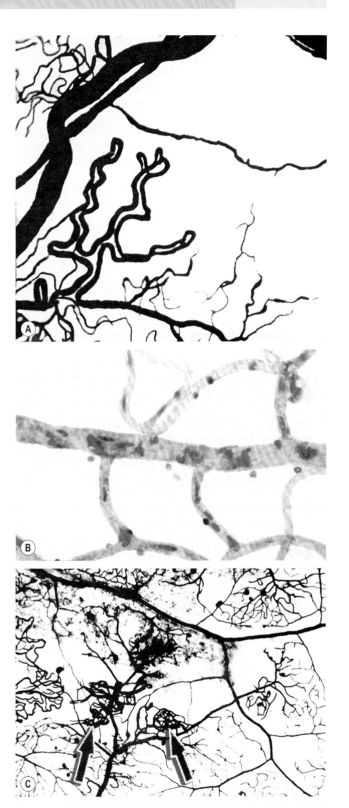

图 13.2 糖尿病视网膜病变的毛细血管床。A. 毛细血管闭塞，邻近毛细血管扩张拉长——视网膜印度墨汁染色铺片。B. 退化的嗜酸周细胞——胰蛋白酶消化铺片。C. 位于视网膜内表面，从无灌注区附近的血管长出的新生毛细血管（箭头所示）——视网膜印度墨汁染色铺片。（Courtesy of J Harry and G Misson, from Clinical Ophthalmic Pathology, Butterworth-Heinemann 2001）

尤其是 VEGF-A，在血管新生中起着重要作用。其他还有如血小板圆形生长因子和肝细胞生长因子。相似的，体内也有许多内源性的血管生成抑制因子，如内皮抑素、血管抑素和色素上皮衍生因子。有人提出假说：视网膜病变活动性的关键决定因素是 VEGF 和内皮抑素之间的平衡。

分类

目前国际上广泛采用的是早期糖尿病视网膜病变治疗研究（early treatment diabetic retinopathy study，ETDRS）（修正的 Airlie House 分类法）中采用的分类。表 13.1 是一个缩略版分类治疗指南。下面是临床上广泛使用的描述性分类：

1. **背景期糖尿病性视网膜病变**（background diabetic retinopathy，BDR）：微动脉瘤，点状出血和渗出。一般来说 BDR 期属于糖尿病性视网膜病变早期表现，即使病变持续存在，病损加重仍然属于该期。
2. **糖尿病性黄斑病变**：严格意义上是指任何发生在黄斑部位的视网膜病变，但是通常是指严重的病变，尤其是威胁视力的水肿和缺血。
3. **增殖前期糖尿病性视网膜病变**（preproliferative diabetic retinopathy，PPDR）：表现为棉绒斑、静脉改变、视网膜内微血管异常（intraretinal microvascular anomalies，IRMA），经常伴有深层视网膜出血。PPDR 提示视网膜缺血进展，有进展为视网膜新生血管的高危因素。
4. **PDR**：表现为发生在视盘或距视盘 1 个视盘直径（disc diameter，DD）区域的新生血管（new vessels on the disc，NVD）和 / 或眼底任意部位的新生血管（new vessels elsewhere，NVE）。
5. **晚期糖尿病性眼病**：表现为牵拉性视网膜脱离、严重的持续存在的玻璃体出血和新生血管性青光眼。

体征

图 13.3 示背景期糖尿病性视网膜病变的病损位置。

微动脉瘤

微动脉瘤呈外突袋状，以囊样为主，其形成可能与周细胞丢失处毛细血管壁扩张有关，又或者由毛细血管襻的两臂融合形成（图 13.4A）。大多数内层毛细血管丛（内核层）生长经常是与无毛细血管灌

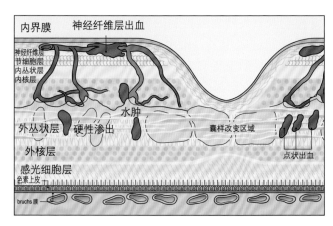

图 13.3　背景期糖尿病性视网膜病变的病损位置。

注区有关（图 13.4B）。周细胞丢失可能导致动脉瘤中内皮细胞增殖（图 13.4C）。由于血 - 视网膜屏障的破坏，血浆可从微血管瘤处渗入视网膜，或形成血栓（图 13.4D）。

1. **体征**：小红点，经常出现在颞侧到中心凹部位；是 DR 的最早期表现（图 13.4E）。其与点状出血很难辨别。
2. **荧光素血管造影**（FA）：早期可见细小的高荧光点（图 13.4F），代表无血栓的微动脉瘤，比临床上肉眼见到的量更多。晚期可见高荧光融合形成渗出。

视网膜出血

图 13.5A 组织切片示出血部位。

1. **视网膜神经纤维层出血**：出血源于粗大表浅的毛细血管前小动脉，由于视网膜神经纤维层结构而呈现火焰状（图 13.5B）。
2. **视网膜内出血**：出血源于毛细血管静脉端，位于视网膜红点印记标记出的紧密的中间层（图 13.5C）。
3. **深部黑色圆形出血**：代表视网膜出血性梗死，位于视网膜中层（图 13.5D）。累及范围可能是判断视网膜新生血管的重要指标。

渗出

渗出，有时被称为"硬性"渗出，用以和早前描述棉绒斑的术语"软性"渗出区别，由慢性局限性视网膜水肿引起，发生在正常和水肿的视网膜之间。脂蛋白和泡沫细胞（吞噬脂质的巨噬细胞）主要沉积于外丛状层构成渗出（图 13.6A）。高脂血症可能增加渗出的形成。

表13.1 简略版ETDRS中糖尿病性视网膜病变分期

分类/描述	处理
非增殖期糖尿病性视网膜病变（NPDR）	
无DR	每年随访
非常轻 仅有微动脉瘤	大部分患者都可以进行每年随访
轻度 有以下任一项或全部：微动脉瘤、视网膜出血、渗出、棉绒斑、未达到中度NPDR的程度。没有IRMA或明显串珠样改变	根据眼底病变的严重程度、病情的稳定性、全身系统因素和患者自身条件，每6～12个月随访一次
中度 • 严重的视网膜出血（超过ETDRS中2A标准：每个象限20个中等大小的出血）位于1~3个象限内或轻度视网膜内微血管异常（IRMA） • 不超过一个象限出现明显静脉串珠样改变 • 常见棉绒斑	大约6个月随访一次 一年内有26%患者进展为PDR，8%进展为高危PDR
重度 4-2-1原则；达到下面一项或多项： • 4个象限都出现严重出血 • 2个或以上象限出现明显静脉串珠样改变 • 1个或以上象限出现中度IRMA	4个月随访一次 一年内有50%患者进展为PDR，15%进展为高危PDR
极重度 重度标准中达到两项或以上	每2~3个月随访一次 一年内45%患者发展成为高危PDR
增殖期糖尿病性视网膜病变（PDR）	
轻中度 视盘新生血管（NVD）或其他部位的新生血管（NVE），但还未达到高危PDR的标准	治疗应根据眼底病变的严重程度、病情的稳定性、全身系统因素和患者自身条件，如随访依从性等。如果不予治疗，最长2个月随访一次
高危 • 视盘新生血管超过ETDRS标准照片10A（大约1/3视盘大小） • NVD伴有玻璃体或视网膜前出血 • NVE超过1/2视盘大小伴玻璃体或视网膜前出血（或出血遮盖NVD/E）	治疗建议——见正文 如果情况允许必须立即采取治疗，并且应该在能够看清楚眼底的当天治疗。
晚期糖尿病眼病 详见正文描述	详见正文

1. 体征

- 蜡黄色病变，境界清楚，多簇状或环形出现在后极部，典型渗漏出现在微动脉瘤附近
- 随时间渗出增多增大（图 13.6C），黄斑部也可受到累及（图 13.6D）
- 当渗漏减少，渗出液于数月或数年后自然吸收，渗出经由近旁健康毛细血管吸收或由巨噬细胞吞噬其脂类内容物。
- 慢性渗漏导致渗出范围扩大，胆固醇结晶囤积。

2. FA： 由于脉络膜和视网膜毛细血管荧光滞留而呈现低荧光。

糖尿病性黄斑水肿

糖尿病性黄斑病变（中心凹水肿、渗出或缺血）是造成糖尿病患者尤其是2型患者视力损害的最常见原因。大量毛细血管渗漏引起弥漫性黄斑水肿，而局限性黄斑水肿是由微血管瘤和扩张毛细血管局部渗漏引起。液体积聚于外丛状层和内核层之间；后期可能扩展到内丛状层和神经纤维层，波及全部厚度的视网膜时就形成水肿。中心凹处液体进一步积聚就形成了囊样改变[黄斑囊性水肿（cystoid macular oedema，CMO）]。

1. 体征： 视网膜厚度是最佳的观测指标，最好通过

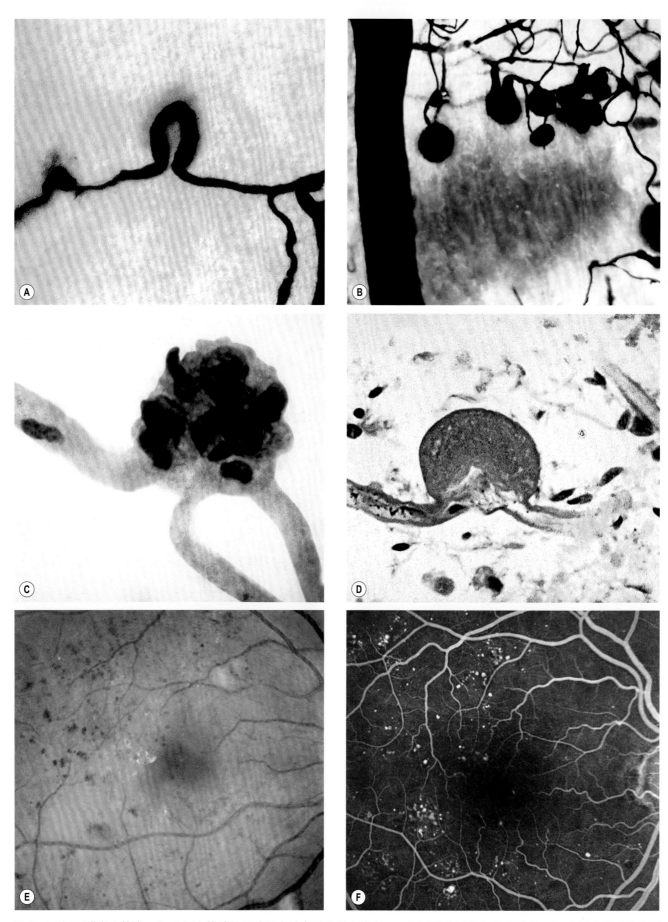

图13.4　视网膜微血管瘤。A. 毛细血管袢的两臂还未融合形成微血管瘤——视网膜注射印度墨汁平片。B. 毛细血管无灌注区和邻近部位的微血管瘤——视网膜注射墨汁平片。C. 微血管瘤伴内皮细胞增殖（细胞性微血管瘤）——胰蛋白酶消化处理。D. 微血管瘤血栓——PAS 和苏木素染色。E. 后极部的微血管瘤。F. FA 示眼底后极散布的高荧光点。(Courtesy of J Harry and G Misson, from Clinical Ophthalmic Pathology, Butterworth-Heinemann 2001-fi g. A; J Harry-fi gs B-D)

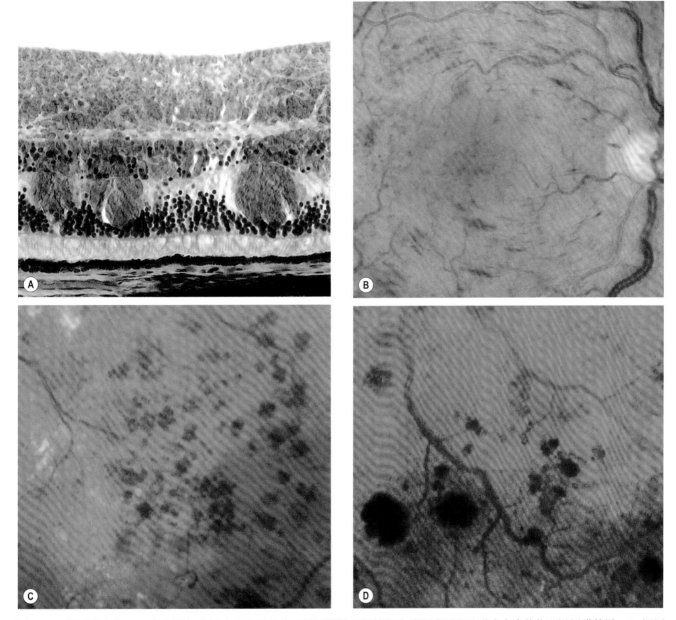

图 13.5 视网膜出血。A. 组织学切片示出血弥散性位于视网膜神经纤维层和节细胞层以及形成水滴状位于视网膜外层。B. 视网膜神经纤维层出血。C. 深层点状出血。D. 深层黑色出血。(Courtesy of J Harry and G Misson, from Clinical Ophthalmic Pathology, Butterworth-Heinemann 2001-fig. A; Moorfields Eye Hospital-fig. C)

生物显微镜联合接触镜，或者经高分辨率的非接触镜观察。

2. **FA**：由于视网膜毛细血管渗漏导致弥漫的晚期高荧光，CMO 时呈现花瓣样（图 13.7A）。

3. **OCT**：能够显示视网膜厚度，如果有囊性改变也可以显示出来（图 13.7B）。OCT 还能用来评估治疗后反应。

局限性黄斑病变

1. **体征**：境界清楚的视网膜增厚伴完全或不完全的渗出环（图 13.8A）。

2. **FA**：由于渗出和黄斑处灌注丰富形成晚期、局限性高荧光（图 13.8B）。

弥漫性黄斑病变

1. **体征**：弥漫性视网膜增厚，可伴有囊性改变。由于水肿程度重可能导致黄斑中心凹无法定位（图 13.9A）。

2. **FA**：晚期弥漫性高荧光（图 13.9B），如果有 CMO 可能呈现中心花瓣样改变。

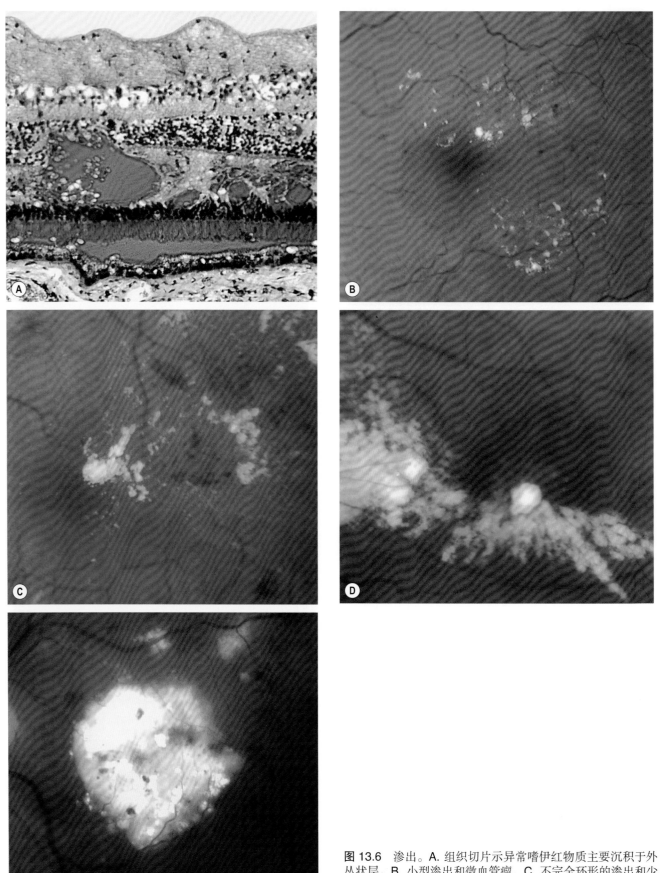

图 13.6 渗出。A. 组织切片示异常嗜伊红物质主要沉积于外丛状层。B. 小型渗出和微血管瘤。C. 不完全环形的渗出和少量的小出血灶。D. 渗出累及中心凹。E. 黄斑部位的渗出斑块，内含胆固醇物质。（Courtesy of J Harry-fig. A）

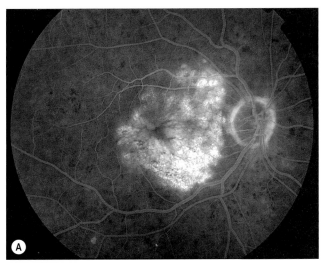

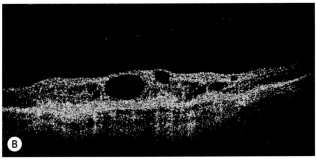

图 13.7　黄斑水肿。A. FA 示弥漫性高荧光，由于 CMO，中心呈花瓣样改变。B. OCT 示视网膜增厚伴囊性改变。（Courtesy of Moorfields Eye Hospital-fig. A; Oxford Eye Hospital-fig. B）

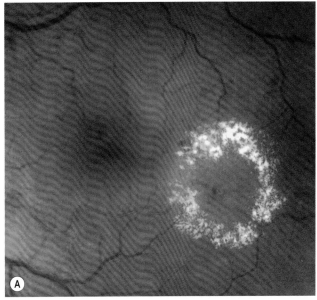

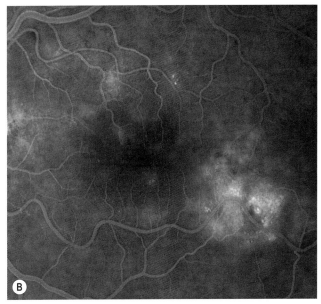

图 13.8　局限性糖尿病性黄斑病变。A. 黄斑颞侧环形硬性渗出。B. FA 晚期由于环形渗出中心渗漏出现局限性高荧光。

缺血性黄斑病变

- **体征**：可有多种表现，尽管视力下降，黄斑可相对正常。在一些病例中可呈现 PPDR（图 13.10A）。

- **FA**：显示中心凹毛细血管无灌注（扩大的 FAZ），通常还伴有后极部和周边部其他部位的毛细血管无灌注（图 13.10B）。

有临床意义的黄斑水肿

ETDRS 认为有临床意义的黄斑水肿（clinically significant macular oedema，CSMO）包括以下表现：

- 视网膜增厚，范围在黄斑中心 500μm 区域以内（图 13.11，左上图）。

- 渗出范围在黄斑中心 500μm 的区域以内，如伴有视网膜增厚，增厚范围可在这 500μm 以外（图 13.11，右上图）。

- 视网膜增厚范围达到一个视盘大小（1500μm）或更大，有任一部分位于黄斑中心区 1DD 以内（图 13.11，下图）。

棉绒斑

棉绒斑是由神经纤维层中神经元碎片积聚形成。由于神经元轴突破坏，其膨大的末端（细胞样小体）光镜下在神经纤维层中呈水滴样结构（图 13.12A）。碎片通过自溶和吞噬作用吸收，棉绒斑消失。

1. **体征**：位于血管阻塞处的小而白的、松软表浅的病损，临床上一般出现在后赤道部视网膜，这里的神经纤维层厚度足够使棉绒斑显现（图

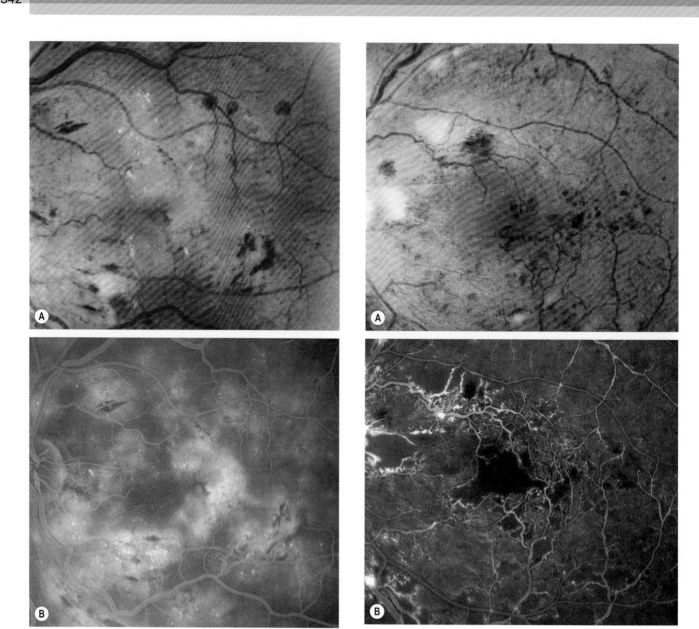

图 13.9　弥漫性糖尿病性黄斑病变。A. 点状出血。B. FA 晚期由于渗漏可见后极部大量高荧光。

图 13.10　缺血性糖尿病性黄斑病变。A. 点状出血和棉绒斑；B. FA 静脉期显示黄斑和其他部位毛细血管无灌注区呈现高荧光。（Courtesy of Moorfields Eye Hospital）

13.12B）。

2. **FA**：由于背景脉络膜荧光阻滞局部呈现低荧光，附近毛细血管经常无灌注。

静脉改变

　　静脉异常主要见于缺血性病变，主要有扩张、迂曲、成"袢"（图 13.13A）、"串珠"样（局部狭窄和扩张；图 13.13B）、"腊肠样"改变（图 13.13C）。视网膜静脉改变的程度可能与增殖性病变的出现相关。

视网膜内微血管异常

　　视网膜内微血管异常（IRMA）是指动静脉分流，视网膜动脉的血液直接流入静脉，不流经毛细血管床，因此附近经常可见毛细血管无灌注区（图 13.14A）。

1. **体征**：视网膜下动静脉间相连的无规则红线（图 13.14B），不经过主要血管。

2. **FA**：局部高荧光，邻近区域出现毛细血管闭塞

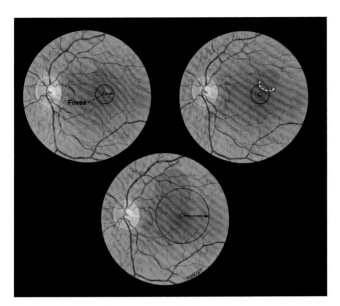

图 13.11 有临床意义的黄斑水肿

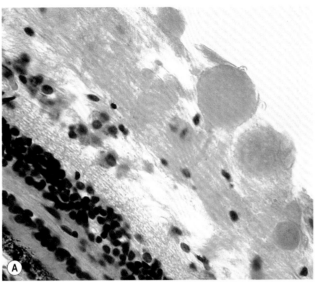

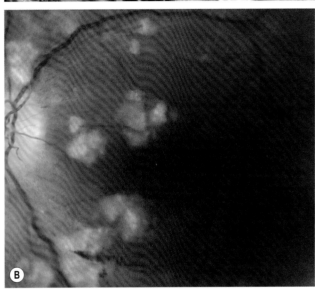

图 13.12 棉绒斑。A. 组织切片示神经纤维层中的细胞样小体。B. 棉绒斑。(Courtesy of J Harry-fig. A; K Slowinski-fig. B)

（dropout），无渗漏。

动脉改变

缺血性功能不全的早期表现可有轻微视网膜动脉扩张。明显的缺血症状表现为外周动脉变细、"银线"征、动脉闭塞（图 13.15），与视网膜分支动脉阻塞晚期表现相似。

增殖性视网膜病变

曾经以超过 1/4 视网膜无灌注来作为发展为 PDR 的评估指标。视网膜前新生血管可以发生在视网膜任意位置，但后极部多见。纤维组织随血管的增殖由起初微小逐渐发展增多。

1. **视盘新生血管（NVD）**：新生血管位于距视盘 1DD 以内（图 13.16A 至 C）。
2. **视网膜新生血管（NVE）**：新生血管位于视盘以外（图 13.17A 和 B），如新生血管长期存在，会发生纤维化（图 13.17D）。
3. **虹膜新生血管（new vessels on the iris，NVI）**：又称为虹膜红变，极有可能发展为新生血管性青光眼。
4. **FA**：明确诊断无需进行 FA，血管造影早期即可发现新生血管（图 13.16D），晚期由于新生血管处荧光渗漏形成高荧光（图 13.17D）。

治疗

氩激光治疗有临床意义的黄斑水肿

1. 指征：
   - 不论视力好坏，一旦发生 CSMO，就应该考虑激光治疗，因为激光治疗能使视力下降的可能减少 50%。然而，治疗仍然需要因人而异，对视力很好的患者，一些学者倾向于选择保守观察，因为黄斑处激光治疗本身就存在风险，并且黄斑处水肿可能会自然吸收。
   - 治疗前 FA 可以更好界定渗漏的区域和范围，发现缺血性黄斑病变（图 13.10）。缺血性病变预后很差，严重的缺血性病变是激光治疗的禁忌证。

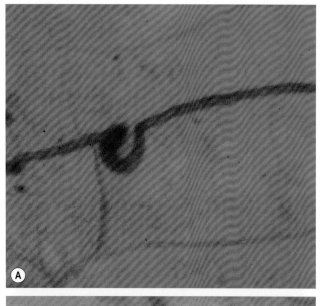

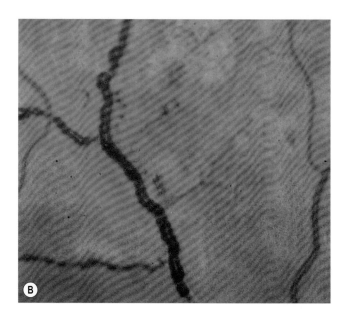

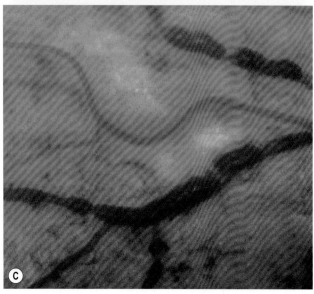

图 13.13　静脉改变。A. 静脉袢。B. 静脉串珠样改变。C. 严重的静脉截断。

2. 局灶激光治疗（图 13.18A）

- 消融治疗针对微血管瘤和距黄斑中心 500～3000μm 渗出环中心的微血管病变。
- 光斑大小选择 50～100μm，暴露时间 0.1 秒，激光能量必须足够使微血管瘤转为微白或深色。
- 病变大于 300μm 时，只有当 CSMO 经治疗后仍持续存在或视力下降至 6/12 才予以治疗。此时需要更短的暴露时间，0.05 秒为佳。

3. 格栅样激光治疗（图 13.18B）

- 距黄斑中心超过 500μm 或距视盘颞侧边缘 500μm 的弥漫性黄斑增厚需要进行格栅样激光治疗。
- 光斑大小选择 100μm，暴露时间 0.1 秒，轻度消融。
- 如果治疗前发现明显的缺血性黄斑病变，治疗必须更加轻柔。

4. 治疗结果：大约 70% 的患眼视力稳定，15% 视力得到改善，还有 15% 视力进一步下降。由于黄斑水肿消退需要 4 个月时间，无需过早地考虑再激光治疗。

5. 影响预后的因素：

a. 眼部因素包括明显的缺血性黄斑病变、累及中心凹的渗出、弥漫性黄斑水肿、CMO 和已经发生的严重的视网膜病变。

b. 系统因素包括未控制的高血压、肾病、控制不佳的血糖（HbA1c 水平升高）。

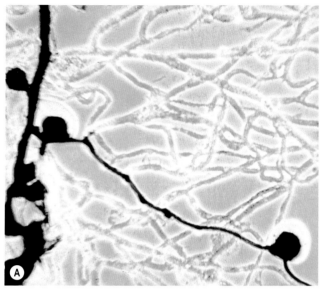

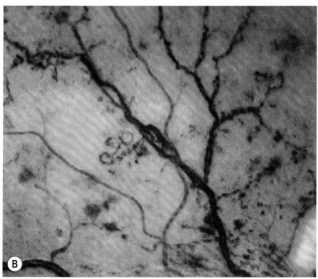

图 13.14 视网膜内微血管异常。A. 组织切片示动静脉分流，微血管瘤处毛细血管灌注差——视网膜注射印度墨汁染色；相差显微镜。B. 眼底表现。（Courtesy of J Harry-fi g. A; Moorfi elds Eye Hospital-fi g. B）

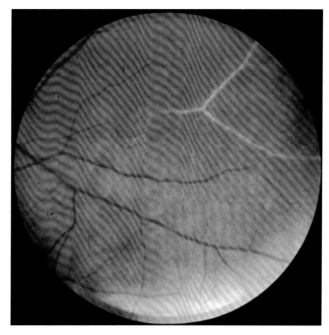

图 13.15 外周小动脉阻塞。

黄斑病变的其他治疗方法

黄斑病变首选氩激光治疗，但是仍有其他治疗效果不错的方法。

1. **其他种类的激光治疗**
   a. 倍频 Nd：YAG 激光器造成的视网膜损害小于氩激光，其能量能够控制在损伤 RPE 层的最低水平。应用倍频 Nd：YAG 激光器单次光凝或预设大于 56 次 / 秒光凝进行"模式扫描激光"（Pattern Scan Laser，Pascal）。这种激光治疗相对于氩激光治疗更加温和。

   b. 微脉冲半导体激光持续时间短（微秒），作用于 RPE 层，对外层视网膜和脉络膜毛细血管无明显影响。

2. **玻璃体腔注射抗 VEGF 药物**：据一项大型多中心研究（糖尿病视网膜病变研究网络激光 - 雷珠单抗 - 曲安西龙研究）近期报道玻璃体腔注射雷珠单抗 0.5mg 3 个月，合用黄斑激光（即时或延后 ≥24 周）相比黄斑水肿累及中心凹单用激光治疗视力预后及 OCT 结果更佳。似乎玻璃体腔注射抗 VEGF 抗体在 DR 治疗中能够起促进作用。

3. **玻璃体腔注射地塞米松**：上述研究中也报道了玻璃体腔注射地塞米松的效果。人工晶状体眼中注射地塞米松后立即行激光，在提高视力和减轻视网膜厚度的效果同注射雷珠单抗。然而，玻璃体腔注射地塞米松可能存在升高眼内压的风险。目前没有关于非人工晶状体眼比激光治疗对于视力有助的证据，且玻璃体腔注射地塞米松大体上增加了 2 年内施行白内障手术的几率。

4. **玻璃体切除术**：当黄斑水肿与增厚、紧绷的后极部玻璃体在切线方向牵引有关时，可以采取玻璃体切除术。也有学者认为即使没有玻璃体牵引，玻璃体手术仍有益于部分患眼。临床上，根据黄斑前玻璃体界面反光增强判断有无紧拉、增厚的后极部玻璃体。典型 FA 可见弥散渗漏和严重的 CMO，OCT 可以确诊。

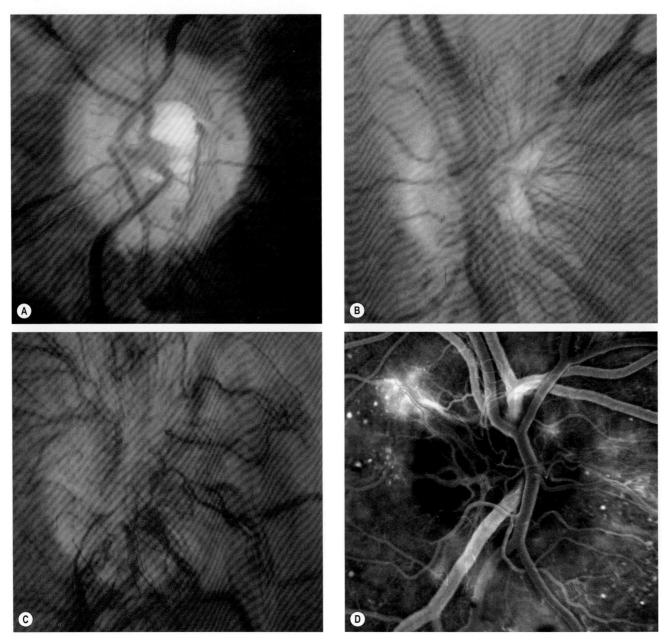

图 13.16　视盘新生血管。A. 轻度。B. 重度。C. 极重度。D. FA 早期可见高荧光。(Courtesy of P Gili)

5. 降脂药：使用降脂药可能减少激光治疗，目前正在进行相关研究。

激光光凝治疗增殖性视网膜病变

糖尿病性视网膜病变研究（diabetic retinopathy study，DRS）中描述高危增殖性疾病的临床特征，研究全视网膜光凝（panretinal photocoagulation，PRP）治疗效果。优点如下：

- 轻度 NVD 伴出血，有 26% 的可能丧失视力，治疗后风险降至 4%。
- 重度 NVD 不伴出血，有 26% 的可能丧失视力，治疗后风险降至 9%。
- 重度 NVD 伴出血，有 37% 的可能丧失视力，治疗后风险降至 20%。
- 重度 NVE 伴出血，有 30% 的可能丧失视力，治疗后风险降至 7%。

1. 指征：激光治疗旨在介导新生血管的退化以此防止视力下降；特殊指征详见表 13.1。注意如下所述：

- PRP 只能影响纤维血管化中的血管部分。若眼部新生血管退化后遗留纤维组织不应该再接受治疗。

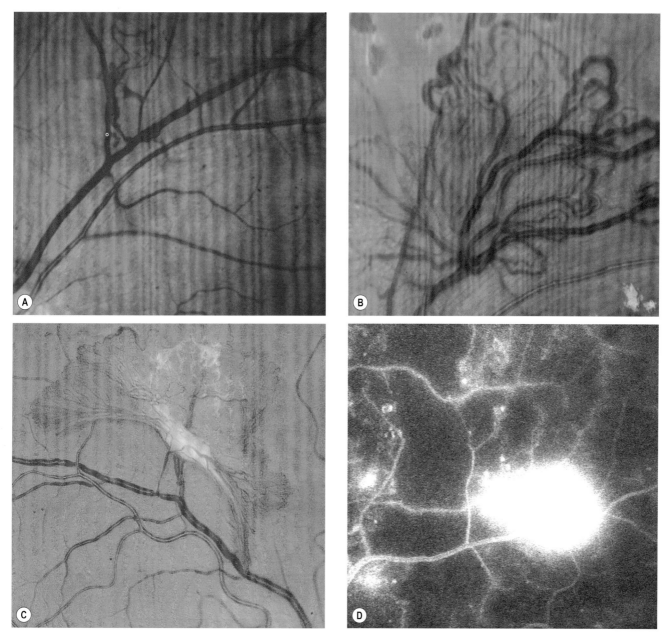

图 13.17 视网膜新生血管。A. 轻度。B. 重度。C. 合并纤维化。D. FA 晚期见毛细血管无灌注区和渗漏导致的高荧光。（ Courtesy of C Barry-fig. D ）

- 如果合并 CMSO，应该优先激光治疗黄斑水肿，或同时进行；PRP 的密度和计量都应该尽量控制在起效的最低水平；辅助玻璃体腔注射激素或抗 VEGF 药物可能可以提高疗效。

2. **知情同意书**：需告知患者 PRP 有时可能会造成视野缺损，以至于不能达到合法驾车的需求；同时需要提醒患者可能会对中心视力造成影响，夜视力和色觉受到影响。

3. **激光设定**：

   a. 光斑大小取决于使用的接触镜。使用 Goldmann 镜，光斑大小设定在 200 ~ 500μm，如果使用广角眼底镜，因为放大倍率的关系应设定在 100 ~ 300μm（根据实际选用的镜片决定）。治疗效果相较于光凝的数量而言主要与激光消融的视网膜大小有关；光凝消融大小的轻微改变都可能会对治疗区域产生重大影响（区域 = πr^2）。对于新手，使用广角眼底镜要比 Goldmann 镜更安全，因为前者不易发生意外的光凝后极部的情况。

   b. 持续时间：0.05 ~ 0.1 秒。

   c. 功率：能够造成视网膜轻微程度灼伤（图 13.19A），旨在刺激视网膜色素上皮而不是消

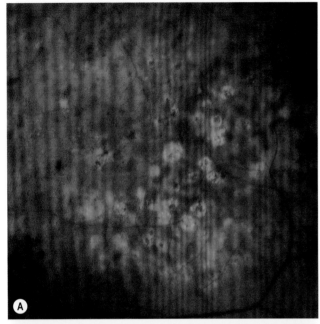

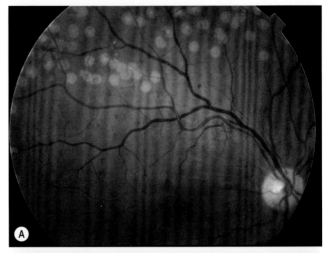

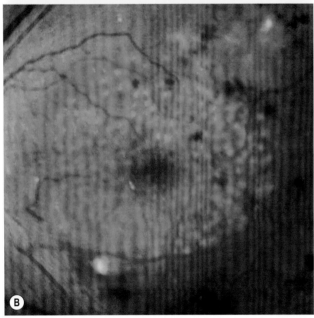

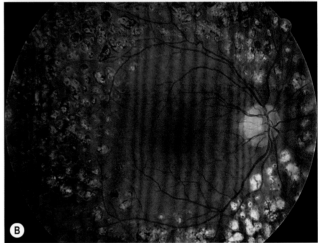

图 13.19　A. 合适的激光光凝。B. 完全治疗数周后的眼底表现。（Courtesy of C Barry-fig. B）

图 13.18　光凝治疗有临床意义的黄斑水肿。A. 局部激光治疗几周后眼底改变，可见光凝斑，无硬性渗出。B. 格栅样激光治疗后即刻表现。

融整个视网膜（图 13.19B）。

4. **初次治疗**：初次治疗范围包括从后极部眼底到周边视网膜的一个或多个区域，1500 ~ 2000 个光凝斑散布整个区域；单一区域完全 PRP 可能会稍增加并发症发生的可能。治疗次数根据患者的疼痛忍受情况，可以一次完成；后极部光凝的不适感最轻，周边部最明显，超过水平部的新生血管束采用连续光凝效果较差。对于大多数患者，表面麻醉即可，少数可能需要球后或 Tenon 筋膜后麻

醉。推荐的治疗过程如下：

a. 第一步：靠近视盘（图 13.20A）；在颞下血管弓下方（图 13.20B 和 C）。

b. 第二步：沿黄斑周边激光以免不慎操作伤及中心凹区域（图 13.21A）；在颞上血管弓上方（图 13.21B 和 C）。血管弓间按需也可以进行必要治疗。

c. 第三步：鼻侧视盘（图 13.22A 和 B）；完成后极部治疗（图 13.22C）。多数术者在鼻侧视盘 2DD 不予光凝以保护旁中心视野。

d. 第四步：周边区域治疗（图 13.23A 和 B），至全部光凝完毕（图 13.23C）。

重度 PDR 应该先治疗下方眼底，一旦玻璃体出血因重力作用汇聚于下方，就会遮挡下方，影响后续治疗。

5. **随访**：4 ~ 6 周后随访。严重的 NVD，光凝数可达

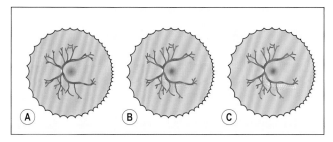

图 13.20 PRP 技术：第一步。

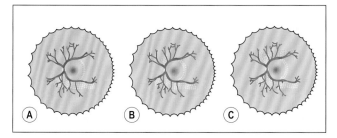

图 13.21 PRP 技术：第二步。

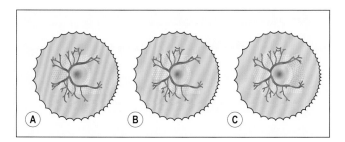

图 13.22 PRP 技术：第三步。

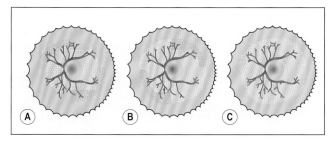

图 13.23 PRP 技术：第四步。

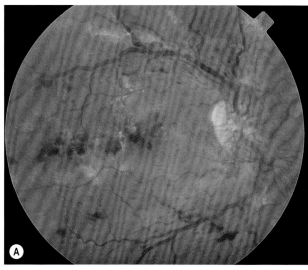

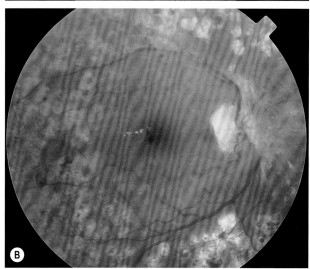

图 13.24 增殖期糖尿病性视网膜病变的治疗。A. 严重的增殖性病变。B. 3 个月后，新生血管消退，视盘出现纤维化残留。（Courtesy of S Milewski）

到 3000 或以上。少数患者完全消融 NVD 可能十分困难，但一旦血管末梢开始形成纤维化就很少能对视力造成威胁。

6. **退化的体征**：包括新生血管退化遗留"影子"血管或纤维组织（图 13.24），静脉改变消退，视网膜出血吸收和视盘苍白。对于大多数患眼，一旦视网膜病变安静，视力就能够稳定。少数患眼，尽管起初治疗效果满意，仍可能会复发，因此需要

对患者进行持续观察。

7. **再次治疗**：再次治疗包括于上次激光斑间进行进一步光凝治疗或使用间接激光治疗极周边视网膜。

8. **纤维化**：新生血管纤维化后（图 13.17C）减少了出血的风险，但是增加了牵引性视网膜脱离的可能。

VEGF 抑制剂治疗增殖性视网膜病变

玻璃体腔注射抗 VEGF 药物治疗 PDR 可能有较好疗效，可以作为激光治疗的辅助治疗。在特殊情况下，当玻璃体持续出血时，VEGF 抑制剂也可用于促进出血的吸收，避免进行玻璃体切除手术。

晚期糖尿病性眼病

晚期糖尿病性眼病是一种威胁到视力的严重的DR并发症，发生于治疗不充分或治疗失败的患者中。偶尔，也可以在初次就诊时即表现为或迅速进展至晚期病变。

诊断

1. **出血**：可以为视网膜前（玻璃体后，图13.25A）出血、玻璃体出血（图13.25B）或两者同时存在。由于出血量大，玻璃体出血吸收时间长于视网膜前出血。一些患眼中，积血位于玻璃体后表面形成"赭色膜"。需要告知患者大量出血可能是由于身体屏气用力、低血糖或直接眼外伤。眼部超声可能提示大量玻璃体积血，并用于探查视网膜脱离的可能（见图17.1D）。

2. **牵引性视网膜脱离**（图13.25C）：由纤维血管膜收缩引起该部位的玻璃体视网膜脱离。PDR患眼玻璃体后脱离由于玻璃体皮质和显微血管增殖部分连接紧密通常分离不完全（见第16章）。

3. **牵引性视网膜劈裂**：可发生视网膜劈裂合并或不合并视网膜脱离。

4. **虹膜红变**：PDR患眼可发生虹膜新生血管（图13.25D），病变严重将导致新生血管性青光眼。重度视网膜缺血或玻璃体切除术失败后持续视网膜脱离都会导致虹膜红变。

玻璃体切除术指征

1. **严重、持续的玻璃体出血**：导致不能施行完全PRP，是最常见的手术指征。未发生虹膜红变时，1型糖尿病（大多数患者为双眼）导致的首次玻璃体出血建议在3个月内施行玻璃体切除术。可以在术前行玻璃体腔注射抗VEGF药物减轻病变。

2. **进展性牵引性视网膜脱离**：威胁或累及黄斑处时

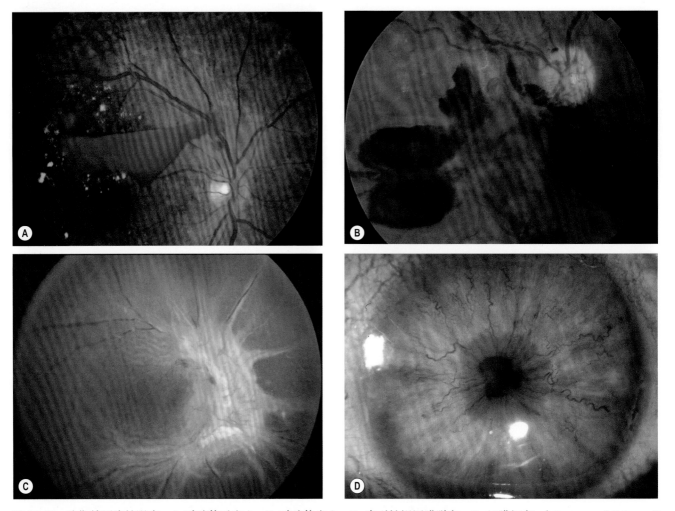

图13.25 晚期糖尿病性眼病。A. 玻璃体后出血。B. 玻璃体出血。C. 牵引性视网膜脱离。D. 虹膜红变。（Courtesy of C Barry-figs A and D）

必须及时手术，不容拖延（图 13.26A）。黄斑以外发生牵引性视网膜脱离可以先采取观察，通常脱离会在很长一段时间内保持稳定。

3. **合并牵引性和孔源性视网膜脱离**：即使黄斑未受累及也需要立即手术，因为视网膜下液体扩散迅速，会很快累及黄斑。

4. **黄斑前玻璃体后出血**：如果出血多（图 13.26B），持续不吸收需要考虑玻璃体切除，如果不予以治疗，内界膜和后极部玻璃体界面会因为继发的纤维血管增殖形成支架造成牵引性黄斑脱离或黄斑前膜。也有一些通过 YAG 激光（玻璃体后皮质切开术）治疗成功的病例。

玻璃体切除术后视力预后

视力预后与手术的特殊指征和术前已经存在的玻璃体视网膜病变有关。总的来说，术后大约有

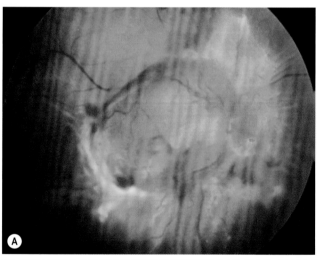

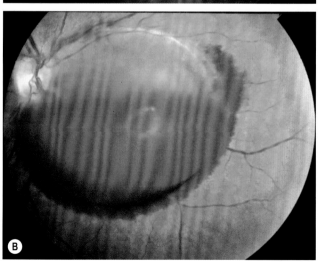

图 13.26 玻璃体切除术指征。A. 牵引性视网膜脱离累及黄斑。B. 大量的黄斑前玻璃体后出血。

70% 的患者视力能够得到提高，大约 10% 视力更差，剩下的患者视力没有发生改变。似乎术后最初的几个月是影响视力的关键时期。如果术后 6 个月患眼恢复良好，远期效果就会比较好，可能与继发的威胁视力的并发症发生率低有关。影响预后的良性因素如下：

- 术前视功能良好
- 40 岁或以下
- 没有合并术前虹膜红变和青光眼
- 术前行 PRP 大于 1/4 眼底

视网膜静脉阻塞性疾病

发病机制

动脉硬化是视网膜分支静脉阻塞（branch retinal vein occlusion，BRVO）的一个重要致病因素。因为视网膜动脉与其相伴行的静脉共用一个外膜鞘，动脉的增厚会压迫静脉，并引起静脉血管内皮细胞的丢失、血栓形成及潜在的阻塞等继发性改变。同样，视网膜中央动脉和静脉在筛板后动静脉交叉处共用一个外膜，因此，动脉的粥样硬化性改变可能会压迫静脉并导致视网膜中央静脉阻塞（central retinal vein occlusion，CRVO）。由此可见，无论是动脉还是静脉的疾病都可能引起视网膜静脉阻塞。静脉阻塞导致静脉和毛细血管压力的增高及血流的淤滞。淤滞导致阻塞静脉引流区域视网膜的缺氧，加重毛细血管内皮细胞的损伤及血液成分的外渗。组织压力的增高加重血流淤滞和缺氧，最终形成恶性循环。

易感因素

常见因素

1. **年龄**是最重要的因素。超过 50% 的病例年龄＞65 岁。

2. **高血压**存在于 73% 的＞50 岁 RVO 患者及 25% 的年轻患者。这种情况在阻塞部位位于动静脉交叉处的 BRVO 患者中最为常见。血压控制不理想可能预示患眼或对侧眼 RVO 的复发。

3. **高脂血症**（总胆固醇＞6.5mmol/l）存在于 35% 的患者，无关年龄。

4. **糖尿病**存在于 10% 的＞50 岁患者，但在年轻患者却很少见。这可能是由于糖尿病伴发心血管疾病如高血压的风险较高，70% 的 2 型糖尿病患者通常都合并有高血压。

5. 口服避孕药。 在年轻女性，口服避孕药是最常见的潜在影响因素，若已发生静脉阻塞则不建议使用。其风险可能来自于加重血栓形成。

6. 眼内压的升高增加了 CRVO 的发病风险，特别是当阻塞部位位于视盘边缘时。

7. 吸烟。 吸烟可能会增加 RVO 的发病风险，尽管已有的研究显示了不同的结果。

罕见因素

罕见的易感因素（列表如下）可能在年龄＜50 岁的患者中具有更重要的意义。

1. 骨髓增生性疾病
- 红细胞增多症。
- 血浆蛋白的异常（如骨髓瘤、Waldenstrom 巨球蛋白血症）。

2. 获得性血液高凝状态
- 高同型半胱氨酸血症。
- 狼疮性抗凝物与抗心磷脂抗体阳性。
- 异常的纤维蛋白原血症。

3. 遗传性高凝状态
- 活化蛋白 C 抵抗（因子 V Leiden 突变）。
- 蛋白 C 缺乏。
- 蛋白 S 缺乏。
- 抗凝血酶缺乏。
- 凝血酶原基因突变。
- 因子 XII 缺乏。

4. 炎症性疾病伴发阻塞性静脉周围炎
- 白塞病。
- 结节病。
- Wegener 肉芽肿。
- Goodpasture 综合征。

5. 其他
- 慢性肾衰竭导致继发性高血压的原因（如 Cushing 综合征）或高脂血症（如甲状腺功能减退症）。
- 眼眶疾病。
- 脱水，尤其在年轻患者及热带国家。

能够降低静脉阻塞发病风险的因素包括增加体育活动及有节制的饮酒。

系统评估

所有患者

1. 血压。

2. 红细胞沉降率（erthrocyte sedimentation rate，ESR）**及血黏度**（plasma viscosity，PV）

3. 全血计数（full blood count，FBC）。

4. 随机血糖。 如有异常则需进行糖尿病诊断试验。

5. 随机总血脂蛋白及高密度脂蛋白。 可以考虑脂类测试。

6. 血浆蛋白电泳。 用来测试异常蛋白血症，如多发性骨髓瘤。

7. 尿素、电解质与肌酐。 慢性肾衰竭是导致 RVO 的少见原因，但肾疾病可能伴发于高血压。

8. 甲状腺功能测试。 RVO 患者较普通人群伴发甲状腺疾病的风险较高。甲状腺功能异常通常伴发血脂异常。

9. 心电图。 检测继发于高血压的左心室肥大；用于 Framingham 方程来计算心血管风险。

根据临床指征选择病例进行相关检查

指征：年龄＜50 岁，双侧 RVO，既往有血栓形成的病史或家族史，常规系统检查阴性的患者。

1. 胸片。 结节病、结核、高血压伴左心室肥大。

2. C 反应蛋白（C-reactive protein，CRP）。炎症的敏感性指标。

3. 血栓形成倾向筛查。 遗传性血栓形成的常规检查，包括凝血酶时间、凝血酶原时间、活化部分凝血活酶时间、抗凝血酶功能试验、蛋白 C、蛋白 S、活化蛋白 C 抵抗、因子 V Leiden 突变、凝血酶原 G20210A 突变；以及抗心磷脂抗体（IgG 与 IgM）、狼疮性抗凝物。

4. 自身抗体。 类风湿因子、抗核抗体、抗 DNA 抗体。

5. 血浆血管紧张素转化酶（angiotensin-converting enzyme，ACE）。结节病。

6. 快速血浆同型半胱氨酸水平。 排除高同型半胱氨酸血症。

7. 梅毒螺旋体血清学检测。 是否进行局部测试需与微生物检测团队讨论。

8. 颈动脉双重造影。 排除眼部缺血综合征。

视网膜分支静脉阻塞

分类

1. 分支静脉阻塞发生在视盘水平（图 13.27A）或远离视盘（图 13.27B）

2. 黄斑 BRVO 仅累及黄斑分支（图 13.27C）

3. 周边部 BRVO 未累及黄斑循环（图 13.27D 至 F）

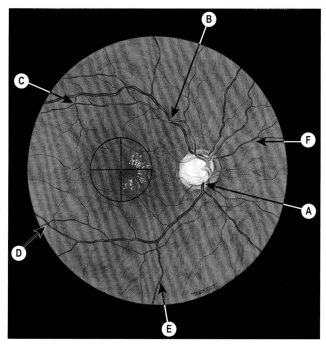

图 13.27 视网膜分支静脉阻塞根据阻塞的部位分类。A. 位于视盘水平的大分支。B. 远离视盘的大分支。C. 黄斑小分支。D 至 F. 周边部但不累及黄斑。

诊断

1. **临床表现**依赖于由阻塞导致的黄斑循环障碍的程度。黄斑受累的患者通常主诉突然发生的视物模糊与视物变形或相对的视野缺损。周边部阻塞的患者可能无症状。

2. **视力**变化较大，主要依赖于黄斑受累的程度。

3. **眼底**（图 13.28A ）
   - 受累静脉节段的扩张和扭曲。
   - 阻塞部位通常位于动静脉交叉处。
   - 火焰状、点状出血，视网膜水肿，有时棉绒斑可出现于阻塞静脉引流区域的视网膜。

4. **FA** 显示静脉充盈的延迟、血流的中断、血管壁的染色、毛细血管无灌注导致的低荧光与缺血区域"树枝"样血管（图 13.28B ）。

5. **OCT** 能够显示并能对黄斑水肿的程度进行定量分析，是一种有用的监测疾病发展及治疗效果的手段。

6. **病程**。急性期的症状通常在 6 ~ 12 个月内缓解，并出现以下表现：
   - 渗出，阻塞部位周围的静脉白鞘和硬化，侧支循环和残留的视网膜出血（图 13.29A ）。
   - 侧支循环的特点表现为局部出现轻度扭曲的静脉，穿越上下血管弓之间的水平脊，很容易通

过 FA 检测到（图 13.29B ）。
- 残留症状的严重程度变化较大，有时这些症状可能很轻微。

预后

50% 的患眼在 6 个月时能获得 0.5 以上的视力。大约 50% 的未治疗的 BRVO 患眼能保留 0.5 以上的残存视力，而 25% 的患眼视力<0.1。两个威胁视力的并发症是：

1. **慢性黄斑水肿**是导致 BRVO 持续视力差的最常见原因。视力低于 0.5 的患者可以从黄斑格栅样光

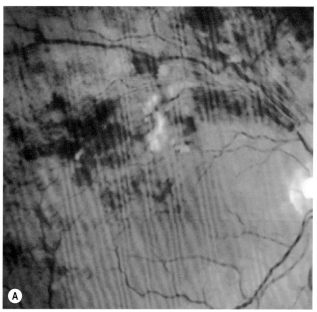

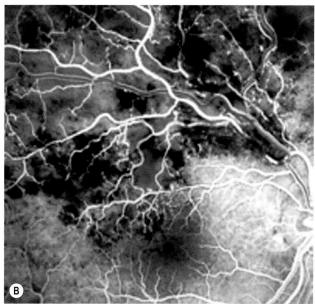

图 13.28 颞上主干分支静脉阻塞。A. 火焰状或点状出血，棉绒斑及静脉扭曲。B. FA 显示血流阻塞及毛细血管无灌注区。（ Courtesy of C Barry ）

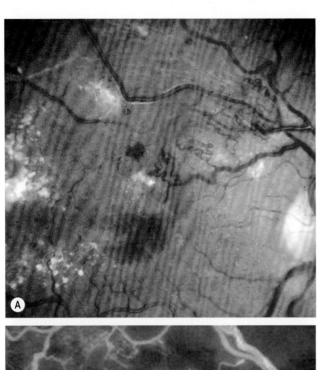

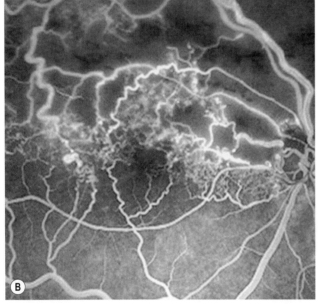

图 13.29　陈旧性颞上分支静脉主干阻塞。A. 静脉白鞘、侧支循环、渗出和残余的出血。B. FA 显示毛细血管无灌注及穿越上下血管弓之间水平脊的侧支循环。

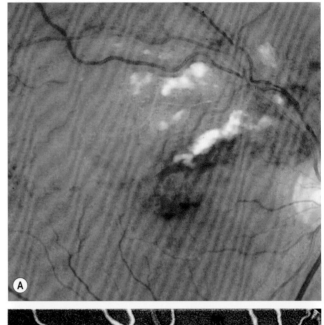

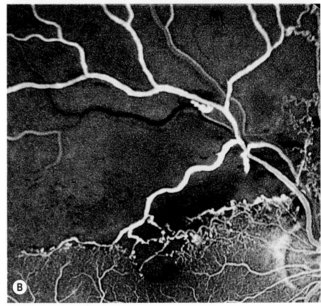

图 13.30　长期存在的颞上分支静脉主干阻塞。A. 少量残余出血与棉绒斑。B. FA 显示广泛的毛细血管无灌注预示发生新生血管的高风险。

凝中获益，前提是黄斑无严重缺血。

2. **新生血管**。60% 具有超过 5 个视盘区域视网膜无灌注区的患眼会发生视网膜新生血管（图 13.30B），无灌注区小于 4 个视盘区域的新生血管的发生率小于三分之一，总的发生率为 40%。NVE 比 NVD 更常见。NVE 通常出现在由阻塞静脉引流的缺血视网膜三角区域的边缘。新的血管通常在 6 ~ 12 个月内出现但可以在任何时候发生；它们将导致复发性的玻璃体及视网膜前出血，偶尔也会引起牵引性视网膜脱离。

进一步处理

如果视力减退，在 3 个月的时候应随访 FA，前提是视网膜的出血已充分吸收。进一步的治疗依赖于视力与血管造影的表现。

- 黄斑灌注良好，视力有提高则不需要任何治疗。
- 如果存在黄斑水肿但灌注良好，病程 3 ~ 6 个月后视力持续低于 0.5，则可以考虑激光治疗。视力低于 0.1 或超过一年仍有症状的患者很难从激光治疗中获益。治疗之前，需要仔细研读 FA 以确定渗漏区域。
- 如果存在黄斑无灌注并且视力差，尤其是 FA 显示不完全的中心凹无灌注区（foveal avascular zone，FAZ），激光治疗很难提高视力。

- 后续随访：间隔 3～6 个月直到 2 年，依赖于临床和 FA 的表现，主要监测发生新生血管的风险。

黄斑水肿的治疗

1. **格栅样光凝**（50～100μm，持续时间 0.1 秒，间隔一个光斑）在 FA 确定的渗漏区域产生一个轻微的反应。光斑不应太靠近中心凹 FAZ 区域的边缘，也不应超过血管弓之外。对视网膜内的出血应注意不要治疗过度。非常重要的是要及时鉴别侧支循环，这些血管在 FA 上不渗漏，在治疗过程中应避免损伤。三个月后开始随访。如果黄斑水肿持续存在则需考虑再次治疗，尽管结局通常是令人失望的。

2. **玻璃体腔注射曲安西龙**（intravitreal triamcinolone，IVT）是一种与激光治疗同样有效的治疗黄斑水肿的方法，但可能会引起白内障和眼压的升高。在治疗的第一年内应给予平均 2 次 1mg 的注射。

3. 球周激素注射比玻璃体腔注射的侵入性更小，尽管效果可能较弱。

4. 玻璃体腔注射抗 VEGF 药物。在超过 5～6 个月的时间内注射 2～3 次贝伐珠单抗（Avastin）0.05ml/1.25mg 对黄斑水肿和提高视力有积极作用，包括那些对激光治疗无效的患者。

5. 动静脉鞘切开。有报道动静脉鞘切开与玻璃体手术均有效。一项随机对照的临床试验也显示其与 IVT 具有相同的效果。

新生血管的治疗

通常情况下不需要治疗新生血管，除非出现玻璃体积血，因为早期治疗不能改善视力预后。分散的激光光凝（200～500μm，持续时间 0.05～0.1 秒，间隔一个光斑），用足够的能量获得中等强度的反应覆盖由造影和眼底彩照确认的整个受累节段（图 13.31）。一个象限通常需要 400～500 个激光斑。4～6 周后进行随访。如果新生血管持续存在则可以考虑再次治疗，这对于诱导新生血管消退通常是有效的。

不完全性视网膜中央静脉阻塞

不完全性（部分性）视网膜中央静脉阻塞（CRVO）是一个相对较难定义的状态，它可以缓解，

也可以进展到完全阻塞。

1. **临床表现**为中等程度的视物模糊，其特征是行走时加重而晨起时减轻。

2. **体征**。中等程度的静脉扩张和扭曲，一些散在的火焰状出血（图 13.32）。

3. FA 显示视网膜循环时间延长。

4. **OCT**。如果存在黄斑囊样水肿，OCT 有利于对黄斑病变的程度进行客观评估。

5. **治疗**的目标在于通过改善全身状况、避免脱水以及降低眼内压（全身应用碳酸酐酶抑制剂）来提高眼内灌注从而防止疾病进展到完全阻塞。抗血小

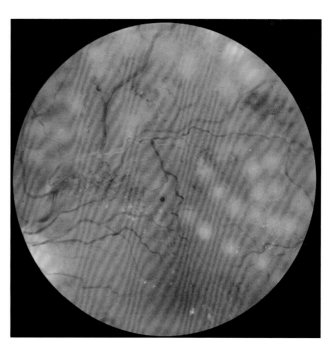

图 13.31 激光光凝治疗 BRVO 的新生血管。（Courtesy of C Barry）

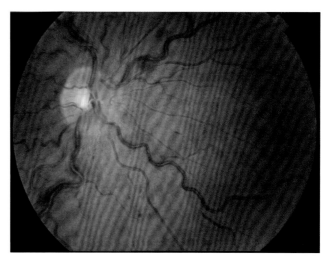

图 13.32 不完全性视网膜中央静脉阻塞。

板药物可能有益。在某些情况如原本健康的单眼患者，可能需要考虑其他的选择如抗凝药物、纤溶剂或血液稀释。

非缺血型视网膜中央静脉阻塞

非缺血型视网膜中央静脉阻塞（CRVO）是最常见的类型，约占 75%。

诊断

1. **症状**：突然的单侧视力下降。
2. 视力中重度损害。
3. 相对性传入性瞳孔反应缺陷（relative afferent pupillary defect，RAPD）缺乏或轻微（与缺血性 CRVO 对比）。
4. 眼底表现（图 13.33A）

- 视网膜中央静脉所有分支扭曲和扩张，点状 / 斑片状及火焰状出血累及 4 个象限，以周围最多。
- 通常可见棉绒斑，视盘和黄斑水肿。

5. FA 显示动静脉充盈时间迟缓、出血遮蔽、毛细血管灌注正常及晚期渗漏（图 13.33B）。
6. OCT 可以用来评估黄斑水肿。
7. **病程**。大多数的急性期症状在 6～12 个月后缓解。残余的表现包括视盘处的侧支循环（图 13.34A）、视网膜表面胶质化及黄斑区的色素改变。15% 的患者在 4 个月内，以及 34% 在 3 年内转变为缺血型。

随访

对于一个明确的非缺血性阻塞，最初的随访应在 3 个月后开始。应及时地安排各项检查指标的复查。应指导患者当发现视力恶化时应及时就诊，因

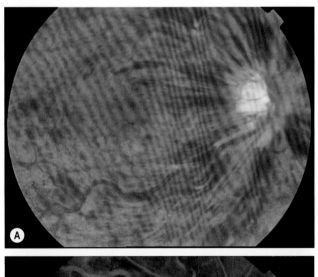

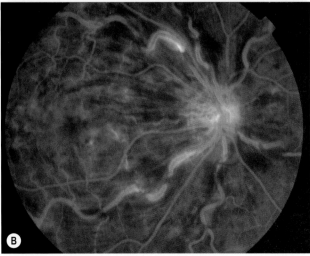

图 13.33 近期非缺血型视网膜中央静脉阻塞。A. 静脉扭曲和广泛的火焰状出血。B. FA 晚期示出血遮蔽，血管壁荧光着染，毛细血管充盈正常。

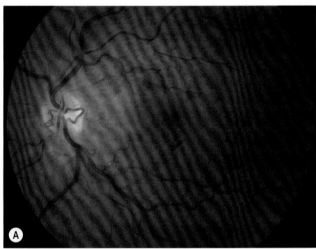

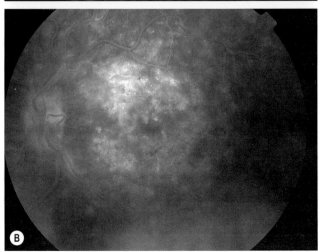

图 13.34 陈旧的非缺血型视网膜中央静脉阻塞。A. 视盘侧支循环及一些残留的视网膜出血灶。B. FA 晚期示慢性黄斑水肿致弥漫高荧光。（Courtesy of Moorfields Eye Hospital）

为这可能预示着疾病转变为缺血型。眼痛和眼红（可能预示着新生血管性青光眼或偶见的不伴有虹膜红变的炎症）症状应及时告知医师。后续的随访主要依赖于临床眼底照，通常需要随访至 18 ~ 24 个月。

预后

那些没有进展到缺血型的病例预后较好，50% 的患者视力可以恢复正常或接近正常。导致视力差的主要原因是慢性黄斑水肿（图 13.34B），并可引起 RPE 的改变。在某种程度上，预后与最初的视力相关：

- 6/18 或更好，视力很可能得到保持。
- 6/24 ~ 6/60，临床结果多变，视力可能会提高、保持不变或变坏。
- 低于 6/60，不太可能会提高。

黄斑水肿的治疗

黄斑水肿的光凝治疗是无益的。以下一些新颖的治疗显示出了显著的疗效，并发挥着越来越重要的作用。

1. **玻璃体腔注射激素**：SCORE 研究显示超过 25% 的患者在接受了平均 2 次注射 1mg 曲安西龙后，一年内获得 3 行或以上视力提高，而对照组为 7%。一项关于 0.7mg 地塞米松玻璃体腔缓释植入物（Ozurdex®）的临床试验（GENEVA）显示在一次注射植入后视力在最初的 2 个月持续提高，尽管在 6 个月时又回到了基线水平。

2. **玻璃体腔注射抗 VEGF 药物**：贝伐珠单抗对黄斑水肿显示出了显著的疗效。每月注射一次共 6 个月，接下来减少注射频率。一些非对照的研究系列显示 50% 的患者视力提高 2 行或以上，90% 的患眼在 12 个月时视力稳定。Pegaptanib 也显示出了治疗前景。

3. **实验性治疗**包括脉络膜视网膜吻合术、玻璃体切除术联合放射状视神经切开或者组织纤溶酶原激活剂（tissue plasminogen activator，TPA）的局部注射。

缺血型视网膜中央静脉阻塞

缺血型 CRVO 以快速的静脉阻塞导致视网膜灌注的下降、毛细血管闭塞与视网膜缺氧为特点。这将导致显著的血管渗漏、虹膜红变和眼内压的升高。在西方国家，新生血管性青光眼是眼球摘除的最常见原因之一。

诊断

1. **表现**：突然、显著的视力损害。
2. 视力通常为数指或更差。
3. 显著的 RAPD。
4. **眼底**：（图 13.35A）
   - 视网膜中央静脉所有分支严重的扭曲和充血、累及周边视网膜及后极部的广泛的深层出血和火焰状出血，以及严重的视盘水肿和充血。
   - 棉绒斑通常很显著。
5. FA 显示动静脉充盈时间显著延迟，通常超过 20 秒，视网膜出血遮蔽荧光，广泛的毛细血管无灌注区和静脉管壁染色（图 13.34B）。超过 10 个视盘面积的视网膜毛细血管无灌注增加了发生新生血管的风险。
6. OCT 可以用来评价黄斑水肿的程度，尤其在那些已经开始治疗的病例。

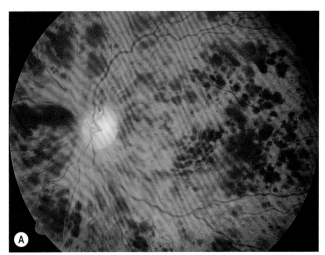

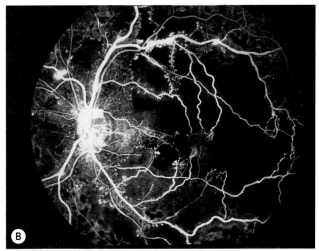

图 13.35 新发的缺血型视网膜中央静脉阻塞。A. 广泛的火焰状和深层出血。B. FA 显示由毛细血管无灌注导致的低荧区。

7. 视网膜电流图（electroretinogram，ERG）振幅降低。

8. 病程：大多数急性期症状在超过 9～12 个月时缓解。残留的表现包括视盘处的侧支循环和黄斑区视网膜表面胶质化及色素改变。少见的表现为与渗出性老年性黄斑变性相关病变类似的视网膜下纤维化。

预后

　　由于黄斑缺血预后通常很差。50% 的患眼在 2～4 个月之间会发生虹膜红变（百日青光眼），是发生新生血管性青光眼的高危因素。视睫状短路血管（视网膜脉络膜侧支循环）的发生能够保护患眼防止眼前节新生血管的发生，并显著减少其风险。视网膜新生血管的发生率为 5%，显著低于 BRVO。

随访

　　如果可能，缺血型 CRVO 的患者应每月随访一次直到 6 个月，用以监测眼前节新生血管的发生。房角新生血管（图 13.36A）并不一定意味着新生血管性青光眼，但却是临床判断疾病进展的最好指标，因为它在瞳孔缘新生血管未出现之前可能已先出现（图 13.36B）。风险眼应常规进行房角镜检查，在扩瞳检查前应先查瞳孔缘。尽管有显著的缺血，预防性的 PRP 并不推荐，除非虹膜上出现新生血管，或患者不能进行规律的随访。后续的随访应持续 2 年用来监测显著的缺血和黄斑水肿。

新生血管的治疗

　　如果房角有新生血管或虹膜红变应立刻进行 PRP。用 1500～3000 点（0.5～0.1 秒，间隔一个光斑）足够能量的激光斑在周边部产生一个中等强度的反应，但避免损伤出血区域（图 13.36C）。如果虹膜红变不消退或持续进展则需要进一步的治疗。玻璃体腔注射抗 VEGF 药物也可以作为一种辅助治疗手段。

视盘血管炎

　　视盘血管炎是一种少见的状态，通常影响 50 岁以下的健康人群。目前认为其潜在的病因是视盘水肿导致继发性的静脉充血，而非老年患者的位于筛板水平的静脉栓塞。

诊断

1. 临床表现：轻度的视力下降，晨起时加重。

2. 视力轻到中度下降。

3. RAPD 阴性。

4. 眼底表现（图 13.37）
- 视盘水肿，可以同时伴有棉绒斑是典型表现。

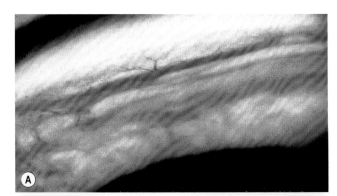

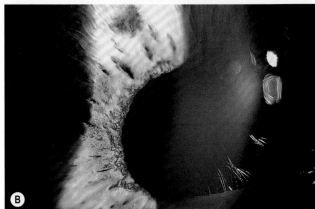

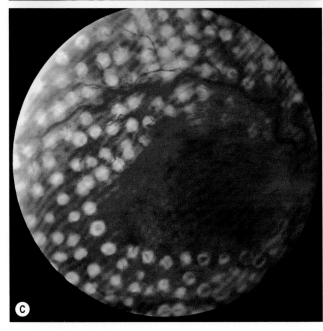

图 13.36　A. 开放房角的新生血管。B. 瞳孔缘虹膜红变。C. 全视网膜光凝。（Courtesy of E Michael van Buskirk, from Clinical Atlas of Glaucoma, WB Saunders 1986-fig. A）

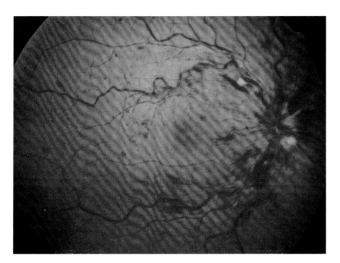

图 13.37 视盘血管炎。

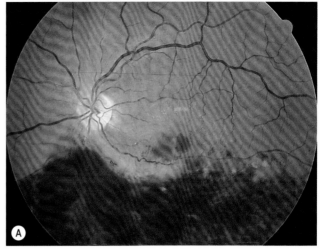

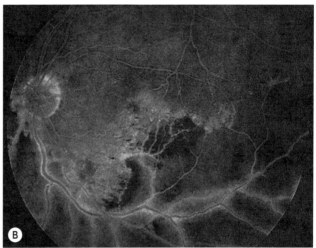

图 13.38 A. 下方半侧性静脉阻塞。B. FA 晚期显示广泛的毛细血管无灌注导致的低荧与中度的血管旁高荧。(Courtesy of C Barry)

- 位于视盘周围区域和后极部的静脉扩张、扭曲，大量的视网膜出血。
- 视野检查显示生理盲点的扩大。
- FA 显示动静脉充盈时间轻度延迟、渗漏导致的高荧光、毛细血管灌注良好。
- OCT 显示黄斑水肿。

预后

　　预后通常良好，除非缺乏治疗。80% 的患眼最终获得 6/12 以上的视力。由于黄斑水肿，最终可能残留显著的持久的视野缺损。

半侧性视网膜静脉阻塞

　　半侧性视网膜静脉阻塞通常认为是 CRVO 的变异，可以是缺血性的也可以是非缺血性的。它比 BRVO 和 CRVO 少见，通常累计 CRV 的上支和下支。半侧性的阻塞位于或邻近视盘水平，导致 CRV 的主要分支阻塞。半侧性的中央静脉阻塞更为少见，累及 CRV 两根主干中的一根，而后者作为先天变异在视盘前部残存。

1. **表现**：突然出现上下方的视野缺损。
2. **视力显著下降**。
3. 眼底示 BRVO 特征，累及视网膜上半侧或下半侧（图 13.38A ）。
4. FA 显示出血遮蔽荧光、渗漏导致的高荧光与多处毛细血管无灌注（图 13.38B ）。
5. **治疗**依赖于视网膜缺血的严重程度。广泛的视网膜缺血带来新生血管性青光眼的风险，应与缺血

性 CRVO 一样处理。广泛的黄斑中心凹毛细血管闭塞将导致黄斑水肿，对格栅样光凝反应差。在一些病例，更新的治疗可能有效。

视网膜静脉阻塞的系统治疗

- **控制全身的风险**：这项措施同样可以降低全身心血管意外的风险，因为视网膜静脉阻塞通常合并脑部和心血管疾病。
- **抗血小板治疗**：根据系统评估的风险因素选择阿司匹林和其他药物可以减少未来发生静脉阻塞的风险。
- **激素替代治疗**（hormone replacement therapy，HRT）：HRT 的风险仍未知。大多数学者不愿给未接受此类治疗的 RVO 妇女使用含雌激素的 HRT 治疗。
- **等容性血液稀释**。临床试验的结果不一致，尽管

有些人认为有益。

- **其他**：有很多治疗（如血浆去除法）用来尝试提高 RVO 的视力预后，但至今缺乏确切的有效的证据。

视网膜动脉阻塞性疾病

病因学

动脉硬化相关的血栓形成

　　筛板水平动脉硬化相关的血栓形成是迄今为止最常见的导致视网膜中央动脉阻塞的原因，大约占80%。动脉硬化以由平滑肌来源的细胞、结缔组织和含脂质的泡沫细胞聚集导致的局部增厚为特征（图13.39）。动脉硬化的发病率随年龄增加，并在高血压、高脂血症、糖尿病、口服避孕药和高同型半胱氨酸血症的情况下加重。其他风险因素包括肥胖、抽烟和静坐式的生活方式。

颈动脉栓塞

　　栓塞是另一种导致视网膜动脉损害的重要原因，包括一过性的缺血。栓子的来源通常是一个动脉粥样硬化的斑块，位于颈动脉分叉处，少数位于主动脉弓及其他地方。因为眼动脉是颈内动脉的第一个分支，来自于心脏的颈动脉的栓塞物可直接进入眼内。颈动脉狭窄包括粥样硬化的狭窄，在颈总动脉的分叉处通常伴有溃疡。管壁的不规则性可以作为以下类型脑和视网膜栓塞的一个来源：

- **胆固醇栓子**（Hollenhorst 斑块）表现为小而明亮的、易碎的、金黄色或橘黄色结晶，通常位于动脉分叉处（图 13.40A）。它们很少引起视网膜动脉显著的阻塞，通常是无症状的。
- **钙化**的栓子可能来源于位于升主动脉或颈动脉的粥样斑块，或来自于钙化的心瓣膜。它们通常是单个的，白色闪烁状，位于或靠近视盘（图13.40B）。当位于视盘表面时，它们很容易被忽视因为它们看起来和视盘融合。它们可能会引起视网膜中央动脉或其中一个主要分支的永久性阻塞。
- **纤维血小板性**的栓塞是暗灰色、拉长的颗粒，通常是多发的（图 13.40C），偶填充整个管腔（图13.40D）。它们可以引起视网膜的暂时性缺血发作（transient ischaemic attack，TIA），伴随一过性的黑矇，偶尔引起完全性的阻塞。

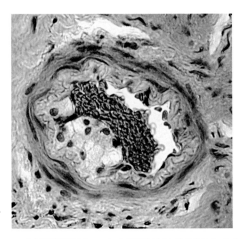

图 13.39　动脉粥样硬化，含有脂质的细胞沉积在血管内膜导致管腔狭窄。（Courtesy of J Harry and G Misson, from Clinical Ophthalmic Pathology, Butterworth-Heinemann 2001）

少见病因

1. **巨细胞（颞）动脉炎**（giant cell arteritis，GCA）是导致前部缺血性视神经病变的常见原因，但孤立的 CRAO 少见。
2. 来自于心脏和瓣膜的栓子可能由钙化物质、细菌性心内膜炎的赘生物、左侧心脏的血栓组成，罕见的情况包括来自于动脉黏液瘤的黏液物质。
3. **动脉周围炎**伴随皮肌炎、系统性红斑狼疮、结节性多动脉炎、Wegener 肉芽肿和白塞综合征，可能偶尔导致视网膜分支动脉阻塞（branch retinal artery occlusion，BRAO），这种情况通常是多发和双侧性的（图 13.41A、B）
4. **血栓形成倾向**可能会伴发视网膜动脉阻塞，尤其是在一些年轻患者，包括高同型半胱氨酸血症、抗磷脂抗体综合征和遗传性的天然抗凝物质缺乏。
5. **镰形细胞血红蛋白病**。
6. **偏头痛**很少在年轻患者引起视网膜动脉阻塞。该诊断需建立在排除其他诊断的基础上。
7. **Susac 综合征**（视网膜耳蜗脑血管病）是一种微血管病变，以视网膜动脉阻塞、感音神经性聋和脑病"三联征"为特征。

系统评估

所有患者

　　许多患者都有血管疾病的病史，需要询问吸烟史。

1. **GCA** 的症状例如头痛、咀嚼暂停、头皮紧张、四

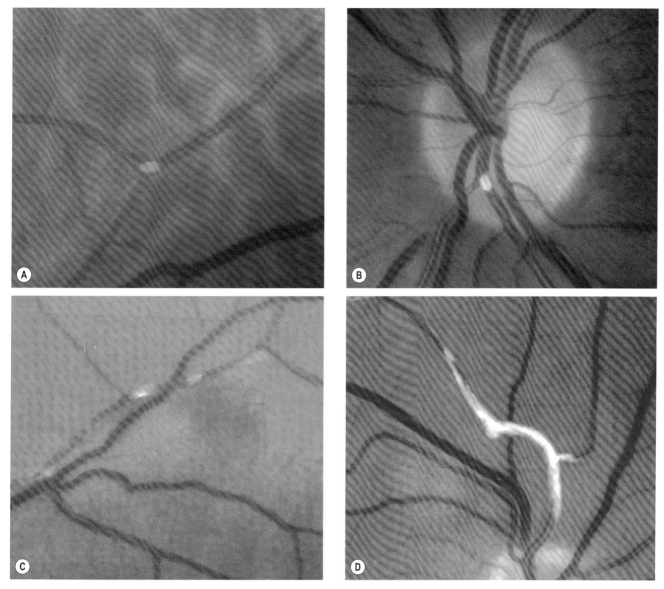

图 13.40 来自于颈动脉分叉处的栓子。A. Hollenhorst 斑块。B. 位于视盘的钙化栓子。C. 纤维血小板性栓子。D. 从视盘延伸出的纤维血小板栓子累及三根分支。(Courtesy of L Merin-fig. A; C Barry-fig. B)

肢疼痛、体重减轻及已经存在的风湿性多肌痛（见 19 章）。

2. **脉搏**，特别用来检测心房颤动。

3. **血压**。

4. **心脏听诊**。

5. **颈动脉检查**

    a. 触诊颈动脉搏动的减弱或消失，通常伴随着严重或完全性的狭窄。

    b. 听诊闻及部分狭窄导致的杂音，最好用听诊器的钟形部分。让患者屏住呼吸沿着颈动脉的整个长度听诊非常重要。最有意义的杂音是高音调和柔软的，因其预示着致密的狭窄。当管腔狭窄等于或超过 90%，杂音消失。

6. **ECG** 检测到心率失常和其他心脏疾病。

7. **红细胞沉降率和 C 反应蛋白**检测远期 GCA 的可能性。

8. **其他血液学测试**包括 FBC、随机血糖、血脂、尿和电解质。

9. **颈动脉双重扫描**是一种非侵入性的筛查试验，包括高分辨率的实时超声多普勒血流分析。如果存在显著狭窄，应考虑手术治疗。

选择性病例

    在某些患者，特别是没有已知心血管风险因素

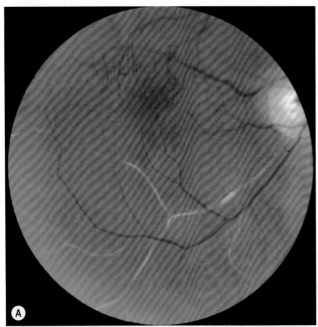

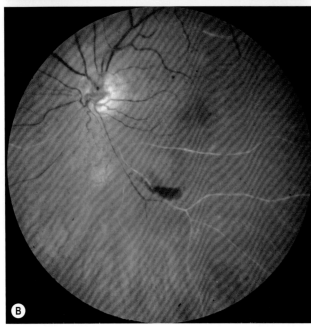

图 13.41 A. 与 B. 发生在结节性多动脉炎的多发的双侧性视网膜分支动脉阻塞。

的年轻患者，需要考虑以下额外的检查。

1. 进一步的颈动脉成像（见 19 章）。

2. 头颅 MRI 和 CT 用来排除颅内和眶内的病变，需要在纤维蛋白溶解治疗之前进行。

3. 超声心动图。在有风湿热、已知的心瓣膜疾病或静脉内药物使用的病史时需要进行该项检查。

4. 胸片。结节病、结核、高血压导致的左心室肥大。

5. 24 小时 ECG（Holter）检查来排除间歇性的心律失常。

6. 其他血液学测试
   a. 快速血浆同型半胱氨酸水平来排除高同型半胱氨酸血症。
   b. "血栓形成倾向的筛查"。通常用于遗传性的血栓形成，该病更易形成静脉血栓而非动脉血栓。
   c. 血浆蛋白电泳检测蛋白异常血症，如多发性骨髓瘤。
   d. 甲状腺功能测试，特别是存在心房颤动的情况下；可能同时伴有血脂异常。
   e. 自身抗体。类风湿因子、抗核抗体和 DNA 抗体。
   f. 血培养。

一过性黑矇

一过性黑矇以无痛性暂时性的单眼视力丧失为特点，通常被描述为眼前窗帘布样遮挡，这种遮挡通常是自上而下的，偶尔也会反过来；患者通常不会意识到暂时性的单侧视力丧失究竟是影响了单眼还是同侧半球（脑缺血）。视力丧失可以是完全性的，通常持续几分钟。恢复的模式同开始丧失的模式一致，尽管可能更缓慢。发病的频率可以从一天几次到几个月一次。发病时可以合并有同侧的脑 TIA 发作，表现为对侧的神经系统症状。观察研究和系统治疗用来防治持续性的动脉阻塞。

视网膜分支动脉阻塞

诊断

1. **表现**：突然发生的无痛性的垂直向或节段性的视野丢失。在中心视力未受影响时可能被忽视。

2. 视力状态多变。

3. RAPD 通常阳性。

4. **眼底**（图 13.42 和 13.43）
   - 动脉和静脉的狭窄变细伴有血管腔内的沉积和分段（"牛车征" / 货车征"）。
   - 缺血区域视网膜灰白色水肿。
   - 可见一个或多个栓子，特别是在阻塞区域的分叉点。
   - 症状有时轻微。

5. FA 显示动脉灌注的延迟以及受累区域水肿导致遮蔽背景荧光形成的低荧光。

随访

在 3 个月的时候进行一次随访，可以通过复习眼底照片为预后提供建议。这也提供系统回顾的机会，从而保证患者能获得合适的专业团队的治疗。

预后

在中心视力显著受累的患者预后通常很差，除非阻塞在数个小时内解除。视野缺损可能是永久性的，受累动脉变细。偶尔，阻塞的动脉再通可能会留下细微的或缺乏眼部表现。

视网膜中央动脉阻塞

诊断

1. **表现**为突然显著的视力丧失，通常为无痛性，除非在 GCA 患者。

2. **视力显著下降**，但当由睫状视网膜动脉供养的乳斑束未受累时，中心视力可以保留。无光感通常预示着 GCA 或眼动脉阻塞，后者同时累及视网膜和脉络膜循环。

3. **RAPD** 显著，有时是完全性的（黑矇性瞳孔）。

4. **眼底表现**与 BRAO 相似但范围更广（图 13.44）。
   - 黄斑中心小凹透出的脉络膜的橘色与周围苍白的视网膜形成对比，形成了"樱桃红"外观。
   - 视盘周围的视网膜可表现为更为水肿和苍白。
   - 偶见小的出血灶。
   - 20% 的患者可见到栓子，此时可考虑进行 Nd：YAG 激光溶栓术。
   - 有睫状视网膜动脉的患者，部分黄斑区可保持正常颜色（图 13.45A）。

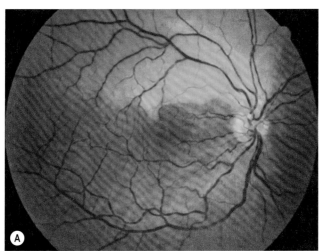

图 13.42　栓塞性颞下分支视网膜动脉阻塞。（Courtesy of P Gili）

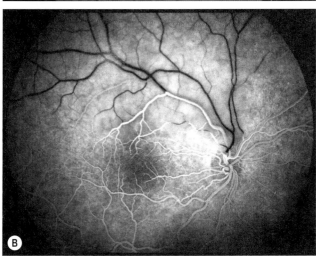

图 13.43　A. 视网膜颞上分支动脉阻塞，栓子位于视盘水平。B. FA 显示受累动脉充盈迟缓，病变区域由于视网膜水肿遮挡背景荧光导致低荧。（Courtesy of C Barry）

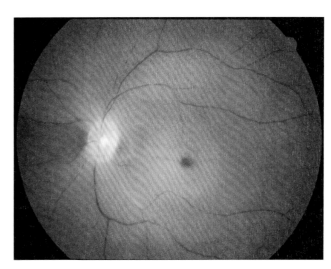

图 13.44　新发的视网膜中央动脉阻塞伴黄斑的樱桃红点。（Courtesy of L Merin）

- 视网膜体征有时候可以表现轻微，需要注意视网膜水肿需要数个小时才能发生。

5. FA 显示动脉灌注延迟以及由于视网膜水肿而引起的脉络膜背景荧光遮挡。然而，在早期有明显的睫状视网膜动脉充盈（图 13.45B）。

6. **视网膜电图**在诊断有疑惑时，可有助于明确诊断，尤其是当体征不明显时，用于区分视神经病变；ERG 表现为 b 波下降。

随访

患者应在 3~4 周内去眼科医生处复诊，1 个月以后再次复诊，主要是为了监测隐匿的新生血管，尤其是位于眼前节的新生血管。在一些轻症患者可能不需要建议其去血管科专家处就诊，但必须确认已对其进行了系统回顾，并开始必要的全身治疗。

预后

由于视网膜的梗死因而预后很差。视网膜的灰白色水肿和樱桃红点在数日至数周后消失，尽管此时动脉仍然很细。晚期症状包括视神经萎缩（图 13.46A）、血管的白鞘、点状内层视网膜萎缩及 RPE 的改变。组织学显示内层视网膜和神经节细胞的萎缩（图 13.46B）。每 5 个患者中可能有 1 个出现虹膜红变，通常早于 CRVO（4~5 周 vs 3 个月），视力非常差预示着眼动脉阻塞。大约 2% 的患眼会发生视网膜或视盘的新生血管。同缺血型 CRVO 一样，这类疾病需要接受 PRP 治疗，也可以考虑玻璃体腔注射抗 VEGF 抗体。

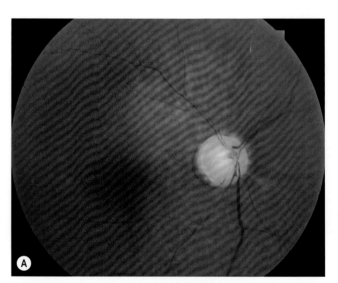

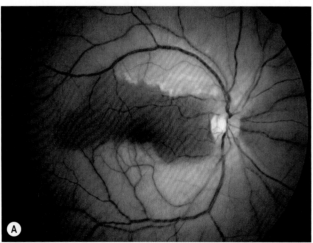

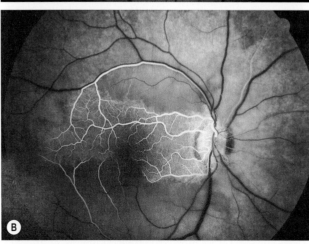

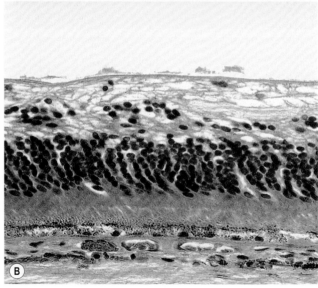

图 13.45　A. 伴有明显的睫状视网膜动脉的视网膜中央动脉阻塞。B. FA 显示由于视网膜水肿导致的背景荧光遮蔽，但后极部的灌注正常。（Courtesy of L Merin）

图 13.46　陈旧性视网膜中央动脉阻塞。A. 血管狭窄和视神经萎缩。B. 组织学显示内层视网膜和神经节细胞的萎缩，少量双极细胞保存。（Courtesy of J Harry-fig. B）

睫状视网膜动脉阻塞

20% 的人群存在睫状视网膜动脉，它来自睫状后循环，但供应视网膜的血供，通常位于黄斑和乳斑束区域。

1. 典型的**单发**病例主要累及有全身血管炎史的年轻患者。（图 13.47A）
2. 合并有 CRVO（图 13.47B）与非缺血型 CRVO 有相同的预后。
3. 合并有前部缺血性视神经病变（图 13.47C）主要影响有 GCA 的患者，通常预后较差。
4. 临床表现为急性的严重的中心视力丢失。
5. 体征：由正常血管供血的视网膜相应区域的水肿。
6. FA 显示相应的充盈缺损（图 13.47D）。

急性视网膜动脉阻塞的处理

视网膜动脉阻塞是急诊，因其会导致不可逆的视力丧失，除非在视网膜梗死之前视网膜循环能够重建。由钙栓子导致的阻塞其预后较胆固醇栓子和血小板栓子更差。从理论上讲，及时地溶解血栓和栓子可以减轻后续的视力丢失。在发病 24～48 小时内的患者应接受以下治疗，尽管收益有限。应根据患者的个体情况制订检查的次数和治疗的频率（在持续时间短的阻塞、全身情况较好、独眼的患者治疗可以更激进些；在老年体弱患者应避免过于激进的全身治疗）；缺乏明确获益的证据及有风险的选择应在采用前讨论。

1. 采用**仰卧位的姿势**可以提高眼部灌注。
2. **眼球按摩**。采用三面镜（可以直接观察到动脉）按

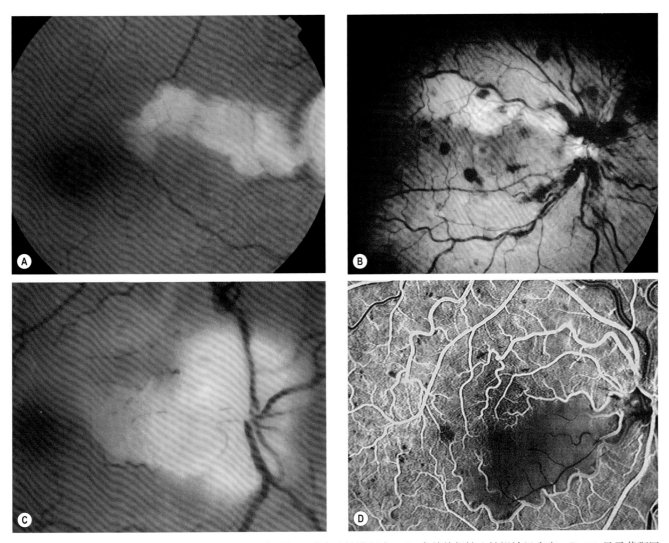

图 13.47 睫状视网膜动脉阻塞。A. 单发型。B. 合并视网膜中央静脉阻塞。C. 合并前部缺血性视神经病变。D. FA 显示黄斑区由于缺乏灌注和视网膜水肿的遮蔽导致的低荧。（Courtesy of S Milewski-fi g. D）

摩大约 10 秒以获得视网膜中央动脉的搏动或血流的中止（对于 BRVO），再放松 5 秒。目标是机械性地使动脉管腔塌陷并引起动脉血流的迅速改变。通过眼睑进行自我按摩可以让患者持续进行。

3. **前房穿刺**应在大多数患者中使用。在操作之前，眼部使用 5% 聚维酮碘和抗生素眼水，在操作之后短期使用抗生素。

4. 局部使用 1% 的安普乐定、0.5% 噻吗洛尔，静脉使用 500mg 乙酰唑胺获得更持久的降低眼内压的作用。

5. 舌下含服硝酸甘油获得血管扩张。

6. 在纸袋里重复呼吸以提高血二氧化碳分压和呼吸性酸中毒，能扩张血管。

7. 吸入高浓度（95%）氧气和二氧化碳（5%）的混合气体，"carbogen" 被认为有减轻视网膜缺血和扩张血管的双重作用。

8. **高渗制剂**。甘露醇和甘油因其能迅速降低眼内压并增加血管内的血流量而被使用。

9. **Nd：YAG 激光腔内血栓溶解术**被推荐用来治疗栓子明显可见的 BRAO 和 CRAO。0.5～1.0 mJ 或更高能量的激光斑通过接触镜直接作用于栓子。如果栓子通过动脉管壁的孔进入到玻璃体内，据说可以使用栓子切除术，主要的并发症就是玻璃体积血。

10. **溶栓术**。从心肌梗死和卒中的成功治疗经验中获得启示，很多策略已经被用于眼动脉的溶栓，包括局部动脉内给药（颈内动脉和眼动脉）和静脉内注射。很多研究提示这将提高 CRAO 的视力结果，同时发生严重并发症的风险又很小。然而，没有证据显示溶栓术较保守疗法更有益，但有证据显示如果在发病的最初 6 小时内予以治疗则效果更容易获得提高。

视网膜动脉阻塞后系统疾病的预防

视网膜动脉阻塞或一过性黑矇发生后的最初几天内，卒中的风险相对较高。应建议患者通过"快速通道"去卒中专科医生处就诊。

1. **总的风险**应被考虑并应戒烟。如果有显著的心律失常，则应强制性地去相应的内科医生处就诊。

2. **抗血小板治疗**在没有禁忌证的情况下推荐使用。可以立刻给予 600mg 的负荷剂量，其他可供选择的药物是双嘧达莫和氯吡格雷。如果考虑纤维蛋白溶解，则在开始抗血小板治疗前同内科医生进行讨论。

3. **口服抗凝药**（例如华法林）可以给某些患者使用，尤其是合并有心房颤动的患者。

4. **颈动脉内膜切除术**：在有症状的颈动脉狭窄超过 70% 的患者可以考虑采用。

无症状的视网膜栓塞

在一个无症状的老年患者的常规检查中发现视网膜栓塞是常见的。这提示增加了卒中和缺血性心脏疾病的风险，治疗应包括以上所谈到的风险因素的评估和治疗。对于颈动脉手术设立较高的阈值是合适的。

眼缺血综合征

发病机制

眼缺血综合征（ocular ischaemic syndrome，OIS）是一种罕见的由慢性眼部低灌注导致的疾病，通常继发于严重的单侧动脉粥样硬化性颈动脉狭窄超过 90% 并引起同侧的灌注压降低 50%。它通常影响超过 70 岁的患者并可能合并糖尿病、高血压、缺血性心脏病和脑血管疾病。男女比例是 2：1。五年死亡率是 40%，最多的是心脏疾病。眼缺血综合征的患者可以合并由于视网膜栓塞导致一过性黑矇的病史。

诊断

OIS 在 80% 的病例都是单侧的，它同时累及眼前后节。表现是多样的，有时很轻微，容易被误诊和漏诊。

1. **临床表现**通常为超过数周或数月的逐渐的视力下降，尽管偶尔视野缺损可以是突然发生或飞逝而过的（一过性黑矇）。可以存在眼部和眼周的疼痛（40%）。患者可能会注意到异乎寻常的持续存在的后像，或在突然见到强光时的视力下降（强光下一过性黑矇）而恢复缓慢。视力预后通常很差，尽管发病时有较好视力的患者通常可能保持。在 1 年的时候 25% 的患者会恶化到光感。

2. **眼前节表现**
   - 弥漫性表层巩膜充血和角膜水肿。
   - 如果有细胞的话会有轻度的前房闪辉（缺血性假性虹膜炎）。
   - 虹膜萎缩、中等程度扩大的反应差的瞳孔。
   - 虹膜红变常见，发生率为 90%，经常进展到新生血管性青光眼；由于眼部灌注水平差眼内压通常不高。

- 病情进展者可有白内障。

3. 眼底表现

- 静脉扩张，动脉狭窄、出血，偶尔会有视盘水肿（图 13.48A）和棉绒斑。
- 伴有 NVD 的增生性视网膜病变，偶尔会有 NVE。
- 通常在视盘附近自发性的动脉搏动可存在于大多数患者或很容易被轻微的向眼部施压诱发（数字式视网膜血管血压测定法）。
- 黄斑水肿。
- 在糖尿病患者，在颈动脉狭窄侧的视网膜病变可能更严重。

4. FA

- 早期相显示脉络膜充盈的延迟和延长的动静脉循环时间（图 13.48B 和 C）。
- 晚期相显示视盘和血管旁的高荧光，后极部的渗漏（图 13.48D）。

5. 颈动脉成像包括双重扫描、数字减影血管成像、MR 或 CT 血管成像。

处理

1. **前节的表现**可以局部使用激素和扩瞳药。
2. **新生血管性青光眼**可以用药物或手术治疗（见第 10 章）
3. **增殖性视网膜病变**可以用 PRP 治疗，尽管治疗效果没有增殖性糖尿病视网膜病变确切。
4. **黄斑水肿**可以采用玻璃体腔注射激素、抗 VEGF 抗体，或颈动脉手术。
5. **颈动脉手术**。内膜切除术或安装支架可以降低卒中的风险，对增殖性视网膜病变和新生血管性青光眼有益并能稳定视力。在完全梗阻的情况下不能进行内膜切除术；颅外 - 颅内动脉旁路术有时候可以开展。值得注意的是手术后眼部灌注的改善有时可能会导致眼内压的升高和新生血管程度

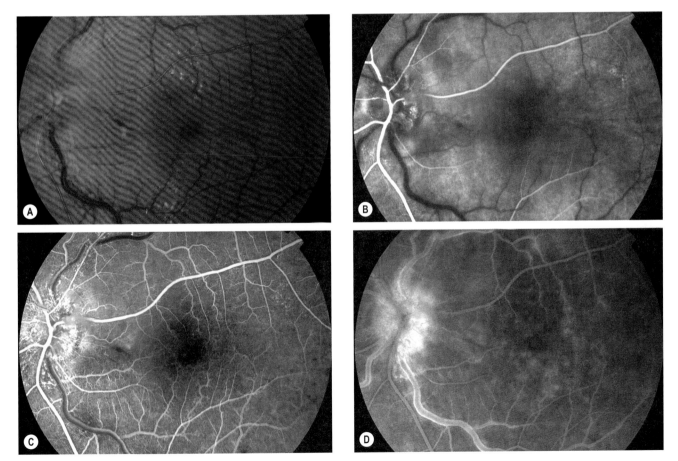

图 13.48 眼缺血综合征。A. 静脉扩张，动脉狭窄，少量散在的火焰状出血和硬性渗出，视盘水肿。B 和 C. FA 显示早期脉络膜充盈延迟，动静脉循环时间延长。D. FA 晚期显示视盘和血管旁高荧光，后极部由于渗漏导致的高荧光。（Courtesy of Moorfields Eye Hospital）

的恶化。

6. **心血管风险因素的观察和处理**。与相应的医学专家保持联系很有必要。OIS 有时候可以是显著的系统性血管疾病的唯一表现。同视网膜动脉阻塞一样，需要给予完整和深切的观察。

鉴别诊断

1. **非缺血型 CRVO** 通常表现为单侧的视网膜出血、静脉扩张和棉绒斑。然而，出血的数量更多，主要表现为火焰状，视盘水肿常见。数字式视网膜血管血压测定法可以用来鉴别 OIS 与 CRVO，后者的动脉压是正常或增高的。

2. **糖尿病视网膜病变**也表现为点片状的视网膜出血、静脉迂曲和增殖性视网膜病变。然而，它通常是双侧性的，并存在硬渗。

3. **高血压视网膜病变**以动脉狭窄和局部收缩、出血和棉绒斑为特点。然而，它通常是双侧性的，缺乏静脉的改变。

高血压性疾病

视网膜病变

视网膜病变由一系列视网膜血管改变组成，这些血管病变在病理上与由血压升高引起暂时性或持续性的微血管损害相关。视网膜动脉对系统性高血压的最初反应是狭窄（血管收缩）。然而，狭窄的程度依赖于之前存在的纤维化的量（退行性硬化）。从这点来看，高血压性狭窄仅在年轻患者中可见其单纯形式。在老年患者，由退行性硬化导致的视网膜动脉的僵硬使其狭窄程度没有年轻患者明显。在持续的高血压状态下，血 - 视网膜内屏障在局部破坏，导致血管通透性的增加。

体征

1. **局限性**（图 13.49A）或**广泛的**（图 13.49B）**动脉狭窄**。通过检眼镜检查诊断广泛性的狭窄是困难的，尽管存在局限的狭窄高度怀疑血压升高。存在动脉狭窄是女性冠心病的风险因素。

2. **棉绒斑**出现在严重的高血压情况下（图 13.50A）。

3. **血管渗漏**导致视网膜火焰状的出血和视网膜水肿。慢性视网膜水肿导致硬性渗出围绕着中心凹在 Henle 纤维层内沉着，黄斑呈星芒状改变（图 13.50B）。视神经水肿是恶性高血压的表现。

4. **动脉硬化**导致血管壁的增厚，组织学上的特征是玻璃样变、中度萎缩和内皮增生（图 13.51A）。最重要的临床体征是存在动静脉交叉处的改变（动静脉交叉征；图 13.51B）；虽然未必预示着严重的高血压，但动静脉交叉征的存在可能提示高血压已存在很多年。动静脉交叉处轻微的改变可见于存在退行性硬化的高血压患者。广泛的视网膜动脉的狭窄和动静脉交叉征与近期发生的血压升高相关。动脉硬化的分级如下（图 13.52）：

1 级：动脉反光轻微增强，轻度广泛的动脉狭窄，尤其是小分支。

2 级：显著的动脉反光增宽。动静脉交叉处静脉压迫（Salus 征）。

3 级：
- 动脉"铜丝"样改变（图 13.51C）。
- 邻近动静脉交叉处的静脉塌陷（Bonnet 征）。
- 动静脉交叉两端的静脉变细（Gunn 征）和静脉呈直角样偏曲。

4 级：动脉呈"银丝"样改变伴 3 级改变。

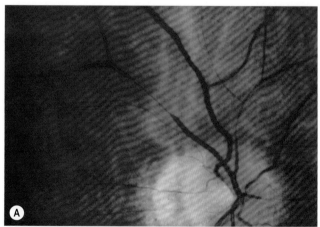

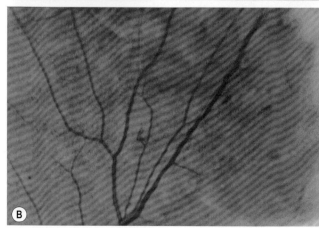

图 13.49　高血压性视网膜病变。A. 局部的动脉狭窄。B. 广泛的动脉狭窄。

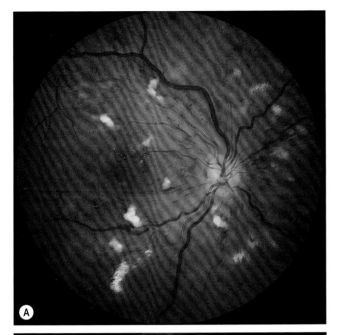

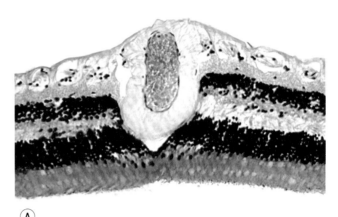

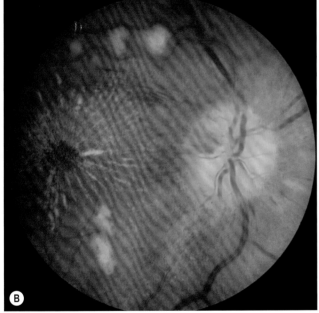

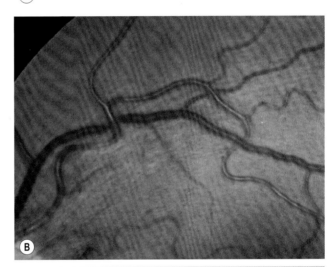

图 13.50 严重的高血压视网膜病变。A. 棉绒斑、一些火焰状的出血和动脉硬化。B. 棉绒斑、黄斑星芒状渗出和视盘水肿。（Courtesy of P Saine-fig. A ）

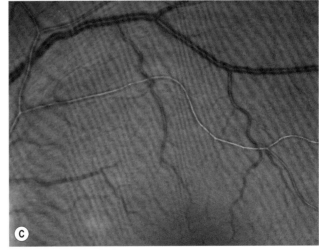

图 13.51 动脉硬化。A. 组织学显示血管壁的增厚和管腔狭窄。B. 动静脉压迫。C. "铜丝征"。（Courtesy of J Harry-fig. A ）

脉络膜病变

脉络膜病变罕见，是年轻患者急性高血压危象的结果。

1. Elschnig 斑是小的黑色的斑点，周围包绕黄色的晕环（图 13.53A），代表局部脉络膜的梗死。

2. Siegrist 条纹是沿着脉络膜血管线形分布的斑纹（图 13.53B），预示着恶性高血压伴随纤维蛋白样

坏死（图 13.53C）。

3. 渗出性视网膜脱离，有时是双侧性的，可以出现在严重的急性高血压中，如合并妊娠高血压综合征。

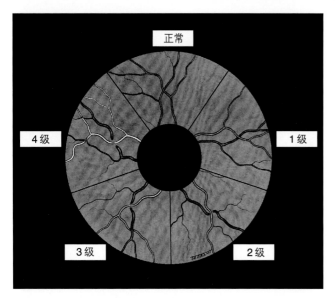

图 13.52　视网膜动脉硬化的分级。（Courtesy of J Harry-fig. C）

镰形细胞视网膜病变

镰形细胞血红蛋白病

　　镰形细胞血红蛋白病是由一种或多种异常血红蛋白导致红细胞在缺氧和酸中毒下发生形态异常（图 13.54）的疾病。由于这些变形的红细胞比健康细胞更脆弱，在小血管内它们会碎裂。异常病变在于突变的血红蛋白 S 和 C 替代了正常的血红蛋白 A，通常有显著的眼部表现。这些异常的血红蛋白可以与正常的血红蛋白 A 一起出现，如下所述：

1. **SS**（镰形细胞病，镰形细胞贫血）影响 0.4% 的美国裔黑人，由 β 球蛋白基因的点突变引起。此病以慢性的溶血性贫血和周期性致死性的累及多器官的血管阻塞性疾病为特点，后者将导致肝坏死、大范围的骨髓梗死、腹痛、急性胸痛综合征和中枢神经系统症状。尽管全身表现严重，但眼部并发症通常轻微和无症状。

2. **AS**（镰形细胞特质）存在于 10% 的美国裔黑人。这是最轻微的形式，通常在严重的缺氧和其他异常情况下才会产生病变。

3. **SC**（镰形细胞 C 病）存在于 0.2% 的美国裔黑人。该病以溶血性贫血和梗死性危象为特征，较 SS 病轻但可合并严重的视网膜病变。

4. **SThal**（镰状细胞贫血症）的特点是轻度贫血，但可伴有严重的视网膜病变。

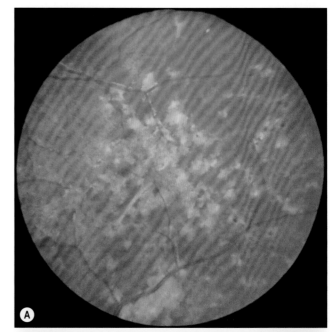

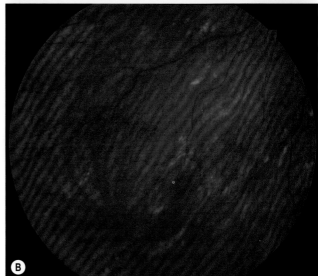

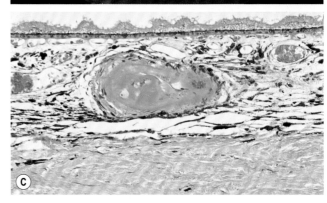

图 13.53　高血压性脉络膜病变。A. Elschnig 斑。B. Sieg-rist 条纹。C. 恶性高血压中脉络膜小动脉的纤维样坏死。（Courtesy of J Harry-fig.C. ）

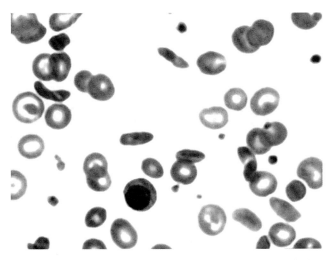

图 13.54　一位纯合子镰状细胞性贫血患者（HbSS）外周血涂片中的几个镰状红细胞和一个有核红细胞。（Courtesy of N Bienz）

增生性视网膜病变

诊断

增生性视网膜病变的发展比较隐秘，患者多没有症状，直到发生玻璃体出血或视网膜脱离。

1 期表现为周边小动脉阻塞和缺血。

2 期表现为周边动静脉短路，通过已经存在的毛细血管通道扩张形成动静脉交通支（图 13.55A）。

3 期

- 在血管吻合处长出新生血管；这些新生血管成"海扇"样结构，通常由一个单一的动脉供养并有单一的静脉引流（图 13.55B 和图 13.56A）。

- 大约 30%～40% 的海扇样病灶由于自发梗死而消退或者变成灰色纤维血管病变（图 13.55C）。消退多发生于视网膜病变发生后 2 年。

4 期新生血管丛持续增生并出血进入玻璃体腔（图 13.55D）。

5 期表现为极度纤维增生（图 13.55E）和视网膜脱离（图 13.55F）。

FA 在 3 期表现为海扇样病灶荧光充盈和周边毛细血管无灌注（图 13.56B），以及随后由于新生血管渗漏造成的高荧（图 13.56C）。

治疗

由于新生血管多会自发梗死并自行消退，因此大部分患者无需治疗。PRP 可能不能改变自然病程。偶尔因牵引性视网膜脱离和（或）持续性玻璃体积血需要接受玻璃体视网膜手术。

与周边视网膜新生血管性疾病的鉴别诊断

1. **缺血性血管疾病**
   - 增生性糖尿病视网膜病变。
   - 视网膜分支静脉阻塞。
   - 眼缺血综合征。
   - 镰状血红蛋白病。
   - 早产儿视网膜病变。
   - 家族性渗出性玻璃体视网膜病变。
   - 慢性粒细胞白血病。
   - 环扎带。
2. **可能缺血的炎症性疾病**
   - 结节病。
   - 视网膜血管炎。
   - 中间葡萄膜炎。
   - Eales 病。
   - 急性视网膜坏死。
3. **其他**
   - 色素失禁。
   - 常染色体显性玻璃体视网膜脉络膜疾病。
   - 长期的视网膜脱离。

非增生性视网膜病变

无症状病变

1. **静脉迂曲**是镰状细胞病的首要眼部表现，是由于周边动静脉分流造成的。
2. 周边视网膜小动脉"银线"症代表曾经闭塞的血管。
3. **"鲑鱼斑"**呈粉色，是赤道部视网膜前出血（图 13.57A）或浅表的视网膜内出血，位于小动脉旁，多可自行吸收不留后遗症。
4. **"黑色光斑"**是由于周边 RPE 增生所致的斑块（图 13.57B）。
5. **黄斑凹陷症**表现为明亮的黄斑中心凹反光，中间有个椭圆形的凹陷，是由于视网膜感觉层萎缩和变薄造成的。
6. 偶尔可见**周边视网膜裂孔**和局部变白区类似于"不压变白"（图 13.57C）。

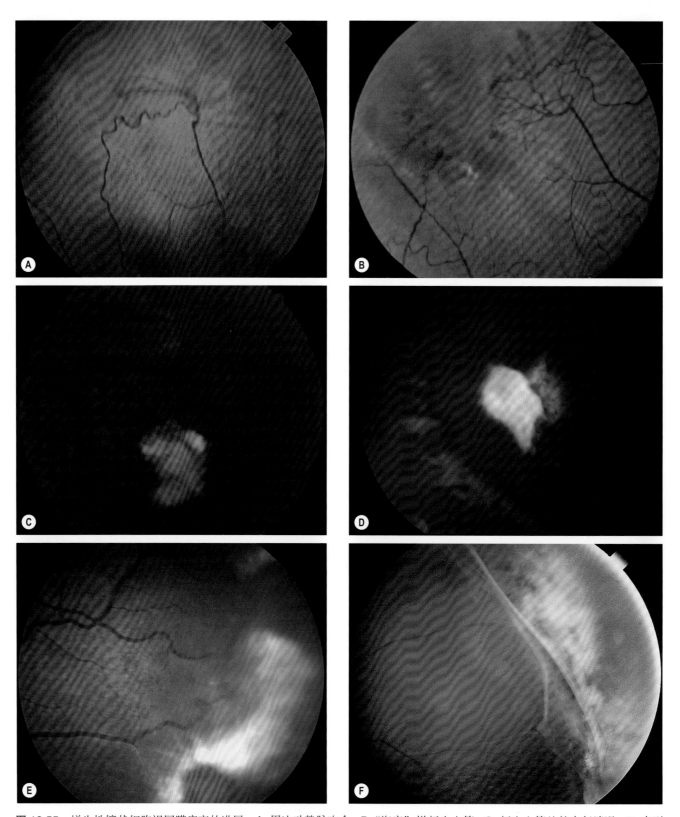

图 13.55 增生性镰状细胞视网膜病变的进展。A. 周边动静脉吻合；B. "海扇"样新生血管；C. 新生血管丛的自行消退；D. 牵引导致的出血；E. 显著纤维增生；F. 周边视网膜脱离。（Courtesy of K Nischal-fig. A；R Marsh-figs B-F）

有症状病变

1. 黄斑动脉阻塞发生于 30% 的患者中（图 13.57D）。

2. 急性 CRAO 罕见。

3. 视网膜静脉阻塞不常见。

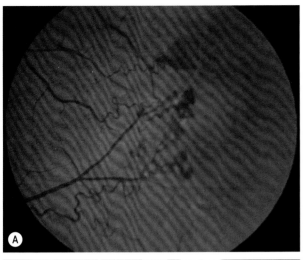

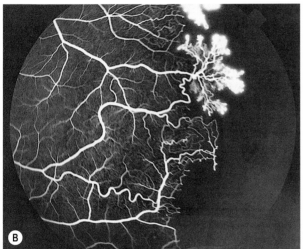

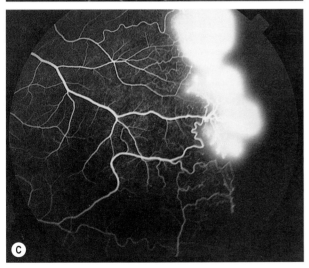

图 13.56　A. 增生性镰状细胞视网膜病变 3 期。B. FA 早期表现为新生血管（海扇）的充盈以及大片周边视网膜毛细血管无灌注。C. 晚期新生血管荧光渗漏

4. 脉络膜血管阻塞有时可见，特别在儿童中。

5. 血管样条纹发生在少数患者中。

眼前节表现

1. 结膜病变的特点是孤立的暗红色异常血管，形似逗号或软木螺丝。一般累及小管径的血管，病变多位于下方。

2. 虹膜病变包括局部区域性的缺血性萎缩，通常位于瞳孔边缘，可延伸至虹膜卷缩轮处。偶可看到虹膜红变。

早产儿视网膜病变

发病机制

　　早产儿视网膜病变（retinopathy of prematurity，ROP）是一种发生于早产儿和低出生体重儿的增殖性视网膜病变，患儿多有暴露于高浓度氧环境中的病史。视网膜是唯一一个在妊娠前 4 个月都没有血管的组织，直到妊娠 4 个月以后视网膜血管才由玻璃体血管分化从视盘向周边生长。这些血管在妊娠 8 个月的时候发育至鼻侧周边视网膜，但在分娩后 1 个月才发育至颞侧周边（图 13.58）。早产儿未完全血管化的视网膜易受到氧损伤。ROP 模型显示未血管化的视网膜产生血管内皮生长因子（vascular endothelial growth factor，VEGF），在子宫中该因子起到刺激视网膜血管发育的作用。由于早产高氧使得 VEGF 产量下调从而阻止了血管的发育。随后由于眼球增长代谢需求增加产生过量的 VEGF，进而导致 ROP 的新生血管性并发症。

活动性病变

分区

　　为了明确 ROP 病变的前后位置，界定了三个以视盘为中心的同心区（图 13.59）。

- 1 区是以视盘为圆心，视盘至黄斑距离的两倍为半径的圆形区域。
- 2 区是以视盘为圆心，视盘至鼻侧锯齿缘距离为半径，除 1 区以外的区域。
- 3 区是位于颞侧 2 区前部的新月形区域。

　　可通过使用 25 或者 28D 透镜确定 1 区颞侧的边界。将视盘置于视野的一侧边缘，视野另一侧边缘即是 1 区的颞侧边缘。

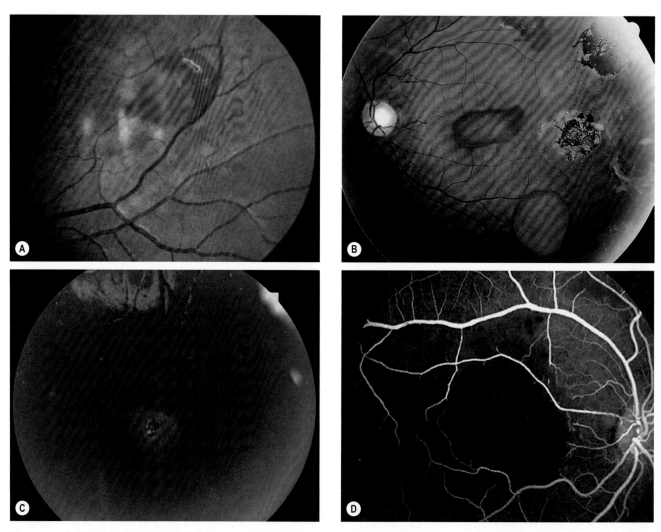

图 13.57   非增生性镰状细胞视网膜病变。A. 视网膜前出血（"鲑鱼斑"）。B. RPE 增生（"黑色光斑"）和视网膜前出血。C. 视网膜裂孔和上方变白区。D. FA 显示黄斑缺血。（Courtesy of J Donald M Gass, from Stereoscopic Atlas of Macular Diseases, Mosby 1997-fig. B）

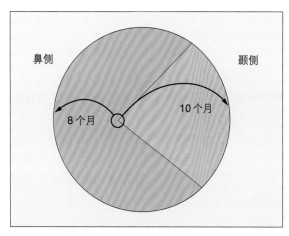

图 13.58   周边视网膜血管化的时间。

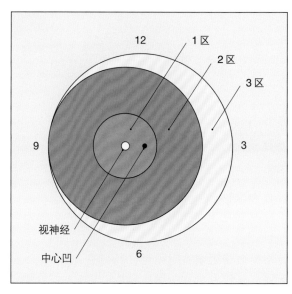

图 13.59   早产儿视网膜病变分区示意图。

范围

累及的范围由视网膜受累的钟点数决定（每30°为一个钟点数）。

分期

以下 5 期用以描述周边未成熟视网膜与后部血管化视网膜交界处的异常血管反应。由于同一眼中有可能存在一种以上的 ROP 病变表现，因此以最重的表现作为该眼的分期。

- 1 期（分界线）是一条细平弯曲的灰白色线，大体上与锯齿缘平行。它在颞侧周边更为多见。线常由异常分支或"拱形"血管导致（图 13.60A）。
- 2 期（嵴）出现在分界线区域，有一定的高度和宽度，并高于视网膜平面。血管长入嵴可在嵴的后部看到孤立的新生血管簇（"爆米花"）（图 12.60B）
- 3 期（视网膜外纤维血管增生）从嵴上长入玻璃体内（图 13.60C）。它与后方的嵴相连，当增殖加重时导致牵引的表现。根据视网膜前纤维组织进入玻璃体的严重程度可将 3 期分为轻度、中度和重度。此期病变的高发时间在矫正胎龄 35 周左右。
- 4 期（部分视网膜脱离）分为未累及黄斑（4A 期，图 13.60D）和累及黄斑（4B 期）。脱离多为凹陷且是圆周形的。在进展病例中纤维组织持续收缩，视网膜脱离增高且扩展至前部和后部。
- 5 期是全视网膜脱离。

其他特征

1. "附加"病变
- 瞳孔不易散大伴有虹膜血管的扩张。
- 玻璃体混浊。
- 后极部静脉扩张和动脉迂曲至少累及 2 个象限（图 13.60E）。
- 视网膜前和玻璃体出血增加。

当出现这些表现时，则在表示期的数字后面添加一个加号。

2. "前附加"病变是指血管存在异常扩张和迂曲，但程度尚未达到附加病变的程度。

3. "阈值"病变是指位于 1 区或 2 区的视网膜前新生血管（3 期病变）达到连续 5 个钟点或间断 8 个钟点，伴有附加病变，此病变是治疗的指征。

4. 急进性后部型 ROP（"rush"病变）不常见，但如果不接受治疗常进展至 5 期。其特征性表现为病变位于后极部，有显著的附加病变，且病变界限不清。病变常位于 1 区，且进展不遵循经典的 1~3 期。尽管 ROP 的临床表现通常病变进展经历数周，但也有极少数病例在几天内从 1 期进展至 rush 病变。

5. 其他眼部异常。极低出生体重早产儿，尤其是那些接受 ROP 治疗的患儿，发生斜视和近视的风险高于足月婴儿，因此需要持续随访直到视觉发育成熟的年龄。

退化

约 80% 的 ROP 病例病变可自发退化，或由血管增生阶段发展为纤维化阶段。部分局限性视网膜脱离患眼亦可发生自行退化。

筛查

孕周 ≤31 周，或出生体重 ≤1500 克的婴儿，应进行 ROP 筛选。筛查时需要使用间接眼底镜配合 28D 的透镜或 2.2 Volk 全网膜镜，或宽视野眼底照相机。筛查应该开始于出生后 4~7 周以便发现阈值病变的发病。随后的随访时间间隔取决于疾病的严重程度，一般每 1~2 周随访一次，一直随访至视网膜血管化达至 3 区。使用 0.5% 环喷托酯和 2.5% 去氧肾上腺素滴眼液为早产儿扩瞳。实际上接受筛查的婴儿中，大约只有 8% 的婴儿需要接受治疗。

治疗

1. 激光光凝推荐治疗阈值病变，激光光凝视网膜无血管区（图 13.60F）。85% 的患者可获得成功，但剩下 15% 的患者即使接受治疗仍进展至视网膜脱离。激光治疗已经逐步取代冷凝治疗，因为激光治疗后视力和解剖结果要好于冷凝，而且激光导致近视的发生率小。

2. 玻璃体腔注射抗 VEGF 制剂。许多眼科中心已经将贝伐珠单抗用于 ROP 的治疗，但是注射的时机、注射频率以及注射剂量尚未统一。潜在的全身并发症和远期效果也尚不明确。

3. 经睫状体平坦部保留晶状体的玻璃体切除术主要用于治疗未累及黄斑（4a 期）的牵引性视网膜脱离，可在解剖和视功能方面取得较好的效果。而累及黄斑的 4a 期和 5 期患者，即使手术成功视网膜复位，其视功能恢复亦不满意。

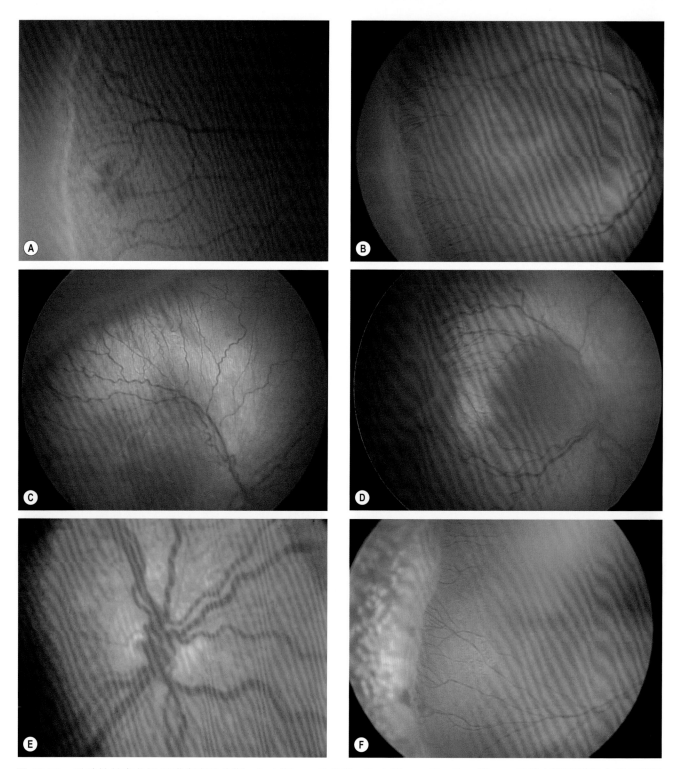

图 13.60 活动性早产儿视网膜病变的分期。A. 1 期——分界线。B. 2 期——嵴。C. 3 期——嵴伴有视网膜外血管组织增生。D. 4a 期——中心凹外的部分视网膜脱离。E. "附加"病变。F. 阈值病变接受激光光凝治疗后的即刻表现。(Courtesy of L MacKeen-figs A, C and D; P Watts-figs B and F)

瘢痕性疾病

约有 20% 的活动性 ROP 患儿发展成瘢痕性并发症，其范围从无损伤到极其严重。一般而言，发病时增殖性病变越严重或者越靠近后极部，瘢痕性后遗症越严重。

- 1 期表现为周边视网膜色素紊乱以及玻璃体基底部混浊（图 13.61A）。
- 2 期表现为颞侧玻璃体视网膜纤维化以及视盘牵引

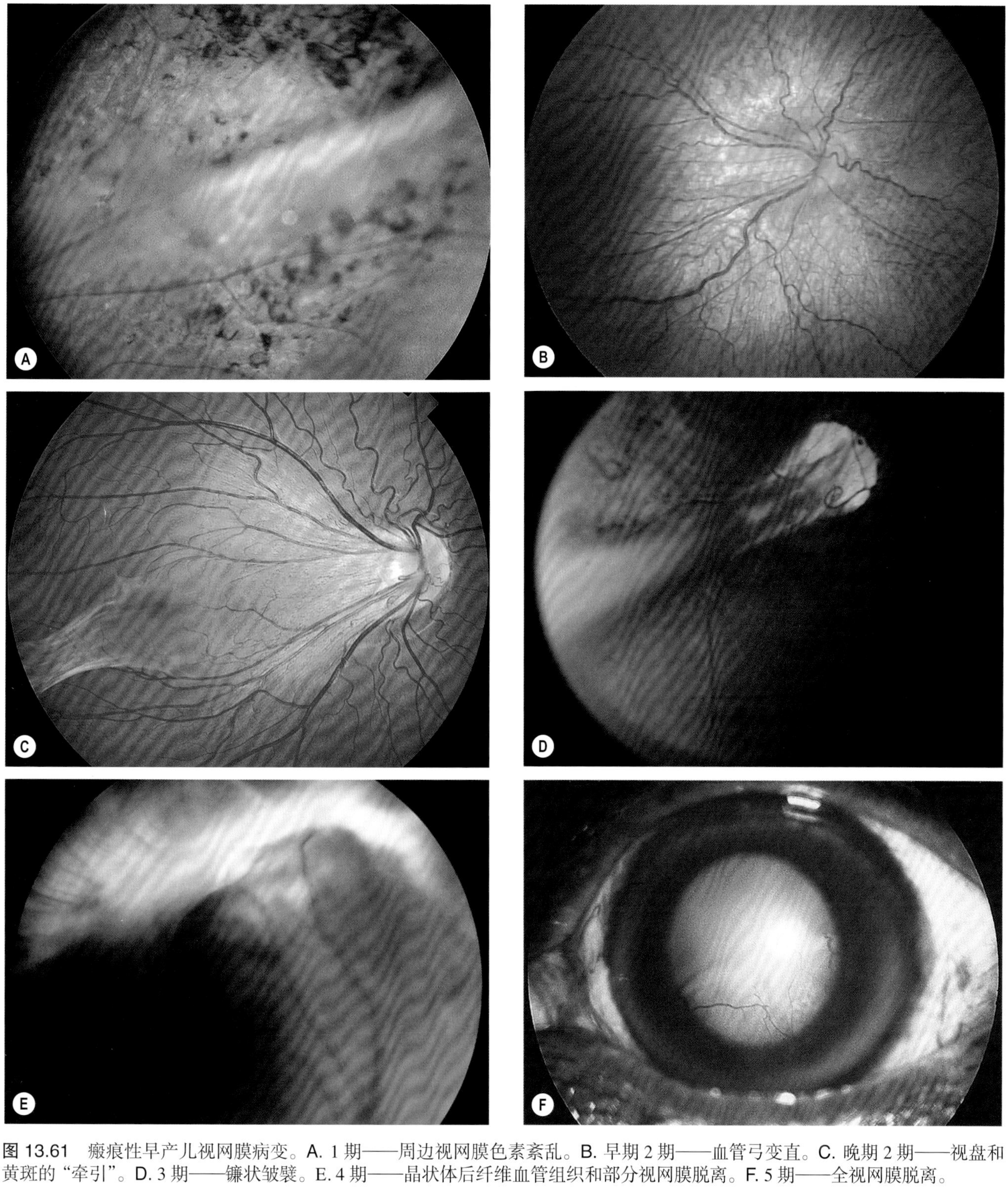

图 13.61 瘢痕性早产儿视网膜病变。A. 1 期——周边视网膜色素紊乱。B. 早期 2 期——血管弓变直。C. 晚期 2 期——视盘和黄斑的"牵引"。D. 3 期——镰状皱襞。E. 4 期——晶状体后纤维血管组织和部分视网膜脱离。F. 5 期——全视网膜脱离。

（图 13.61C）导致血管弓走行变直（图 13.61B）。这是由于夸张的 kappa 角导致假性外斜。

- 3 期表现为更为严重的周边纤维化和镰状视网膜皱襞（图 13.61D）。

- 4 期表现为不完全环状晶状体后纤维血管组织

伴有部分视网膜脱离（图 13.61E）。

- 5 期表现为完全环状晶状体后纤维血管组织伴有全视网膜脱离，曾称为"晶状体后纤维增生症"（图 13.61F）。继发性闭角性青光眼可能是由于晶状体虹膜隔的前移导致进行性前房变浅，并发生前粘连所致。可尝试进行晶切和前部玻切，但结果通常不理想。

视网膜大动脉瘤

视网膜大动脉瘤是视网膜动脉的局部扩张；它通常发生在动脉分叉的前三级。它好发于老年高血压妇女，90% 的患者只涉及一眼。

诊断

1. 症状

- 由于渗漏累及黄斑可导致潜在的中心视力受损。

- 由于出血导致的突发性视力下降较为少见。

2. 体征

- 动脉扩张呈囊状或梭形，通常位于沿颞侧血管弓的分叉处或动静脉交叉处。
- 动脉瘤可扩大至数倍动脉管径大小。
- 50% 的患者可合并视网膜出血（图 13.62A）。
- 偶可见多个动脉瘤沿着相同或不同动脉分布。

3. FA 的表现取决于病灶的通畅度以及任何伴随的出血。典型的表现是直接均匀的大动脉瘤充盈（图 13.62B）伴晚期渗漏（图 13.62C）。充盈不完全是由于血栓造成血管管腔的部分或完全闭塞。

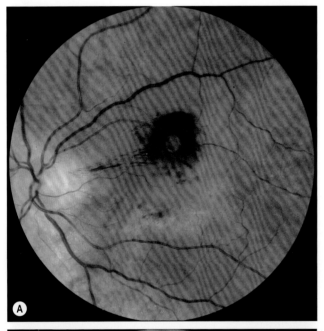

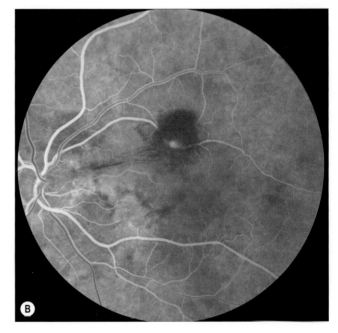

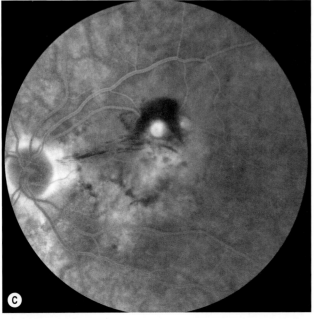

图 13.62　A. 视网膜大动脉瘤合并出血。B. FA 静脉早期表现为大动脉瘤高荧，由于血液堵塞周围表现为低荧。C. 后期由于渗漏表现为高荧。（Courtesy of P Saine）

4. 病程

a. 慢性渗漏导致视网膜水肿伴渗出较常见（图 13.63A 和 B），可能会导致永久性的中央视力丧失。

b. 破裂产生的出血可位于视网膜内（图 13.63C）、视网膜下或视网膜前（图 13.63D）。在这种情况下，潜在的病变可能被忽略并导致漏诊。

c. 自发消退后血栓形成和纤维化非常常见（图 13.63E），并且可能先于或后于渗漏或出血的发展。

预后

玻璃体或黄斑前出血的患眼往往能恢复良好的视力，但黄斑下出血的患眼中心视力通常很差。

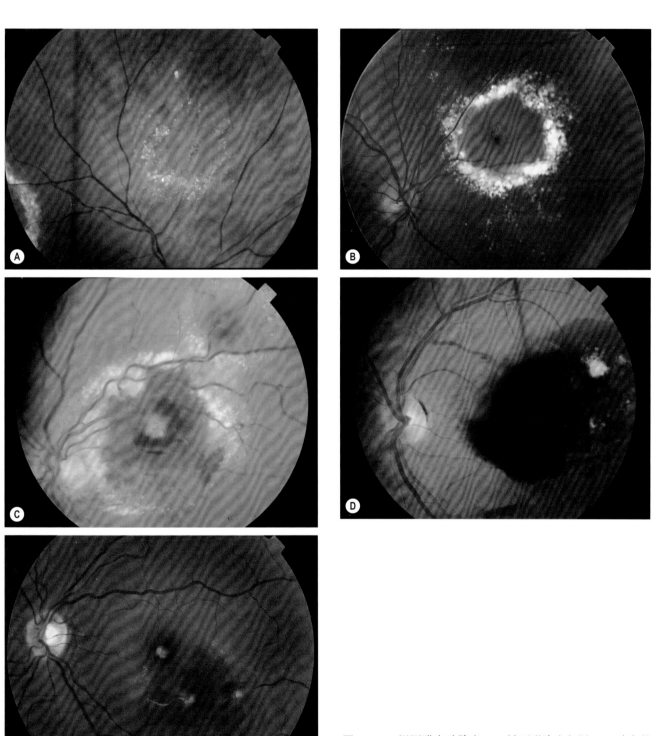

图 13.63 视网膜大动脉瘤。A. 被环形渗出包围。B. 致密的环状渗出。C. 两个大动脉瘤，其中一个伴有广泛的渗出和视网膜内出血。D. 视网膜前出血。E. 三个大动脉瘤自行退化。

处理

1. **观察**：主要是针对那些能够自行退化的患眼，包括视力良好黄斑未受累的患眼和有轻度的视网膜出血但无显著水肿或渗出的患眼。在大多数视网膜或玻璃体出血的病例中，大动脉瘤血栓形成及激光光凝不是必需的。

2. **激光光凝**可以考虑用于水肿或渗出累及黄斑中心凹的患眼（图 13.64A），特别是如果有记录显示视力减退。激光可以烧灼病变本身、周围的区域，或两者都进行烧灼（图 13.64B）。它可能需要几个月的时间来吸收水肿和硬性渗出。

3. **YAG 激光玻璃体切开术**可考虑治疗有大片难以吸收的视网膜前出血覆盖于黄斑区的患眼（图 13.64C），它可以将血液驱散至玻璃体腔内，血液

在玻璃体腔内可以更迅速地被吸收（图 13.64D）。

4. **玻璃体腔注射膨胀气体**同时配合面部朝下的体位通常可有效地将黄斑下的出血移至黄斑外。可将玻璃体腔注射重组组织型纤溶酶原激活物（rTPA）作为辅助治疗。

原发性视网膜毛细血管扩张症

视网膜毛细血管扩张症相对常见，然而大多数情况它是很显然地继发于其他视网膜疾病，通常涉及炎症或血管闭塞，例如糖尿病性视网膜病变和视网膜静脉阻塞。原发性视网膜毛细血管扩张症包括一组罕见的特发性、先天性或后天获得性视网膜血管异常，其特征表现为视网膜血管扩张和迂曲、多发动脉瘤、血管渗漏及硬性渗出沉积。视网膜毛细血管扩张主要涉

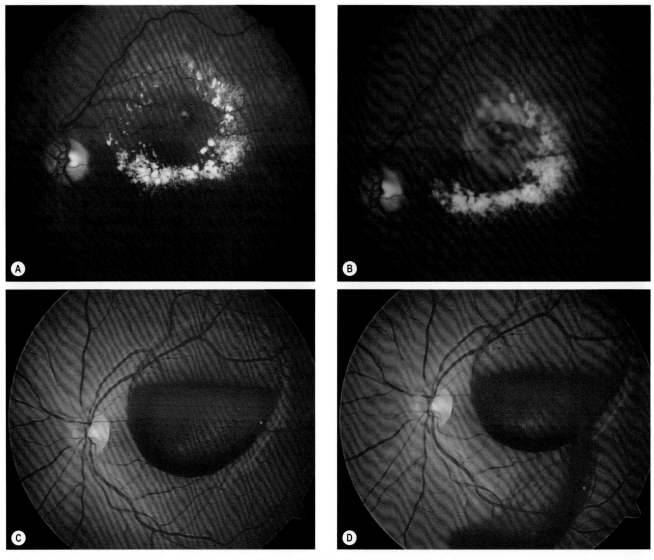

图 13.64 视网膜大动脉瘤并发症的治疗。**A.** 由于慢性渗漏导致黄斑区硬性渗出。**B.** 激光光凝后。**C.** 大量视网膜前出血覆盖于黄斑区。**D.** YAG 激光做玻璃体切开后出血播散至玻璃体腔。（Courtesy of P Gili-figs C and D）

及毛细血管床，小动脉和小静脉亦可受累。血管畸形往往逐步进展，在以后的生活中逐渐表现出症状。

特发性黄斑毛细血管扩张症

特发性黄斑毛细血管扩张症（idiopathic macular telangiectasia，IMT）是一种较罕见且病因不明的疾病。虽然偶有报道在近亲中发病，但 IMT 一般不考虑家族性的遗传因素在疾病中扮演一定的角色。最近有学者提出更新和简化的分类，反映出临床和影像学特征方面知识的增加。

1 型：动脉瘤型毛细血管扩张症

这型可能与 Coats 病密切相关，病变可累及眼底不同的区域，包括周边部。

1. **临床表现** 通常发生于一个原本健康的中年患者，男性多见，单眼轻度至中度视力模糊（有时累及双眼）。

2. **体征**
   - 毛细血管扩张、血管瘤，晚期可见更大的动脉瘤。
   - 黄斑水肿，包括囊样改变。
   - 慢性渗漏和脂质沉积（图 13.65A）。

3. **OCT** 显示视网膜增厚、CMO，以及局灶性渗出性视网膜脱离。

4. **FA** 显示毛细血管扩张和多发的毛细血管、小静脉和小动脉瘤（图 13.65B）以及晚期渗漏（图 13.65C）。这是最小的无灌注。

5. **治疗**：通过激光光凝渗漏区域偶尔可有效预防由于慢性 CMO 和渗出所导致的视力丧失。玻璃体腔注射 VEGF 抑制剂可以降低黄斑水肿并改善视力。

2 型：中心凹旁毛细血管扩张症

1. **临床表现** 多出现在中年患者，表现为视力模糊，通常累及双眼。男性和女性均可受累。此型比 1 型更为多见，且视力预后较差。与 1 型不同，病变多局限于旁中心凹区域。

2. **体征**
   - 最初中心凹旁视网膜的透明度有灰色亏损，开始于颞侧，后来围绕整个黄斑中心凹。
   - 在临床上毛细血管扩张症可能不可见，但可以通过无赤光照相来证实。
   - 不伴有渗漏的黄斑囊样萎缩与视力下降有关。
   - 部分患者发生结晶样沉积物和小的 RPE 斑块

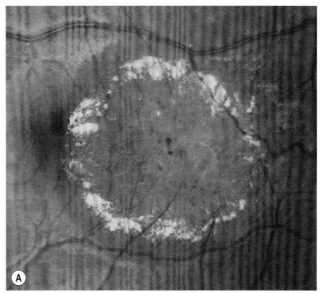

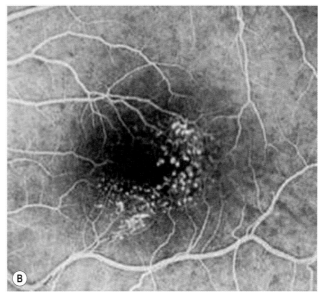

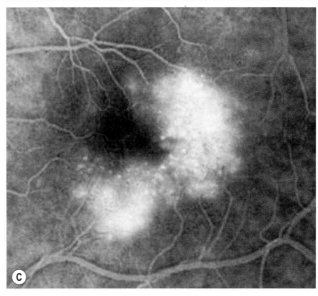

图 13.65 特发性黄斑毛细血管扩张症——1 型。A. 扩张的毛细血管周围有一圈环状渗出。B. FA 早期显示黄斑中心凹颞侧毛细血管扩张。C. FA 晚期显示渗漏。

（图 13.66A）；一般不发生动脉瘤和脂质沉积。

- 晚期有视网膜内和视网膜下新生血管，导致视网膜内水肿增加，偶有脉络膜新生血管。

3. **OCT** 显示弥漫性视网膜增厚，甚至在毛细血管扩张明显之前，黄斑中心凹有囊性退行性改变。

4. **FA** 早期显示双侧黄斑中心凹旁毛细血管扩张（图 13.66B）伴弥漫性渗漏（图 13.66C），但没有 CMO。晚期病变中可见 CNV 和 CMO。

5. **治疗**：玻璃体腔内注射抗 VEGF 药物减少非增殖期病变 FA 中的渗漏，但可能对视力提高无用。它们可能阻止增殖期病变的视网膜下新生血管形成，并且被认为也可阻止脉络膜新生血管形成。

阻塞性毛细血管扩张症

这是一种非常罕见的疾病，表现为毛细血管闭塞而不是毛细血管扩张，可能由于不同的发病机制所导致。它已从新的分类系统中去除，但在以往的分类中被归类为 3A 和 3B 型。本型视力预后差，常合并有全身血液系统或神经系统疾病。

1. **临床表现**多出现在 60 岁左右，伴有中心视力缓慢进行性丧失。

2. **体征**
   - 毛细血管末端动脉瘤显著扩张伴进行性中心凹旁毛细血管闭塞（图 13.67A）
   - 部分病例表现为视神经萎缩。

3. **FA** 显示 FAZ 增宽但不伴有渗漏（图 13.67B）

Coats病

Coats 病是一种特发性视网膜毛细血管扩张症，常于儿童期发病。本病多伴有视网膜内和视网膜下渗出，且常发生渗出性视网膜脱离，不伴有玻璃体视网膜牵引。大约 75% 的患者为男性，且大多数仅累及单眼。虽然没有明确的遗传性，但可能还是存在着遗传易感性，因为在一部分有体细胞突变的患者中发现存在 NDP 基因突变，而该基因在 Norrie 病

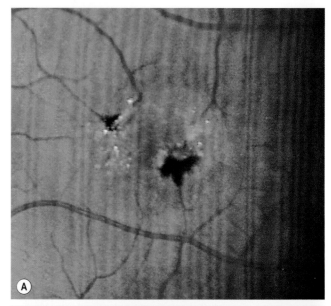

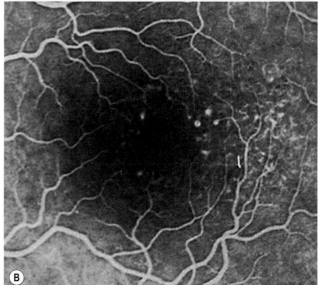

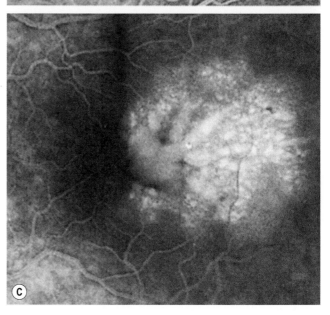

图 13.66　特发性黄斑毛细血管扩张症 2 型。A. 黄斑结晶和小的 RPE 斑块。B. FA 早期显示中心凹旁毛细血管扩张。C. FA 晚期显示渗漏。（Courtesy of J Donald M Gass, from Stereoscopic Atlas of Macular Diseases, Mosby 1997-fig. A）

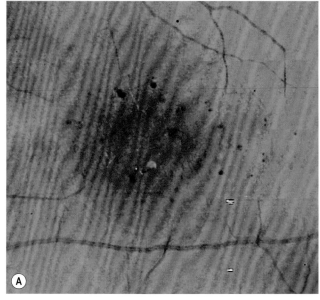

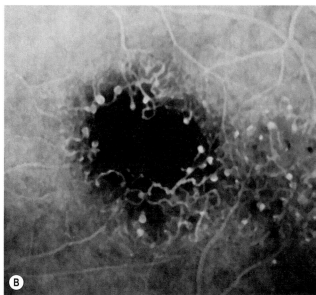

图 13.67　阻塞性毛细血管扩张症。A. 中心凹旁毛细血管闭塞。B. FA 显示毛细血管末端动脉瘤扩张及 FAZ 增宽。（Courtesy of J Donald M Gass, from Stereoscopic Atlas of Macular Diseases, Mosby 1997）

中也存在突变。曾被视为不同疾病的 Leber 粟粒性动脉瘤，现在被认为是本病的一种较温和的变异形式，多发病较晚且病灶局限，有更好的视力预后。

诊断

1. **临床表现**多出现在 10 岁以下（平均 5 岁），表现为单眼视力丧失、斜视或白瞳症（图 13.68A）。症状偶尔可能会出现在童年以后，成年发病较为罕见。

2. **体征**
   - 扩张的毛细血管常位于赤道和锯齿缘之间的下方和颞侧象限（图 13.68B）。
   - 视网膜内（图 13.68C）和视网膜下渗出物形成（图 13.68D）。
   - 视网膜内和视网膜下黄色渗出进展往往影响远离血管异常的区域，特别是黄斑（图 13.68E）。
   - 渗出性视网膜脱离（图 13.68F）。

3. **FA**：轻度病变患者扩张的毛细血管早期表现为高荧（图 13.69A），晚期表现为荧光素积聚和渗漏（图 13.69B）。

4. **OCT** 对于年龄较大的合作的儿童有利于评估黄斑。

5. **并发症**包括虹膜红变、新生血管青光眼、葡萄膜炎、白内障和眼球痨。

6. **其他**：少数患者可见到非典型色素性视网膜病变（见图 15.12）

治疗

1. **观察**：对于病变程度轻、未危及视力的患者和那些全视网膜脱离没有希望恢复有用视力但无不适的患者，可选择观察。

2. **激光光凝**：如果记录到渗出在进行性进展，可以考虑激光光凝毛细血管扩张的区域。经常需要多次治疗封闭周边扩张的毛细血管，以促使黄斑部渗出的吸收（图 13.70）。

3. **抗 VEGF 治疗**：目前抗 VEGF 治疗 Coats 病的研究非常有限，但初步结果是令人鼓舞的，包括作为辅助治疗的激光。对于儿童期使用该药物的长期安全性尚不清楚。

4. **冷凝**：广泛渗出或次全视网膜脱离的患眼可采用双冻融法，但这可能会导致渗出增加等显著的术后反应。因此，如果可能的话，激光光凝仍是首选的治疗方法。

5. **玻璃体手术**：全视网膜脱离和视功能预后差的患眼可考虑行玻璃体手术，因为成功的视网膜再复位经常可预防继发的新生血管性青光眼的发生。

6. **眼球摘除**：对于伴有疼痛的新生血管性青光眼，患眼可行眼球摘除。

预后

　　预后多变，取决于病变的严重程度。儿童，特别是 3 岁以下的儿童，往往有一个更为急进的临床

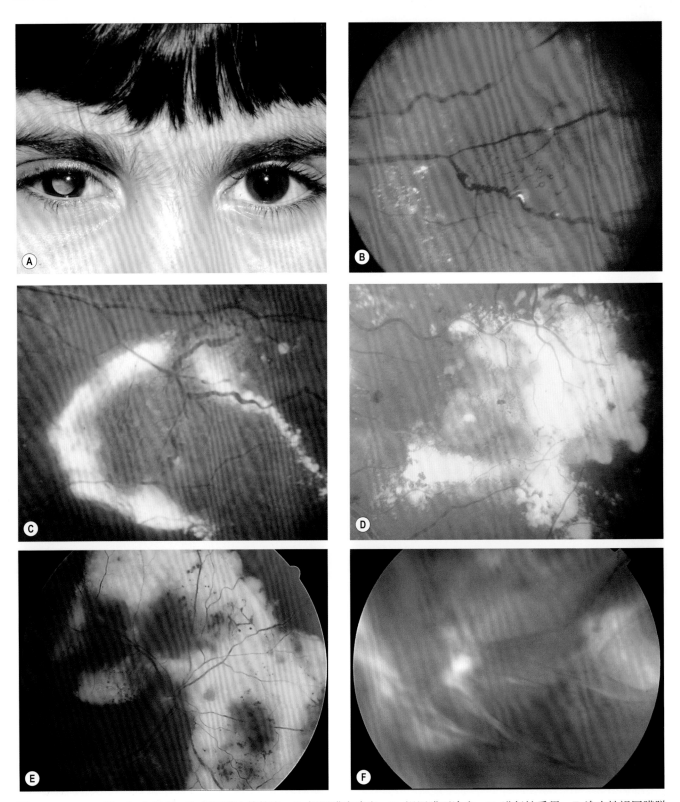

图 13.68 Coats 病。A. 白瞳症。B. 视网膜血管扩张。C. 视网膜内渗出。D. 视网膜下渗出。E. 进行性受累。F. 渗出性视网膜脱离。（ Courtesy of C Barry-fig. E ）

过程，通常在就诊时已表现为广泛的视网膜脱离。然而，年龄较大的儿童和年轻成人则有更为良性的表现，进行性渗出及视网膜脱离的可能性较小，在某些情况下，病变可能会出现自然消退。

鉴别诊断

鉴别诊断包括其他造成儿童单眼白瞳症和视网膜脱离的原因，如迟发性视网膜母细胞瘤、弓蛔虫病、色素失禁症和视网膜毛细血管瘤。

Eales 病

"Eales 病"是用来描述双侧、特发性、闭塞性、周围静脉炎和新生血管形成的患者。本病在白种人中较为罕见，但它是导致年轻亚裔男性视力受损的一个重要原因，与结核菌蛋白过敏有强烈的相关性。

1. **临床表现**常出现在 30 ~ 50 岁之间，表现为玻璃体积血。

2. **体征**：该病的特征性体征表现为三个重叠的阶段：①周围静脉炎；②血管闭塞；③视网膜新生血管形成。

- 常见轻度葡萄膜炎。
- 周边血管白鞘伴毛细血管无灌注，尤其是颞上象限（图 13.71A）。
- 视网膜分支静脉阻塞。
- 周边视网膜灌注区和无灌注区交界处新生血管形成（图 13.71B），伴复发性玻璃体积血（13.71C）。

3. **并发症**包括牵引性视网膜脱离、虹膜红变、青光眼和白内障。

4. **治疗**：对于活动性病变，无论是 PRP 还是仅光凝

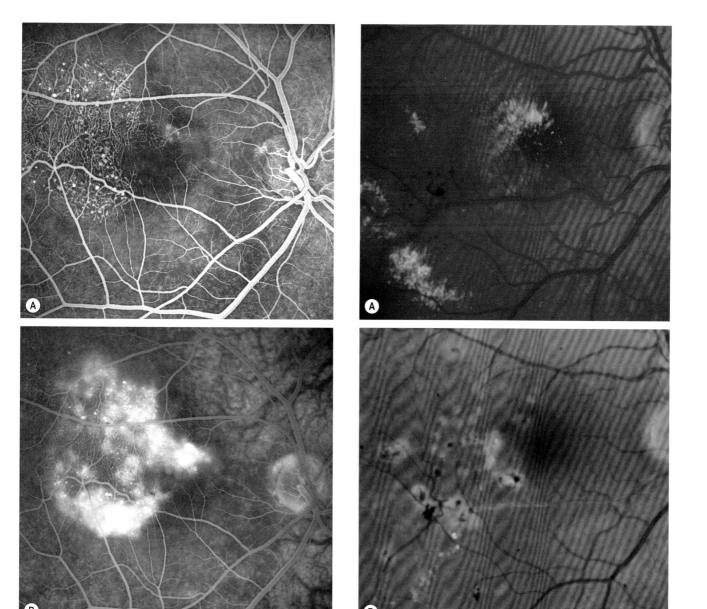

图 13.69 轻度 Coats 病的 FA。A. FA 静脉期显示扩张的毛细血管高荧。B. 由于荧光渗漏和积聚晚期显示强荧光。(Courtesy of C Barry)

图 13.70 A. 轻度 Coats 病的硬性渗出。B. 激光光凝治疗后数月病变消退。

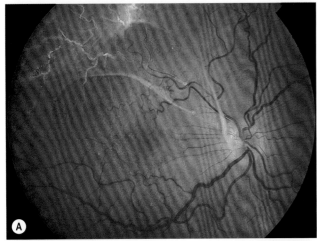

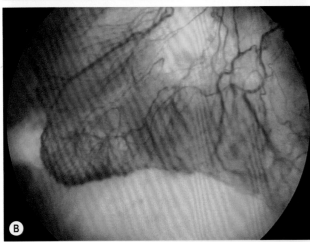

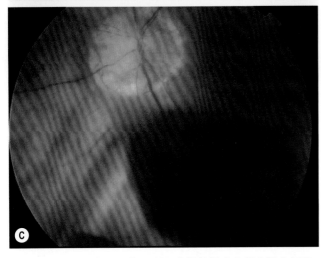

图 13.71   Eales 病。A. 位于颞上象限的周边血管白鞘和闭塞。B. 周边新生血管形成。C. 新生血管导致出血。

受累血管都是有效的。在炎症阶段全身性使用类固醇以及可能的其他免疫抑制剂，可能有助于炎症的控制。持续性玻璃体积血或牵引性脱离，可能需要玻璃体视网膜手术。由于在 Eales 病中有证据表明存在大量活性的 VEGF，在增殖阶段玻璃体腔内注射 VEGF 抑制剂可能是有用的。还需

要进行一些检查以排除具有类似表现的其他疾病。大多数情况下视力预后好。

放射性视网膜病变

放射性视网膜病变一般发生于眼内肿瘤敷贴治疗（近距离放射治疗）后或者发生于鼻窦、眼眶或鼻咽恶性肿瘤的外放射治疗后。它以迟发性视网膜微血管改变为特征，包括血管内皮细胞的丧失、毛细血管阻塞和微动脉瘤的形成。与糖尿病视网膜病变相似，在怀孕的状态下病情会加速发展。患者还可发生白内障和角膜病变。有证据表明，放射性视网膜病变更易发生于有遗传倾向的患者。

1. **临床表现**：自暴露于放射线与发病之间没有明确的时间间隔，且无法预知，一般而言发生在 6 个月至 3 年之间。

2. **体征**
   - 离散的毛细血管闭塞伴发侧支循环和微动脉瘤，在 FA 上更易看到（图 13.72A）。
   - 更严重的毛细血管无灌注（图 13.72B）
   - 视网膜水肿和渗出（图 13.72C）
   - 棉绒斑、火焰状出血（图 13.72D）和视神经病变。
   - 增殖性视网膜病变（图 13.72E）

3. **治疗**：激光光凝治疗可取得一定的疗效。视盘病变需接受全身激素治疗，黄斑水肿可采取玻璃体腔注射曲安西龙治疗。

4. **预后**取决于病变的严重程度。预后较差的特征包括视盘病变和增生性视网膜病变，后者可导致玻璃体积血和牵引性视网膜脱离。

Purtscher 视网膜病变

Purtscher 视网膜病变是由于微血管损害导致血管闭塞和局部缺血引起，与严重创伤尤其是头部和胸部压缩性损伤有关。其他原因包括栓塞（脂肪、空气或羊水）和全身性疾病（急性胰腺炎、胰腺癌、结缔组织病、淋巴瘤、血栓性血小板减少性紫癜和骨髓移植后）。在没有创伤的情况下，有时被称为"Purtscher 样视网膜病变"。

1. **临床表现**为突发的视力丧失。

2. **体征**多为单侧或双侧视网膜浅层白色斑块，形似大的棉绒斑，常伴有浅层视盘周围出血（图 13.73）。

3. **治疗**：针对根本原因进行治疗，但并非总是可行。

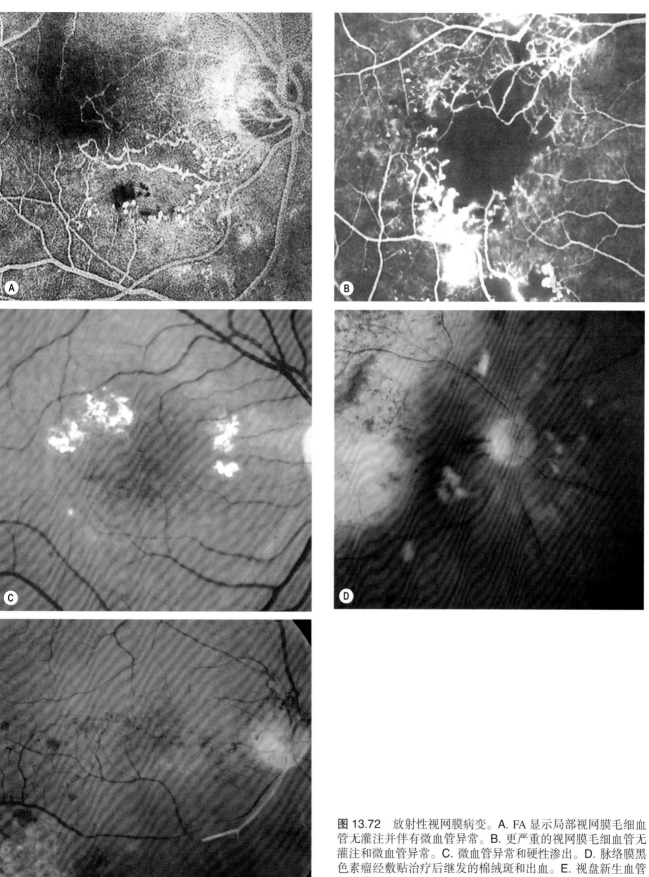

图 13.72 放射性视网膜病变。A. FA 显示局部视网膜毛细血管无灌注并伴有微血管异常。B. 更严重的视网膜毛细血管无灌注和微血管异常。C. 微血管异常和硬性渗出。D. 脉络膜黑色素瘤经敷贴治疗后继发的棉绒斑和出血。E. 视盘新生血管和动脉阻塞。（Courtesy of J Donald M Gass, from Stereoscopic Atlas of Macular Diseases, Mosby 1997-fig. B; S Milenkovic-fig. C; B Damato-fig. D）

4. **预后**：本病预后取决于黄斑或视神经受累程度；只有一小部分患者会恢复到正常视力。至少50%的患者可自行恢复两行或更多的视力。急性眼底改变通常在几周内消失。

良性特发性出血性视网膜病变

良性特发性出血性视网膜病变较罕见但非常重要，因为它不接受治疗仍有很好的预后。

1. **症状**可以发生于成年人的任何年龄段，出现急性单眼视力下降。
2. **体征**：单眼多发的大型视网膜内出血，位于后极部和视盘周围（图13.74）。
3. **病程**：视力一般在4个月内恢复。
4. **鉴别诊断**
   - Terson综合征，常特征性伴有蛛网膜下腔出血。
   - 良性视网膜血管炎。
   - 瓦尔萨瓦（Valsalva）视网膜病变。
   - 高海拔视网膜病变。

瓦尔萨瓦视网膜病变

瓦尔萨瓦动作是对一个封闭的声门强制呼气，从而导致胸内压和腹内压突然增加（如举重、吹气球）。随之而来的静脉压力突然上升，可能会引起中心凹旁毛细血管破裂，进而导致单眼或双眼黄斑内界膜下不同程度的出血（图13.75）。

视网膜脂血症

视网膜脂血症是一种罕见的疾病，高三酰甘油的患者眼底可见特征性的奶油白色视网膜血管（图13.76），这是因为血管中可见的高浓度脂蛋白。视力通常正常，但视网膜电图振幅会减小。

血液疾病中的视网膜病变

白血病

分类

白血病是造血干细胞的恶性肿瘤，特征性表现为白血细胞异常增殖。急性白血病的特点是骨髓被大量不成熟细胞（母细胞）所替代（图13.77A）。慢性白血病，至少在最初阶段，与高分化（成熟的）白细胞有关（图13.77B），并几乎都发生于成年人。白血病的四个主要类型是：

1. **急性淋巴细胞性白血病**（淋巴母细胞）主要影响儿童；总体而言，90%的患者对治疗有反应，约70%的患者可治愈。
2. **急性粒细胞性白血病**（髓母细胞）最常见于中老年人，在那些60岁以下的患者中30%可治愈。
3. **慢性淋巴细胞性白血病**有一个非常漫长的病程，很多患者死于与白血病无关的原因。
4. **慢性粒细胞性白血病**有一个渐进的临床过程且预后较差。

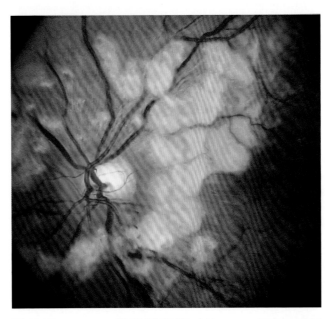

图13.73 Purtscher视网膜病变。（Courtesy of J Donald M Gass, from Stereoscopic Atlas of Macular Diseases, Mosby 1997）

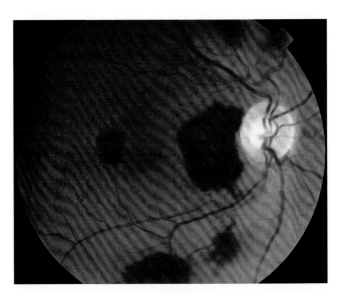

图13.74 良性特发性出血性视网膜病变。

眼部表现

与慢性白血病相比，眼部受累更常见于急性病变，并且可能涉及几乎任何眼部结构。但是，重要的是将相当罕见的原发性白血病浸润与较常见的继发性改变（如贫血、血小板减少症、高黏滞血症和机会性感染相关的病变）相区分；眼部可表现为眼内出血、感染和血管闭塞。

1. 眼底改变

- 视网膜出血、棉绒斑以及视网膜出血伴中心呈白色（Roth 斑；图 13.78A）多见于急性白血病。
- 周边视网膜新生血管形成偶可见于慢性粒细胞性白血病（图 13.78B）。
- 在慢性白血病中脉络膜沉积可导致"豹纹状"

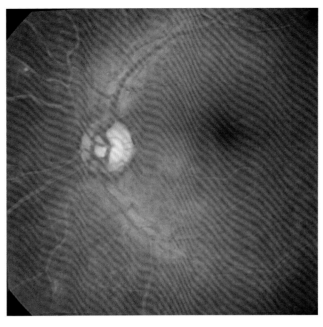

图 13.76 视网膜脂血症。

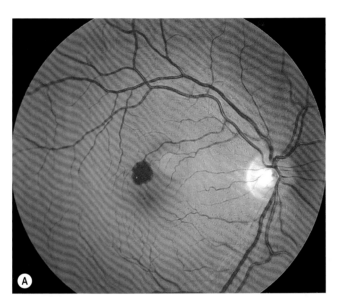

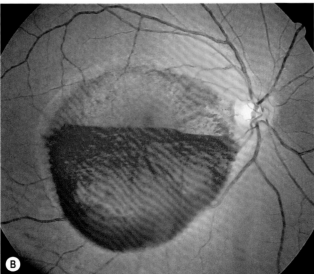

图 13.75 瓦尔萨瓦视网膜病变。A. 轻度。B. 重度。(Courtesy of J Donald M Gass, from Stereoscopic Atlas of Macular Diseases, Mosby 1997-fig. B)

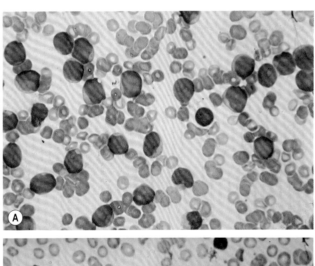

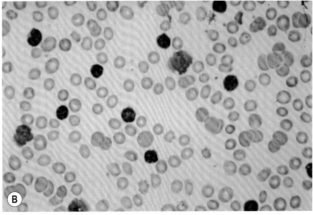

图 13.77 白血病血涂片。A. 急性粒细胞白血病的骨髓涂片显示不成熟的原始细胞。B. 慢性淋巴细胞白血病外周血涂片显示许多成熟的淋巴细胞。

表现（图 13.78C）。

- 视神经浸润可能引起视盘水肿和视力丧失。

2. 其他眼部表现

- 眼眶受累，特别是在儿童。
- 虹膜增厚、虹膜炎和假性前房积脓。
- 自发性结膜下出血和前房积血。
- 脑神经麻痹。

贫血

贫血是一组疾病，包括血循环中红细胞数目的减少，每个红细胞中血红蛋白量的减少，或者两者均减少，当血液损失和生产之间的平衡打破时就会发生。贫血的眼底改变通常是无害的且少有诊断的重要性。

1. 全身表现包括面色苍白、萎缩性舌炎、反甲和口角炎。

2. 视网膜病变

- 视网膜静脉迂曲与贫血的严重程度相关，但可单独发生，尤其是在患者患有 β- 地中海贫血时。
- 点 / 片状和火焰状出血、棉绒斑和 Roth 斑在再生障碍性贫血共存血小板减少时更常见（图 13.78A）。贫血的持续时间和类型不影响这些变化的发生。

3. 视神经病变与中心性盲点可能发生在恶性贫血患者中。除非进行维生素 B_{12} 补充治疗，可能会发生永久性视神经萎缩。恶性贫血还可能导致痴呆、周围神经病和亚急性联合脊髓变性；后者特征为后部延迟性脊柱病变。

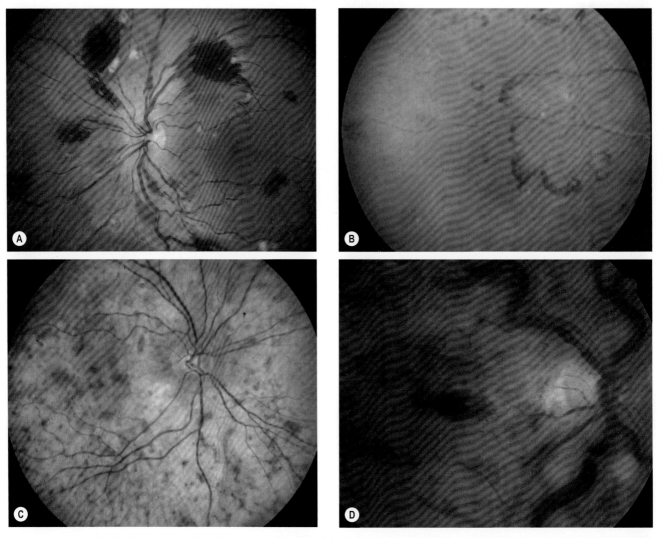

图 13.78　血液疾病的眼底改变。A. 在急性白血病和贫血伴血小板减少症中的视网膜出血、棉绒斑和 Roth 斑。B. 在慢性粒细胞性白血病中的周边视网膜新生血管。C. "豹纹状"表现是由于慢性白血病中白细胞在脉络膜中沉积。D. 高黏滞血症中的视网膜前出血以及静脉扩张和节段性表现。（Courtesy of P Saine-fig. A; P Morse-fig. B）

高黏滞血症

高黏滞血症是一组由于红细胞增多症或异常的血浆蛋白（如 Waldenström 巨球蛋白血症）导致血液黏度增加的罕见疾病。

1. **真性红细胞增多症** 是由于红细胞增生导致高黏血症以及骨髓细胞的增殖活性增加；表现为多血症、脾大、皮肤瘙痒、高血压、心绞痛、痛风、血栓形成和出血。

2. **Waldenström 巨球蛋白血症** 是一种单克隆 IgM 增多的恶性淋巴增殖性疾病，最常见于老年人。其临床表现为疲劳、容易淤伤、淋巴结大、肝脾大、雷诺现象和外周血管疾病。

3. **眼底表现** 包括视网膜出血和静脉扩张（图 13.78D），偶有视网膜静脉阻塞和结膜毛细血管扩张。

先天性血管异常

视网膜大血管

1. **体征**：单侧巨大的异常视网膜血管，通常是静脉，位于后极部并可能跨越黄斑中心凹区和水平缝（图 13.79A）。由于动静脉吻合也经常出现，该情

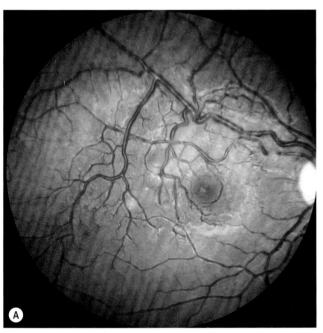

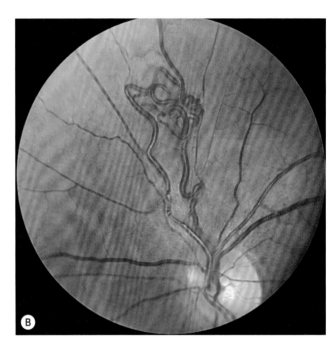

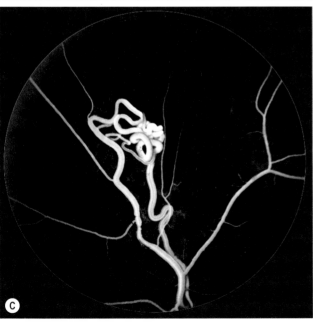

图 13.79　先天性视网膜血管异常。A. 视网膜大血管。B. 动静脉交通。C. FA 显示充盈但无渗漏。（ Courtesy of C Barry-figs B and C ）

况可以认为是蔓状血管瘤病变（见第 12 章）。

2. FA 可显示血管早期充盈和排空延迟；在视网膜大血管周围常可见扩张的毛细血管床。毛细血管无灌注区和黄斑中心凹囊肿也可以看到。

动静脉交通

先天性动静脉交通通常在常规检查时发现，涉及单眼眼底的一个或多个部位。好发于黄斑乳头束和颞上象限。偶尔报道的并发症包括出血、渗出和血管闭塞。有些患者可能携带类似的全身性病变。畸形可根据严重程度分为以下三种类型。

1 型是指小动脉和小静脉之间插入异常毛细血管或者小动脉丛所产生的吻合。它不具有进展性，并有良好的视力。

2 型是指视网膜分支动脉和静脉之间的动静脉直接交通（图 13.79B 和 C）。

3 型包括显著弥漫扩张的血管树伴有许多大口径吻合通道。

（黄欣　倪颖勤　许宇　译）

引言

解剖标志

1. 黄斑（图 14.1A）是位于后极部、颞侧血管弓之间的圆形区域。黄斑直径为 5~6mm，对应于中心视野 15~20°。组织学上黄斑有多层神经节细胞，而周边视网膜仅有单层神经节细胞。黄斑的内层含有黄色的类胡萝卜色素叶黄素以及玉米黄质，其富集程度远高于周边视网膜（因此，其全称为"maculalutea"——黄色斑块）。

2. 黄斑中心凹是位于黄斑区中央的视网膜表面的凹陷，直径为 1.5mm（图 14.1B 和图 14.2），与视盘大小相近。

3. 小凹构成黄斑中心凹的中央底板，直径为 0.35mm（图 14.1C）。作为视网膜中最薄的部分，其不包含神经节细胞，只含有高密度的视锥细胞感受器及细胞核，以及 Müller 细胞。

4. 中心点是小凹正中心的凹陷，对应于小凹光反射，其缺失可能为视觉功能损害的早期表现。

5. 中心凹无血管区（foveal avascular zone，FAZ）是不含血管但被连续的毛细血管网所围绕的、位于黄斑中心凹内但可延伸至中心凹以外的中心区域。其准确直径随年龄和所患疾病而异，其界限只能通过荧光素血管造影术来准确确定，平均值为 0.6mm。

视网膜色素上皮

1. 结构：
   - 视网膜色素上皮（retinal pigment epithelium，RPE）仅由单层细胞构成，其横截面为六角形。该细胞由含有细胞核的外层，即无色素性基底部，以及含有大量黑色素的内层色素性尖端构成。
   - 细胞基底部与 Bruch 膜相联，而尖部有大量丝状的绒毛突起延伸至感光细胞的外节膜盘。
   - 相对于周边部，位于后极部尤其是黄斑中心凹区域的视网膜色素上皮细胞更细长，形状更规则，并且富含更多更大的黑色素颗粒。

2. 功能：
   - 视网膜色素上皮细胞和相互间的紧密连接（闭锁小带）共同构成外层血-视网膜屏障，防止细胞外液体从脉络膜毛细血管层渗入视网膜下腔，同时还可以主动地将离子和水泵出视网膜下腔。
   - 视网膜色素上皮和 Bruch 膜的完整性对于两者间

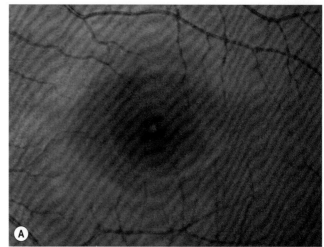

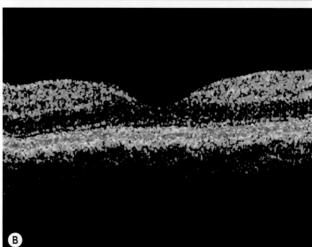

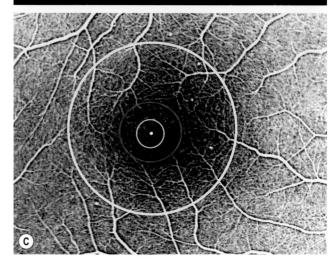

图 14.1 解剖标志。A. 正常中心凹光反射。B. OCT 显示中心凹凹陷。C. 中心凹（黄色圆圈），中心凹无血管区（红色圆圈），中心小凹（紫色圆圈），中心点（中央白点）。

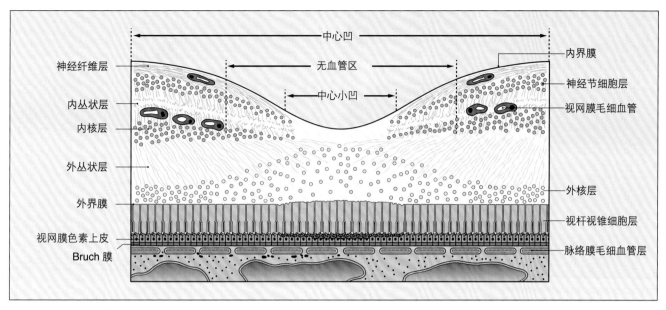

图 14.2 中心凹的横断面。

图中标注（从左上起）：神经纤维层、内丛状层、内核层、外丛状层、外界膜、视网膜色素上皮、Bruch 膜；上方：中心凹、无血管区、中心小凹；右侧：内界膜、神经节细胞层、视网膜毛细血管、外核层、视杆视锥细胞层、脉络膜毛细血管层。

的连续连接至关重要，被认为是由于渗透力与静力的协同作用，也可能借助于半桥粒的连接。

- 脱落后的外节膜盘的吞噬作用和溶酶体降解作用促进光感受器的更新。
- 维持最佳的视网膜环境。外层血 - 视网膜屏障的稳定是一个关键因素，代谢物质（主要是小分子物质如氨基酸以及葡萄糖等）的向内运输和代谢废物的向外运输同样重要。
- 存储、代谢以及运输视循环内的维生素 A。
- 密集的视网膜色素上皮细胞中的色素用于吸收杂光。

Bruch 膜 / 脉络膜基底膜

1. **结构**：Bruch 膜将视网膜色素上皮细胞和脉络膜毛细血管层分隔开，在电子显微镜下可以观察到其主要由 5 种不同的部分构成：
   - 视网膜色素上皮的基底膜。
   - 内胶原层。
   - 较厚的弹性纤维层。
   - 外胶原层。
   - 脉络膜毛细血管内层的基底膜。
2. **功能**：视网膜色素上皮细胞借助 Bruch 膜作为运输通道将代谢废物排出视网膜周围组织。其结构上的变化在许多黄斑疾病的发病机制中起重要作用——例如，其完整性可能对抑制脉络膜新生血管（choroidal neovascularization，CNV）的产生起重要作用。

黄斑疾病的临床评价

症状

1. **视力模糊**以及近距离工作障碍可视为早期症状。在某些情况下，如脉络膜新生血管（CNV），起病快速。
2. **真性暗点**，有此症状的患者通常会抱怨视野中央有障碍物，该症状是某些严重疾病的症状。但是它有别于视神经病变，后者往往造成视野内一部分区域缺失（假性暗点）。
3. **视物变形**（感知图像的变形）是黄斑疾病的一个常见症状，该症状不表现在视神经病变中。
4. **视物显小症**（图像尺寸缩小）是由于黄斑中心凹视锥细胞的分离引起的，该症状较少见。
5. **视物显大症**（图像尺寸扩大）是由于黄斑中心凹视锥细胞的拥挤引起的，该症状不常见。
6. **辨色力**可能受影响，但严重程度通常没有在轻度视神经病变中的影响那样明显。
7. 与**暗适应相关的视觉困难**，例如在昏暗光线下可能会出现视野狭小以及后像的持续存在。

裂隙灯显微镜检查

裂隙灯间接检眼镜检查法（图 14.3A）利用高折射率凸透镜，可获得眼底的垂直倒置及水平反向的宽广视野（图 14.3B）。该方法如下：

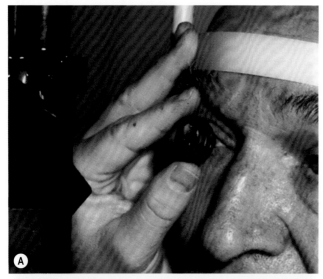

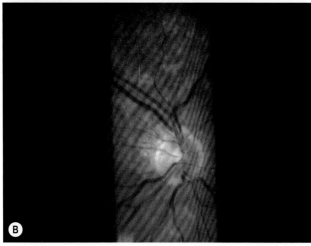

图 14.3　A. 裂隙灯间接生物显微镜检查。B. 眼底图像。
（ Courtesy of B Tompkins-fig. B ）

a. 将裂隙灯光柱调至接近其 1/4 直径的宽度。
b. 将照明调至与裂隙灯视觉系统同轴的某个角度。
c. 放大倍率和光强度调到最低设置。
d. 将光柱调中至直接通过瞳孔的位置。
e. 透镜置于角膜的正前方，不要让眼睑毛挡住视野。
f. 检查眼底时移动裂隙灯的手柄和垂直调节机制，同时保持透镜静止。
g. 根据需要调整放大倍数。
h. 指导患者相应调整视线方向以检查周边视网膜。

视力

Snellen 视力

辨距视敏度（ visual acuity，VA ）与两个物体间分隔的最小角度（相交于眼睛的结点）相关，这一角度必须能够确保两者能够被区分开来。这一检查通

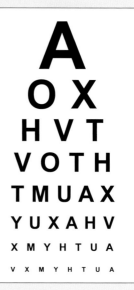

图 14.4　Snellen 视力表。

常使用基于标准距离上，标识在白色底板上一定尺寸范围的黑色字母或者符号（视力表字体）来实现。

1. **正常的视力**在 Snellen 检查里（图 14.4 ）相当于 6/6（公制，或者是非公英制标识的 20/20 ）。这个仅能作为一个参考值或者筛查标准，因为健康的年轻成人的矫正视力要更高（ 6/4 至大致 20/12 ），而要在六七十岁的时候才会降至 6/6（ 20/20 ）。
2. **最佳矫正视力**是指通过最佳屈光度矫正后所能达到的程度。
3. **针孔视力。**一个针孔（ pinhole，PH ）圈由一个不透明的遮光板以及板上一个或者多个 1mm 直径的小孔组成（图 14.5 ）。其对屈光不正的效果进行了补偿。但是，对黄斑疾病或者后部晶状体混浊患者而言，眼镜矫正的效果比针孔视力的效果要好。

极差视力

如果患者无法在任何距离上辨识任何字母，那么视力只能通过以下方式来记录：

1. **数指**（ counting fingers，CF ）是指患者能够分辨出检查者在设定距离上所出示的手指数（图 14.6 ）。
2. **手动**（ hand movements，HM ）是指当检查者的手举在患者面前时，患者能够分辨出医生的手是否在动。
3. **光感**（ perception of light，PL ）是指患者仅能辨识亮光。在表上标示出所能感知（投射）的光线所来自的象限（图 14.7 ）。

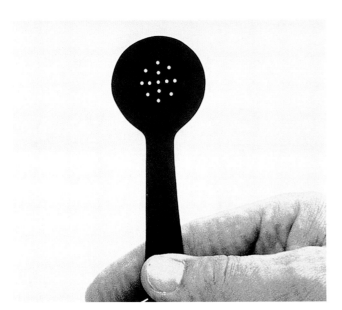

图 14.5 针孔遮盖板。

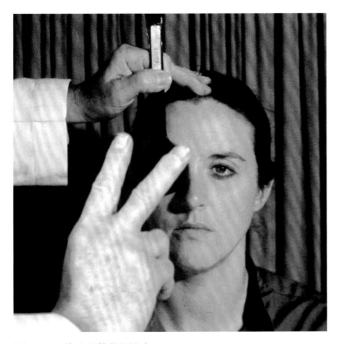

图 14.6 检查 "数指" 视力。

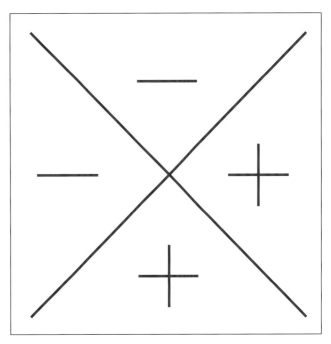

图 14.7 标示光试验的投射（右眼）；该患者不能检测到来自上方和颞侧象限的光线。

LogMAR 视力

　　LogMAR 视力表克服了 Snellen 视力表（表 14.1）的诸多不足，现已成为研究中标准的视力测量方法，而且在临床实践中也日益推广。

- LogMAR 是以 10 为底数的最小分辨角度的对数的首字母缩写，其代表辨识视力表上符号的能力。因此，如果在 6/6（20/20）等同行上的字母对应 5′ 的弧，而字母的每个分支均有 1′ 的弧形宽度，因此需要 MAR 为 1′ 的分辨率。因此，对于 6/12（20/40）的行，MAR 值为 2′，对于 6/60（20/200）的行，MAR 值为 10′。

- LogMAR 分值是简单地以 10 为底的 MAR 的对数，因此，如果 MAR 值为 1′，其对数值为 0；也就是说 6/6 等同于 LogMAR 0.00。6/60 的 MAR 值为 10′，其对数值为 1，也就是说 6/60 等同于 LogMAR1.00。6/12 的 MAR 值为 2′，其对数值为 0.301，相对应的 LogMAR 值为 0.30。6/6 以上对应的 LogMAR 值为负数。

- 由于每行有 5 个字母并且每个字母的大小以 0.1LogMAR 的单位变化，故而每个字母可以赋予 0.02 的分值。于是，检查最终的分值可以根据最终识别正确的字母数目来统计，而当某一行的一半字母被错误识别时，检查结束。

LogMar 表

1. **Bailey-Lovie** 表（图 14.8）是最广为人知的视力表，其检查距离是 6m。表的每行都包含有 5 个字母，字母间距以及行间距与字母的宽度和高度相关。

- 同一行每两个相邻字母间距等于同一行字母的宽度，并且相邻两行的间距等于相邻两行中较低行字母的高度。

- Snellen 视力值与 LogMAR 视力值分别列于行的左右两边。

- 视力值也可在 Bailey-Lovie 表上使用视力分值（visual acuity rating，VAR）来记录，在 VAR

表14.1　Snellen和logMAR视力表检查的比较

Snellen	LogMAR
检查时间较短	检查时间较长
在较低行的字母数较多，导致不平衡的"拥挤"效应	不同行的字母数相同，可控制拥挤效应
较大字母的个数较少，导致低水平视力的检查精确性下降	较低和较高视力行的字母数相等，增加低水平视力的检查精确性
各个字母间的可读性不同	字母间的可读性相似（尤其是之后使用Sloan视标的ETDRS视力表）
各行间未经过可读性一致性的平衡	各行间经过可读性一致性的平衡（尤其是之后使用Sloan视标的ETDRS视力表）
表较小，所以相对便携	表较大，所以较不易携带
检查距离为6米：需要较长的检查道（或者一面镜子）	多数表的检查距离为4米：所需检查道较短（无需镜子）
字母和行间距非系统性	字母和行间距设置为优化轮廓相互作用
较低的精确度和一致性，所以相对不适用于研究	较高的精确度和一致性，所以适合研究（但是需要最佳的3个版本ETDRS表和标准化照明）
没有负值分数	相当于比6/6好的视力，记录分数为反直观的负值
简单的评分系统；很少或根本没有心算需要	稍微较复杂的评分系统；需要心算（VAR系统较简便）
较易使用；许多临床医生认为是令人满意的临床设施	尽管有诸多优点，用户友好性略显不足

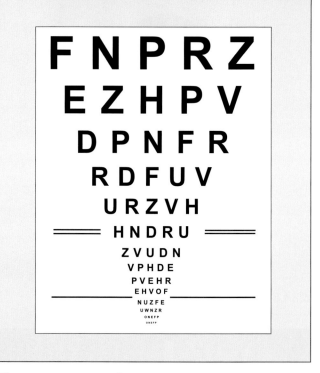

图 14.8　Bailey–Lovie 表。

分值系统中，如果 6/6 等同行能够正确辨识，则给 100 分，每多识别或少识别 1 个字母，则得分增加或者减少 1 分。

2. **其他视力表**经矫正后可以在 4 米的距离处检查。早期治疗糖尿病性视网膜病变研究组（early treatment diabetic retinopathy study，ETDRS）所用表将包含 Sloan 视标的均衡行，制成为各行以及各字母间清晰度相同的表。ETDRS 字母是基于一个 5×5 网格上的方形字母，也就是说 5′×5′ 相对于 6 米检查距离的 6/6 字母。而在 Bailey-Lovie 表里，6/6 的字母高度是 5′，宽度是 4′。

对比敏感度

1. **基本原理**：对比敏感度是视觉系统相对于背景识别物体能力的一个衡量指标。目标物体要大得可见，但相对于背景也要有足够高的对比度，在白色背景下，一个黑色的字母比亮灰色字母更容易被看到。对比敏感度从另外一个方面来表现视觉功能，而上述用来检测空间分辨率的测试全部使用了高对比度视标。

- 许多情况会降低对比敏感度和视力，但在某些情况下（如弱视、视神经病变、部分白内障以及高阶像差）检查视功能，会发现对比敏感度降低，但是视力不受损。
- 有鉴于此，如果患者视力良好，但是抱怨出现某些视觉症状（在低照明情况下尤为明显），对比敏感度检查是客观地表现出功能上的缺陷的一种很好的方法。虽然敏感度测试有不少优点，但是其临床上并未被广泛应用。

2. **Pelli-Robson** 对比敏感度字母表（图 14.9）的检查距离是 1 米，并含有若干行相同大小的字母（空间频率上的每度一周），但是每 3 个字母为一组以 0.15 的对数值为间隔降低对比度。患者逐行向下辨识字母，直至能辨识出的最后一组 3 个字母为止。

Amsler网格

Amsler 网格用于评估以注视物为中心的 20° 的

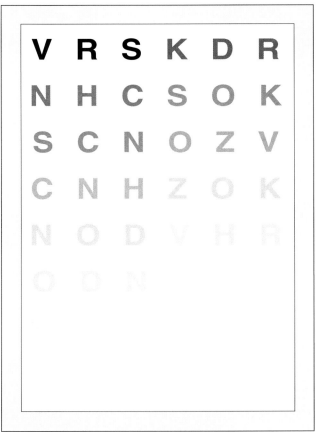

图 14.9　Pelli–Robson 对比敏感度字母表。

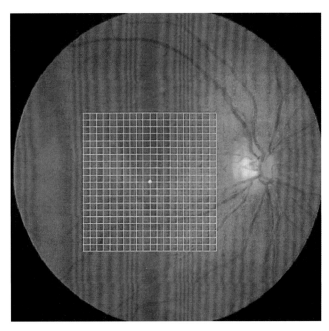

图 14.10　在黄斑上叠加的 Amsler 方格。（Courtesy of A Franklin）

视野（图 14.10）。其在筛查或者监测黄斑疾病方面作用显著，但也可显示其他原因所致的中心视野缺陷。对有患脉络膜新生血管风险的患者来说，要为其在家里准备一份 Amsler 记录表以便定时检查用。

表

一共有 7 个表，每个表均由边长为 10cm 的方形组成（图 14.11 和图 14.12）。

表 1 是一个黑底的白色网格，外部的网格包围着 400 个 5mm×5mm 的小方格。在距离 33cm 左右注视，每个小方格对应着 1°。

表 2 和表 1 相似，但是带有斜线，有助于因中心盲点而无法看到中心点的患者的固视。

表 3 和表 1 一样，只是方格为红色。这种黑底红字的设计用于刺激长波长的黄斑中心凹视锥细胞。该表格用以检测可能由中毒性黄斑病变、视神经病变以及视交叉病变所导致的微小色盲和光饱和度降低。

表 4 只包含随机点，因其不含有表格不能检测扭曲，因此主要用于区分暗点和视物变形症。

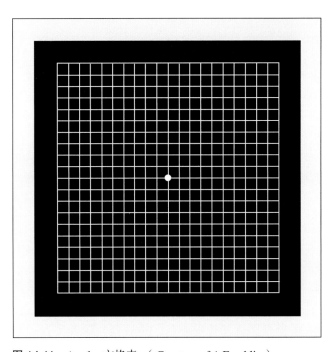

图 14.11　Amsler 方格表。（Courtesy of A Franklin）

表 5 包含水平线，用于检测沿特定水平线的视物变形症。对于评估主诉阅读困难的患者具有特别价值。

表 6 和表 5 相似，但是其具有白色背景，并且中央线条间隔更小，能够作出更细致的评估。

表 7 显示更精细的中央网格，每个小方格对应 0.5° 角，因此该表的灵敏度更高。

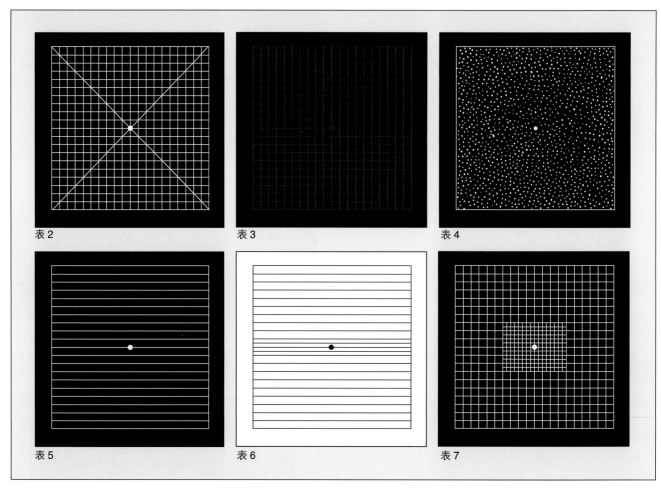

图 14.12   Amsler 表 2 ~ 7。（ Courtesy of A Franklin ）

技术

　　应在未散瞳之前进行检查，并且为避免光应力作用对眼睛的影响，在检查前不要进行裂隙灯检眼。如果需要的话，佩戴远视矫正镜。将表置于舒适的阅读距离处并保证光照良好。遮盖单眼。

a. 嘱患者未遮盖眼直视中心点，并保持注视，报告是否看到线条有变形或者波纹状。

b. 嘱患者保持注视中心点，然后询问患者是否看到网格上的任何区域有模糊区域或者空白点。患有黄斑病变的患者通常会说线条呈波浪状，而患有视神经病变者会说线条没有变形，但是事实上某些线条缺失或者模糊。

c. 询问患者是否可以看见方形的四个角和四条边，任何一个边或者角的缺失都增加非黄斑病变的可能性，例如青光眼性视野缺损或者视网膜色素变性等疾病。

d. 给患者笔和记录纸，请其在记录纸上画下任何所见的不规则形状（图 14.13 ）。

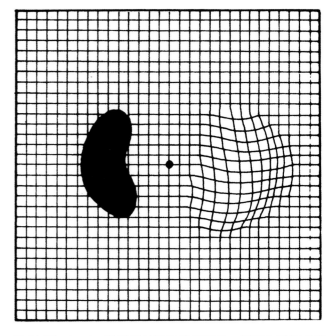

图 14.13   Amsler 记录纸显示波浪状线条，提示为视物变形症和出现一个实性暗点。

e. 检查另一只眼。

在临床实践中，通常会在检查时简单地使用记录表格，借助记录表格患者可以直接描绘出所见到的任何不规则形状。

眼底荧光素血管造影

原理

1. **荧光**是某些分子的特有属性，当这些分子被较短波长光激发后会发出较长波长的光。荧光的激发峰值大约在 490nm（光谱的蓝色部分），它代表了荧光的最大吸收光能量。分子被此波长的光激发至更高能量等级，然后发出大约 530nm 波长的光（黄绿色；图 14.14）。

2. **荧光素**（荧光素钠）是一种橙色水溶性染色剂，当静脉注射时，其大部分都留在血管内并在血中循环。它通过肾及肝代谢，24 ~ 48 小时后通过尿液排泄。

3. **荧光素血管造影**（FA）是荧光素静脉注射后经过视网膜及脉络膜循环动态过程的实时拍摄。（图 14.15）

4. **荧光素结合**。静脉注射后 70% ~ 85% 荧光素分子与血清蛋白结合，剩下的未结合。

5. **血 - 视网膜外屏障**。结合的和游离的荧光素都不能透过脉络膜大血管。但是脉络膜毛细血管壁有多个孔窗可以让游离的荧光素分子逃离至血管外。逃离的荧光素分子之后跨过 Bruch 膜，当到达视网膜色素上皮层时（RPE）被称做紧密连接或者闭锁小带的细胞间复合体所阻挡（图 14.16）。

6. **血 - 视网膜内屏障**主要是由视网膜毛细血管内皮细胞间的紧密连接所组成，结合的和游离的荧光素都不能通过（图 14.17A）；基底膜和周细胞在这方面起的作用很小。视网膜内屏障的破坏会使结合的和游离的荧光素都渗漏到血管外（图 14.17B）。

7. **滤光片**有两种，分别保证只有蓝光进入眼内和只有黄绿光进入照相机内（图 14.18）。

   a. 一种钴蓝色激发光滤光片，照相机内的白光通过此滤光片。其中的蓝色激发光进入眼内，激发了视网膜及脉络膜循环中的荧光素分子，这些分子继而发射出更长波长的光（黄绿光）。

   b. 一种黄绿屏蔽光滤光片，它将阻挡所有从眼底反射回来的蓝光，只允许黄绿色的发射荧光通过。

8. **影像捕捉**在现代设备中通常是通过数码相机的电荷耦合器件（charge-coupled device，CCD）进行的，在旧设备中主要运用快速黑白胶卷。数码影

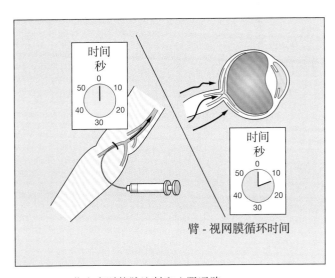

图 14.15 荧光素肘静脉注射和入眼通路。

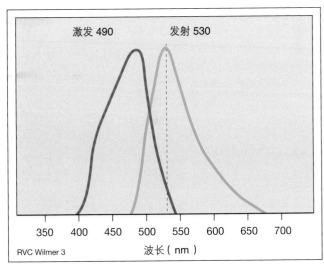

图 14.14 荧光的激发和发射。

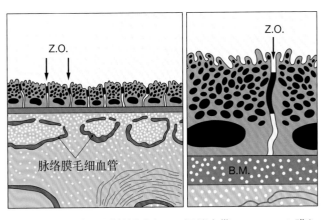

图 14.16 血 - 视网膜外屏障（ZO = 闭锁小带；BM = Bruch 膜）。

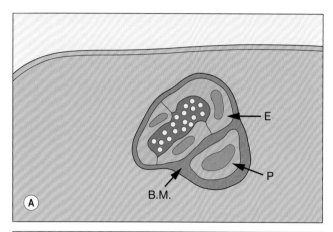

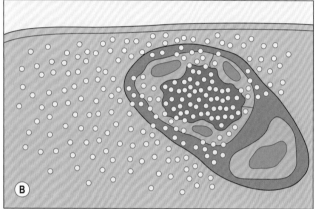

图 14.17 血 - 视网膜内屏障。A. 完整的。B. 破坏的（E= 内皮细胞；B.M.= 基底膜；P= 周细胞）。

像捕捉使得可直接使用图像并且更易保存和对其进行后期处理。

必须强调的是荧光素造影只有在其结果会影响治疗方案时才做。

技术

1. **准备工作**：高质量的血管造影需要充分的散瞳和透明的屈光介质。需要询问患者有无造影禁忌证。

   - 荧光素过敏是绝对禁忌证，对任何过敏原有严重过敏反应史的都是重要相对禁忌证。

   - 其他相对禁忌证包括肾衰竭（如果需要血管造影则降低荧光素剂量）、怀孕、中至重度哮喘以及明显的心脏疾患。

   - 应该注意的是碘过敏和海鲜过敏不是荧光素钠血管造影的禁忌证——荧光素钠不包含碘——但却是吲哚菁绿（ICG）血管造影的绝对禁忌证，因为 ICG 含有碘。

   - 各种设备及措施必须安排到位来应对可能的副反应。这包括合格的工作人员、急救推车、过敏反应治疗药物、长榻（或者躺椅）和万一呕吐所需的接收器皿。

   - 需要和患者解释清楚检查步骤以及签署正式的知情同意书。提醒注意常见的和严重的不良反应非常重要（表 14.2），特别是皮肤和尿液染色以及荧光素注射后很常见的恶心反应。

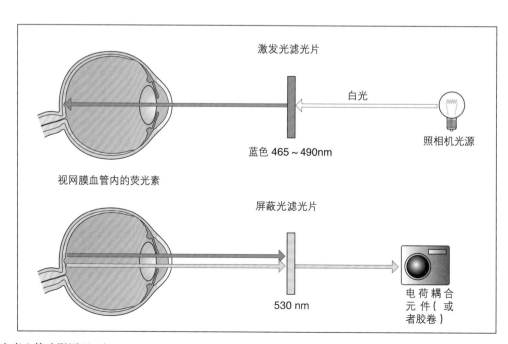

图 14.18 荧光素血管造影原理。（Redrawn from PG Watson, BL Hazelman, CE Pavésio and WR Green, from The Sclera and Systemic Disorders, Butterworth-Heinemann, 2004）

正的立体像需要从不同的角度同时获取照片。

血管造影分期

荧光素通过眼动脉进入眼内，然后分别通过后短睫状动脉和视网膜中央动脉进入脉络膜循环和视网膜循环。因为进入视网膜循环的路程比进入脉络膜稍长，所以后者要比前者早1秒充盈（图14.19）。脉络膜循环细节信息经常无法精确识别，主要因为荧光素从脉络膜毛细血管内快速渗漏和RPE细胞内黑色素对脉络膜荧光的遮蔽。血管造影包含下面几个重叠期（图14.20）。

1. **脉络膜期（动脉前期）**：通常在荧光素注射后9～15秒出现（在全身循环较差的患者中会更长），其特征表现为脉络膜斑驳状显影，原因为游离荧光素从有窗孔的脉络膜毛细血管壁外渗。如果存在视

表14.2 荧光素血管造影不良反应

- 皮肤和尿液染色（不变的）
- 注射的荧光剂外渗（局部疼痛反应）
- 恶心很常见，呕吐相对少见
- 瘙痒、皮疹
- 打喷嚏、气喘
- 血管迷走神经性晕厥发作（通常是因为兴奋，但有时是因为心脏缺血性疾患）
- 过敏和过敏性反应（1∶2000血管造影）
- 心肌梗死（很罕见）
- 死亡（在一项最大规模的研究中为1∶220000）

表14.3 无赤光眼底照

- 在荧光素静脉注射前捕捉影像
- 使用黄绿屏蔽光滤光片阻断红光
- 红色的结构呈现黑色，增强对比度
- 容易判断血管和出血
- 可以显现视神经纤维层的缺损，增强视网膜细节信息的显现

2. **技巧**：

a. 让患者舒适地坐在眼底照相机前，静脉插管插入。应该使用标准的静脉插管而不是"蝶翼型"输液器，这不够安全。插管插入后应该向管内打入生理盐水冲刷一下来检查是否畅通以及是否有外渗。

b. 注射器内一般抽取10%荧光素钠5ml。如果眼屈光介质混浊，则抽取25%的溶液3ml能获得更好的结果。

c. 如果还没有眼底照片则先拍摄眼底照片。

d. 拍摄无赤光影像照片（表14.3）

e. 如果需要，在注射前先拍摄自发荧光用于研究（见下文），此时激发光滤光片和屏蔽光滤光片都在位。

f. 荧光素钠在几秒钟内注射完毕。

g. 照片大约每1秒钟拍摄一张，注射后5～10秒钟开始一直到所需拍摄时间结束。

h. 如果单眼发病，通常在拍完早期后对侧眼也需要拍摄照片作为对照。

i. 晚期照片可在10分钟后拍摄来显示渗漏处，偶尔也可在20分钟后进行。

j. 立体影像可以帮助显示隆起病灶，通常是通过手动侧移镜头或者使用特殊的设备（立体分离器）来调整影像；这些影像照片其实是伪立体像，真

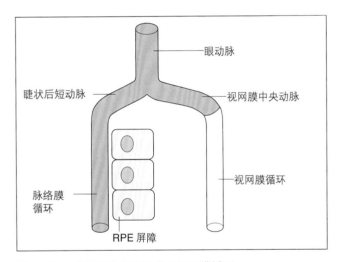

图14.19 荧光素进入脉络膜和视网膜循环。

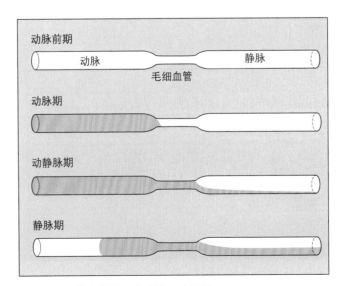

图14.20 荧光素钠血管造影四个阶段。

网膜睫状动脉，则也会在此时充盈，因为此动脉是从睫状后动脉循环中分叉出来的（图 14.21）。

2. **动脉期**：开始于脉络膜显影后 1 秒，显示视网膜动脉充盈及脉络膜持续充盈（图 14.22A）

3. **动静脉期（毛细血管期）**：动脉及毛细血管完全充盈同时静脉出现早期层流，层流表现为静脉管壁线性着染而留下中轴部长条低荧光（图 14.22B）。这现象反映了静脉充盈由后极部毛细血管开始及小血管的速率：由于靠近血管壁的血细胞浓度较低，此处血浆流速较快。

4. **静脉期**：静脉层流逐渐变成完全充盈（图 14.22D），静脉晚期动脉荧光显影减弱。在心血管功能正常的患者中旁中心凹毛细血管在 20 ~ 25 秒达到最大充盈，第一轮荧光素循环大约在 30 秒左右完成。

5. **晚期（再循环期）**：显示染色剂持续再循环、稀释和消除。荧光强度随循环逐渐减弱但视盘着染（图 14.22E）。10 分钟后荧光素在视网膜血管中消失。

6. **中心凹低荧光**（图 14.23A）：是由以下 3 个因素造成的（图 14.23B）：

- 中心凹无血管区血管缺乏
- 中心凹区高密度的叶黄素遮挡了脉络膜背景荧光
- 中心凹区的 RPE 细胞更大而且包含更多的黑色素和脂褐素，阻挡了脉络膜背景荧光。

高荧光显影的原因

导致荧光增强的原因有：①正常浓度的荧光素

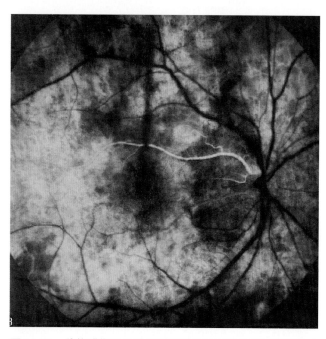

图 14.21　脉络膜期显示脉络膜斑驳状显影以及视网膜睫状动脉充盈。

可见性增强；②组织中荧光素积聚增多。

1. **自发荧光**与荧光素显影方式相似，即吸收蓝光后发射黄绿光。通过激光扫描检眼镜能有效显影，但在外露的视盘玻璃膜疣（图 19.24B），有时在有脂褐素的视网膜玻璃膜疣和其他诸如星形细胞错构瘤（见图 12.42D）和血管样条纹等病变中，通过标准眼底照相也可以观察到。

2. **假荧光显影（伪荧光显影）**指的是在荧光素注射前非荧光性可见光。这种光之所以能通过滤光片是因为激发与发射光波长有重叠的部分，这部分光能通过屏蔽光滤光片。这在滤光片损耗时更明显。

3. **窗样缺损**是由于在萎缩性年龄相关性黄斑变性、黄斑裂孔、RPE 撕裂和一些玻璃膜疣中 RPE 的萎缩和缺失造成的（图 14.24A）。这导致正常的脉络膜背景荧光显露，在早期出现高荧光并逐渐增浓，随之暗褪，但大小和形状并无改变（图 14.24B 和 C）。

4. **染料积存**在某个解剖空间内是由于外屏障（RPE 紧密连接）的破坏：

   a. 中心性浆液性脉络膜视网膜病变中视网膜下间隙（图 14.25A）。特征表现为早期高荧光，渗漏点一般较小，逐渐增浓扩散，达到最大程度时边界仍相对清晰（图 14.25B 和 C）。

   b. 视网膜色素上皮脱离 [（pigment epithelial detachment，PED）；图 14.26A] 中的 RPE 下间隙。特征表现为早期高荧光，逐渐增浓但大小无变化（图 14.26B 和 C）。

5. **荧光渗漏**特征表现为较早期高荧光，逐渐增浓扩散。它的发生是内屏障被破坏的结果：

   a. 在糖尿病视网膜病变、视网膜静脉阻塞、黄斑囊样水肿（图 14.27A）和视盘水肿病变中血管内皮细胞紧密连接功能的破坏或丢失。

   b. 在脉络膜新生血管、增生性糖尿病视网膜病变（图 14.27B）、肿瘤和一些血管异常性病变如 Coats 中本身缺乏血管内皮细胞的紧密连接。

6. **荧光染色**是造影晚期现象，是染色剂在玻璃膜疣、纤维组织、暴露的巩膜和正常视盘组织中的长时间保留（图 14.22E），在造影晚期特别是染色剂已离开脉络膜和视网膜循环后显现。

低荧光显现原因

荧光减弱或消失可能原因是：①光学阻断，"遮蔽或阻挡"了组织中的正常荧光强度（图 14.28）；②组织不充分灌注（"充盈缺损"）。

1. **视网膜荧光遮蔽**：视网膜前的损害例如出血会阻

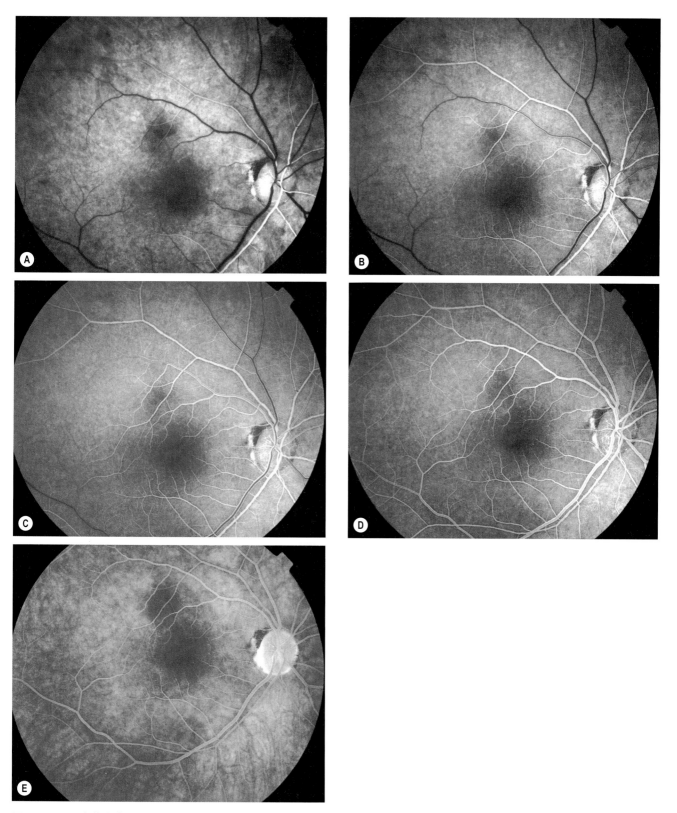

图 14.22 正常荧光素血管造影。A. 动脉期显示脉络膜和视网膜动脉充盈。B. 动静脉期（毛细血管期）显示动脉完全充盈和静脉早期层流。C. 静脉早期显示明显的静脉层流。D. 静脉中期显示静脉完全充盈。E. 静脉晚期（消除期）显示荧光变弱，视盘染色。

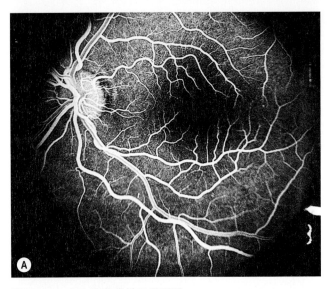

图 14.23　中心凹暗背景显现原因。

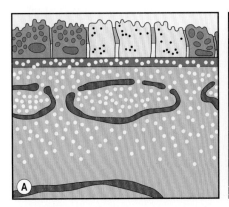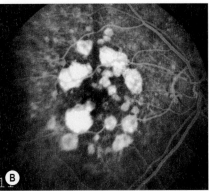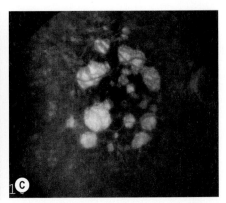

图 14.24　干性年龄相关性黄斑变性中窗样缺损导致的高荧光。

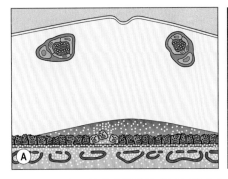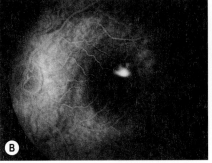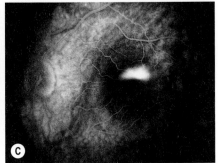

图 14.25　中心性浆液性脉络膜视网膜病变中视网膜下间隙染料积存导致的高荧光。

挡所有的荧光（图 14.29）。视网膜深层损害例如视网膜内出血和硬性渗出仅会阻挡毛细血管层的显影，大血管层未遮蔽。

2. 脉络膜背景荧光遮蔽：所有阻挡视网膜荧光显影和仅阻挡脉络膜荧光显影的情况均会导致脉络膜荧光遮蔽。

a. 视网膜下或者 PRE 层下的损害例如出血。

b. 可能因先天性肥大导致的 RPE 密度增大（图 14.30）。

c. 脉络膜病变例如脉络膜痣。

3. 充盈缺损原因可能为：

a. 血管阻塞，可能为视网膜动脉、静脉或者毛细

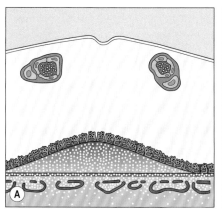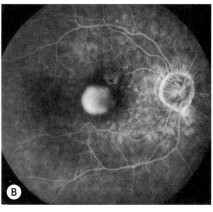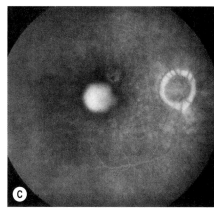

图 14.26　视网膜色素上皮脱离中 RPE 下间隙中染料积存导致的高荧光。

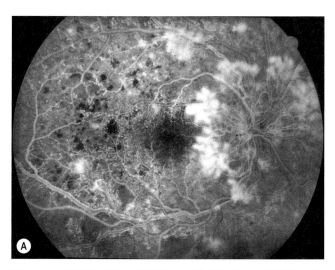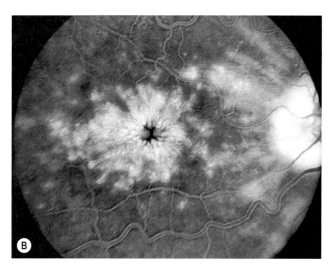

图 14.27　渗漏致高荧光的原因。A. 增生性糖尿病视网膜病变；B. 黄斑囊样水肿。（ Courtesy of P Gili-fig. B ）

血管（"毛细血管消失"；图 14.31A ），或者是脉络膜循环。荧光素血管造影有时用来显示前段缺血性视神经病变中视盘的充盈缺损。

b. 在近视退行性病变和无脉络膜病变中血管床的丢失（图 14.31B ）。

荧光素造影报告系统方法

　　一个荧光素血管造影应该有方法、有系统地去解读，从而更好地帮助精确诊断。以下策略供参考：

a. 在评估造影结果之前注意临床检查结果，包括患者的年龄和性别。

b. 需要指出是右眼、左眼还是双眼接受了拍摄。

c. 评估彩色和无赤光眼底照以及注射前任何假荧光或者自发荧光显现。

d. 观察注射后所拍摄照片，整个充盈时间特别是臂-视网膜循环时间是否正常。

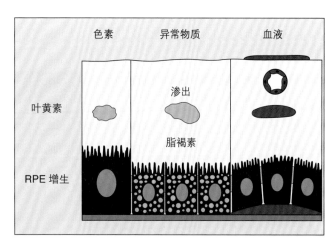

图 14.28　荧光遮蔽的原因。

e. 先按时间顺序对每只眼依次浏览一下，主要关注拍摄最多的眼，因为这可能是更需要关心的眼。第一次审阅时寻找主要诊断的特征性表现；例如

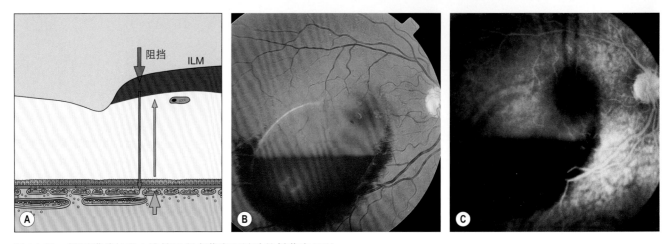

图 14.29　视网膜前的出血遮挡了所有荧光而导致的低荧光显现。

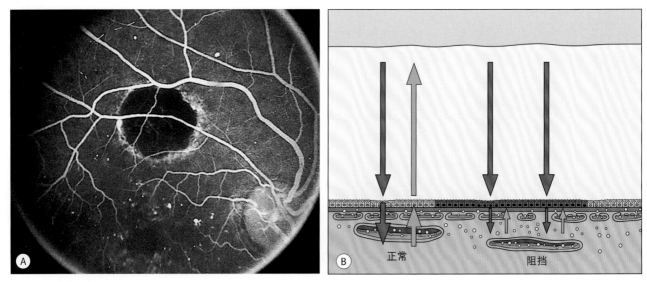

图 14.30　视网膜色素上皮先天性肥大遮蔽背景荧光导致的低荧光。

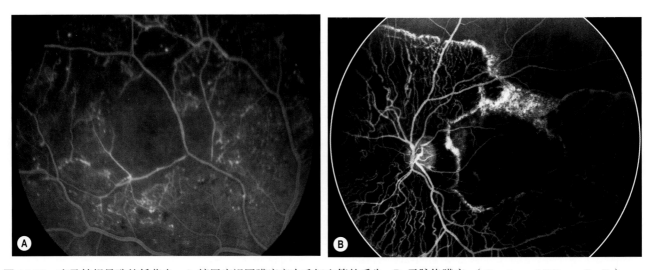

图 14.31　充盈缺损导致的低荧光。A. 糖尿病视网膜病变中毛细血管的丢失；B. 无脉络膜症。（Courtesy of C Barry-fig. B）

花瓣样或者烟囱样充盈（见后文）。

f. 每只眼都再详细地看一遍，注意观察前面找到的主要特征的演变过程，系统考虑到高荧光和低荧光的原因，找出其他特征，给出相关描述。

吲哚菁绿血管造影

原理

1. 相对于荧光素钠血管造影的优势： 荧光素钠血管造影对于研究视网膜循环非常有用，但对脉络膜血管的显影帮助不大，因为都被 RPE 层遮蔽。相反，吲哚菁绿血管造影所用的近红外光可以穿透眼内色素例如黑色素和叶黄素，还能穿透渗出和视网膜下薄层出血，这些优势使得这项技术非常有用。另外一个优势就是 98% 的吲哚菁绿分子在进入循环后与血清蛋白结合（主要是白蛋白）。

2. 生理： 因为较大的蛋白分子无法透过脉络膜毛细血管壁的孔窗，所以大部分的 ICG 都留在了脉络膜血管内，增强了辨识度。同时红外光比可见光散射少，使 ICGA 在屈光介质混浊患眼中较 FA 更有优势。

3. 影像捕捉： ICG 荧光效应仅有荧光素钠的 1/25，所以现代数码 ICG 血管造影使用的是高敏感度的视频血管造影捕捉照相机，其使用的是红外激发光（805nm）滤光片和红外发射光（835nm）滤光片（图 14.32）。另外激光扫描眼底镜系统提供了

高对比度图像，光散射更少，获取图像速率更快，更易获得高质量的 ICG 视频录像。

4. 拍摄技巧： 与 FA 相似，但需要强调后期影像的捕捉较 FA 晚（最晚可达 45 分钟）。将 25～50mg ICG 在 1～2ml 水中稀释注射。

5. 正常 ICG 血管造影各分期如图 14.33 所示。

不良反应

ICGA 耐受性较 FA 好，但以下问题仍可能发生：

● 恶心、呕吐、荨麻疹不是很常见，但过敏反应发生率与 FA 大致相同。

● 严重反应包括死亡很罕见。吲哚菁绿含有碘，所以不能用于对碘过敏患者，可以准备好无碘吲哚菁绿。

● 患有肝疾病是相对禁忌证（吲哚菁绿通过肝排泄），同时与 FA 一样，对任何过敏原曾有严重过敏反应史以及有中重度哮喘和显著心脏疾病都是吲哚菁绿相对禁忌证。孕妇患者中 ICG 的安全性还未明确。

高荧光原因

1. 窗样缺损，与 FA 相同。

2. 来自视网膜或脉络膜血管、视盘或 RPE 的渗漏。这会导致组织荧光着染或染料积存。

3. 形态异常的视网膜或脉络膜血管，和 / 或不正常的视网膜脉络膜血管显现比正常更强的荧光。

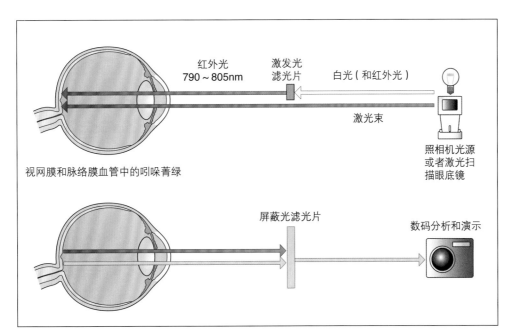

图 14.32 吲哚菁绿血管造影原理。（Redrawn from PG Watson, BL Hazelman, CE Pavésio and WR Green, from The Sclera and Systemic Disorders, Butterworth-Heinemann, 2004）

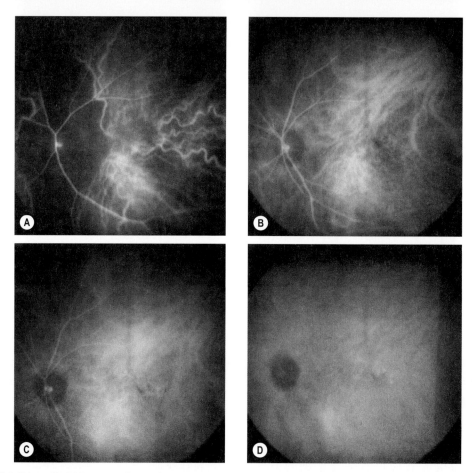

图 14.33　正常吲哚菁绿血管造影。A. 早期（注射后 60 秒内）清晰显示脉络膜动脉，黄斑区脉络膜分水带早期灌注差；B. 早中期（1~3 分钟）主要显示脉络膜静脉和视网膜血管；C. 晚中期（3~15 分钟）脉络膜血管荧光淡褪，视网膜血管仍然显现；弥漫性组织染色仍然可见；D. 晚期（15~45 分钟）脉络膜血管低荧光，弥漫性高荧光逐渐淡褪。（ Courtesy of S Milewski ）

低荧光

1. **荧光遮蔽。**色素和出血是显而易见的原因，但纤维化、浸润、渗出、浆液也会阻挡荧光。需要特别注意的现象是色素上皮脱离在 ICGA 显示为显著低荧光，与 FA 中表现相反。

2. 由于脉络膜或视网膜循环阻塞或者丢失导致的充盈缺损。

临床指征

1. **渗出性年龄相关性黄斑变性。**传统的 FA 仍然是诊断和评估的首选方法，但 ICGA 是一个有用的辅助检查。

2. **息肉状脉络膜血管病变（PCV）**中 ICGA 较 FA 优势明显。

3. **慢性中心性浆液性脉络膜视网膜病**变经常难以在 FA 中观察到渗漏区域。但在 ICGA 中能够显示脉络膜渗漏和脉络膜血管扩张。之前无法确认的眼底病灶在 ICGA 中也可观察到。

4. **后葡萄膜炎：**ICGA 较 FA 能提供更多有助于诊断和评估疾病严重程度的信息。

5. **脉络膜肿瘤**也会有效显影，但 ICGA 对诊断帮助逊于临床检查评估。

6. **Bruch 膜的破裂**例如漆裂纹和血管样条纹在 ICGA 中较 FA 能更有效显现。

7. **当 FA 禁忌时。**

光学相干断层扫描

定义

光学相干断层扫描（ optical coherence tomography, OCT ）是一种无创非接触式摄影系统，可以提供视网膜、玻璃体和视盘高分辨率的横断面影像。使用相同技术也使前节 OCT（ anterior segment optical coherence tomography, AS-OCT ）成为可能，但目前需要其他改进仪器加以辅助。

原理

OCT 与 B 超相似，但使用的是近红外光干涉法而不是声波。干涉法包含了对干涉模式的研究，这些干涉是由于光波叠加造成的。

1. 使用低相干光，几微米就会发生干涉。将光源发出的光线分成两束，一束信号光臂直接发射到被测组织，另一束参照光臂发射到参照反光镜。通过结合参照光和各组织反射光强度的不同来分析构建组织影像。组织反射光越多产生干涉越强。散射光排除在影像之外。

2. 在时域 OCT 中，参照反光镜的位置前后移动提供轴向 A 扫描。通过横向跨越被测物体扫描信号臂来完成横断面影像捕捉，获得的二维数据通常用伪彩影像来展示。

3. 更新的 **OCT** 设备利用"谱域/傅里叶域"分析，去除了机械移动，同时采集 A 扫描上的每一点信息，图像获取速度更快，分辨率更高。谱域 OCT 还可以进行图像三维重建，可以用来研究视网膜不同层面的情况。

指征

1. 用于黄斑囊样水肿、黄斑孔、视网膜前膜、玻璃体黄斑牵引综合征、中心性浆液性脉络膜视网膜病变的诊断，用于鉴别长期视网膜脱离和视网膜劈裂。

2. 用于监测疾病的进展过程和对治疗的反应。例如 AMD、糖尿病性黄斑水肿、黄斑裂孔手术前后。

3. 用于分析视盘和视盘周边视网膜神经纤维层厚度，特别是对青光眼的诊断和监测。

4. **前节 OCT** 运用范围越来越广，例如在青光眼中观察前房角，观察角膜（角膜厚度、角膜屈光手术前后、疾病的诊断和监测），还有观察晶状体。

正常表现

红色表示高反射结构，黄绿色表示中反射，蓝黑色表示低反射（图 14.34）。高分辨率 OCT（图 14.34B）可以更好地显示视网膜的结构例如外界膜和神经节细胞层，这些在标准分辨率下不能清晰显现（图 14.34A）。通过具体数字和伪彩地形图可以详细量化地展示视网膜厚度（图 14.35）。

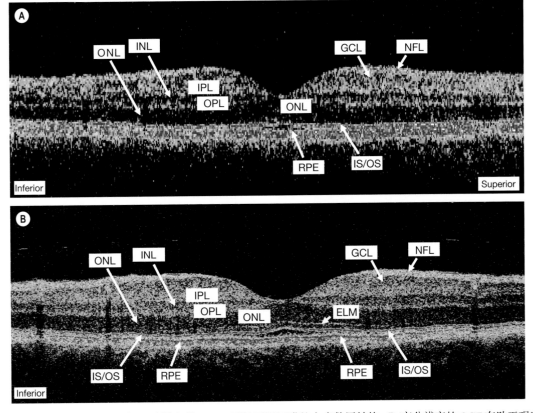

图 14.34 OCT 图示。A. 正常黄斑的标准分辨率的 OCT，可见到视网膜的大多数层结构；B. 高分辨率的 OCT 有助于观察细微结构，包括外界膜（external limiting membrane，ELM）和神经节细胞层（ganglion cell layer，GCL）；INL= 内核层；IPL= 内丛状层；IS/OS= 内/外节感光细胞；NFL= 神经纤维层；ONL= 外核层；OPL= 外丛状层；RPE= 视网膜色素上皮。（Courtesy of J Fujimoto）

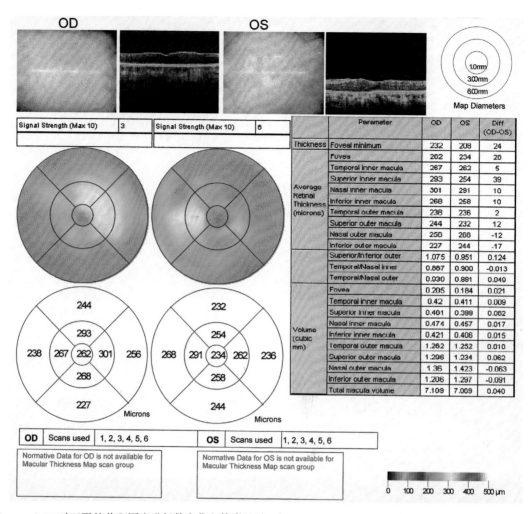

图 14.35 Stratus OCT 对双眼的黄斑厚度进行数字化和伪彩显示。（Courtesy of S Milewski）

年龄相关性黄斑变性

引言

年龄相关性黄斑变性（age-related macular degeneration，AMD），或者称为年龄相关性黄斑病变（age-related maculopathy，ARM），是一种累及黄斑的变性疾病。其特征为某些特异性临床表现，包括玻璃膜疣和视网膜上皮色素细胞的改变作为早期特征，且无证据表明继发于其他疾病。该疾病晚期出现视力严重损害。

分类

1. 通常而言，年龄相关黄斑变性（AMD）主要分为两种类型：

  a. 干性（非渗出性）AMD 是最常见的类型，大约 90% 的确诊病例属于该类型。地图样萎缩（geographic atrophy，GA）是干性 AMD 的终末

期阶段。

  b. 湿性（渗出性）AMD 相对于干性比较少见，但更容易快速进展至严重视力丧失。其主要表现是脉络膜新生血管（CNV）和色素上皮脱离（PED）。干性 AMD 偶尔会发展为湿性 AMD。

2. **国际年龄相关性黄斑病变流行病学研究组**（International Age-Related Maculopathy Epidemiological Study Group，IARMESG）于 1995 年出版了指导意见以统一名词术语，包括将所有年龄相关性黄斑改变的体征称为年龄相关性黄斑病变（ARM），但是目前用法还是各异。

  a. 早期 AMD（在 IARMESG 的分类法称为"早期 ARM"）以中等大小的玻璃膜疣、视网膜色素上皮色素沉着和 / 或脱色素为特征。该阶段往往被单纯称为"ARM"。

  b. 进展期 AMD（在 IARMESG 的分类法中称为"晚期 ARM"或者称为"AMD"）往往更严重，多伴有地图样萎缩和 / 或脉络膜新生血管。

流行病学分析

- 在发达国家，AMD 是导致非可逆性视力丧失的最常见原因。在美国，由 AMD 造成的视力损害大约占严重视力损害（双眼中较好眼的视力低于 6/60）病例中白种人的 54%、拉丁裔人种的 14% 和黑人的 4%。该病发病率随年龄增长而升高，并且在 50 岁以下患者中症状并不明显。

- 在英国，由于 AMD 造成的明显视力损害（双眼视力为 6/18 或者更低）影响了该国 75 岁以上人口的 4%，以及 90 岁以上人口的 14%，使得大约 1.6% 的 75 岁以上人口的双眼视力低于 6/60。

- 对单眼患有进展期 AMD（晚期 ARM）或者单眼由于非进展期 AMD 而导致中等视力缺失的患者而言，其另一眼在 5 年内有 50% 的概率也会发展成进展期 AMD。

危险因素

AMD 在病因学上是多因素的，与基因和环境因素之间的复杂相互作用有关。

1. **年龄**是主要风险因素。

2. **人种因素**：晚期 ARM 在白种人中比其他人种更常见，而早期 ARM 在不同人种间的发病率比较接近。

3. **遗传因素**：家族史很重要。研究已提示很多基因的变异与 AMD 的风险或保护有关，例如染色体 1q32 编码补体因子 H（CFH）有助于保护细胞免受补体介导的损害，位于 1q24-25 的 ATP- 结合盒转运蛋白基因以及在 1p 染色体上的 ABCR 基因（在 Stargardt 病 / 眼底黄色斑点症中也很重要）。

4. **吸烟**：可导致 AMD 发病风险翻倍。

5. **高血压**以及其他心血管发病因素也有关联。

6. **膳食因素**：高脂肪摄入以及肥胖症也会促使 AMD 发病，但是在某些群体中发现高抗氧化剂的摄入会有预防效果（见下文）。

7. **其他因素**：包括白内障手术、蓝色虹膜、阳光过度暴晒以及女性性别，但是这些因素的影响尚不确定。

玻璃膜疣

组织病理学

1. **定义**。玻璃膜疣（drusen，单数形式是 druse）是指位于视网膜色素上皮和 Bruch 膜之间交界面的

细胞外沉积。该沉积物的构成中包含了大量从视网膜色素上皮细胞的免疫介导以及代谢过程中产生出来的成分。

2. **在 AMD 发病机制中的作用尚不明确**。年龄相关性玻璃膜疣很少在 40 岁之前出现，但在 60 ~ 70 岁变得常见。其分布是高度变化的，可能局限于黄斑中心凹处，往往环绕中心凹或者沿黄斑周边形成一个环带，也可能见于周边部或中周部视网膜。

3. **识别"硬性"与"软性"玻璃膜疣在临床上非常有用**，组织病理学上区别明显（图 14.36），虽然二者潜在的病理生理过程可能是类似的。诸如形态较大的软性玻璃膜疣和 / 或融合玻璃膜疣，以及视网膜色素上皮的局灶性色素沉着，这些特征都与导致随后视觉缺失的更高风险水平相关联。

临床特征

1. **硬性玻璃膜疣**界限清晰，其直径（<63μm）小于视网膜静脉宽度的一半（图 14.37A）。硬性玻璃

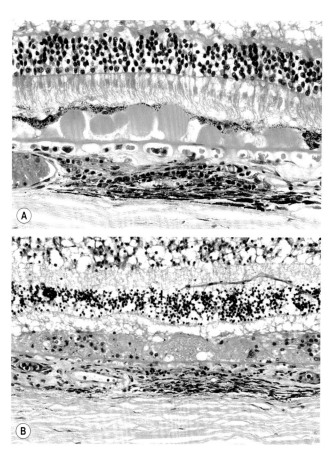

图 14.36 玻璃膜疣的组织学。A. 硬性玻璃膜疣是弥散性的、均匀的，嗜酸性结节性沉积物位于视网膜色素上皮和 Bruch 膜的内层胶原层之间；B. 软性玻璃膜疣是非均质的，嗜酸性沉积物边界不清。（Courtesy of J Harry）

膜疣的存在并未被发现会增加视力丧失的风险，因此 ARM 的定义中往往不包括硬性玻璃膜疣。

2. **软性玻璃膜疣并不明显**，而且往往比硬玻璃膜疣更大（图 14.37B）。通常出现多于 5 个软性玻璃膜疣被建议作为判定 ARM 的特征。随着软性玻璃膜疣的增大和增多，它们可能会合并而导致视网膜色素上皮的局部隆起，形成"疣性视网膜色素上皮脱离"（图 14.37C），见下文。软疣和硬疣都会发生营养不良性钙化（图 14.37D）。

荧光素血管造影

荧光素血管造影检查的表现取决于视网膜色素上皮的形态以及玻璃膜疣对荧光素的亲和性。强荧光可能是由于视网膜色素上皮的萎缩而导致的窗样缺陷或者晚期着染（图 14.38）。遮蔽背景荧光的低荧光性玻璃膜疣由于富含脂质物质，显示出疏水性，不容易被着色。

与玻璃膜疣相关的病变

许多条件功能性病变与年龄相关性玻璃膜疣相似，其中一部分具有类似的病例生理基础。

1. **蜂窝性视网膜营养不良症**（malattia leventinese，或者常染色体显性径向玻璃膜疣）是一种并不常见的疾病，在这种病变中玻璃膜疣会在 20～40 岁年龄段出现（见第 15 章），对大多数患者而言，该病变的遗传基础已经形成。

2. **"角质层"玻璃膜疣**，也被称为"早期成年发病组"或者"基底层"玻璃膜疣（不要和在 ARM 病变中可见的基底膜线性沉积、Bruch 膜的结节状增厚相混淆），在相对年轻的成人病例中可见。该病变由小的（25～75μm）黄色结节组成（图 14.39A），这些结节往往会聚集并且随时间增多，而发展成浆液性色素上皮脱离（PED）。通过眼底造影可以显示"星空"状（图 14.39B）。该症与 CFH 基因变异相关。

3. **2 型膜增生性肾小球肾炎**是一种慢性肾疾病，常发病于年龄较大的孩子以及成人。少数患者会发展成双侧弥漫性玻璃膜疣状病变。该病变也和 CFH 基因相关。

在AMD中预防性抗氧化剂的补充

年龄相关性眼病研究（Age-Related Eye Disease Study，AREDS）证实了有规律地摄入高剂量的抗氧

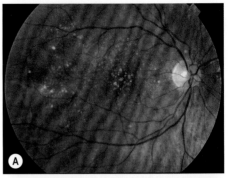
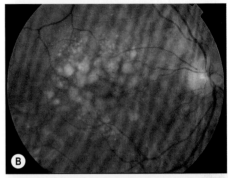
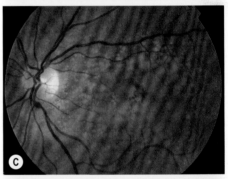
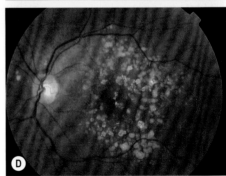

图 14.37　玻璃膜疣。A. 硬性玻璃膜疣；B. 软性玻璃膜疣；C. 软性玻璃膜疣的融合；D. 钙化的玻璃膜疣。

化性维生素以及矿物质能够显著降低 AMD 病情发展的风险。

使用建议

该建议来自于 AREDS，指出超过 55 周岁的中老年人必须接受以下高危特征的检查，同时，如果出现一个或者多个迹象，必须考虑补充抗氧化剂：

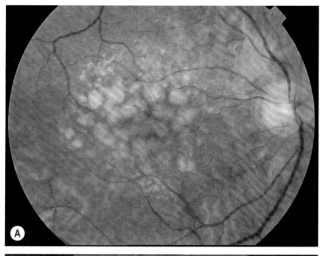

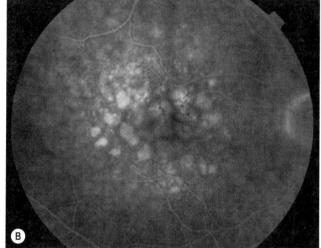

图 14.38　A. 软性玻璃膜疣；B. 荧光素血管造影显示晚期高荧光。

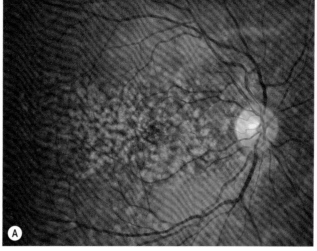

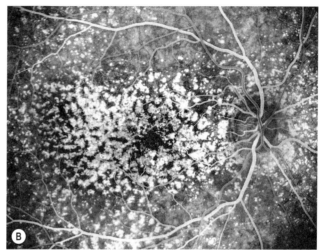

图 14.39　A. 角质层玻璃膜疣；B. 荧光素血管造影显示高荧光斑点——"星空样"表现。(Courtesy of C Barry)

- 大量中等大小的玻璃膜疣。
- 至少一个大的（≥125μm）玻璃膜疣。
- 单眼或者双眼出现地图状萎缩。
- 单眼存在进展期 AMD（AREDS 认为这一点非常重要）。

以上述迹象为依据的进展期 AMD 患者中，摄入抗氧化补充剂能够将 5 年内该病变导致视力丧失的风险降低 25%。值得一提的是，抗氧化剂对于那些早期或者非 AMD 患者的病情发展没有显著作用。

建议处方

AREDS 所建议使用的处方如下：

- 500mg 维生素 C。
- 400 单位的维生素 E。
- 15mg β- 胡萝卜素。
- 80mg 的锌和 2mg 的铜（氧化铜），以防止锌引起的铜缺乏症。

其他注意事项

虽然抗氧化补充剂总体而言是很安全的，但是相应的副作用包括由 β- 胡萝卜素摄入而导致吸烟者以及戒烟者患肺癌风险升高，由于大量锌摄入而导致的泌尿生殖系统问题，以及由于维生素 E 摄入而导致血管疾病或者糖尿病患者患心力衰竭的风险。

- 黄斑叶黄素（叶黄素和玉米黄质）以及 Omega-3 脂肪酸都是有益的，并且目前市面上销售的制配剂都含有这些物质。目前正在进行诸如 AREDS2 的试验来试图拟定最佳的营养物质配比。
- 大量绿叶蔬菜的摄入使得 AMD 的发病风险降低，针对那些有严重 AMD 家族史以及那些患有早期 AMD 但是不符合 AREDS 标准的患者而言，大量摄入绿叶蔬菜可能是一个很有益的膳食建议。
- 在这种情况下建议戒烟，并且考虑采取防护措施以避免过度暴露在日光下。

非渗出性（干性）AMD

诊断

1. **症状**：主要是经过数月或数年视力逐渐损害。通常双眼都会累及，但程度不一。视力有波动，但是在亮光下视力较好。

2. **体征**：按照时间顺序：
   - 出现大量中等大小的、会融合的软性玻璃膜疣（图 14.40A）。
   - 视网膜色素上皮局灶性色素沉着和 / 或色素脱失。
   - 界限分明的视网膜色素上皮萎缩区，与不同程度的视网膜以及脉络膜毛细血管层丧失有关（图 14.40B 和 C）
   - 萎缩区扩大，可见较大的脉络膜血管，同时之前存在的玻璃膜疣消失（地图状萎缩，图 14.40D）。当黄斑中心凹累及时，视力将受严重损害。极少见的情况下，脉络膜新生血管可能在地图状萎缩区域形成。
   - "疣性"视网膜色素上皮脱离（见下文）。许多专家认为出现任何形式的视网膜色素上皮脱离，就可以转变为湿性 AMD，不论是否有脉络膜新生血管的证据。

3. 如果脉络膜毛细血管完好无损，萎缩区荧光素造影表现为脉络膜背景荧光失去遮挡而形成的窗样缺损（图 14.40E 和 F）。暴露的巩膜可能会表现出晚期染色。

处理

1. **预防措施**：
   - 如需要，补充抗氧化剂。
   - 可处理的危险因素应加以解决，例如吸烟、评估心血管疾病以及膳食注意事项、眼部防日照措施以及可能更高的白内障手术阈值。

2. **Amsler 网格**：需要准备一个该网络以供家用，并建议规律性（如每周一次）的自检，如果发现任何变化的话，尽快寻求专业建议。

3. **提供低视力帮助**，并且针对显著视力丧失的患者，以及被鉴定为视障人士者，提供可能的人文关怀以及经济协助。

4. **实验性手术**：
   - 植入微型眼内望远镜对于某些病例可能有益。
   - 同时施行包含 360°视网膜切开术以及视网膜旋转的视网膜移位手术，以及眼外肌手术以纠

正旋转。但是存在继发性视网膜脱离合并增生性玻璃体视网膜病变的高度风险。此外也可能发生"新"黄斑区的加速变性。

5. **激光光凝术**：确实可以消除玻璃膜疣，但是并不能降低进展至 AMD 的风险。

视网膜色素上皮脱离

发病机制

用以保持黏附的生理作用力的破坏导致了视网膜色素上皮从 Bruch 膜内胶原层脱离。其基本原理是，增厚的功能失调的 Bruch 膜使得液压传导性降低，从而影响了从视网膜色素上皮（RPE）往脉络膜方向的液体流动。此外，免疫介导过程可能也起了重要作用。以下将讨论不同类型。

浆液性视网膜色素上皮脱离

1. **症状**：包括中心视野的模糊不清以及视物变形症。在某些情况下，前者可能部分由于远视所致。

2. **体征**：
   - 边界清晰的橙色圆顶形隆起，通常含有边缘苍白的视网膜下积液（图 14.41A）。可能同时出现多个不同大小的病灶。
   - 圆顶处的色素性条带通常提示是慢性的。
   - 不规则分布的视网膜下积液以及脉络膜视网膜褶皱的出现，往往可疑有脉络膜新生血管生成。
   - 视网膜色素上皮下或者视网膜下出血和脂质也通常提示脉络膜新生血管。
   - 如果未见玻璃膜疣，则应怀疑息肉状脉络膜血管病变（polypoidal choroidal vasculopathy，PCV；见下文）。

3. **FA**：显示界限分明的椭圆形高荧光区域，高荧光随着时间而增强但并不会扩大："池样充盈"（图 14.42B 以及图 14.26）。外周区域的缺迹可能提示脉络膜新生血管的存在。

4. **ICGA**：显示低荧光的椭圆区域，并伴有强荧光晕环（图 14.42C）。脉络膜新生血管在超过 90% 的病例中表现为病灶性脉络膜新生血管（"热点"）或弥漫性"盘状"脉络膜新生血管，或者是两者兼有。

5. **OCT** 显示视网膜色素上皮从 Bruch 膜上脱离，形成了光学上的空白区域（图 14.42D）。浆液性视网膜色素上皮脱离中，如果在主隆起和次级小丘之间出现缺迹，往往提示脉络膜新生血管的存在。

6. **自然病程**：

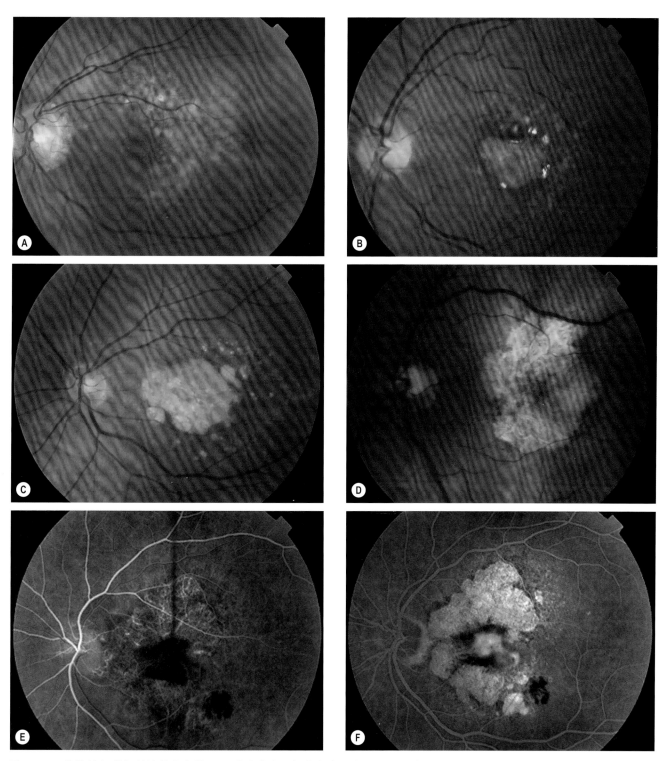

图 14.40 萎缩性年龄相关性黄斑变性。A. 玻璃膜疣和轻度色素上皮改变；B. 玻璃膜疣和中度视网膜萎缩；C. 玻璃膜疣和地图状萎缩；D. 地图状萎缩，玻璃膜疣消失；E. 荧光素血管造影动静脉期显示轻度高荧光；F. 荧光素血管造影晚期显示强的高荧光（窗样缺损）。

- 超过 60 岁的患者往往有较差的预后，不管处于哪个病程，尽管视力丧失的速度不同，最终的结局都不佳（视力只能达到 6/60 或者更低）。
- 视网膜色素上皮撕裂（见下文）的形成会诱发脉络膜新生血管的出血，从而导致极其快速的视力丧失。
- 出现伴有不断扩大的萎缩区域以及逐渐的视力恶化的慢性症状，或者带有地图状萎缩的自发性分裂。
- 不伴显著的视力丧失的自发性缓解较常见于年

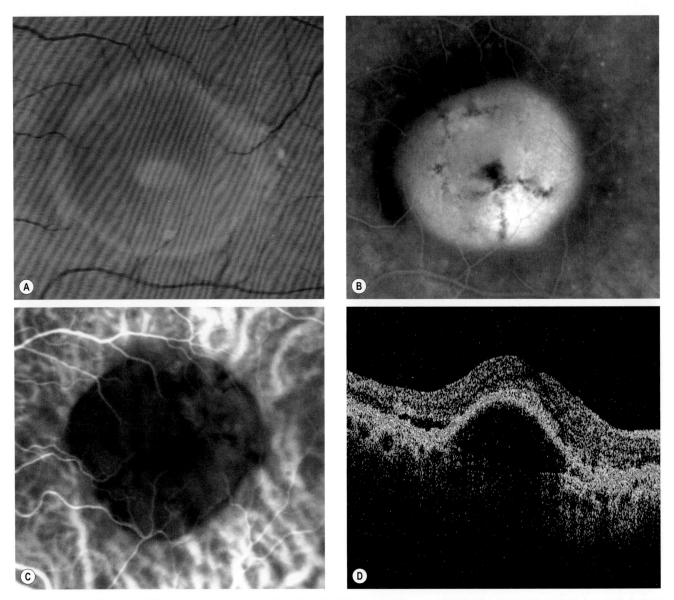

图 14.41　视网膜色素上皮脱离。A. 临床表现；B. 荧光素血管造影显示高荧光；C. 吲哚菁绿血管造影显示低荧光，周边高荧光晕环；D. 光学相干断层成像显示色素上皮层和 Bruch 膜分离。（ Courtesy of P Gili-figs A and B; fig. C-A Bolton; C Barry-fig. D ）

龄较轻的患者中。

- 大约 1/3 的患者会在诊断后 2 年内在临床上发展为脉络膜新生血管，尽管更大比例的患者在血管造影时发现脉络膜新生血管。

7. 处理：

- 针对那些未检出脉络膜新生血管，尤其是那些年龄小于 60 岁的患者，建议保持观察。
- 玻璃体腔内注射血管内皮生长因子（VEGF）抑制剂，尤其是雷珠单抗和贝伐珠单抗，可以稳定视力并且改善血管化的色素上皮脱离的形态学特征，虽然这种方法有 10% 的风险会造成视网膜色素上皮撕裂。
- 光动力疗法与玻璃体腔内注射血管内皮生长因

子抑制剂联合治疗，也可以有效稳定视力，尽管也有将近 10% 的可能性会造成视网膜色素上皮撕裂。

- 光动力疗法与玻璃体腔内注射曲安西龙联合治疗对某些病例可能有益。

纤维血管性色素上皮脱离

通过定义（黄斑光凝治疗研究分类）可以看出，纤维血管性色素上皮脱离代表一种"隐匿性"脉络膜新生血管（见下文）。

1. 体征：此类色素上皮脱离比浆液性色素上皮脱离在轮廓以及进展上都更加不规律。

2. FA：显示出不规则的颗粒状或者条状强荧光，

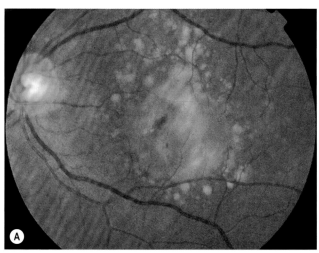

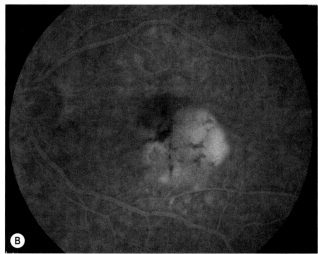

图 14.42 视网膜色素上皮的疣性脱离。A. 临床表现；B. 荧光素血管造影晚期显示中度高荧光染色。

伴有不均匀荧光素充盈的色素上皮脱离、渗漏以及后期染色。

3. **ICGA**：可以更有效地显示脉络膜新生血管。

4. **OCT**：可以显示色素上皮脱离，因为此类 PED 比浆液性 PED 光反射高，纤维增生表现为深层散反射。同时可见视网膜下积液。

5. **处理**：基本与伴脉络膜新生血管的出血性 PED 相同。

疣性色素上皮脱离

疣性 PED 由较大的软性玻璃膜疣融合形成（图 14.42A）。

1. **体征**：浅隆起的苍白区域，伴有不规则的扇形边缘，通常双眼发病。

2. **FA** 显示早期弥散性低荧光伴有斑片状的相对昏暗的早期强荧光，逐步发展成中等程度的不规则的

晚期染色（图 14.42B）。

3. **ICGA**：显示显著弱荧光。

4. **OCT**：可见在 PED 内均匀的高反射，而相反的在浆液性 PED 内可见光学空腔。通常无视网膜下积液。

5. **自然病程**：形态通常比其他类型的 PED 要好一些，只是伴随着逐步的视力丧失，在确诊后 10 年内，大约 75% 的病例会演变发展成地图状萎缩，而另外 25% 则会出现脉络膜新生血管。基本在相当一段时间内会保持稳定，3 年后，大约只有 1/3 会出现地图状萎缩或者脉络膜新生血管。

6. **处理**：对大多数病例而言保持观察即可，目前无明显依据来证明干预治疗的疗效。

出血性色素上皮脱离

实际上出血性 PED 的患眼都存在潜在的脉络膜新生血管或者息肉状脉络膜血管病变（polypoidal choroidal vasculopathy，PCV），如果未见玻璃膜疣则考虑后者。

1. **症状**：主要是中央视野的突然损伤。

2. **体征**：
   - 隆起的暗红色穹窿形病灶且轮廓清晰（图 14.43A）。
   - 血液可能突破进入视网膜下腔，形成较弥散的轮廓并显示较明亮的红色（图 14.43B）。

3. **FA**：显示强的背景荧光素遮蔽，但是下方血管仍可见。

4. **处理**：大的出血性病灶的处理会在下文描述（"出血性" AMD），但是中心视力的预后通常不理想。伴有脉络膜新生血管的小的出血性色素上皮脱离可以常规处理（见下文 PCV 的处理）。

视网膜色素上皮撕裂

1. **发病机制**：在视网膜色素上皮附着和脱离的连结处，如果切向力足够大就可能形成视网膜色素上皮撕裂。撕裂可能是自发的，或者在激光光凝治疗或者光动力治疗色素上皮脱离或者伴随的脉络膜新生血管后形成，也可能在针对湿性 AMD 的抗血管内皮生长因子抑制剂或者类固醇类药物玻璃体腔内注射治疗后形成。

2. **表现**：当黄斑中心凹被累及时，表现为中心视力的突然恶化。

3. **体征**：可见月牙形苍白色 RPE 裂开区，紧邻着收

缩和折叠的瓣相应的深色区域（图 14.44A）。

4. **FA** 晚期可见由于 RPE 增厚褶皱后形成的沿皮瓣的低荧光，附近 RPE 缺失区域可见暴露的脉络膜毛细血管的强荧光。这两个区域之间有明显的线性边界（图 14.44B）。

5. **OCT**：显示在色素上皮脱离部分，RPE 正常穹窿形轮廓缺失，并且靠近褶皱 RPE 部分有强反射性（图 14.44C）。

6. **预后**：黄斑的撕裂预后不佳，尽管少数患眼依然能够保持良好视力，尤其是在黄斑中心凹未累及的情况下。

脉络膜新生血管

发病机制

1. **致病因素**：湿性 AMD 与 CNV 相关，后者是血管复合体从脉络膜毛细血管向 Bruch 膜穿破的异常生长。以下相互作用因素被认为具有重要作用。

- Bruch 膜和视网膜色素上皮的完整性、炎症通路成分、局部缺氧以及代谢产物的累积。

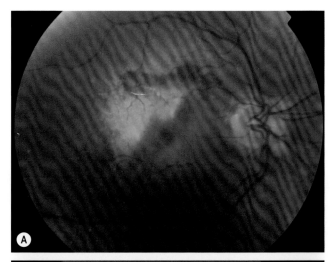

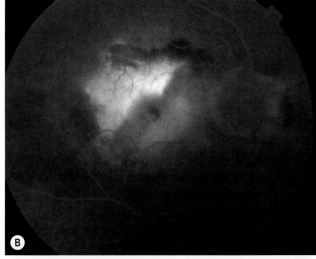

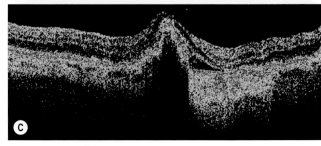

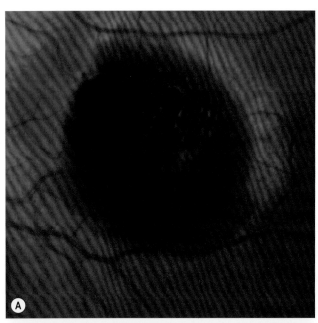

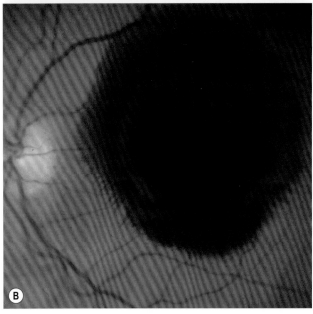

图 14.43　A. 出血性视网膜色素上皮脱离；B. 血液穿破进入视网膜下腔。

图 14.44　视网膜色素上皮撕裂。A. 苍白的三角区，伴有周边出血及相邻的深色区；B. 荧光素血管造影晚期显示皱褶瓣的相对低荧光以及相邻的色素上皮缺损区的高荧光；C. OCT 显示皱褶相邻区的高反射。（ Courtesy of Moorfields Eye Hospital-figs A and B；C Barry-fig. C ）

- 局部活性的细胞因子对促进和抑制血管生长的重要性已被认识，血管内皮生长因子（VEGF）尤其受关注，其结合至内皮细胞受体，促进血管生成及血管漏液。
- 补体因子 H（complement factor H，CFH），以及抗血管生成的色素上皮衍生因子（pigment epithelium-derived factor，PEDF）也具有重要作用。

2. **形态学**：位于 RPE 下的 CNV 膜属于 1 型，当 CNV 膜生长到视网膜下则属于 2 型。

临床特性

1. **表现**：起病相对较快（通常在几天之内），主要表现为无痛性的中央视野模糊，包括视物变形症。如果发生出血，患者可能会主述实性暗点。

2. **体征**：虽然 CNV 自身可见灰绿色或者粉红-黄色病灶，但是大多数体征由于下列因素并发而成：
- 局部视网膜下积液以及黄斑囊样水肿（cystoid macular oedema，CMO）。
- 视网膜内或者视网膜下脂质沉积，有时是大量沉积（图 14.45A）。
- 出血（图 14.45B）可能位于视网膜下、视网膜前、玻璃体腔内并伴有 PED。
- 在发展或者治疗后的病灶部位出现视网膜和视网膜下的瘢痕（盘状瘢痕；图 14.45C）。
- 渗出性视网膜脱离可能极严重（图 14.45D），

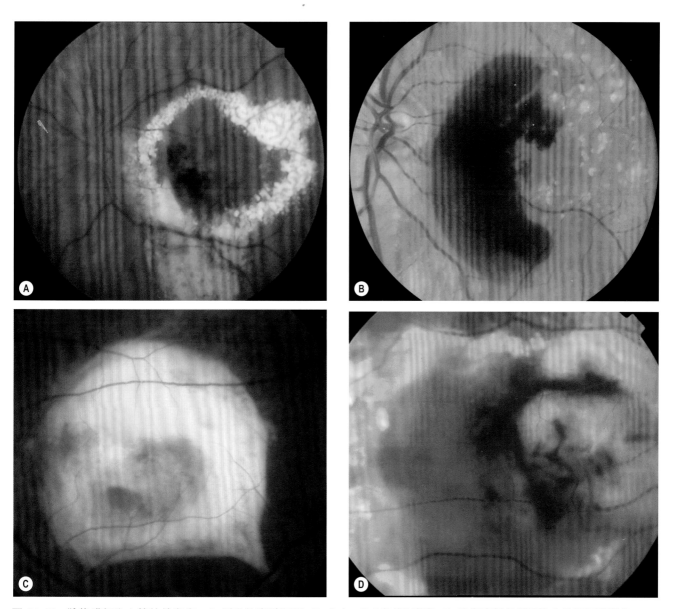

图 14.45 脉络膜新生血管的并发症。A. 严重的脂质沉积；B. 出血；C. "盘状"瘢痕；D. 晚期病例的严重渗出性视网膜脱离。

导致视力完全丧失。

- CNV 如果不做治疗，预后极差，视力往往会下降到"手动"的程度。

荧光素血管造影

对疑似 CNV 病例，通常是先用 FA 进行确诊，然后再进行抗 VEGF 治疗。精确定位的重要性已经下降，而且典型 CNV 与隐匿性 CNV 膜之间的区分也不如以往那么相关。现在的监测主要包括通过 OCT 对视网膜的厚度和体积做连续评估。目前广泛用于描述 CNV 的荧光素血管造影表现的专业术语引自黄斑光凝研究（Macular Photocoagulation Study, MPS），如下所述：

1. **典型 CNV**：是边界清晰的膜，早期呈"花边"状充盈（图 14.46B），峰值期荧光亮度最强（图 14.46C），然后在 1 ~ 2 分钟之后染料渗漏到视网膜下腔和 CNV 周边。随后 CNV 内的纤维组织

被染色，并呈现出晚期强荧光（图 14.46D）。当 CNV 位于视网膜下而非位于 RPE 下时，前述现象更为典型。从荧光素血管造影显示出的图像，根据其相对于中央凹无血管区的位置，可以将典型的 CNV 作如下分类：

- 远黄斑中心凹型：距离中心 200 ~ 1500μm。
- 近黄斑中心凹型：距离中心 1 ~ 200μm。
- 黄斑中心凹下型（见图 14.46）：可见多数膜位于黄斑中心凹下。

2. **隐匿性 CNV**：是指从荧光素血管造影无法完全确定其边界的 CNV，尤其是生长位于 RPE 与 Bruch 膜之间（图 14.47）。在 MPS 分类法中区分的亚型包括纤维血管性 PED（见上文）和"无确定来源性晚期荧光渗漏"，造影晚期的渗漏区未见典型 CNV 或纤维血管性 PED。CNV 可根据典型部分大于或小于整体病灶的 50%，称为"显著"或"微小"典型性。MPS 分类法也参考病灶的"成分"，

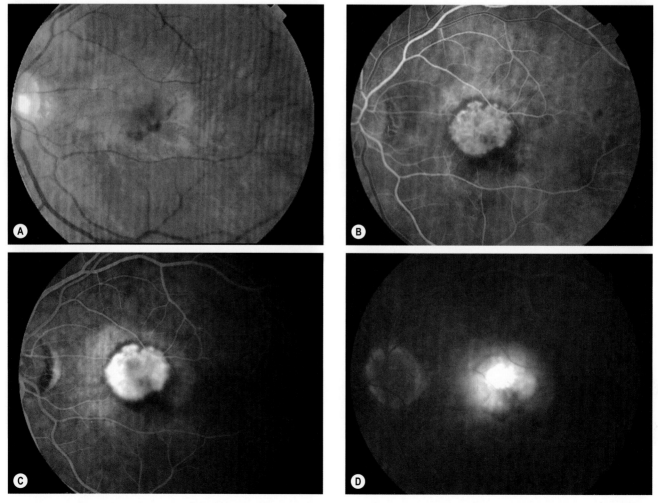

图 14.46 典型黄斑中心凹下 CNV 的荧光素血管造影。A. 黄斑区的少量出血斑；B. 荧光素血管造影的动脉期显示"花瓣样"强荧光；C. 静脉期显示更强的荧光；D. 晚期由于着染显示持续强荧光。

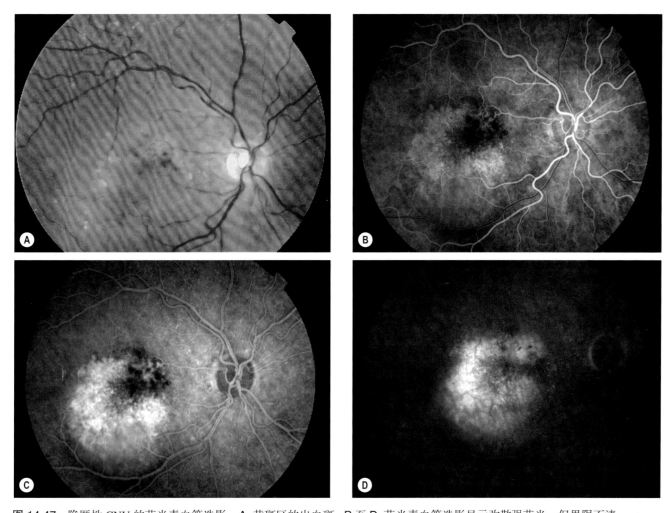

图 14.47　隐匿性 CNV 的荧光素血管造影。A.黄斑区的出血斑；B 至 D.荧光素血管造影显示弥散强荧光，但界限不清。

例如邻近的出血、浆液性 PED，或可能遮蔽部分
CNV 的色素，这些被视为整体病灶的一部分。

吲哚菁绿血管造影

　　吲哚菁绿血管造影显示 CNV 为局部强荧光的
"亮点"或者"斑块"，并可作为 FA 极有效的辅助检
查手段，原因如下：

- 可提高检测 CNV 的敏感度，例如当低密度出血、
积液或者色素的存在使荧光素血管造影无法获得
足够的清晰度（图 .14.48A ~ D）。
- 可鉴别 CNV 和其他具有相似临床表现的疾
病，尤其是 PCV、视网膜血管瘤样增生（retinal
angiomatous proliferation，RAP）和中心性浆液性脉
络膜视网膜病变（central serous chorioretinopathy，
CSR）。
- 对于隐匿性 CNV 的界限划定，由于目前抗 VEGF
治疗的推广，使其意义远没有以前那么重要。但
对联合治疗，以及对那些拒绝玻璃体腔内注射治

疗者，仍可能提供便利。
- 对于供给 CNV 区域的滋养血管复合物的识别，也
随着抗 VEGF 治疗的出现，已不如以往那么重要。
- 在 RAP 的治疗中，滋养血管的识别有助于光凝治
疗。
- 在 PCV 的治疗中，尤其是对血管复合物的定位。

光学相干断层成像（OCT）

　　在 CNV 治疗中，OCT 的主要作用是用于监测
治疗效果，其可以提供准确的定量评估。以往认为
OCT 只能对 CNV 的诊断提供有限的帮助，但是随着
新一代高分辨率仪器的出现使得组织结构清晰度不
断改进，例如三维成像以及对视网膜不同层次单独
成像的能力，使得 OCT 的应用不断扩展。一般来说，
在 OCT 里，CNV 会显示 RPE/ 脉络膜毛细血管层高
反射带的增厚和断裂。视网膜下和 RPE 下积液（图
14.49A）、出血和瘢痕（图 14.49B）可确定。

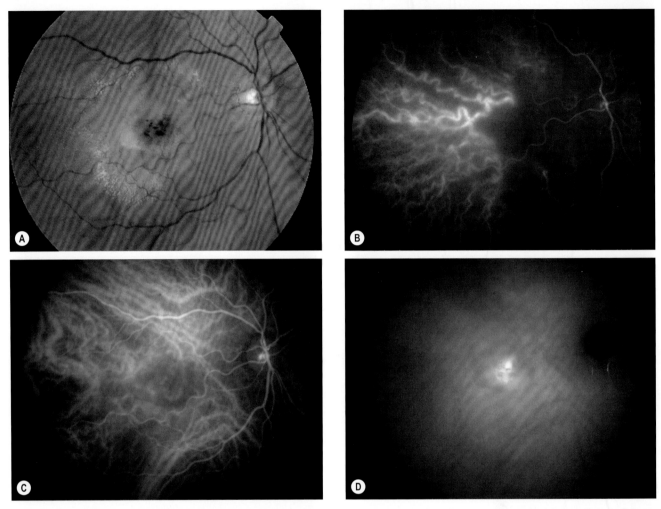

图 14.48　CNV 的 ICGA。A. 黄斑区出血和积液，伴周围硬性渗出；B 至 D. 显示来自下方 CNV 的小片状逐渐增强的强荧光（"热点"）。

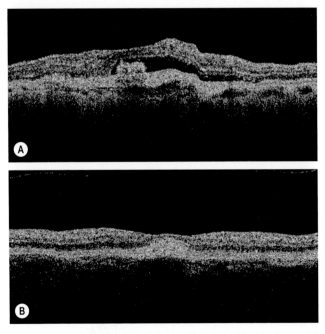

图 14.49　OCT。A. 脉络膜新生血管和视网膜下积液；B. 视网膜下瘢痕。（Courtesy of C Barry）

使用抗 VEGF 制剂进行治疗

1. **原理**：这些制剂阻止 VEGF-A 细胞因子与血管内皮细胞表面的相关受体的相互作用，从而达到延缓或者逆转 CNV 的效果。抗 VEGF 治疗已经成为目前 CNV 治疗的主要方式，能够极大改善预后视力。玻璃体腔内注射是给药的标准方式，常见风险包括视网膜脱离、损伤晶状体、RPE 撕裂以及眼内炎。此外，也可能并发眼内压增高以及无菌性葡萄膜炎。就全身而言，该疗法会轻微增加卒中的发生率。

2. **适应证**：显著典型性、轻微典型性以及隐匿性 CNV 亚型都适用抗 VEGF 治疗，但是只有存在活动性病变时才有效果。活动性 CNV 的证据包括在荧光素血管造影上可见积液或出血、渗漏、CNV 膜扩大或者由于 CNV 活动而导致的视力恶化。基本上任何视力水平的患眼均可通过治疗得到改善。不过如果治疗前的视敏度较好，最终视敏度也会更好。只有"手动"视力的患者只能做个别评估。

3. 禁忌证：即便在活动性 CNV 出现时，如果存在纤维性盘状瘢痕往往会使得治疗无效。此外，RPE撕裂也可视为一个相对禁忌证。

雷珠单抗（诺适得）

雷珠单抗是专为人眼使用而研发的一种人源化单克隆抗体片段，其无选择性地结合并抑制所有VEGF-A 亚型。玻璃体腔内注射的最佳时机并未明确定义。常用剂量是 0.05ml 中含 0.5mg。目前主要采用 3 种治疗策略：

1. **每月定时注射**是在最初的试验中采用的方案。总体来说，在最初 3 个月中，无论病变属于何种类型，约 95% 患者可保持视力，约 35%～40% 患者视力显著改善。

2. **三次初始每月注射后每月复查**，如果通过视敏度（例如下降 5 个字母或者更多）以及 OCT 检查（视网膜厚度增加 100μm 或者更多）发现视力退化，则行重复注射治疗。

3. **"治疗并延长"**是指前 3 个月每月注射一次，然后逐渐增加注射的时间间隔直到出现明显的视力退化。如果可能的话，对每个患者有针对性地确定一个间隔时间。

贝伐珠单抗（阿瓦斯汀）

相对于雷珠单抗，贝伐珠单抗（阿瓦斯汀）是一种完整的抗体并且要便宜得多；目前用于治疗 AMD 是属于药品核准标示外使用。

有限的结果表明其治疗有效性和玻璃体腔内注射的安全性可能与雷珠单抗相当，目前对两者的对比试验仍在进行中。由于贝伐珠单抗比雷珠单抗分子大，使其可能在玻璃体内持续更长的时间，因此所需的注射频率可能较低。据推测，其全身性副作用可能较少，至少与 0.5mg 剂量的雷珠单抗注射相比而言如此。贝伐珠单抗使用一年的卒中率为约 0.5%，与正常人群的发病率相近。其通常剂量为 1.25mg/0.05ml 或者 2.5mg/0.1ml。

培加尼布（Macugen）

培加尼布是经监管部门批准的第一个用于眼部治疗的抗 VEGF 制剂。虽然相比光凝治疗，培加尼布治疗能够获得的视力恢复更好，但是其治疗效果也仅仅与光动力疗法（见下文）的效果基本持平，因此培加尼布的使用远不如其他抗 VEGF 制剂。

玻璃体腔内注射技术

1. **准备：**

   a. 环境必须适当：手术室或者有足够照明的专用"清洁室"。

   b. 操作流程以及相关风险必须事先向患者说明并且得到明确的同意。

   c. 滴局部麻醉剂与散瞳剂。尤其当需要使用大号针头时（但不应超过 27G），可使用 1% 利多卡因结膜下注射以加强局部麻醉。

   d. 有专家推荐预防性局部使用抗生素，通常 3 天。

   e. 注射前 3 分钟以上可以使用 5% 浓度的聚维酮碘用于眼球表面处理（如果对碘过敏，可以使用氯己定作为替代品）。

   f. 使用标准外科手术流程洗手，并戴无菌手套。

   g. 使用 5%～10% 的聚维酮碘清洁眼周皮肤、眼睑以及睫毛。

   h. 建议像其他形式的眼内手术一样，使用透明塑料无菌粘贴手术中，即便并不普遍。

   i. 眼内置无菌开睑器。

2. **操作技术：**

   a. 指导患者看向注射部位的对侧，常见于颞下方注射，因为较容易暴露。

   b. 使用标尺以标示角膜缘后 3.5～4mm（睫状体平坦部）的注射点。

   c. 打开预装药品注射器的无菌袋，或者使用一个无菌针筒从预先配制好的药瓶里抽取适量的药剂。在针筒上装好针头（常用 30G 针头）以排尽空气。

   d. 可以使用镊子来稳定眼球（以及如果希望对结膜施以向前牵引，以避免结膜注射孔与巩膜的注射部位重叠；或者可以使用无菌棉棒来代替牵引）

   e. 针头要正对眼球中心垂直地穿过巩膜，并且将所需药量（0.5～1ml）缓慢推入玻璃体腔。如果使用大号针头，应考虑分步进针。

   f. 针头退出后丢弃。为减小反流，例如玻璃体脱出（玻璃体束综合征），可以在针头退出时使用无菌棉棒滚压进针口。

   g. 注射后立即点滴广谱抗菌眼药水，每日 4 次，至少连续点 3 天。

   h. 高眼压可以阻塞视网膜中央动脉，因此在操作后常规检查患者的视力（主观检查即可），直接观察动脉或者测量眼压，以确保灌注正常；而对于青光眼患者必须经常考虑测量眼压。如果动脉出现阻塞，应行紧急穿刺术，患者卧位可能有助于改善血供。

患者可以在注射后 24 小时恢复正常活动，但是必须嘱咐他们如果发现任何视力退化或者发炎症状时，应该须紧急就医。

光动力治疗

1. **基本原理**：维替泊芬（维速达尔®）是一种光激活化合物，优先被包括新生血管组织在内的分裂细胞吸收。其通过静脉注射，然后被二极管激光源在该化合物的峰值吸收波长发出的相对低能量的激光照射后激活，形成血栓。光动力治疗（photodynamic therapy，PDT）的最大优点是不伤及健康组织（图 14.50）。随着抗 VEGF 制剂治疗的推广，使得 PDT 疗法的应用显著减少。但是，

PDT 在某些特定情况下仍然有用，例如当患者拒绝玻璃体腔内注射治疗或者作为联合疗法的一部分时（见下文）。

2. **适应证**：当患眼黄斑中心凹下显著典型 CNV 不超过 5400μm 并且视力不低于 6/60 时，适宜使用 PDT。其他类型，尤其是小型隐匿性和较大的显著典型性病灶，也可以通过 PDT 来稳定病情。

3. **技术**：静脉滴注维替泊芬（按每公斤体重 6mg 用量）10 分钟以上，间隔 5 分钟后，对比 CNV 膜最大直径大 1000μm 的范围进行激光照射 83 秒。针对那些持续性或者新出现渗漏的部位可以按照每 3 个月进行再治疗，大约前 2 年平均进行 5 次治疗。

4. **不良反应**：包括输液过程中短暂的下背部疼痛、视力短暂下降、注射部位反应以及在 24～48 小时内对强光的敏感性。在行 PDT 时结合玻璃体腔内

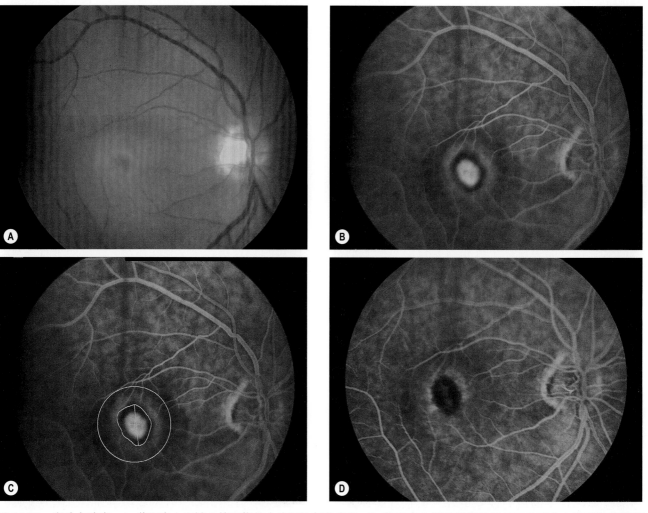

图 14.50 光动力治疗。A. 黄斑中心凹被血管环绕的小片污浊灰色病灶；B. 荧光素血管造影静脉期显示典型中心凹下脉络膜新生血管的高荧光，环绕着低荧光环；C. 病灶的最大线性尺寸；D. 成功治疗 3 个月后的荧光血管造影显示病灶区低荧光。（Courtesy of S Milewski）

类固醇注射可能会取得更好的疗效。

联合疗法

虽然抗 VEGF 疗法为 CNV 治疗带来革命性的影响，但是医学界仍在开展进一步的研究以期取得更好的疗效。总体原则是降低玻璃体腔内注射的频率，尤其鉴于罕见但是潜在严重的不良反应。希望通过多种治疗手段的联合施行来达到这一目标。目前的疗法包括，PDT 结合抗 VEGF 疗法、PDT 结合玻璃体腔内类固醇疗法、类固醇结合抗 VEGF 疗法以及类固醇 / 抗 VEGF/PDT 结合的三重疗法。

氩激光光凝术

热激光烧蚀疗法目前已不常用于 CNV 的治疗，但是其仍然适用于对典型中心凹外膜以及 PCV 和 RAP 的某些病例的治疗。

实验性治疗

目前在对一系列的辅助治疗模式进行研究，包括：

- 使用低密度的锶 -90 进行近距离的放射治疗。
- 阿柏西普注射液（VEGF Trap-Eye）：一种与所有形式的 VEGF-A ~ D 以及胎盘生长因子结合的抑制剂，玻璃体腔内注射。
- 其他细胞因子抑制剂，如血小板衍生生长因子以及整合蛋白等。
- 使用基因特异性 RNA 链来修饰基因表达的小干扰 RNA。
- VEGF 受体酪氨酸激酶抑制剂。
- 抗 VEGF 缓释系统，包括微型胶囊。
- 利用腺病毒载体的基因疗法，设想通过这种方法介导以避免反复玻璃体腔内注射。
- 人工视网膜移植术。

出血性AMD

对于大部分具有大量视网膜下或者 RPE 下出血的患眼而言，其预后视力较差，但是需要考虑以下几点：

1. **停止类香豆素抗凝血剂治疗**，在咨询过处方医师的意见之后。抗血小板制剂通常不需要中断使用。
2. **玻璃体腔内抗 VEGF 注射疗法**，对那些出血较小（<1mm）的患者是有益的。
3. 对大量出血而原先视力良好的患眼而言，有以下

可选方案：

- 观察。
- 单纯行玻璃体腔内抗 VEGF 注射疗法。
- 玻璃体腔内注射重组组织型纤溶酶原激活物（recombinant tissue plasminogen activator，rTPA 治疗）和气性（如 SF6 气体）出血移位，联合或不联合玻璃体腔内 VEGF 抑制剂治疗。
- 使用视网膜下 rTPA 的玻璃体切割术，可联合以上方法。

视网膜血管瘤样增生

视网膜血管瘤样增生（RAP）是渗出性 AMD 的一个异型，其中新生血管复合物的主要成分最初位于视网膜内。该过程可能起源于深层视网膜毛细血管丛或者脉络膜内，后者会伴随着视网膜脉络膜血管吻合（retinal-choroidal anastomoses，RCA）的早期形成，但不伴有下方的 1 型新生血管膜。该疾病通常是双侧对称发病，并且其导致的视力减退快速且严重。

诊断

1. **临床症状**：与 AMD 相似，但是 PED 以及渗出更常见。出血症状也很常见，但是出血多为浅层以及多部位出血。
2. **分期**：
   a. 1 期表现为视网膜内新生血管（intraretinal neovascularization，IRN）——视网膜内血管增生。扩张的视网膜血管形成，通常伴随视网膜内、视网膜下或视网膜前出血、水肿以及渗出（图 14.51A）。
   b. 2 期表现为视网膜下新生血管（subretinal neovascularization，SRN）—— 增生向后扩展到视网膜下腔，并伴随着越来越多的水肿和渗出。可能出现 RCA 和浆液性 PED。
   c. 3 期，临床或者血管造影能清晰地证实 CNV。并可出现血管化 PED（V-PED）、视网膜色素上皮撕裂或者可证实的 RCA。常常形成盘状瘢痕。
3. **OCT**：显示新生血管化为高反射区域。常有黄斑囊样水肿、视网膜下积液以及 RPE 层隆起。
4. **FA**：表现通常与完全隐匿性或者微小典型性 CNV（图 14.51B）相似，但可能显示局部视网膜内强荧光。

5. ICGA：有助于多数病例的诊断，在中期或者晚期显示出热点（图 14.51C），有时会显示出一个特征性的"发卡环"。

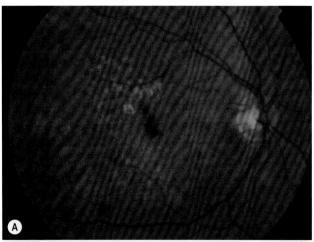

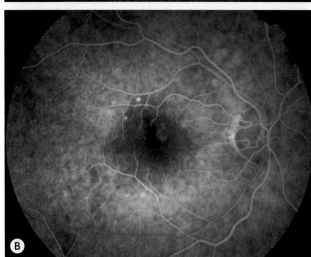

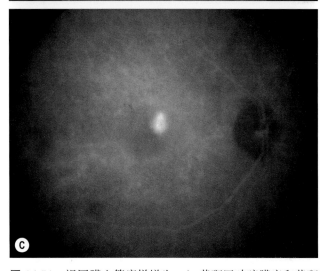

图 14.51　视网膜血管瘤样增生。A. 黄斑区玻璃膜疣和黄斑区视网膜内小片状出血；B. 荧光素血管造影静脉早期显示来自小团状视网膜内新生血管的微弱高荧光；C. 吲哚菁绿造影晚期显示团状高荧光（"热点"）。（Courtesy of Moorfi elds Eye Hospital）

治疗

目前尚未确定最佳的治疗方法。由于在切除的 RAP 病灶中识别出了 VEGF，提示抗 VEGF 制剂疗法是有效的，并据迄今的报道，治疗结果是令人满意的。目前其他疗法成功的报道有限，例如视网膜内局部光凝疗法、PDT 疗法、玻璃体腔内类固醇注射疗法以及手术切除供给血管疗法等。不过该病情有时会自行缓解。

息肉状脉络膜血管病变

引言

息肉状脉络膜血管病变也称为后极部色素膜出血综合征，是一种以多个血管末端瘤样突起或脉络膜内层分支血管网扩张为特征的特发性脉络膜血管疾病。在非洲和东亚人族人比白种人更多见，男女发病率 1：5。这种疾病通常发生于双眼，但两眼的严重程度是不相同的。

诊断

1. 症状：通常多见于中老年人（平均年龄 60 岁），突然发生单眼视力下降。

2. 体征：
- 在视盘旁或黄斑区的 RPE 下可见橘红色结节样的病灶，这种病灶在周边部视网膜很少见到。
- 多发性反复性的浆液性和出血性视网膜脱离（图 14.52A）。
- 由于导致黄斑损害和视力下降的出血和渗漏是间歇性发作的，故病情恶化较慢。
- 50% 以上的患者随着渗出和出血的自发性吸收，病情有较好的转归。

3. ICGA：是诊断所必需的。
- 早期显示由低荧光环绕的较大的异常脉络膜血管网。
- 脉络膜的大血管出现息肉样膨胀（图 14.52B 和 C）并迅速渗漏。
- 造影早期围绕在病变区域的低荧区在晚期成为高荧光（图 14.52D）。
- 病变区域里出现一簇葡萄串样改变，可能预示着今后更严重的视力丧失。

4. 鉴别诊断：主要与 AMD 相鉴别，两种病变有时可以同时存在。

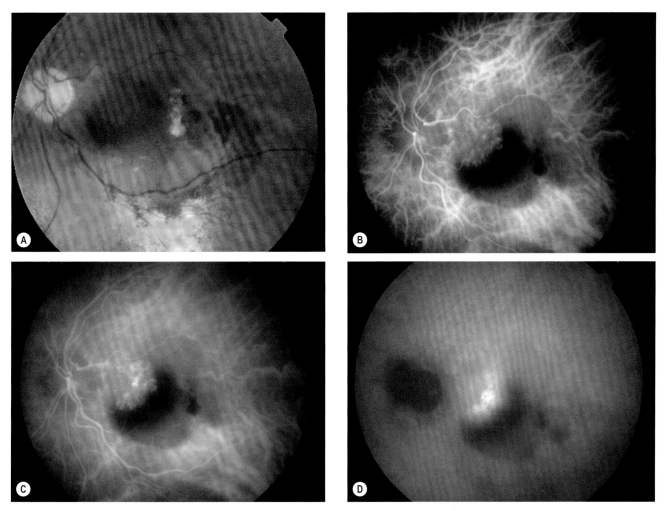

图 14.52　息肉状脉络膜血管病变。A. 出血性 RPE 脱离和黄斑区黄白色渗出；B 和 C. 吲哚菁绿血管造影显示：出血区出现荧光遮蔽和黄斑中心凹鼻侧的息肉样叶状高荧区；D. 晚期高荧光。

治疗

应该牢记的是，该疾病未经治疗但有良好预后的病例占相当大的比例。

- 没有症状的息肉样病变通常只需观察，无需治疗。
- 抗 VEGF 试剂治疗此种疾病的效果低于其治疗 AMD 患者伴随 CNV 的治疗效果。
- PDT 治疗 PCV 的效果比 AMD 好，尽管复发较常见。
- 激光光凝滋养血管或有渗漏的息肉样病变区，对某些病例可能是有效的。

年龄相关性黄斑裂孔

引言

特发性年龄相关性黄斑裂孔是一个相对常见的导致中心视力缺失的原因，其发病率在千分之三左右，并且多见于 60～70 岁女性群体。症状多为单眼中心视力损害，或者相对无症状，而在另一眼闭上或者做例行视力检查时首次发现。在 5 年内累及对侧眼的风险接近 10%。

发病机制

其发病机制尚未明确，目前普遍的观点认为：

- 中心凹旁玻璃体脱离后，持续的玻璃体黄斑中心凹附着产生斜向 / 前后向牵引。
- 切向的玻璃体视网膜牵引。
- 更年期诱发的位于黄斑中心凹处的内层视网膜病变。

分期

1. **1a 期：**"将发生的"黄斑裂孔

   a. 体征：黄斑中心凹扁平，伴深层黄点。

   b. 病理解剖：内层视网膜（Müller 细胞锥）从深

层感光细胞层脱离，形成一个劈裂腔。

2. 1b 期：隐匿性黄斑裂孔

 a. 体征：黄色圈（图 14.53A），可能与视物变形症或者轻度视力下降相关。

 b. 病理解剖：结构支撑上的缺失使得感光细胞层发生离心式移位（图 14.54B）。

3. 2 期：小的全层孔

 a. 体征：全层孔的直径小于 400μm（图 14.53B）。缺损可位于中央、稍偏离中心或者呈月牙状。

 b. 病理解剖：在裂孔的顶部有开裂形成，并常伴有持续的玻璃体黄斑中心凹粘连（图 14.54C）。

4. 3 期：全黄斑裂孔

 a. 体征：全层孔的直径大于 400μm，基底呈红色，可见黄白斑点。通常可见视网膜下积液的灰白色环套（图 14.53C），可能可见上覆的视网膜小盖（也称为伪小盖）。患者的视力通常会降至 6/60，对那些能够使用偏心注视的患者来说，视力可能会有所提高。

 b. 病理解剖：伴有视网膜小盖和持续的中心凹旁玻璃体皮质附着的囊肿顶部的撕裂。

5. 4 期：全黄斑裂孔伴完全性 PVD

 a. 体征：同上。

 b. 病理解剖：完全性玻璃体后脱离，通常 Weiss 环的出现可提示（但并非确诊）。

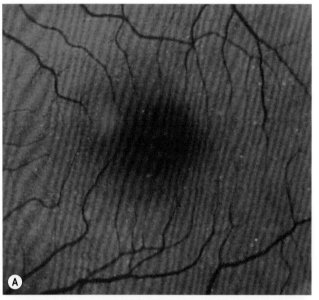
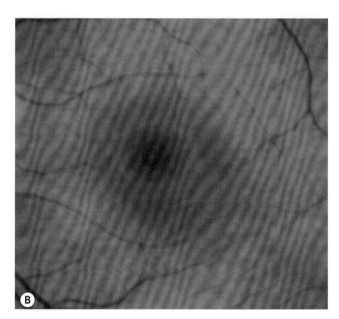
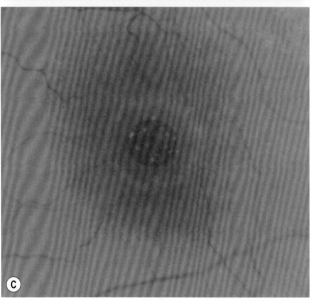

图 14.53　黄斑裂孔。A. 隐匿性——1b 期；B. 小的全层孔——2 期；C. 全黄斑孔——3 期。（Courtesy of J Donald M Gass, from Stereoscopic Atlas of Macular Diseases, Mosby 1997-fig. A; S Milenkov-fig. B）

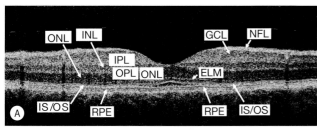
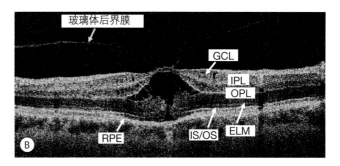
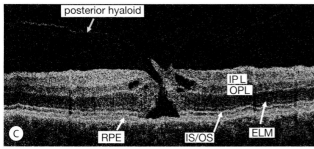
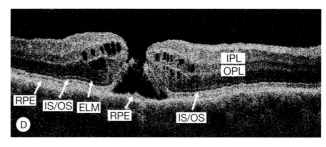
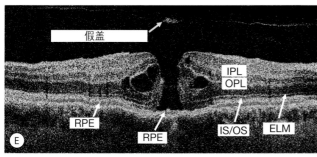
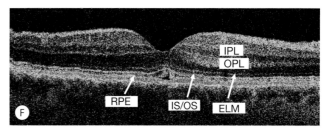

图 14.54　黄斑裂孔的高分辨率 OCT。A. 正常；B. 1b 期显示后玻璃体附着于中心凹，中心凹区小部分的视网膜感觉层与色素上皮层分离，以及视网膜内囊样改变；C. 偏心性 2 期显示玻璃体附着于孔边缘以及囊样改变；D. 3 期显示全层裂孔伴边缘视网膜内囊性腔；E. 4 期显示全层黄斑裂孔伴视网膜内囊腔和上方假性孔盖；F. 手术后 4 期裂孔闭合。NFL：神经纤维层；GCL：神经节细胞层；INL：内核层；ONL：外核层；IPL：内丛状层；OPL：外丛状层；ELM：外界膜；IS/OS：内 / 外节感光细胞；RPE：视网膜色素上皮层。（Courtesy of J Fujimoto）

检查

通常裂隙灯显微镜检查足以作出诊断。

1. **Watzke-Allen** 检查是从水平和竖直两个方向将裂隙灯窄光带投射经过裂孔中心，最好使用 Goldmann 眼底接触镜。患有黄斑裂孔的患者通常会告诉医生灯光变细或者断裂。相反地，患有假性裂孔或者板层裂孔，或者囊肿的患者则会觉得宽度一致的光束有变形扭曲。

2. **OCT** 在诊断和分期上是相当有用的（图 14.54）。

3. **FA** 在全层黄斑裂孔显示早期界限清晰的窗样缺损，是由于叶黄素位移和视网膜色素上皮萎缩而形成。晚期像可显示视网膜下积液环绕而形成的一个高荧光晕环（图 14.55）。

4. **Amsler** 方格检查通常会显示非特异性的中央部变形，而非暗点。

手术治疗

大约 50% 的 1 期裂孔可以通过自发的玻璃体黄斑中心凹分离而缓解，因此这些患者会被建议保守治疗。另外，大约 10% 的全层裂孔也可自发愈合，伴随不同程度的视力改善。

1. **适应证**：是针对 2 期及以上的黄斑裂孔，视力通常低于 6/9。对于裂孔出现时间不超过 6 个月的患者，手术治疗效果极好，但是也有报道说对于长期裂孔患者，术后视力改善效果亦可很好。

2. **手术方法**：
- 玻璃体切割术以及内界膜（ILM）剥除术。
- 使用吲哚菁绿、台盼蓝或者曲安西龙染色有助于内界膜剥除。虽然手术时使用吲哚菁绿效果最佳，但是剂量相关毒性已有报道。
- 玻璃体黄斑牵引必须完全解除，可以通过制造完全性 PVD 或者通过切除黄斑中心凹周围玻璃体来实现。
- 气体填充术也较常用，但是是否需要严格执行长时间术后面朝下的体位（例如，在术后 7 ~ 14 天内每小时至少 50 分钟）的必要性还有待商榷。

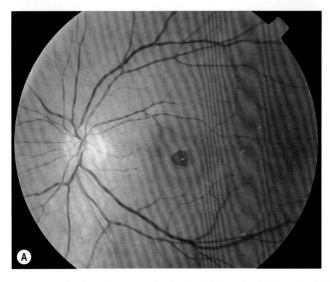
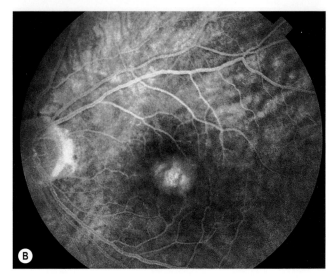

图 14.55 （A）4 期黄斑裂孔；（B）荧光素血管造影显示相应的高荧光。（Courtesy of S Milewski）

- 可以使用辅助药剂，如自体血清或者血小板。
- 由于白内障常会在玻璃体切割术后进展，因此可以考虑联合手术（超声乳化联合玻璃体切割术）。

3. **结果**：基本上 100% 的裂孔（图 14.54F）都会闭合，有 80%～90% 的术眼在数月后会发生视力改善，其中 65% 最终视力会达到 6/12 或者更好。然而也会有大约 10% 的术眼视力会出现恶化。

4. **并发症**：对于玻璃体切割术而言，本身会有手术并发症。在某些情况下，黄斑裂孔会扩大。此外，由于在手术过程中眼内视网膜较长时间暴露在干燥空气中，视野缺损可能会加重。

年龄相关性黄斑裂孔的鉴别诊断

1. **全层黄斑裂孔的其他病因**：
    a. **高度近视**的后巩膜葡萄肿可能与黄斑裂孔有关，并可导致视网膜脱离。视网膜下积液通常局限于后极孔。
    b. **眼球钝挫伤**而造成的玻璃体牵引或者视网膜震荡也可能导致黄斑裂孔（见第 21 章）。

2. 表现相似的其他疾病：
    a. 黄斑区视网膜前膜的假性裂孔。
    b. 由于黄斑裂孔形成过程不全或者长期严重黄斑囊样水肿而导致的板层裂孔（图 14.61）。
    c. **黄斑假性囊肿**，典型的特发性；至少部分患者可能与 1 期黄斑裂孔相关。
    d. **玻璃体黄斑牵引综合征**。
    e. **日光性视网膜病**。

f. **黄斑微裂孔**（见下文）。

黄斑微裂孔

黄斑微裂孔并不常见，如果不做认真的病史了解和检查，容易被忽视。该疾病通常是单眼发病并且有较理想的预后。

1. **临床表现**：症状较轻，通常是中心暗点或者是阅读视野变窄。

2. **体征**：一个小的、红色且界限分明的黄斑中心凹或者近中心凹视网膜内缺损，经长期随访基本保持静止（图 14.56A）。

3. **高分辨率 OCT** 显示感光细胞和（或）视网膜色素上皮层间一个非常局部且微小的缺损（图 14.56B）。

4. **鉴别诊断**包括 1a 期的年龄相关性黄斑裂孔、日光性视网膜病和钝挫伤。

中心性浆液性脉络膜视网膜病变

引言

中心性浆液性脉络膜视网膜病变（central serous chorioretinopathy，CSCR）是一种黄斑区感觉视网膜层浆液性脱离的特发性疾病，多继发于局灶性的、少数情况下为弥漫性的视网膜色素上皮高渗透性而引起的脉络膜毛细血管渗漏。通常 CSCR 发生于年轻或中年男性白种人的单眼，女性患者则多为老年人。其他危险因素包括精神压力、A 型性格、服用

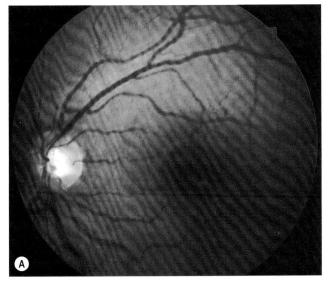

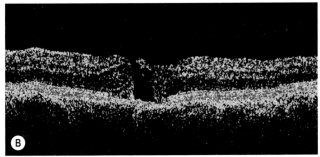

图 14.56　黄斑微裂孔。A. 小的中心凹红色病变；B. OCT 显示视网膜神经感觉层的微小缺损。(Courtesy of C Barry-fig. B)

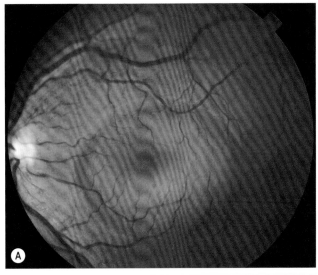

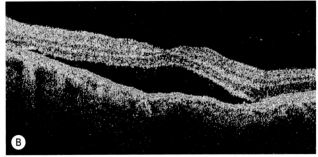

图 14.57　A. 中心性浆液性脉络膜视网膜病变；B. OCT 显示视网膜神经感觉层与视网膜色素上皮分离。(Courtesy of C Barry-fig. B)

类固醇激素、库欣综合征、系统性红斑狼疮和妊娠。

临床特点

1. **临床表现**：单眼视物变形，可伴有视物变小，轻度色觉障碍和对比敏感度下降。

2. **视力**：通常是降低到 6/9 至 6/18，但往往可通过低度数的凸透镜矫正至 6/6，因为轻度隆起的感觉视网膜层产生了一个获得性的远视。

3. **体征**：

   - 黄斑区出现圆形或椭圆形的感觉视网膜层的脱离（图 14.57A）。
   - 视网膜下液可以是清亮的（尤其是在病变早期）、混浊或纤维蛋白性的，沉淀可出现于后极部的视网膜表面。
   - 在神经上皮层脱离内可见一个或多个大小不一的视网膜色素上皮异常脱色素灶（有时是小的视网膜色素上皮脱离）。
   - 后极部小片状视网膜色素上皮萎缩和增生灶提示既往的病变。

   - 应检查视盘，以排除视盘先天性小凹。

检查

1. **Amsler** 表：确认因神经上皮脱离而引起的相应的视物变形。

2. **OCT**：显示感觉神经上皮隆起（图 14.57B）。也可见视网膜色素上皮脱离或 RPE 缺损。

3. **FA** 可有以下表现：

   - 早期"烟囱状"高荧点（图 14.58A）进展至晚期静脉相形成垂直柱状改变（图 14.58B），继而弥散至整个脱离区。
   - "墨迹样"改变（最常见）为早期高荧渗漏点（图 14.58C）逐渐扩大（图 14.58D）。
   - 可能存在 PED。
   - 多个渗漏点或弥漫性渗漏可以表现明显，尤其是在慢性或复发性疾病中。

4. **ICGA**：早期可在后极部出现扩张或受累的脉络膜血管。中期显示由于脉络膜通透性增强而出现的强荧光。

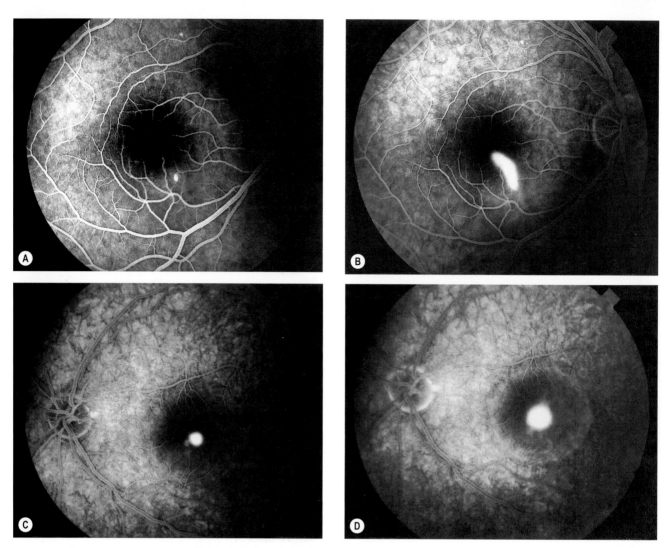

图 14.58　中心性浆液性脉络膜视网膜病变的眼底荧光素血管造影。A 和 B. "烟囱样" 表现；C 和 D. "墨渍样" 表现。(Courtesy of S Milewski)

病程

1. **自行缓解**：多数患者在 3 ~ 6 个月内自行好转，超过 80% 的患者恢复至接近正常或正常视力，但高达 50% 的患者可复发。

2. **慢性过程**：少数患者表现为慢性过程，持续超过 12 个月，老年患者通常如此。
   - 长期的脱离伴有光感受器或视网膜色素上皮的变性，从而引起视力障碍。
   - 反复发作的患者眼底表现相似。
   - FA 显示粒状强荧光灶伴有渗漏（图 14.59 ）。
   - 少数患者可出现黄斑囊样水肿、脉络膜新生血管或视网膜色素上皮撕裂。

3. **大疱性 CSCR** 的特点是大面积、单个或多个浆液性视网膜脱离和 RPE 脱离。不能误诊为孔源性视网膜脱离或其他原因引起的渗出性视网膜脱离。

治疗

1. **观察**适用于大多数情况。

2. **尽可能中止任何皮质类固醇治疗**，尤其是慢性、反复发作和重症病例。

3. **改变生活方式**，在某些情况下以减轻压力。

4. **视网膜色素上皮渗漏灶处行激光光凝**可加速病情的康复，但不影响最终的视力恢复程度和复发率。建议初发患者等待至少 4 个月后，再考虑治疗，复发者在 1 ~ 2 个月后进行。如果渗漏在中心凹无血管区内，则不建议行热激光治疗。在渗漏点行 2 个或 3 个低强度激光（ 200μm，0.2 秒）(图 14.60)，以产生视网膜色素上皮轻度灰色改变。

5. **PDT** 黄斑中心凹下渗漏或慢性疾病可考虑该治疗。维替泊芬的使用剂量仅需要治疗 CNV 剂量的 30%，能量为其 50%，可作为第一线治疗。

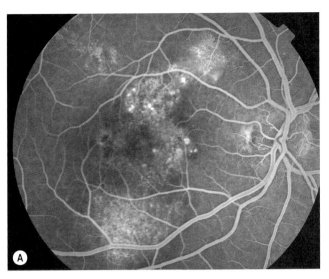
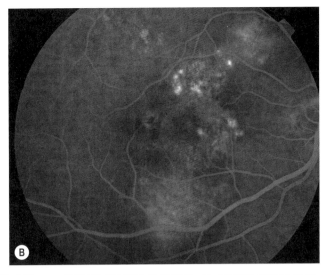

图 14.59　慢性中心性浆液性脉络膜视网膜病变的眼底荧光血管造影。A. 静脉期可见颗粒状强荧光；B. 晚期显示荧光消退。（Courtesy of Moorfields Eye Hospital）

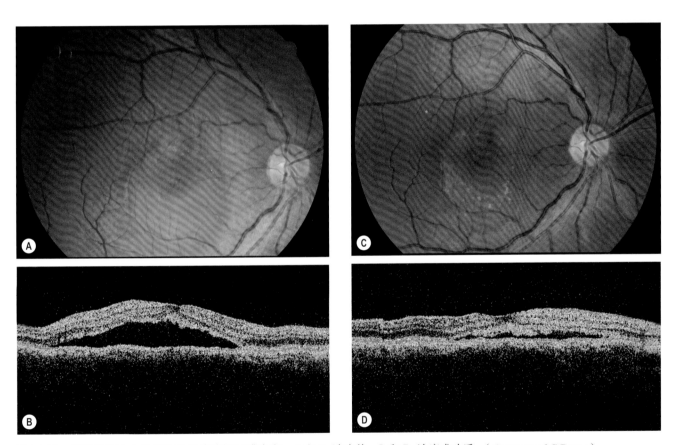

图 14.60　激光治疗中心性浆液性脉络膜视网膜病变。A 和 B. 治疗前；C 和 D. 治疗成功后。（Courtesy of C Barry）

6. 玻璃体内注射抗 VEGF 药物表现出一定的疗效。

黄斑囊样水肿

发病机制

　　黄斑囊样水肿（CMO）是由于液体积聚于视网膜外丛状层和内核层而形成的囊样改变（图 14.61A）。液体最初可积聚于 Müller 细胞内，随后细胞破裂。在长期病变的情况下，小的微囊空泡融合成为较大的空腔，并可在黄斑中心凹发展为板层裂孔（图 14.61B）与不可逆的中心视力损害。CMO 是任何类型的黄斑水肿的一种非特异性表现。

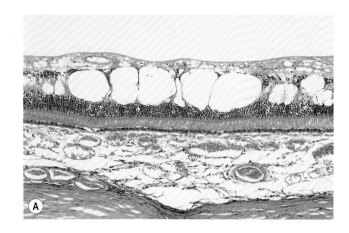

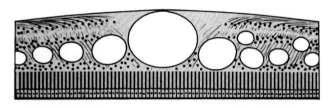

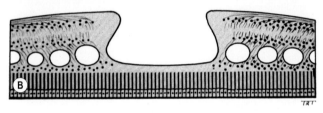

图 14.61　黄斑囊样水肿。A. 组织学上可见在外丛状层和内核层间的囊性空腔；B. 进展为板层裂孔形成。（ Courtesy of J Harry and G Misson, from Clinical Ophthalmic Pathology, Butterworth-Heinemann 2001-fig. A ）

诊断

1. **临床表现**：视物模糊和变形。通常存在原发疾病，如糖尿病；也可能是疾病的一种体征，如视网膜分支静脉阻塞。
2. **体征**：
   - 黄斑中心凹消失，视网膜增厚以及感觉层视网膜多囊样改变（图 14.62A ），使用接触性眼底透镜在无赤光下可清楚看见（图 14.62B ）。
   - 有时会出现视盘水肿。
   - 可见到板层裂孔。
   - 相关疾病的表现。
3. **Amsler** 表测试表明中心视力模糊和变形。
4. **FA**：显示早期由于渗漏而显示的高荧点，逐步进展，由于染料在外丛状层微囊空间内的积聚而形成特征性的花瓣状图案（图 14.62C ）。
5. **OCT**：显示视网膜内囊样低反射空隙、视网膜增厚、黄斑中心凹消失（图 14.62D ）。可以有效地

显示玻璃体视网膜牵引和板层孔。续贯检查常用于评估对治疗的反应。

原因

1. **眼部手术和激光**：
   - 白内障超声乳化术后约有 1% ~ 2% 的患者会发生有临床意义的黄斑囊样水肿（见第 9 章），但在白内障囊外摘除术中，发生率更高，特别是术中有并发症者。
   - Nd：YAG 激光后囊切开术可能会导致 CMO，但如果能延迟至白内障手术 6 个月以上再做的话，可减少该风险。
   - 全视网膜光凝，如果过于积极的话，偶尔可引起黄斑囊样水肿。
   - 其他治疗，如视网膜脱离手术、青光眼滤过手术和角膜移植手术有时也可引起 CMO。
2. **视网膜血管疾病**：如糖尿病性视网膜病、视网膜静脉阻塞、高血压性视网膜病变、特发性视网膜毛细血管扩张症、视网膜动脉大动脉瘤和辐射性视网膜病变。
3. **炎症**：如中间葡萄膜炎、结节病、巩膜炎、鸟枪弹样脉络膜视网膜病变、多灶性脉络膜炎伴全葡萄膜炎、弓形虫病、巨细胞病毒视网膜炎和白塞病。
4. **药物引起**：由于在无晶状体眼中局部应用前列腺素衍生物和肾上腺素衍生物所致。
5. **视网膜营养不良**：包括视网膜色素变性、回旋状脉络膜视网膜萎缩和显性黄斑囊样水肿。
6. **玻璃体黄斑牵引**：如黄斑前膜和玻璃体黄斑牵引综合征（ vitreomacular traction syndrome，VMT ）。
7. **脉络膜新生血管（CNV）**。
8. **眼底肿瘤**：如视网膜毛细血管血管瘤以及脉络膜血管瘤（即使远离黄斑）。
9. **全身性疾病**：如多发性骨髓瘤、白血病和慢性肾衰竭。

黄斑前膜

发病机制

黄斑前膜（ epimacular membrane，EMM ），也被称为黄斑视网膜前膜、玻璃纸样黄斑病变和黄斑皱褶，是视网膜表面片状纤维细胞结构。细胞成分的增生和纤维膜的收缩引起视觉症状，主要是由于视网膜皱褶以及伴或不伴 CMO 的局部视

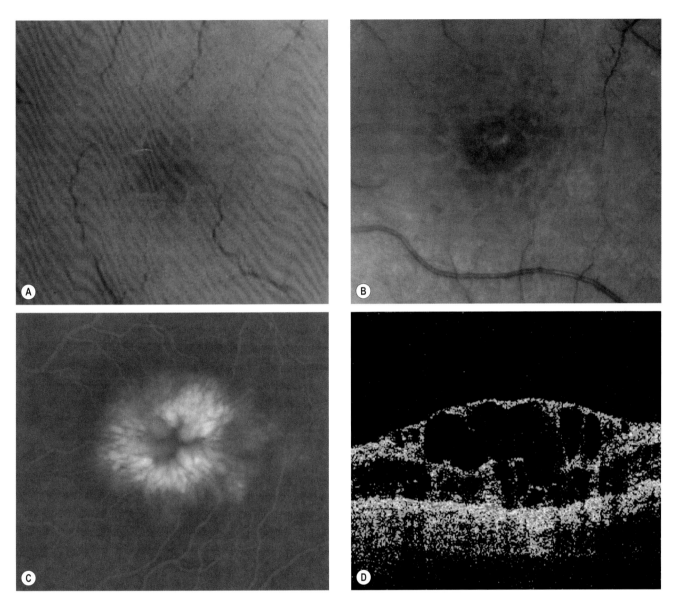

图 14.62　A. 黄斑囊样水肿；B. 无赤光照相；C. FA 晚期显示"花瓣样"高荧光；D. OCT 显示视网膜内低反射空隙、黄斑增厚和黄斑中心凹消失。(Courtesy of J Donald M Gass, from Stereoscopic Atlas of Macular Diseases, Mosby 1997-fi g. A; P Gili-fi g. B; C Barry-fi g. D)

网膜隆起。

分类

1. 特发性

- 无明显的原因，如既往视网膜脱离、手术、外伤或炎症等。
- 约 10% 为双眼发病。
- 主要的细胞成分是神经胶质细胞，可能来自于玻璃体后膜（posterior hyaloid membrane，PHM）的固有细胞群（"层状细胞"）；这可通过玻璃体后脱离（PVD）过程的刺激而形成。
- 往往比继发性者要轻。

2. 继发性

- 发生于视网膜脱离手术后（继发性 EMM 的最常见原因）、视网膜裂孔、全视网膜光凝、视网膜冷冻治疗、视网膜血管疾病、炎症和创伤。
- 是否双眼发病取决于是否双眼均受到致病因素的影响。
- 细胞类型更加多样，色素细胞多见——被认为是来自于 RPE。
- 往往比特发性黄斑前膜严重。

诊断

1. 临床表现：视物模糊和视物变形，轻症患者往往无症状。

2. **体征**：

- 视力根据病变的严重程度，波动范围大，但典型的为 6/9。
- 黄斑前膜病变早期可在黄斑部见到不规则的亮的反光，使用无赤光检查更为明显（图 14.63A）。
- 由于膜增厚和收缩使之变得更为明显，通常会导致轻微的血管扭曲（图 14.63B）。
- 进展期的黄斑前膜可导致严重的血管扭曲、显著的视网膜皱缩和条纹，并使得其下的结构模糊不清（图 14.63C）。
- 相关的表现可包括假性黄斑裂孔（图 14.63D）、黄斑囊样水肿和小灶出血。

3. **Amsler** 表检查通常显示视物扭曲。

4. **OCT**：显示视网膜表面高反射层（红色）并伴有视网膜增厚（图 14.63E）。OCT 是排除 VMT 的有效检查，尤其是合并黄斑囊样水肿的情况下。

5. **FA**：已被 OCT 取代，不再是常规的评估检查，但 FA 可用于判断血管迂曲度（图 14.63F），并显示血管的渗漏。

治疗

1. **观察**：如果是轻度的非进展性的黄斑前膜可进行观察。有时视觉症状自行消退，通常是由于黄斑前膜与视网膜分离。

2. **手术切除**：玻璃体切除黄斑前膜，通常可以改善或消除视物变形（主要的好处），大约 75% 的患者可提高至少两行的视力；大约 1/4 的患者视力不变，约 2% 的患者视力下降。

病理性近视

发病机制

近视是复杂的遗传和环境因素作用的结果。超过 −6 个屈光度的屈光不正引起的高度近视，其轴长通常超过 26 mm。"病理性"或退行性近视眼的特点是渐进性的巩膜前后径的伸长，并伴有一系列的继发性眼部改变，被认为与眼部组织的机械拉伸相关。它是法定的盲的主要病因，黄斑病变是视力丧失最常见的原因。

诊断

1. **豹纹样眼底改变**：由于视网膜色素上皮细胞弥漫性减少导致大的脉络膜血管可见（图 14.64A）。

2. **局灶脉络膜视网膜萎缩**：特点是可见到较大的脉络膜血管，并最终见到巩膜（图 14.64B）。

3. **视盘异常**：异常变小、变大或异常"倾斜"（图 14.64B）。视盘周围脉络膜视网膜萎缩很常见，在轻度的患者中，可见到由于视网膜色素上皮变薄或缺失暴露脉络膜和 / 或巩膜所导致的颞侧月牙形的近视弧改变。

4. **"漆裂纹"**：是 RPE-Bruch- 脉络膜毛细血管复合物破裂后形成的，临床特征为后极部的细小的、不规则的、黄色线状改变，常伴有分枝和纵横交错（图 14.64C）。大约 5% 左右的高度近视患者，可以先进展为 CNV，不伴 CNV 的视网膜出血和地图样萎缩。在漆裂纹处视网膜色素上皮屏障受损，使得脉络膜毛细血管组织可以通过该裂缝长入。

5. **格子样变性**（见第 16 章）。

6. **视网膜下"硬币状"出血**：可能是间歇性的，在无 CNV 的情况下由漆裂纹发展而来（图 14.64D）。

7. **Fuchs 斑**：位于黄斑区的凸起的圆形的色素性病灶，发生于视网膜下出血吸收后（图 14.64E）。

8. **葡萄肿**：是由于巩膜扩张和变薄导致的后部巩膜的扩张或膨出（图 14.64F）。约 1/3 的病理性近视患者可出现后巩膜葡萄肿，一般总位于视盘周围或累及黄斑。葡萄肿的发展可能与黄斑裂孔形成有关。

并发症

1. **孔源性视网膜脱离（RD）** 在高度近视中更常见，发病机制包括玻璃体后脱离、格子样变性、无症状萎缩孔、黄斑裂孔（图 14.65A），偶见巨大视网膜裂孔。视网膜脱离的发生率取决于近视的严重程度。

2. **CNV**（图 14.65B）

   a. 5% ~ 10% 的高度近视眼可发生 CNV，可能是新出现的，或更常见继发于漆裂纹或伴随于脉络膜视网膜萎缩（图 14.64B 和 C）。

   b. 视力预后受年龄的影响，年老患者预后较差；相较于 AMD，年轻的近视患者的 CNV 病灶往往趋向于更小和更浅。

   c. 治疗

   - PDT 曾是治疗黄斑中心凹下病变的主要方法，但其远期效果不尽如人意。
   - 抗 VEGF 治疗非常有前景，对视觉改善效

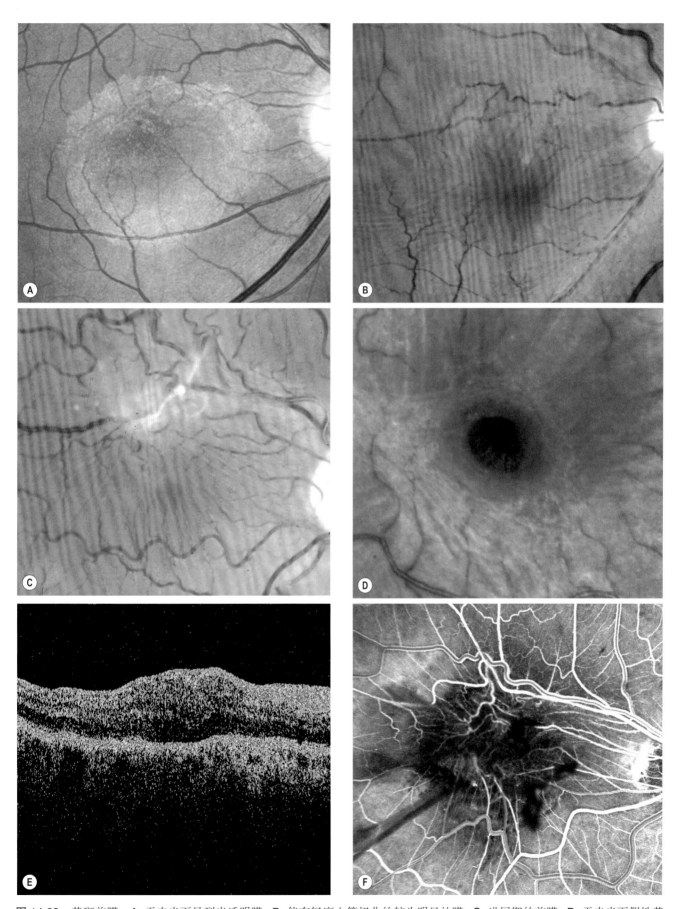

图 14.63 黄斑前膜。A. 无赤光下见到半透明膜；B. 伴有轻度血管扭曲的较为明显的膜；C. 进展期的前膜；D. 无赤光下假性黄斑裂孔；E. OCT 显示高反射层和视网膜增厚；F. FA 早期静脉相显示血管迂曲。(Courtesy of L Merin-fig. A；C Barry-figs B, E and F；P Gili-fig. D)

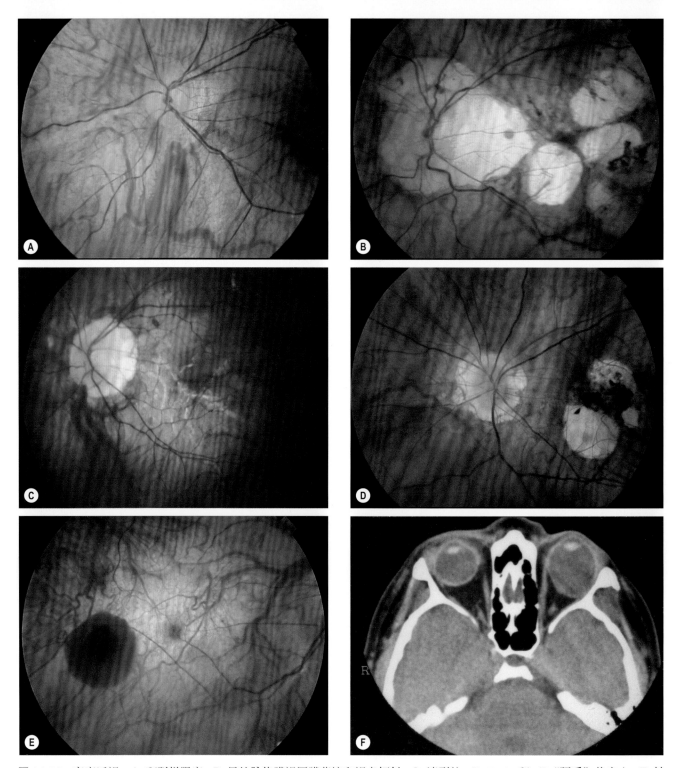

图 14.64　高度近视。A. 斑驳样眼底；B. 局灶脉络膜视网膜萎缩和视盘倾斜；C. 漆裂纹；D. Fuchs 斑；E. "硬币"状出血；F. 轴位 CT 显示左侧后巩膜葡萄肿。

果显著；相较于 AMD，其注射频率要低，但发生视网膜脱离的风险可能会更高。

- PDT 联合治疗目前正在研究中。

3. 黄斑中心凹视网膜劈裂和不伴有黄斑裂孔的黄斑部视网膜脱离可发生在有后巩膜葡萄肿的高度近

视眼患者中，可能是由于玻璃体牵引的结果。临床上视网膜劈裂症可能被误诊为黄斑囊样水肿，OCT 比生物显微镜更有利于鉴别诊断。

4. 黄斑裂孔：可自发或相对轻度的创伤之后发生，与年龄相关的特发性黄斑裂孔相比，发生视网膜

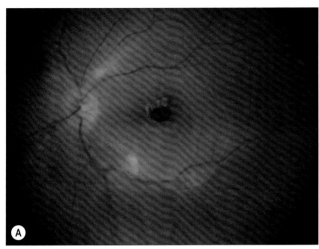

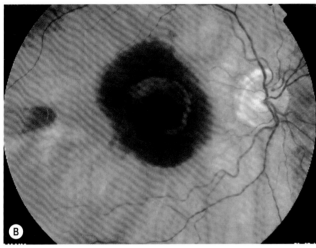

图 14.65 A. 黄斑裂孔所引起的局限于后极部的视网膜浅脱离；B. 伴有 CNV 的视网膜下出血。(Courtesy of M Khairallah-fig. A)

脱离的概率通常要高很多。正如黄斑劈裂、黄斑葡萄肿也容易发生黄斑裂孔；近视性黄斑劈裂和近视性黄斑裂孔可能有着相同的病理过程。玻璃体切割术对于两者均有效，但是尚无最佳的手术治疗方法。

5. **视盘周围视网膜脱离**：是一种在近视弧上无症状的、良性的、橙黄色、视网膜色素上皮和感觉层视网膜的隆起（异常视盘复合体）。

6. **白内障**：可以是后囊下或早发核硬化白内障。

7. **青光眼**：原发性开角型青光眼、色素性青光眼和皮质类固醇反应增高的发生率更高。

8. **弱视**：较罕见，但当双眼之间的近视度数显著差异时可能发生。

9. **晶状体脱位**（自然发生或人为因素）：是一种罕见但公认的风险。

表14.4 伴有高度近视的全身综合征

- 唐氏综合征
- Stickler综合征
- 马方综合征
- 早产儿
- Noonan综合征
- Ehlers-Danlos综合征
- Pierre-Robin综合征

血管样条纹

眼部情况

组织学

血管样条纹是脆弱的增厚钙化 Bruch 膜的脆性裂纹，伴有视网膜色素上皮的萎缩（图 14.66A ）。

诊断

1. **体征**：
   - 橘皮样改变，常见斑驳样视网膜色素沉着，使得潜在的血管样条纹被忽略（图 14.66B ）。
   - 灰色或暗红色的线状病灶，在正常视网膜血管下，出现的视盘周围环形改变，并向外辐射，形成"蜘蛛网"样形状，并具有不规则的锯齿状边缘（图 14.66C ）。
   - 随着时间的推移，条纹缓慢变宽变长。

2. **FA**：显示条纹处由于视网膜色素上皮萎缩而出现窗样缺损高荧，并根据视网膜色素上皮增生程度的不同，出现相应的低荧灶。仅仅当怀疑有 CNV 时，才建议行 FFA 检查（图 14.66D ）。条纹有时可有自发荧光。

3. **ICGA**：显示条纹为高荧条带伴有明亮的点状高荧灶分布其中。

4. **视盘玻璃膜疣常见**（图 14.66E ）。

并发症

虽然血管样条纹起初通常无症状，但是，当出现以下一种或多种情况时，超过70%的患者可出现视力损害：

1. **CNV**：是视力丧失的最常见的原因（图 14.66D ）。常规的热激光光凝治疗对于黄斑中心凹外的病变有效，但有较高的复发风险。玻璃体腔内注射抗血管内皮生长因子可使视力稳定，但 CNV 通常会复发或在新的部位发生，目前相关研究正在进行中。

2. **脉络膜破裂**：可能会出现在相对严重的眼外伤时并导致视网膜下出血（图 14.66F）。因为有血管样条纹的眼睛是很脆弱的，应该叮嘱患者避免参加

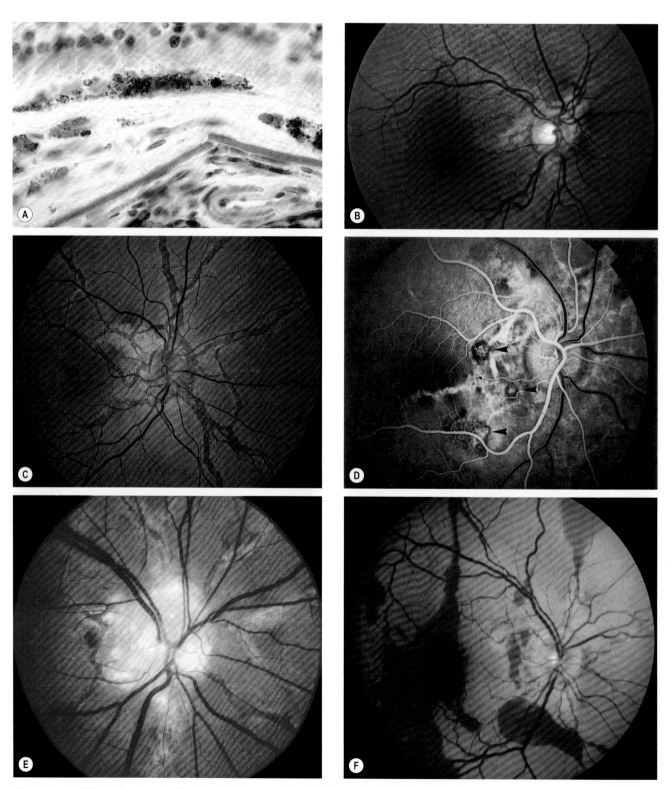

图 14.66 血管样条纹。A. 组织学显示增厚的 Bruch 膜上的裂痕；B. 橘皮样改变和隐匿的血管样条纹；C. 进展的血管样条纹；D. FA 显示动静脉期可见血管样条纹和三个 CNV 病灶（箭头）；E. 血管样条纹和视盘玻璃疣；F. 外伤性脉络膜破裂导致视网膜下出血。（Courtesy of J Harry and G Misson, from Clinical Ophthalmic Pathology, Butterworth-Heinemann 2001-fig. A; P Saine-fig. C; S Milewski-fig. D）

接触性运动，并建议使用防护眼镜。

3. 血管样条纹累及黄斑中心凹。

全身合并症

约 50% 血管样条纹患者有以下情况之一：

弹性假黄色瘤

　　弹性假黄色瘤（pseudoxanthoma elasticum，PXE）是血管样条纹最常见的伴随情况。约 85% 的弹性假黄色瘤患者会累及眼部，通常在 20 岁左右。PXE 是一种结缔组织异常的遗传性疾病，患者皮肤、眼和心血管系统的弹性纤维渐进性钙化、碎裂和变性（图 14.67A）。几乎所有患者为 ABCC6 基因的纯合突变或杂合突变，该基因编码细胞转运蛋白，因此它是一个常染色体显性遗传，眼部表现常见，但严重程度不一。体征如下：

- "鸡皮"样皮肤，出现小黄斑、丘疹或斑块，最常见于颈部（图 14.67B）、腋下（图 14.67C）、肘窝、腹股沟及脐旁，通常发生于儿童。
- 皮肤逐渐变得松弛，薄而脆弱。
- 动脉的弹性介质和内膜以及心脏瓣膜钙化，从而导致肾动脉狭窄、间歇性跛行及二尖瓣脱垂。
- 胃肠道出血，通常在胃窦部，由脆弱的钙化黏膜下出血引起。
- 偶有尿道或脑血管出血。
- 严重的血管样条纹（Gröblad-Strandberg 综合征）。

少见合并症

1. **Paget 病**：是一种慢性、进行性代谢性骨病。其特点是过度和无序的骨吸收和骨形成。仅约 2% 的患者会发生血管样条纹，被认为是 Bruch 膜的弹性纤维的钙沉着。

2. **血红蛋白病**：偶可与血管样条纹征相关的血红蛋白病包括：纯合型镰状细胞病（homozygous sickle-cell disease，HBSS）、镰状细胞特征（HbAS）、镰状细胞贫血（HbS 地中海贫血）、镰状细胞血红蛋白 C 病（sickle-cell haemoglobin C disease，HBSC）、血红蛋白 H 病（haemoglobin H disease，HbH）、纯合型重型 β- 地中海贫血、中间型和轻型 β- 地中海贫血。在这些情况下 Bruch 膜异常脆弱的原因被认为是铁的沉积。

3. **其他**：包括家族性高磷血症、特发性血小板减少性紫癜、铅中毒、血色病、马方综合征和 Ehlers-

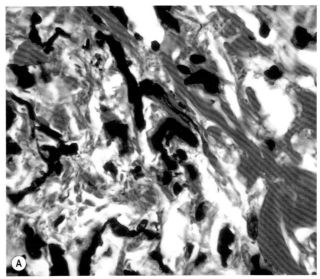

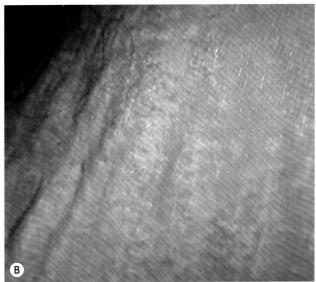

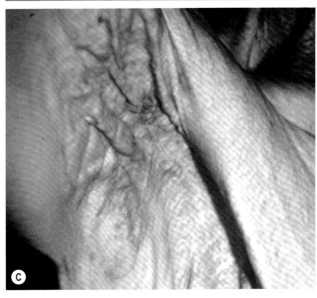

图 14.67　弹性假黄色瘤。A. 组织学显示真皮层增厚断裂的纤维。B. 颈部"鸡皮样"丘疹；C. 疏松的腋窝皮肤。（Courtesy of J Harry and G Misson, from Clinical Ophthalmic Pathology, Butterworth-Heinemann 2001-fig. A）

Danlos 综合征。

脉络膜皱褶

发病机制

　　累及内层脉络膜、Bruch 膜、视网膜色素上皮，有时也可累及视网膜（脉络膜视网膜皱褶）的平行凹槽状皱褶或条纹。它们可能发生于对脉络膜、Bruch 膜和视网膜施加足够的压力的情况下。主要机制包括脉络膜充血及巩膜压迫，偶尔由于组织收缩引起。脉络膜皱褶应与视网膜皱襞相区别，两者发病机制不同（后者通常是由于黄斑前膜而引起的）。

原因

1. **特发性**（"先天性"）皱褶可发生于健康、通常为远视的个体中，其视力一般不受影响。通常是双眼发病。特发性获得性远视综合征伴脉络膜皱褶层被报道过——在这些患者中，即使没有明显的视盘水肿，也应排除颅内压增高（见下文），尽管狭窄的巩膜管导致视盘充血被认为在某些患者中是发病的另一机制。

2. **视盘水肿**：慢性颅内压增高的患者可能发生脉络膜皱褶，如特发性颅内压增高，并且可伴有视力降低，偶尔可以是永久性的。

3. **眼眶病**：如球后肿瘤和甲状腺眼病可导致脉络膜皱褶并伴有视力受损。

4. **眼部疾病**：如脉络膜肿瘤、后巩膜炎、巩膜扣带术治疗视网膜脱离、伴有低眼压性黄斑病变，或是潜在 CNV 的早期迹象。

诊断

1. **临床表现**：对视力的影响程度取决于病因，许多患者是无症状的，但有些患者则发生了不可逆的继发性退行性眼底改变。

2. **体征**：
   - 通常位于后极部的平行线状凹槽或条纹。褶皱通常呈水平向（图 14.68A）。
   - 褶皱的波峰（隆起部分）由于拉伸使得视网膜色素上皮变薄，因此是黄色且少色素的，凹槽处由于 RPE 细胞的压缩显得色深。
   - 临床检查应排除视盘水肿，以及其他眼内或眼眶病变。

3. **OCT**：可鉴别脉络膜、视网膜脉络膜和视网膜皱襞。

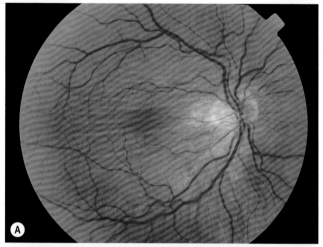

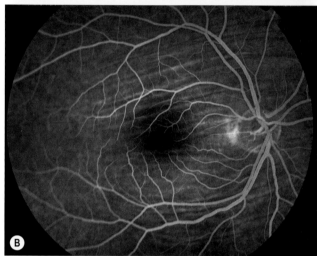

图 14.68　A. 脉络膜皱褶；B. FA 显示低荧和高荧交替的条纹。（Courtesy of JS Schuman, V Christopoulos, DK Dhaliwal, MY Kahook and RJ Noecker, from Lens and Glaucoma, in Rapid Diagnosis in Ophthalmology, Mosby 2008-fig. B）

4. **FA**：显示由于拉伸和 RPE 变薄而增加背景脉络膜荧光导致嵴高荧，以及由于 RPE 压缩和变密导致的脉络膜荧光遮挡形成的低荧（图 14.68B），这有利于与视网膜皱襞相区分。

5. **其他影像学检查**：眼眶或脑部超声、CT 或 MR 扫描。在颅内压增高或后天获得性远视伴有脉络膜皱褶的情况下，视神经的 B 超和 MR 可显示扩大的神经周围间隙。

低眼压性黄斑病变

发病机制

　　黄斑病变常见于低眼压的眼，低眼压定义为眼内压小于 5mmHg。最常见的原因是青光眼滤过手术后（辅助抗代谢药为高危因素）引流过畅。其他原因包括外伤（睫状体撕裂、眼球穿通伤）、慢性葡萄膜炎（直接损害睫状体功能和睫状膜形成后引起的牵引性睫状体脱离）和视网膜脱离。继发脉络膜渗出可导致持续低眼压。随时间推移，低眼压本身可导致进一步的损害，包括睫状突的推移硬化和萎缩。长期严重的低眼压可导致眼球萎缩及眼球痨。治疗的目的是恢复正常的眼压。

诊断

- 视力不同程度地受到影响。延迟的眼压恢复可能导致永久性视力损害，尽管有报道说低眼压数年后逆转后视力可以大幅度提高。
- 脉络膜视网膜皱褶，可能从视盘向外呈分支状辐射（图 14.69）；这是由于脉络膜视网膜过剩使得巩膜塌陷引起的。
- 从黄斑中心凹向外辐射的细小的视网膜皱襞也可表现为黄斑囊样变性。
- 其他特征取决于病因，包括浅前房、脉络膜渗漏、白内障、角膜失代偿、视盘水肿、葡萄膜炎、伤口附近过度渗漏的滤过泡。
- 超声生物显微镜如果临床上怀疑睫状膜或睫状体脱离，可行此检查。
- B 超检查将显示脉络膜渗漏。
- A 超检查显示眼轴缩短（与手术前或与对侧眼相比）。

玻璃体黄斑牵引综合征

1. **发病机制**：在玻璃体黄斑牵引综合征（vitreomacular traction syndrome，VMT），玻璃体皮质附着于黄斑中心凹但中心凹旁区域分离，对黄斑中心凹产生持续的前后牵引。在玻璃体后皮质和视网膜可能发生了类似于黄斑裂孔形成的机制。

2. **临床表现**：通常是成年人出现视力下降、视物变形、畏光和视物变小。有报道白内障手术后可发生轻度的 VMT，可被误诊为人工晶状体眼性 CMO。

3. **体征**：黄斑可能会出现视网膜表面起皱、扭曲、EMM 或 CMO。

4. **OCT**：显示不完全性玻璃体后脱离，玻璃体持久附着于黄斑中心凹（图 14.70）。玻璃体后皮质往往有一个高的信号。

5. **治疗**：严重或进行性疾病可通过玻璃体切割术，来减轻黄斑牵引，通常具有良好的效果。也可能

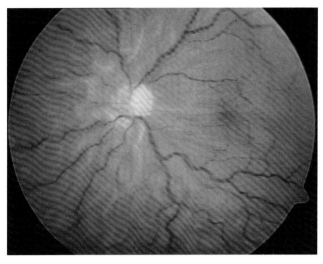

图 14.69 慢性低眼压引起的脉络膜视网膜皱襞。（Courtesy of P Gili）

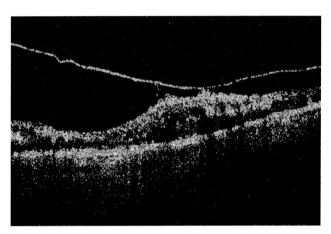

图 14.70 OCT 显示不完全性玻璃体后脱离，黄斑中心凹处仍有玻璃体牵拉，后皮质表面有强反射带。（Courtesy of C Barry）

发生自发的缓解。

特发性脉络膜新生血管

特发性 CNV 不常见，多发生于 50 岁以下的患者，通常是单眼发病。在有 CNV 的年轻患者中，需排除其他可能，如血管样条纹、高度近视和脉络膜视网膜炎症性疾病如拟组织胞浆菌性眼病、多发性一过性白点综合征或点状内层脉络膜病变。相比 AMD，视力预后要好，并且在某些情况下，可自发缓解。CNV 主要位于视网膜色素上皮上（2 型），常常被反应性 RPE 增生包围。PDT 的治疗效果差异大，但抗 VEGF 药物效果较好。

日光性视网膜病变

1. **发病机制**：当直接或间接注视太阳时，太阳辐射产生的光化学效应导致视网膜损伤（日食性视网膜病变）。

2. **临床表现**：阳光照射 1~4 小时内发生的单眼或双眼视力损害和小的中心暗点。

3. **视力**：根据病情轻重而程度不一。

4. **眼底**：
   - 黄斑中心凹小的黄色或红色的点状改变，在几周内消失（图 14.71A）。
   - 点状病变被替代为一个边界不规则的界限清晰的小凹（图 14.71B）或板层裂孔。

5. **OCT**：显示黄斑中心凹变薄，局灶低反射区域，其深度与视力损失相关，但通常包括光感受器的内节和外节。

6. **无有效治疗**。

7. **预后**：大多数患者预后良好，视力可在 6 个月内恢复到正常或接近正常水平；少数患者持续存在显著的视力下降。

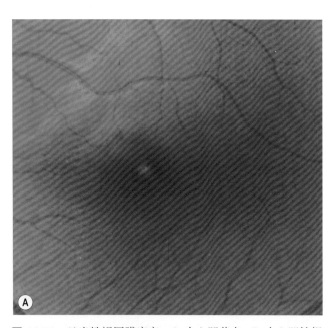
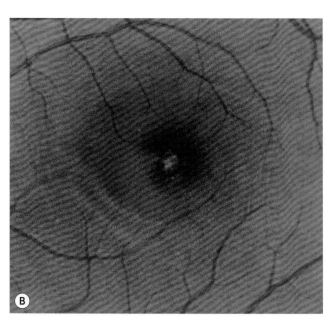

图 14.71　日光性视网膜病变。A. 中心凹黄点；B. 中心凹缺损。

（彭清　王诗园　陈奕烨　费萍　译）

第 15 章 遗传性眼底营养不良

引言

应用解剖

遗传性眼底营养不良是主要累及视网膜外层（RPE- 光感受器复合体）和它的血液供应（脉络膜毛细血管）的一种罕见但重要的疾病总称，很少累及内层视网膜或视网膜血管。光感受器细胞分两型：

1. **视杆细胞**：是数量最多的光感受器细胞（约 1.2 亿），在视网膜中周部密度最高，对暗环境最敏感，主要负责夜间视力及周边部视力。如果视杆细胞功能障碍比视锥细胞功能障碍发生早或更严重，将会导致夜间视力障碍（夜盲症）和周边视野缺损，前者通常首先发生。

2. **视锥细胞**：较视杆细胞数量少得多，约 600 万左右，在黄斑中心凹密度最高。在强光下敏感，视锥细胞主司昼光觉和明视觉、色觉及中央视力。因此，视锥细胞功能障碍会导致中心视力急剧下降、色觉障碍（色弱），偶尔发生明视觉障碍（昼盲症）。

遗传性

1. **常染色体显性遗传**（autosomal dominant，AD）营养不良临床表现多样化，与隐性遗传性视细胞营养不良相比，发病时间较晚，进程较缓慢。

2. **隐性营养不良**：可能为常染色体隐性（autosomal recessive，AR）或 X- 连锁（X-linked，XL）遗传。发病较早且与常染色体显性疾病（AD）相比进程更为严重。在某些情况下，XL 类型的女性携带者显示出特征性眼底改变（见下文）。

3. **X- 连锁显性遗传**：类型极为罕见，发生在男孩中通常是致命的（如 Aicardi 综合征）。

分类

眼底营养不良可以分为两大类：①广义营养不良累及整个眼底改变；②局限性营养不良仅黄斑区受累。根据具体发病的病理学部位（如光感细胞、RPE 和脉络膜）可进行详细分类。

检查

视网膜电图

原理

视网膜电图（electroretinogram，ERG）记录视网膜被适宜强度的光线刺激后产生的一系列电变化。

将一个引导电极与角膜接触或将一皮肤电极置于下睑缘，将另一个面积较大的参照电极放在额部，在两个电极之间的电位可被放大和显示（图 15.1）。正常 ERG 是双相的（图 15.2）。

1. **a 波**：为初始小的快相负波，源于感光细胞。

2. **b 波**：是下一个较大的缓慢正向波，尽管它是由 Müller 细胞的钾离子内流产生，但它直接受有功

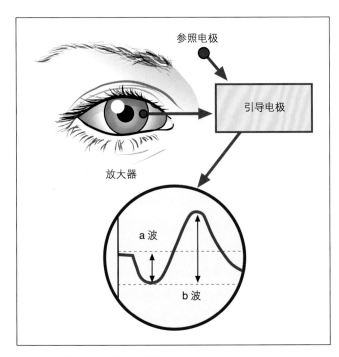

图 15.1　视网膜电图的原理。

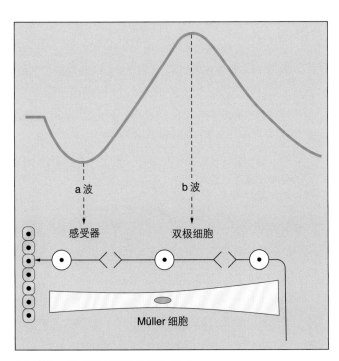

图 15.2　视网膜电图的起源与组成。

能的光感受器影响，其振幅反映光感受器细胞完整性。b 波的振幅是从 a 波的波谷到 b 波的峰值，暗适应和提高光刺激强度可使其振幅增强。b 波由 b-1 和 b-2 组成，前者可能代表视杆和视锥细胞的活性，而后者主要是视锥细胞的活性。采用特殊技术可分离视杆和视锥细胞反应。

标准 ERG

正常 ERG 由 5 个记录组成（图 15.3），前 3 项为暗适应 30 分钟后产生（暗视），后 2 项为漫射照明适应 10 分钟后产生（明视）。暗适应 30 分钟对于儿童来说可能有些困难，因此可在光线暗淡（黄昏黎明）条件下，以低强度的白色或蓝色二极灯管刺激唤起视杆细胞介导的反应。

1. 暗视视网膜电图

    a. 视杆细胞反应由微弱的白或蓝光闪烁引起，产生一个大的 b 波和一个小的或不能被记录的 a 波。

    b. 视杆细胞和视锥细胞联合反应可由非常亮的白光闪烁引起，产生一个显著的 a 波和 b 波。

    c. 震荡电位可通过一个亮的白光闪烁及改变记录参数引起，震荡子波发生在 b 波的升支，由视网膜内层细胞产生。

2. 明视视网膜电图

    a. 视锥细胞反应可由单纯的白光闪烁引起，产生一个 a 波和伴随有一个小的震荡的 b 波。

    b. 视锥细胞闪烁是通过使用一个频率为 30Hz 的闪烁光刺激产生，而视杆细胞对此无反应，以此来分离视杆反应和视锥反应。这提供了一种测量视锥细胞反应 b 波的振幅和潜伏期的方法。对于正常眼睛，视锥细胞可对刺激频率低于 50Hz 的闪烁光产生反应，当刺激频率高于此值后则记录不到（临界闪烁融合）。

多焦 ERG

多焦 ERG 是一种产生视网膜功能地形图的方法（图 15.4），刺激的强度根据视网膜上的光感受器细胞密度的不同而变化。在中心凹处，光感受器细胞密度最大，与细胞密度低的周边部相比，一个很小的刺激则可引起反应。与传统的 ERG 一样，多焦 ERG 有很多的测量方法可以选择，波谷、波峰的振幅和潜伏期都可以测量、记录，所有信息会被整合为一个三维曲线图，类似于视觉的山峰。此技术可几乎用于所有引起视网膜功能的疾病。

眼电图

1. 原理：眼电图（electro-oculogram，EOG）是用来测量在 RPE 和光感受器细胞之间存在的视网膜静电位，跨视网膜存在着静止电位，角膜侧为正，巩膜侧为负（图 15.5）。这意味着一个光感受器近端病变所致的盲眼可产生一个正常的 EOG。一般来说，RPE 层广泛弥漫性疾病才能导致 EOG 的显著异常。

2. 阐明：由于在正常人群中 EOG 振幅有很多的变

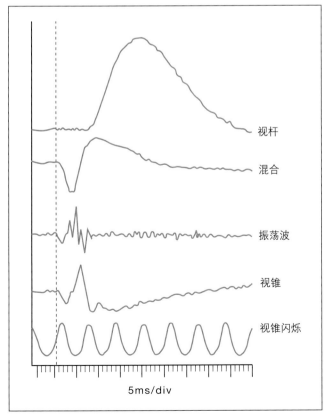

图 15.3 正常视网膜电图由 5 个记录组成。

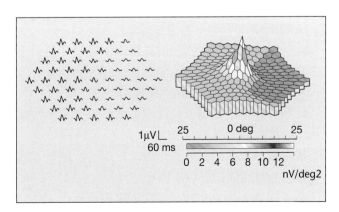

图 15.4 多焦视网膜电图。

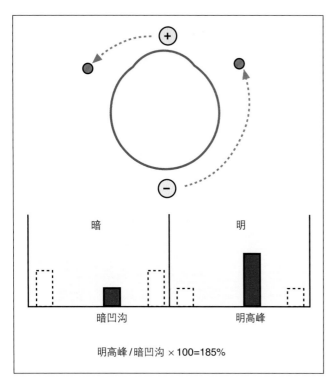

图 15.5　眼电图的原理。

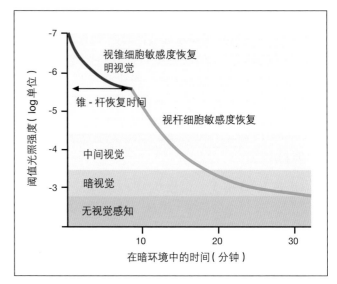

图 15.6　暗适应曲线。

化，其结果是光峰电位除以暗谷电位（即光峰电位 / 暗谷电位），其值以 Arden 比值或百分数表示，正常值为 1.85 以上或 185%。

暗适应计

1. **原理**：暗适应（dark adaptation，DA）是视觉系统（瞳孔、视网膜和枕部皮质）对低光照适应的现象，主要用于夜盲症的检查。测试时将视网膜暴露于强光线一段时间，以使视紫红质漂白 25% 甚至更多，此时正常的视杆细胞对光线不敏感而视锥细胞只对很强的刺激有反应。随后的感光度恢复可以通过在暗环境下间歇性给受试者以不同强度的点光源刺激，同时询问受试者能否察觉到。

2. **Goldmann–Weekes 适应性测量技术**
   a. 受试者被暴露于强烈的光线下使光感受器细胞漂白，然后迅速进入暗室中。
   b. 绘制受试者感知光线的阈值图。
   c. 随着定期重复的光线闪烁刺激，眼对光线的敏感度也逐渐增加。

3. **视觉敏感度曲线**：由两个变量组成——最低光线强度与时间的比值（图 15.6）。
   a. **视锥细胞段**：曲线显示在暗室的最初 5 ~ 10 分钟视锥细胞的灵敏度迅速提高。视杆细胞也在

恢复，但在这段时间恢复得更慢。
   b. **锥 - 杆临界点**：多发生在 7 ~ 10 分钟后，视锥细胞达到其最大灵敏度，而视杆细胞开始比视锥细胞更敏感。
   c. **视杆细胞段**：曲线相对较平坦，显示视杆细胞的敏感度在缓慢而持续地增高。15 ~ 30 分钟以后，视杆细胞获得了完全的暗适应能力，以使受检者可以捕捉到比视锥细胞感应暗 100 多倍的点光源刺激。如果闪烁的光线正好聚焦到中心凹处，就只能记录到视锥细胞的适应。

色觉测试

色觉异常可能在视觉敏感度和视野缺损之前就存在，故色觉（colour vision，CV）检查对于临床评估遗传性眼底营养不良很有意义。

原理

色觉由视网膜三种视锥细胞作用而形成，三种视锥细胞分别对不同波长的光有特异的敏感性；蓝色光（tritan）在 414 ~ 424 纳米，绿色光（deuteran）522 ~ 539 纳米和红色光（protan）在 549 ~ 570 纳米。

- **色觉**：正常人拥有健康的三色视光谱感受视锥细胞来对应整个光谱中的各色光。任何特定的视锥色素缺乏可以导致色弱（如 protanomaly ——红色弱）或完全缺失（如 protanopia ——红色盲）。三色视者拥有三种类型的视锥细胞（尽管功能不一定完全正常）。一种或两种类型视锥细胞缺乏者，

分别表现为二色觉或单色觉色盲。

- 大多数先天性色觉缺陷患者异常的三色视觉来源于使用异常比例的三原色视锥细胞识别光谱。

- 红绿色盲可由红色敏感视锥细胞异常或绿色敏感视锥细胞异常引起。对蓝绿色觉感知障碍者是由感蓝视锥细胞异常所引起。后天性视网膜黄斑部病变往往会产生蓝 - 黄色感觉异常，而视神经病变可出现红 - 绿色觉异常。

彩色视觉测试

1. **石原颜色测试**：主要是用于筛查先天红色盲和绿色盲。它由一个测试卡及其随后的 16 个色觉检测卡组成。这 16 个检测卡使用点阵设计凸显位于中央的图形或数字，让受试者进行辨认（图 15.7A）。色觉异常的患者只能辨别部分图形。如果患者不能够辨认首张测试卡，且其具备测试所需的基本视力，则提示其视力障碍为非器质性损伤。

2. **Hardy–Rand–Rittler**：与石原测试相似，但更敏感，可以检测三种先天性色觉缺陷（图 15.7B）。

3. **City University** 测试包括 10 个色板，每个板含有一个中心色孔和 4 个外周色孔（图 15.7C）。受试者被要求选择出与中央色孔最接近的外周色孔。

4. **Farnsworth–Munsell 100-hue**：很少被应用于临床，却是对先天性或后天获得性色彩缺陷最为敏感的检测手段。它由 4 个独立的机架组成，其内包括 85 个彩色螺帽，机架两端的螺帽固定，其余的松散放置，以便于受试者随机摆放（图 15.7D）。

   a. 要求受试者按其"颜色自然过渡顺序"将一个盒子里的彩色螺帽重新排列。

   b. 然后关闭盒子，将其翻转后打开，这样就可以看到彩色螺帽背面的标记。

   c. 以累加方式将结果记录于环形图表上。

   d. 三张环形图表分别代表三种色觉，二色视患者表现为某一种色觉环形图表标记值未能达到该图形特定子午线（图 15.8）。

5. **Farnsworth D15 色觉测试**：与 Farnsworth–Munsell 100-hue 测试相似，但只有 15 个彩色螺帽。

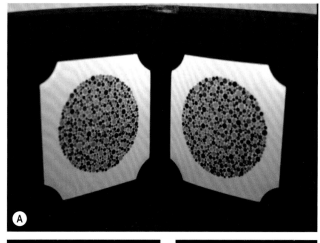
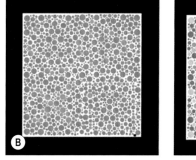
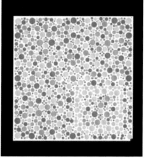
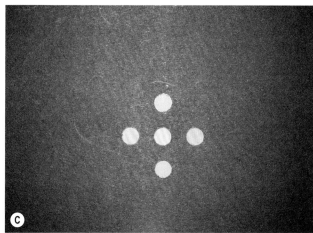
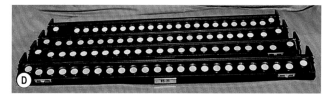

图 15.7 彩色视觉测试。A. 石原颜色测试。B. Hardy-Rand-Rittler。C. City University 测试。D. Farnsworth-Munsell 100-hue 测试。（Courtesy of T Waggoner-fi g. B）

感光细胞营养不良概述

典型性视网膜色素变性

视网膜色素变性（retinitis pigmentosa，RP）是一组具有临床及遗传多样性的弥漫性视网膜营养不良性疾病的总称。发病初期主要影响视杆细胞，随后发生视锥细胞变性改变，是最常见的遗传性眼底营养不良性疾病，患病率约为 1 : 5000。

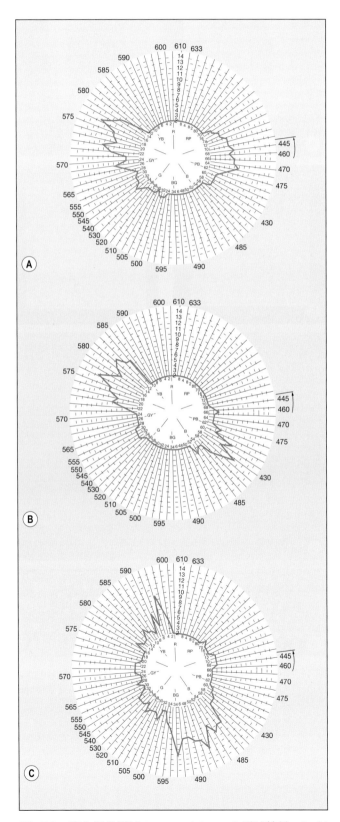

图 15.8   彩色视觉测试 Farnsworth-Munsell 测试结果。A. 红色盲。B. 绿色盲。C. 蓝黄色盲。

遗传

视网膜色素变性的发病年龄、进展速度、最终视力丧失的年龄以及相关的眼部特征常与遗传方式有关。视网膜色素变性多是由于视紫红质基因的突变所致，可散发存在，或呈常染色体显性、常染色体隐性及性连锁遗传。性连锁遗传是最少见的遗传方式，但症状最严重，患者可在三四十岁时完全失明。女性携带者眼底表现可正常，或黄斑区呈现金色（"毯样"）反射（图 15.9A）和 / 或周边部眼底小簇骨细胞样色素沉积（图 15.9B）。常染色体隐性遗传型视网膜变性（见下文）表现往往不典型，可伴随全

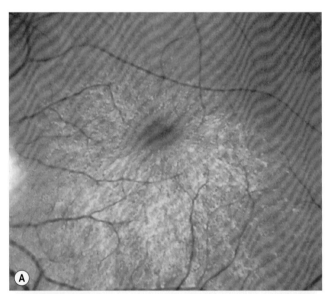

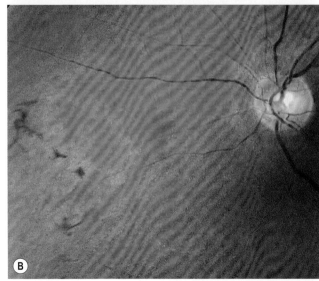

图 15.9   性连锁遗传型视网膜色素变性携带者眼底表现。A. 黄斑区呈现金色（"毯样"）反射。B. 周边部眼底轻度色素 改 变。（Courtesy of D Taylor and CS Hoyt, from Pediatric Ophtha-lmology and Strabismus, Elsevier, Saunders, 2005-fi g. A）

身其他系统性疾病。

诊断

视网膜色素变性的诊断标准包括双侧受累，周边视力及夜视力减退。视网膜色素变性的典型表现是：①视网膜小动脉缩窄；②视网膜骨细胞样色素沉着；以及③视盘蜡黄色外观。

1. **临床表现**：夜盲，多在二三十岁左右发病，症状出现时间的早晚多与家系相关。

2. **体征按时间顺序性呈现**：
   - 轻微的中周部视网膜色素上皮细胞萎缩性改变、中小动脉轻度变窄和中周部视网膜内血管周围骨细胞样色素沉着（图 15.10A）。
   - 色素沉积病变向眼底前部或向后部延伸，同时色素密度增加（图 15.10B）。
   - 由于视网膜色素上皮萎缩及脉络膜大血管的显露，眼底呈现出豹纹样外观（图 15.10C）。
   - 严重的动脉狭窄和视盘部蜡样外观（图 15.10D）。
   - 黄斑部可能会出现萎缩，视网膜前膜和黄斑囊样水肿，后者可全身应用乙酰唑胺进行治疗。

3. **视网膜电流图**：在疾病早期显示暗适应视杆细胞及混合反应减低（图 15.11）；继而明视反应减低，最终 ERG 呈全熄灭性改变。

4. **眼电图**：EOG 异常，光峰电位减低。

5. **暗适应**：DA 时间延长，在早期病例有助于诊断。

6. **视野测量**：最初显示中周部暗点，并逐渐融合成典型的环形暗区，该暗区继而不断向后极部及外

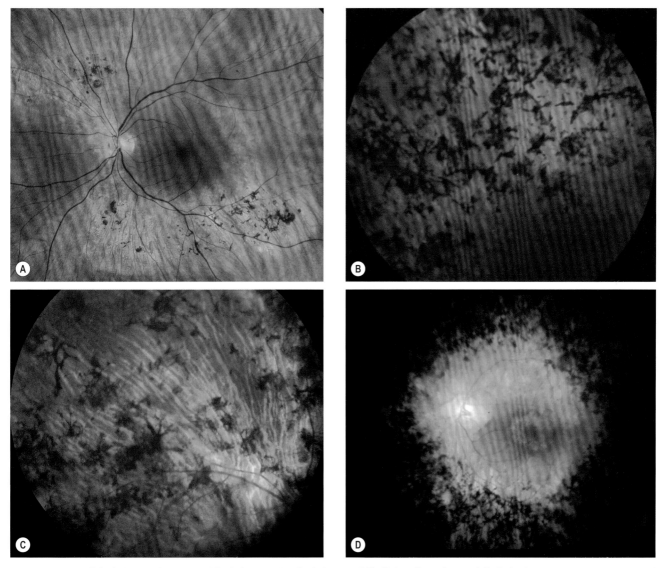

图 15.10 视网膜色素变性的病程。A. 早期改变。B. 进展期改变。C. 脉络膜大血管显露。D. 晚期病变。（Courtesy of P Saine-fig. A）

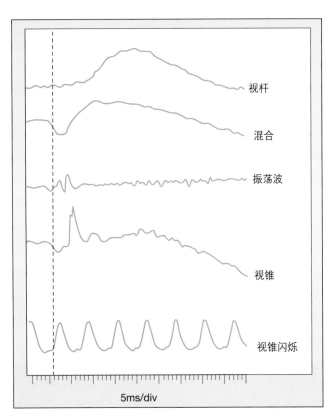

图 15.11　视网膜色素变性并发 Coats 样改变。

5ms/div

视杆

混合

振荡波

视锥

视锥闪烁

周眼底扩展。随着疾病的发展可能只剩中央视岛甚至最终视力完全丧失。视野检查有助于监测疾病的进展。

7. **预后**：该病预后差异较大，并且与遗传类型相关联，如下所示：

- 性连锁遗传型预后最差，患者在三四十岁时即出现严重的视力丧失。
- 常染色体隐性遗传型及散发病例预后较好，患者在四五十岁甚至更晚仍保留有中心视力。
- 常染色体显性遗传型预后最好，患者在 50 多岁以后仍保留有中心视力。

眼部并发症

视网膜色素变性可并发其他导致视力障碍的并发症，因此需对 RP 患者进行定期随访，以利于及时治疗。

1. **后囊下型白内障**：常见于所有形式的视网膜色素变性，通常可手术治疗。
2. **开角型青光眼**：见于 3% 的病例。
3. **近视**：较常见。

4. **圆锥角膜**：较少见。
5. **玻璃体变化**：较常见，包括玻璃体后脱离及偶见的中间葡萄膜炎。
6. **视盘玻璃膜疣**：多见于视网膜色素变性的患者。
7. **Coats 样改变**：伴随周边视网膜的脂质沉积和渗出性视网膜脱离（图 15.12），偶见于成年 RP 患者。

非典型性视网膜色素变性

非典型性视网膜色素变性与典型性视网膜色素变性高度相似，有时即为后者的不完全形式。

1. **锥 - 杆细胞营养不良**：患者视锥细胞受损更早且损伤程度比视网膜色素变性更为严重，表现为不伴有夜盲的中心视力丧失。眼底检查显示为黄斑区视网膜的病变，可伴有或不伴有周边视网膜病变。
2. **无色素性视网膜色素变性**：特点为极少或无视网膜色素沉着，在长时间随访后，有可能见到典型的色素沉着出现。
3. **白点状视网膜变性**：为常染色体隐性遗传，表现为眼底散在分布的黄白色斑点，多在赤道部密集，一般不侵犯黄斑，常伴有视网膜血管变细。本病的眼底改变与白点状眼底的白色小点相似，但病灶多为放射状改变。
4. **象限性视网膜色素变性**：为常染色体显性遗传，病变多位于视网膜下方象限，进展缓慢或静止性。

视网膜色素变性与全身疾病

Bassen-Kornzweig 综合征

1. **常染色体隐性遗传**。
2. **发病机制**：由于乳糜微粒和低密度脂蛋白的缺乏导致脂溶性维生素 A 和 E 吸收不良，偶发维生素 K 吸收不良。
3. **全身表现**：
- 幼儿发育异常和脂肪痢，伴有严重的小脑性共济失调。
- 血液中出现棘形红细胞、低血浆胆固醇和三酰甘油。
4. **眼底改变**：表现为散在分布的白色小圆点，在近 10 岁左右出现视网膜色素变性样改变。用大量维生素 A 和 E 治疗可防止视力的丧失。
5. **其他眼部病变**：包括上睑下垂、眼肌麻痹、斜视和眼球震颤。

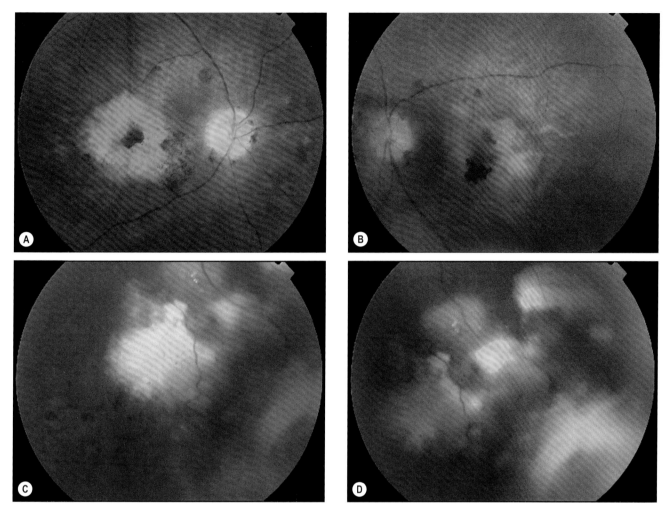

图 15.12 视网膜色素变性的 Coats 样改变。

Refsum 病

1. **常染色体隐性遗传**，可分为婴儿型和成人型。
2. **发病机制**：由于缺乏植烷酸 α- 水解酶导致植烷酸在体内各处贮积。早期发现并采取低植烷酸饮食治疗可以阻止疾病的进展。
3. **全身表现**：
   a. 婴儿型特点是畸形面容、弱智、肝大和耳聋。
   b. 成人型特点是小脑性共济失调、周围神经病、嗅觉丧失、耳聋、心肌病和鱼鳞病。
4. **眼底表现**：可类似于视网膜色素变性或仅仅表现为眼底椒盐样改变。
5. **其他眼部病变**：包括白内障、角膜神经突出、视神经萎缩、眼球震颤和瞳孔散大。

Kearns–Sayre 综合征

Kearns-Sayre 综合征其特征为慢性进行性眼外肌麻痹伴有其他系统性疾病（详见第 19 章）。眼底通常表现为椒盐样外观，多见于黄斑部，少数表现为典型的视网膜色素变性或类似于无脉络膜症的脉络膜萎缩。

Bardet–Biedl 综合征

1. 本病具有遗传异质性。
2. **全身表现**：男性性腺发育不全、多趾、肥胖、肾功能异常和智力低下。
3. **眼底表现**：通常表现为锥-杆细胞营养不良引起的牛眼状黄斑病变，个别表现为典型的视网膜色素变性、无色素性视网膜色素变性、白点状视网膜炎。本病视力损失较早，虽然 15% 的患者在 10 岁时才出现眼底改变，但几乎 80% 的人在 20 岁之前即失明。

Usher 综合征

Usher 综合征并不罕见。儿童深度耳聋患者中约

5% 为 Usher 综合征，聋盲人中有一半人为 Usher 综合征。根据典型视网膜色素变性伴有感音神经性耳聋、伴或不伴有前庭功能障碍，将 Usher 综合征分为

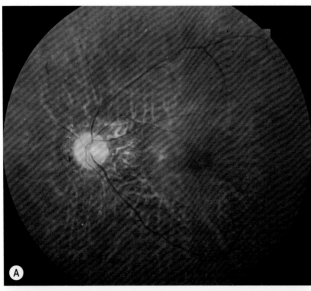

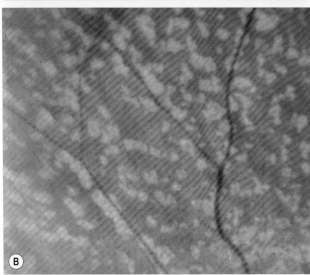

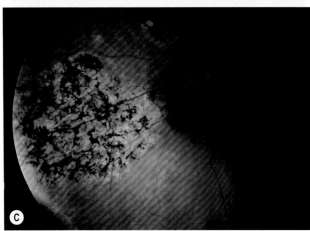

图 15.13 非典型性视网膜色素变性。A. 无色素性。B. 白点状视网膜变性。C. 节段形。

三种主要类型。

1. **遗传性**：为常染色体隐性遗传。
2. **分型**：
    a. **Ⅰ型（75%）**——先天性重度感音神经性耳聋，伴有前庭功能障碍；10 岁以内即出现视网膜色素变性，导致视力丧失，ERG 波形熄灭。
    b. **Ⅱ型（23%）**——先天性中重度感音神经性耳聋，前庭功能正常。视力丧失发生在 10～20 岁。
    c. **Ⅲ型（2%）**——进行性耳聋和前庭功能障碍，视网膜色素变性发病时间相对较晚。
3. **全身特征**：婴儿期早熟、侏儒症、骨骼异常、耳聋、畏光、智力低下和早逝。
4. **眼底特征**：视盘蜡黄色萎缩和眼底椒盐样色素沉着。
5. **其他眼部特征**：瞳孔缩小、白内障、眶脂肪萎缩。

进行性视锥细胞营养不良

进行性视锥细胞营养不良主要影响视网膜视锥细胞感光系统。患者以锥细胞显著损伤为主要表现，可伴或不伴有继发的视杆细胞功能障碍。

1. **遗传性**：多为散发病例，但家族性病例也不少见，呈常染色体显性或 X 连锁遗传。
2. **临床表现**：10～30 岁发病，双眼中心视力进行性下降，色觉异常，常伴有畏光。
3. **按时间顺序出现的特征改变**：
    - 黄斑部可几乎正常或出现非特异性色素改变（图 15.15A）。
    - X 连锁遗传型可见黄斑区金箔样反光。
    - 特征性的"牛眼"样黄斑病变（图 15.15C），但不一定见于所有病例；其他能引起"牛眼"样病变的疾病见表 15.1。
    - 黄斑区进行性视网膜色素上皮萎缩，晚期呈地图样萎缩（图 15.15D）。
4. **ERG**：明视反应降低或消失，闪烁融合频率降低，视杆反应正常或晚期降低（图 15.16）。
5. **EOG**：正常或轻度下降。
6. **DA**：暗适应视锥部分曲线异常，视杆部分曲线早期正常，晚期轻度异常。
7. **CV**：色觉检查显示在视力出现明显损伤之前即可出现严重的蓝-绿色障碍。
8. **FA**："牛眼"样黄斑病变时荧光造影显示黄斑中心低荧光，周围环绕高荧光（图 15.17）。

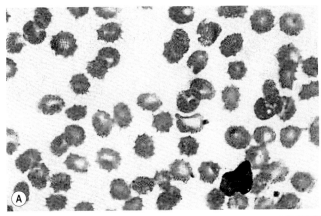

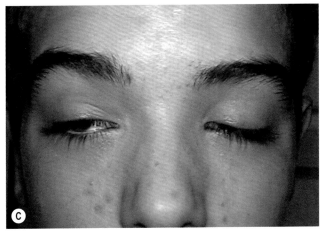

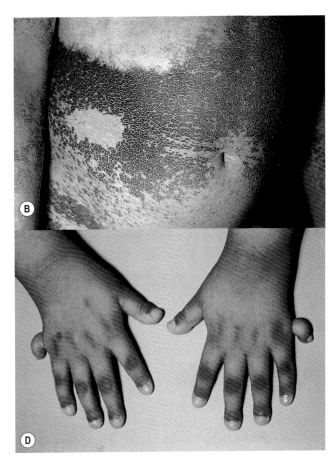

图 15.14 视网膜色素变性相关的部分全身系统性病变。A. Bassen-Kornzweig 综合征患者血液中出现棘形红细胞。B. 成年 Refsum 患者的鱼鳞病。C. Kearns-Sayre 综合征患者出现上睑下垂。D. Bardet-Biedl 综合征患者出现多指。

9. **预后**：本病预后差，晚期有严重的视力损害，视力低于 0.1 或眼前指数。

Leber先天性黑矇

Leber 先天性黑矇是常见的导致婴幼儿视力障碍的遗传性疾病，病理生理学基础为重度的视锥 - 视杆

表 15.1 其他能引起"牛眼"样病变的疾病

1. 成年人
   - 氯喹中毒性视网膜病变
   - Stargardt病
   - 窗孔金箔样黄斑营养不良
   - 中心晕轮状黄斑营养障碍
   - 氯法齐明视网膜病变
2. 儿童
   - Bardet-Biedl综合征
   - Hallervorden-Spatz综合征
   - Leber先天性黑矇
   - 脂褐质沉积症
   - AD小脑共济失调

细胞营养不良。该病预后不佳。

1. **遗传性**：通常为常染色体隐性遗传，具有遗传异质性，已确定至少 14 个相关致病基因；
2. **表现**：出生时或出生后不久出现严重视力损害，伴有眼球扫视运动或眼球震颤。
3. **临床体征各异**，包括以下几种：
   - 瞳孔对光反射迟钝或消失。
   - 眼底早期除了轻度的小动脉狭窄外多表现正常。
   - 周边部眼底轻度视网膜色素变性（图 15.18A）、椒盐样改变，少数有多发的黄色斑点。
   - 严重的黄斑区色素沉积（图 15.18B）或缺损样萎缩。
   - 视网膜色素变性样改变，少年期视神经萎缩和重度小动脉狭窄。
   - 偶有视盘隆起。
   - 指 - 眼征患儿长期用手指按压眼球，眶内脂肪萎缩，引起眼球内陷。
4. **眼部并发症**：包括斜视、远视、圆锥角膜、大角膜和白内障。
5. **ERG**：呈熄灭型，即使是眼底正常的早期病例。

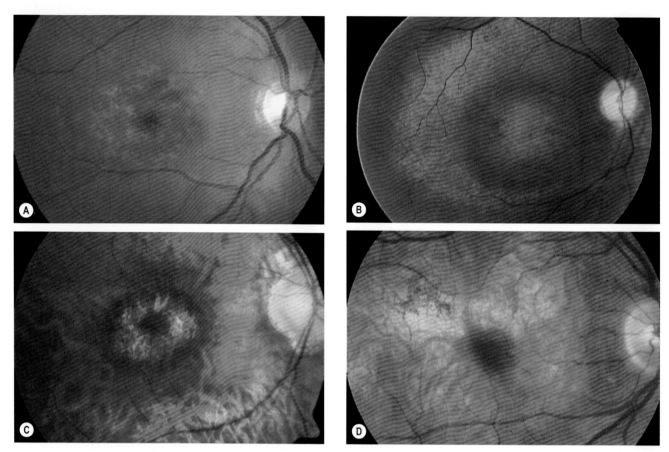

图 15.15 进行性视锥细胞营养不良。A. 早期色素斑。B. X 连锁遗传型疾病可见金箔样反光。C. 黄斑部"牛眼"征。D. 地图样萎缩。（ Courtesy of Moorfi elds Eye Hospital-fi g. A ）

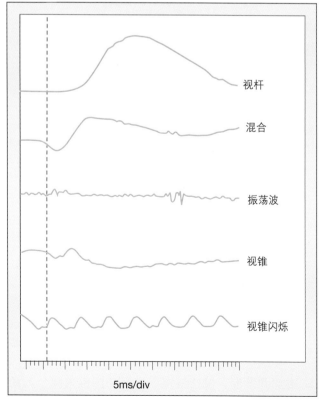

图 15.16 进行性视锥细胞营养不良 ERG 显示明视反应降低和闪烁融合频率降低。

6. **全身伴随症状**：包括智力障碍、耳聋、癫痫症、中枢神经系统和肾脏异常、骨骼发育不良和内分泌功能障碍。

Stargardt病和眼底黄色斑点症

　　Stargardt 病（青少年型黄斑变性）和眼底黄色斑点症（ fundus flavimaculatus，FFM ）是同一种疾病的不同表现，虽然两种病的发病时间和预后均不同。特征性表现为脂褐素在 RPE 层弥漫性堆积，导致朱红色眼底，眼底荧光造影可见脉络膜背景荧光湮没，称暗脉络膜症。

1. **遗传性**：为常染色体隐性遗传，Stargardt 病已明确至少有 3 个不同的致病基因，包括 ABCA4，眼底黄色斑点症（ FFM ）已明确包括 ABCA4 在内的至少 2 种致病基因。

2. **临床表现**：发病年龄 10 ~ 20 岁，双眼中心视力进行性下降程度与眼底黄斑改变不平行，因此易被疑为伪病。一些成年患者因黄斑未受累可多年无

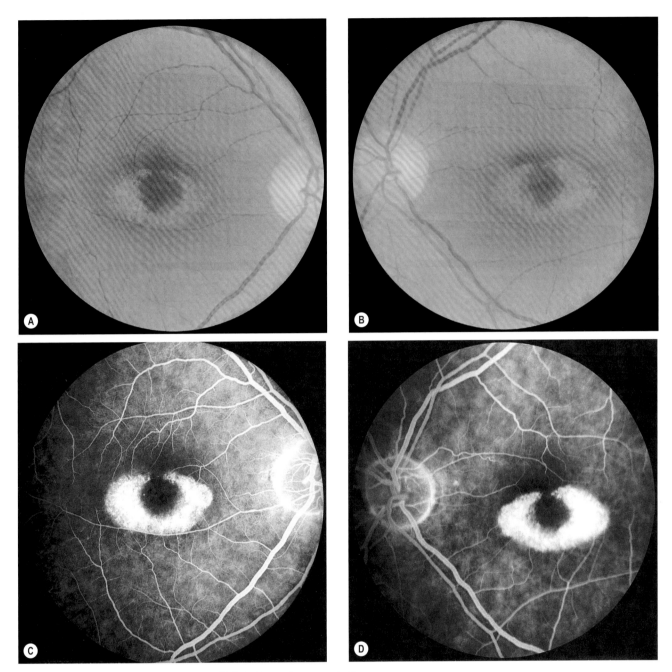

图 15.17　"牛眼"样黄斑病变。A 和 B. 临床表现。C 和 D. FA 表现。

症状，而被偶然发现。

3. 黄斑区可有以下改变：
   - 早期可能正常或非特异性斑点（图 15.19A）。
   - 椭圆形"蜗牛黏液"样或被锤击过的"青铜片"样表现（图 15.19B）。
   - 地图样萎缩，可表现为"牛眼"样改变（图 15.19C）。

4. 斑点状改变有以下特征：
   - 双眼 RPE 层黄白色斑点状沉着物，大小、形状不一，如圆形、椭圆形或鱼形。

- 黄色斑点状改变可能局限于后极部或延伸至中周部视网膜（图 15.19D）。
- 随着旧病灶边界模糊变软，又有新的病灶出现。

5. 预后：黄斑病变的预后不佳。一旦视力降至 0.5 以下，会迅速发展降至 0.1 并逐渐稳定。眼底只有斑点状改变的患者预后相对较好，可持续多年无症状直至黄斑区病变发展。少数病例可继发 CNV，预后差。

6. **ERG**：视网膜明视反应正常或降低，暗视反应正常。

7. **EOG** 值下降。

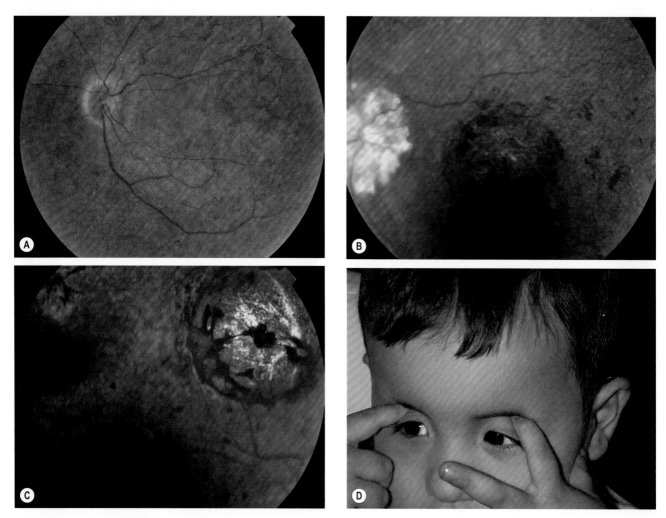

图 15.18　Leber 先天性黑矇。A. 视网膜轻度色素性改变。B. 黄斑色素沉着和视盘玻璃膜疣。C. 黄斑缺损样萎缩。D. 指 - 眼征。
（Courtesy of A Moore -fi gs A-C; N Rogers - fi g. D）

8. **FA**：
- 黄斑病变 FA 可见表现为窗样缺损的强荧光，常伴有脉络膜背景荧光缺失而突显视网膜血管影像（图 15.20A）
- 新鲜斑点可见荧光遮蔽引起的早期低荧光和着染引起的晚期高荧光。陈旧斑点可见 RPE 层窗样缺损（图 15.20B）。

9. **ICGA** 显示低荧光斑（图 15.20C）。

10. **自发荧光**：可见（图 15.20D）。

Bietti 结晶样角膜视网膜营养不良

　　Bietti 营养不良症的特征是结晶体在视网膜和浅层角膜周边部沉积。比起其他种族，该病更常见于东方人，尤其是中国人。

1. **遗传性**：为常染色体隐性遗传，基因定位于 4q35（CYP4VZ 基因）。

2. **临床表现**：患者在 20 ~ 30 岁左右出现缓慢进行性视力丧失。

3. **按时间顺序出现的特征性体征**
- 大量细小晶莹的黄白色晶体出现在视网膜全层，散布在眼底后极部（图 15.21A）。
- 黄斑部视网膜色素上皮及脉络膜毛细血管局部萎缩。
- 脉络膜弥漫性萎缩伴随结晶体沉积数量减少、体积变小。
- 萎缩区逐步融合扩展到周边部视网膜。
- 终末期弥漫性脉络膜视网膜萎缩。

4. **ERG**：轻度异常。

5. **FA** 示特征性大量低荧光斑片覆盖于视网膜血管上（图 15.21B）。

6. **预后**：不同个体因疾病进展程度不同而预后不同。

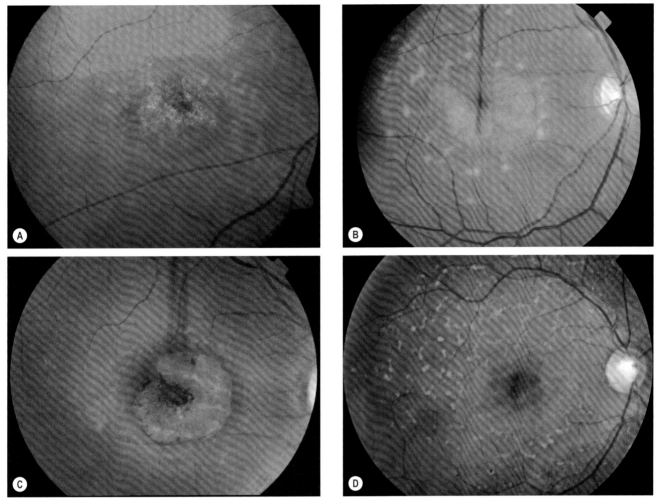

图 15.19 Stargardt 病 / 眼底黄色斑点症。A. 非特异性黄斑斑点。B. "蜗牛迹" 样黄斑病变，周围见斑点包绕。C. "牛眼" 样黄斑病变，围绕斑点。D. 弥漫性斑点。

Alport 综合征

1. **发病机制**：Alport 综合征是一种罕见的遗传性肾小球基底膜疾病，是由于编码肾小球基底膜的主要胶原成分Ⅳ型胶原基因突变而产生的疾病。特征为慢性肾衰竭，多伴发感音神经性耳聋。

2. **遗传方式**：X- 连锁遗传。

3. **体征**：

   - 眼底黄斑周围散在淡黄色斑点状视网膜病变，视力正常（图 15.22A）。

   - 周边部黄色斑点较大，有些可融合（图 15.22B）。

4. **ERG** 正常。

5. 眼部合并症为前圆锥形晶状体，偶有后部多形性角膜营养不良。

6. **预后**：视力佳。

家族性良性视网膜斑点

家族性良性视网膜斑点是一种罕见的疾病，因其无症状，常为偶然发现。

1. **遗传方式**：常染色体隐性遗传。

2. **体征**：广泛的黄白色多形性斑点离散分布在除黄斑中心凹以外的视网膜，并延伸到周边部（图 15.23）。

3. **ERG**：正常。

4. **预后**：佳。

色素性静脉旁脉络膜视网膜萎缩

静脉旁脉络膜视网膜萎缩症为一类良性、无症状、眼底呈对称特征性改变的疾病，通常为静止性。

1. **遗传方式**：主要为常染色体显性遗传，由 CRB1

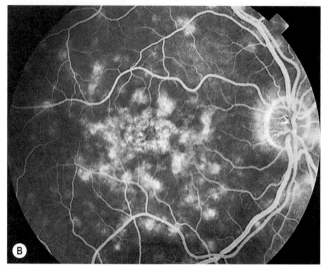

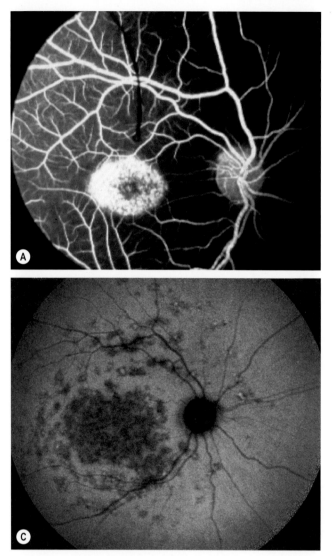

图 15.20　Stargardt 病 / 眼底黄色斑点症图像。A. FA 显示黄斑区高荧灶和暗的脉络膜背景。B. FA 显示高荧点。C. ICGA 显示低荧点。(Courtesy of A Bolton-fig. C)

（lq31-q）基因突变引起。

2. **体征：**
  - 轮廓鲜明的脉络膜视网膜萎缩区域沿视网膜中央静脉分布并向周边延伸，萎缩区可呈放射状环绕视盘。
  - 静脉旁大量骨细胞样色素沉着（图 15.24 ）。
  - 视盘及视网膜血管管径通常正常。

3. **ERG：** 正常。

先天性静止性夜盲

先天性静止性夜盲（congenital stationary night blindness，CSNB）是以婴儿期夜盲症和非进行性视网膜功能障碍为特征的一组疾病。眼底所见可正常或异常。

眼底正常型

眼底正常型先天性静止性夜盲（CSNB）可分为 I 型（完全型）和 II 型（不完全）两种类型。I 型表现为临床及 ERG 视杆功能完全丧失，而视锥细胞功能基本正常；II 型视杆和视锥细胞均受累。遗传方式呈 X- 连锁、常染色体显性及常染色体隐性遗传，已发现多种致病突变基因。

眼底异常型

1. **小口病：** 是一种罕见的常染色体隐性遗传病。
  - 在光适应状态下呈现异常的金黄色眼底改变（图 15.25A ），长时间暗适应后可恢复正常（水尾现象——图 15.25B ）。
  - 30 分钟暗适应后视杆细胞功能消失，继续延长

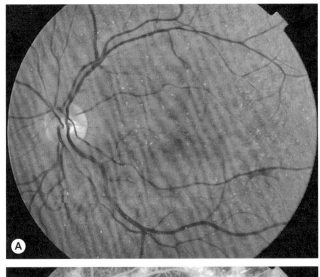

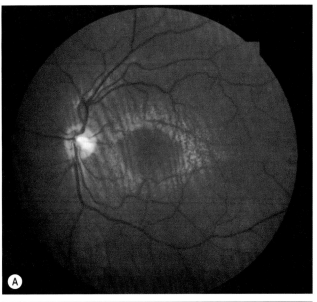

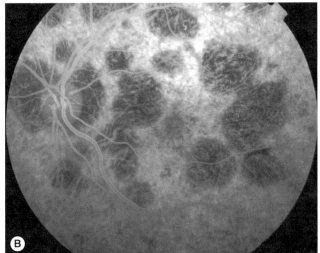

图 15.21　A. Bietti 结晶样角膜视网膜营养不良。B. FA 示低荧光斑点。

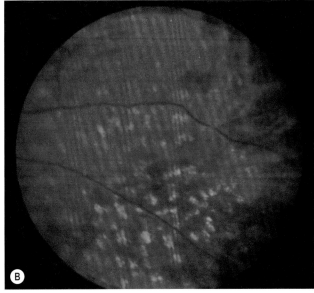

图 15.22　Alport 综合征。A. 黄斑周围斑点。B. 周边斑点。（Courtesy of J Govan）

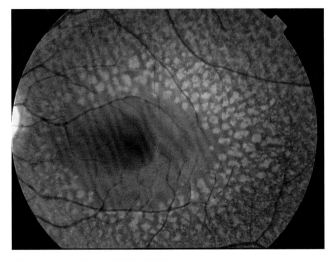

图 15.23　家族性良性视网膜斑点。

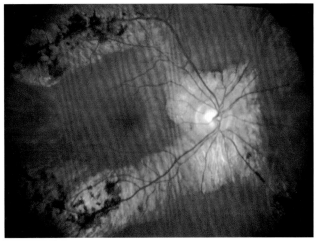

图 15.24　色素性静脉旁脉络膜视网膜萎缩。（Courtesy of C Barry）

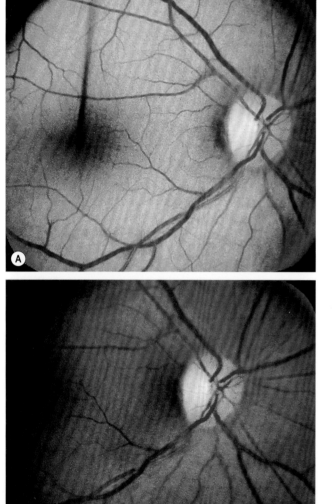

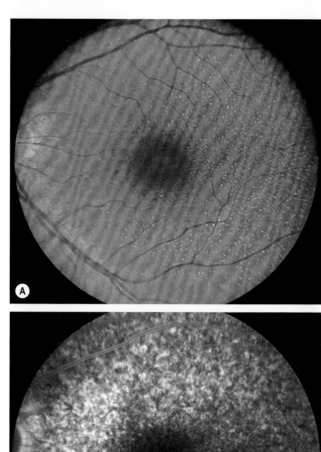

图 15.25 小口病中水尾现象。A. 在明适应条件下。B. 在暗适应条件下。（ Courtesy of J Donald M Gass, from Stereoscopic Atlas of Macular Diseases, Mosby, 1997 ）

图 15.26 白点状眼底。A. 临床外观。B. FA 示强荧光斑点。（ Courtesy of C Barry ）

暗适应时间后视杆细胞功能可恢复至接近正常水平。

2. **白点状眼底**：为一组良性的先天性静止性夜盲病，呈常染色体显性或隐性遗传。
   - 后极部眼底大量微小黄白色斑点，呈中心凹回避、向周边眼底延伸状分布（图 15.26A ）。
   - 视网膜血管及视盘正常，周边视野和视力正常。
   - FA 示除中心凹外强荧光斑点，表明 RPE 色素脱失（图 15.26B ）。

先天性全色盲（全色盲）

视杆细胞色盲（全色盲）

1. **遗传方式**：常染色体隐性遗传。
2. **体征**：
   - 视力为 0.1。
   - 黄斑多表现正常，也可呈发育不良状。
   - 先天性眼球震颤和畏光。
3. **ERG**：明视反应异常，暗视反应可低于正常；闪光融合 <30Hz。
4. **CV**：色觉完全消失，无颜色差别，只有明暗之分，所有颜色均为灰色阴影。

蓝色视锥细胞色盲（不全色盲）

1. **遗传方式为 X- 连锁遗传。**
2. **体征：**
   - 视力为 1.0 至 0.6。
   - 黄斑正常。
   - 无先天性眼球震颤和畏光症状。
3. **ERG**：正常，但刺激光为红光或白光则无视锥细胞反应。
4. **CV**：色觉完全消失。

黄斑营养不良

青少年Best黄斑营养不良

Best 卵黄样黄斑变性是常见的黄斑营养不良，位居第二位。

1. **遗传性**：常染色体显性遗传，突变位点定位于染色体 11q13（BSET1），外显率及表现型各异。
2. **体征可包括以下病程分期：**
   - **a. 卵黄病变前期**：特点为患儿无任何症状，黄斑区无明显病变，但 EOG 低于正常。
   - **b. 卵黄病变期**：多发生于婴幼儿期，视力多正常。
     - 此期黄斑区 RPE 层呈现典型的圆形卵黄样囊样隆起，边界清晰，大小约为 0.5~2 视盘直径（PD）（图 15.27A）。
     - FA 显示病灶区由于荧光遮蔽呈现低荧光（图 15.27B）。
     - OCT 显示卵黄样物质位于视网膜色素上皮层（RPE）（图 15.27C）。
     - 双眼病灶大小及疾病发展过程多不对称，有的病例早期可能仅单眼发病。
     - 个别病例病灶可位于黄斑区之外且呈多灶性（图 15.27D）。
   - **c. 假性前房积脓期**：可发生在青春期，当部分病灶逐渐液化时，呈现假性前房积脓样外观（图 15.27E）。
   - **d. 卵黄破碎期**：此期患者视力减退，卵黄样物质开始破碎形成炒鸡蛋形状（图 15.27F）。
   - **e. 萎缩期**：色素脱失，最终于后极部形成 RPE 萎缩灶。
3. **EOG**：卵黄样黄斑变性患者各期 EOG 均明显异常，眼底正常的携带者 EOG 也呈异常改变。
4. **预后**：40 岁之前一直预后良好。在此之后由于发生 CNV、瘢痕或地图状萎缩导致单眼或双眼视力显著下降。

非Best病多灶性卵黄样病变

多灶性卵黄样黄斑病变性质与 Best 病类似（图 15.28），但患者 EOG 检查正常，无家族遗传史，多见于青少年，少数病例于成年发病。Best 病偶尔会呈现多灶性改变。

图形样营养不良

图形样营养不良是一类双眼黄斑区出现不同形状黄白色、橙色或灰色斑点状病灶的视网膜营养不良性疾病的总称，病变的病理学基础为视网膜色素上皮下脂褐质沉积。图形性营养不良通常是原发性疾病，但偶尔合并有肌强直性营养不良、Kjellin 综合征（痉挛性截瘫和老年痴呆症）以及弹性纤维性假黄瘤。图形性营养不良各表型具有以下共同的特征：①常染色体显性遗传；②异质性；③双侧对称发病；④相对良性的病程；⑤视网膜电图正常，但 EOG 检查往往有异常。

成年型卵黄样黄斑营养不良

此病与 Best 病不同，成年型卵黄样黄斑营养不良患者黄斑中心凹卵黄样病灶较小，发病晚，呈非进展性病程，预后较好。

1. **遗传性**：染色体 6p 上 RDS 基因突变，或青少年型 Best 病致病基因 BEST1 突变所致
2. **临床表现**：30 ~ 50 多岁发病，患者视力轻度或中度下降，可有视物变形，症状多无意中被发现。
3. **体征：**
   - 双眼对称发病，眼底见约 1/3PD 大小圆形或卵圆形的黄色实性隆起病灶，有时可见点状色素沉积位于病灶中心（图 15.29A）。
   - 某些病例可见黄斑区玻璃膜疣。
4. **FA** 显示病变中心部位处为低荧光，周围被不规则环状高荧光包绕（图 15.29B）。

蝴蝶状黄斑营养不良

1. **遗传性**：常染色体显性遗传。
2. **临床表现**：10~20 多岁发病，通常无明显症状，偶然间被发现，个别病例可中心视力轻度受损。
3. **体征：**
   - 黄斑区黄色色素沉积呈三方向散射型分布（图

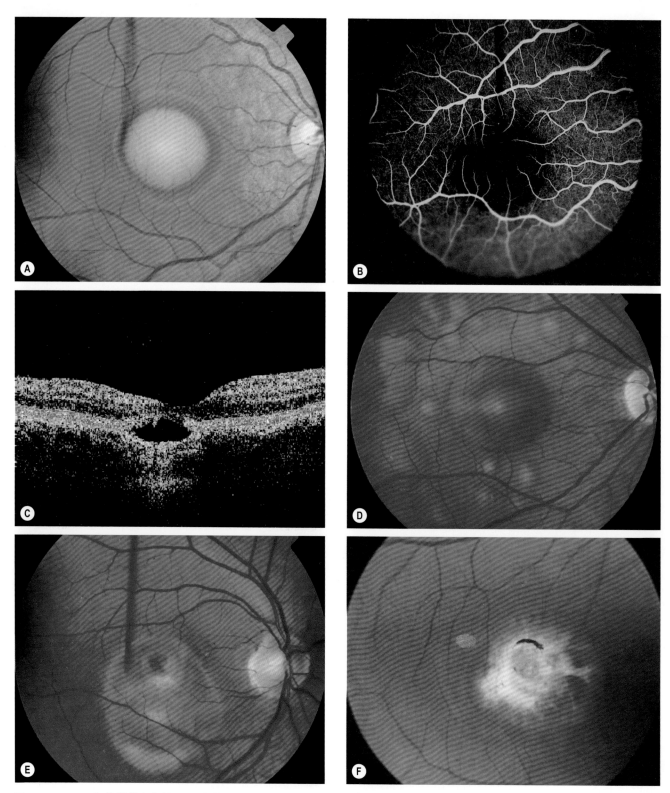

图 15.27 Best 卵黄样黄斑变性。A. 卵黄病变期。B. 荧光素造影显示病灶区由于荧光遮蔽呈现低荧光。C. OCT 显示卵黄样物质位于视网膜色素上皮层。D. 多灶性疾病。E. 假性前房积脓期。F. 卵黄破碎期。(Courtesy of C Barry-fig. C)

15.30A)。

- 视网膜周边部可有点状色素。
- 个别病例随病程进展可出现黄斑萎缩性改变。

4. FA 显示病变处无荧光区，周围被高荧光包绕（图

15.30B)。

类眼底黄色斑点症多灶性图形样营养不良

1. 临床表现：患者多在 30 多岁发病，表现为中心视

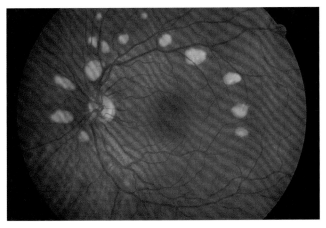

图 15.28 多灶性卵黄样黄斑营养不良。(Courtesy of C Barry)

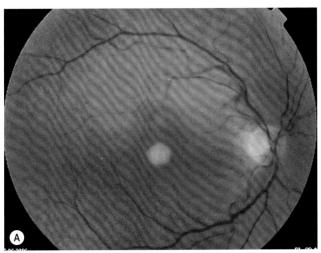

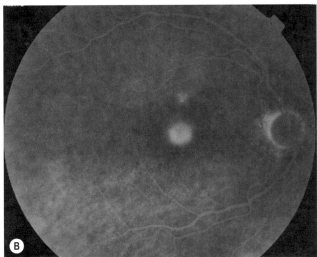

图 15.29 A. 成年型卵黄样黄斑营养不良。B. 荧光造影显示病变部位高荧光。

力轻度受损。
2. **体征**：眼底多发性、散在的、不规则的黄色病灶，与眼底黄色斑点症相仿（图 15.31A）。

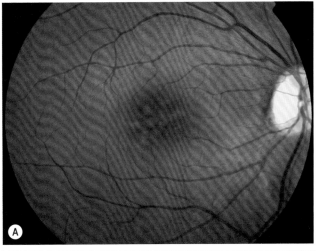

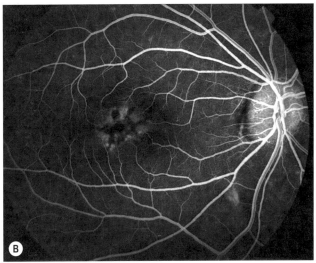

图 15.30 A. 蝴蝶状黄斑营养不良。B. 荧光造影显示病变处无荧光区，周围被高荧光包绕。(Courtesy of Moorfields Eye Hospital)

3. **FA** 显示病灶处高荧光，无眼底黄色斑点症所呈现的脉络膜背景荧光熄灭现象（图 15.31B）。

大网格状图形样营养不良

1. **临床表现**：幼儿期发病。
2. **体征**
   - 初发期表现为中心凹色素性颗粒沉积。
   - 形成网状色素沉着发展，并向视网膜周边部扩展。
3. **FA** 显示黄斑部特征性改变（图 15.32）。

北卡罗莱纳州黄斑营养不良

北卡罗莱纳州黄斑营养不良是一种非常罕见的非进行性疾病。最早此病是基于北卡罗莱纳州山区

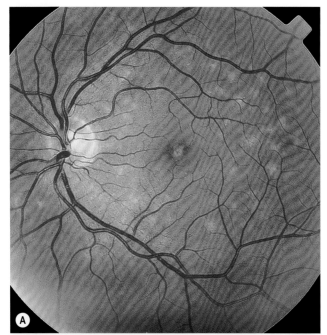

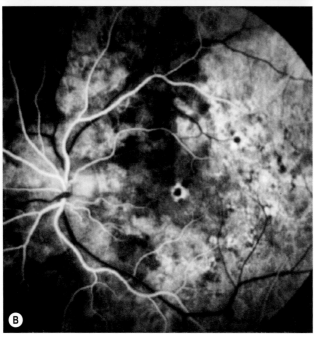

图 15.31 A. 多灶性图形样营养不良类似眼底黄色斑点症。B. 荧光造影显示病灶处高荧光，脉络膜背景荧光熄灭现象。（Courtesy of S Milewski）

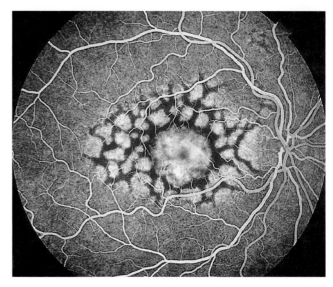

图 15.32 大网格状图形样营养不良的荧光造影。（Courtesy of RF Spaide, from Diseases of the Retina and Vitreous, WB Saunders, 1999）

前发病，可终身无症状。

b. **2 级**病变特点为黄斑区黄色融合状沉积病灶（图 15.33B），预后与患者是否会发生新生血管性黄斑病变（图 15.33C）和视网膜下瘢痕形成密切相关。

c. **3 级**病变特点为黄斑区缺损状萎缩性病灶（图 15.33D）伴随不同程度视力障碍。

家族性显性玻璃膜疣

家族性玻璃膜疣（Doyne 蜂窝状脉络膜炎，malattia leventinese）被认为是一种年龄相关性黄斑变性早期变异性改变。

1. **遗传性**：全外显率的常染色体显性遗传性疾病，由位于 2p16-21 位点的 EFEMP1 基因突变所致，具遗传异质性。

2. **体征**：

   - 十几岁发病，眼底可见黄斑区放射状分布的黄白色玻璃膜疣，患者初期通常无症状。

   - 玻璃膜疣可累及视盘边缘，并且可在视盘鼻侧分布。

   - 随着年龄增长，病灶数量增多，逐渐相互融合成蜂窝状（图 15.34A）。

   - 30~40 岁以后如发生视网膜色素上皮细胞变性（图 15.34B）、地图样萎缩及偶发的脉络膜新生血管可导致中心视力下降。

的一个患病家系首次提出，在此之后，在世界各地陆续报道了多个患病家系。

1. **遗传性**：是一种常染色体显性遗传性疾病，外显率 100%，由 6q16 位点的 MCDR1 基因突变所致，表现型各异。

2. **分级和预后**：

   a. **1 级**病变特点为黄斑及周边视网膜玻璃体疣状黄白色点状沉积（图 15.33A），患者多在 10 岁

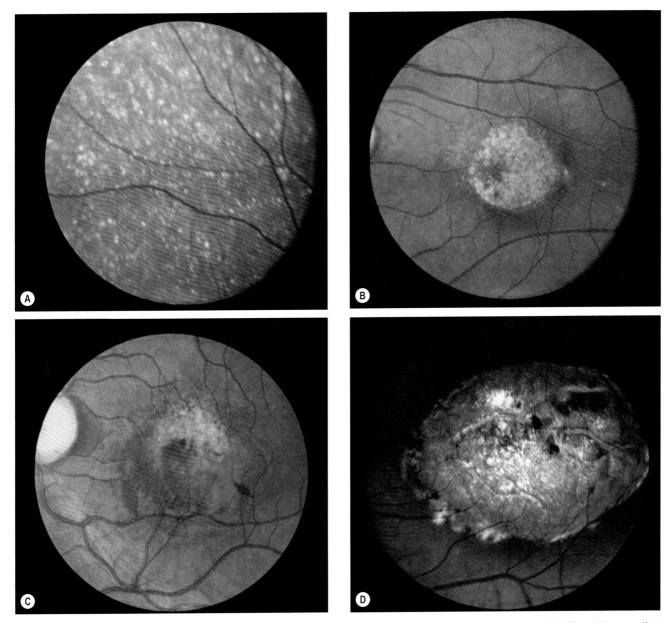

图 15.33 北卡罗莱纳州黄斑营养不良。A. 周边部点状沉积。B. 黄斑区融合状沉积病灶。C. 早期新生血管性黄斑病变。D. 黄斑区缺损状病灶。（Courtesy of P Morse）

3. 检查：

　a. FA 可发现较临床眼底检查（图 15.35C，D）更多的病灶（图 15.35A、B），病灶处呈高荧光。

　b. ERG 检查结果正常。

　c. 病变晚期可能出现 **EOG** 异常。

Sorsby眼底营养不良（Sorsby假炎症性黄斑营养不良）

　　Sorsby 假炎症性黄斑营养不良又名遗传性出血性黄斑营养不良，是一种非常罕见的疾病，患者 40 岁以后双眼视力丧失。

1. 遗传性：常染色体显性遗传性疾病，具有遗传异质性，由位于 22p12.13 位点的 TIMP3 基因突变所致。

2. 临床表现：患者 20 岁以后出现夜盲，40 岁以后由于渗出性黄斑病变而出现双眼中心视力急剧下降。

3. 按时间顺序出现的体征：

- 黄白色玻璃膜疣样沉积沿血管弓分布，达视盘鼻侧及视网膜中周部（图 15.36A）。

- 由于出现脉络膜新生血管继发渗出性黄斑病变（图 15.36B）和视网膜下瘢痕（图 15.36C）而导致严重的视力丧失。

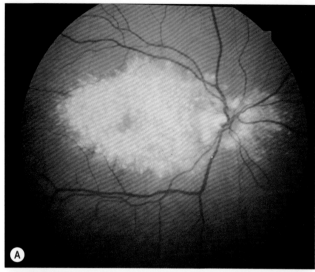

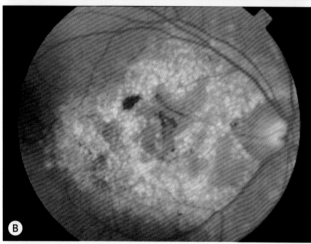

图 15.34 A. 家族性显性玻璃膜疣。B. RPE 变性。(Courtesy of Moorfields Eye Hospital)

- 60 岁以后可发生周边部脉络膜视网膜萎缩，患者视力严重障碍而丧失行走能力。
4. **ERG**：发病初期正常，晚期可异常。
5. **预后**：不佳。

良性同心环形黄斑营养不良

1. **遗传性**：常染色体显性遗传。
2. **临床表现**：成年后发病，轻度中心视力损伤。
3. **体征**：牛眼样黄斑病变伴血管轻度狭窄，视盘正常。
4. **视野**：旁中心环形暗点。
5. **FA** 提示 RPE 环形窗样缺损。
6. **预后**：大多良好，个别病例可有进行性视力下降伴夜盲。

中央晕轮状脉络膜营养不良

1. **遗传性**：常染色体显性遗传，致病基因位于 17 号染色体上，但也有报道称与其他基因突变相关。
2. **临床表现**：一般于 20~30 岁出现逐渐进展的中心视力损害。
3. **按时间顺序出现的体征**：
   - 非特异性中心凹颗粒状沉积。
   - 黄斑区边界清晰的视网膜色素上皮细胞萎缩及相应脉络膜毛细血管层缺失（图 15.37A）。
   - 缓慢发展的地图样萎缩凸显脉络膜大血管（图 15.37B 和 C ）。
4. **预后**：不佳，50~60 岁左右出现严重的视力障碍。

显性黄斑囊样水肿

1. **遗传性**：突变基因位于 7 号染色体短臂，常染色体显性遗传。
2. **临床表现**：幼年及青少年期发病，出现逐渐进展的中心视力损害。
3. **体征**：黄斑双侧囊样水肿。
4. **FA** 显示黄斑中心凹处花瓣样渗漏。
5. **预后**：不佳，口服乙酰唑胺治疗无效，最终不可避免地发生黄斑区地图样萎缩。

Sjögren–Larsson综合征（鱼鳞癣样红皮症或智力不全综合征）

Sjögren-Larsson 综合征是一种神经皮肤紊乱性疾病，主要临床表现包括先天性鱼鳞病、痉挛、惊厥精神障碍、寿命降低等症候群，其病理生理学基础为脂肪乙醛脱氢酶活性缺陷所致。

1. **遗传性**：常染色体隐性遗传，致病基因位于 7 号染色体短臂 11 区。
2. **临床表现**：畏光、严重视力障碍。
3. **体征**：
   - 两岁以内双眼黄斑区即出现黄白色富有光泽的结晶样沉积物，并随着时间的推移数量越来越多（图 15.38 ）。
   - 黄斑区的改变被认为是此综合征最主要的及特征性表现。
   - 该病常伴有白内障、缺损性小眼球、色素性视网膜疾病。
4. **VEP**：异常。

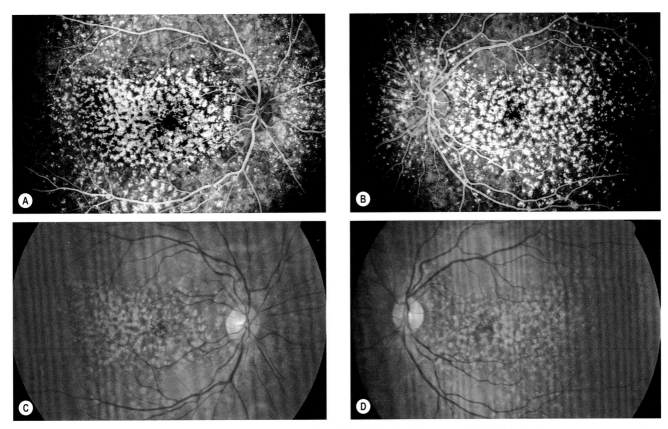

图 15.35　家族性玻璃膜疣。荧光素血管造影（A 和 B）可发现较临床眼底检查（C 和 D）更多的病灶。（Courtesy of C Barry）

家族性内界膜营养不良

1. **遗传性**：常染色体显性遗传。
2. **临床表现**：患者多在 20～30 岁左右出现视力下降。
3. **体征**：后极部视网膜可见内界膜反光界面。
4. **ERG**：显示 b 波选择性振幅降低。
5. **预后**：不佳。由于继发视网膜劈裂、视网膜水肿及皱褶导致患者 50 岁左右出现严重的视力丧失。

脉络膜营养不良概论

先天性无脉络膜症

先天性无脉络膜症表现为进行性、弥漫性脉络膜、RPE 和视网膜光感受器萎缩。

1. **遗传性**：X 性连锁隐性遗传，突变基因定位于 Xq21.2（CHM 基因）。
2. **女性携带者**表现为轻度、局灶性斑片样周边的 RPE 萎缩（图 15.40），视力、视野和 ERG 通常表现正常，个别女性携带者有夜盲症状。对携带者进行确认至关重要：女性携带者的儿子有 50% 的几率患有无脉络膜症，女儿有 50% 的几率会成为此病的携带者。

3. **临床表现**：在 10～20 岁出现夜盲症状，数年后逐渐出现周边视野缺损。
4. **体征**：
   - 视网膜中周部 RPE 异常，粗略检查时易被误诊为视网膜色素变性。
   - RPE 和脉络膜萎缩向周边部和中央部扩展（图 15.40B）。
   - 晚期可见白色巩膜表面覆盖稀疏的脉络膜大血管，血管变细，视神经萎缩。与原发性视网膜色素变性不同的是，无脉络膜症直到病变晚期黄斑不受累（图 15.40C）。
5. **ERG**：暗适应 ERG 熄灭，明适应 ERG 明显低于正常。
6. **FA** 显示视网膜血管和脉络膜大血管充盈，但脉络膜毛细血管无充盈。黄斑中心凹呈低荧光，被广泛窗样缺损所致高荧光所环绕（图 15.40D）。
7. **预后**：很差。尽管多数患者在 50 多岁时仍保留一定视力，但之后会出现明显的视力丧失。

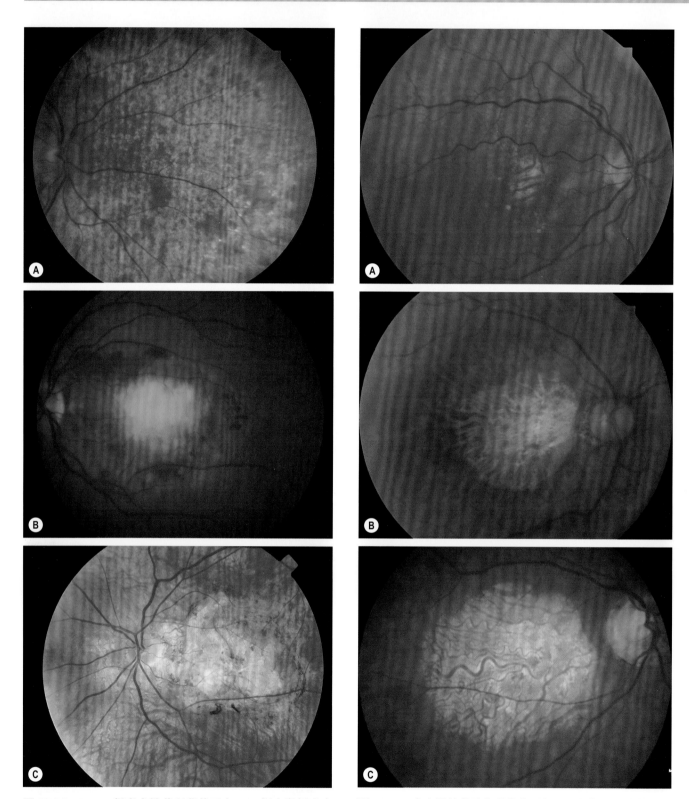

图 15.36　Sorsby 假炎症性黄斑营养不良。A. 视盘鼻侧玻璃膜疣样沉积。B. 渗出性黄斑病变。C. 晚期出现视网膜下瘢痕。（Courtesy of Moorfi elds Eye Hospital-fig. B)）

图 15.37　中央晕轮状脉络膜营养不良。A. 早期。B. 中期。C. 晚期。

回旋状萎缩

回旋状萎缩是编码鸟氨酸转氨酶（鸟氨酸降解的关键酶）的基因突变导致的代谢性疾病。鸟氨酸转氨

酶的缺失可导致鸟氨酸水平在血浆、尿、脑脊液和房水中升高。

1. **遗传性**：常染色体隐性遗传，基因定位于 10q26。
2. **临床表现**：幼年或少年期发病，出现近视和夜盲。

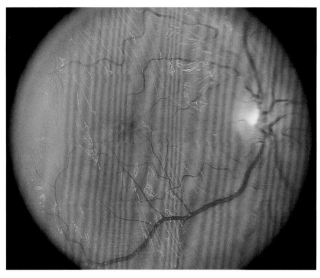

图 15.38　Sjögren-Larsson 综合征患者黄斑区结晶样沉积物。（ Courtesy of D Taylor and C S Hoyt, from Pediatric Ophthalmology and Strabismus, Elsevier Saunders 2005 ）

图 15.39　家族性内界膜营养不良。（ Courtesy of J Donald M Gass, from Stereoscopic Atlas of Macular Diseases, Mosby 1997 ）

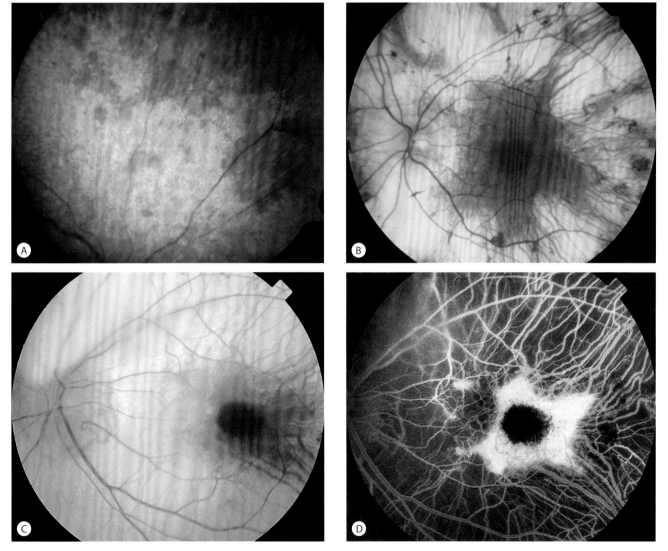

图 15.40　无脉络膜症。A. 女性携带者。B. 进展期。C. 晚期。D. FA 提示黄斑未累及。（ Courtesy of K Nischal-fi g. B; S Milewski-figs C and D ）

3. **体征**：
  - 早期无症状，眼底可出现中周部脱色素与弥漫性色素斑驳灶。
  - 圆形或者椭圆形边界清晰的视网膜脉络膜萎缩灶，一些病例后极部可伴有大量闪辉性结晶。
  - 萎缩区域逐渐融合并向中央和周边扩散。
  - 一直到病程晚期黄斑区可不受累。
  - 视网膜血管极度变细变窄。
  - 玻璃体液化，病程早期常伴有白内障。
4. **FA**：显示脉络膜萎缩灶与正常脉络膜毛细血管充盈界限清楚。
5. **ERG**：早期低于正常，晚期波幅熄灭。
6. **治疗**：根据吡哆醇（维生素 B_6）治疗后血、尿中鸟氨酸水平能否恢复正常，回旋状萎缩可分为 2 个不同的临床亚型。维生素 B_6 治疗有效型患者通常病情较轻，临床进展缓慢。限制精氨酸饮食以降低鸟氨酸血浆水平对控制病情进展有一定疗效。
7. **预后**：不佳。多在 30～50 岁因地图样萎缩失明，并发白内障、黄斑囊样水肿或者视网膜前膜形成。

脉络膜萎缩

1. **遗传性**：常染色体显性遗传。
2. **临床表现**：30～40 岁时出现中央视力缺失或者夜盲。
3. **体征**：
  - RPE 和脉络膜毛细血管萎缩而出现后极部轻度色素斑驳样改变。
  - 严重的脉络膜视网膜萎缩并逐渐扩散直至累及整个眼底（图 15.42）。
4. **ERG**：异常。
5. **预后**：因为早期累及黄斑预后差。

进展性双灶脉络膜视网膜萎缩

1. **遗传性**：常染色体显性遗传，基因定位于 6q。
2. **临床表现**：生后即发病。
3. **体征**：按时间顺序先后出现
  - 视盘颞侧出现局灶性脉络膜视网膜萎缩，随后向四周扩散。
  - 相似的缺损出现在视盘鼻侧。
  - 晚期表现为两个独立的脉络膜视网膜萎缩灶被正常组织所间隔（图 15.43）。
4. **预后**：因黄斑必然受累所以预后差。

玻璃体视网膜营养不良疾病

青少年X连锁视网膜劈裂症

发病机制

青少年视网膜劈裂症是一种以双侧黄斑变性为特征的疾病，近 50 % 的患者合并周边变性视网膜劈裂。发病基础在于 Müller 细胞的缺陷，导致视网膜神经纤维从支持它的视网膜神经感觉层裂开。这一点不同于获得性视网膜劈裂，获得性视网膜劈裂则从外丛状层上撕裂。

诊断

1. **遗传性**：X 连锁隐性遗传，致病基因 RS1 定位于 XP22.1-22.2。
2. **临床表现**：5～10 岁的儿童由于黄斑部的病变出现阅读困难。该病偶尔见于婴儿期，常伴有斜视和眼球震颤，逐渐发展出现周边部视网膜劈裂，常伴有玻璃体积血。
3. **中心凹劈裂**：
  - 黄斑中心凹处发出"自行车轮状"放射皱褶条纹，伴黄斑囊样改变（图 15.44A）。
  - 随着时间推移黄斑皱褶减轻，但最终导致中心凹反射减弱。
4. **周边视网膜劈裂**：主要位于颞下 1/4。一般不会进展，但可能会经历以下的变化：
  - 只包含内界膜和视网膜神经纤维层的内层视网膜可能发展为椭圆形缺损（图 15.44B）。
  - 在某些特殊病例中，缺损处相互融合，可见残留视网膜血管漂浮在玻璃体中（图 15.44C）。
  - 周边视网膜银色树枝状病灶，常见血管鞘和色素改变（图 15.44D）。
  - 可有鼻侧视网膜血管牵引性改变和视网膜点状病灶。
5. **并发症**：玻璃体积血、劈裂视网膜内出血、新生血管、视网膜下渗出（图 15.45A），罕见病例可伴有视网膜脱离和中心凹处劈裂视网膜挫伤样破裂（图 15.45B）。
6. **预后**：由于进行性黄斑病变导致预后不佳。20 岁以前出现视力损伤，而后直至 40～50 岁病情继续恶化之前可保持相对平稳。
7. **OCT**：有助于记录黄斑病变的进程（图 15.46）。
8. **ERG**：单纯黄斑病变者 ERG 正常，伴有周边视网膜劈裂者暗视及明视 ERG 均出现 b 波比 a 波振

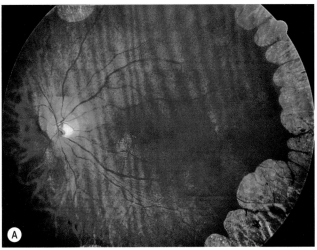

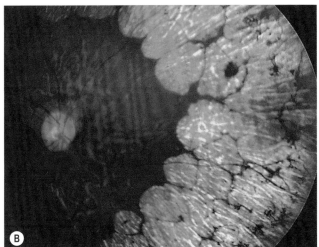

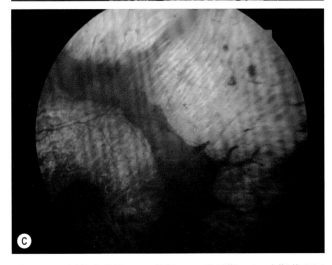

图 15.41 回旋状萎缩。A. 早期。B. 进展期。C. 晚期黄斑回避。

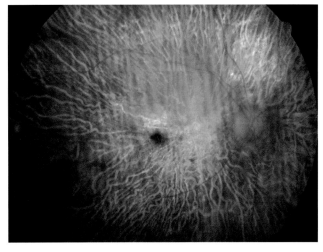

图 15.42 脉络膜萎缩。

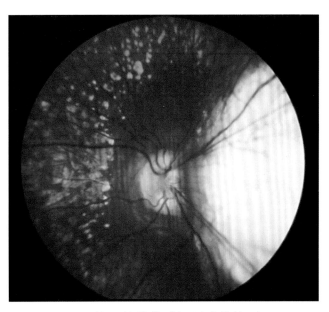

图 15.43 进展性双灶脉络膜视网膜萎缩。（ Courtesy of Moorfi elds Eye Hospital ）

幅明显下降的特征性改变（图 15.47 ）。

9. **EOG**：在单纯黄斑病变者正常，但随着周边视网膜的损害出现而呈异常改变。

10.**FA**：眼底造影黄斑病变处呈轻微窗样缺损但无

渗漏。

Stickler综合征

Stickler 综合征（遗传性关节眼病）是一组胶原结缔组织紊乱性症候群。呈常染色体显性遗传，具有完全外显率，但表现型变异度大，是遗传性儿童视网膜脱离最常见的原因之一。

分型

1. **STL1**：最常见，COL2A1 基因突变，定位于 12q13.11 ~ q13.2。此型患者具备最初由 Stickler 报

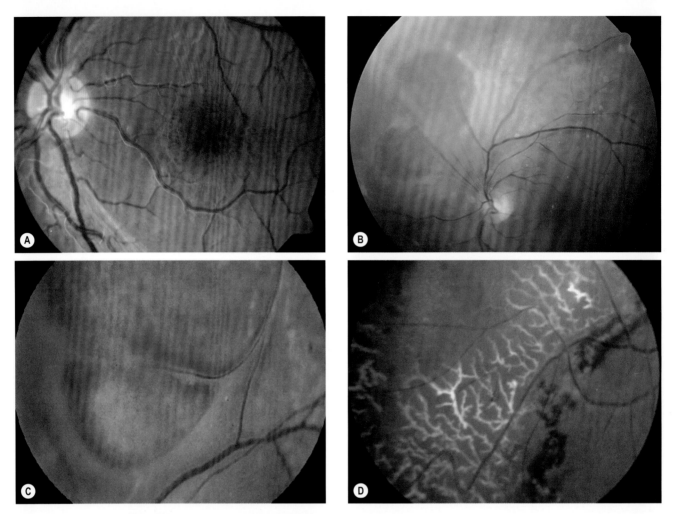

图 15.44 青少年视网膜劈裂症。A."自行车轮状"黄斑病变。B. 内层视网膜扇形缺损。C."玻璃体纱膜"。D. 周边视网膜树枝状病灶。(Courtesy of K Slowinski-fig. A; C Barry-fi gs B and C; Moorfi elds Eye Hospital-fi g. D)

道的经典眼部及全身改变。

2. **STL2**：COL11A1 基因突变，定位于 1p21。此型患者除具备 Stickler 综合征 1 型的特征外，还伴有先天性非进展性高度近视及神经性耳聋。

3. **STL3**：COL11A2 基因突变，定位于 6p21.3。此型患者具有典型的全身特征性改变，但没有眼部改变。

全身系统特征

1. **面部**：面部异常包括中脸部发育不良、鼻梁塌陷、短鼻、鼻孔上翻以及小颌畸形（图 15.48A）。

2. **口腔**：口腔异常表现为腭裂、高拱形上颚及悬雍垂裂（图 15.48B）。

3. **骨骼**：骨骼异常包括相对较轻的脊椎骨骺增生和骨关节活动过度。后者随年龄增长可能会减轻，但随之在二三十岁时可出现骨关节炎。个别患者四肢纤细、蜘蛛样指改变容易与马方综合征混

淆。

4. **听力障碍**：耳聋可由反复发作性中耳炎或感音神经性缺陷所致。

眼部特性

1. **表现**：幼年时即出现非进展性高度近视。

2. **体征**：

- SLT1 型患者呈现玻璃体空腔改变，晶状体后膜及赤道环周膜向玻璃体腔内呈短突触样延伸（膜样 I 型玻璃体——图 15.49A）。

- SLT2 型患者玻璃体内呈纤维状或球珠状外观（纤维状 II 型玻璃体）。

- 径向格子样变性及视网膜色素上皮层增生，血管鞘及血管硬化（图 15.49B）。

- 约 50% 患儿在 10 岁以前因多发或巨大裂孔发生单眼或双眼视网膜脱离。

- 必须定期检查，以便在视网膜脱离之前采取预

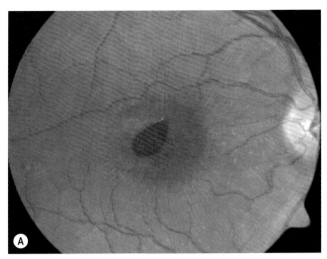

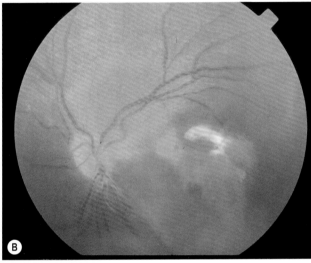

图 15.45 青少年视网膜劈裂症的并发症。A. 黄斑劈裂视网膜挫伤样破裂。B. 视网膜下渗出。（Courtesy of K Slowinski-fig. A; G-M Sarra-fig. B）

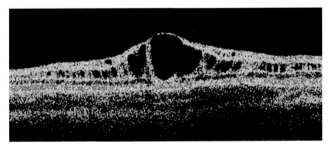

图 15.46 黄斑劈裂患者的 OCT 显示囊样改变。（Courtesy of J Talks）

防性治疗。

3. **相关性改变：**

- 白内障：常见，特点为非进展性周边部晶状体皮质多发楔形或斑点状混浊。
- 晶状体异位：罕见。
- 青光眼：发生率 5% ~ 10%，伴有先天性房角

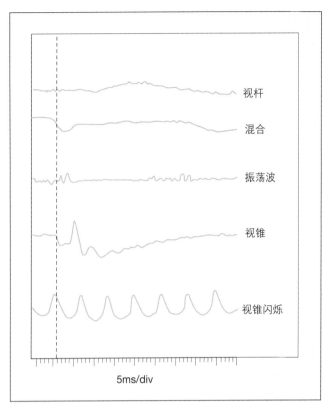

图 15.47 周边视网膜劈裂患者 ERG 出现 b 波振幅明显下降的特征性改变。

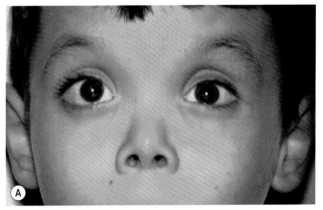

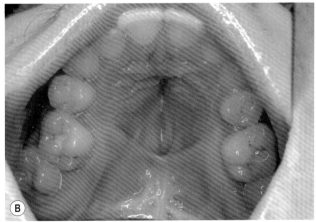

图 15.48 Stickler 综合征。A. 面部异常。B. 腭裂、高拱形上颚。（Courtesy of K Nischal-fig. B)

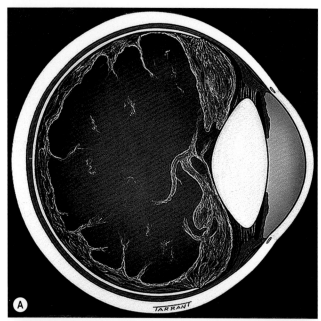

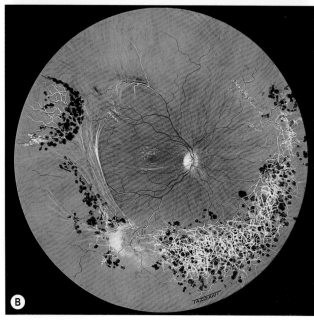

图 15.49　Stickler 综合征。A. 玻璃体液化及膜形成。B. 径向格子样变性及视网膜色素改变。

异常。

Wagner综合征

　　Wagner 综合征（腐蚀性玻璃体视网膜病变）玻璃体改变与 Stickler 综合征相似，但不合并全身异常。

1. **遗传性**：常染色体显性遗传，致病基因定位于 5 q12～q14。
2. **临床表现**：早年因先天性黄斑中心凹颞侧移位所致正 Kappa 角使患者呈假性斜视、夜盲症。

3. **体征**：
   - 轻度近视（－3.00 以下）。
   - 玻璃体空腔，完全失去支架结构（图 15.50A）。
   - 无血管灰白色视网膜前膜从后极部延伸至周边部视网膜（图 15.50B）。
   - 进展性视网膜脉络膜萎缩（图 15.50）。
4. **FA**：由于大量脉络膜毛细血管缺失，FA 呈无灌注（图 15.50D）
5. **ERG**：最初可能正常，随病情进展暗视 ERG 的 b 波振幅减低，视锥视杆细胞弥漫性缺失。
6. **并发症**：30 多岁时并发皮质性白内障，50% 的 45 岁以上患者出现周边部牵引性视网膜脱离，个别患者伴发青光眼。
7. **预后**：差。

家族性渗出性玻璃体视网膜病变

　　家族性渗出性玻璃体视网膜病变（Criswick-Schepens 综合征）是一种进展缓慢，以颞侧视网膜无血管化为特征的病变。眼底改变与早产儿视网膜病变类似，但与出生时低体重和早产无关。

1. **遗传性**：常染色体显性遗传，极少数为性连锁隐性遗传或常染色体隐性遗传，高外显率，表现型各异。
2. **临床表现**：出现在童年之后。
3. **体征**
   - 玻璃体变性，周边玻璃体黏附处呈"不压迫变白"状改变。
   - 颞侧视网膜血管在周边部突然呈扇形终止。周边部视网膜血管迂曲、扩张，新血管形成（图 15.51A）。
   - 纤维血管增殖和玻璃体视网膜牵引导致"嵴"形成（图 15.51B）。
   - 进展性周边部纤维血管膜增殖（图 15.51C）。
   - 血管拉直及黄斑视盘颞侧"牵引"样改变（图 15.51D）。
4. **并发症**：牵引性视网膜脱离可出现于 10 岁以前，视网膜下渗出随病情进展逐渐加重，玻璃体积血，白内障和新生血管性青光眼（图 15.51E）。
5. **FA**：显示周边部视网膜无灌注，赤道部血管变直，荧光渗漏（图 15.51F）。
6. **预后**：尽管一些病例通过周边部视网膜激光光凝术或冷冻治疗可缓解病情，此病总体预后不佳。对视网膜脱离者可行玻璃体切割术，虽然手术难

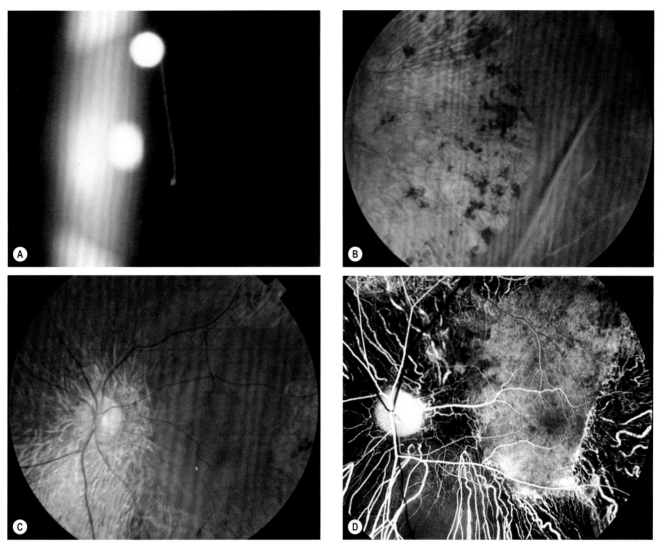

图 15.50 Wagner 综合征。A. 玻璃体液化。B. 周边部视网膜脉络膜萎缩以及视网膜前膜。C. 进展性视网膜脉络膜萎缩。D. FA 显示大量脉络膜毛细血管缺失。(Courtesy of E Messmer)

度较大，但可使一些患者成功恢复一定视力。

增强蓝锥细胞综合征和Goldmann-Favre综合征

增强蓝锥细胞综合征（enhanced S-cone syndrome）和 Goldmann-Favre 综合征两者有一定交叠，后者被认为是前者的更严重类型。

1. **遗传性**：常染色体隐性遗传，表现型各异，可能突变基因 NR2E3 位于染色体 15q23。

2. **临床表现**：童年时期出现夜盲症。

3. **体征**：

   - 血管弓及中周部视网膜色素性改变，严重者可出现环形色素聚集（图 15.52A）。

   - 黄斑囊样改变不伴有 FA 荧光素渗漏或劈裂（图

15.52B）。

   - Goldmann-Favre 征出现玻璃体变性和周边部视网膜劈裂改变。

4. **ERG**：人类视网膜有三种视锥光感受器类型：短波灵敏型（S，蓝）、中波灵敏型（M，绿）和长波灵敏型（L，红）。大多数遗传性视网膜营养不良呈进展性视杆细胞和所有种类视锥细胞退行性改变。然而，增强蓝锥细胞综合征呈现独一无二的短波（蓝）视锥细胞功能增强、中波（绿）及长波（红）视锥细胞功能严重受损、视杆细胞功能熄灭特征性改变。

5. **预后**：病变呈进行性，预后差。

6. **鉴别诊断**：

   - 视网膜色素变性。

   - 先天性视网膜劈裂。

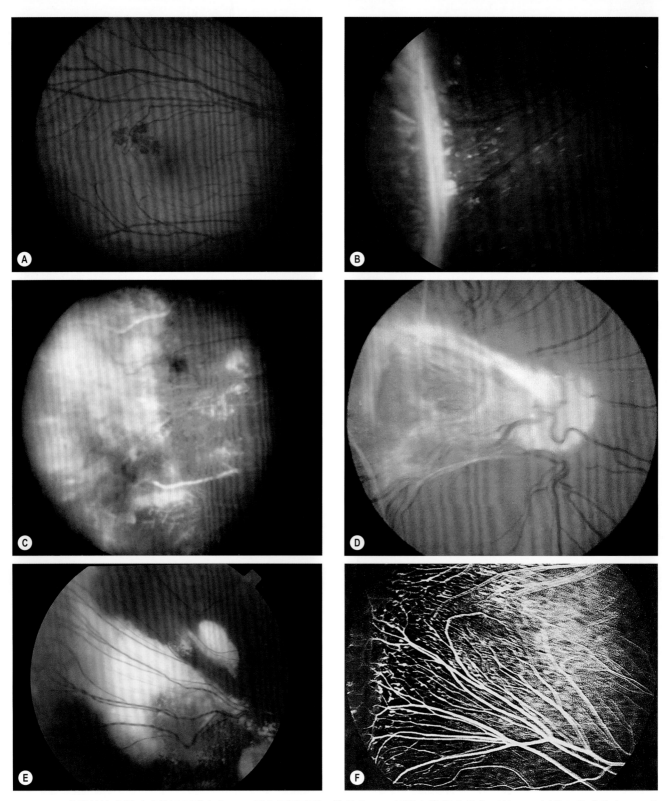

图 15.51 家族性渗出性玻璃体视网膜病变。A. 周边部视网膜血管扩张。B. 纤维血管增殖形成"嵴"。C. 纤维血管膜增殖。D. 黄斑视盘颞侧"牵引"样改变。E. 视网膜下渗出。F. FA 显示赤道部血管变直。(Courtesy of C Hoyng-fig. E)

雪花样玻璃体视网膜变性

1. **遗传性**：常染色体显性遗传，致病基因定位于染色体 2q37 上。

2. **体征**：(图 15.53)
   - 第一阶段：15 岁以下患者周边部视网膜出现大量"不压迫变白"改变。
   - 第二阶段：15 ~ 25 岁患者"不压迫变白"区域

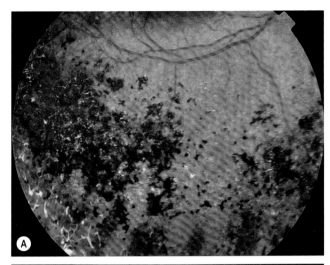

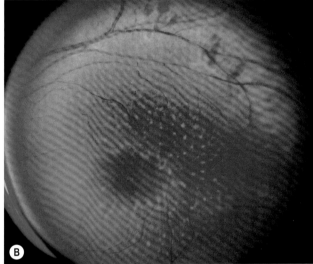

图 15.52 增强蓝锥细胞和 Goldmann-Favre 综合征。A. 严重色素堆簇；B. 黄斑劈裂和沿血管弓分布的色素改变。(Courtesy of D Taylor and CS Hoyt, from Pediatric Ophtha-lmology and Strabismus, Elsevier Saunders 2005-fi g. A; J Donald M Gass, from Stereoscopic Atlas of Macular Diseases, Mosby 1997-fi g. B)

出现雪花样黄白色斑点。

- 第三阶段：25 ~ 50 岁患者在雪花样变性后部出现色素沉积、血管白鞘。
- 第四阶段：特点是色素沉积增加、广泛性血管变细、视网膜脉络膜局灶性萎缩，60 岁以上患者雪花样变性减轻，黄斑和视盘正常。
- 其他症状包括轻度近视、玻璃体纤维变性和液化、视盘变形和角膜小滴。

4. 并发症：可合并视网膜裂孔形成、视网膜脱离和白内障。

5. ERG：暗视 ERG 的 b 波振幅降低。

6. 预后：通常较好。

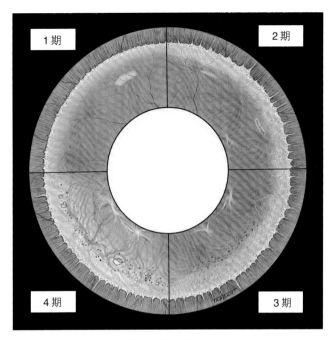

图 15.53 雪花样玻璃体视网膜变性。

显性新生血管炎症性玻璃体视网膜病变

1. 遗传性：常染色体显性遗传，致病基因位于染色体 11q13。

2. 临床表现：10 ~ 20 岁因玻璃体炎症出现眼前漂浮物症状。

3. 体征：

- 全葡萄膜炎。
- 周边部视网膜血管闭锁，色素移行。
- 周边部视网膜进而视盘新生血管化。
- 视网膜前和视网膜下纤维细胞膜增殖。

4. 并发症：包括玻璃体积血、牵引性视网膜脱离、黄斑囊样水肿、白内障及新生血管性青光眼。

5. ERG：显示 b 波振幅选择性缺失。

6. 预后：取决于对病情的监控。对不同程度的患眼行周边部视网膜光凝和玻璃体手术有助于保留及提高视力。

常染色体显性玻璃体视网膜脉络膜病变

1. 遗传性：常染色体显性，致病基因 BEST1 定位于染色体 11q13。

2. 临床表现：患者如果有自觉症状则出现在成年后，但多数无症状，偶然间被发现。

3. 体征：

- 玻璃体纤维变性，玻璃体细胞。

- 非进行性或进展非常缓慢的锯齿缘赤道间环形色素紊乱带，后缘界限清晰。
- 色素紊乱带区间可见小动脉变细、新生血管、点状白色混浊及后期脉络膜视网膜萎缩。

4. **并发症**：少数可伴黄斑囊样水肿、玻璃体积血、白内障等并发症。
5. **ERG**：视网膜电流图呈不同程度减低。
6. **EOG**：眼电图 Arden 比值降低。
7. **预后**：良好。

Kniest发育不良

1. **发病机制**：由编码 Ⅱ 型胶原的 COL2A1 基因缺陷所致，该基因缺陷还可见于 Stickler 综合征 1 型。
2. **遗传性**：常染色体显性遗传，突变位点各异。
3. **全身系统特征**：扁平脸，关节大，扁平椎和比例不对称性身材矮小；新生儿表现为短而僵硬的四肢、大头。
4. **眼部体征**：包括高度近视、玻璃体变性、视网膜脱离和晶状体异位。

白化病

引言

白化病是一类黑色素合成异常的遗传异质性疾病，可表现为单独眼部受累（眼白化病），或眼部、皮肤、毛发同时受累（眼皮肤白化病）。后者分为酪氨酸酶阳性型及酪氨酸酶阴性型。眼白化病被认为是在胚胎发育期眼黑色素相关系列基因突变所致。酪氨酸酶的活性可通过毛球孵育实验来评估，但 5 岁以上人群才适用此项检查。白化病患者患皮肤基底细胞癌和鳞状细胞癌的几率较高，且多发生在 30 岁之前。

酪氨酸酶阴性眼皮肤白化病

酪氨酸酶阴性白化病（完全型）不能够合成黑色素，终生白发，皮肤极为苍白（图 15.54A），眼部所有组织均缺乏黑色素。

1. **遗传性**：通常为常染色体隐性遗传；遗传异质性。
2. **体征**：
   a. 黄斑中心凹发育不良，视力通常低于 0.1。
   b. 眼球震颤呈典型水平摆动型，光线明亮时频率

加快，随患者年龄增长眼震有减轻趋势。
   c. 虹膜为半透明状（图 15.54B），使眼睛呈粉红色外观（图 15.54C）。
   d. 眼底由于缺乏黑色素使脉络膜大血管凸显。黄斑中心凹发育不良，中心小凹缺失及黄斑周围血管弓缺乏（图 15.54D）。
   e. 视交叉处缺乏不交叉的神经纤维，大部分的神经纤维交叉到对侧大脑半球，视觉诱发电位单眼刺激呈现优势反应。
   f. 其他常见特征包括各种类型的屈光异常、正 kappa 角、斜视和立体视觉异常。

酪氨酸酶阳性眼皮肤白化病

酪氨酸酶阳性型（不完全型）能够合成一定数量的黑色素。毛发可呈白色、黄色或红色，随年龄增加颜色加深。在出生时皮肤颜色极度苍白，但 2 岁后会逐渐颜色加深（图 15.55A）。

眼部特征

1. **遗传性**：通常为至少 2 组基因的常染色体隐性遗传。
2. **体征**：
   a. 由于黄斑中心凹发育不良视力通常下降。
   b. 可有不同透明度的蓝色或暗褐色虹膜。
   c. 眼底呈不同程度色素缺失（图 15.55B）。

相关的综合征

1. **Chediak-Higashi 综合征**（先天性白细胞颗粒异常综合征）
   - 常染色隐性遗传，致病基因定位于染色体 1q42。
   - 轻度的眼皮肤白化病表现。
   - 白细胞的异常导致复发性感染。
   - 大多数患者最终发展为淋巴细胞增生症（加速期），表现为发热、黄疸、肝脾大、全血细胞减少、出血，最终需要骨髓移植。
   - 预后差，多 10 岁后夭折。
2. **Hermansky-Pudlak 综合征**：Hermansky-Pudlak 综合征是内质网系统中溶酶体沉积导致的一类疾病。
   - 常染色隐性遗传。
   - 轻度眼皮肤白化病表现。
   - 早期出现血小板功能失调。
   - 部分病例出现肺纤维化、肉芽肿性结肠炎、肾

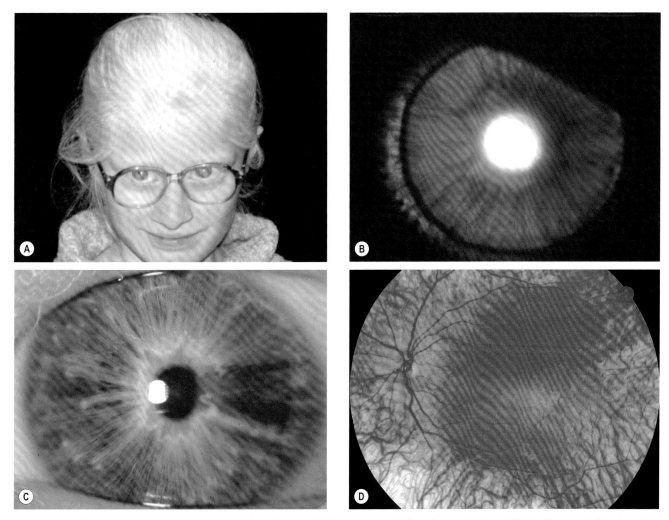

图 15.54 酪氨酸酶阴性眼皮肤白化病。A. 白发，皮肤极度苍白。B. 半透明状虹膜。C. "粉红色眼"外观。D. 严重眼底色素缺失和黄斑中心凹发育不良。（Courtesy of L Meri- fig. D）

衰竭。

3. **Waardenburg 综合征**：Waardenburg 综合征为常染色体显性遗传，有四个亚型。
   - 主要体部特征表现为白色额发、皮肤色素减退、灰发症、感觉神经性耳聋（尤其是 II 型）、连眉或异常的毛发分布、上肢异常、关节挛缩、并指（III 型）、神经系统异常（IV 型）。
   - 眼部特征为内眦外移（II 型无此体征）、宽鼻梁、虹膜色淡伴有节段性或全虹膜异色（图 15.56）、节段性或整个脉络膜色素缺失。

眼白化病

病变以眼部为主，皮肤和毛发正常，个别患者可见皮肤低色素斑点。

1. **遗传性**：通常为 X 连锁遗传或个别常染色体隐性遗传，多个致病基因位点已经得到确认。

2. 女性携带者通常无症状，也可表现为虹膜不同程度透明度增加，黄斑区斑点和眼底中周部散在脱色素病灶。

3. 男性患者有虹膜和眼底脱色素性改变。

黄斑部樱桃红斑点病

发病机制

顾名思义，黄斑部樱桃红斑点病在临床上表现为黄斑区樱桃红样病灶，后极部视网膜增厚并失去透明度（图 15.58）。黄斑中心凹为视网膜最薄的部位，无神经节细胞，保留一定透明度，因此凸显下方血运丰富的脉络膜颜色。其病理生理学基础为鞘磷脂类代谢异常所致，为一类罕见的遗传代谢性疾病。表现为包括视网膜在内的各种组织细胞内糖脂及磷脂类进行性堆积。这些脂类堆积在视网膜神经节

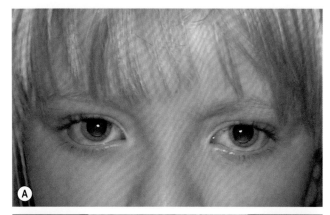

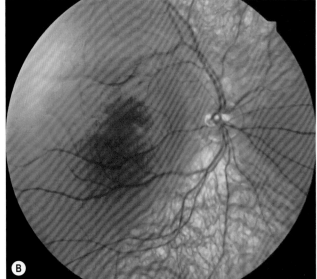

图 15.55　酪氨酸酶阳性型皮肤白化病。A. 毛发可呈白色，皮肤颜色正常；B. 轻度眼底色素缺失。（CCourtesy of B Majol-fig. A）

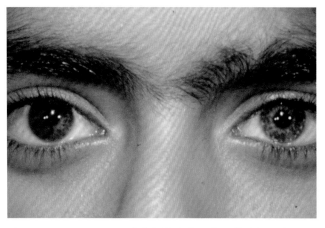

图 15.56　Waardenburg 综合征患者表现为虹膜异色和连眉。

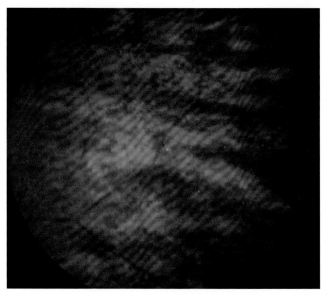

图 15.57　X 连锁遗传性眼白化病携带者。

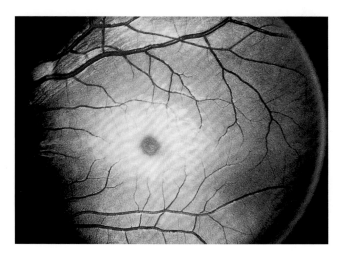

图 15.58　黄斑区樱桃红斑点。

细胞层，使视网膜显露出灰白色外观。由于黄斑中心凹缺乏神经节细胞，相对保持透明，与周围的灰白色视网膜形成鲜明的对照，因此患者黄斑呈现樱桃红样改变。随着病情进展，患者神经节细胞死亡，黄斑樱桃红样改变逐渐不明显。病程晚期患者因视神经纤维层退行性变导致视神经萎缩。下列综合征与黄斑樱桃红斑点相关。

GM1型神经节苷脂贮积病（广义）

1. **遗传性**：为常染色体隐性遗传病。
2. **代谢缺陷**：缺乏 β - 半乳糖苷酶 1。

3. 全身系统特征：粗糙面容、关节僵硬、发育迟缓、大脑退行性变，最终导致患儿 2 岁前死亡。

4. 眼部特征：约 50% 病例可见黄斑部樱桃红色斑点及轻度角膜混浊。

黏膜脂质沉积症1型（涎酸贮积症）

1. 遗传性：常染色体隐性遗传。

2. 全身系统特征：

   a. 肌肉痉挛，癫痫。发病晚（7 岁以后发病）者寿命正常。

   b. 2 岁之前发病者病情严重，表现为神经退化性 Hurler 样面容、肝脾大、耳聋、严重的神经退行性变、早期夭折。

3. 眼部特征：包括角膜晦暗、黄斑区樱桃红斑点、视神经萎缩，偶有晶状体点状混浊。

GM2型神经节苷脂贮积病

Tay-Sachs 病

1. 遗传性：常染色体隐性遗传病。

2. 病理生理：己糖氨酶 A 缺乏导致 GM2 神经节苷脂在脑内和视网膜内贮积。

3. 全身系统特征：从出生时或出生后 6 个月内出现进展性神经系统退行性变，2～4 岁死亡。

4. 眼部特征：生后 3 个月出现黄斑区樱桃红斑点，1 年后出现视神经萎缩，2 岁失明。

Sandhoff 病

1. 遗传性：常染色体隐性遗传病。

2. 病理生理：己糖氨酶 A、B 缺乏。

3. 全身系统特征：与 Tay-Sachs 病相似的神经系统退行性改变。

4. 眼部特征：黄斑区樱桃红斑点，早期即失明。

Niemann-Pick病

该病有三种类型（A～C），但只有前两型伴有黄斑区樱桃红斑点，C 型（慢性神经元病）表现为注视麻痹和眼球运动异常。

A 型（急性神经元病）

1. 遗传性：常染色体隐性遗传。

2. 全身系统特征：婴儿时期发病，表现为严重运动退化，明显的肝脾大，发病第 4 年死亡。

3. 眼部特征：50% 患儿出现黄斑区樱桃红斑点及轻度角膜混浊。

B 型（慢性非神经元病）

1. 遗传性：常染色体隐性遗传。

2. 全身系统特征：青少年或成年发病，表现为肝脾大、肺及骨髓纤维化，不累及中枢神经系统。及时发现此型患者并给予相应治疗可使患者存活 20 年以上。

3. 眼部特征：黄斑区樱桃红斑点及牛眼样病变。

Farber病

1. 遗传性：常染色体隐性遗传病。

2. 病理生理：神经鞘氨醇酶异常导致的溶酶体贮积性疾病。

3. 全身系统特征：声音嘶哑、失声、皮炎、淋巴结病、精神运动性迟滞以及肾和心肺疾病。

4. 眼部特征：黄斑区樱桃红斑点、睑裂斑样结膜病变以及结节状角膜混浊。

（孔珺 译）

第 16 章　视网膜脱离

引言

周边视网膜的解剖结构

平坦部

睫状体起源于角膜缘后 1mm，长约 6mm，前段 2mm 为冠状部，后方 4mm 为平坦部。为了避免损伤晶状体或者视网膜，平坦部手术的理想切口在角膜缘后 4mm（有晶状体眼）或 3.5mm（人工晶状体眼）。

锯齿缘

锯齿缘位于视网膜和睫状体交界处，具有以下特征（图 16.1）：

1. **视网膜齿状突**：接近平坦部的视网膜边缘，呈牙齿状外观；鼻侧比颞侧更明显，但形态变异较大。
2. **堤岸状平坦部**：接近视网膜齿状突的睫状体扇贝状上皮。
3. **子午线皱襞**：与视网膜齿状突平行的小放射状皱襞或增厚的视网膜组织，常见于鼻上象限（图 16.2A）。此类皱襞的一端偶见视网膜裂孔。子午线皱襞复合体是指视网膜齿状突经子午线皱襞和睫状体部相连的结构。
4. **闭合的平坦部堤岸**：由相邻两个视网膜齿状突包

绕形成的平坦部小岛（图 16.2B），位于锯齿缘前部，需与视网膜裂孔相鉴别。

5. **颗粒状组织**：玻璃体基底部多发的白色混浊物，有时可被误认为周边部盖膜（图 16.2C）。

在锯齿缘部，神经视网膜与视网膜色素上皮和脉络膜融合，限制了视网膜下液进一步外溢。不过脉络膜和巩膜间没有类似的黏附，脉络膜脱离可能累及前部的睫状体（即睫状体脉络膜脱离）。

基底部玻璃体

玻璃体基底部宽 3~4mm，紧靠视网膜锯齿缘（图 16.3），其前部插入平坦部中央。玻璃体核心和基底部连接紧密，因此急性玻璃体后脱离（posterior vitreous detachment，PVD）时，玻璃体后表面仍然与基底部相连，基底部原有的视网膜裂孔并不会导致视网膜脱离。严重钝挫伤可牵拉基底部玻璃体，造成平坦部非色素上皮沿其前缘撕脱以及视网膜沿其后缘撕裂。

无临床意义的周边视网膜变性

周边视网膜由赤道部延伸至锯齿缘，可出现以下无临床意义的变性表现：

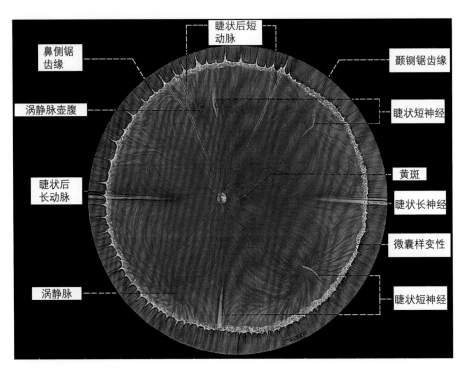

图 16.1 锯齿缘和正常视网膜解剖标志。

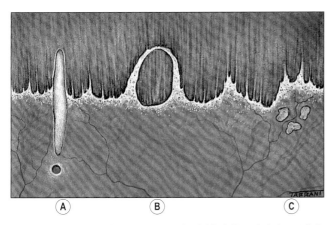

图 16.2 锯齿缘正常变异。A. 子午线皱襞伴基底部视网膜小裂孔。B. 闭合的平坦部堤岸。C. 颗粒状组织。

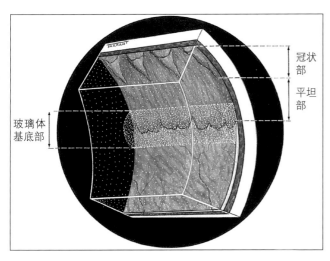

图 16.3 玻璃体基底部。

1. **微囊样变性**：表现为边界不清的灰白色细小囊泡（图 16.4A）。变性区视网膜略显增厚和不透明，常始于锯齿缘并向四周延伸，伴有光滑的波浪形后缘。可见于所有成年人，随年龄增加，可能引起视网膜劈裂，但与视网膜脱离无关。

2. **铺路石样变性**：表现为局部的黄白色脉络膜视网膜萎缩灶，见于 25% 的正常人（图 16.4B）。

3. **蜂窝样（网状）变性**：表现为血管旁色素网状增生，可延续至赤道部，与年龄相关（图 16.4C）。

4. **周边疣**：表现为小而多发的淡色病变，可伴有色素围绕，与后极部疣相似，常见于老年人（图 16.4D）。

定义

视网膜脱离

视网膜脱离（retinal detachment，RD）是指感觉神经性视网膜（neurosensory retina，NSR）和视网膜色素上皮层（retinal pigment epithelium，RPE）脱离，导致视网膜下液（subretinal fluid，SRF）聚集于 NSR 和 RPE 之间。主要包括以下类型：

1. **孔源性**：继发于神经视网膜全层裂孔，导致液化的玻璃体进入视网膜下腔。

2. **牵引性**：由于玻璃体视网膜增殖膜的牵引，导致在未发生视网膜裂孔的情况下，出现 NSR 与 RPE 分离。

3. **渗出性**：既不是由裂孔也不是由牵引造成的视网膜脱离；是由于 NSR 或（和）脉络膜血管渗出产生的 SRF 导致的脱离。

4. **牵引 - 裂孔复合型**：是由于视网膜裂孔和视网膜牵引同时导致的脱离。增殖的纤维血管膜牵拉造成邻近的视网膜组织发生裂孔，多见于增殖期糖尿病视网膜病变。

玻璃体牵引

1. **正常**：周边核心玻璃体松散黏附于神经视网膜的内界膜（internal limiting membrane，ILM）上，以下部位黏附较紧密：

   • 基底部：黏附十分紧密（详见上述）。
   • 视盘边缘：黏附比较紧密。
   • 中心凹周围：通常黏附不太紧密，而在玻璃体 - 黄斑牵引综合征和黄斑裂孔患者中黏附比较紧密。
   • 沿视网膜血管：通常黏附不太紧密。

2. **异常**：以下部位的黏附常导致急性玻璃体后脱离时产生视网膜裂孔：

   • 格子样变性的后缘。
   • 视网膜色素簇。
   • 周边部血管旁玻璃体浓缩。
   • 基底部异常，例如舌样突出、后部孤岛。
   • 压迫变白和非压迫变白区（详见下述）。

玻璃体视网膜牵引

玻璃体视网膜牵引是源于玻璃体并作用于视网膜的牵引力，可分为动态和静态牵引。两者间的鉴别有助于理解不同类型视网膜脱离的发病机制。

1. **动态牵引**是由眼球运动产生的向心力作用于玻璃

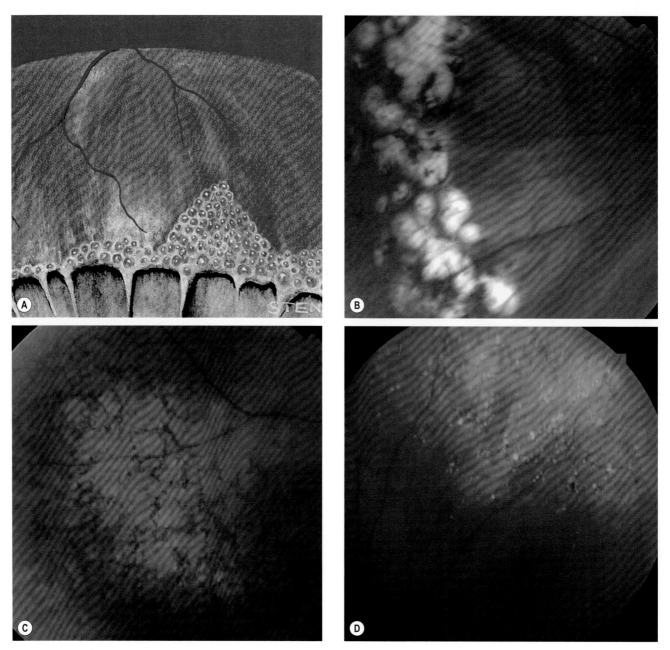

图 16.4 无临床意义的周边视网膜变性。A. 巩膜顶压处见微囊样变性。B. 铺路石样变性。C. 蜂窝样（网状）变性。D. 疣。
（ Courtesy of U Rutnin, CL Schepens, from American Journal of Ophthalmology 1967;64:1042-fi g. A ）

体腔造成的，是视网膜裂孔和孔源性视网膜脱离的重要因素。

2. 静态牵引与眼球运动无关，是牵引性视网膜脱离和增殖性糖尿病视网膜病变的重要因素。

玻璃体后脱离

玻璃体后脱离（PVD）是指核心玻璃体从 NSR 的内界膜（ILM）上分离向后至玻璃体基底部，可按以下特征分类：

1. 发病：急性 PVD 最常见，它突然发生，很快进展

为完全脱离。慢性 PVD 缓慢发生，数周或数月内变为完全脱离。

2. 程度

a. 完全 PVD 是指玻璃体皮质全部脱离至玻璃体基底部边缘。

b. 不完全 PVD 是指玻璃体基底部的后部仍有部分玻璃体视网膜黏附。

孔源性视网膜脱离常与急性 PVD 有关；牵引性视网膜脱离常与慢性、不完全 PVD 相关；渗出性视网膜脱离与 PVD 无关。

视网膜裂孔

视网膜裂孔是指神经视网膜的全层裂孔。裂孔可按照其（a）发病机制、（b）形态和（c）位置进行分类：

1. **发病机制**

   a. 撕裂孔：由动态玻璃体视网膜牵引导致，上方视网膜多见（颞侧多于鼻侧）。

   b. 萎缩孔：由慢性神经视网膜萎缩导致，可呈圆形或椭圆形，颞侧视网膜多见（上方多于下方）。

2. **形态**

   a. U形裂孔（也称马蹄孔、翻转孔或箭头孔）：有一个裂孔盖，顶段被玻璃体向前牵引，基底部仍黏附于视网膜上（图16.5A）。裂孔尖端向前延伸形成两个角。

   b. 不完全U形裂孔常位于血管旁，表现为线状（图16.5B）、L形（图16.5C）或J形。

   c. 盖膜孔是指裂孔盖膜与视网膜完全分离（图16.5D）。

   d. 离断是指锯齿缘视网膜环状分离伴玻璃体黏附于其后缘（图16.5E）。

   e. 巨大裂孔是指裂孔达到或超过90°眼球圆周，最常见于锯齿缘后方（图16.6A），偶见于赤道部。巨大裂孔是U形裂孔的一种，伴有玻璃体黏附于裂孔前缘（图16.6B）。

3. **部位**

   a. 锯齿缘裂孔位于玻璃体基底部。

   b. 锯齿缘后裂孔位于玻璃体基底部和赤道部之间。

   c. 赤道部裂孔位于赤道部或其附近。

   d. 赤道后裂孔位于赤道部后方。

   e. 黄斑裂孔（总是圆形孔）位于中心凹。

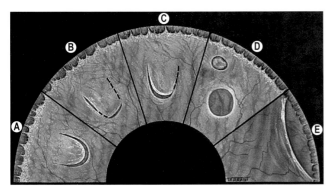

图16.5 视网膜裂孔。A. 完全U形裂孔。B. 线形裂孔。C. L形裂孔。D. 盖膜孔。E. 离断。

临床检查

头戴式间接检眼镜

1. **原理**：间接检眼镜可立体地观察眼底。光源由头戴式设备发出，经聚光透镜聚焦于眼底，形成上下、左右均倒置的眼底影像（图16.7A）。该影像由特制的头戴式设备观察。聚光透镜的度数越高，工作距离越短，眼底图像越大，视角越小；反之亦然。

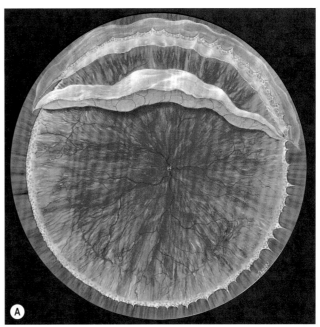

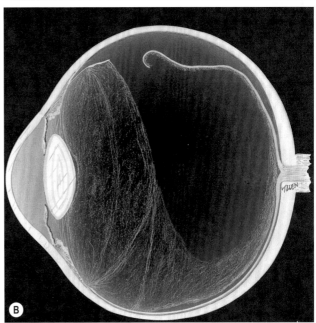

图16.6 A. 视网膜巨大裂孔位于锯齿缘后方。B. 玻璃体皮质黏附于裂孔的前缘。（Courtesy of CL Schepens, ME Hartnett and T Hirose, from Schepens' Retinal Detachment and Allied Diseases, Butterworth-Heinemann, 2000）

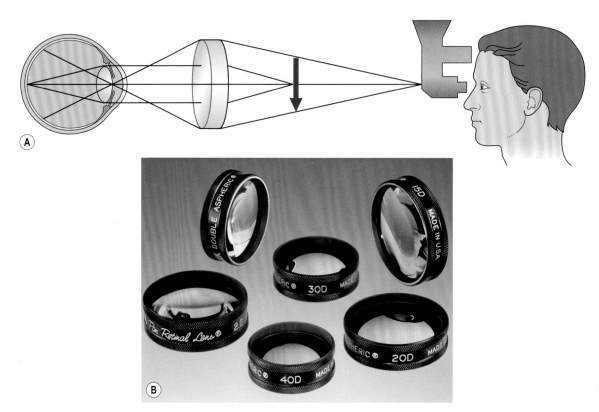

图 16.7　A. 间接检眼镜原理。B. 聚光透镜。

2. **聚光透镜**具有不同度数和直径可供选择（图 16.7B）

- 20 D（3 倍率；45° 视角），最常用于日常检查。
- 25 D（2.5 倍率；50° 视角）。
- 30 D（2 倍率；60° 视角），工作距离短，适用于检查小瞳孔患者。
- 40 D（1.5 倍率；65° 视角），主要用于检查小儿。
- 全检影镜 2.2（3 倍率；55° 视角）。

3. **方法**

   a. 使用 1% 托吡卡胺双眼散瞳，如果需要可使用 2.5% 去氧肾上腺素，以防检查时瞳孔在亮光下缩小。

   b. 患者需垫枕仰卧在床上或卧椅上，而不是直坐（图 16.8）。

   c. 在暗室内进行。

   d. 设定好检眼镜的瞳距和光源，使光线位于视野的中央。

   e. 嘱患者始终睁开双眼。

   f. 检查者一手持前置镜，保持平坦一侧镜面朝向患者，且检查过程中镜面始终与患者虹膜平面

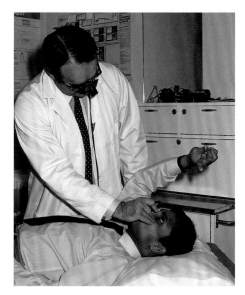

图 16.8　检眼镜检查时患者的位置。

平行。

   g. 如果需要，可用手指轻轻提拉眼睑。

   h. 嘱患者向上看，以便患者适应光线，同时先检查上方周边部视网膜。

   i. 检查中嘱患者转动头和眼，以便顺利检查到各

个部位。例如，嘱患者尽可能看检查者的另一侧，以便检查其周边部眼底。

巩膜顶压

1. **目的**：当熟练掌握了间接检眼镜技术后，可使用顶压巩膜技术，以便检查赤道前眼底（图 16.9）或动态观察视网膜情况。

2. **方法**
   a. 当检查 12 点钟处锯齿缘视网膜时，嘱患者向下看，压迫器置于上睑板缘（图 16.10A）。
   b. 保持压迫器位置，嘱患者向上看，同时压迫器平行于眼球向前部眼眶内轻压（图 16.10B）。
   c. 检查者视线与前置镜和压迫器一致。
   d. 轻压以便显示眼底突出（图 16.10C），移动压迫器至其他部位。压迫器应与眼球相切，如垂直压迫可引起疼痛。

Goldmann 三面镜检查

1. **Goldmann** 三面镜包括四个部分：中央镜和周边三个不同角度的镜面。由于镜底曲面较角膜略陡，两者间需要使用具有相同屈光系数的透明介质填充。熟悉每一个镜面的用途非常重要（图 16.11）：
   - 中央镜面显示后极部眼底 30° 范围的正像。
   - 赤道镜（最大，呈梯形）显示 30° 至赤道部的眼底像。
   - 周边镜（中等大，呈方形）显示赤道部到锯齿缘的眼底像。
   - 房角镜（最小，舌形）显示极周边视网膜和平坦部。
   - 简而言之，镜面越小，越可显示周边的眼底像。

2. **镜面放置**
   - 镜面应当放置在待检查部位的对侧，例如放置

在 6 点钟位置以便检查 12 点钟处的病变。
- 当观察垂直子午线时，镜面的影像是上下倒置的，但非左右倒置（此与间接检眼镜不同）。例如位于 12 点钟视网膜左侧的病变将会显示在镜

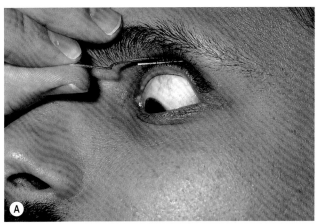
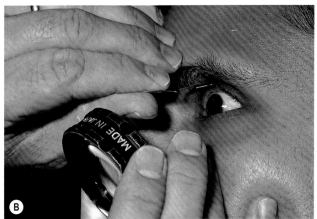
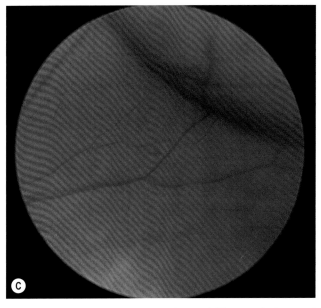

图 16.10　顶压巩膜的方法。A. 放置压迫器。B. 顶压。C. 顶压导致的眼底隆起。（ Courtesy of NE Byer, from The Peripheral Retina in Profi le, A Stereoscopic Atlas, Criterion Press, Torrance, California, 1982-fi g. C ）

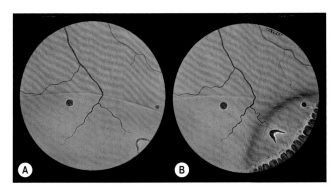

图 16.9　视网膜脱离时裂孔的形态。A. 无巩膜顶压时。B. 巩膜顶压时。

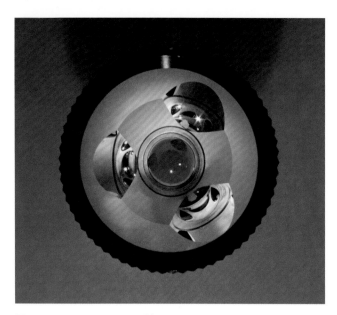

图 16.11　Goldmann 三面镜。

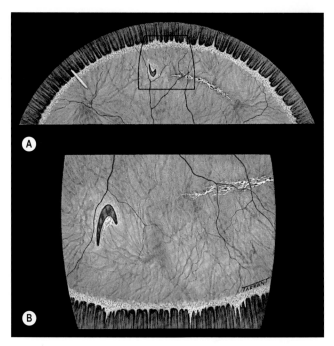

图 16.12　A. 12 点钟位 U 形裂孔以及 12 点钟位右侧的格子样变性区。B. 同一病变在三面镜下 6 点钟位看到的图像。

面的左侧（图 16.12）。

- 当水平观察时，镜面是左右倒置的。

3. 方法

　a. 散大瞳孔。

　b. 调节裂隙灯（图 16.13A），以便光柱可以倾斜（图 16.13B）。

　c. 眼球表面麻醉。

　d. 耦合剂（高黏性甲基纤维素或类似物）涂抹于接触镜面，应当不超过其一半容积。

　e. 嘱患者向上看，接触镜下缘置于下眼睑穹窿内（图 16.14A），迅速借助耦合剂贴敷于角膜面（图 16.14B）。

　f. 光柱应当保持倾斜，除非检查 12 点钟处的眼底（即镜面位于 6 点钟方位）。

　g. 当检查水平子午线时（如 3、9 点钟方位的眼底），光柱保持在中央。

　h. 当检查垂直子午线时（如 6、12 点钟方位的眼底），光柱应当略偏左或偏右（图 16.15）。

　i. 当检查斜向子午线时（如 1∶30、7∶30 钟点），光柱置于右侧。当检查 10∶30、4∶30 钟点方位时，光柱置于左侧。

　j. 当检查周边视网膜的不同部位时，调整裂隙灯以便光源始终位于镜面的右侧射入。

　k. 360° 旋转并使用赤道镜和周边镜以检查全部眼底。

　l. 如需检查更周边的眼底，镜面向反方向倾斜，

同时嘱患者眼球向待检查一侧旋转。例如需要检查 12 点钟处的周边眼底（镜面置于 6 点钟处），将镜面向下倾斜，同时嘱患者向上看。

　m. 用中央镜，配合水平和垂直光束检查玻璃体（图 16.16）。

　n. 检查后极部。

绘制眼底图

1. 方法：间接检眼镜的影像是上下、左右均倒置的，类似于将眼底图上下颠倒放置，因此倒置的眼底图可对应检查者所见的眼底影像。例如，一处位于患者右眼 11 点钟处的 U 形裂孔和 1 点钟至 2 点钟的格子样变性也在眼底图的同样位置（图 16.17A）。

2. 颜色标记（图 16.17B）

　a. 视网膜脱离的边界由视神经处延伸至周边。

　b. 脱离的视网膜为蓝色，未脱离者为红色。

　c. 视网膜静脉标记为蓝色，视网膜动脉通常无需标记，除非其对于重要病变的定位有所帮助。

　d. 视网膜裂孔标记为红底蓝边；视网膜裂孔扁平部也标记为蓝色。

　e. 变薄的视网膜标记为蓝边红色交叉图案，格子样变性标记为蓝边蓝色交叉图案，视网膜色素为黑色，视网膜渗出为黄色，玻璃体混浊为绿色。

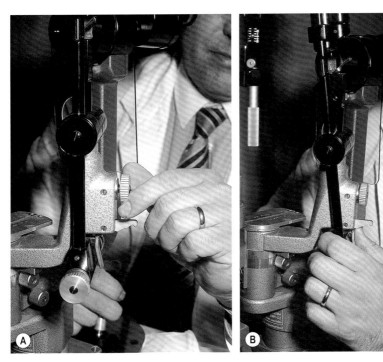

图 16.13 调节裂隙灯准备眼底检查。A. 松解固定螺丝。B. 倾斜光源。

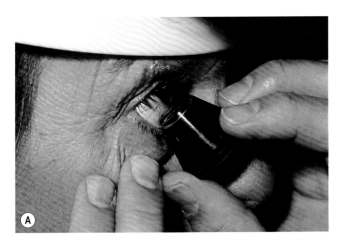

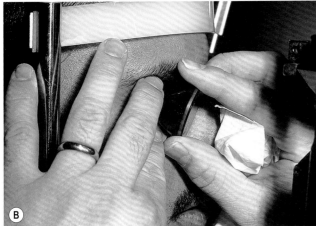

图 16.14 A. 当患者向上看时，放置三面镜于下眼睑穹窿部。
B. 已放置好的三面镜。

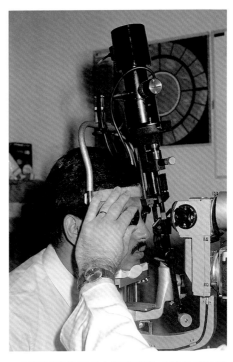

图 16.15 光源倾斜并置于右侧以便检查斜向子午线 1 : 30 和
7 : 30 钟点部位。

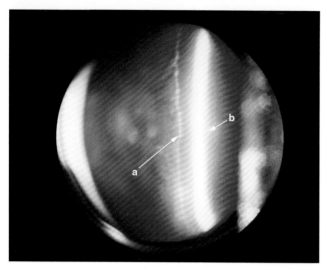

图 16.16　裂隙灯显示玻璃体后脱离伴黏附于视网膜。玻璃体后界面标记为长箭头 "a"，视网膜标记为短箭头 "b"。
(Courtesy of CL Schepens, CL Trempe and M Takahashi, from Atlas of Vitreous Biomicroscopy, Butterworth-Heinemann, 1999)

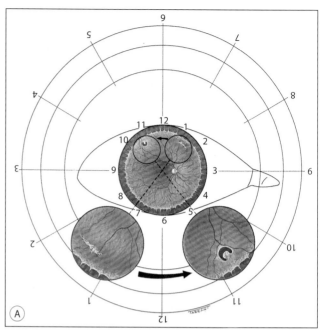

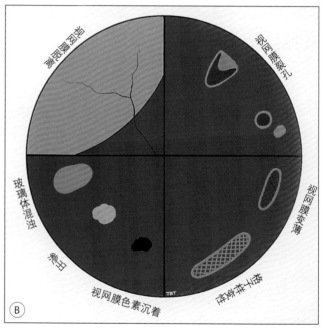

图 16.17　视网膜病变绘图。A. 图片相对于眼球的方位。B. 标记视网膜病变的颜色。

寻找原发裂孔

原发裂孔是指引起视网膜脱离的裂孔。继发裂孔与视网膜脱离无关，其可能在视网膜脱离前已存在，或者在视网膜脱离后形成。寻找原发裂孔非常重要，有以下技巧：

1. **裂孔分布**：大约 60% 位于颞上象限，15% 位于鼻上象限，15% 位于颞下象限，10% 位于鼻下象限。因此颞上象限是裂孔最常见的部位，在难以找到裂孔的情况下应当仔细检查该象限。值得注意的是，大约 50% 的视网膜脱离患眼有一个以上的裂孔，大多数情况下多发裂孔位于 90° 范围以内。

2. **视网膜下液的形态**：由于重力的缘故，视网膜下液的形态取决于解剖结构（锯齿缘和视神经）以及视网膜原发裂孔的位置。如果原发裂孔在上方，视网膜下液首先出现在裂孔同侧的下方，逐渐延伸至对侧的上方。因此，原发裂孔位置可以根据视网膜脱离的形态来推断。

   a. 位于下方的视网膜浅脱离，当颞侧视网膜下液较高时提示原发裂孔位于该侧下方（图 16.18A）。

   b. 位于 6 点钟的原发裂孔导致下方视网膜脱离，两侧视网膜下液高度相似（图 16.18B）。

   c. 下方的球形视网膜脱离时，原发裂孔通常位于水平子午线之上（图 16.18C）。

   d. 如果原发裂孔位于鼻上象限，视网膜下液可通过视盘在颞侧聚集直至视网膜脱离平面与裂孔平行（图 16.18D）。

   e. 非全视网膜脱离，其较高一侧的周边部可见原发裂孔（图 16.18E）。

   f. 当视网膜下液越过上方垂直中线时，原发裂孔常在 12 点钟附近，视网膜脱离较低的一侧即是裂孔所在的一侧（图 16.18F）。

以上几点非常重要，有助于防止因处理继发裂孔而遗漏治疗原发裂孔。因此很有必要确认视网膜

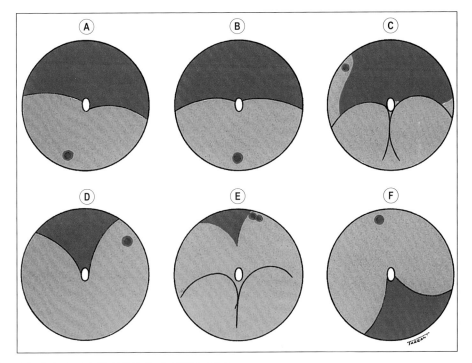

图 16.18 视网膜下液的分布和原发性裂孔的关系（详见正文）。

脱离的形态与所判断的原发裂孔所在部位是否一致。

3. 病史：虽然闪光感的方位无助于判断原发裂孔的部位，但首先出现视野缺损的象限具有参考意义。例如，当鼻上象限首先出现视野缺损时，很可能原发裂孔位于颞下象限。

超声检查

当屈光间质浑浊时，B 超有助于诊断视网膜脱离，特别是当严重的玻璃体积血影响观察眼底时（图 17.1C 和 D）。

原理

1. 定义：超声是指超过人听觉的声波。超声检查利用高频声波在介质间产生的回声来进行探测。

2. 声源：含有压电晶体，当电流通过时产生一定频率的振动，从而产生声波。当压电晶体收到超声波时，它会产生一定的电流。超声波在生物组织内的反射被探头内的压电晶体所接受，后者产生的电流传送给接收器，信号经过处理显示为屏幕上的回声。放大器能够显示不同反射回声的差异。电流通过压电晶体后迅速衰减以防止超声溢出并被吸收。

3. 探头：可以是矢量或线形设计。在矢量探头中，一处主要的超声源反复振荡产生一组超声。在线形探头中，多组超声源排列成阵以覆盖特定的区域。回声的量显示为一个光点。回声越强，光点越亮。在二维 B 超中，超声检查提供了关于大小、形态、病变质地及其与周边组织关系的信息。三维超声则可应用于肿瘤体积的测量，协助局部敷贴放疗的定位。

方法

每个探头都有一个方向标记，与其显示屏一侧的指示点配合使用（常在左侧）。

a. 患者仰卧，滴用表面麻醉眼药水。

b. 检查者应当坐在患者头后方，以优势手持探头。

c. 将甲基纤维素眼药水或凝胶涂于眼球上作为耦合剂。

d. 当探头标记在上方时进行垂直方向的扫描（图 16.19A）。

e. 当探头标记在鼻侧时进行水平方向的扫描（图 16.19B）。

f. 嘱患者眼球向前、上、下、左、右看，每一处进行垂直和水平方向的扫描。

g. 检查者将探头置于眼球移动的相反方向，例如当

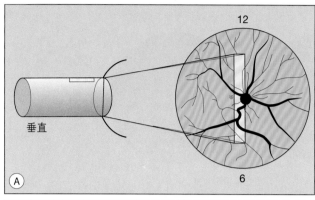

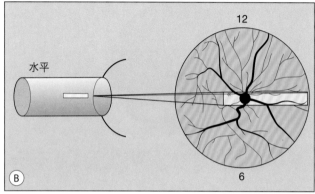

图 16.19　超声检查眼球方法。A. 当探头标记在上方时进行垂直方向的扫描。B. 当探头标记在鼻侧时进行水平方向的扫描。

检查右眼时，患者向左看，探头置于眼球的右侧，患者的鼻侧赤道前视网膜将被扫描到，反之亦然。动态扫描是基于眼球的运动，而不是探头。

增益用来调节回声的放大率，类似于收音机的音量调节。高增益将增加探测到弱回声的敏感性，如玻璃体浑浊。低增益将仅显示强回声形态，如视网膜和巩膜，同时声源收窄有助于提高分辨率。

孔源性视网膜脱离

发病机制

孔源性视网膜脱离患病率约 1 : 10 000，其中 10% 的患者累及双眼。其特点是由于玻璃体视网膜牵拉形成视网膜裂孔，导致液化的玻璃体聚集于神经视网膜下，与视网膜色素上皮脱离。视网膜裂孔是由于玻璃体动态牵引和周边视网膜变性所致。如果玻璃体尚未全部液化，或缺乏牵引力，即使出现裂孔也不一定发生视网膜脱离。

动态玻璃体视网膜牵引

1. **机制**：玻璃体为胶冻状（图 16.20A），在一些眼中会发生脱水收缩，导致后皮质出现孔洞，从而使得液化的玻璃体中央皮质进入玻璃体和视网膜间隙，并促使玻璃体后界膜与视网膜内界膜分离直至玻璃体基底部（图 16.20B）。残余的玻璃体内部继续液化，从而导致玻璃体视网膜间隙内充满液化的玻璃体。这一过程被称作急性玻璃体后脱离（PVD）（图 16.21）。

2. **发病年龄**：常为 45 ～ 65 岁，在高度近视眼或其他易感人群中（如外伤、葡萄膜炎）可较早发生。对侧眼常在 6 个月至 2 年内发生。症状会在下文中讨论。

急性 PVD 的并发症

PVD 发生后，神经视网膜不再被稳定的玻璃体皮质所保护，将直接受到动态玻璃体视网膜牵拉力的作用。急性 PVD 的并发症是否威胁到视力取决于玻璃体视网膜黏附的程度和范围。

1. **无并发症**：大部分眼中由于玻璃体视网膜无紧密的黏附，玻璃体皮质脱离后并无并发症。

2. **视网膜裂孔**：如同前述，较紧密的玻璃体视网膜黏附部位可出现视网膜裂孔（图 16.22A 和 B）。虽然裂孔常在 PVD 后即刻出现，有些裂孔也可在其数周后出现，因此出现 PVD 的患者应根据其危险因素，在发生后 1 ～ 6 周内再次接受检查。与急性 PVD 相关的裂孔常伴有症状、呈 U 形、位于上方视网膜，累及周边视网膜血管者可伴有玻璃体积血。裂孔一旦形成，玻璃体后方的液体便可直接进入视网膜下腔。

3. **周边视网膜血管撕脱**可引起玻璃体积血，但不伴有视网膜裂孔形成。

大约 60% 的裂孔发生在周边有异常的视网膜上。这些视网膜病变可导致视网膜逐渐变薄，从而形成孔，或是在急性 PVD 时易被牵拉成裂孔。视网膜萎缩孔常为圆形或椭圆形，小于撕裂孔，较少引起视网膜脱离。不伴有 PVD 的视网膜脱离常与视网膜解离或年轻女性高度近视眼的圆孔有关。

格子样变性

1. **患病率**：约 8% 的人患有格子样变性，其发病可能在较早年龄，高峰期为 20 ～ 30 岁。该病在中度

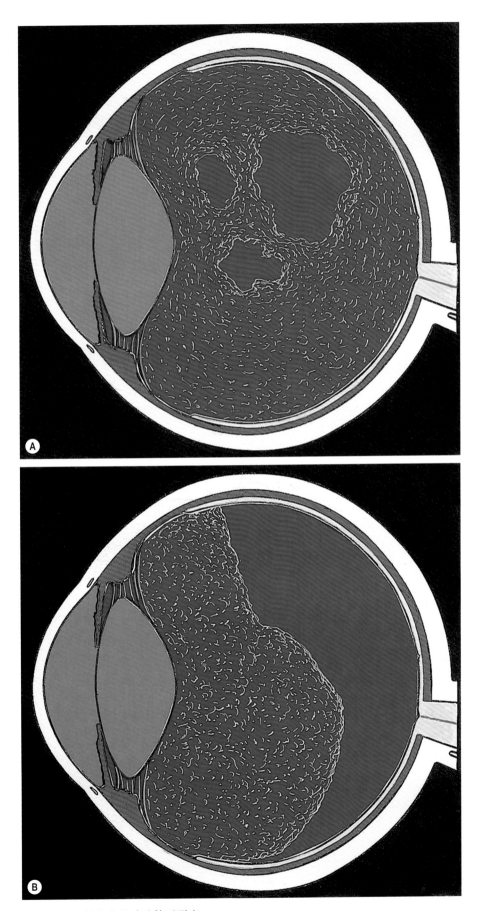

图 16.20 A. 玻璃体液化。B. 无并发症的玻璃体后脱离。

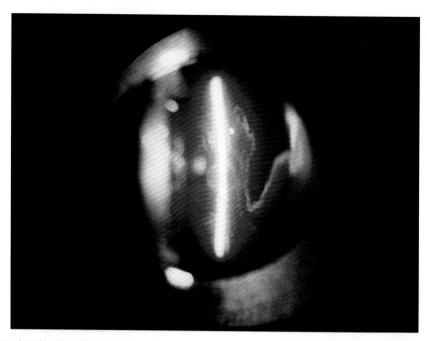

图 16.21 裂隙灯下见玻璃体脱离伴液化分解。(Courtesy of CL Schepens, CL Trempe and M Takahashi,from Atlas of Vitreous Biomicroscopy, Butterworth-Heinemann, 1999)

近视眼中多见，是与视网膜脱离直接相关的重要变性。通常双眼患病，颞侧多于鼻侧，上方多于下方。40% 的视网膜脱离患眼中伴有格子样变性。

2. **病理**：变性区内界膜不连续，伴有下方神经视网膜多发萎缩。变性区上方玻璃体液化，边缘玻璃体浓缩黏附（图 16.23 ）。

3. **表现**
   - 纺锤状视网膜变薄区，常位于赤道部和玻璃体基底部之间。
   - 典型表现为白色树枝形网状病变（图 16.24A ）。
   - 可伴有"雪花样"病变（ Müller 细胞聚集而成 ）（图 16.24B ）。
   - 常伴有 RPE 萎缩（图 16.24C ）。
   - 变性区内常见无临床意义的小孔（图 16.24D ）。

4. **并发症**
   a. **无并发症**：大多数患者无并发症（图 16.25A ）。
   b. **裂孔**：急性 PVD 时可出现裂孔，在裂孔盖膜上可见变性区，提示玻璃体视网膜黏附紧密（图 16.25B ）。变性区后缘也可出现裂孔（图 16.25C ），常见于 50 岁左右的近视患者。与小圆孔导致的视网膜脱离相比，其视网膜下积液较快。
   c. **萎缩孔**（图 16.25D ）：极少引起视网膜脱离，

尤其是在年青近视眼人群中。在此类患者中，视网膜脱离通常不伴有前兆性急性 PVD 的症状（闪光感和漂浮物），视网膜下液通常进展缓慢，直至累及中心视力时才被诊断。对侧眼常会出现"镜像样"视觉异常。

蜗牛迹样变性

蜗牛迹样变性特征是边界清晰的雪花状病变，位于周边视网膜呈霜样。病变常大于格子样变性，可伴有玻璃体液化。不过，病变后部偶有明显的玻璃体牵引，可导致牵引性 U 形裂孔，而病变区内可见圆孔（图 16.26 ）。

退行性视网膜劈裂

1. **患病率**：20 岁以上人群中 5% 患有退行性视网膜劈裂，尤其常见于远视人群（ 70% 的劈裂患者伴有远视），常累及双眼。

2. **病理**：周边囊样变性中由于神经视网膜和胶质细胞的退化，常伴有囊样病变（图 16.27A ），最终导致病变部位神经视网膜与内层（玻璃体）和外层（脉络膜）分离，视力丧失。典型劈裂发生于外丛状层，比较少见的是网状视网膜劈裂中位于神经纤维层的分离。

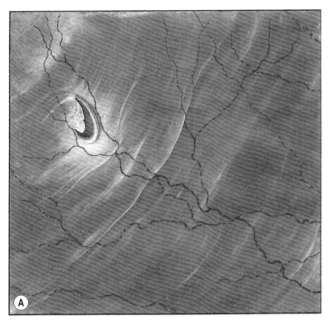

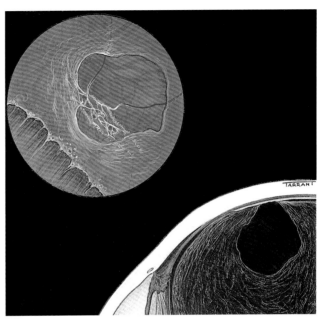

图 16.23　格子样变性伴玻璃体改变。

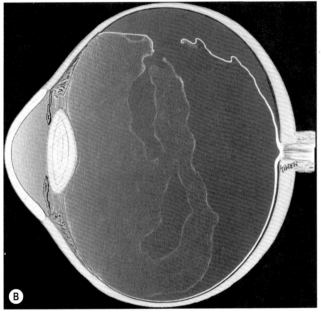

图 16.22　A. 与急性 PVD 相关的 U 形裂孔和视网膜下液分布。B. 玻璃体浓缩、后脱离伴部分坍陷，仍有一部分玻璃体皮质黏附于视网膜裂孔盖膜。(Courtesy of CL Schepens, ME Hartnett and T Hirose, from Schepens' Retinal Detachment and Allied Diseases, Butterworth-Heinemann, 2000)

网膜劈裂可越过赤道部。

- 病变内层呈雪花样，伴有视网膜血管白鞘或"银丝样"改变，劈裂腔表面可有大量灰白色改变（图 16.28 ）。
- 常伴有微血管瘤和小血管扩张，尤其见于网状病变者。

4. 并发症

  a. 无并发症：大多数患者无症状，无并发症。

  b. 裂孔：内层裂孔常小而圆，外层裂孔较大而少见，边缘卷曲，位于赤道部后方（图 16.29 ）。

  c. 视网膜脱离：偶见于内外层均有裂孔、有 PVD 的患眼（图 16.30A ）。仅有外层视网膜裂孔者，由于劈裂腔隙内玻璃体黏稠，不一定进入视网膜下腔而导致视网膜脱离。偶尔腔隙内玻璃体液化进入视网膜下腔，引起视网膜脱离，常局限于视网膜劈裂范围内（图 16.30B ）。脱离常无症状，极少进展和需要治疗。

  d. 玻璃体积血少见。

"压迫变白" 和 "不压变白"

1. "压迫变白" 是压迫巩膜时视网膜一过性的灰白色改变（图 16.31A ）。当压迫位置改变时，每个部位病变相对独立。可见于正常眼，伴有紧密的玻璃体视网膜粘连（图 16.31B ）。也可见

3. 体征

- 早期视网膜劈裂常见于双眼底颞下方周边部，表现为光滑固定的视网膜脱离伴有微囊样变性（图 16.27B ）。
- 病变可呈圆周样发展，直至累及全部的周边部视网膜。典型病变位于赤道部前方，但网状视

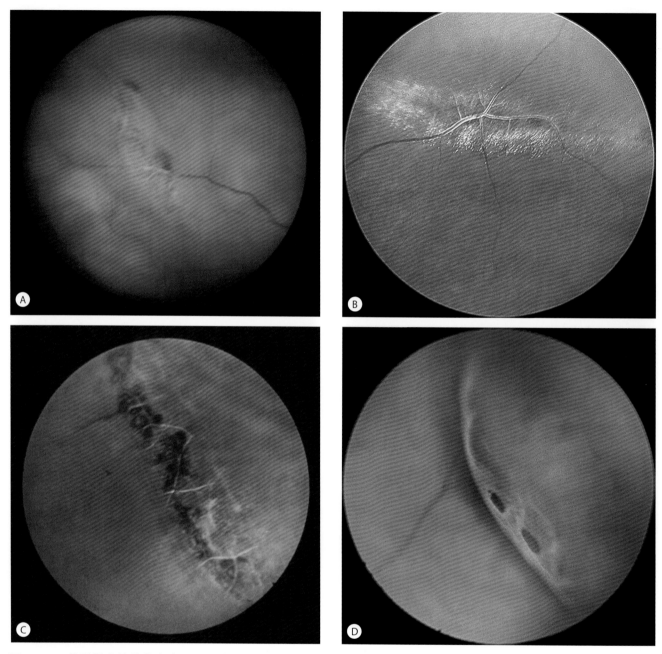

图 16.24 格子样变性的临床表现。A. 白线包绕的格子样小岛。B. 格子样变性伴雪花样改变。C. 格子样变性伴 RPE 改变。D. 顶压巩膜时可见格子样变性区内的小孔。(Courtesy of NE Byer, from The Peripheral Retina in Profi le, A Stereoscopic Atlas, Criterion Press, Torrance, California, 1982-figs B and D)

于格子样变性、蜗牛迹样变性和获得性视网膜劈裂的外层视网膜后缘。

2. "不压变白"是非压迫产生的视网膜灰白色改变，眼底检查时可将"不压变白"区包绕的正常视网膜误认为扁平视网膜孔（图 16.32A）。病变后缘偶可发生巨大视网膜裂孔（图 16.32B），因此巨大裂孔患者的对侧眼出现"不压变白"时，需要进行预防性治疗。对于非外伤性巨大裂孔患者，对侧眼如无 PVD，则不论有无"不压变白"均建议行

360° 预防性冷冻或间接检眼镜下激光。

弥散性脉络膜视网膜萎缩

该病变特征是脉络膜脱色素改变，伴有赤道部视网膜变薄，常见于高度近视眼。视网膜萎缩可出现裂孔而导致视网膜脱离（图 16.33）。由于脱色素脉络膜和神经视网膜之间反差不足，如无裂隙灯辅助，小孔常难以被发现。

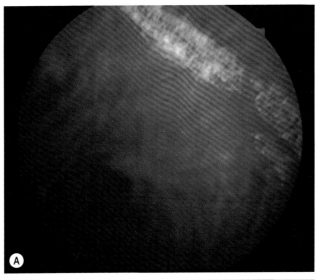

图 16.25 格子样变性的并发症。A. 不典型的放射状格子样变性，不伴有裂孔。B. 两个 U 形裂孔，较大者盖膜上有格子样变性，下方已有视网膜下液。C. 格子样变性区后缘的线性视网膜裂孔。D. 格子样变性区内的多发小孔。

近视眼

虽然仅有 10% 的人群为近视，但超过 40% 的视网膜脱离发生在近视眼中；近视度数越高，视网膜脱离的危险性越大。具有以下相关因素的近视眼易于发生视网膜脱离：

1. **格子样变性**：多见于中度近视，可导致裂孔或萎缩孔（图 16.25）。格子样变性区后缘可发生巨大裂孔（图 16.34）。

2. **蜗牛迹样变性**：常见于近视眼，可伴有萎缩孔（图 16.26）。

3. **弥散性脉络膜视网膜萎缩**：在高度近视眼中可导致小圆孔（图 16.33）。

4. **黄斑裂孔**：在高度近视眼中可导致视网膜脱离（图 16.35）。

5. **玻璃体变性和 PVD**：在近视眼中常见。

6. **白内障术中玻璃体丢失**：如未妥善处理，可增加视网膜脱离的危险性，尤其在高度近视眼中。

7. **激光后囊膜截开**：可增加近视眼中视网膜脱离的危险性。

症状

孔源性视网膜脱离患者中约 60% 出现闪光感和

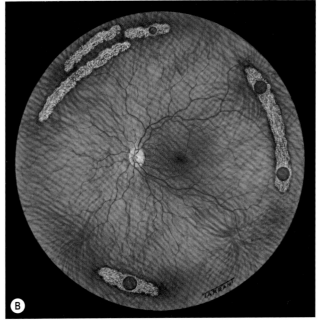

图 16.26 蜗牛迹样变性，部分伴有视网膜孔。

玻璃体漂浮物，多由急性 PVD 引起。一段时间后，患者出现周边视野缺损并进展至累及中心视力。

1. **闪光感**：为患者有一道闪光的主观感受。在急性 PVD 眼中，可能由于玻璃体视网膜牵拉所在的部位引起。随着玻璃体视网膜黏附的解除或一片视网膜完全撕离（孔盖），闪光感逐渐消失。PVD 时，闪光感表现为患眼运动产生的金黄色或白色光带，常在暗处更加明显。易投射于患者颞侧周边视野。偶尔发生于 PVD 前 24 ～ 48 小时。

2. **漂浮物**：为玻璃体浑浊物在视网膜上的阴影。急

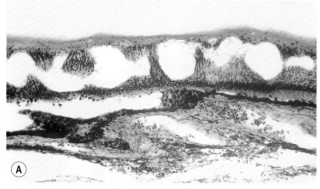

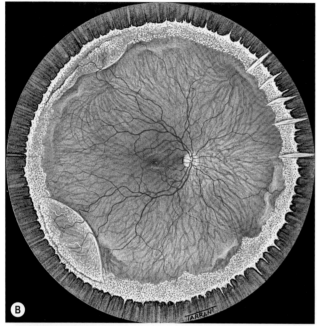

图 16.27　微囊样变性。A. 组织病理显示神经纤维层腔隙，伴 Müller 细胞垂直突触包绕。B. 圆周状微囊样变性，颞下和颞上方视网膜轻度劈裂。(Courtesy of J Harry and G Misson, from Clinical Ophthalmic Pathology,Butterworth-Heinemann, 2001)

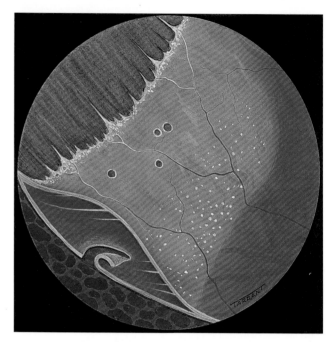

图 16.28　视网膜劈裂内外两层均有裂孔。内层为雪花样外观和"银丝状"血管，腔隙内有灰白色桥联样组织。

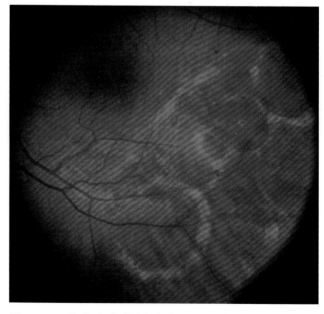

图 16.29　伴有多发外层裂孔的视网膜劈裂。(Courtesy of J Donald M Gass, from Stereoscopic Atlas of Macular Diseases,Mosby, 1997)

性 PVD 时玻璃体浑浊有 3 种类型：

a. Weiss 环：为玻璃体和视盘黏附部位脱离所形成的混浊物（图 16.36），并不一定提示完全 PVD。由于 Weiss 环可能降解消失，其缺失也不一定说明没有 PVD。

b. 蜘蛛网状：是由于玻璃体皮质坍塌、胶原纤维浓缩形成。

c. 突发的雨点：一过性的红色或黑色点状漂浮物常提示玻璃体积血，多由于视网膜裂孔累及周边视网膜血管而发生。由于周边视网膜血管管径较小，急性 PVD 较少引起玻璃体积血（图 17.1A）。

3. 视野缺损：表现为"黑幕样"。某些患者由于晚上睡眠时视网膜下液逐渐吸收，清晨并无症状，而在当天晚些时候出现症状。下方的视野缺损常比上方进展更为迅速。视野缺损初发的方位有助于判断视网膜原发性裂孔的部位，裂孔常位于相反象限。中心视力丧失可能由于视网膜下液累及中心凹，或巨大球形脱离阻挡视轴（较少见）。

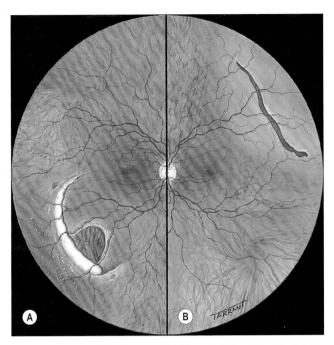

图 16.30 视网膜劈裂。A. 内外层巨大裂孔，但不伴有视网膜脱离。B. 外层线状裂孔伴局限性视网膜下液。

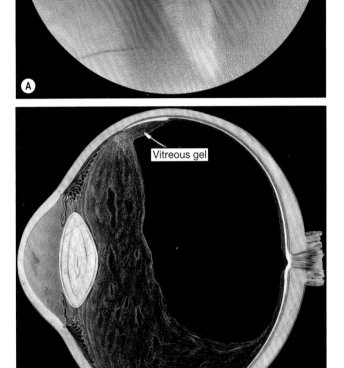

图 16.31 A. "压迫变白"。B. 玻璃体浓缩，黏附于视网膜造成 "压迫不白"。(Courtesy of NE Byer, from The Peripheral Retina in Profi le, A Stereoscopic Atlas, Criterion Press, Torrance, California, 1982-fig. A; CL Schepens, ME Hartnett and T Hirose, from Schepens' Retinal Detachment and Allied Diseases, Butterworth-Heinemann, 2000-fi g. B)

体征

概述

1. **Marcus Gunn 瞳孔**（相对性传入性瞳孔阻滞）：可见于任何类型大范围视网膜脱离的患眼。

2. **眼内压**：同正常眼相比常低 5 mmHg 左右。更低的眼压常伴有脉络膜脱离。

3. **虹膜炎**：常见但比较轻微。偶尔比较严重者可导致瞳孔后粘连。此类患者常忽视潜在的视网膜脱离，而将视力不佳错误地归因于其他原因。

4. **"烟灰状"浑浊**：指前段玻璃体内的色素细胞（图 16.37 ）。

5. **视网膜裂孔**：表现为视网膜表面不连续。由于神经视网膜和下方脉络膜的颜色差异，裂孔常为红色外观（图 16.38A ）。在脉络膜缺色素时（如高度近视眼中），因色泽对比度不显著而易漏诊小的裂孔，可借助裂隙灯和间接检眼镜仔细检查。

6. **视网膜表现**：取决于视网膜脱离的时间以及是否存在如下所述的增殖性玻璃体视网膜病变（ proliferative vitreoretinopathy，PVR ）。

新鲜视网膜脱离

1. 视网膜脱离突向玻璃体腔，由于继发的视网膜水肿而表现为轻度浑浊和皱褶（图 16.38B ）。脱离部位的脉络膜纹路不清，视网膜血管色泽较深，动

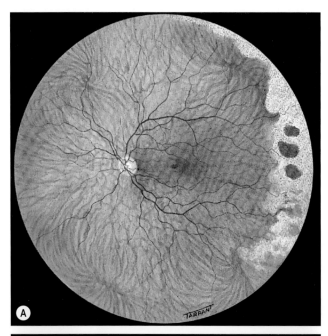

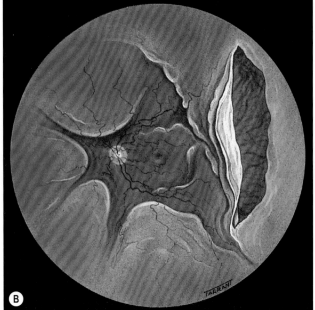

图 16.32　A. "不压变白"部位的假孔。B. 巨大裂孔导致的全视网膜脱离。

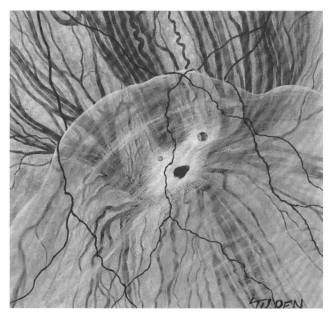

图 16.33　弥散性脉络膜视网膜萎缩伴有裂孔和局限性视网膜下液。(Courtesy of CL Schepens, ME Hartnett and T Hirose, from Schepens' Retinal Detachment and Allied Diseases, Butterworth-Heinemann, 2000)

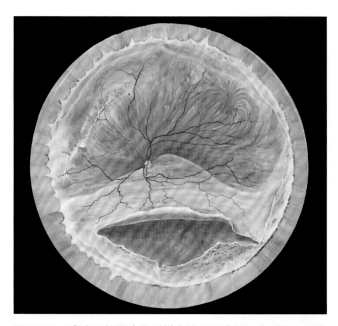

图 16.34　高度近视眼中格子样变性区后缘的巨大裂孔,导致下方视网膜脱离。颞上象限也有格子样变性区。(Courtesy of CL Schepens, ME Hartnett and T Hirose, from Schepens' Retinal Detachment and Allied Diseases, Butterworth-Heinemann, 2000)

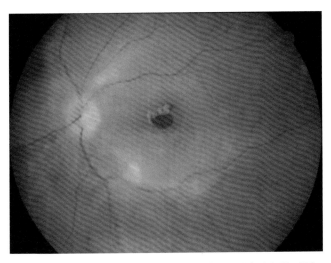

图 16.35 黄斑裂孔伴后极部局限的少量视网膜下液。（Courtesy of M Khairallah）

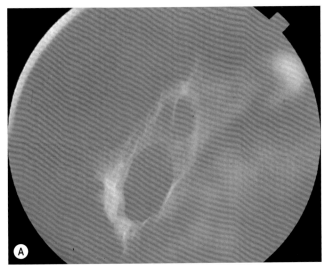

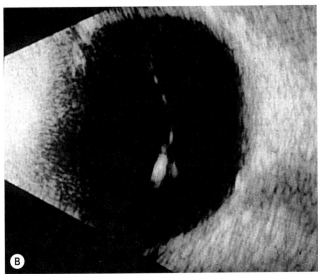

图 16.36 A. Weiss 环。B. B 超见 Weiss 环和玻璃体后脱离。（Courtesy of RF Spaide, from Diseases of the Retina and Vitreous, WB Saunders, 1999-fig. B）

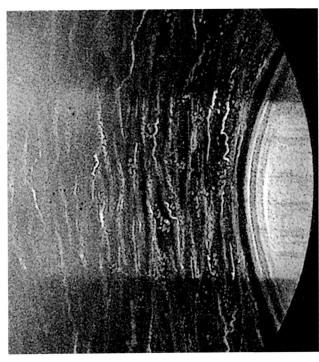

图 16.37 前段玻璃体的"烟灰状"外观。

静脉色泽差异不显著（图 16.38C）。

2. **视网膜下液**可延续至锯齿缘，除在极少情况下，黄斑裂孔时视网膜下液可局限在后极部。由于中心凹较薄，当视网膜脱离累及后极部时，可表现为假性黄斑裂孔。这需要与真性黄斑裂孔相鉴别，后者也可在高度近视眼或眼部外伤时导致视网膜脱离。

3. **B 超**示脱离的视网膜和玻璃体活动度较好（图 16.38D）。

陈旧性视网膜脱离

陈旧性视网膜脱离具有以下特点：

1. **视网膜变薄**：继发于视网膜萎缩的特征性表现，需与视网膜劈裂相鉴别。

2. **继发性视网膜内囊肿**：见于视网膜脱离达 1 年者（图 16.39A 和 B）；视网膜复位后可消失。

3. **视网膜下分界线**（"高水位线"）：由脱离和未脱离交界处的视网膜色素上皮增殖而形成，常见于脱离 3 个月以上患者（图 16.39C）。分界线起初为色素性，后期逐渐脱色素，突向锯齿缘。虽然其提示玻璃体视网膜黏附，但并不总是能限制视网膜

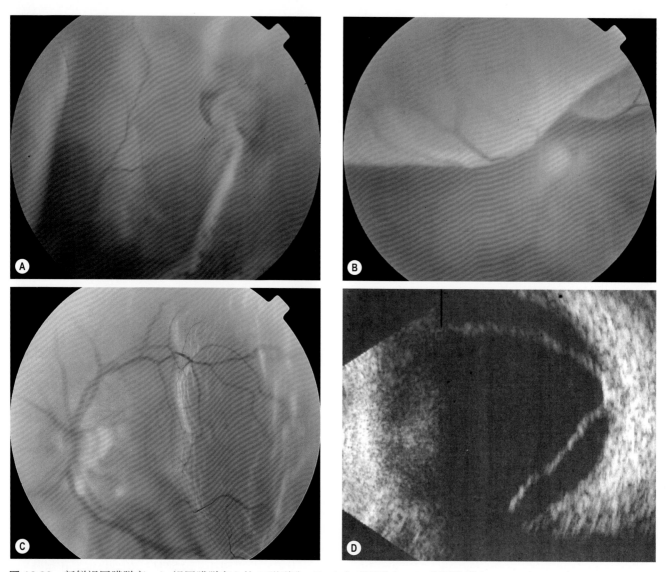

图 16.38 新鲜视网膜脱离。A. 视网膜脱离上的 U 形裂孔。B. 上方球形脱离。C. 颞侧浅脱离。D. B 超显示全视网膜脱离，线状结构自前至后直达视盘，成开漏斗状。

下液的播散。

增殖性玻璃体视网膜病变

增殖性玻璃体视网膜病变（proliferative vitreoretinopathy，PVR）是由视网膜表面和视网膜下的增殖膜收缩所引起的视网膜牵拉和固定皱襞（图 16.40）。PVR 通常发生于孔源性视网膜脱离或眼球穿通伤手术后，不过也可发生于未手术的孔源性视网膜脱离患眼中。其主要特征是视网膜皱褶、僵硬而导致眼球运动或顶压巩膜时视网膜的活动度下降。以下是 PVR 的分级，需要强调的是 PVR 的程度并不一定是逐级进展的。

1. **A 级**（轻度）：表现为玻璃体散在尘状浑浊，下方

视网膜表面色素团块。虽然这些特征在许多视网膜脱离眼中都存在，但在早期 PVR 眼中尤为明显。

2. **B 级**（中度）：表现为内层视网膜皱缩、血管迂曲、视网膜僵硬、玻璃体活动度下降和视网膜裂孔卷边（图 16.41A），不过造成这些改变的视网膜前膜尚不明显。

3. **C 级**（重度）：表现为视网膜全层僵硬伴有玻璃体浓缩和条索形成，根据与眼前赤道部的关系可分为前部（A）和后部（P）PVR。虽然增殖并不一定连续，但病变程度以受累的视网膜钟点数来表示（图 16.41B 和 C）。

4. **B 超**：在病变严重的患眼中可见视网膜活动度显著下降和特征性的"三角征"（图 16.41D）。

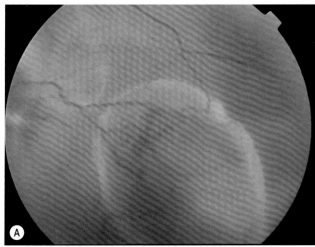

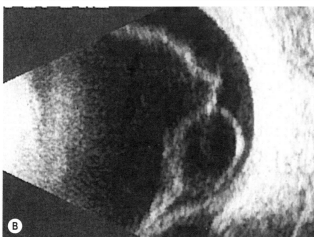

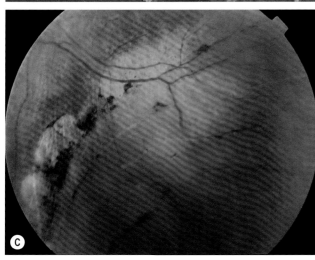

图 16.39　陈旧性视网膜脱离。A. 继发性视网膜囊肿。B. B 超显示视网膜囊肿。C. 下方视网膜脱离患眼的"水纹线"征象。（Courtesy of RF Spaide, from Diseases of the Retina and Vitreous, WB Saunders, 1999-fig. B）

鉴别诊断

除了渗出性和牵引性视网膜脱离外（详见后述），需要鉴别的疾病有：

退行性视网膜劈裂

1. **症状**：由于不存在玻璃体牵引，常无闪光感和漂浮物的症状。病变很少累及赤道后，因此较少出现视野缺损的症状，其"绝对性"的视野缺损也不同于视网膜脱离时的"相对性"视野缺损。当视网膜劈裂进展为玻璃体积血或视网膜脱离时可表现相同的症状。

2. **体征**（图 16.42A ）
   - 裂孔可位于单层或双层视网膜上。
   - 视网膜隆起凸出、光滑、薄并缺乏活动度，而不同于浑浊、皱褶的孔源性视网膜脱离。
   - 劈裂内层空腔在检查中常被误认为陈旧性孔源性视网膜脱离，但前者内层视网膜缺乏分界线和继发性囊肿改变。

葡萄膜渗漏综合征

葡萄膜渗漏综合征是一种少见的特发性疾病，多见于高度远视的中年男性。

1. **体征**
   - 睫状体脉络膜脱离和渗出性视网膜脱离（图 16.42B ），可见于双眼。
   - 自发缓解后，RPE 层可见特征性的残留"豹纹状"改变，为视网膜下液中蛋白聚集于 RPE 层所形成。

2. **鉴别诊断**：包括伴有脉络膜脱离的视网膜脱离、前部环状脉络膜黑色素瘤。

脉络膜脱离

1. **症状**：无玻璃体视网膜牵引所导致的闪光感和漂浮物，如果脱离范围较大可出现视野缺损。

2. **体征**
   - 由于睫状体持续脱离，常见低眼内压。
   - 高度脱离患者可表现为浅前房。
   - 脱离部位为褐色、凸出、光滑和缺乏活动度病变（图 16.43A ），常见颞侧或鼻侧脱离。
   - 大的"接吻状"脱离可阻碍观察眼底情况（图 16.43B ）。

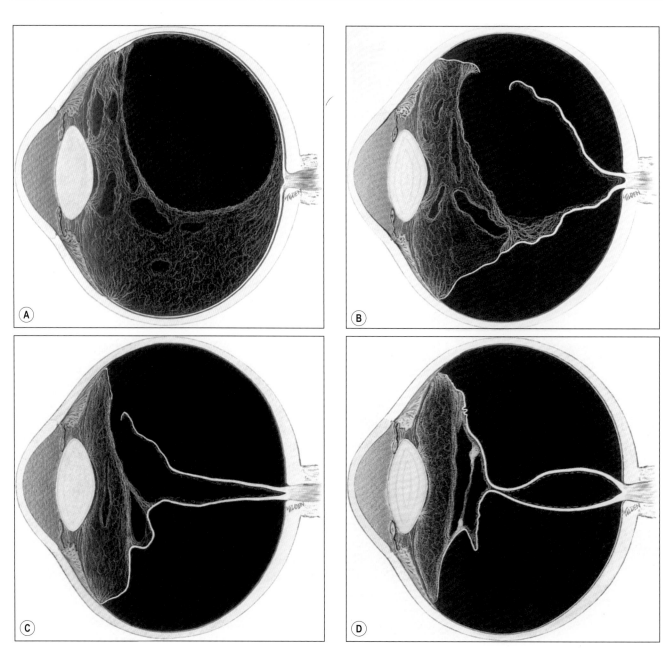

图 16.40　增殖性玻璃体视网膜病变的演变。A. 玻璃体浓缩。B. 全视网膜脱离不伴 PVR，玻璃体坍陷、浓集并黏附于赤道部视网膜。C. 早期 PVR 伴有前部玻璃体收缩和赤道部视网膜环状皱褶。D. 晚期 PVR 伴有漏斗状视网膜脱离和玻璃体增殖膜形成。（Courtesy of CL Schepens, ME Hartnett and T Hirose, from Schepens' Retinal Detachment and Allied Diseases, Butterworth-Heinemann, 2000）

● 由于涡静脉处脉络膜层间黏附紧密，脱离常不累计后极部。

预防

　　虽然在特定的情况下，大部分视网膜裂孔能够引起视网膜脱离，但某些裂孔更易导致视网膜脱离。进行预防性治疗的患者需要考虑以下两点：①裂孔特点；②其他因素。

裂孔特点

1. **类型**：撕裂孔是由动态的玻璃体视网膜牵引造成的，其比萎缩圆孔更危险。
2. **大小**：裂孔越大其危险度越高。
3. **症状**：伴有急性 PVD 的裂孔比常规体检发现的裂孔更危险。
4. **位置**
   ● 由于重力的原因，上方视网膜裂孔时视网膜下

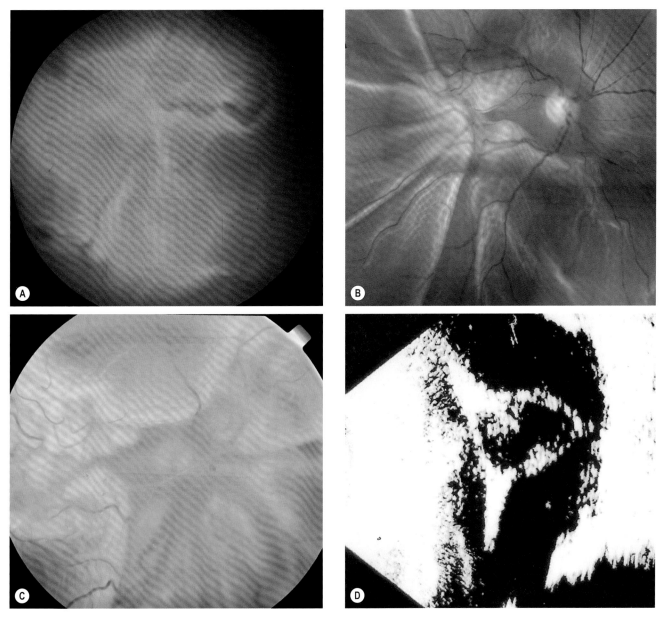

图 16.41 增殖性玻璃体视网膜病变（PVR）。A. PVR B 级，伴视网膜裂孔卷边。B. PVR B 级，累及 7 个钟点。C. PVR B 级，累及 12 个钟点。D. 闭口漏斗状视网膜脱离，眼部 B 超呈现"三角形"征象。

液将迅速播散，较下方视网膜裂孔更危险，特别是颞上方裂孔时一旦视网膜脱离，黄斑常早期受累。

- 因周边部视网膜黏附于玻璃体基底部，赤道部裂孔较周边部更危险。

5. "亚临床视网膜脱离"：是指裂孔周边伴有少量视网膜下液。由于视网膜下液常位于赤道部前方，其较少引起周边部视野缺损。偶尔发现的"亚临床视网膜脱离"可能进展或维持稳定，因此是否需要治疗尚有争议。

6. 色素沉着：位于视网膜裂孔旁常提示视网膜裂孔已有一定时间，其导致视网膜脱离的危险性将降

低，不过某些裂孔也可逐渐进展。

其他因素

1. 白内障手术：增加视网膜脱离的危险，尤其术中伴有玻璃体流失者。

2. 近视患者更易发生视网膜脱离，发生在近视眼中的视网膜裂孔比非近视眼更应引起重视。

3. 家族史偶有相关性，对于有家族史的患者若有任何裂孔或者可疑变性区需要予以重视。

4. 全身疾病 如 Marfan 综合征、Stickler 综合征和 Ehlers-Danlos 综合征可增加视网膜脱离的风险。

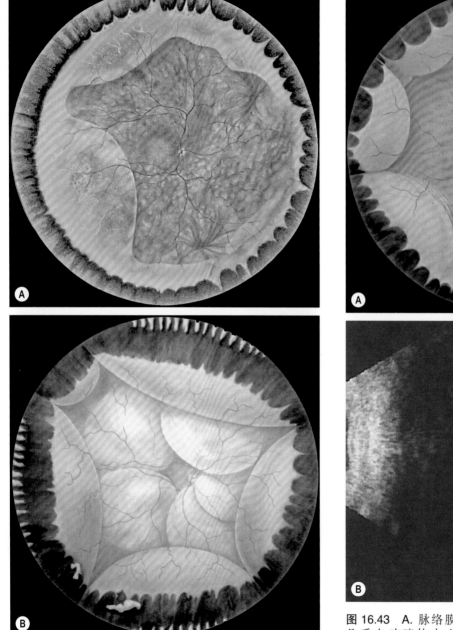

图 16.42　A. 退行性视网膜劈裂伴有周边部视网膜血管白鞘和"雪花样"改变。B. 脉络膜渗漏综合征表现为脉络膜脱离和渗出性视网膜脱离。（ Courtesy of CL Schepens, ME Hartnett and T Hirose, from Schepens'Retinal Detachment and Allied Diseases, Butterworth-Heinemann, 2000- figs A and B ）

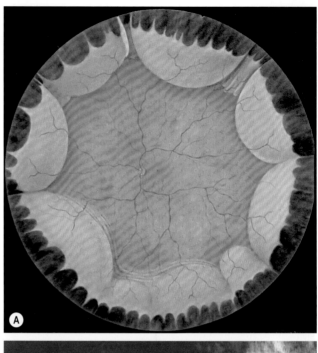

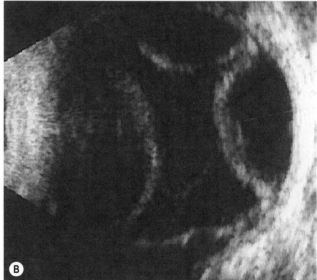

图 16.43　A. 脉络膜脱离。B. B 超显示严重脉络膜脱离，几乎在玻璃体中央相互接触。（ Courtesy of R Brockhurst, CL Schepens and ID Okamura, from American Journal of Ophthalmology 1960;49:1257-1266-fig. A) ）

临床病例

　　以下临床病例有助于理解上述的危险因素（图 16.44 ）：

1. **亚临床视网膜脱离**伴位于颞上方有症状的 U 形裂孔（图 16.44A ），进展为有临床意义的视网膜脱离的风险很大，应当立即进行预防性治疗。由于裂孔位于颞上方，视网膜下液很可能在早期即累及黄斑部。治疗措施包括冷冻联合外加压、视网膜注气术（详见后述）。如果裂孔周边已有显著视网膜下液，则单独进行激光手术疗效不佳。

2. **巨大的 U 形裂孔**位于颞上象限并伴有急性 PVD 症状（图 16.44B ），进展为有临床意义的视网膜脱离的风险很大，应当立即处理。此类患者通常数日或数周内出现视网膜脱离，但预防性治疗可显

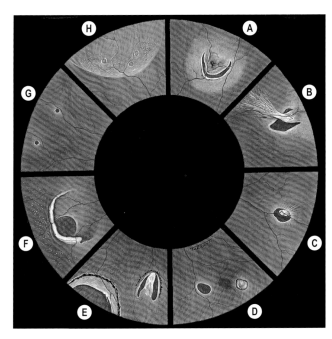

图 16.44 不同类型视网膜裂孔的预防性治疗（详见正文）。

著降低其出现视网膜脱离的可能。此外，有 PVD 时视网膜下液聚集较快，主要是由于其液化的玻璃体较无 PVD 的萎缩孔或离断显著增加。可采用激光或冷冻治疗。

3. 带有盖膜的 U 形裂孔伴血管骑跨（图 16.44C），如持续性的玻璃体视网膜牵拉存在并导致反复发作的玻璃体积血时，应当进行治疗。虽然激光可成功处理此类病变，但也可考虑进行注气或玻璃体切除手术以便去除盖膜和血管表面的牵引。

4. 带有盖膜的 U 形裂孔（图 16.44D）位于颞下象限如被偶然发现时，因其不伴有玻璃体视网膜牵引，相对较安全。如果没有其他的危险因素可不必进行预防性治疗。

5. 色素沉着线伴下方 U 形裂孔和偶然发现的截离，其危险性较低（图 16.44E）。然而大 U 形裂孔周围的色素沉着线并非不会进展，尤其是伴有其他危险因素如无晶状体眼、近视或对侧眼视网膜脱离时。

6. 退化性视网膜劈裂伴有内外层裂孔（图 16.44F）无需治疗。虽然此类病变表明神经视网膜存在全层裂孔，但劈裂腔内的玻璃体常较黏稠而很少进入视网膜下腔。

7. 两个无症状圆孔位于锯齿缘（图 16.44G）无需治疗，因为其可能位于玻璃体基底部，导致视网膜脱离的可能性极低。人群中 5% 有此类病变。

8. 视网膜劈裂的内层小孔（图 16.44H）极少导致视网膜脱离，因为玻璃体腔和视网膜下腔没有交通。此类病变无需治疗。

不伴有视网膜裂孔的格子样变性和蜗牛迹样变性皆无需预防性治疗，但如果患眼尚无 PVD 或对侧眼有视网膜脱离史则应该考虑治疗。

治疗方式

有以下 3 种治疗方式：①裂隙灯激光系统；②间接检眼镜激光配合巩膜顶压；③冷冻。大范围冷冻治疗可能增加色素上皮的播散，促进视网膜前膜的形成。激光适用于大多数的病变，有以下考虑因素：

1. 病变位置：位于赤道部的病变可进行激光或冷冻治疗。赤道部后方的病变仅可采用激光治疗，除非剪开结膜囊。邻近锯齿缘的周边部病变可采用激光或冷冻治疗，尤其是使用间接检眼镜激光配合巩膜顶压。极周边的病变不适合采用裂隙灯激光治疗，因其几乎无法处理 U 形裂孔的底部。

2. 屈光间质：浑浊患者更易采用冷冻治疗。

3. 瞳孔大小：小瞳孔患者更易采用冷冻治疗。

激光治疗方法

a. 光斑 200μm，持续时间 0.1 或 0.2 秒。

b. 放置三面镜或其他广角检眼镜。

c. 采用两排融合、中等强度光斑包围病变处（图 16.45A 和 B）。

患者治疗后 7 天内避免体力活动，直至病变区充分黏附和封闭后。术后 1~2 周复查眼底。

冷冻治疗方法

a. 采用表面麻醉，或病变象限的结膜下注入利多卡因。位于赤道后的病变可能需要结膜下麻醉以便置入冷冻探头。

b. 放置开睑器。

c. 检查冷冻探头的冷凝和解冻正常，确定其尖端没有被橡胶套所覆盖。

d. 间接检眼镜下使用冷冻探头顶压巩膜。为了避免将探头体部误认为其尖端，先从锯齿缘顶压，然后逐渐移动其尖端至病变后缘。

e. 围绕病变进行一排冷凝，当视网膜变白时迅速停止冷冻。大部分裂孔进行 1~2 个冷凝即可。由于冷冻的视网膜很快恢复原来色泽，冷冻相比激光更容易出现同一部位的重复治疗。需要切记当探头尚未解冻时不要移动，以免损伤脉络膜，造成

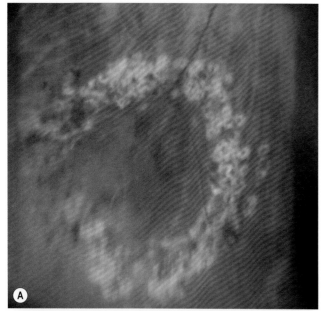

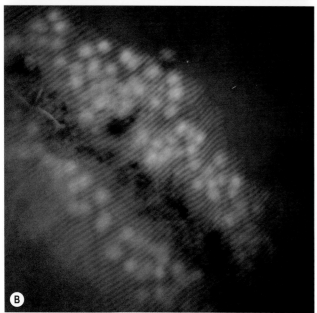

图 16.45　A. 视网膜裂孔激光治疗后数周的表现。B. 格子样变性激光治疗后即刻的表现。（ Courtesy of Dr Kaczmarek ）

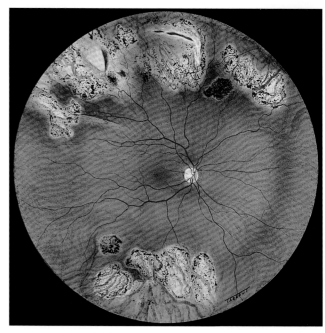

图 16.46　严重视网膜裂孔冷冻治疗后色素沉着和脉络膜视网膜萎缩。

脉络膜出血。

f. 遮盖患眼 4 小时，患者治疗后 7 天内避免体力活动。2 天后治疗部位视网膜水肿变白。

　　5 天后色素逐渐出现，起初较轻，逐渐加深并伴有不同程度的脉络膜视网膜萎缩（ 图 16.46 ）。

失败原因

1. 没有完全包绕病变，尤其是 U 形裂孔的基底部是导致失败最常见的原因。如果裂孔周边部位难以

实施激光时，应当采用冷冻治疗。

2. 当治疗大裂孔或离断时治疗不连续。

3. 对"亚临床视网膜脱离"患眼没有进行外加压或气体填充。

4. 过度治疗导致原病变边缘出现新裂孔（ 图 16.47 ），尤其常见于格子样变性。远离病变的新裂孔可能与治疗无关。

手术

急诊手术指征

　　视网膜下液的播散取决于以下 3 个因素：

1. 原发裂孔的位置：上方裂孔的视网膜下液播散更快。

2. 裂孔的大小：较大裂孔其视网膜下液聚集要快于较小裂孔。

3. 玻璃体状态：如果玻璃体正常且未液化，即使巨大裂孔也不一定导致视网膜脱离。反之，如果玻璃体浓缩显著（如近视眼），则进展迅速，视网膜可在 1～2 天内完全脱离。

　　因此，位于颞上方的新鲜视网膜脱离但黄斑尚

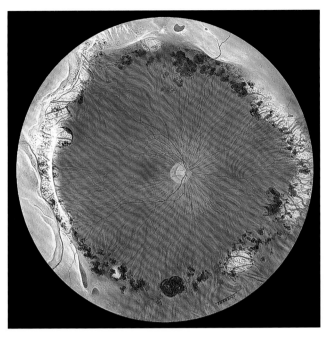

图 16.47 格子样变性冷冻治疗后在 7 点和 12 点钟的新发裂孔伴有视网膜下液。

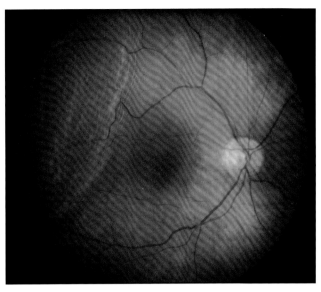

图 16.48 颞上方视网膜脱离、尚未累及黄斑者应当立即治疗。(Courtesy of P Saine))

未受累者应当尽快手术（图 16.48 ）。为了防止视网膜下液播散，患者应当平卧休息，调整头位使视网膜裂孔位于最下方。例如，右眼颞上方视网膜裂孔的患者应当保持右侧卧位。对于球形视网膜脱离的患者，术前卧床休息有助于视网膜下液的吸收和手术。伴有浓密玻璃体积血、遮挡眼底的患者如果经 B 超证实有视网膜脱离，也应当尽早手术（图 17.1D ）。

术式选择

手术目的是在尽可能小的损伤和风险下复位视网膜。如果视网膜裂孔伴有过多下液难以行注气术时，则应考虑其他手术方式。

视网膜注气术

视网膜注气术是在玻璃体内注入气体以封闭裂孔和复位视网膜的门诊手术（图 16.49 ）。最常用的气体是 SF6 和长效的 C3F8。注气术有相对快速、损伤小和门诊即可进行的特点，但其成功率略小于传统的巩膜扣带术，常用于简单视网膜脱离伴有上方 2/3 周边视网膜的小裂孔或 2 个钟点以内的多发裂孔。

巩膜环扎术原理

巩膜环扎术是在巩膜表面植入顶压物使其向内隆起的手术，其目的是顶压 RPE 接触神经视网膜，减轻局部玻璃体视网膜牵引而封闭视网膜裂孔。

1. **顶压物**：由软或硬性的硅胶制成，需要一定的长度、宽度和高度以便足以封闭裂孔。理想情况下，加压嵴应当包绕全部裂孔外围 2 mm，并包含裂孔前的玻璃体基底部，以防止裂孔再开放和前部视网膜下液渗漏。视网膜裂孔的大小可通过比较视盘（ 1.5 mm ）或巩膜压迫器末端来评估。

2. **加压嵴**
   a. 放射状顶压物与角膜缘成一定角度（图 16.50A ），用于封闭环扎难以处理的 U 形裂孔或后部裂孔。
   b. 阶段性环扎顶压物与角膜缘平行（图 16.50B ），用于封闭位于 1 或 2 个象限内的多发裂孔、前部裂孔和截离。
   c. 环扎顶压物放置在眼球全周形成 360° 的加压嵴，必要时可联合局部顶压物（图 16.50C 和 D ），目前较少采用。

巩膜环扎术的方法

a. 环形剪开球结膜，暴露需要处理的巩膜部位（图 16.51A ）。
b. 斜视钩置于一条直肌下，肌腱下方放置 4-0 丝线（图 16.51B ）并用血管钳固定。
c. 间接检眼镜下顶压巩膜、定位裂孔并标记。

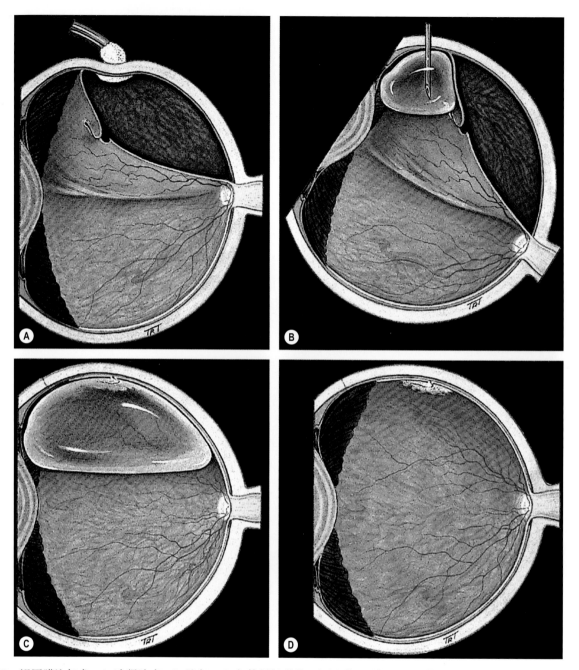

图 16.49　视网膜注气术。A. 冷凝治疗。B. 注气。C. 气体封闭裂孔，视网膜已平复。D. 气体被吸收。

d. 使用冷冻探头顶压巩膜并进行冷凝，冷冻范围超过裂孔周边 2 mm（图 16.51C）。

e. 用卡尺测量间距、标记巩膜并植入缝线（图 16.51D），一般情况下缝线间距为顶压物宽度的 1.5 倍左右。

f. 缝线下放置顶压物，打结（图 16.51E）。

g. 检查加压嵴和裂孔的位置。如果裂孔已经或几乎闭合，则不必引流视网膜下液。如果加压嵴错位，则需要拆除并重新放置（图 16.51F）。

h. "鱼嘴样"裂孔通常是位于上方视网膜赤道部的较大 U 形裂孔伴球形视网膜脱离、巩膜环扎术后裂孔未闭合伴视网膜下液者（图 16.52A）。处理方法是再次植入放射状顶压物，并进行玻璃体腔注气术（图 16.52B）。

引流视网膜下液

1. 指征：尽管巨大视网膜脱离不做引流也可成功复位，但以下情况下可能需要进行引流：

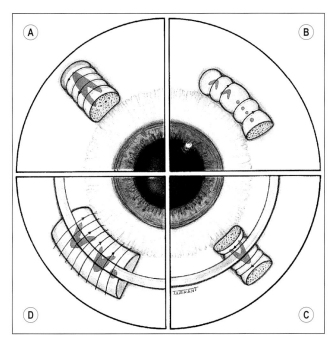

图 16.50　加压嵴形态。A. 放射状海绵。B. 环状海绵。C. 环状联合放射状海绵。D. 环状联合硬性硅胶垫。

a. **大量视网膜下液**：这种情况下冷凝会很困难甚至无法进行，需要采用 DACE（drain-air-cryo-explant，引流 - 注气 - 冷冻 - 外加压）方法，不过目前常用玻璃体切割术治疗。

- 引流视网膜下液，使裂孔接近视网膜色素上皮。
- 玻璃体腔注气以抵消引流导致的低眼压。
- 冷凝裂孔。
- 植入加压物。

b. **长期视网膜脱离**：常伴有黏稠的视网膜下液，可能需要长时间（数月）才能完全吸收。虽然最终裂孔会完全愈合，但引流可促进黄斑尽快复位。

2. **方法**

a. **"按摩法"**

- 指压眼球直至视网膜动脉阻塞、脉络膜血管完全变白以防止放液部位出血。
- 使用 27G 注射针头，尖端 2 mm 弯曲后小心做一个全层孔。
- 引流视网膜下液后，注入气体以便恢复眼内压。

b. **"切开法"**（图 16.53）

- 巩膜切开部位应当位于视网膜下液最多处，

但应避免损伤涡静脉。

- 4 mm 放射状巩膜切口，深度为脉络膜嵌顿为止。
- （可选）切口预制缝线。
- 助手适当分离切口两侧边缘，用 +20 D 透镜观察嵌顿脉络膜上是否有大血管。
- 如果无脉络膜大血管，适当热灼脉络膜嵌顿处以降低出血风险。
- 如视网膜下液未能引流，则使用 25G 注射器针头穿刺脉络膜嵌顿处。

3. **并发症**

a. **无引流液**：可能由于以下原因

- 脉络膜全层未切开。
- 引流处视网膜平伏，因此在引流前需要确认视网膜下液的位置。
- 巩膜切开时视网膜嵌顿（详见下文）。

b. **出血**：通常是由于脉络膜大血管损伤所致（图 16.54A）。虽然少量出血可随视网膜下液流出，大出血由于重力原因聚集在中心凹下可导致黄斑病变、玻璃体积血和出血性脉络膜脱离。

c. **视网膜嵌顿**（图 16.54B）：通常是采用"切开法"引流时眼内压过高所致。如前所述，此为引流不畅原因之一。虽然起初有视网膜下液流出，但流出液突然停止而眼内仍有大量视网膜下液。

以下病例有助于理解上述的处理要点。

新鲜视网膜脱离

1. **术前考虑**：检查见右眼颞上方的局限视网膜脱离伴 U 形裂孔（图 16.55A）。由于黄斑未累及，其中心视力预后好。需要尽快手术以防视网膜下液迅速播散。

2. **冷冻和外加压手术方法**

- 环形剪开球结膜 8 : 30 至 12 : 30 点钟范围，暴露外、上直肌。
- 使用 5 mm 宽海绵封闭裂孔，缝线间距 8 mm 以便产生足够的顶压高度。
- 放射状放置海绵（图 16.55B）以防止"鱼嘴现象"，准确定位是此病例的关键。
- 顶压不足（图 16.55C）或定位错误（图 16.55D）可导致手术失败。
- 也可使用硅胶顶压物，不过其加压嵴较低，需要引流视网膜下液以便封闭裂孔。
- 由于视网膜活动度好，裂孔可轻易贴附于视网膜色素上皮，且新鲜视网膜脱离的视网膜下液

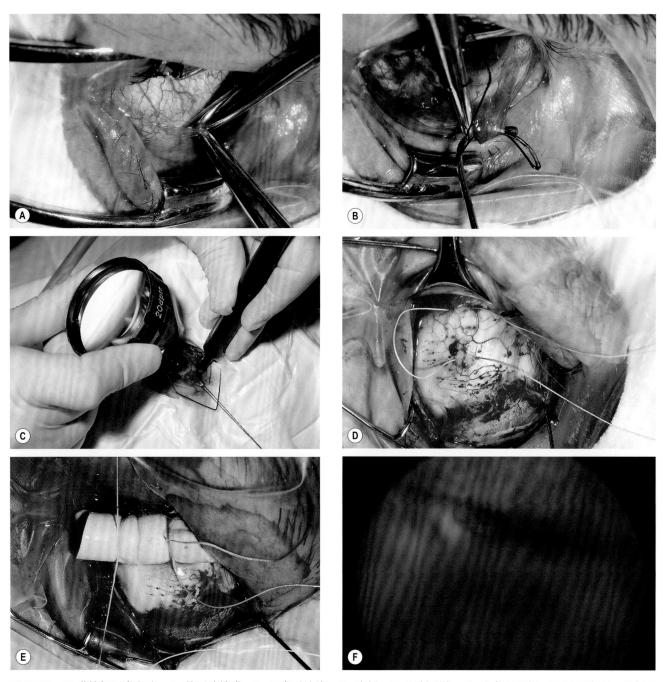

图 16.51　巩膜外加压术方法。A. 剪开球结膜。B. 置牵引缝线。C. 冷凝。D. 预制缝线。E. 缝合顶压物。F. 顶压表现。此例患者中外加压物过于靠前而需要重新放置。

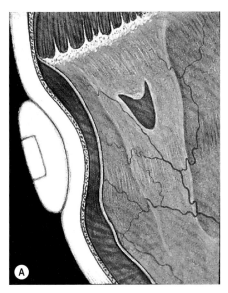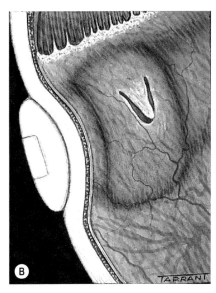

图 16.52 A. "鱼嘴样" U 形裂孔伴有放射状视网膜皱褶。B. 植入放射状顶压物后视网膜平伏。

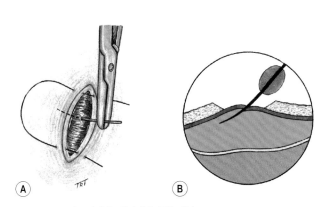

图 16.53 "切开法" 引流视网膜下液。

不黏稠，此例患者无需引流视网膜下液。

- 也可采用视网膜注气术治疗。

陈旧性视网膜脱离

1. **术前考虑**：检查见右眼广泛视网膜脱离，累及黄斑部，伴颞上方 U 形裂孔和颞下方两个小圆孔（图 16.56A）。脱离和未脱离视网膜间有一条色素分界线，下方可见继发性视网膜内囊肿。因此诊断为陈旧性视网膜脱离。由于其中心凹可能脱离至少 12 个月以上，其视力预后很差，不必急诊手术。

2. **手术方法**

- 环形剪开球结膜 5：30 至 12：30 点钟范围，暴露外、上、下直肌。

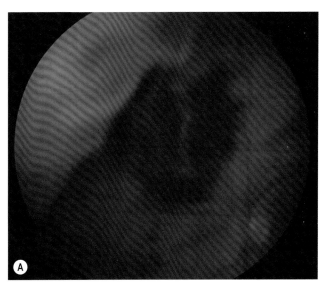

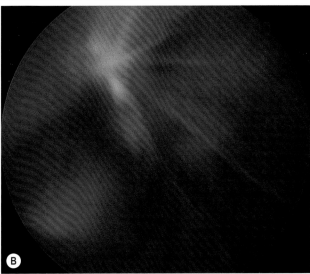

图 16.54 视网膜下液引流术的并发症。A. 视网膜下出血。B. 引流口视网膜嵌顿。

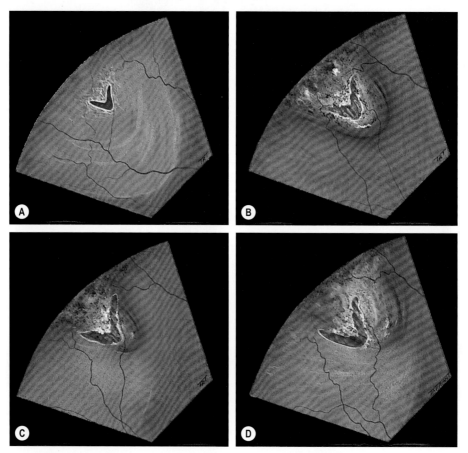

图 16.55 手术治疗新鲜的颞上方视网膜脱离及失败原因。A. 术前。B. 视网膜复位成功，裂孔封闭。C. 巩膜外垫压过小致裂孔未闭。D. 巩膜外垫压位置不当致裂孔未闭。

- 用 4 mm 宽海绵或硅胶顶压物环状植入 7 点至 10：30 点钟范围封闭裂孔（图 16.56B）。
- 其视网膜下液可能很黏稠，需要较长时间吸收，因此需要进行引流。

失败原因

1. **遗漏裂孔**：术者找到一个裂孔后，应当全面检查其他裂孔，确定视网膜脱离形态和原发裂孔位置相吻合。
2. **外加压失败**
   - 顶压物尺寸不当——重新植入（图 16.55C）。
   - 位置不当——重新放置（图 16.55D）
   - 加压嵴不足——引流视网膜下液或考虑玻璃体腔注气术。
3. **增殖性玻璃体视网膜病变**：是手术失败最常见的原因。增殖牵引可导致原裂孔再开放，或新裂孔形成。通常手术后 4~6 周出现。患者初次手术后视力改善，但突然视力下降并在几小时内迅速进

展。

4. **视网膜裂孔再开放**：未发生 PVR 时，可由于冷凝或顶压不足导致，也可发生于加压嵴随时间或顶压物拆除后高度降低时。

牵引性视网膜脱离

牵引性视网膜脱离的主要原因是：①增殖性视网膜病变，如糖尿病视网膜病变和早产儿视网膜病变；②眼后节的贯通伤（参见第 21 章）。

糖尿病相关牵引性视网膜脱离发病机制

1. **玻璃体后脱离的发病机制**：牵引性视网膜脱离是由玻璃体视网膜粘连处纤维血管膜大面积收缩引起的。相对于急性玻璃体后脱离造成的孔源性视网膜脱离，糖尿病眼的玻璃体后脱离是渐进的，通常是不完全的。它是由后极部玻璃体表面附着的纤维血管网中浆液性成分渗漏至玻璃腔造成的。

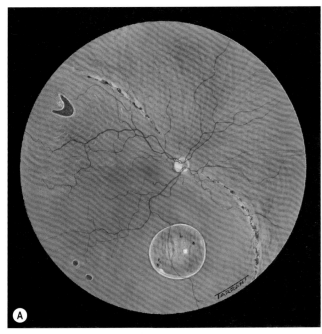

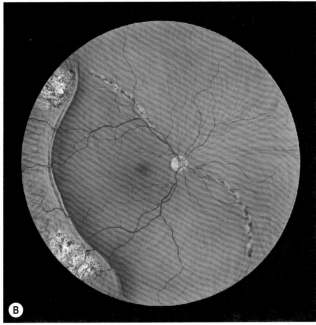

图 16.56　陈旧性视网膜脱离的治疗。A. 视网膜脱离伴有 3 个裂孔（1 个 U 形裂孔和 2 个圆孔）、视网膜内囊肿和分界线。B. 成功进行环状加压后，视网膜囊肿消失，但分界线仍存。

由于玻璃体皮质在纤维血管增殖区粘连强度大，玻璃体后脱离通常是不完全的。当发生罕见的完全性玻璃体后脱离时，新生血管撕脱，将不会进展为视网膜脱离。

2. **静态玻璃体视网膜牵引**有以下 3 种类型：

 a. 切向牵引来源于视网膜表层纤维血管膜的牵引，伴有视网膜皱褶和视网膜血管的扭曲。

 b. 前后方向牵引来源于纤维血管膜的牵引，起自后部视网膜，常与主血管弓有关，向前连至玻璃体基底部（图 16.57）。

 c. 桥状牵引（帐篷状）亦来源于纤维血管膜的牵引，是指从后极部视网膜的一部分延伸至另一部分或者血管弓之间，将两点牵拉至一起。

诊断

1. **症状**：由于玻璃体视网膜牵引隐匿发展且不与急性玻璃体后脱离相关，通常不存在闪光和漂浮物。视野缺损亦进展缓慢，有可能稳定数月甚至数年。

2. **体征**（图 16.58A）

 • 该视网膜脱离呈凸状且不存在裂孔。

 • 视网膜活动性严重降低且不存在流动液体。

 • 与孔源性视网膜脱离相比，其视网膜下液较浅，且很少延伸至锯齿缘。

 • 视网膜最高的位置是玻璃体视网膜牵引处。

 • 如果牵引性视网膜脱离发生裂孔，则具有孔源性视网膜脱离的特点，且进展更快（牵引性合并孔源性视网膜脱离）。

3. **B 超检查**：提示玻璃体后脱离和相对稳定的视网膜（图 16.58B）。

渗出性视网膜脱离

发病机制

 渗出性视网膜脱离的特征是在未发现视网膜裂孔或牵引的情况下出现视网膜下液的积累，常见于各种累及视网膜神经上皮层（NSR）、RPE 及脉络膜的血管性、炎症性或肿瘤性疾病中。液体从血管中渗漏，积累于视网膜下。若视网膜色素上皮细胞能够将漏出的液体泵入脉络膜循环，液体将不会在视网膜下腔积累，不会造成视网膜脱离。但是，当正常视网膜色素上皮细胞泵超负荷，或者其活性降低时，液体则开始积累在视网膜下腔。渗出性视网膜脱离的主要病因有以下几种：

1. **脉络膜肿瘤**如黑色素瘤、血管瘤和转移性肿瘤；需要慎重考虑渗出性视网膜脱离是由眼内肿瘤造成的，除非有证据可以排除肿瘤。

2. **炎症**如 Harada 病和后巩膜炎。

3. **大疱性中心性浆液性脉络膜视网膜病变**是一种少见的病因。

4. **医源性**包括视网膜脱离手术和全视网膜光凝。

5. **视网膜下新生血管形成**可能因渗漏而引起后极部

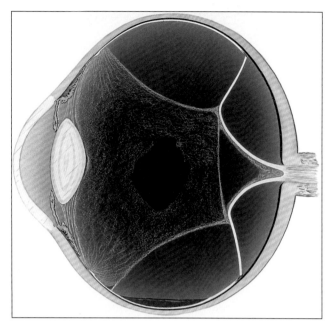

图 16.57　牵拉性视网膜脱离伴前后牵引和桥状牵引。
（Courtesy of CL Schepens, ME Hartnett and T Hirose, from
Schepens' Retinal Detachment and Allied Diseases, Butterworth-
Heinemann, 2000）

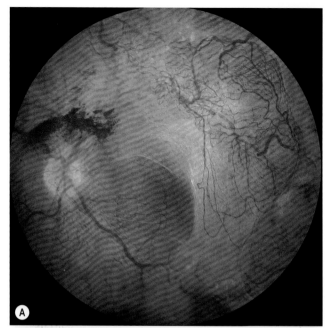

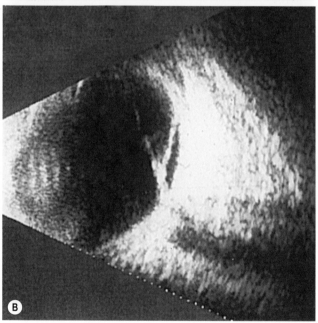

图 16.58　A. 重度增殖性糖尿病视网膜病变的牵引性视网膜
脱离。B. 另一位患者的 B 超图像提示玻璃体后脱离和牵引性
视网膜浅脱离。（Courtesy of P Saine – fig. A; RF Spaide, from
Diseases of the Retina and Vitreous, WB Saunders, 1999-fig. B)）

大范围的视网膜下液体积聚。

6. **高血压性脉络膜病变**可能见于妊娠期毒血症，是
一种非常罕见的病因。

7. **特发性**如葡萄膜渗漏综合征（见上文）。

诊断

1. **症状**：由于无玻璃体视网膜牵引，无闪光感；但
在伴有玻璃体炎症时，可出现眼前漂浮物。该病
可能会发生突然的视野缺损并迅速发展，根据病
因的不同，可双眼同时受累（如 Harada 病）。

2. **体征**

- 视网膜脱离呈凸形结构，类似于孔源性视网膜
脱离，但其表面光滑而非波纹状。

- 脱离的视网膜易移动，因重力作用，脱离区域
视网膜下液聚集而表现出"移液"现象。

- 例如，坐位时视网膜下液在视网膜下方聚集
（图 16.59A），但仰卧位几分钟后，下方视网膜
会变平，视网膜下液向后转移使上方视网膜脱
离（图 16.59B）。

- 视网膜脱离的原因，如脉络膜肿瘤（图 16.60）
通过眼底检查容易发现，或患者可有与视网膜
脱离相关联的全身性疾病（如 Harada 病、妊娠

毒血症等）。

- "豹纹斑"指脱离的视网膜贴附后，视网膜下可
见散在的点团（图 16.61）。

治疗

治疗方法取决于病因。某些情况下可自行消退，
而其他可用全身性类固醇（Harada 病和后巩膜炎）治

疗。在某些大疱性中心性浆液性脉络膜视网膜病变患者中，视网膜色素上皮渗漏点可以通过氩激光光凝封闭。

经扁平部玻璃体切割术

引言

器械

大部分器械头部的直径是 0.9mm（20G），因此在各个巩膜切口都能互换插入。更细的 21G 和 25G 的操作系统应用越来越普遍。这些更小的巩膜切口通常不需缝合，但有一些顾虑：玻璃体嵌顿封闭切口可能会增加术后眼内炎的风险。

1. **玻璃体切割头**内部有一个挤切刃，以高达每分钟 1500 次的速度挤切（图 16.62 下方），边挤边吸，把玻璃体切成极小的碎片的同时，吸入到积液盒里。切速更高的玻璃体切割头（每分钟 2500 或更高）也使用得更多。切速越高对玻璃体视网膜界面的牵拉也就越小。

2. **眼内照明光纤**是一根 20G 的光纤，与 80～150W 的光源相连。还有亮度更高的卤素光源可供选择，并可透过第 4 个巩膜切口固定在巩膜壁上。这种光源的优点在于使得术者能施行真正的双手操作，这在一些复杂的手术中，如重度牵引性糖尿病性视网膜脱离，尤其有用。

3. **灌注管**长度通常是 4 mm，但在一些特殊情况下，如脉络膜脱离眼或屈光介质不清时，需要 6 mm 的灌注管。

4. **辅助器械**包括剪刀、镊子、笛针、眼内电凝和眼内激光。

5. **广角观察系统**（图 16.63）由一个装在显微镜下方的凸透镜和一组用以翻转图像的棱镜组成。观察范围几乎可以到达锯齿缘。还有用于黄斑部手术的高倍透镜组。

眼内填充物

1. **目的**：是通过液 - 气交换和引流视网膜下液，使术中视网膜平伏，并且在术后顶压封闭视网膜裂孔。

2. **膨胀气体**：虽然某些病例可用空气作填充，为了使填充效果更持久，膨胀气体应用得更为普遍。
   - SF6，100% 浓度时体积膨胀 2 倍，10～14 天完全吸收。

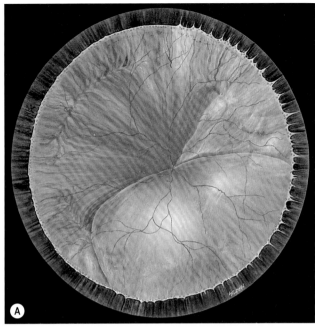

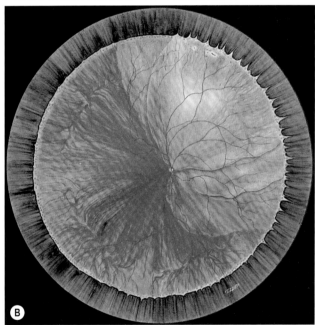

图 16.59 渗出性视网膜脱离伴移液。**A.** 患者坐位时，视网膜下液聚集于下方。**B.** 患者卧位时，视网膜下液向上移动。（Courtesy of CL Schepens, E Hartnett and T Hirose, from Schepens' Retinal Detachment and Allied Diseases, Butterworth-Heinemann, 2000）

- C₂F₆，100% 浓度时体积膨胀 3 倍，30～35 天完全吸收。
- C₃F₈，100% 浓度时体积膨胀 4 倍，55～65 天完全吸收。

由于手术结束时术眼通常做了全液 - 气交换，眼内几乎全是气体，大多数填充气体用的是等体积不

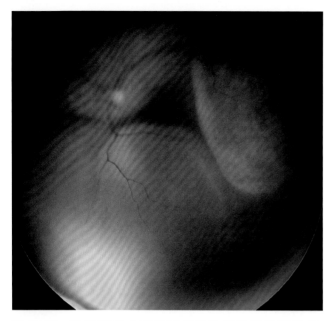

图 16.60　脉络膜黑色素瘤引起的渗出性视网膜脱离。
（Courtesy of B Damato）

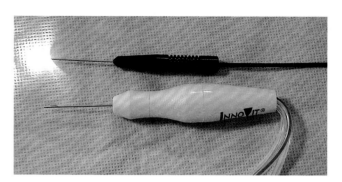

图 16.62　（上方）眼内照明光纤。（下方）玻璃体切割头。
（Courtesy of V Tanner）

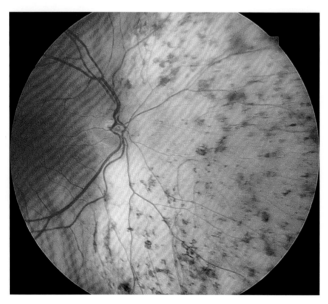

图 16.61　渗出性视网膜脱离复位后的"豹纹斑"色素沉着。

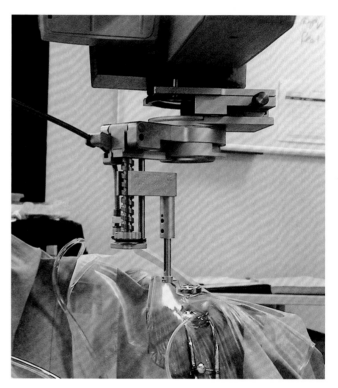

图 16.63　用于玻璃体切除手术的广角观察系统。（Courtesy of V Tanner）

膨胀的气体（如 20%～30% 的 SF6，12%～16% 的 C_3F_8）。

3. **重水**：比重比水大，注入玻璃体腔后稳定在下方的位置。

4. **硅油**：比重比水小，因此位于水的上方。它对视网膜的固定作用比较好，适合于手术后较长时间的眼内填充。常用的硅油黏度相对较小（1000～5000 cs）。1000 cs 的硅油易于注入和取出，而 5000 cs 的硅油不易乳化。

5. **长效重液体填充物**：俗称"重硅油"，原本研发出来是用于手术中，这种新型的过氟化碳化合物也被用于手术后长效压平下方视网膜，但有视网膜毒性和术后严重炎症反应等问题出现。

手术指征

虽然大多数简单的孔源性视网膜脱离可通过巩膜外加压治愈，玻璃体切割术很大程度地改变了复杂性视网膜脱离的预后。随着设备的改进、手术医生技术和信心的增强，玻璃体切除手术的适应范围也相应扩大。许多手术医生目前认为对于人工晶状体眼和无晶状体眼视网膜脱离，以及术中需要放液的有晶状体眼视网膜脱离，玻璃体切除手术的成功率更高，预后更好。下列提示的目的是在选择手术方式时提供一些参考。

1. 孔源性视网膜脱离视网膜裂孔不能清晰可见者是由于玻璃体积血、玻璃体混浊、后囊膜混浊、人工晶状体边缘效应所致，这些情况需要施行玻璃体切除手术，便于看清视网膜情况。遗漏任何一个裂孔都会导致巩膜外加压术的失败。
2. 巩膜外加压手术封闭不了的视网膜裂孔，如视网膜巨大裂孔（图 16.64A）、大的后极部裂孔（图 16.64B），以及增殖性玻璃体视网膜病变（图 16.64C）。

牵引性视网膜脱离

1. **糖尿病性视网膜脱离的手术指征**
   a. 牵引性视网膜脱离威胁到或已累及黄斑（图 16.64D），玻璃体切除联合术中全视网膜光凝，以免术后新生血管增生，导致玻璃体积血或虹膜新生血管。后极部以外的牵引性视网膜脱离可以观察，不行手术，因为在很多病例中，只要视网膜增殖病变得到控制，病情可以静止很长时间不进展。
   b. 即使黄斑部未受累及，合并有裂孔的牵引性视网膜脱离应尽早治疗，因为视网膜下液会快速扩散。
2. **眼球穿通伤的手术指征**
   a. 避免牵引性视网膜脱离。糖尿病性视网膜病变的视网膜前增殖膜在后极部视网膜前多见，而穿通伤患眼的纤维增殖常位于赤道前视网膜和/或睫状体。治疗的目的是减少牵引和恢复视网膜功能。
   b. 迟发性牵引性视网膜脱离：可能与球内异物或视网膜嵌顿有关，常出现在外伤后数月。

技术

基本玻璃体切割术

a. 切开结膜后，将进水管固定在外直肌下缘的巩膜上（人工晶状体眼和无晶状体眼为 3.5mm，有晶状体眼为 4mm）
b. 2 点、10 点钟位再做 2 个巩膜切口，可用标准矛头刀或自闭式刀。
c. 玻璃体切割头和导光纤维从上方 2 个切口进入玻璃体腔。
d. 切除中央玻璃体和后极部皮质。

虽然微创玻璃体切割系统不需要切开结膜，术后不需要缝合，上述基本步骤适用于所有玻璃体切除手术。随后的技术步骤根据病情决定。

封闭巨大裂孔

a. 行液 - 气交换，以展平视网膜。
b. 视盘处缓慢注入重水，展开巨大孔后缘卷边（图 16.66）。
c. 巩膜外冷冻或眼内激光封闭裂孔。
d. 用不膨胀浓度的 SF6 或 C3F8 气体或硅油注入玻璃体腔，作长效填充。用大针筒（50ml）制备 20%～30% 的 SF6 或 14%～16% C3F8 气体，缓慢注入玻璃体腔，置换出空气。

增殖性玻璃体视网膜病变

玻璃体切割术的目的是消除条状牵拉膜和视网膜表面的皱缩膜，以便恢复视网膜的活动度，使视网膜裂孔不受牵拉顺利愈合。

a. 局限的视网膜固定皱襞（星样皱襞）可通过去除皱襞中央的小块前膜而获得松解。具体方法为：用垂直剪尖（图 16.67）或针头钩伸入两条网膜皱褶之间的膜边缘，剪开或撕除前膜。
b. 视网膜前膜和下膜尽量剥除干净后，感觉视网膜活动度仍不足时，可考虑行松解性视网膜切开。

牵引性视网膜脱离

玻璃体切割术的目的是松解前后和/或周边玻璃体视网膜牵引。由于前膜坚韧，带有血管，视网膜相对脆嫩，不能用单纯撕裂的方法来清除膜，以免导致视网膜撕裂和明显出血。常用的清除糖尿病性

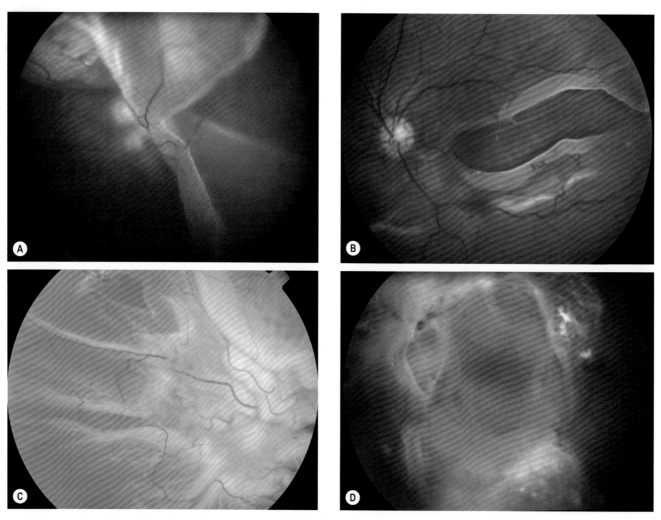

图 16.64 玻璃体切割术的部分指征：A. 巨大视网膜裂孔。B. 较大的后极部裂孔。C. 重度增殖性玻璃体视网膜病变。D. 牵引性视网膜脱离。(Courtesy of C Barry-figs A-C)

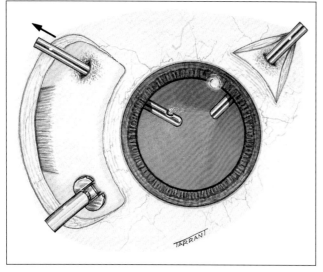

图 16.65 灌注管、导光纤维和玻璃体切割头的位置示意图（右眼）。

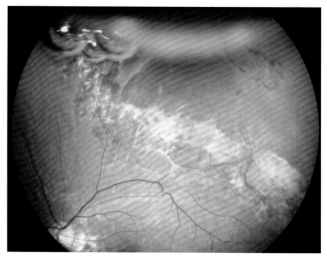

图 16.66 用重水展开巨大孔后缘卷边。(Courtesy of C Barry)

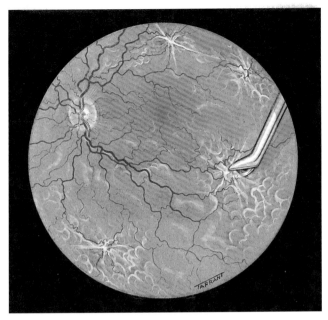

图 16.67 应用垂直剪刀分离增殖性玻璃体视网膜病变中的星状皱襞。

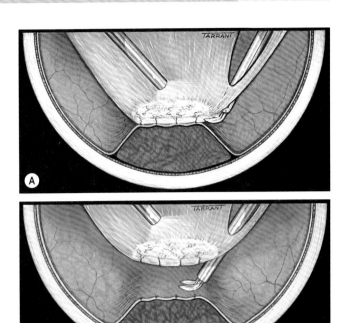

图 16.68 A. 用水平剪刀进行剥离。B. 完整剥离。

牵引性视网膜脱离前膜的方法有以下 2 种：

1. **剥离**：用水平剪开的方法把连结前膜与视网膜的小粘连逐个剪开（图 16.68）。这种方法的优点是可以把增殖的纤维膜完整地从视网膜表面清除（整体切除）。

2. **分离**：用垂直剪开的方法把前膜剪成许多小片（图 16.69）。常用于清除难以用水平剪法处理的周边玻璃体视网膜牵拉，如伴有后极部视网膜裂孔的牵引性孔源性复合视网膜脱离的前膜。

术后并发症

高眼压

眼压升高的原因有下列几种：

1. **气体过度膨胀**：如果眼内填充的膨胀气体浓度过高可导致眼压升高。

2. **硅油所致的青光眼**
   a. **早期青光眼**：可由硅油直接阻滞瞳孔引起，这种情况在虹膜完整的无晶状体眼尤其多见。在下方虹膜做一个周切口（Ando 孔），让房水能在前房与玻璃体腔自由进出，可有效解决这一问题。
   b. **迟发性青光眼**：常由乳化硅油阻塞房角引起（图 16.70 B）。适当早一点取油可降低这种风

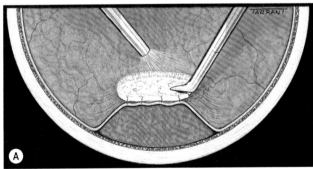
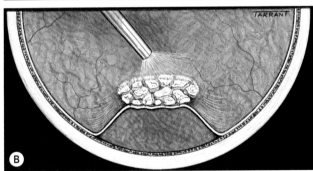

图 16.69 A. 用垂直剪刀进行分割。B. 分割完成。

险，但即使是明显没有硅油乳化的眼取了油，术后仍可能发生迟发性青光眼。

3. **其他因素**：包括血影细胞性和激素性青光眼（见第 10 章）。

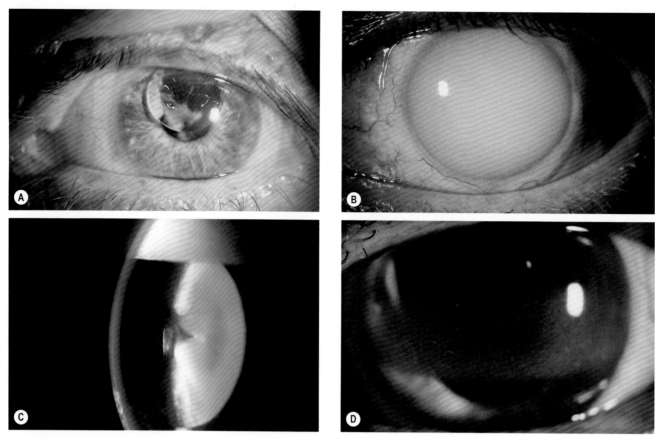

图 16.70　硅油注入术后的部分并发症。A. 前房硅油阻滞瞳孔致青光眼。B. 硅油乳化阻塞小梁网致迟发性青光眼。C. 白内障合并硅油乳化（倒置的"假性前房积脓"）。D. 角膜带状变性。（Courtesy of Z Gregor-fig. D）

白内障

导致晶状体混浊的原因可能有：

1. **气体**：玻璃体腔注入较大体积的和 / 或长效的气体不可避免地会导致晶状体后囊下出现羽毛状混浊；不过这种混浊常常是暂时的。

2. **硅油**：几乎所有有晶状体硅油眼最终都会出现白内障（图 16.70C）。如果并发白内障，可施行超声乳化手术摘除白内障，切开后囊，取出硅油，再在后房植入人工晶状体。

3. **迟发性白内障**：50 岁以上的患者玻璃体切割术后 1 年会有很大一部分人并发核性白内障。

角膜带状变性

硅油与角膜内皮长时间接触可能会导致角膜带状变性（图 16.70D）

（赵东升　单海冬　蔡璇　吕骄　译）

引言

玻璃体是一种透明的细胞外凝胶，由99%水及胶原蛋白、可溶性蛋白质、透明质酸组成。其总体积约为4.0 ml。存在于玻璃体内的细胞主要位于皮质中，包括玻璃体细胞、星状胶质细胞及神经胶质细胞。玻璃体提供结构支撑眼球，同时为光线到达视网膜提供了清晰的路径，也阻断了视网膜血液供应中的氧向前节扩散。一旦液化或手术切除，玻璃体将不能再生。玻璃体混浊可能是由发育异常、外伤或疾病引起，大多数已在其他章节中描述（如雪球、恶性细胞、寄生虫包囊和遗传性玻璃体视网膜疾病），本章不再赘述。

飞蚊症

飞蚊症是极其常见的飞虫或蠕虫样的生理性混浊，在浅色背景下最易发觉。可能提示玻璃体中微小的胚胎残留。

玻璃体积血

玻璃体积血是一种相对常见的情况，由多种不同的原因引起（表17.1），其中大部分已在本书的其他部分描述

表17.1　玻璃体积血的原因
1. 急性玻璃体后脱离：与视网膜裂孔或周边血管的撕脱相关
2. 增殖性视网膜病变 ・糖尿病 ・继发于视网膜静脉阻塞 ・镰状细胞病 ・Eales 病 ・血管炎
3. 其他视网膜疾病 ・大动脉瘤 ・毛细血管扩张症 ・毛细血管瘤
4. 外伤 ・钝挫伤 ・穿通伤 ・医源性
5. 系统性疾病 ・出血性疾病 ・Terson 综合征

1. **症状**：根据出血的严重程度而有所不同。轻度出血（图17.1 A）表现为突发的弥漫性视物模糊，但可能不会影响视力，而大量出血可能会导致非常严重的视力丧失。
2. **B超**：静止的玻璃体积血通常显示为均匀的灰色（图17.1 C）。当细胞聚集发展，可见到小颗粒回声。超声检查可为眼内大量玻璃体积血提供很有帮助的评估作用，以排除潜在的视网膜脱离（图17.1 D）或视网膜裂孔的可能性。
3. **治疗**：根据病情严重程度和病因而有所不同。

星状玻璃体变性（Benson病）

1. **发病机制**：星状玻璃体变性是一种常见的退行性病变，表现为玻璃体中焦磷酸钙微小球体的聚集（图17.2 A）。75%患者表现为单眼受累；很少引起视力问题，大多数病例中无临床症状。可能与糖尿病相关，但尚未得到证实。星状玻璃体变性的患病率随着年龄的增加而上升，75~86岁人群中患病率为2.9%，男性多于女性。
2. **体征**：表现为大量圆形、大小及密度不同的黄白色颗粒（图17.2B 和 C）。它们在眼球运动时与玻璃体共同运动，但当眼球不动时并不在下方沉积。
3. **超声**：表现为高回声（图17.2 D）。

闪光性玻璃体液化（眼胆固醇结晶沉着症）

1. **发病机制**：闪光性玻璃体液化继发于慢性玻璃体积血，多发生在盲眼，常在大量出血停止后发现。该结晶由浆细胞或红细胞的降解产物胆固醇组成，可单独存在或被巨细胞吞噬。
2. **体征**：当眼球不动时，无数金褐色的折光颗粒沉积于下方，有时可累及前房（图17.3）。

淀粉样变

1. **淀粉样变**：是一种纤维蛋白原在细胞外沉积而引起的局部或全身疾病。玻璃体混浊通常见于家族性淀粉样变性，其特征为多发神经病变、显著的角膜神经和瞳孔对光近反射分离。
2. **体征**：玻璃体混浊在血管周围形成，可见于单

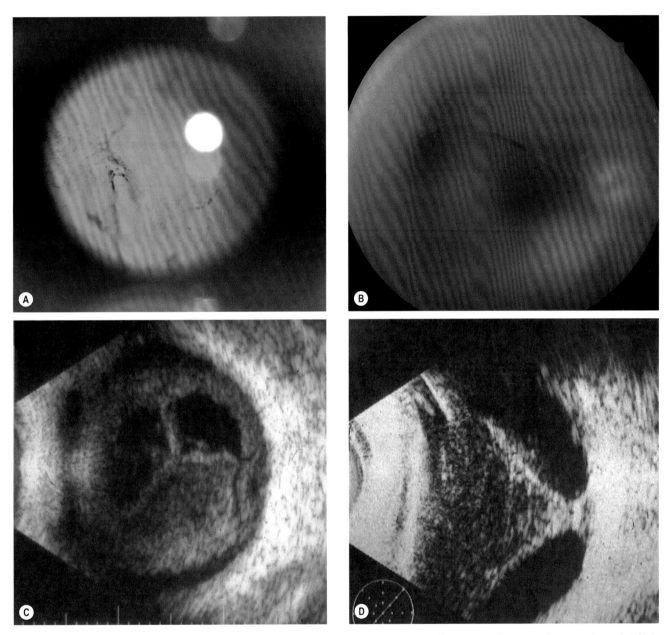

图 17.1　A. 轻度玻璃体积血下可见红光反射。B. 重度玻璃体积血。C. B 超示玻璃体积血及平伏的视网膜。D. B 超示玻璃体积血及漏斗状视网膜脱离。

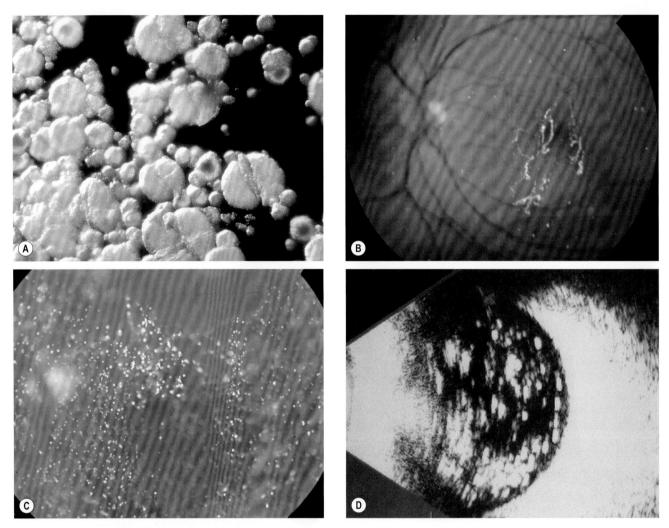

图 17.2　星状细胞变性。A. 斜射光下可见星状小体。B. 轻度。C. 重度。D. B 超图像。(Courtesy of J Harry and G Misson, from Clinical Ophthalmic Pathology, Butterworth-Heinemann, 2001- fig. A)

图 17.3　前房的闪光性玻璃体液化。(Courtesy of P Gili)

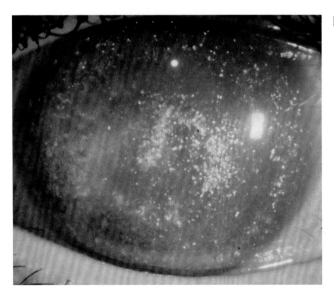

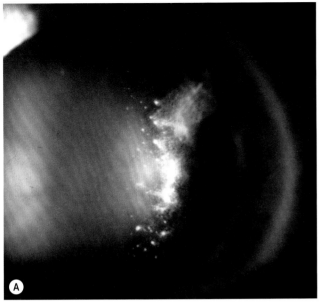

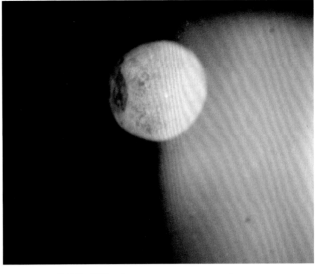

图 17.5　玻璃体囊肿。（Courtesy of W Lisch）

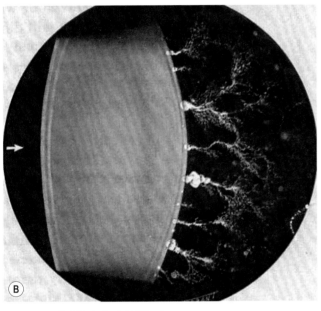

图 17.4　玻璃体内的淀粉样沉积。

眼或双眼。随后影响到前部玻璃体并表现为片状（"玻璃棉"）外观（图 17.4A），该混浊可能附着于晶状体后极部（图 17.4B）。大量的混浊会造成显著视力障碍，可能需要手术切除。

玻璃体囊肿

玻璃体囊肿（图 17.5）是一种罕见的原始玻璃体或睫状体色素上皮层残留的先天性疾病。该病很少需要治疗，当出现症状时，可进行激光光凝或玻璃体切割术。

（蔡璇　译）

第 18 章 斜 视

引言

定义

1. **视轴**（视线）为从黄斑出发经过眼的结点到达注视点的连线。正常的双眼单视（binocular single vision，BSV）为双眼的视轴在注视点处相交，通过融合反射的对齐和双眼视网膜反应细胞在视觉皮质的组合而形成。

2. **正位视**指即使融合机制缺失（通常很少见），双眼仍能维持正位。

3. **隐斜**指当融合被打破时，双眼有斜视的倾向（隐性的斜视）
   - 在大多数正常人中存在轻度的隐斜，常由于融合反射而不表现出斜视。隐斜可以是少量的向内偏斜（内隐斜），也可以是向外的偏斜（外隐斜）。
   - 当融合功能不足以控制眼外肌的不平衡时，隐斜被描述为失代偿，常伴有双眼的不适症状（视疲劳）或重影（复视）。

4. **斜视**指显性偏斜，双眼视轴在注视点不能相交。
   - 双眼所见的图像不能重合，所以可表现为重影，或者偏斜眼所见的图像被大脑皮质抑制，后者情况在孩子中更常见。
   - 儿童斜视的发生可能是由于双眼融合功能未正常发育，或者双眼屈光度不同（屈光参差）而致眼球运动不平衡。
   - 融合功能丧失，例如继发于一眼视力极差，在成人中可形成斜视；或者眼外肌力量减弱、机械性限制、支配眼外肌的神经损伤都可引起斜视。
   - 水平斜视（隐性或显性）是各种斜视类型中最常见的。
   - 一眼相对于另一眼的位置偏上，称为上斜视；隐性的向上位置失衡，称为上隐斜。
   - 向下偏斜，称为下斜视，隐性的向下位置失衡，称为下隐斜。

5. **解剖学的眼轴**为通过眼球后极部和角膜中央的直线。由于黄斑常位于眼球后极部解剖中心区的偏颞侧，因此视轴常不与眼轴重合。

6. **kappa 角**指视轴与眼轴之间的夹角，通常约为 5°（图 18.1）
   - 正 kappa 角指黄斑位于后极部中心偏颞侧，导致角膜映光偏鼻侧，而负 kappa 角则相反。

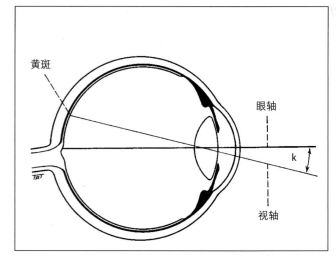

图 18.1　kappa 角。

- 较大的 kappa 角外观上可表现为斜视，而实际上不存在斜视（假性斜视）。早产儿视网膜病变的患儿由于黄斑移位常表现为假性外斜视，这种患者的 kappa 角常大于 +5°。

眼外肌解剖

原理

内侧和外侧眶壁间的夹角为 45°（图 18.2A），因此眶轴与内、外侧眶壁夹角均为 22.5°。为了方便起见，这个角度通常被认为是 23°。

- 当头正位，眼注视水平正前方的固定点时（第一注视眼位），视轴与眶轴的夹角为 23°（图 18.2B）。
- 眼外肌的作用取决于眼外肌收缩时的眼球位置。

1. **主要作用**：第一眼位时眼外肌的主要作用。
2. **次要作用**：其他眼位时眼外肌的附加作用
3. **Listing 平面**：为通过眼球旋转中心假想的冠状平面。眼球围绕着横贯 Listing 平面的 Fick 坐标轴旋转（图 18.3）。
   - 眼球围绕垂直的 Z 轴左右旋转。
   - 眼球围绕水平的 X 轴上下旋转。
   - 旋转运动（车轮状旋转）为沿着 Y 轴（矢状轴）的旋转移动，Y 轴为通过眼球前后表面的轴（类似于解剖学的眼轴）
   - 内旋时眼球上方向鼻侧旋转，而外旋则眼球上方向颞侧旋转。

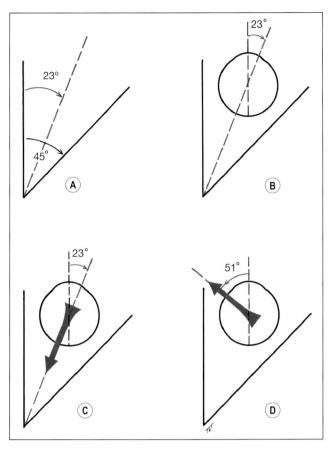

图 18.2 眼外肌解剖。

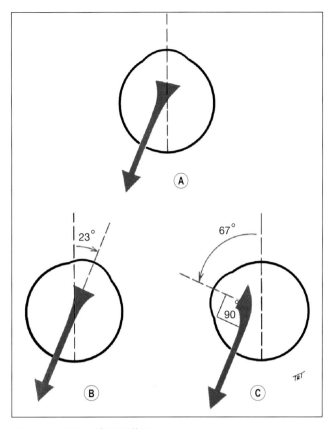

图 18.4 右眼上直肌的作用。

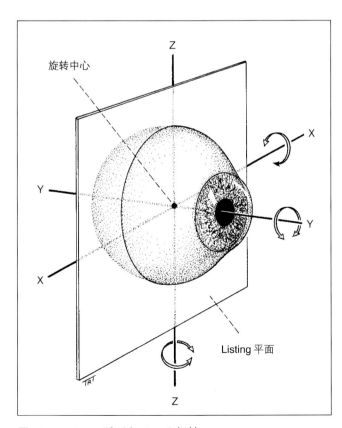

图 18.3 Listing 平面和 Fick 坐标轴。

水平直肌

当眼球处于第一眼位时，水平直肌单纯地围绕垂直的 Z 轴水平移动，起主要作用。

1. 内直肌起自眶尖的 Zinn 总腱环，肌止点距鼻侧角巩缘 5.5 mm。在第一眼位仅有内转的作用。
2. 外直肌起自眶尖的 Zinn 总腱环，肌止点距颞侧角巩缘 6.9 mm。在第一眼位仅有外转的作用。

垂直直肌

垂直直肌与眶轴平行，肌止点位于赤道的前部，因此与视轴成 23° 夹角（图 18.2C）。

1. 上直肌起自 Zinn 总腱环的上部，肌止点距上方角巩缘 7.7 mm。
   - 上直肌主要作用是上转（图 18.4A）；次要作用是内转和内旋。
   - 当眼球外转 23° 时，视轴和眶轴是一致的（图 18.4B）。在此眼位时，上直肌仅有上转的作用。因此，此眼位最适于测试上直肌的功能。
   - 当眼球内转 67° 时，视轴和眶轴之间的夹角为 90°（图 18.4C）。此时上直肌仅起内旋的作用。

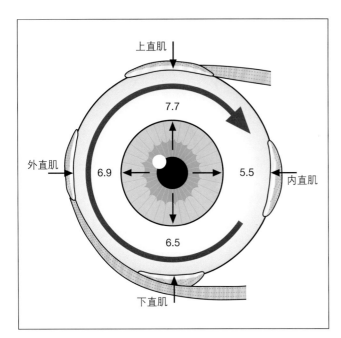

图 18.5　Tillaux 螺旋。

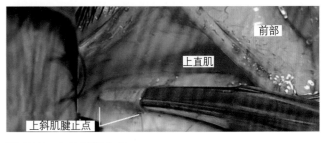

图 18.6　上斜肌腱止点。

2. 下直肌起自 Zinn 总腱环的下部，肌止点距下方角巩缘 6.5 mm。
- 主要作用为下转，次要作用为内转和外旋。
- 当眼球外转 23° 时，下直肌仅有下转的作用。与上直肌一样，此眼位最适于测试下直肌的功能。
- 当眼球内转 67° 时，下直肌仅起外旋的作用。

Tillaux 螺旋

　　Tillaux 螺旋是依照四条直肌的肌止点画一条假想的线，以此为手术的重要解剖依据。肌止点距角巩缘距离从内直肌开始依次以螺旋型曲线渐远，内直肌止点最近（5.5 mm），然后依次为下直肌（6.5 mm）、外直肌（6.9 mm）和上直肌（7.7 mm；图 18.5）。

斜肌

　　斜肌的止点位于眼球赤道的后部，与视轴形成 51° 夹角（图 18.2D）

1. 上斜肌起自视神经孔内上方。沿着眶壁的内上方向前走行，经过滑车后反转向后，肌止点终止于眼球后方的颞上象限（图 18.6）。
- 主要作用为内旋；次要作用为下转和外转（图 18.7A）。
- 上斜肌腱的前部纤维最主要起内旋作用，而后

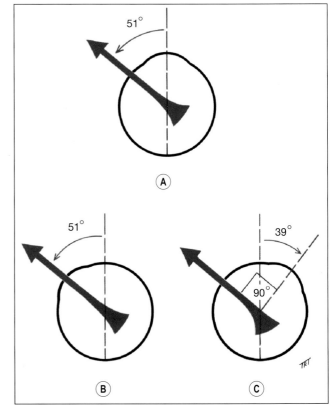

图 18.7　右眼上斜肌的作用。

部纤维起下转作用，因此，可分别对前后部纤维手术而达到不同的手术效果（详见后）。
- 当眼球内转 51° 时，视轴与肌肉收缩方向一致（图 18.7B），此时上斜肌仅起下转的作用。因此，这是测试上斜肌作用的最佳眼位。尽管在第一眼位时上斜肌的主要作用为外转，但是当上斜肌麻痹时最明显的表现为内转时下转落后。
- 当眼球外转 39° 时，视轴和上斜肌成 90°（图 18.7C），此时上斜肌仅起内旋的作用。

2. 下斜肌起自眶缘偏后泪囊颞侧，其向后行走，肌止点位于眼球后部颞下象限靠近黄斑部。

- 下斜肌主要作用为外旋，次要作用为上转和外转。
- 当眼球内转51°时，下斜肌仅起上转的作用。
- 当眼球外转39°时，下斜肌主要起外旋的作用。

直肌的 pulley 结构

四条直肌在眼球赤道偏后穿过致密的结缔组织和平滑肌带，这个致密带组成 pulley 结构起到滑轮的作用，能够在上下注视时对内直肌和外直肌的肌腹起到限制作用，以减少其上下移动，在左右注视时限制上下直肌的水平移动。

- pulley 为直肌的功能起点，而且在协调眼外肌运动时起非常重要的作用。它减少垂直肌肉的水平移动，反之亦然，减少水平肌肉的垂直移动。
- pulley 的位置异常可能为诸如 "V" 型和 "A" 型斜视的病因之一（见下文）。

神经支配

1. **外直肌**受第6对脑神经支配（展神经——使眼肌外转）。
2. **上斜肌**受第4对脑神经支配（滑车神经——与滑车有关）。
3. **其他眼外肌**、提上睑肌、睫状肌和瞳孔括约肌均

受第3对脑神经（动眼神经）支配。

眼球运动

单眼运动

单眼围绕 Fick 坐标轴运动称为单眼运动。包括外转、内转、上转、下转、内旋和外旋。检查时遮盖对侧眼，要求患者跟随检查视标向各方向注视。

双眼运动

双眼向同一方向注视时，双眼同时的共轭运动（图18.8，上）。

- 右转和左转（向右注视和向左注视），上转和下转（向上注视和向下注视）。这四种眼球运动称为第二眼位，其运动围绕 Fick 坐标轴的水平（X）和垂直（Z）轴。
- 右上注视和右下注视以及左上注视和左下注视。这四种斜向注视称为第三眼位，其运动围绕 Listing 平面的斜轴，相当于在水平和垂直轴的同步运动。
- 当头向一肩倾斜时，为保持物像的垂直，眼球存在旋转运动；这被称为扶正反射。当头向右肩倾斜时，双眼上方角膜缘均向左旋转，即右眼内旋转，左眼外旋转。

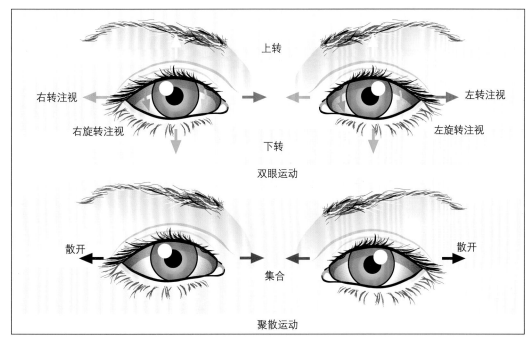

图 18.8 双眼运动。

聚散运动

聚散运动是双眼同时非共轭或分离的运动（向相反方向）（图 18.8，下）。集合运动是双眼同时内转；散开是从集合眼位双眼均向外运动。集合可以是自发的或反射性的。

辐辏反射有四种成分：

1. **张力性集合**：指内直肌固有的张力。
2. **近感性集合**：指对近距离物体的心理学感知。
3. **融合性集合**：是为保持双眼单视功能的一种眼运动反射，确保将相似的物像投射到双眼视网膜的对应点，其由双眼颞侧视网膜图像不一致所引起。
4. **调节性集合**：是由调节集合近反射三联动的一部分——调节所引起。
   - 一个屈光度的调节会产生相应的调节性集合，此为调节性集合 / 调节（AC/A）比率。
   - 一个屈光度（1D）的调节可以产生的集合的棱镜片度（△）。
   - 正常值为 3~5 △。即 1D 的调节可以产生 3~5 △ 的调节性集合。AC/A 异常是斜视的重要病因。

- 当注视目标距离改变时，调节、集合和瞳孔直径改变的三联动称为"近反射"。

注视眼位

1. **6 个主要注视眼位**：用于判定使眼球运动至该眼位起主要作用的眼外肌，具体如下：
   - 双眼右转注视（右外直肌和左内直肌）。
   - 双眼左转注视（左外直肌和右内直肌）。
   - 双眼右上注视（右上直肌和左下斜肌）。
   - 双眼左上注视（左上直肌和右下斜肌）。
   - 双眼右下注视（右下直肌和左上斜肌）。
   - 双眼左下注视（左下直肌和右上斜肌）。
2. **9 个诊断眼位**：用于测量斜视度，其包括 6 个主要注视眼位以及第一眼位和上转、下转眼位（图 18.9）。

眼球运动法则

1. **主动肌 - 拮抗肌**是同一眼中的一对使眼球运动方向相反的眼外肌。主动肌是使眼球向某一指定方向运动的肌肉。而拮抗肌是与主动肌作用方向相反的肌肉。例如右眼外直肌是右眼内直肌的拮抗肌。

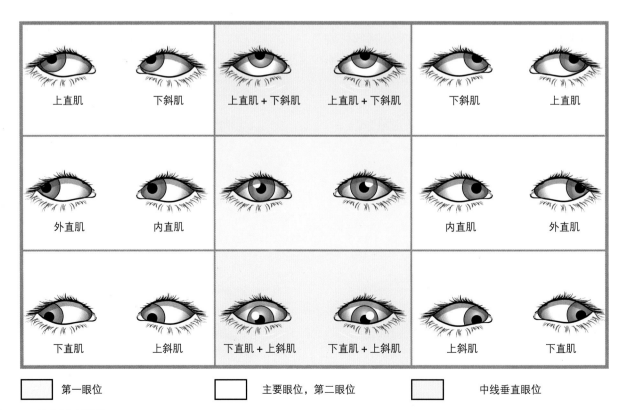

图 18.9　注视诊断眼位。

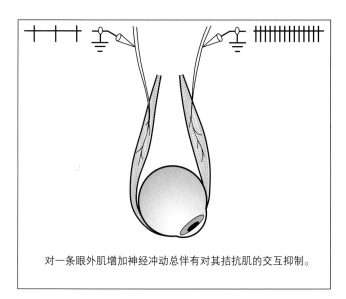

对一条眼外肌增加神经冲动总伴有对其拮抗肌的交互抑制。

图 18.10 Sherrington 法则交互抑制定律。

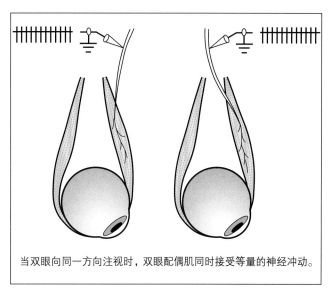

当双眼向同一方向注视时，双眼配偶肌同时接受等量的神经冲动。

图 18.11 Hering 法则配偶肌等量神经冲动法则。

2. **协同肌**是同一眼中协同使眼球向某一方向运动的眼外肌。例如右眼上直肌和右眼下斜肌协同使右眼上转。

3. **配偶肌**是两眼中各有一条眼外肌，使眼球共轭运动（即双眼同向运动）的一组眼外肌。例如左眼上斜肌与右眼下直肌是配偶肌。

4. **Sherrington 法则**（交互抑制法则），每一条眼外肌的收缩（如右眼内直肌）总伴有对其拮抗肌的交互抑制（如右眼外直肌；图 18.10）。也就是说当内直肌收缩的同时外直肌自动松弛，反之亦然。Sherrington 法则适用于眼球运动和辐辏运动。

5. **Hering 法则**，当双眼同向运动时，双眼配偶肌同时接受强度相等、效果相同的神经冲动（图 18.11）。

   - 在麻痹性斜视病例中，双眼接受的神经冲动是一致的，而且通常取决于注视眼，因此不同眼注视其斜视角不同。

   - 例如左眼外直肌麻痹，正常的右眼为注视眼，由于麻痹的左眼外直肌不能拮抗左眼内直肌，因此左眼内斜视。这种情况下的斜视角称为第一斜视角（图 18.12 左图）。

   - 如果现在用麻痹的左眼做注视眼，为此，左眼外直肌会接受更多的神经冲动，然而，根据Hering 法则，其配偶肌右眼内直肌会接受同样量的神经冲动，导致右眼内直肌也接受过多的神经冲动而使右眼过度内转。此时的斜视角称

为第二斜视角（图 18.12，右图）。在麻痹性斜视中，第二斜视角大于第一斜视角。

6. **肌肉后遗症**是以上法则所描述的眼肌相互作用的结果。这些法则是诊断异常的眼球运动的主要原则，尤其可区分新发生的麻痹性斜视和长期存在的麻痹性斜视（详见临床评价）。随着时间推移可发展为以下各种类型：

   - 原发肌麻痹（如左上斜肌）。

   - 对侧眼协同肌或配偶肌继发性亢进（右下直肌；Hering 法则）。

   - 同眼的拮抗肌由于没有对抗而继发性亢进，远期发生挛缩（左下斜肌；Sherrington 法则）。

   - 对侧眼拮抗肌继发性抑制（右上直肌，Hering 法则和 Sherrington 法则）。

双眼视觉问题

基本概念

1. **正常的双眼单视（BSV）功能**：需要双眼黄斑同时注视目标，即每眼均有单独感知共同注视目标的功能。这代表了双眼最高程度的协同作用。形成正常双眼单视的必需条件如下：

   - 正常的视觉通路和重叠的视野。

   - 视皮质内存在双眼视驱动神经元。

   - 正常视网膜（视网膜皮质）对应 [normal retinal（retinocortical）correspondence，NRC] 产生单

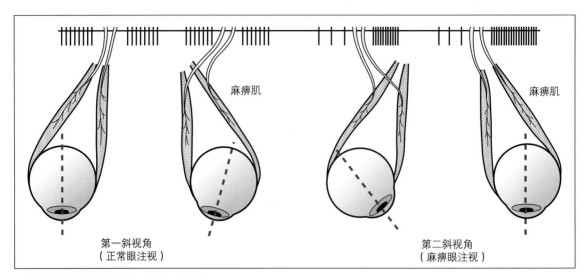

图 18.12　麻痹性斜视患者的第一和第二斜视角。

视效果。

- 准确的神经肌肉生长发育和协调作用，使双眼视轴能指向并稳定注视目标。
- 双眼物像的清晰度和大小相似。
- 双眼单视的基础是正常视网膜对应，因此首先要理解单眼视觉方向和投射的概念。

2. **视觉方向**：是在主观空间的特定方向上，给定视网膜成分的投射方向。

   a. 主要视觉方向为视线在外部空间的解读。通常为黄斑的视觉方向，与中心注视相关。

   b. 次要视觉方向相对于黄斑中心凹的主要视觉方向，是指黄斑旁区域投射方向，与间接（偏心）注视相关。

3. **投射方向**：是主观感知物体的空间位置，建立在受刺激的视网膜成分基础上。

   - 如果一个红色的物体刺激右眼黄斑区（F），另一个黑色的物体位于鼻侧视野，刺激颞侧视网膜成分（T），大脑会认为红色物体位于正前方，而黑色物体位于鼻侧（图 18.13A）。同样，鼻侧视网膜成分投射到颞侧，上方视网膜成分投射到下方，反之亦然。

   - 双眼同时睁开时，红色物体同时落在双眼的黄斑区，双眼的黄斑区是视网膜的对应点。黑色物体不仅落在右眼黄斑颞侧视网膜，而且同时落在左眼黄斑鼻侧视网膜上，右眼投射于其鼻侧视野，左眼投射于其颞侧视野。

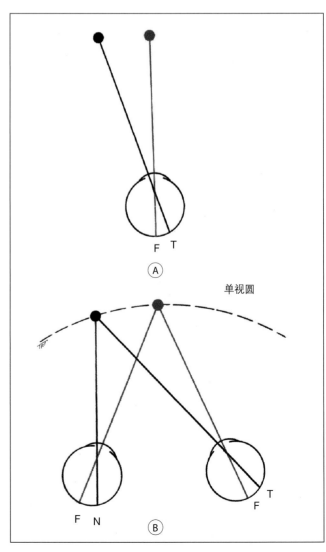

图 18.13　视网膜投射规则。

- 因为双眼的视网膜成分存在对应点，它们都将物体投射到空间上的同一位置（左侧），因此不会出现复视。

4. 视网膜运动值

- 周边视野的物体落在黄斑区外的视网膜上，为了注视这个物像，需要双眼进行幅度准确的扫视运动。
- 因此，每个黄斑外的视网膜成分都存在视网膜运动值，与其到黄斑区的距离成正比，用于指导扫视运动的幅度，以注视周边物体。
- 视网膜运动值在黄斑区为零，越向视网膜周边其值越大。

5. 视网膜对应点：是指双眼视网膜上具有共同主观视觉方向的区域（例如，双眼黄斑区有共同的主要视觉方向）。

- 一眼鼻侧视网膜上的点对应着另一眼颞侧视网膜上的点，反之亦然。例如，一物体投射在右眼鼻侧视网膜和左眼颞侧视网膜，其物像被投射到视觉空间的右侧，这就是正常视网膜对应的基础。
- 这种视网膜定位沿着视路反馈，双眼均获得各自的图像，直到在初级视皮质的双眼视反应神经元融合成一个图像。

6. 双眼单视圆：是外部空间的假想平面，相当于观察者的双眼注视同一固定目标，此圆上的每一点均落在两眼视网膜的对应点上，因此不产生复视（图 18.13B）。这个平面与视轴有交点，因此包括了双眼单视的注视点。

7. Panum 融合空间：是指在双眼单视圆周略前后的区域，此时物体落在视网膜非对应点上（视网膜差异）。

- 在 Panum 空间的物体不产生复视，这些小的差异形成双眼深度视觉（立体视）。在 Panum 空间外的物体会产生复视。
- 这就是复视产生的生理学基础。Panum 空间在正前方较窄（6 弧秒），但在周边较宽（距黄斑区 15° 的为 30 ~ 40 弧秒）。
- 在 Panum 融像空间内物体落在视网膜上的区域称为 Panum 融像区域。
- 因此在双眼单视圆上的物体被认为是在同一平面上的单一物体。在 Panum 融像区域内的物体成单一像而且是立体的。在 Panuma 融像区域外的物体成复视像。
- 生理性复视常伴有生理性抑制。

8. 双眼单视：是指将两眼所见物像融合成一个，并感知深度觉的能力：

a. **知觉性融合**是将来自于两眼的相似视觉物像在大脑皮质整合为一个单一影像的过程。可以是中心区的（物像落在黄斑区），也可以是周边区的（物像落在黄斑区旁边）。如果一眼中心视力不佳如青光眼患者中度视野受损或垂体瘤患者，其周边融合对形成双眼单视是必要的。

b. **运动性融合**是双眼保持黄斑中心注视的眼球运动能力。视网膜差异刺激了融合性聚散，由此产生运动性融合。

9. 融合性聚散：包括眼球的散开运动以克服视网膜差异。可以通过棱镜片或同视机检查融合性聚散的量。正常值如下：

- 集合：远，15Δ ~ 20Δ，近，25Δ。
- 散开：远，6Δ ~ 10Δ，近，12Δ ~ 14Δ。
- 垂直：2Δ ~ 3Δ。
- 旋转：2Δ ~ 3Δ。

融合性集合帮助控制外隐斜，而融合性散开帮助控制内隐斜。融合性聚散可因疲劳和生病而下降，致使隐斜变为显性斜视。融合性聚散的功能会通过正位视训练而增强，尤其能改善融合功能不足患者的视近融合性集合。

10. 立体视觉：又称深度觉。由于物体在注视点的前或后（但不超出 Panum 融像空间），由此产生水平视差同时刺激双眼视网膜成分。这些不同的物像被融合成单一且具深度觉的影像。一个物体看起来是立体的（3D）是因为每一眼看到物体的面略有不同。

11. 感知觉：在斜视刚发生的时候，由于存在正常视网膜对应，患者会出现混淆视和病理性复视。这需要双眼同时知觉，即双眼能同时感知外界物体。年幼的患者可立即抑制了复视，而成人或年龄大的儿童因为在视觉敏感期形成了双眼视觉，一旦斜视发生则会持续存在复视（详见下文）。

a. **混淆视**是指两个完全不同物体的影像同时投射到视网膜对应点（通常是黄斑区）（图 18.14）。

b. **病理性复视**是指同一个物体的影像被投射到视网膜的非对应点上，因此同一物体被感知为有两个不同的位置。

- 内斜视患者的复视像在同侧（非交叉像——图 18.15A）
- 外斜视患者复视像在对侧（交叉像——图 18.15B）

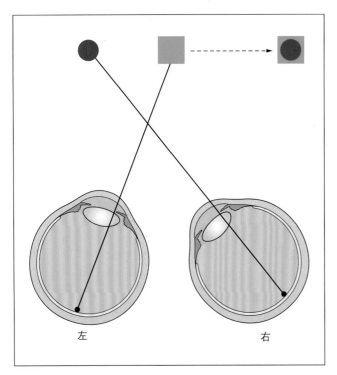

图 18.14 混淆视。

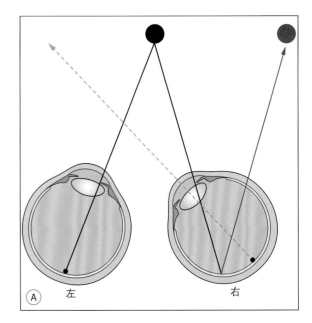

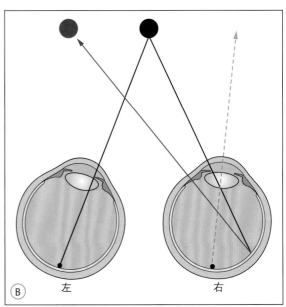

图 18.15 复视。A. 同侧复视（非交叉性）右眼内斜视伴正常视网膜对应。B. 对侧复视（交叉性）右眼外斜视伴正常视网膜对应。

斜视后的知觉性适应

儿童视觉系统对混淆视和复视这些异常状况能通过如下机制适应：①抑制；②异常视网膜对应（abnormal retinal correspondence，ARC）。这是因为 6~8 岁年龄以下的儿童视觉系统发育具有可塑性。也有少数成人在突然发生斜视一段时间后能抑制斜视眼的影像，从而不再有复视的主诉。

抑制

抑制是当双眼都睁开时，视觉中枢主动抑制一眼的影像。引起抑制的原因包括复视、混淆视、一眼由于散光/屈光参差造成的影像模糊。临床上抑制的分类如下：

1. **中央或周边**：中央抑制是对斜视眼黄斑区成像的抑制以避免混淆视。而对复视的消除是通过对周边网膜的抑制，即对投射在斜视眼周边网膜的影像抑制。
2. **单眼或交替**：如果抑制是单眼的，即主导眼较斜视眼（或屈光不正大的眼）的影像占优势，因此后者的影像常常被抑制。这种抑制导致弱视。当双眼交替被抑制，则较少发生弱视。
3. **条件性抑制或固定性抑制**：仅当眼位发生偏斜视时出现抑制，称为条件性抑制。固定性抑制则所有的时间均出现抑制，不论眼位是否偏斜还是正

位。例如间歇性外斜视和 Duane 综合征患者就是条件性抑制。

异常视网膜对应

异常视网膜对应（ARC）是非视网膜对应成分获得了主观的共同视觉方向，也就是在小角度显性斜视中出现了融合。

- 注视眼的黄斑中心凹与偏斜眼的非黄斑中心凹形成对应关系。
- ARC 是斜视发生后主动的感觉性适应（相反，抑制是消极的感觉性适应），ARC 使斜视患者获得

部分异常的双眼视觉。

- ARC 的双眼视觉反应完全不如正常黄斑对应的双眼单视功能。ARC 常见于伴屈光参差的小角度内斜视（微小斜视）患者。

微小斜视

1. 微小斜视是斜视角较小（＜10Δ），常有较低的立体视，双眼屈光度不同时，屈光不正程度高的一眼常有弱视。微小斜视分两种类型。微小斜视患者斜视眼注视时有一固定的注视点，且双眼同时注视时此点与正位眼的黄斑中心凹形成对应点。因此在遮盖试验时，当使斜视眼转为注视时，斜视眼并不动。

2. 微小斜视眼单眼注视时没有一个固定的注视点，双眼同时注视时没有与正位眼黄斑中心凹形成对应的点。因此在遮盖试验时，当使斜视眼转为注视眼时，会有轻微的运动。ARC 很少见于调节性内斜视，因为调节性内斜视的斜视角变化较大，也很少见于大角度的斜视，因为大角度的斜视每眼所成的影像差异太大。

斜视的影响

- 为避免混淆视，抑制斜视眼黄斑中心凹。
- 由于完全不同的影像投射到视网膜对应点，因此产生复视。
- 为避免复视，患者会形成斜视眼的周边视网膜抑制或异常视网膜对应。
- 如果一眼一直被抑制，则会造成斜视性弱视。

斜视后运动性适应

运动性适应包括采用异常头位（abnormal head posture，AHP），常出现于先天性斜视患儿，采用异常头位以获得双眼单视。这些患儿异常头位消失意味着双眼视功能的丧失，必须手术干预。这些患者到成人时常常由于失代偿而不表现有异常头位。成人获得性的麻痹性斜视，只要斜视角不太大而且较稳定（非共同性的），也可以自行通过异常头位来代偿控制复视。异常头位减少复视而且帮助使双眼单视范围位于视野中央。患者头位常转向麻痹肌作用方向，因此麻痹眼可以尽量大地向其作用相反方向转动（即头位代偿的是麻痹肌的作用方向）。可根据如下 3 种成分对异常头位进行分析：

- 面转向右侧或左侧。
- 头向右肩或左肩倾斜。

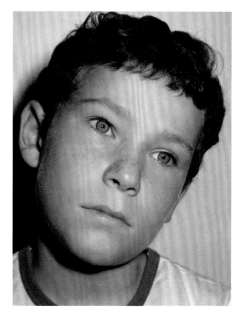

图 18.16　右眼滑车神经麻痹的代偿头位

- 下颌上抬或内收。

1. 采用面部旋转的头位常代偿单纯的水平斜视。例如，左眼外直肌麻痹，向左注视时会出现复视，此时面向左转使左眼向右转，使得左眼不需外转从而避免复视。面部旋转同样见于垂直麻痹性斜视中，面部旋转以避免出现麻痹肌肉垂直分离最大的一边（例如右眼上斜肌麻痹，面转向左侧）。

2. 头位倾斜代偿旋转性和／或垂直性斜视。在右眼上斜肌麻痹中，右眼相对高位，因此头向低眼位（左侧）倾斜（图 18.16）。这种头位减少了垂直复视像的分离，从而恢复融合。如果还有明显妨碍融合的旋转性斜视成分，当头向左肩倾斜时由于体位性反射同样减轻了旋转性斜视（将外旋的右眼置于需要外旋的位置）。

3. 下颌上抬或内收可以代偿上转肌或下转肌的麻痹或代偿 A 或 V 型斜视的水平偏斜。

弱视

分类

弱视是由于形觉剥夺和／或双眼的异常相互作用，导致单眼或双眼最佳矫正视力下降，而眼部或视路没有器质性病变。

1. **斜视性弱视**：是双眼之间异常交互作用的结果，斜视眼长期被抑制。

2. **屈光参差性弱视**：是双眼屈光度不同所致，有时双眼屈光不正的差异仅 1.0D。度数高的一眼在视网膜上成模糊的像，造成轻度的视觉剥夺。通常伴有微小斜视，同时合并斜视性弱视。

3. **形觉剥夺性弱视**：单眼或双眼，由于屈光间质混浊（如白内障）或上睑下垂遮盖瞳孔区所致。

4. **双眼屈光不正性弱视**：双眼均高度屈光不正，通常是远视。

5. **散光性弱视**：由于散光造成成像模糊。在儿童视觉发育期单眼或双眼正视化过程中未矫正的散光（通常 >1 D），是形成弱视的原因。

诊断

眼部没有器质性病变，双眼最佳矫正视力 Snellen 视力表相差 2 行或以上（或对数视力表 >1 对数单位）诊断为弱视。弱视眼查单个视标视力较整行视力好。这种"拥挤"现象虽然在正常人也有，但弱视患者表现更明显，对未开口说话的儿童检查时必须注意这种现象。

治疗

在治疗弱视之前必须行眼底检查以排除任何眼部的器质性疾病。器质性病变常与弱视同时存在，因此即便存在器质性病变，仍应进行遮盖治疗。如果遮盖治疗后视力仍不提高，需进一步行电生理或影像学检查。斜视性弱视治疗的最佳年龄是 7～8 岁之前，而存在较好双眼视觉功能的屈光参差性弱视则到 10 多岁仍治疗有效。

1. **遮盖正常眼**，鼓励多使用弱视眼，是最有效的治疗。全天遮盖还是部分遮盖取决于患者的年龄和弱视的程度。
   - 患者年龄越小，视力进步越快，当然正常眼遮盖后弱视可能性越大。因此在治疗期间定期监测双眼视力是非常重要的。
   - 开始治疗时视力越好，所需治疗时间越短，但也有个体差异。
   - 如果经过连续 6 个月有效遮盖，但视力提高不明显，再进行更多的治疗效果可能不大。
   - 必须注意依从性差是弱视治疗最大的障碍，必须在治疗一开始就与家长沟通治疗原理和治疗存在的困难，这样才有利于弱视的治疗。

2. **压抑疗法**，对正常眼使用阿托品使其视物模糊，是另一种治疗方法。最好用于伴远视的轻度弱视（视力 ≥6/24）。传统的遮盖疗法比阿托品压抑疗法起效快，阿托品常用于遮盖依从性差的患者。

临床评价

病史

1. **发病年龄**
   - 发病年龄越早，需要手术治疗的可能性越大。
   - 发病年龄越晚，调节的成分可能越大（最常发病年龄 18～36 个月）。
   - 除非是交替注视的，否则在年幼的时候斜视时间越长，弱视的危险性越大。复习年幼时的照片有助于证实斜视发病年龄及发现异常头位。

2. **症状的出现**常是隐斜失代偿的表现或更常见的是新发生的斜视（通常是麻痹性斜视）。失代偿的患者常主诉视物不适感、视物模糊和不明确什么时候出现的复视，而后者却有明确的突然发生的复视。
   - 必须明确复视的类型（水平型、垂直旋转型）、复视像最明显的方位以及是否残存有双眼视。
   - 在成人患者中必须查找引起斜视的病因，以指导治疗方针。
   - 偶尔，也有患者为了掩饰大角度斜视的尴尬，而汇报虚假的症状。

3. **可变性**：因为间歇性斜视常具有部分双眼视，因此变化性大是其显著特征。双眼交替偏斜表明双眼视力均衡。

4. **全身状况**或生长发育问题可能很明显（如脑瘫的患儿斜视发病率增加）。在年龄大的患者身体状况差时可能失代偿。获得性麻痹患者可伴有病因（如外伤、神经系统疾病、糖尿病等）。

5. **出生史**：包括妊娠时间、出生体重，以及怀孕、出生或新生儿期任何存在的问题。

6. **家族史**：非常重要，因为尽管斜视还未发现明确的遗传类型，但常有遗传倾向。了解家族中其他成员是否需要接受治疗也是非常重要的。

7. **治疗史**：包括配镜处方、戴眼镜和遮盖的依从性、以前的手术史以及是否戴过棱镜片等，对今后的治疗和愈后都非常重要。

视力

对不会说话的孩子的检查

评价可以分为对注视行为的定性检查和选择性观看的定量视力检查。注视行为的评价可以通过如下方法检查：

1. **注视和跟随**：可以用能明显吸引注意力的物体

（脸通常是最佳的）。这种检查方法可以判定患儿是否有视力，尤其对被怀疑为失明的患儿有价值。

2. **比较**：比较双眼之间的视力来判定注视偏好。遮盖一眼，如果患儿表现出强烈的反抗，则表明非遮盖眼视力较差。当然也可能双眼各自注视能力均可，但双眼视力不同，在解释检查结果时必须考虑所有可致弱视的危险因素。

3. **注视偏好**：如果存在显性斜视，可存在偏好用一眼注视的表现。

　　a. 遮盖注视眼时，如果检查时使用孩子感兴趣的视标则斜视眼的注视能力会提高（有趣的视标比灯光更让孩子配合检查）。

　　b. 注视性质分为中心注视或非中心注视、稳定注视或不稳定注视（可以通过角膜映光来判定）。

　　c. 去遮盖一眼，同时观察另一眼是否能维持注视。

　　d. 如果去遮盖眼立即恢复注视，则另一眼视力可能较低。

　　e. 如果注视时间能维持一次眨眼时间，则表明视力可能尚好。

　　f. 如果患者双眼能交替注视，则表明双眼视力基本相当。

4. **10△试验**：对不论是否有显性斜视的患者均有意义。在眼前加 10△垂直棱镜片造成复视，双眼在复视像中交替注视表明双眼视力相当。

5. **旋转试验**：是判断婴儿是否双眼均能注视的粗略定性试验。试验方法如下：

　　a. 检查者抱着孩子面对自己，并快速地将孩子旋转360°。

　　b. 如果孩子视力正常，由于前庭-眼反射，孩子的眼睛会偏离旋转的方向。眼睛会回弹至原在位，并产生旋转性眼球震颤。

　　c. 当旋转停止时，还可以短暂地观察到方向相反的眼球震颤（持续1~2秒），然后由于再注视，抑制了旋转后的眼震，眼球震颤消失。

　　d. 如果视力严重受损，旋转停止后旋转后眼震不会立即停止，因为前庭-眼反射没有因视觉反馈而停止。

6. **优先注视试验**：可以用于婴儿，其原理是婴儿更喜欢注视背景上有图案的物体而不是颜色均匀的简单背景物体。婴儿面前放置检查物，检查者观察婴儿对检查物的注视情况，检查者并不知道检查物的位置。

　　● 与此相同的检查包括 Teller 卡片或 Keeler 视力卡片，卡片上有不同宽窄的黑白条纹。而

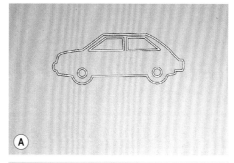

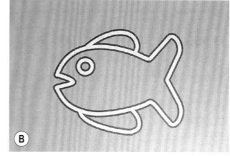

图 18.17 Cardiff 视力卡片。

Cardiff 卡片上有相似的图案，仅轮廓的线条宽度不同（图18.17）。

● 低频率的条栅（较粗的条栅）或轮廓较粗的图案，相比高频率的条栅或轮廓线较细的图案更容易被辨认，据此可以评估视力的优劣。

● 对弱视患者来说，条栅视力常比 Snellen 视力好，因此用 Teller 卡测视力可能过高地评估视力。如果检查时不按标准步骤操作，视力评估结果将不可靠，而且这些方法对是否存在弱视并不敏感。检查结果必须结合是否存在引起弱视的危险因素综合分析。

7. **图形视觉诱发电位**（visual evoked potential，VEP）：代表空间视敏度，更常用来判断是否存在视神经疾病。

对会说话的孩子的视力检查

　　所有以下检查均在3~4米处进行，这比在6米处检查更容易获得儿童的配合。而且也不会造成损伤。

　　准确诊断弱视必须使用成行的可被辨认的视力表，对数视力表是检测弱视治疗是否有效的最佳方法。有现成的视力表可供检查2岁及2岁以上的孩子。

1. 在2岁时，大部分孩子能辨认图形视力表，如成行的 Kay 图形视力表（图18.18A）。

2. 在3岁时，大多数孩子能完成配对字母视力表，如 Keeler 对数视力表（图18.18B）或 Sonksen 拥挤试验。如果对成行的字母视力表辨认困难，最

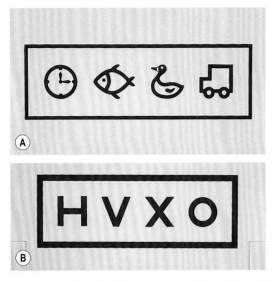

图 18.18　A. Kay 视力图片。B. Keeler 成行对数视力表。
（Courtesy of E Dawson）

好先行 Kay 成行图形视力表，而不是单个字母表。
3. **更大的孩子可以行成行字母测试，辨认字母或进行配对；常常用对数视力表，对高危弱视的孩子使用 Snellen 视力表更好。**

立体视检测

　　立体视单位用弧秒表示（1° = 60 弧分；；1 分 = 60 秒）。只要记住正常的空间视力为 1 分，正常的立体视为 60 弧秒（即等于 1 分）。数值越低立体视越好。不同的测试方法采用不同的测试原理。随机点测试（如 TNO、Frisby）可以测试比较好的双眼单视。而比较差的双眼视或存在异常视网膜对应则可用基于轮廓的测试方法（如 Titmus）更可靠。

TNO

　　TNO 随机点测试是由一组七张随机分布的成对红和绿点的图片组成，需要使用配套的红绿眼镜进行检查。

- 在每一张图片上每种颜色的点形成一种图形（正方形、十字等），另一种颜色与之相配的点在位置上与其为水平关系，因此与图片上的目标图形形成视网膜差异。
- 即使不戴红绿眼镜也能在图片上看见一些对照图形（图 18.19A），而图片上另有检测目标仅在戴红绿眼镜且具备立体视时才能看见（图 18.19B）。
- 前三张图片用于定性检测立体视，后面几张用于定量检测立体视。

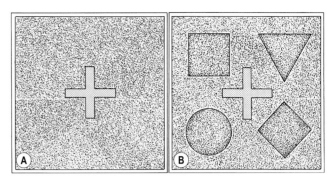

图 18.19　TNO 立体视检查。A. 对照图形。B. 对照和测试图形。

- 因为没有单眼线索，因此 TNO 结果阳性比 Titmus 试验更确切，但对融合功能差的患者可有假阴性结果。
- 立体视检查距离 40 cm，立体视锐度范围从 480 到 15 弧秒。大多数 4 岁及以上的孩子均能配合完成 TNO 和 Frisby 检查。

Frisby

　　Frisby 立体视检测卡由三块不同厚度的透明板组成。

- 在每一块板表面印着四个小的正方形，内有随机点图形（图 18.20）。每个方块中有一隐藏的圆圈。此圆圈印在透明板的背面。检查者要求患者辨认出隐藏着的圆形。
- 这项检测不需要戴特殊的眼镜，因为视差是由板的不同厚度造成的，测量距离的远近会影响测量结果，因此必须准确测量工作距离。
- 立体视锐度范围从 600 到 15 弧秒。检查时不能让患者主动倾斜 Frisby 板或转动头，以避免获得单眼线索造成假阳性结果。
- 对有立体视的年龄非常小的孩子，在他面前放两块不同立体视锐度的板，就像提供了一个简单的优先注视的检查，可以通过观察患儿选择观看哪一块板来筛查立体视。

Lang

　　Lang 立体视检查也不需要特殊的检查眼镜，它通过内置的柱镜使双眼交替注视目标。

- 点的位移造成视差，要求患者说出或指出卡片上的简单图形，如星星（图 18.21）。
- Lang 立体视检查也可用于评估非常小的孩子和婴儿的立体视，只要他们能指认这些图形。
- 检查者同样可以通过观察患儿优先注视哪张图片

来判断他的立体视，当然，这些卡片必须平行于孩子面部，以便所见的图形效果是一样的。Frisby立体视筛查试验使用起来更方便（例如对怀疑斜视的孩子做立体视的检查）。

- Lang 立体视检测的是大体的立体视，立体视锐度范围为 200~1200 弧秒，检查距离 40 cm。

Titmus 立体视

Titmus 立体视由三维偏振片矢量图组成，检查

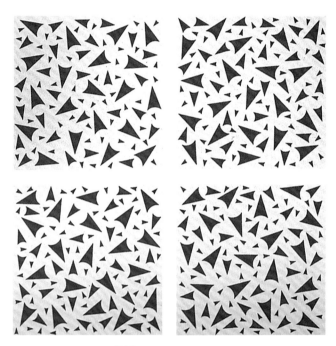

图 18.20 Frisby 立体视。

图类似一本书，共两面，检查时需要戴偏振光眼镜。右侧是一只巨大的苍蝇，左侧是一系列的圆形和动物（图 18.22）。检查距离 40cm。

1. 苍蝇图查的是大体的立体视（3000 弧秒），尤其适合检查年幼孩子的立体视。
   - 苍蝇应该是从平面上凸显，一般鼓励孩子用大拇指和示指去抓苍蝇的翅膀。如果没有立体视则苍蝇就如在普通纸上所画是平面的。
   - 如果将检测本颠倒，则目标物体会凹下去。如果此时患者仍表示翅膀是凸出来的，则他没有真正的立体视。

2. 左边由一系列不同等级的圆形组成，用以测试精细立体视。一共有 9 个方形图案，每个方形中有 4 个圆形。
   - 每个方形中有一个圆圈与其他不同，具正常立体视患者看起来某个圆形会从平面上凸出。可以检测的立体视范围为 800 至 40 弧秒。
   - 如果某患者看到某一圆形移到旁边，那么他没有立体视，而是使用单眼的线索。

3. 动物图案与圆圈类似，由三行动物组成，每一行均有一个动物与其他不同而凸出平面。可以检测立体视范围为 400 至 100 弧秒。

Frisby-Davis 视远立体视

一个很大且前面是空的立方体，立方体中有四样很小的可见物体。通常在 6 米远处测试。患者需要说出四样物体中哪个距自己最近。

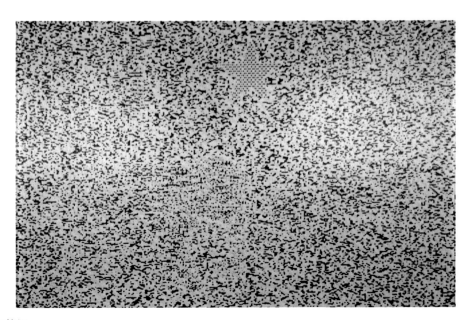

图 18.21 Lang 立体视。

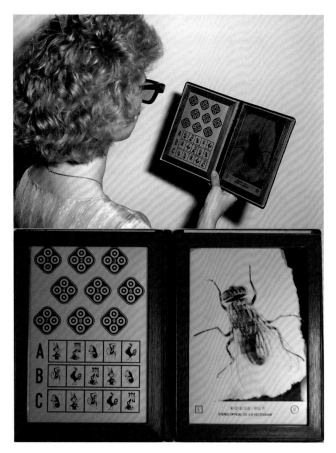

图 18.22   Titmus 立体视。

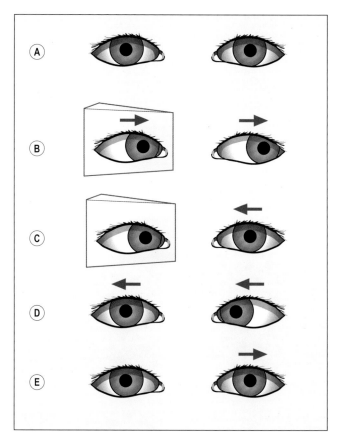

图 18.23   底向外棱镜片检查。

对没有显性斜视的婴儿行双眼融合功能检测

底向外棱镜片

　　底向外棱镜片是检测儿童融合功能的快速而且简单的方法。将一个 20 △ 底向外的棱镜片置于一眼前（图 18.23 中置于右眼前）。使右眼视网膜上的物像向颞侧移，结果造成暂时性的双眼复视。正常患者双眼运动应该如下：

a. 右眼先向左移动以恢复注视（右眼内转），基于 Hering 法则左眼同时向左移动（左眼外转）（图 18.23B）。

b. 左眼随后会因矫正性再注视而迅速地向右移动（左眼内转）（图 18.23C）。

c. 取下棱镜片后双眼均向右转动（图 18.23D）

d. 然后因为融像性运动左眼向外转（图 18.23E）。

　　大多数具良好双眼单视功能的 6 个月以上婴儿均能克服 20 △，如果不行，则可试用较低度数的棱镜片（如 16 △ 或 12 △），但较难观察检查结果。

双眼集合功能

　　婴儿 3 ~ 4 月龄起看到感兴趣的物体双眼会向内集合。双眼必须跟随目标物体对称地向鼻侧靠近。过度的集合则可能是初期的内斜视。双眼散开则反映了双眼的散开趋势或只是对目标物体不感兴趣。

双眼知觉异常的检查

Worth 四点

　　这是一种双眼分视的检查，可以进行远距或近距离检查，检查结果可以判定是正常双眼单视，异常视网膜对应还是抑制。检查结果仅说明检查当时是否存在显性斜视。

1. 步骤

　　a. 患者右眼戴绿色镜片，仅能让绿色光通过，左眼戴红色镜片，仅让红色光通过（图 18.24A）。

　　b. 然后让患者注视前方一盒子，盒子上有 4 个灯：1 个红色，2 个绿色和 1 个白色。

2. 结果（图 18.24B）

● 如果正常双眼单视，则可以看见所有的 4 个灯。

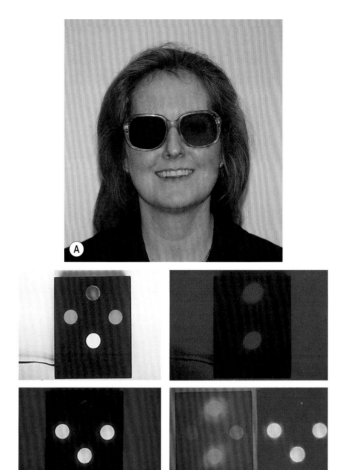

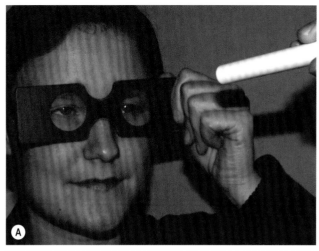

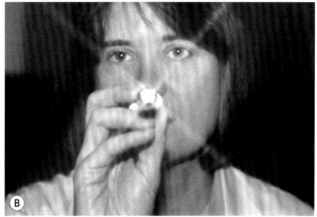

图 18.24 Worth 四点灯检查。A.红绿眼镜。B.可能的结果。

- 如果存在显性斜视而能看见所有 4 个灯，则表示患者存在和谐异常视网膜对应（见"同视机"章节）。
- 如果仅见 2 个红灯，表示右眼抑制。
- 如果仅见 3 个绿灯，表示左眼抑制。
- 如果看见 2 个红灯和 3 个绿灯，表示存在复视。
- 如果红灯和绿灯交替看见，则表示存在交替抑制。

Bagolini 线状镜

可以用来检查双眼单视，异常视网膜对应还是抑制。每个镜片均有一些细的线状条纹，它与马氏杆一样（见下文），通过它看点光源，所见物像变为一直线。

1. 步骤

a. 两眼前分别放置 45° 和 135° 的线状镜，患者通过此镜注视前方点光源（图 18.25A）。

b. 每一眼均看到一斜线，两线互相垂直（图

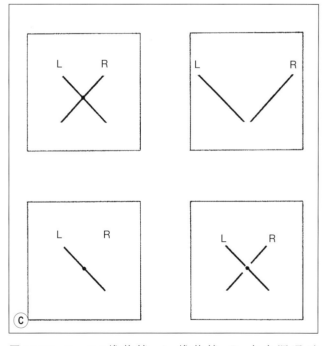

图 18.25 Bagolini 线状镜。A. 线状镜。B. 点光源通过 Bagolini 线状镜后的物像；。C.可能的结果。

18.25B)。

c. 在双眼均注视时，每眼所见的像是不同的。

2. 结果（图 18.25C）：必须知道是否存在斜视才能正确解读结果。

- 如果患者所见是两条中点相交的斜线（如"X"），此时患者眼位正则存在双眼单视功能，如存在斜视则为和谐异常视网膜对应。
- 如果能看见两条线但不相交，则存在复视。
- 如果仅见一条线，则没有同时视，存在单眼抑制。
- 理论上，如果一条线的中间有间隙，则存在中心抑制暗点（在微小斜视中常发现）。但实际检

查时很难表现出来，患者只说看见相交的两线。中心暗点可用4△棱镜片试验来证实（见下文）。

4△ 棱镜片试验

本试验用于区分双眼黄斑区注视（正常双眼单视）和微小斜视中的中心抑制暗点（central suppression scotoma，CSS）。其原理与 20 △棱镜片试验（Hering 法则和集合以克服复视）相同。

1. 在双眼黄斑注视者中，其反应如下：

a. 右眼前加了底向外的棱镜片后由于像向颞侧移位，双眼均向左转动（图 18.26A）。

b. 左眼融像性集合（图 18.26B）。

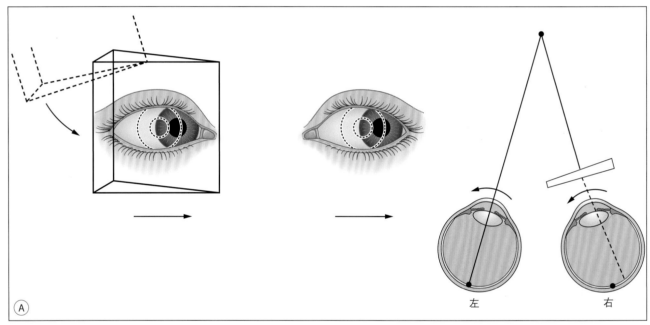

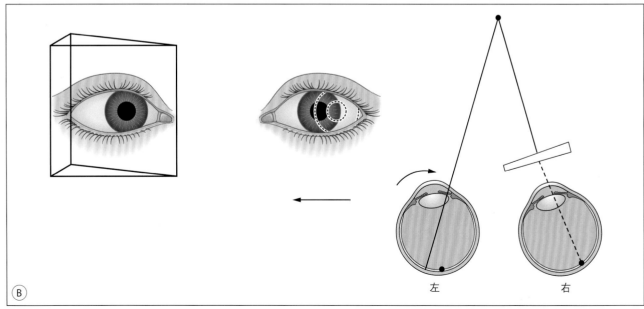

图 18.26　4 △棱镜片试验，双眼黄斑注视。A. 双眼向棱镜片尖端转动。B. 左眼融像性再注视运动。

2. 左眼因微小斜视而存在中心抑制暗点患者，对检查的反应如下：

    a. 患者双眼均注视远处的目标，4△底向外棱镜片置于被怀疑为有中心抑制暗点的左眼前。

    b. 物像落在左眼的颞侧，因为存在中心抑制暗点，双眼均无运动（图 18.27A）。

    c. 如果棱镜片置于右眼前，右眼内转以维持注视；左眼也同时向左转动（Hering 法则），但第二次的像落在左眼的中心抑制暗点区，故没有左眼的第二次转动（图 18.27B）。

同视机

同视机能补偿斜视角，使外界的刺激同时落在双眼（图 18.28A）。因此可用于检测显性斜视患者的潜在双眼视功能，而且由于检查过程很有趣，尤其对孩子（3 岁以上）有价值。同时可以发现抑制和异常视网膜对应。

- 仪器的组成包括两个能直角折射物像的柱镜筒，每个目镜筒中有 +6.50 D 的镜片（图 18.28B，上图）。这套光学设备使检查距离约等于 6 m。

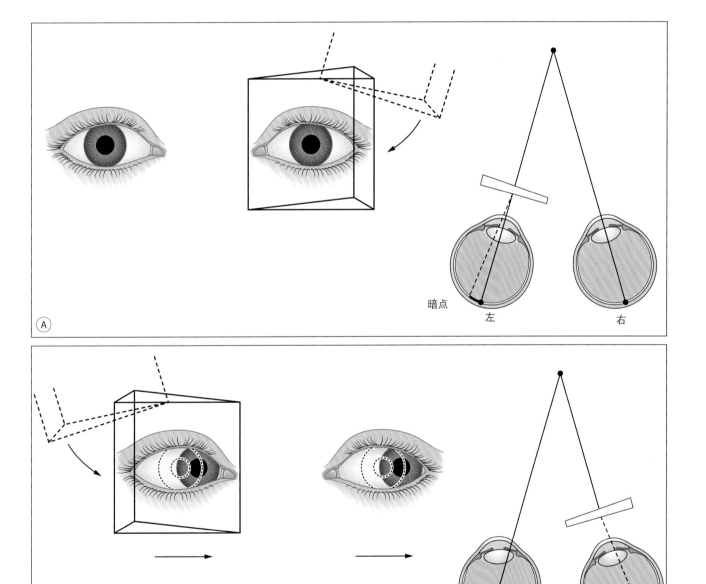

图 18.27 4△棱镜片试验，左眼微小斜视伴中心抑制暗点。A. 双眼均无转动。B. 双眼均向左转动，但没有因再注视而第二次转动。

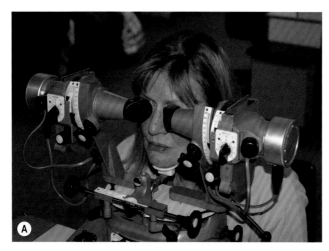

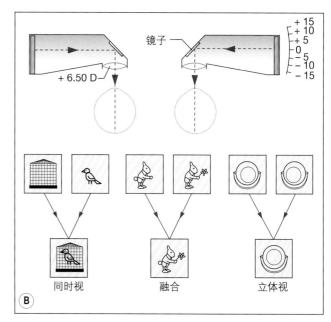

图 18.28　A. 同视机。B. 光学原理和双眼视功能分级。

- 在每个镜筒最外侧可以放置画片。每个镜筒都连着手柄，可以根据两个画片之间的关系推动手柄调整镜筒的位置，下方有刻度表示镜筒转动的量。
- 同视机可同时检查水平、垂直和旋转性斜视，而且在 9 个诊断眼位均能测量斜视角，这对决定手术方案有较高的价值。

双眼视功能分级

同视机检查的双眼视功能分级如下（图 18.28B，下图）：

1. **一级视功能 [同时视（simultaneous perception，SP）]**：使用画片主体不同，但不是相互独立的图片，如小鸟和鸟笼。
   - 主观斜视角的测量：要求患者推动镜筒臂，将小鸟移到笼子里。
   - 如果不能同时看见两幅画片，则存在抑制。
   - 由于画片一张大，一张小，会出现某些视网膜"竞争"，因此当小的画片用黄斑中心凹注视时，大的画片可用旁中心注视（将大的画片置于偏斜眼前）。
   - 如果患者不能将黄斑中心画片重叠，可用黄斑旁中心画片和周边画片检查。

2. **二级视功能（融合）**：如果能将一级画片同时感知并重叠，则进行二级视功能检测——双眼将主体基本相同而各有一处小的差异的融合画片组成一幅完整的画面（感觉性融合）。
   - 经典的融合画片是两只兔子，一只缺少尾巴，

另一只手里缺少一束花。如果融合功能正常，可见一幅完整的图片，即一只有尾巴和拿着花的兔子。
   - 然后检查融合范围（运动性融合），移动同视机的镜筒臂，为了将画面融合，双眼会集合和散开。
   - 在日常生活中只存在融合而无融合范围是没有任何意义的。

3. **三级视功能（立体视）**：将同一物体但角度略有不同的两张画片重叠，感知其深度的能力。经典的图片就是有三维立体感的水桶。

异常视网膜对应的诊断

在同视机检查中异常视网膜对应的步骤如下：

a. 使用同时视画片测量主观斜视角。检查者测量客观斜视角，方法如下：检查者交替熄灭一眼前的灯光，以确保每一眼均用黄斑中心注视，同时移动斜视眼前的镜筒，直到看到双眼均不再移动。

b. 如果主观斜视角与客观斜视角相等，则为正常视网膜对应。

c. 如果主观斜视角与客观斜视角不相同，则存在异常视网膜对应。这两者之间的差就是异常角。如果客观斜视角等于异常角则称和谐异常视网膜对应，如果客观斜视角大于异常角则称不和谐异常视网膜对应。只有在和谐异常视网膜对应中会存在双眼视觉，不和谐的异常视网膜对应可能代表较低的适应或者为测试的假象。

斜视检查

Hirschberg 角膜映光法

角膜映光法能粗略地估计显性斜视的斜视角，尤其适用于年幼及不合作者，或斜视眼视力极差的患者。

- 笔状手电筒置于患者双眼前一手臂距离，让患者注视手电筒光。注视眼的角膜映光在瞳孔区中央，而斜视眼的角膜映光不在瞳孔中心，偏向斜视的相反方向。
- 记录下角膜映光点与瞳孔中心的距离，1 mm 约等于 7°（1° 约等于 2 △）。
- 例如，如果映光点位于瞳孔颞侧边缘（假设瞳孔直径是 4mm），斜视角大约为 15°（图 18.29A）；如果映光点位于角巩缘，斜视角约为 45°（图 18.29B 和 C），此种方法也适用于鉴别诸如以下情况的假性斜视。

1. **内眦赘皮**患者貌似内斜视（图 18.30A）。
2. **异常的瞳距**：如果瞳距过小貌似内斜视，如果瞳距过大则像外斜视（图 18.30B）。
3. **kappa 角**是指视轴和解剖轴之间的夹角（图 18.1）。
   - 通常，黄斑位于眼后极部的颞侧。因此为获得双眼黄斑注视双眼轻度外转，角膜映光会在各眼的角膜中心偏鼻侧（图 18.31A）。称为正 kappa 角。
   - 较大的正 kappa 角外观像外斜视（图 18.31B）。
   - 负 kappa 角：如果黄斑区位于后极部的鼻侧（高度近视眼和黄斑异位），此时角膜映光位于角膜中心偏颞侧，外观像内斜视（图 18.31C）。

Krimsky 棱镜片 + 映光法

对显性斜视可以使用角膜映光加棱镜片检查以获得更确切的斜视角。

1. **Krimsky 法**包括在注视眼前放置不同度数的棱镜片，直到双眼角膜映光对称（图 18.32）。此项检查减少了视差的影响，较棱镜片映光法更常用。
2. **棱镜片映光法**将棱镜片置于偏斜眼的前面，不断改变棱镜片的度数，直到双眼角膜映光对称。

遮 – 去遮试验

遮 - 去遮试验包括两部分：

1. **遮盖试验**发现隐性斜视。先用角膜映光法检查患者视近时是否存在斜视，并评估斜视眼的注视情况。然后需要用调节视标检测视远和视近的斜视

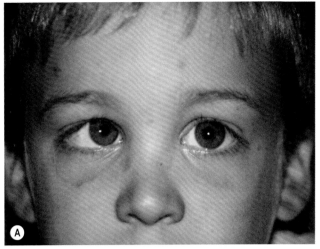
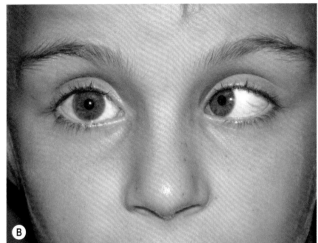
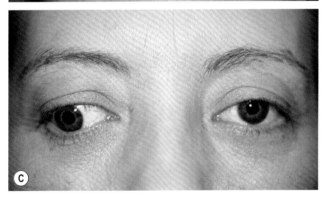

图 18.29 Hirschberg 角膜映光法。A. 右眼角膜映光位于瞳孔颞侧缘，斜视角为 15°。B. 左眼角膜映光位于角巩膜缘，斜视角约 45°。C. 散开性斜视患者右眼角膜映光位于角巩缘。（Courtesy of J Yanguela-fig. A）

角，步骤如下：

a. 患者注视正前方的目标
b. 如果怀疑右眼斜视，检查者遮盖注视的左眼，然后观察右眼再注视眼时的运动。
c. 没有任何运动表示正位（图 18.33A）或左眼斜

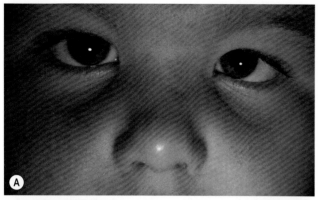

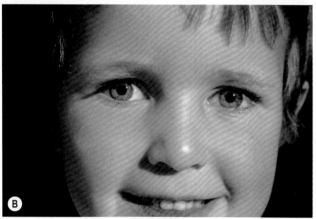

图 18.30　假性斜视。A. 显著的内眦赘皮，外观像内斜视。B. 瞳距宽，外观像外斜视。

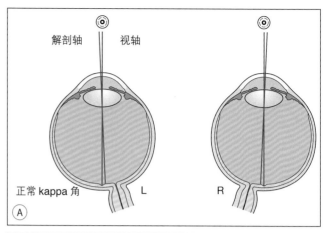

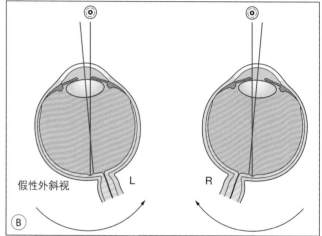

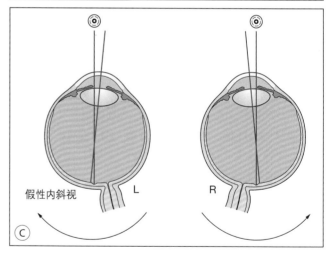

图 18.31　kappa 角。A. 正常。B. 负 kappa 角，外观像外斜视。C. 正 kappa 角，外观像内斜视。

视（图 18.33B ）。

 d. 右眼转为注视时内转表示右眼外斜视，外转表示右眼内斜视（图 18.33C ）。

 e. 向下转表示右眼上斜视，向上转表示右眼下斜视。

 f. 对另一眼也进行同样的检查。

2. 去遮盖试验可以发现隐斜。需要查视远和视近（使用调节视标）的斜视情况：

 a. 患者注视正前方的远视标。

 b. 检查者遮盖患者右眼，2～3 秒后去遮盖。

 c. 眼球没有转动表示正位（图 18.34A ）；细心的检查者会发现绝大多数正常人均有轻度的隐斜，真正没有任何斜视的人是很少的，尤其是注视近视标时。

 d. 如果遮盖右眼时右眼斜视，去遮盖后由于需要恢复双眼单视而眼球转动。

 e. 右眼向内转（向鼻侧转 ）表示外隐斜（图 18.34B ），而外转表示内隐斜（图 18.34C ）。

 f. 向上或向下转动表示垂直隐斜。

 g. 在遮盖被去除后，检查者观察恢复正位眼的运动速度和平滑程度，以判断运动性融合的力量。

 h. 对另一眼进行相同的检查。

 大多数检查者连续地进行遮盖和去遮盖试验，因此称为遮 - 去遮试验。

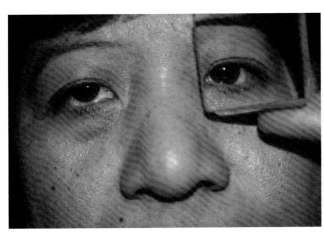

图 18.32　Krimsky 法。

交替遮盖试验

　　交替遮盖试验打破双眼融合功能，可以发现包括显性斜视和隐性斜视的全部斜视。应先进行遮 - 去遮试验，然后再行交替遮盖试验。

a. 遮盖右眼数秒。

b. 遮盖板迅速移到对侧眼并遮盖 2 秒，然后反复进行数次。当去遮盖时，观察去遮盖眼再注视时向中线移动的速度和平滑程度。

c. 如果患者能很好地代偿隐斜，则检查前后均能维持正位。如果控制力差不能代偿则出现显性斜视。

棱镜片遮盖试验

　　棱镜片遮盖试验检测视远和视近以及任何注视眼位的斜视角。包括棱镜片＋交替遮盖试验，步骤如下：

a. 首先用交替遮盖法检查。

b. 将基底与斜视方向相反的棱镜片置于一眼前（即棱镜片尖端指向斜视偏斜的方向），并逐渐增加棱镜片度数。例如内斜视患者用底向外棱镜片，右眼上斜视则在右眼前加底向下的棱镜片。

c. 连续进行交替遮盖试验（图 18.35）。棱镜片的度数越高，眼球再注视时的移动量越少。

d. 当眼球不再移动时则为中和点；为了确保找到了最大的斜视角，需要再增加一些棱镜片度数直到观察到发生相反方向的眼球运动（反转点），然后再逐渐降低度数，以发现中和点。斜视角就等于棱镜片的度数。

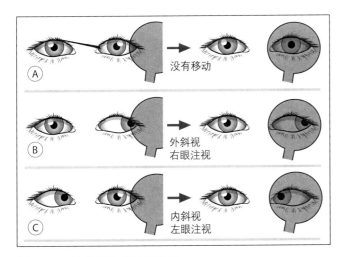

图 18.33　遮盖试验的可能结果。

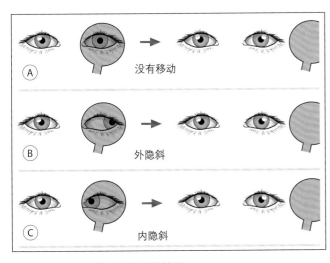

图 18.34　去遮盖试验的可能结果。

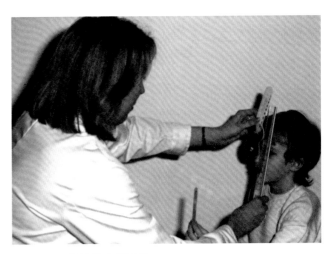

图 18.35　棱镜片遮盖试验。

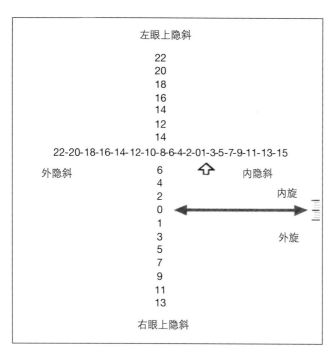

左眼上隐斜

```
          22
          20
          18
          16
          14
          12
          14
22-20-18-16-14-12-10-8-6-4-2-01-3-5-7-9-11-13-15
外隐斜         6          内隐斜
              4
              2          内旋
              0
              1
              3          外旋
              5
              7
              9
              11
              13
```

右眼上隐斜

图 18.36　马氏翼。

马氏翼

　　马氏翼采用双眼分视法检查近距离（1/3 米）的隐性斜视。通过检查仪器右眼仅能看见一个白色垂直箭头和一个红色水平箭头，而左眼仅能看见水平和垂直的数字行（图 18.36）。检查步骤如下：

a. 水平隐斜的测量：询问患者白色箭头对准的数字。

b. 垂直隐斜的测量：询问患者与红色箭头相交的数字。

c. 旋转性隐斜的测量：让患者移动红色箭头使之与水平数字行相平行。

马氏杆

　　马氏杆由一组红色的圆柱形玻璃棒组成，能将点光源转变为红色细线。马氏杆的光学性质使得条纹状的光线转向 90°，使之与马氏杆的长轴垂直；当玻璃棒水平放置时，所见的细线是垂直的，反之亦然。操作步骤如下：

a. 将马氏杆置于右眼前（图 18.37A）。因为右眼所见的红色细线与左眼所见的白点不能被融合，因此造成双眼分视（图 18.37B）。

b. 使双眼物像重合的棱镜片度数即双眼分离的量

（图 18.37C）。棱镜片的基底与斜视的方向相反。

c. 水平和垂直的偏斜均可以用这种方法测量，但不能区分显性斜视还是隐性斜视。

运动功能检查

眼球运动

　　包括平滑追随运动和扫视运动的检查。

1. **双眼运动检查**：要求患者双眼注视跟随一个目标，向除原在位以外的其他 8 个诊断眼位转动。通常使用笔或笔型手电筒（手电筒的优点是能提供角膜映光辅助诊断）。在每个诊断眼位均行快速遮盖试验以确认是否隐性斜视变为显性斜视或者斜视角是否变大，并要求患者一旦有复视立即报告。对于不合作的患者也可用带声响的物体为注视目标行双眼运动检查或采用娃娃头试验。

2. **单眼运动检查**：如果发现一眼或双眼运动障碍，则需行单眼运动检查。用笔型手电筒仔细观察各眼位时角膜映光。遮盖对侧眼，要求患者跟随注视手电筒向各诊断眼位移动。使用简单的数字来表示其状况。0 表示运动未受限，-1 到 -4 表示不同程度的运动不足（图 18.38）。

集合近点

　　集合近点（near point of convergence，NPC）是双眼能维持共同注视的最近距离。将 RAF 尺置于患者面颊（图 18.39A）。将注视目标（图 18.39B）沿着尺缓缓向患者双眼移近，直到患者一眼不能注视目标而向外偏斜（客观 NPC）。主观 NPC 是患者自己指出的出现复视的点。NPC 正常值在不过度用力的情况下需小于 10 cm。

调节近点

　　调节近点（near point of accommodation，NPA）是双眼能清晰地看清物体的最近距离。同样可以使用 RAF 尺来测量。要求患者注视一行字，然后缓缓向患者双眼移近直到患者报告所见变模糊。记录此时的刻度，此为 NPA。调节近点随年龄增大而下降；当距离足够远仍不能看清时，则说明存在老花眼。20 岁时 NPA 为 8 cm，50 岁时 NPA 约为 46 cm。调节幅度测量：要求患者注视 Snellen 表 1.0 这一行，每次增加 0.5 D 凹透镜直到患者报告视物模糊。

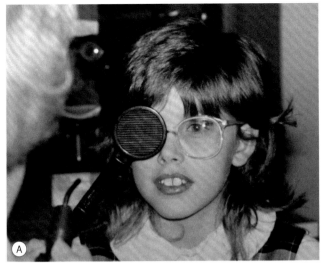

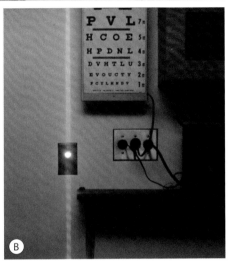

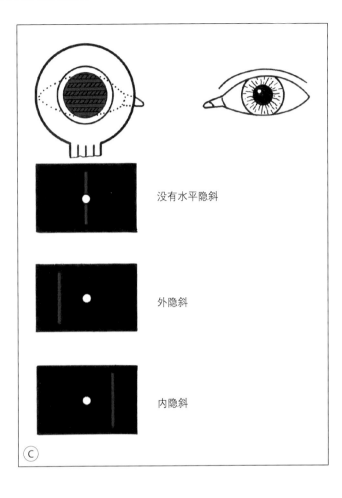

没有水平隐斜

外隐斜

内隐斜

图 18.37 A. 马氏杆试验。B. 点光源通过马氏杆后的图像。C. 可能的结果。

融合范围

融合范围是测量聚散的功能。可以用条状棱镜片或同视机检测。一眼前不断增加棱镜片度数，棱镜片使此眼外转或内转（取决于棱镜片是底向内还是底向外），以维持双眼黄斑中心注视。当棱镜片度数大于融合范围时，患者会报告复视或一眼斜视，此时代表聚散功能的极限值。

术后复视试验

术前必须对 7~8 岁以上且无双眼视功能的患者进行这项简单的检查，以评估术后发生复视的风险。

- 将矫正棱镜片置于一眼前（通常是斜视眼），要求患者双眼睁开注视正前方一目标。逐渐增加棱镜片的度数直到过矫，询问患者是否有复视。
- 如果整个过程均抑制，则术后发生复视的可能极

少；在连续性外斜视斜视角为 35Δ 的患者，从 30Δ 开始患者主诉复视而且一直持续至模拟过矫到内斜视。

- 复视可能是间歇性的或恒定性的，无论何种情况都需要行诊断性肉毒杆菌毒素试验（见下文）。
- 复视不局限于斜视眼具良好视力的患者。
- 顽固性复视是较难治疗的。

复视检查

Hess 屏检查和 Lees 屏检查是两种类似的检查方法，画出各诊断眼位的眼球位置，以分析眼外肌的功能。以此鉴别由神经病变引起的麻痹性斜视和限制性眼外肌疾病诸如甲状腺眼病或眼眶爆裂性骨折，可鉴别新鲜的还是发生时间较长的麻痹性斜视。也可以定量监测进展的情况。

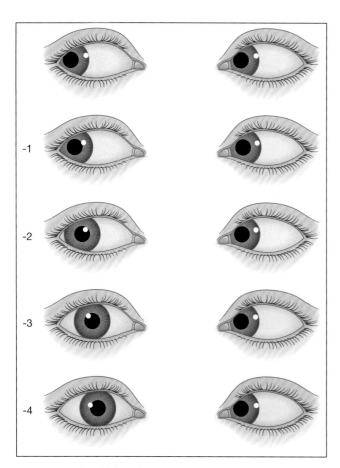

图 18.38　右眼外直肌功能不足分级。

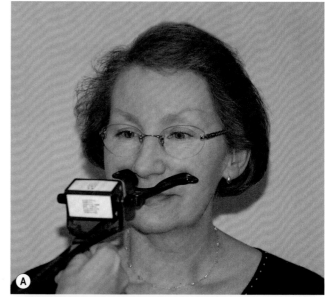

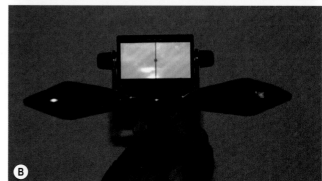

图 18.39　A. RAF 尺。B. 集合检测目标。

电子 Hess 屏检查

　　屏幕包括一个正切图形（2D 球形表面屏），印在深灰色背景上。可以用控制面板投射红色灯光到中心视野（以第一眼位为中心的 15° 视野）和周边视野（30°）各诊断眼位；每个小方块代表眼球旋转 5°。

a. 患者坐于屏幕前 50 cm，并戴红 - 绿眼镜（右眼前红色镜片），手拿绿色指示灯。

b. 检查者依次将红色灯光投射到作为注视目标的各点。此时患者仅能用右眼看见红灯，因此右眼为注视眼。

c. 要求患者用手里的绿灯与红灯重合，由此描绘出左眼的相对位置。依次描绘所有的注视点。

d. 正常人在 9 个诊断眼位两灯均应该几乎都重合。

e. 然后交换左右眼镜片（左眼前置红色镜片）并重复以上步骤。

f. 检查者在 Hess 表上记录各点并用直线连接各点。

Lees 屏

　　该设备由两块互相垂直的乳白色玻璃屏组成，中间有一块正反两面均是镜子的平板使双眼分视（图

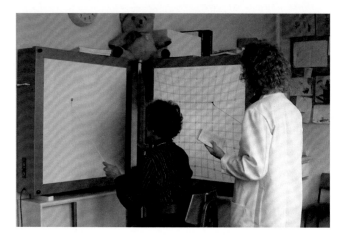

图 18.40　Lees 屏。

18.40）。每块屏幕背景上均有正切图形，仅当此屏幕被照亮时才会显现出来。

1. 步骤：本试验使每眼依次注视。

　　a. 患者面对没有照明的屏幕，下巴搁在与镜子相连的颏托上，并注视镜子中的点。

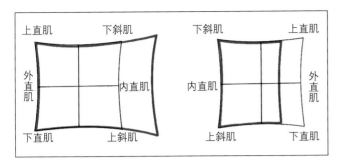

图 18.41 新鲜右眼外直肌麻痹患者 Hess 屏检查结果表。

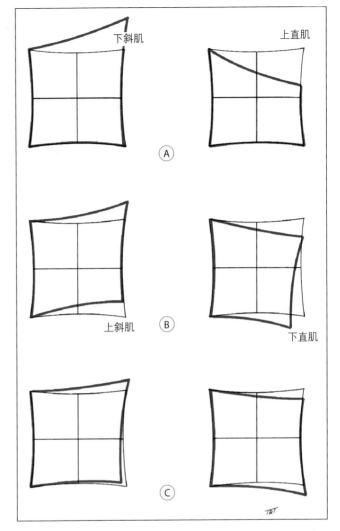

图 18.42 右眼上直肌麻痹随时间改变的 Hess 屏检查结果表。

b. 检查者指出一个点，患者需要指出同样的点。

c. 患者在没有照明的屏幕上指出他所见到的检查者所指点的位置。

d. 当所有点都在 Hess 表上描绘后，患者面转向另一屏幕并重复以上步骤。同样如前绘制结果。

2. 结果判读

a. 比较两张图中的田字格（图 18.41）。

b. 较小的田字格代表麻痹眼（右眼）。

c. 较大的田字格代表存在作用过强配偶肌的一眼（左眼）。

d. 较小的田字格中面积最小的是麻痹肌作用方向（右眼外直肌）。

e. 较大田字格中面积最大的是麻痹肌的配偶肌（左眼内直肌）作用方向。

f. 各诊断眼位患者标出的点与模板之间的距离可以用来估计斜视角（每个方块 =5°）。

随时间推移的改变

随时间推移的改变对预后的判断非常有用。

- 例如在右眼上直肌麻痹患者，Hess 屏检查结果显示受累肌肉功能不足而其配偶肌（左眼下斜肌）功能亢进（图 18.42A）。因为两张 Hess 表极大的非共同性，诊断明确。如果麻痹肌恢复功能，则两张表均恢复正常。

- 同侧拮抗肌（右眼下直肌）继发性挛缩，在 Hess 表上会表现为右下直肌亢进，继发拮抗肌的配偶肌（左眼上斜肌）麻痹（抑制性），在 Hess 表上表现为左上斜肌功能不足（图 18.42B）。这样可能会错误地认为左眼上斜肌原发性麻痹。

- 更长时间后，这两张田字格会越来越具共同性特征，不能辨别原发麻痹肌（图 18.42C）。

临床病例

分析以下临床病例以熟悉获得性动眼神经麻痹（在第 19 章中讨论）。

1. 左眼动眼神经麻痹（图 18.43）。

- 左眼田字格较右眼田字格明显小。

- 左眼外斜视——两张图上里面的田字格均向外侧偏斜。右眼田字格较大（此时左眼注视），表示第二斜视角大于第一斜视角，为典型的麻痹性斜视。

- 左眼田字格显示除外直肌外其他所有肌肉功能不足。

- 右眼田字格显示除内直肌和下直肌（非麻痹肌的"配偶肌"）外其他眼外肌均亢进。

- 原在位的第一斜视角（右眼注视）为 -20° 和 R/L 10°。

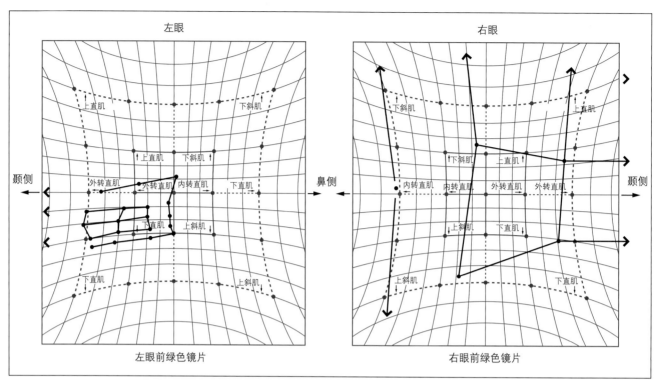

图 18.43　左眼动眼神经麻痹的 Hess 屏检查结果表。

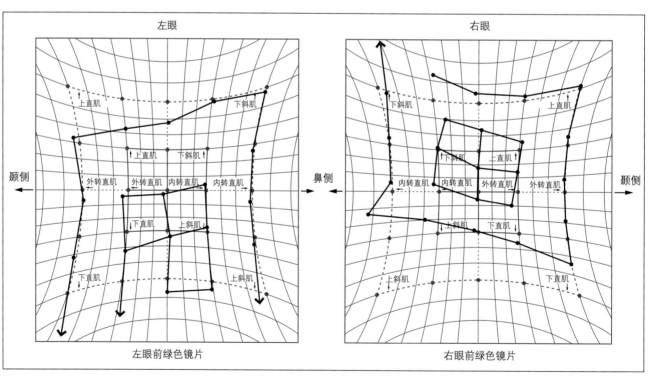

图 18.44　最近发生的获得性右眼滑车神经麻痹 Hess 屏检查结果表。

- 第二斜视角（左眼注视 FL）为 -28° 和 R/L 12°。

　　在下直肌麻痹中，上斜肌的功能仅能以观察其下转时是否内旋来评估。最好在球结膜上作标记并在裂隙灯下观察其旋转情况。

2. 最近发生的获得性滑车神经麻痹（图 18.44）
- 右眼田字格比左眼田字格小。
- 右眼田字格显示上斜肌功能不足和下斜肌功能亢进。

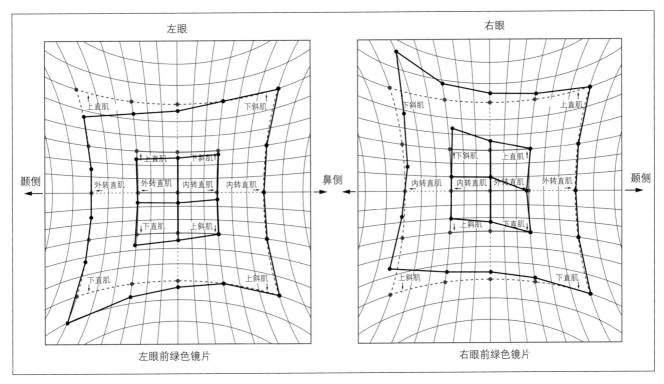

图 18.45 先天性滑车神经麻痹 Hess 屏检查结果表。

- 左眼田字格显示下直肌功能亢进和上直肌功能不足（抑制性麻痹）。
- 第一斜视角（左眼注视 FL）为 R/L 8°；第二斜视角（右眼注视 FR）为 R/L 17°。

3. 先天性滑车神经麻痹（图 18.45）
- 所有田字格大小没有区别。
- 第一和第二斜视角均为 R/L 4°。
- 右眼上斜视——右眼里面的田字格的注视点向上偏斜，左眼向下偏斜。
- 向左侧注视时垂直斜视角增加，向右注视时垂直斜视角减小。
- 右眼田字格显示上斜肌功能不足和下斜肌功能亢进。
- 左眼田字格显示下直肌亢进和上直肌功能不足（抑制性麻痹）。

4. 右眼展神经麻痹（图 18.46）
- 右眼田字格较左眼田字格小。
- 右眼田字格显示外直肌明显功能不足，内直肌轻度功能亢进。
- 左眼田字格显示内直肌明显功能亢进。
- 第一斜视角（左眼注视）为 +15°，第二斜视角（右眼注视）为 +20°。
- 对左眼外直肌的抑制性麻痹还没形成。

验光和眼底检查

必须强调对于有斜视的患者需要扩瞳检查眼底，排除任何潜在的眼部疾病，如黄斑瘢痕、视盘发育不良或视网膜母细胞瘤。斜视常继发于屈光不正如远视、散光、屈光参差和近视。

睫状肌麻痹

引起斜视的最常见屈光不正为远视。准确地检测远视度数需要麻痹睫状肌，睫状肌麻痹可以中和调节力，调节会掩盖真正的屈光不正的度数。

1. 环喷托酯：对大多数孩子都具有足够的睫状肌麻痹作用。
- 6 月龄以下孩子使用的浓度为 0.5%，6 月龄以上孩子使用的浓度为 1%。每次一滴，5 分钟后重复使用一次，通常 30 分钟内达到最大的睫状肌麻痹效果，2～3 小时后恢复调节，24 小时内瞳孔仍散大。
- 睫状肌麻痹是否充分可以通过分别让患者注视远和近物体时进行视网膜检影验光，比较两次验光结果，如果睫状肌麻痹是充分的，两次验光结果差别很少或几乎没有差别。
- 如果睫状肌麻痹不充分，两次验光结果不同，

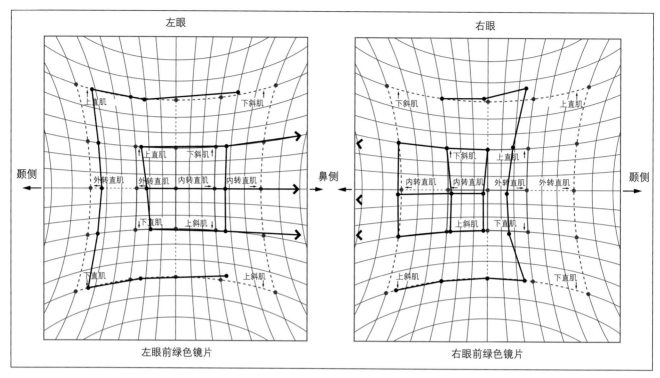

左眼　　　　　　　　　　　　　　　　右眼

颞侧　　鼻侧　　颞侧

上直肌　下斜肌　下斜肌　上直肌

上直肌　下斜肌　下斜肌　上直肌

外转直肌　外转直肌　内转直肌　内转直肌　内转直肌　内转直肌　外转直肌　外转直肌

下直肌　上斜肌　上斜肌　下直肌

下直肌　上斜肌　上斜肌　下直肌

左眼前绿色镜片　　　　　　　　　　右眼前绿色镜片

图 18.46　右眼展神经麻痹 Hess 检查结果表。

此时需要再等 15 分钟，同时追加滴眼一次。

- 在使用环喷托酯前使用局部麻醉剂如丙美卡因，可以减少眼部刺激和反射性流泪，因此使环喷托酯在结膜囊内保留时间更久，睫状肌麻痹效果更好。

2. 阿托品： 对于高度远视或虹膜色素较深的患儿使用环喷托酯不能达到充分的睫状肌麻痹，因此需要使用阿托品。

- 可以使用阿托品眼药水或眼药膏。眼药水使用更容易，但眼膏使用过量的风险较小。12 月龄以下患儿使用浓度为 0.5% 的阿托品，12 月龄以上使用 1% 的浓度。睫状肌麻痹最大效果出现在 3 小时后；3 天后开始恢复调节，通常完全恢复需要 10 天。
- 检查前 3 天每天使用 2 次阿托品，但检查当天不需要使用阿托品。必须让患者父母知道如果出现全身中毒如脸红、发热或烦躁不安等，必须停止用药并寻求医学帮助。

屈光度的改变

因为随年龄增长屈光度会改变，因此对斜视患者来说重要的是至少一年需要检查一次屈光度，年

幼的孩子和如果患儿视力下降则需要更多次检查。出生时大多数孩子是远视。2 岁以后可能远视增加而散光减少。直到 6 岁之前远视还会逐渐增加，到 6~8 岁及以后度数降低。

何时处方配镜

大多数孩子有轻度远视（1~3 D）。已有一些证据证明正常孩子戴全矫远视眼镜会减缓生理性正视化。

1. **远视：** 通常没有斜视的孩子伴 4 D 以下远视不需要戴镜矫正，除非他们近视力不佳。如果远视度数大于 4 D，则给予 2/3 度数矫正。然而如果存在内斜视需要戴全矫眼镜，即使孩子年龄 <2 岁。
2. **散光：** ≥1.50 D 需要戴镜，尤其是 18 月龄以上且屈光参差的患儿。
3. **近视：** 是否需要戴镜与孩子的年龄有关。2 岁以下患儿，≥-5.00 D 需要戴镜；2~4 岁患儿戴镜标准是 >-3.00 D。孩子年龄越大越需要更清晰的远视力，因此需要戴镜的标准越低。
4. **屈光参差：** 3 岁以上，双眼检影验光度数相差超过 1 D 时需要戴镜。如果没有斜视，则对远视性屈光不正双眼可以等量地减少戴镜度数。

隐斜

　　临床上隐斜可以出现并伴随视觉症状，尤其是压力大或身体弱时，融合范围不足以维持正位视。

1. **体征**：内隐斜和外隐斜均可根据视远和视近斜视角的不同而分类（集合过度或不足，分开不足或过强，或混合型）

2. **治疗**
 - 对集合不足型外隐斜，正位视训练非常有价值。
 - 必须适当地矫正任何明显的屈光不正。
 - 可以通过压贴棱镜片来缓解症状，棱镜片可以加在眼镜处方中（通常最大 10 ~ 12△，分置于双眼前）。
 - 对大角度隐斜有时需要手术治疗。

聚散功能异常

集合不足

　　集合不足（convergence insufficiency，CI）可以在各种人群中发生，如学生，尤其有近用阅读需求者。

1. **体征**：不论是否存在隐斜，集合近点远移。

2. **治疗**：包括以恢复正常集合近点和最大化融合范围为目标的正位视训练。如果训练良好，数周内症状会消除。如果持续有症状可以用底向内棱镜片治疗。

3. **调节不足**（accommodative insufficiency，AI）：也很常见。可以是原发性的，也可发生于病毒感染后，常见于学龄儿童。给予能看清文字的最低度数阅读眼镜，但常很难脱镜。

散开不足

　　散开麻痹较罕见，常伴有神经系统疾病，如颅内占位性病变、脑血管意外和颅脑外伤。可在任何年龄发病且与展神经麻痹较难鉴别，该病起初是共同性内斜视、散开融合功能下降或不能。此病很难治愈，棱镜片是最好的选择。

近反射不足

1. 近反射功能不足表现为集合和调节均不足。试图看近时可见瞳孔缩小。治疗包括阅读眼镜、底向内棱镜片和肉毒杆菌毒素治疗（正位视训练无效）。此病很难治愈。

2. 调节和集合完全麻痹一开始可以是功能性的，由于中脑疾病、颅脑外伤后造成，可能会恢复。

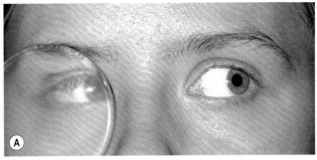
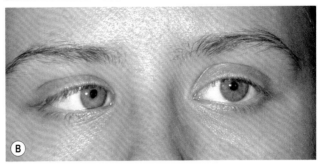

图 18.47　A. 在眼球运动检查时发生近反射痉挛。B. 右眼内斜视和瞳孔缩小。

近反射痉挛

　　可在任何年龄发病的功能性疾病（常见于女性）

1. **体征**
 - 复视，视物模糊和头痛，伴内斜视、假性近视和瞳孔缩小。
 - 痉挛可以在检查眼球运动时突然出现（图 18.47A）。
 - 诊断的关键是观察到瞳孔缩小（图 18.47B）。
 - 不论是否使用睫状肌麻痹，验光均证实了存在假性近视，因此不需要戴镜。

2. **治疗**：包括建议患者停止会引起痉挛的行为。如果痉挛持续存在，需要使用阿托品或戴全矫阅读眼镜，但是很难停止治疗而不复发。尽管有许多症状和体征，但患者通常可以正常生活。

内斜视

　　内斜视（显性向内偏斜）可分为共同性和非共同性斜视。共同性内斜视在各水平眼位斜视角相差不超过 5 △。非共同性斜视由于运动受限或异常神经支配而表现出在各诊断眼位不同的斜视角。

　　本章节仅讨论共同性内斜视。分类见表 18.1。然而所有的斜视都是不一样的，也不一定完全符合某一种类型。例如微小斜视常合并其他类型的斜视。重要

表18.1　内斜视的分类

1.调节性
a.屈光性
- 完全调节性
- 部分调节性

b.非屈光性
- 集合过度性
- 调节不足性

c.混合性

2.非调节性
- 婴儿基本型
- 微小斜视
- 基本型
- 集合过度型
- 集合痉挛型
- 分开不足型
- 分开麻痹型
- 知觉性
- 连续性
- 急性
- 周期性

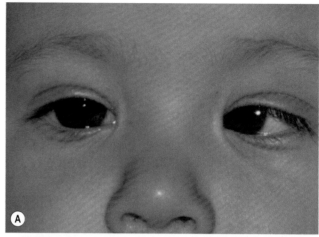

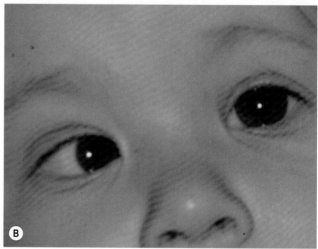

图 18.48　早期发生的内斜视交替注视。A. 右眼注视。B. 左眼注视。(Courtesy of J Yang ü ela)

的是需要了解双眼视功能、屈光不正以及调节等在斜视病理生理学中起的作用，并实施针对性的治疗。

早期发生的内斜视

出生后到 4 月龄，偶尔双眼向内集合是正常现象，但此后眼位仍不正是不正常的。早期发生的内斜视（先天性、基本型、婴儿型）为原发性内斜视，出生后 6 个月内发生，与正常婴儿一样没有明显的屈光不正和眼球运动受限。

体征

- 斜视角常比较大且恒定（>30 Δ）。
- 第一眼位时大多数婴儿能交替注视（图 18.48）。
- 侧方位交叉注视，因此患儿用左眼注视右侧（图 18.49A），用右眼注视左侧（图 18.49B）。交叉注视可造成类似展神经麻痹的双眼外展功能不足的假象。
- 检查外展功能可以通过娃娃头试验或将孩子旋转。
- 如果以上试验均失败，则包单眼数小时可以暴露非遮盖眼的外展能力。
- 通常伴水平眼球震颤。
- 仅在遮盖一眼时出现的眼球震颤称隐性眼球震颤（latent nystagmus，LN），快相指向注视眼。这表

示眼球震颤的快相根据遮盖眼的不同而反转。

- 双眼均睁开时表现出的眼球震颤称显隐性眼球震颤（manifest latent nystagmus，MLN），当遮盖一眼时眼球震颤幅度增加。其他特征与隐性眼球震颤相同。
- 患儿的屈光度大多正常（约 +1 到 +2D）。
- 存在非对称性视动性眼震。
- 可一开始或以后发生下斜肌功能亢进（图 18.51）。
- 到 3 岁以上 80% 的患者合并垂直分离性斜视（dissociated vertical deviation，DVD）。

初始治疗

出生后早期双眼正位给孩子双眼视发育创造了最好的机会。因此理想的手术时机为 12 月龄前，最晚 2 岁之前，但是必须在治疗弱视和矫正显著的屈光不正后才行手术治疗。

- 首次手术方案可行双眼内直肌后徙或单眼内直肌

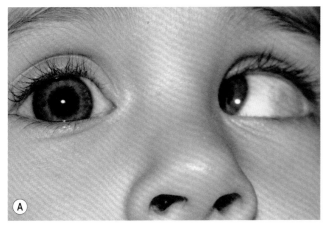

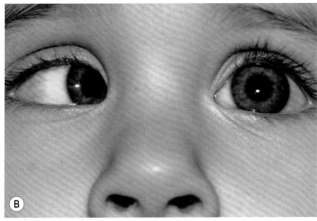

图 18.49 早期发生的内斜视交叉注视。A. 左眼注视右侧视野。B. 右眼注视左侧视野。（Courtesy of R Bates）

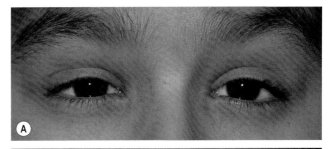

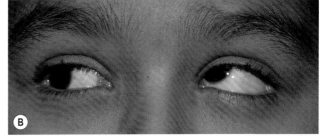

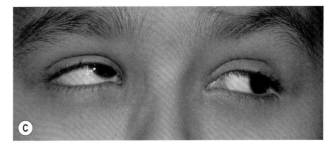

图 18.51 双眼下斜肌亢进。A. 第一眼位正位。B. 向右注视左眼下斜肌亢进。C. 向左注视右眼下斜肌亢进。

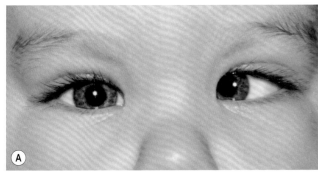

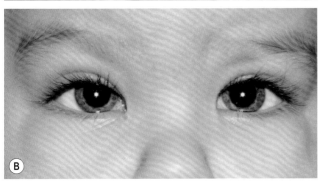

图 18.50 早期发生的内斜视。A. 术前。B. 术后。

后徙联合外直肌缩短术。很大的斜视角需要内直肌后徙 6.5mm 或以上。如果合并明显的下斜肌亢进也需要同时处理。

- 手术目标：斜视角小于 10Δ。
- 与周边融合和中心抑制有关（图 18.50），即使不能获得双眼黄斑中心融合，残余的小角度斜视常比较稳定。

后续治疗

1. 欠矫的患者需要再次手术，根据第一次手术的方法可以再后徙内直肌，缩短单眼或双眼外直肌，或对另一眼手术。

2. 下斜肌功能亢进可能随后显露，通常 2 岁左右发现（图 18.51）。必须告知患者尽管初次手术结果很好，也可能需要再次手术。一开始仅表现为单眼的，到 6 月龄时往往会双眼均表现出下斜肌亢进。下斜肌减弱术包括断腱术、后徙术和切除术。

3. 初次手术后数年可能出现 DVD，尤其多见于伴眼

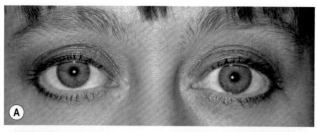
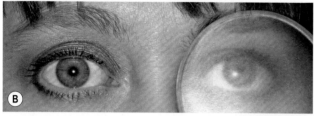
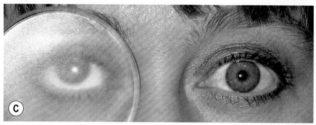

图 18.52　分离垂直性斜视。A. 原在位眼球正位。B. 左眼被遮盖后出现上斜视。C. 右眼被遮盖后出现上斜视，左眼去遮盖后由上至下运动。

球震颤的患儿。特征如下：

- 被遮盖眼或注意力不集中时一眼自发性上漂伴外旋（图 18.52B）
- 当去遮盖时，该眼会向下移动但另一眼并不随之向下移动（图 18.52C）。
- 因此 DVD 不遵循 Hering 法则。尽管常见于双眼，但往往不对称。
- 如果外观斜视很明显则需要手术治疗。对 DVD 行上直肌后徙联合或不联合后固定（见后文）或下斜肌前转位术均有效，但是难以完全消除 DVD。

4. 50% 患者术后常变为偏好单眼注视，因而会发生弱视。
5. 如果术后早期双眼正位，然后才变为内斜视，必须怀疑是否存在调节因素。因此重要的是对所有孩子再次进行睫状肌麻痹验光并矫正相应的新的调节因素。

鉴别诊断

1. 先天性双侧展神经麻痹较罕见，可以通过以上描述的几项排除。
2. 有器质性病变的知觉性内斜视。

3. 眼球震颤阻滞综合征，集合抑制水平眼球震颤。眼球外转时引出眼球震颤，患儿常采取面转，以内转眼注视的眼位。
4. Duane 眼球后退综合征 Ⅰ 型和 Ⅲ 型。
5. Möbius 综合征。
6. 固定性斜视。

调节性内斜视

视近的同时伴随调节和集合。通过改变透明晶状体的曲率以看清近物的过程称为调节。同时为了双眼黄斑中心注视而集合。调节和集合的量均与目标的移近有关，而且相互之间存在相对固定的关系（AC/A 值）。AC/A 异常是某些类型内斜视的重要病因。

屈光性调节性内斜视

此种类型调节性内斜视，AC/A 值正常，内斜视是对于高度远视的生理性反应，远视度数通常为 +2.00 ~ +7.00 D。如此大的远视度数即使患者为看清远距离目标也需要一定的调节，而且这些调节超出了患者的融合性分开的范围，因而表现为显性斜视。视远和视近斜视角差别较小（通常 <10 Δ）。发病年龄多见于 18 个月 ~3 岁（范围 6 个月 ~7 岁）。

1. **完全调节性内斜视**：当远视性屈光不正没有矫正之前表现为内斜视（图 18.53A）。戴光学矫正远视眼镜后，视远和视近均没有斜视，同时有双眼单视功能。
2. **部分调节性内斜视**：戴全矫远视眼镜后，内斜视减少但没有完全消失（图 18.54）。常伴有弱视和先天性双上斜肌功能减弱。大多数病例斜视眼被抑制，也有可能形成异常视网膜对应，但 ARC 较微小斜视少见。

非屈光性调节性内斜视

此种类型调节性内斜视 AC/A 值高，因此单位调节伴随过度增加的集合。尽管常合并远视，但斜视与屈光不正无关。可有以下几种亚型：

1. **集合过度型**
   - 高 AC/A 值是由于过度增加的调节性集合（调节功能正常，集合过强）。
   - 集合近点正常。
   - 视远时双眼正位，双眼单视（图 18.55A）。
   - 视近时内斜视，通常一眼抑制（图 18.55B）。
   - 双眼正位时均双眼黄斑注视（图 18.55C）。

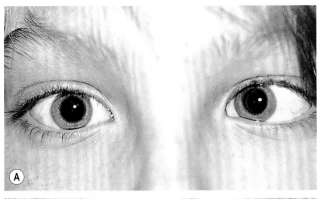

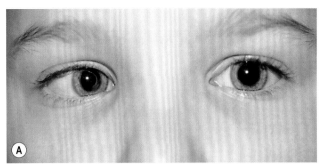

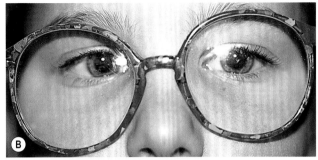

图 18.54 部分调节性内斜视。A. 不戴镜时右眼内斜视。B. 戴镜后斜视角减小但没有完全消失。

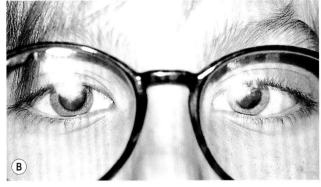

图 18.53 完全调节性内斜视。A. 不戴镜时左眼内斜视。B. 戴镜后视近和视远均正位。

2. 调节不足集合过度型

- 高 AC/A 值是由于调节不足（调节不足，迫使视近时增加使用调节，从而造成集合过度）。
- 调节近点远移。
- 视远时双眼正位，双眼单视。
- 视近时内斜视，通常一眼抑制。

治疗

1. 首先矫正屈光不正

- 6 岁以下儿童，睫状肌麻痹后检影验光，仅需减去工作距离，处方为全矫眼镜。在完全调节性内斜视患者戴全矫眼镜后，视远和视近均正位。
- 8 岁以后，不必睫状肌麻痹验光，处方予能接受的最大正镜片（显性远视）。
- 对集合过度型内斜视需要戴双焦眼镜以减少调节（同时减少调节性集合），从而使患儿视近时双眼正位并保持双眼黄斑中心注视（图 18.55C）。配镜时给予能获得以上目标的最小近附加。
- 最令人满意的双焦眼镜下加光分界线最好与瞳

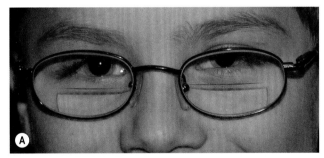

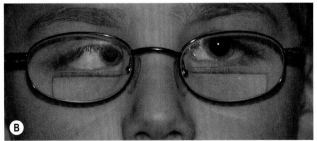

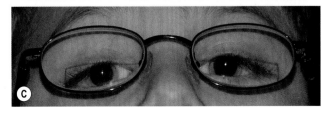

图 18.55 集合过度型内斜视。A. 视远时正位。B. 视近时右眼内斜视。C. 透过双焦眼镜注视时双眼正位。

孔下缘相切。随年龄增加下加光应该逐步减少，直至 10+ 岁后不用下加光镜片。

- 双光眼镜适用于调节不足型且 AC/A 值不过高的内斜视患者，并且需要在合适的时间放弃双焦眼镜。
- 对于斜视角度更大的患者，手术是更好的长期选择。术后是否完全不需要戴眼镜与 AC/A 值的大小以及远视和散光的量有关。可能仅在近距离工作时需要戴眼镜。

2. **手术**：目的是恢复或改善双眼单视功能，或改善外观以利于孩子的社交生活。

- 仅在眼镜不能完全矫正斜视且所有的治疗弱视方法均尝试后再考虑手术治疗。
- 对视近斜视角大于视远斜视角的患者可行双眼内直肌后徙术。
- 如果视远与视近斜视角无显著差异，双眼视力相等，有的医生行单眼内直肌后徙联合外直肌缩短术，而另一些医生行双眼内直肌后徙术。
- 对一眼仍有弱视的患者，通常对弱视眼手术。
- 对部分调节性内斜视患者仅为了美容而手术的，尽量晚些手术，直到患者自己提出要求才进行，以避免早期手术后的连续性外斜视，手术量以矫正戴镜后残余的斜视为宜。
- 对集合过度型内斜视首次手术通常行双眼内直肌后徙术。因为融合可避免视远外斜视；一些患者术后外斜视，需要再次手术。
- 内直肌后固定术（Faden 术）可以用于首次手术，也可用于双内直肌后徙术后仍欠矫者。

微小斜视

　　微小斜视（单眼注视综合征），可以是原发性的，也可在大角度斜视术后发生。可单独存在，但往往与其他情况如屈光参差性弱视并存。微小斜视除了是一种特殊的诊断，更是对双眼视功能的一种详细表述，例如完全性调节性内斜视患者戴镜后更多地存在微小斜视而不是真正的双眼黄斑注视。它具如下特征：

1. 斜视角非常小，常小于 8 Δ，在遮盖试验时不易发现。
2. 斜视眼存在中心抑制暗点。
3. 异常视网膜对应，立体视功能降低，不同程度的周边融合。
4. 屈光参差，常见远视或远视性散光。
5. 几乎没有症状，除非合并失代偿的隐性斜视。

6. 治疗包括矫正屈光不正，遮盖治疗弱视。大多数患者没有症状且较稳定。

其他类型内斜视

视近内斜视（非调节性集合过度型）

1. 常见于较大年龄儿童和青年。
2. **体征**

- 没有明显的屈光不正。
- 视远时正位或小角度内斜视，能双眼单视。
- 视近时内斜视但 AC/A 值正常或偏低。
- 调节近点正常。

3. **治疗**：双眼内直肌后徙术。

视远内斜视

1. 常见于有近视的青年。
2. **体征**

- 视远间歇性或恒定性内斜视。
- 视近无斜视或微小斜视。
- 双眼外展功能正常。
- 融合性散开幅度降低。
- 无神经系统疾病。

3. **治疗**：戴棱镜片直至自行恢复或对斜视角稳定的患者手术。

急性（后发性）内斜视

1. 常见于 5~6 岁孩子。
2. **体征**

- 突然发生的复视和内斜视。
- 眼球运动正常，没有明显的屈光不正。
- 必须排除展神经麻痹。

3. **治疗**：目的是重建双眼单视功能防止抑制，使用棱镜片、肉毒杆菌或手术治疗。

继发性（知觉性）内斜视

　　继发性内斜视是由于单眼视力差从而干扰或完全破坏融合功能所致的内斜视。病因包括白内障、视神经萎缩或发育不良、黄斑区瘢痕或视网膜母细胞瘤。因此对所有斜视儿童均需扩瞳检查眼底。

连续性内斜视

　　常见于对外斜视的手术过矫。如果对孩子的间歇性外斜视手术矫正后出现连续性内斜视，可以观察，但不超过 6 周。

周期性内斜视

周期性内斜视较罕见,其特征是交替性显性内斜视,伴抑制和双眼单视,典型的为 24 小时一周期。周期交替可以持续数月或数年,患者最终可呈恒定性内斜视而需手术治疗。在斜视间歇期,早期行全部显性斜视的矫正术可成功地治愈周期性内斜视。

高度近视性内斜视

高度近视患者的固定上直肌和外直肌的 pulley 带常不稳定。因此上直肌向鼻侧移位,外直肌向下方移位。高度近视伴获得性内斜视的患者必须考虑这种可能性。必须行 MRI 扫描以明确诊断。用不可吸收缝线对上直肌和外直肌行联扎术以治疗高度近视性内斜视。

外斜视

恒定性(早期发生的)外斜视

1. 出生后即发病。
2. **体征**
   - 正常的屈光度。
   - 斜视角大且恒定。
   - 可伴有 DVD。
3. 与婴儿型内斜视不同,常伴有神经系统异常。
4. **治疗**:主要是手术治疗,外直肌后徙联合内直肌缩短术。
5. **鉴别诊断**:继发性外斜视,常伴有严重的眼部疾病。

间歇性外斜视

诊断

1. 常见于 2 岁左右伴外隐斜失代偿的患儿,在注意力不集中时、强光下(斜视眼常反射性闭起)、疲劳时或生病时出现一眼显性斜视。
2. **体征**。有时双眼正位伴双眼单视(图 18.56A),有时存在显性斜视伴抑制(图 18.56B)。斜视的控制程度与注视距离和其他因素如注意力集中程度有关。

分类

1. **外展过强型**:视远斜视角大于视近斜视角,当注

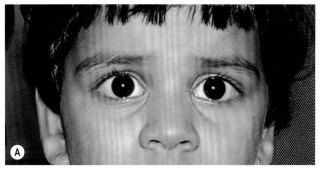
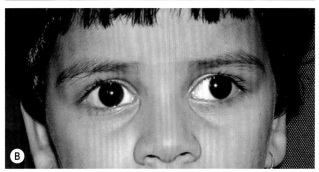

图 18.56 间歇性外斜视。A. 绝大部分时间双眼正位。B. 疲劳或不注意时左眼外斜视。(Courtesy of M Parulekar)

视距离超过 6 米时斜视角更大。有真性和类似外展过强型。

    a. 类似外展过强型,与 AC/A 值高或近感性集合过强(tenacious proximal convergence,TPC)有关。当在患者眼前加 +3.00 D 透镜(高 AC/A 控制外斜视)或单眼遮盖一段时间后测量视远和视近斜视角基本相等。

    b. 真性外展过强型。经过以上试验视近斜视角仍明显小于视远斜视角。

2. **基本型外斜视**:视近和视远斜视角基本相等。
3. **集合不足型**:视近斜视角大于视远斜视角。常见于较大儿童和成年人,可以合并近视或老视。

治疗

1. 对近视患者戴矫正眼镜,在某些病例中,可以通过刺激调节同时增加集合来控制斜视。在一些病例中配镜时过矫一些可能有效。
2. 在一些患者中,部分遮盖斜视眼可以加强对眼位的控制,对集合不足型外斜视患者可以行正位视训练。
3. **手术**:对控制较好的间歇性外斜视患者可以进行观察。当控制较差或斜视渐渐恶化时需要手术治疗。除非是真性外展过强型斜视可采用双眼外直肌后徙术,其他类型可以行单眼外直肌后徙联合内直肌缩短术。外斜视常不能完全通过手术消除。

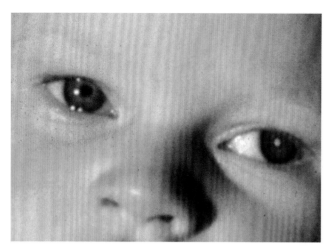

图 18.57　左眼成熟期白内障知觉性外斜视。

知觉性外斜视

知觉性外斜视时由于单眼或双眼后天性病变如白内障（图 18.57）或其他屈光间质混浊的疾病使视力受损所致。治疗影响视力的原发疾病，然后再于适当的时候行斜视矫正术。一小部分患者由于缺乏融合功能，即使双眼视力恢复正常且眼位正位仍可能存在顽固性复视。

连续性外斜视

连续性外斜视常在弱视眼自发出现，或更常见的是内斜视术后发生。术后早期即发生的外斜视必须考虑肌肉滑脱。许多连续性外斜视发生在成人患者中，出于美观及社交需要，可行斜视矫正术，术后外观改善明显。虽然术后一般没有严重的问题，但术前需仔细评估术后发生复视的风险。尽管有斜视复发，75% 患者术后 10 年仍维持良好的眼位。

特殊类型综合征

近来基因学和神经病理学研究表明一些先天性神经肌肉疾病是发育过程中眼部和面部肌肉受异常神经支配的结果。现在这些疾病被称为先天性脑神经异常支配性疾病（congenital cranial dysinnervation disorders，CCDD），包括 Duane 综合征、Möbius 综合征、先天性眼外肌纤维化综合征、Marcus Gunn 颌动瞬目综合征（见第 1 章）、先天性上睑下垂和先天性面瘫。

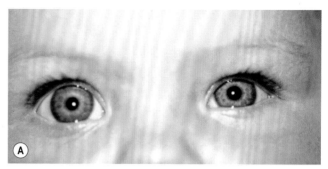

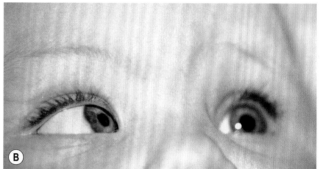

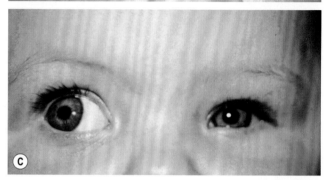

图 18.58　Duane 综合征 Ⅲ 型婴儿患者。A. 第一眼位正位。B. 左眼外转受限且睑裂开大。C. 左眼内转明显受限且睑裂变小。（Courtesy of K Nischal）

Duane 眼球后退综合征

外直肌不受展神经支配却受动眼神经异常支配。通常为双眼性的，在某些病例中一眼受累程度很轻。一些患儿合并先天性耳聋如知觉性耳聋和语言障碍。

体征

通常患者有面转头位，在第一眼位时具有双眼单视功能。受累眼有以下表现（图 18.58 ~ 18.60）。

1. 部分或完全外转受限。

2. 内转通常部分受限，罕有完全受限。

3. 由于眼球内转时内直肌和外直肌同时收缩，内转时眼球后退、睑裂变小。眼球后退的程度各不相同，从显而易见到微不可见。试图外转时，睑裂

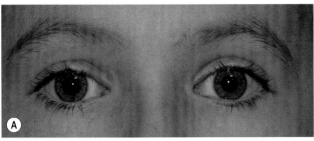

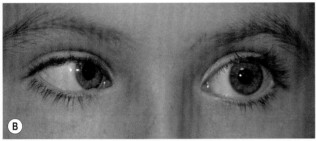

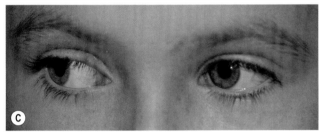

图 18.59　Duane 综合 I 型儿童患者。A. 第一眼位正位。B. 左眼外转明显受限，睑裂轻度开大。C.左眼内转轻度受限。

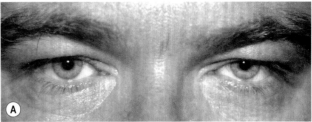

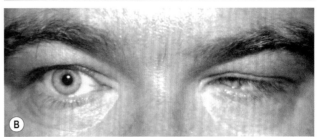

图 18.60　Duane 综合征成人患者。A. 第一眼位正位。B. 右眼外转明显受限且右眼睑裂轻度开大，同时左眼睑裂明显变小。

开大，眼球回到其原来的位置。

4. 企图内转时常伴有上射和下射，过紧的外直肌滑过眼球造成"僵绳"或"皮带"现象，使眼球异常垂直移动。然而近来 MRI 的研究表明不是所有的病例均有此现象。

5. 第一眼位正常眼集合时受累眼集合不能，仍注视前方。

分型（Huber）

1. I 型（图 18.59），最常见，特点如下：
   - 外转受限或不能。
   - 内转正常或轻度受限。
   - 第一眼位，正位或轻度内斜视。

2. II 型，最少见，特点如下：
   - 内转受限。
   - 外转正常或轻度受限。
   - 第一眼位，正位或轻度外斜视。

3. III 型（图 18.58），特点如下：
   - 内转和外转均受限。

   - 第一眼位，正位或轻度内斜视。

   三种类型的病理生理学是相似的，区别在于外直肌和内直肌受异常神经支配的量不同。

治疗

大部分 Duane 综合征患者不需要手术干预。

- 大多数孩子可以通过代偿头位（AHP）来代偿功能不足的外直肌以获得双眼单视。手术时机：仅在有证据表明患者失去双眼单视功能（患者表现为不使用代偿头位）时。

- 对于成人患者或年龄大于 8 岁患儿，可考虑手术改善头位或减轻颈部不适。手术也可改善外观很明显的上射、下射和眼球后退。

- 弱视，如果存在弱视常由于屈光参差，而不是斜视。手术可选择行单眼或双眼直肌的后徙或上下直肌转位术。不宜行受累眼外直肌缩短术，这样会加重眼球后退。

Brown综合征

Brown 综合征是机械性限制的一种状况。通常是先天性的，偶尔也有获得性的：

分类

1. 先天性
   - 特发性。

- "先天性卡嗒音综合征"，当上斜肌腱通过滑车时活动受阻。

2. 获得性

- 滑车或上斜肌腱受伤。
- 肌腱的感染性疾病，可由类风湿性关节炎、全鼻窦炎或巩膜炎引起。

诊断

左眼 Brown 综合征有以下特征：

1. 主要体征

- 第一眼位通常正位，双眼单视（图 18.61A）。
- 左眼内转时上转受限（图 18.61B）。
- 双眼向上注视时左眼上转受限（图 18.61C）。
- 左眼外转时上转正常（图 18.61D）。
- 没有左眼上斜肌亢进的表现（图 18.61E）。
- 被动牵拉试验阳性：将眼球向内上转受限。

2. 其他体征

- 内转时下射。
- 第一眼位下斜视。
- 异常头位：下颌上举和头向患侧倾斜（图 18.61F）。

治疗

1. 先天性 Brown 综合征如果能维持双眼单视功能，且代偿头位可以接受，可不必手术治疗。常在 10 岁左右自然好转。手术指征：第一眼位下斜视，眼位控制失代偿或异常头位不可接受。先天性 Brown 综合征手术方案首选上斜肌腱延长术。

2. 获得性 Brown 综合征可口服或在滑车附近局部注射激素，同时治疗原发疾病。

单眼上转不足

单眼上转麻痹，有时也称双上转肌麻痹，是较罕见的散发病例。目前认为病因是由于下直肌紧张或挛缩，或者由于上直肌发育不良或功能不足。

1. 体征

- 单眼上转明显不能。
- 水平三眼位不论外转、内转还是中间，单眼均上转不能（图 18.62）。
- 1/3 病例第一眼位正位。
- 可有下颌上举向下注视以获得融合的异常头位。

2. 治疗：包括在受累眼前使用底向上的棱镜片。手术指征：第一眼位融合功能受影响或需要下颌上

举以获得融合视。

Möbius综合征

Möbius 综合征是罕见的先天性的散发疾病。

1. 全身特征

- 常有双侧不对称及不完全的面神经麻痹，从而有面具脸和眼睑闭合问题（图 18.63B）。
- 第 10、第 12 对脑神经麻痹；第 12 对脑神经麻痹导致舌萎缩（图 18.63C）。偶尔还有第 5 和第 8 对脑神经受损。
- 轻度精神障碍。
- 肢体异常。

2. 眼部特征

- 50% 患者水平注视麻痹。
- 双侧展神经麻痹（图 18.63A）。
- 偶尔伴动眼神经和滑车神经麻痹和上睑下垂。

先天性眼外肌纤维化

先天性眼外肌纤维化（congenital fibrosis of the extraocular muscles，CFOEM）是罕见的非进展性疾病，通常为常染色体显性遗传，其特征为双眼上睑下垂和限制性眼外肌麻痹（图 18.64）。

- 第一眼位每一眼均固定于水平线下约 10°。
- 下斜视眼可以伴有外斜视、内斜视或在中间。
- 残余水平运动可变化多端，从完全不能到运动不受限制均可。
- 垂直运动严重受限，双眼上转均不能超过中线。
- 在某些病例中双眼视功能缺失，可有弱视。

固定性斜视

固定性斜视是非常罕见的疾病，双眼内直肌均纤维化（固定性内斜视；图 18.65A），或外直肌变性纤维化（固定性外斜视；图 18.65B）。

字母型斜视

"V"或"A"型斜视的出现可由于上转时上直肌和下斜肌的力量增加，或下转时下直肌和上斜肌的作用发生异常，因此在向上和向下注视时斜视角不一致。也可因为直肌 pulley 带的位置异常导致眼外肌运动路线异常。通过检查第一眼位、向上注视和

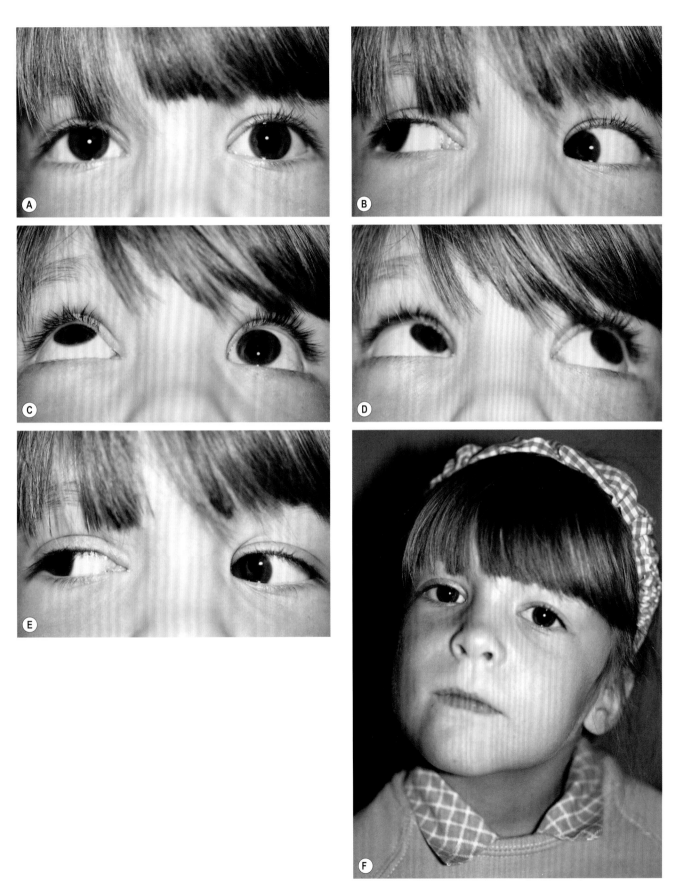

图 18.61 左眼 Brown 综合征。A. 第一眼位正位。B. 左眼内转时上转受限。C. 左眼向上注视时受限。D. 左眼外转时上转正常。E. 左眼上斜肌功能不亢进。F. 下颌上举和头向左肩倾斜。(Courtesy of K Nischal)

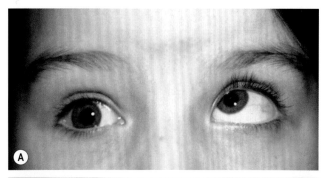

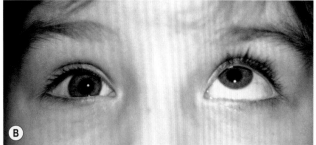

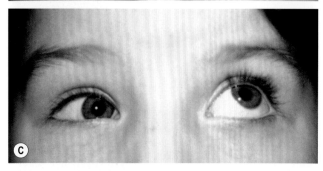

图 18.62　右眼上转不足综合征。A. 外转时上转不足。B. 向上注视。C. 内转时。

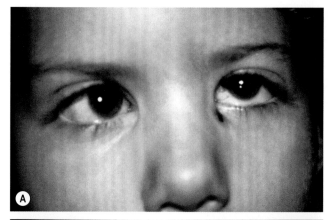

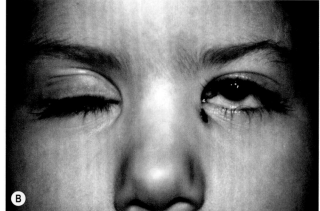

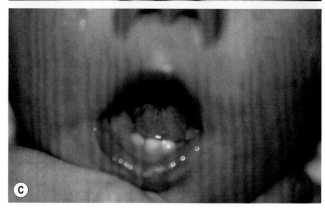

图 18.63　Möbius 综合征。A. 双展神经麻痹内斜视。B. 面神经麻痹眼睑闭合不全。C. 舌下神经麻痹舌萎缩。(Courtesy of K. Nischal)

向下注视三眼位的斜视角来评估 A-V 类型。共同性斜视和非共同性斜视均可发生 A-V 型斜视。

"V"征

"V"征是指向上和向下注视斜视角相差≥15Δ（生理学上允许有些小的差异）。

病因

- 与滑车神经麻痹有关的下斜肌亢进。
- 上斜肌功能不足继发下斜肌功能亢进，常见于婴儿型内斜视和其他儿童内斜视。向上注视时眼位正，向下注视时明显内斜视。
- 上直肌功能不足。
- Brown 综合征。
- 以浅眼眶和向下倾斜睑裂为特征的颅面部异常。

治疗

　　当存在上斜肌功能不足时，行下斜肌减弱术或上斜肌加强术。如果不伴有斜肌功能异常，治疗方案如下：

1. "V"型内斜视（图 18.66A）可行双眼内直肌后徙伴下移。
2. "V"型外斜视（图 18.66B）可行双眼外直肌后徙并上移。

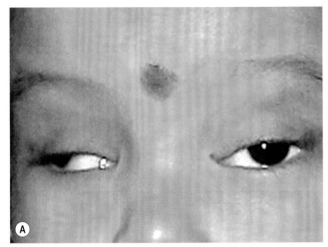

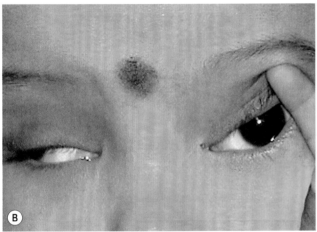

图 18.64 先天性眼外肌纤维化。**A.** 双眼上睑下垂和外斜视。**B.** 代偿重症上睑下垂。（Courtesy of M Parulekar）

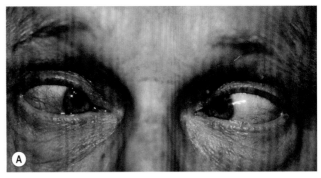

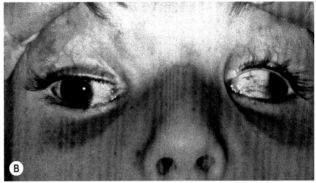

图 18.65 固定性斜视。**A.** 集合。**B.** 散开。

"A"征

"A"型斜视是指向上和向下注视时斜视角相差 ≥10 Δ。对于具有双眼视的患者会有阅读困难。

病因

- 原发性上斜肌功能亢进常与第一眼位外斜视有关。
- 下斜肌功能不足/麻痹继发上斜肌功能亢进。
- 下直肌功能不足。

治疗

伴斜肌功能异常可行上斜肌后部断腱术。对不伴有斜肌功能异常的治疗方案如下：

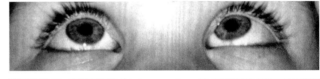

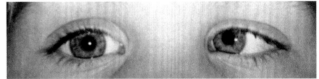

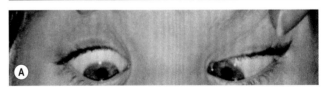

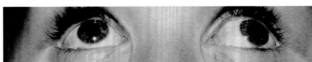

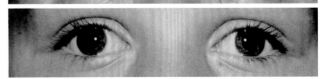

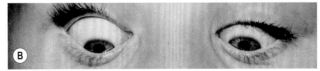

图 18.66 "V"征。**A.** 内斜视。**B.** 外斜视。（Courtesy of Wilmer Institute）

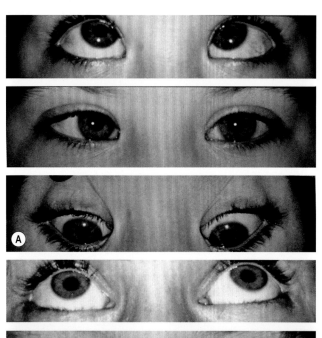

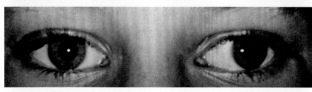

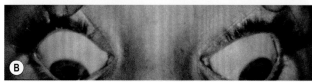

图 18.67　"A"征。A. 内斜视。B. 外斜视。（Courtesy of Wilmer Institute）

1. "A"型内斜视（图 18.67A）可行双眼内直肌后徙伴上移。
2. "A"型外斜视（图 18.67B）可行双眼外直肌后徙伴下移。

手术

手术最重要的目的是矫正眼位改善外观，如果可能则恢复双眼单视功能。手术也可改善异常头位和扩展双眼视野范围或使之位于中间。当然治疗儿童斜视第一步是矫正屈光不正和 / 或治疗弱视。一旦双眼视力均达标，可对残存的斜视手术治疗。三种主要的手术方法：①减弱术，减弱肌肉的力量；②加强术，加强肌肉的力量；③改变肌肉作用方向。

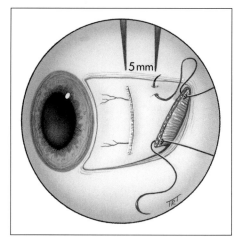

图 18.68　水平直肌后徙术。

减弱术

减弱术包括：①后徙术；②断腱术（或肌肉切除术）；③后固定缝线术。

后徙术

后徙术通过将肌肉从其肌止点后移从而使肌肉松弛。可对除上斜肌以外所有眼外肌行后徙术。

1. **直肌后徙术**
   a. 暴露肌肉，用两根可吸收缝线各系住肌腱的外 1/4 处。
   b. 从巩膜上断开肌肉，用尺量取所需后徙的量并在巩膜上作标记。
   c. 将肌肉的断端缝于原肌止点后已作测量标记的巩膜处（图 18.68）。
2. **下斜肌断腱术或后徙术**
   a. 通过颞下象限穹隆部切口暴露肌腹。
   b. 必须在直视下用斜视钩从下斜肌后缘勾取肌肉。必须小心不破坏 Tenon 囊膜和其后的眶脂肪。
   c. 在下斜肌肌止点处用可吸收缝线穿过下斜肌前缘并系住下斜肌。
   d. 将肌肉离断，肌肉的断端缝合于下直肌止点后 3 mm 颞侧的巩膜上（图 18.69）。

断腱术

断腱术是指在肌止点处将肌肉离断并不再缝于巩膜上。最常用于减弱过强的下斜肌，除了不缝合肌肉之外，手术步骤与后徙术相似。非常少的情况下，也可对严重挛缩的直肌肌肉行断腱术。

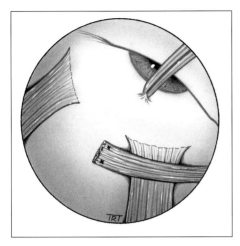

图 18.69 下斜肌后徙术。

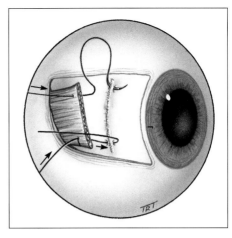

图 18.70 水平直肌截除术。

后固定缝线术

后固定缝线术（Faden）的原理是将肌腹的后部与巩膜缝合，减少该肌肉作用方向的力量，同时不影响第一眼位。Faden 术可用于集合过度型内斜视的内直肌以降低集合，以及用于上直肌以治疗 DVD。在治疗 DVD 时，可同时后徙上直肌。在上直肌止点后 12 mm 处用不可吸收缝线将其肌腹与巩膜锚定。

加强术

1. 截除术将肌肉缩短以增加其力量。仅适用于直肌，步骤如下：
   a. 暴露肌肉，在其肌止点后所需处用两根可吸收缝线系住肌肉。
   b. 剪断缝线前肌肉，断端再缝回原肌止点（图 18.70）。
2. 在先天性滑车神经麻痹中，折叠上斜肌的肌肉或肌腱，可加强上斜肌的作用。
3. 将肌肉的止点向角巩缘移动可增强已后徙直肌的力量。

麻痹性斜视的治疗

外直肌麻痹

展神经麻痹后必须明确其不会自然恢复后才考虑手术。通常是病情稳定至少 3 个月后，大多数都是发病后至少 6 个月。外直肌部分麻痹和完全麻痹的治疗方案不同。

1. 部分麻痹者行外直肌缩短和内直肌后徙术并调整缝线，目标是第一眼位存小角度的外隐斜以使双眼单视野最大。
2. 完全麻痹者将上直肌和下直肌分别转位到麻痹的外直肌止点上下方（图 18.71），同时对内直肌注射肉毒杆菌毒素（毒性转位术）。

一次手术时不能同时将 3 条直肌从眼球止点离断，因为存在眼前节缺血的风险。

上斜肌麻痹

如果存在令人烦恼的复视和异常头位需考虑手术。单眼和双眼上斜肌麻痹治疗方法不同。基本原则如下：

1. **单眼上斜肌麻痹**
   a. 先天性可行下斜肌减弱术或上斜肌折叠术。
   b. 获得性上斜肌麻痹
   ● 小度数的垂直斜视可行同侧下斜肌减弱术。
   ● 中至大度数的垂直斜视可行同侧下斜肌减弱术，如果需要可联合或随后行同侧上直肌减弱术和／或对侧下直肌减弱术。必须注意同一眼既行下斜肌减弱又行上直肌减弱术可致该眼上转受影响。
2. **双眼上斜肌麻痹**
   a. 外旋转斜视必须首先行 Harada-Ito 手术，将上斜肌肌腱的前部纤维分出一半并将之向前和颞侧转位（图 18.72）。
   b. 可以同时矫正伴随的垂直斜视或二次手术再处理。

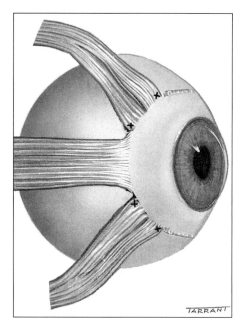

图 18.71　治疗外直肌麻痹的上直肌和下直肌转位术。

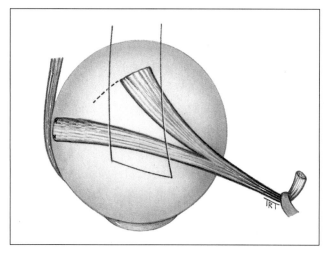

图 18.72　治疗上斜肌麻痹的 Harada-Ito 手术。

调整缝线术

介绍

对直肌的手术可联合调整缝线术以提高斜视手术的效果。特别适用于需要精确结果或对术后效果难以预测的手术，如甲状腺相关眼病或眼眶爆裂性骨折导致的获得性垂直斜视。其他的适应证包括展神经麻痹、成人外斜视或伴周围组织瘢痕形成的二次手术。禁忌证：患者年龄太小对术后调整缝线不能配合者。

初始步骤

a. 如同行直肌后徙术，暴露肌肉，缝合肌止点和肌腱，将肌肉从巩膜处离断。

b. 两条缝线相互靠近共同穿过肌止点下方。

c. 另一根缝线在肌肉缝线穿出肌止点处将两根肌肉缝线打紧（图 18.73A）。

d. 剪短缝线的一端，两个断端系在一起成环形（图 18.73B）。

e. 不缝合球结膜。

术后调整

通常术后数小时患者完全清醒后在局麻下进行。

a. 评估眼位。

b. 如果眼位满意则解开肌肉缝线并剪短长的一端。

c. 如果需要加大后徙量，则将活结沿着肌肉缝线往前拉，这样使后徙的肌肉更多松弛，使之能向后移动（图 18.73C）。

d. 如果需要减少后徙的量，将肌肉缝线向前拉并将活结打紧固定肌肉（图 18.73D）。

e. 再检查眼位，如果需要可再次调整缝线的位置。

f. 缝合球结膜。

在直肌截除术中可以使用相同的技术。

肉毒杆菌毒素化学去神经

在局部麻醉和 EMG 监测下对眼外肌注射肉毒杆菌毒素可使肌肉暂时麻痹。在注射后数天起效，注射后 1～2 周达最大效果，3 个月左右药物渐渐被代谢而失效。副作用不常见，5% 左右患者会有不同程度的暂时性上睑下垂。适应证如下：

1. **评估术后复视的危险度。** 例如在成人连续性左眼外斜视伴左眼抑制患者，双眼正位后左眼脱抑制而产生复视。术后复视试验：术前用棱镜片矫正斜视后不发生复视，则术后复视的风险很小。如果该试验结果阳性，则可对左眼外直肌注射肉毒杆菌毒素，此后双眼会正位或内斜，因此数天后当眼位正位时可以评估复视的危险度。如果复视确实出现则患者可以判断复视是否影响生活。

2. **通过暂时使双眼正位评价恒定性显性斜视患者潜在的双眼单视功能。** 如果合适可再行斜视矫正术。一小部分患者在肉毒杆菌毒素被代谢后的较长时间内还会保持双眼单视功能。

3. **在外直肌麻痹的患者可在同侧的内直肌注射肉毒**

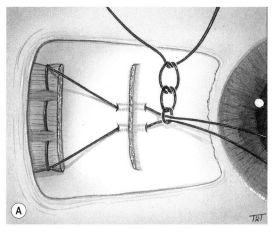 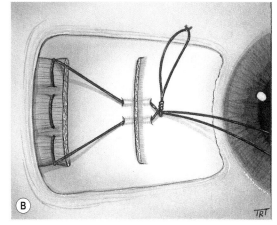

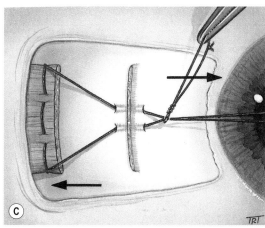 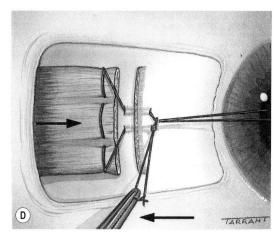

图 18.73 调整缝线术。

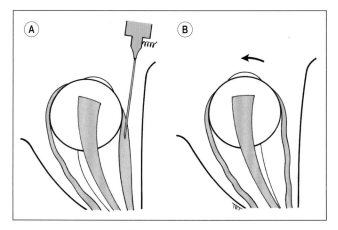

图 18.74 治疗左眼展神经麻痹肉毒杆菌毒素的化学去神经原理。

杆菌毒素，观察当完全没有内直肌的对抗力量时外直肌是否有力量（图 18.74A）。内直肌暂时性麻痹使肌肉松弛，因此眼球在水平方向所受的力量平衡，从而评价外直肌的功能（图 18.74B）。

4. **已行多次斜视手术外观仍明显斜视的患者**也可以重复注射肉毒杆菌毒素，而且随时间推移注射频率会降低。

（岑洁 韦严 译）

第 19 章 神经眼科学

神经影像学

计算机断层扫描

物理学

计算机断层扫描（computed tomography，CT）使用 X 射线利用计算机技术通过详细的横截面图像取得组织的密度值。组织密度由灰度表示，白色是最大密度（如骨），黑色是最低密度（例如空气）。先进的 CT 扫描仪能够获得较薄的切面，提高空间分辨率，缩短检查时间并不会按比例地增加辐射剂量。图像由轴向方向获得，通过计算机三维重建可以在任何平面上进行观察。这种多维信息在了解解剖细节上比磁共振（magnetic resonance，MR）成像更具优势。CT 的使用广泛，易于操作，是相对廉价和快捷的检查方法，但与 MR 检查不同的是，患者暴露于电离辐射中。

对比度增强

碘剂的使用提高了灵敏度和特异性，但禁用于碘过敏患者和肾衰竭的患者。不适用于急性出血、骨损伤或异物的定位，因为它可能会掩盖这些高密度结构的可视性。

适应证

1. 眼眶外伤，用于发现骨损伤，如骨折（图 19.1A）、出血、眼外肌疝入上颌窦和手术性气肿。
2. 甲状腺眼病的眼外肌评价（图 19.1B）。
3. 评价眼眶肿瘤累及骨组织情况时 CT 优于 MR。
4. 眼眶蜂窝织炎时评价眶内累及情况和骨膜下脓肿形成。
5. 发现脑膜瘤和视网膜母细胞瘤眶内钙化。
6. 发现急性颅脑（图 19.1C）或蛛网膜下腔出血（图 19.1D），在发病最初数小时内很难在 MR 检查中发现异常。
7. MR 禁忌情况（例如患者体内有含铁异物）。

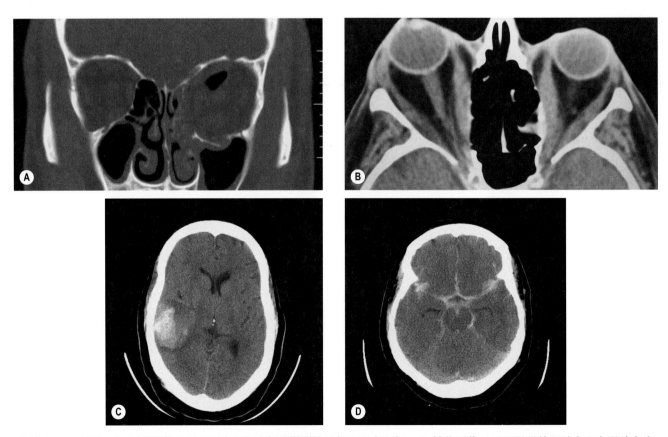

图 19.1 CT 扫描。A. 冠状图像显示左眶底和眶内侧壁爆裂性骨折和眶内积气。B. 轴位图像显示双眼眼外肌肿大和右眼球突出。C. 轴位图像显示右颞叶急性脑实质血肿。D. 轴位图像显示广泛的蛛网膜下腔出血，位于基底池、外侧裂和纵裂处。（Courtesy of N Sibtain-figs A, C and D; A Pearson-fig. B）

磁共振成像

物理学

磁共振（MR）成像取决于带正电荷的氢核（质子）暴露在一个短的电磁脉冲时，轨道跃迁重排。当脉冲消失时，质子再次释放出吸收的能量回到正常位置。灵敏的接收机自动接收这些电磁波的回声。与CT不同，患者检查时无需暴露于电离辐射。对信号进行分析，并显示为某一个横截面的图像，可以是：①轴向；②冠状面；③矢状面。

权重

权重指当磁场消失后，测量被激发质子弛豫时间的两种方法。各种人体组织有不同的弛豫时间，所以对不同组织分别给予 T1 或 T2 加权（特定类型的图像获得最佳可视）。在临床中，这两种类型的扫描均被采用。这样很容易区别 CT 和 MR 的不同，因为 CT 中骨骼是白色的，但在 MR 中显影不明确。

1. **T1 加权图像**用于显示正常解剖结构。低信号（暗）的结构包括脑脊液（cerebrospinal fluid，CSF）和玻璃体。高信号（亮）的结构包括脂肪、血液、对比剂和黑色素（图 19.2A、C 和 E）。
2. **T2 加权图像**中水显示为高信号，用于观察病理改变中水肿组织（如炎症反应等），其比正常的周围组织信号更亮。CSF 和玻璃体由于高含水量而呈高信号。血管在 T2 加权中呈低信号，除非出现阻塞（图 19.2B、D 和 F）。

对比度增强

1. 钆在电磁场时可以获得其磁矩。静脉注射后始终留存在血管内，除非血 - 脑屏障被破坏。它仅在 T1 加权图像中显示，肿瘤和炎症病灶处会被增强而显得明亮。理想情况下在钆静脉注射前（图 19.3A）和注射后（图 19.3B）分别进行 MR 扫描。特殊的头部或表面线圈可以提高图像的空间分辨率。钆的副作用十分罕见，通常相对无害。
2. **脂肪抑制技术**常用于眼眶成像，因为眶脂肪在常规 T1 加权成像时显示为明亮的高信号而掩盖了其他眶内容物。脂肪抑制技术消除了高信号从而更好地显示正常结构的边界（视神经及眼外肌），以及肿瘤、炎症性病变和血管畸形。被用于眼眶成像的两种类型的脂肪抑制技术是：
   a. **T1 加权脂肪饱和钆增强图像**能够强化异常病灶（如视神经鞘），而采用 T1 高信号时周围眼眶脂肪被抑制（图 19.3C 和 D）。
   b. **STIR**（短 T1 反转恢复）是用于发现眶内段视神经内源性病变的最佳序列（如视神经炎；图 19.3E）。STIR 图像中脂肪组织的信号非常低，但水仍是高信号。
3. **FLAIR**（液体衰减反转恢复）序列在 T2 加权图像中抑制了脑脊液的高亮信号，用于更好地显示相邻的病变，如脑室周围的脱髓鞘斑块（图 19.3F）。

局限性

- 不能显示骨组织（图像中是黑色），尽管这不一定是缺点。
- 不能发现新发的出血，因此不宜用于急性颅内出血的患者。
- 不能用于体内有磁性异物的患者（如心脏起搏器、眼内异物及动脉瘤磁铁夹子）。
- 需要患者配合，保持不动。
- 很难用于患有幽闭恐惧症的患者。

神经眼科适应证

MR 技术是用于颅内通路病变的选择之一。

1. **视神经**：结合钆增强冠状面和轴向 T1 脂肪饱和图像，在冠状 STIR 图像中显示最佳（图 19.3E）。轴向 T1 图像用于显示正常的解剖结构。MR 可发现眶内部分视神经（例如神经炎、神经胶质瘤）以及颅内延伸的视神经肿瘤。
2. **视神经鞘病变**（如脑膜瘤）：在 T1 和 T2 加权像中为等信号强度，但钆注射后明显增强（图 19.3D）。
3. **蝶鞍区**（例如垂体瘤）：T1 加权增强后可视性最佳（图 19.3B）。冠状图像能最佳显示蝶鞍的结构。对于鞍上和鞍旁区域，通常需要辅以矢状图像。
4. **海绵窦**：对于该区病变最好使用冠状图像，可能需对比增强。
5. **视觉通路的颅内病变**（如炎症、脱髓鞘、肿瘤和血管性）：MR 能更好地发现这些病变的特征以及解剖定位，而 CT 显示正常但临床情况表明并非如此。

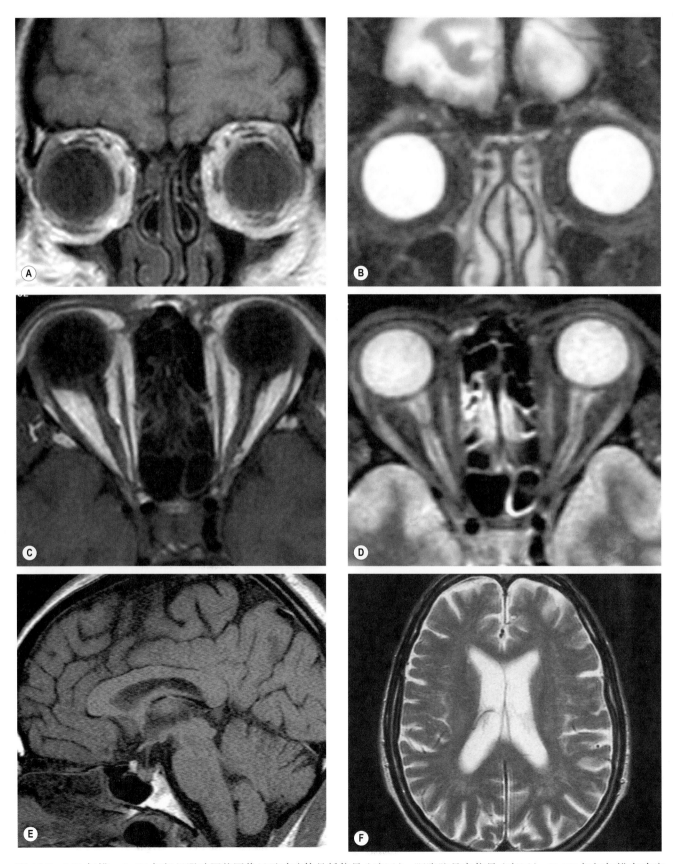

图 19.2 MR 扫描。A. T1 加权经眼球冠状图像显示玻璃体是低信号（暗区），眶脂肪是高信号（亮区）。B. T2 加权扫描中玻璃体是高信号，眶脂肪是低信号。C. T1 加权轴向经眼球和视神经图像，玻璃体和视神经周围的脑脊液是低信号，眶脂肪为高信号。D. T2 加权轴位图像中，玻璃体和脑脊液为高信号。E. T1 加权通过大脑中线的矢状图像，显示第三脑室脑脊液是低信号。F. T2 加权轴向通过大脑的图像，显示侧脑室脑脊液是高信号。

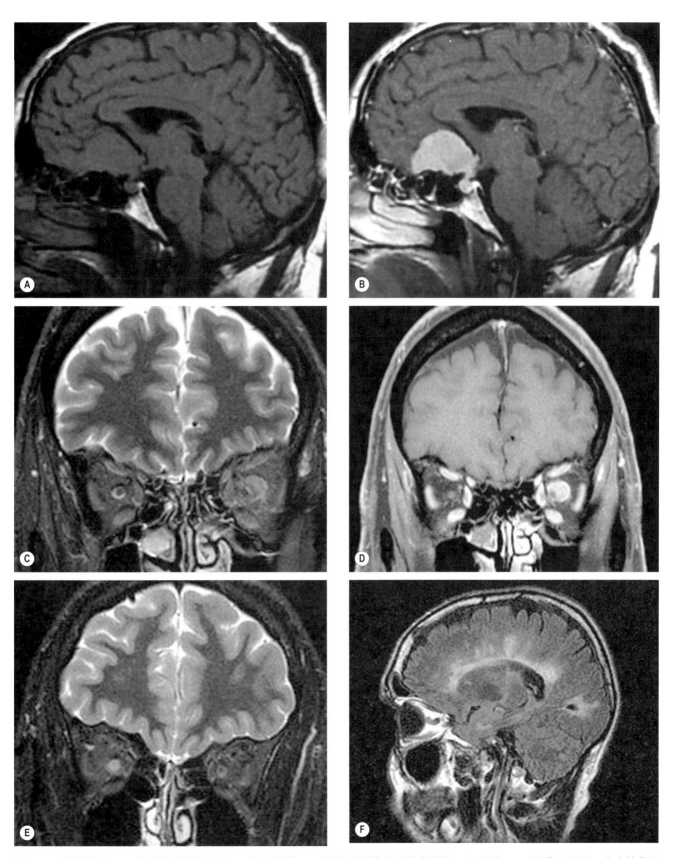

图 19.3 增强技术。A. 脑膜瘤增强前矢状 T1 加权图像。B. 增强后图像显示肿瘤强化。C. 冠状 STIR 图像显示了一个中等信号强度物体包绕左侧视神经，符合视神经鞘脑膜瘤。D. 同一患者 T1 加权脂肪饱和冠状位图像显示为均匀明显强化的脑膜瘤。E. 右侧球后视神经炎的冠状位 STIR 图像显示视神经高信号伴视神经鞘复合体增粗、强化。F. 矢状位 FLAIR 图像显示多个脑室周围脱髓鞘斑块。(Courtesy of D Thomas-figs A and B; N Sibtain-figs C-F)

血管造影

磁共振血管造影术

　　磁共振血管造影（magnetic resonance angiography，MRA）是一种非侵入性的成像技术，用于显示颅内或颅外段颈动脉和椎基底动脉血流（图19.4A），可用于发现狭窄、夹层、闭塞、动静脉畸形和动脉瘤。该技术运用 MR 对血管内血流具有运动灵敏性，无需采用对比增强。由于依赖血流，可能会遗漏血栓性动脉瘤，而且对湍流难以判读。此外，MRA 对于检测小动脉瘤是不可靠的。

CT 血管造影

　　CT 血管造影（computed tomographic angiography，CTA）是一种用于检查颅内动脉瘤的方法（图19.4B）。其在静脉注射对比剂后以超薄图像显示脑组织。血管的图像可以利用三维重建并从不同角度观察。这种检查安全而快捷，且无传统导管造影 1% 的卒中风险。

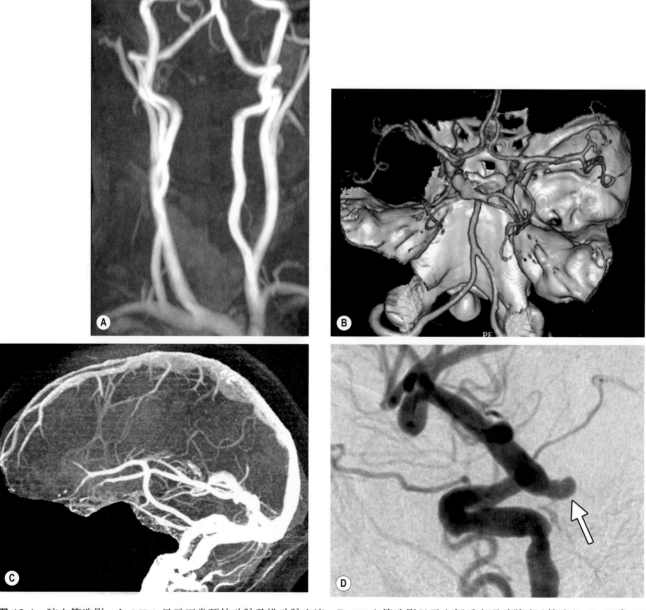

图19.4　脑血管造影。A. MRA 显示正常颈外动脉及椎动脉血流。B. CT 血管造影显示左侧后交通动脉瘤（箭头）。C. 正常 CT 静脉造影。D. 常规血管造影减影显示位于颈内动脉与后交通动脉结合处的动脉瘤（箭头）（Courtesy of N Sibtain-figs A-C; JD Trobe, from Neuro-ophthalmology, in Rapid Diagnosis in Ophthalmology, Mosby 2008）

CT 静脉造影

CT 静脉造影（computed tomographic venography, CTV）用于 MRA 有禁忌或 MR 中难以区分的血栓与血流缓慢。CTV 的技术和 CTA 相似，需要注射增强剂后采集静脉期图像。但其对检测实质性组织病灶不如 MRA 敏感，在模棱两可情况下限制了应用。

常规导管血管造影

常规动脉导管造影通常在局部麻醉下完成。导管在 X 线引导下经股动脉进入颈部的颈内动脉和椎动脉。注射对比剂后快速连续拍摄获得图像。数字减影技术使图像显示充满对比剂的血管而没有任何背景结构，如骨（图 19.4D）。直到最近，这种技术一直是颅内动脉瘤诊断的首选，但目前主要用于 CTA 结果模棱两可或阴性的病例。

视神经

解剖

一般结构

1. **传入纤维**。视神经含有约 120 万根起源于视网膜神经节细胞的传入纤维。大多数在外侧膝状体形

成突触，有些到达其他中枢，主要到达中脑顶盖前核。近 1/3 的纤维将神经冲动传入视野中央 5°。视神经的神经纤维被分成 600 束，各含 2000 根神经纤维，神经鞘则来源于软脑膜（图 19.5）。

2. **周围鞘膜**
   a. 最内层的鞘膜是微小血管软脑膜。
   b. 外层鞘膜包括蛛网膜物质和致密的硬脑膜，与巩膜相连；视神经开窗术就是切开这层外鞘膜。蛛网膜下间隙与脑的蛛网膜下腔相连，充满脑脊液（CSF）。

解剖微结构

视神经从眼球到视交叉大约 50mm 长。可以分为四段：

1. **眼内段**（视盘，视神经头）是最短的，长 1 mm，直径 1.5 mm。
2. **眶内段**长 30 mm，从眼球到眶尖部视神经孔。由于髓鞘的加入，神经纤维直径为 3 ~ 4 mm。在眶尖部视神经由起源于四条外直肌的坚硬的 Zinn 环包绕。
3. **管内段**通过视神经管，长度约 6 mm。不同于眶内部分，这段神经因为骨膜和硬脑膜合为一体而固定于视神经管内。
4. **颅内段**包括视交叉，长度约 5 ~ 16 mm（平均

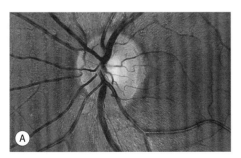
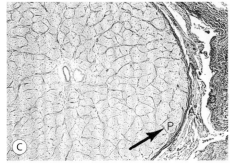
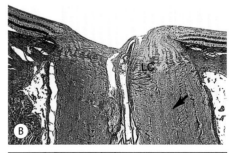
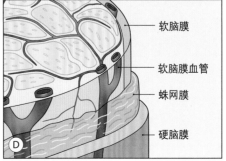

图 19.5　视神经结构。A. 临床外观。B. 纵剖图，LC= 筛板；箭头指向纤维间隔。C. 横断面，P= 软脑膜，A= 蛛网膜，D= 硬脑膜。D. 周围鞘膜和软脑膜血管。（Courtesy of Wilmer Institute-figs A, B and C）

10 mm）。较长的颅内段特别容易受到相邻病灶的损害，如垂体腺瘤及动脉瘤。

视觉诱发电位

1. **原理**（图 19.6）：视觉诱发电位（visual evoked potential，VEP）是通过刺激视网膜记录产生的视觉皮质电活动。主要反映机体视觉功能及视神经病变，特别是脱髓鞘病变。也可用来监测黄斑通路功能。
2. **技术**：刺激可以是闪光（闪光 VEP）或黑白棋盘格图形在屏幕上的周期性极性反转（图形 VEP）。需进行多次检测，计算机计算平均潜伏期。
3. **释义**：评价 VEP 潜伏期（延迟）和振幅。当视神经病变时两个参数均受影响，表现为潜伏期延长和振幅下降。阈值 VEP（使用不同大小的棋盘格）可以检测早期或亚临床损害，因为早期小格子刺激可能表现异常，而大格刺激时仍可在正常范围内。

视神经损害的表现

1. **视敏度下降**：远视力和近视力均可受累，但也可出现在其他多种疾病。
2. **瞳孔传入性障碍**（见下文）。
3. **色觉障碍**（颜色视觉障碍）：主要影响红色和绿色。

一种简单发现单眼色觉缺陷的方法，即让患者比较红色物体的颜色。

4. **光亮敏感度下降**：经常发生在视力恢复正常时，例如视神经炎后。
5. **对比敏感度下降**（见第 14 章）。
6. **视野缺损**：由于不同病因导致，包括弥漫性中心视野缺损、中心暗点、旁中心盲点、神经纤维束性及水平缺损（表 19.1）。

视神经萎缩

原发性视神经萎缩

　　原发性视神经萎缩不会出现视盘水肿。其可由视神经筛板后部分到外侧膝状体之间的视觉通路的病变引起。位于视交叉前的病变可导致单侧视神经萎缩；累及视交叉和视束的病变可导致双侧改变。

1. **体征**
   - 苍白、扁平、边界清晰的视盘（图 19.7A）。
   - 视盘表面小血管数量减少（Kestenbaum 征）。
   - 视盘周围血管减少和视网膜神经纤维层变薄。
   - 根据原因和病变程度，萎缩可以是弥漫性或节段性的。
   - 颞侧苍白可提示乳头黄斑束纤维萎缩，因为其在颞侧进入视盘。
   - 束性萎缩发生于视交叉和视束损害时，进入视盘鼻侧和颞侧的神经纤维受累而上、下方进入的纤维保留。
2. **病因**
   - 视神经炎。
   - 肿瘤和动脉瘤的压迫。

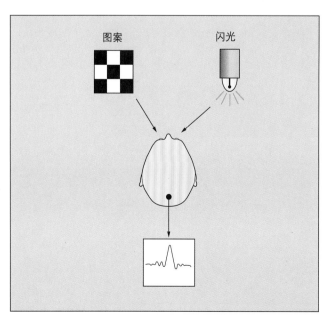

图 19.6 视觉诱发电位的原理。

表19.1　视神经病变时视野局部缺损
1. 中心暗点 ·脱髓鞘病变 ·中毒和营养性病变 ·Leber 遗传性视神经病变 ·压迫性病变
2. 生理盲点扩大 ·视盘水肿 ·先天性异常
3. 遵守水平中线 ·前部缺血性视神经病变 ·青光眼 ·视盘玻璃疣
4. 颞上方缺损不遵守垂直中线 ·倾斜视盘

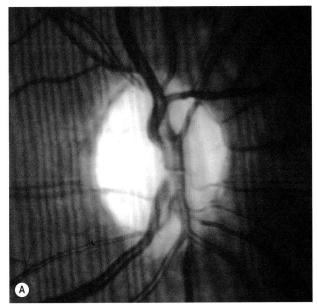

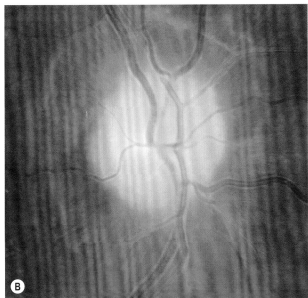

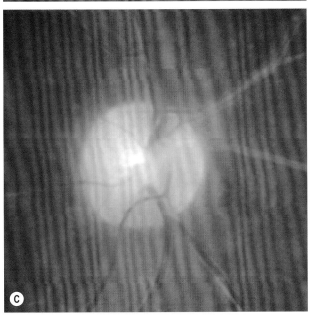

图 19.7 视神经萎缩。A. 由于压迫造成的原发性视神经萎缩。B. 继发于慢性视盘水肿。C. 血管炎造成连续性视盘萎缩。（Courtesy of P Gili-fig. B）

- 遗传性视神经病变。
- 中毒性和营养性视神经病变。
- 外伤。

继发性视神经萎缩

继发性视神经萎缩是由于长期的视盘水肿导致的。

1. 根据病因体征不同。主要体征是（图 19.7B）：
   - 苍白或污灰色、稍隆起的视盘由于胶质增生导致视盘边界不清。
   - 视盘表面的小血管数量减少。
   - 周围有"水痕"
2. 病因包括慢性视盘水肿、前部缺血性视神经病变和视盘炎。

连续性视神经萎缩

连续性视神经萎缩是由于视网膜内层或其血供异常病变引起的。病因通常是在眼底检查时可以观察到的视网膜色素变性、陈旧性血管炎（图 19.7C）、视网膜坏死和过度的视网膜光凝等。

视神经炎分类

视神经炎是一种炎症、感染或脱髓鞘病变影响视神经造成的。它可根据检眼镜检查结果和病原学来分类，如下文。

检眼镜分类

1. **球后视神经炎**：视盘正常，至少在病程的最初阶段，因为视盘未累及。是成人中最常见的类型，而且与多发性硬化症（multiple sclerosis，MS）有关。
2. **视盘炎**：特征是视盘充血和水肿，可伴有视盘周围的火焰状出血（图 19.8）。后部玻璃体可见到细胞。为儿童视神经炎的最常见类型，尽管也可出现于成人。
3. **视神经视网膜炎**：特征是视网膜神经纤维层的炎症导致的视盘炎伴有黄斑区星芒状渗出（见下文）。为少见的类型，且不是脱髓鞘病变的表现。

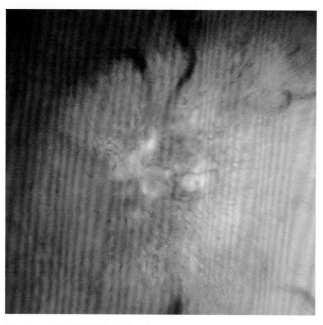

图 19.8　严重的视盘水肿。(Courtesy of R Bates)

病因学分类

1. **脱髓鞘**：迄今为止最常见的原因。
2. **类感染**：与病毒感染后或免疫反应有关。
3. **感染**：可与鼻窦有关，或与猫抓热、梅毒、莱姆病，以及艾滋病患者和带状疱疹患者的隐球菌性脑膜炎有关。
4. **非感染性**：原因包括结节病和全身性自身免疫性疾病，如系统性红斑狼疮、结节性多动脉炎和其他血管炎。

脱髓鞘性视神经炎

概述

脱髓鞘的病理过程，通常是由于有髓神经纤维髓鞘丧失髓磷脂层鞘膜。小胶质细胞和巨噬细胞吞噬髓鞘，随后星形胶质细胞附着在纤维组织的斑块中。脱髓鞘疾病破坏大脑白质、脑干和脊髓的神经传导。可导致的眼部疾病如下。

1. **孤立性视神经炎**：没有临床广泛脱髓鞘症状，但是许多病例可发生进展。
2. **多发性硬化症**：迄今为止最常见（见下文）。
3. **Devic 病**（视神经脊髓炎）：是一种非常罕见的疾病，可在任何年龄发病。它的特点是双眼视神经炎和横贯性脊髓炎（脊髓脱髓鞘）在几天或几周内出现后续病变（译者注：目前新近研究表明该病的发病机制与视神经炎不同，为孤立的两种疾病）。
4. **Schilder 病**：为一种非常罕见、病情不断恶化的疾病，一般在 10 岁前发病，在 1～2 年内死亡。双眼的视神经炎无任何改善。

多发性硬化

多发性硬化症（multiple sclerosis，MS）是一种缓解性累及中枢神经系统白质的原发性脱髓鞘疾病（图 19.9A 和 B）。

1. **发病**：通常在 30～40 岁发病，以两种方式之一表现。
   a. **复发 / 缓解型**：最常见，脱髓鞘病变可以完全或不完全恢复。10 年后约 50% 的患者病程持续发展而少有缓解。
   b. **进展型**：约 10% 的患者发病后渐进性发展，无缓解，治疗非常困难。
2. **症状**
   a. 脊髓受累可能造成无力、强直、括约肌失调。感觉障碍呈"裤子样"分布。
   b. 脑干疾病会导致复视、眼球震颤、构音障碍以及吞咽困难。
   c. 大脑半球病变可能伴偏瘫、偏盲、失语。
   d. 精神障碍包括智力下降、抑郁、欣快和痴呆。
   e. 一过性症状包括 Lhermitte 征（颈部屈曲时电击感）、发音困难 - 平衡困难 - 复视综合征、Uhthoff 现象（运动及体温增高时突发的视力恶化或其他症状加重）。
3. **检查**
   a. 腰椎穿刺显示白细胞增多，IgG 水平 > 15% 总蛋白，以及蛋白电泳时出现寡克隆带。
   b. MR 显示脑室周围及胼胝体卵圆形斑块，其长轴垂直于脑室边缘（图 19.9C）。急性脱髓鞘斑块在 T1 加权钆增强扫描中强化。
4. **治疗**：可选择系统性使用类固醇和干扰素 β-1a。
5. **眼部表现**
   a. 常见表现是视神经炎（通常是球后视神经炎）、核间性眼肌麻痹和眼球震颤。
   b. 少见表现是反向偏斜、眼运动神经麻痹和偏盲。
   c. 罕见表现是中间葡萄膜炎和视网膜静脉周围炎。

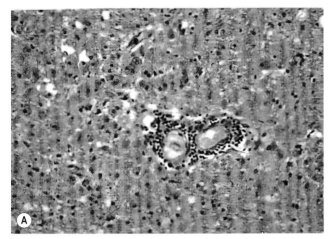

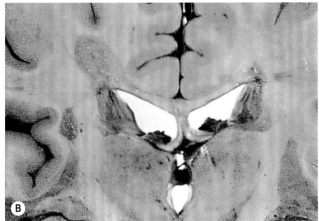

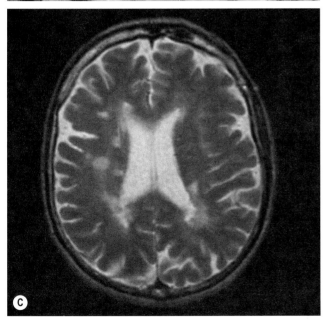

图 19.9 多发性硬化症。A. 组织切片显示斑块伴血管周围袖套。B. 病理标本显示脑室周围白质脱髓鞘斑块。C. T1 加权的 MR 图像显示脑室周围斑块。

视神经炎和多发性硬化的关系

虽然一些视神经炎患者临床上没有明显的全身性疾病，但是视神经炎和多发性硬化之间存在以下密切关系。

- 大约 15% ~ 20% MS 患者首发为视神经炎。
- 视神经炎发生在 50% 确诊 MS 患者中。
- 急性视神经炎患者 10 年内 MS 发生率为 38%。
- 视神经炎初次发作时，MR 的 T2 加权显现病灶（图 19.9C）的患者随后 10 年内有 56% 出现临床 MS 症状，而 MR 无病灶患者 22% 发展为 MS。
- 甚至对于 MR 显示病灶者，10 年内 44% 的患者临床 MS 病情不发展。
- 视神经炎患者，MS 发病风险在冬季发病，伴有 HLA-DR2 阳性和 Uhthoff 现象的患者增加。

脱髓鞘性视神经炎的临床特征

1. **临床表现**：通常于 20 ~ 50 岁（平均 30 岁）发病，伴有亚急性单眼视觉障碍。一些患者伴阳性视觉症状（幻视），为细小白色或彩色闪光或火花。常见眼部不适或疼痛，在眼球运动时加剧。这些症状出现在视力下降之前或伴随出现，通常持续几天。可存在前额头痛和眼球触痛。

2. **体征**
   - VA 通常是 6/18 至 6/60，很少更差.
   - 其他视神经功能障碍症状（见上文）。
   - 视盘在大多数情况下是正常的（球后视神经炎）；有些显示为视盘炎。
   - 对侧眼颞侧视盘苍白，提示之前患有视神经炎。

3. **视野缺损**（图 19.10）
   - 最常见的是中心 30° 视野灵敏度弥漫性下降。
   - 其次为水平 / 弓状缺损，以及中心暗点 / 旁中心暗点。
   - 局灶缺损与广泛的视敏度下降可叠加。

4. **病程**：视力在数天到 2 周内恶化，然后开始好转。最初恢复迅速，随后 6 ~ 12 个月后缓慢提高。

5. **预后**：约 75% 的患者视力恢复到 6/9 或更好。然而，尽管视力恢复，但是其他视觉功能如色觉、对比敏感度和光亮度仍持续异常。可有轻度相对性瞳孔传入障碍和视神经萎缩后续发生。约 10% 的患者发展为慢性视神经炎，特征是缓慢进展或逐步视力丧失，不会随时间而恢复。

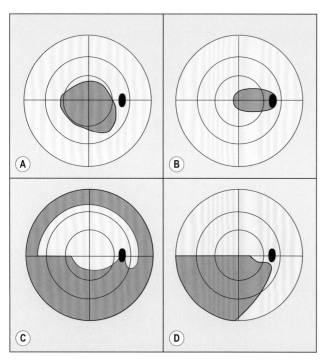

图 19.10　视神经炎的视野缺损。A. 中心暗点。B. 旁中心暗点。C. 神经纤维束。D. 水平分布。

脱髓鞘性视神经炎的治疗

1. **适应证**：当发病第一周视力低于 6/12 时，治疗可以缩短 2～3 周的恢复期。针对对侧眼视力差或者职业要求视力较高的患者，需要权衡高剂量类固醇激素的风险与获益。然而，治疗不影响最终的视力预后，而且绝大多数的患者不需要治疗。
2. **治疗方案**
   a. **静脉注射甲泼尼龙琥珀酸钠**：每日 1g 连续 3 天，之后口服泼尼松龙 [1mg/（kg·d）] 持续 11 天，然后在 3 天内减停。
   b. **肌内注射干扰素 β-1a**：对于首发视神经炎的 MR 颅内有病灶的高风险患者可以降低 3 年内发展为 MS 的风险。但是获益很小，而且大部分患者在第二次临床脱髓鞘病变前未开始使用。

类感染视神经炎

视神经炎可与各种病毒感染有关，如麻疹、腮腺炎、水痘、风疹、百日咳和传染性单核细胞增多症。它也可能发生在免疫接种后。儿童发病比成年人更多。

1. **临床表现**：通常在病毒感染后 1～3 周发病，伴有严重的急性视力丧失，可累及双眼。

2. **体征**：常规是双侧视盘炎；偶尔会有视神经视网膜炎或视盘正常。
3. **治疗**：因为视力自发恢复疾病预后很好，所以大多数患者无需治疗。然而，当视力严重丧失并累及双侧或独眼时，应考虑适当使用静脉类固醇联合抗病毒治疗。

感染性视神经炎

1. **鼻窦相关视神经炎**不常见，其特点是反复发作的单侧视力损失伴有严重的头痛和蝶筛窦炎。可能的机制包括感染直接蔓延、闭塞性脉管炎和黏液囊肿。治疗是全身应用抗生素和必要时手术引流。
2. **猫抓热**（良性淋巴网状内皮细胞增生症）：是由汉赛巴尔通体（*Bartonella henselae*）或者少数由五日热巴尔通体（*Bartonella quintana*）引起，被猫抓伤或咬伤造成（见第 11 章）。有许多眼科体征，特别是视神经视网膜炎（见下文）。
3. **梅毒**：在初期或继发期可以引起急性视盘炎或视神经视网膜炎（见第 11 章）。
4. **莱姆病**（疏螺旋体病）：是一种由博氏疏螺旋体（*Borrelia burgdorferi*）引起的一种蜱叮咬而传播的疾病（见第 11 章）。它可导致视神经视网膜炎，偶而引起急性球后视神经炎，可伴有其他神经系统症状，可模拟 MS 表现。
5. **隐球菌性脑膜炎**：在艾滋病患者可能表现为急性视神经炎，可为双侧性的（见第 11 章）。
6. **水痘-带状疱疹病毒**：可以通过相邻的视网膜炎蔓延引起视盘炎（如急性视网膜坏死、渐进性视网膜坏死——见第 11 章），或者与带状疱疹眼病相关。原发性视神经炎不常见，但可发生在免疫功能低下的患者，其中一些患者可发展为病毒性视网膜炎。

非感染性视神经炎

结节病

1%～5% 的神经结节病患者会发生视神经炎。有时可表现为首发症状，但也可出现在全身结节病发展过程中。视盘出现凹凸不平的外观提示肉芽肿性浸润，可伴有玻璃体炎（图 19.11）。对激素治疗的反应迅速，但激素减量或过早停止视力仍可下降，部分患者需要长期低剂量治疗。甲氨蝶呤可作为类固醇的辅助治疗或类固醇不耐受患者的单药治疗。

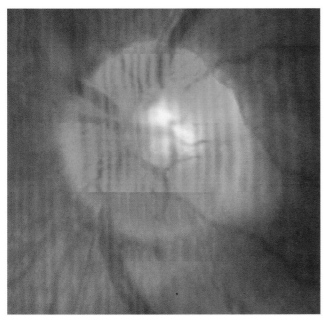

图 19.11 结节病的视盘肉芽肿合并玻璃体混浊。

自身免疫

自身免疫性视神经病变可表现为球后视神经炎或前部缺血性视神经病变的形式（见下文）。一些患者也可出现缓慢进行性视力丧失，提示视神经压迫。治疗采用全身性类固醇激素和其他免疫抑制剂。

视神经视网膜炎

1. **症状**：无痛性单侧视力损害，在一周内逐渐加重。
2. **体征**
   - 不同程度视力损害。
   - 视神经功能障碍的症状通常是轻度或无，因为视力障碍主要与黄斑受累有关。
   - 视盘炎伴有视盘水肿和黄斑水肿。
   - 严重者可出现静脉怒张和线状出血灶（图 19.12A）。
3. **FA**：显示视盘表面血管弥漫性渗漏（图 19.12B）。
4. **病程**
   - 当视盘水肿消退时逐渐出现典型的黄斑区星芒状渗出（图 19.12C）。
   - 6～12 个月内黄斑区星芒状会逐渐消退，同时视力恢复至正常或接近正常。
   - 有些患者可累及对侧眼。
5. **全身性疾病**：大约 25% 的病例是特发性（Leber 特发性星状神经视网膜炎）。猫抓热大约占 60%

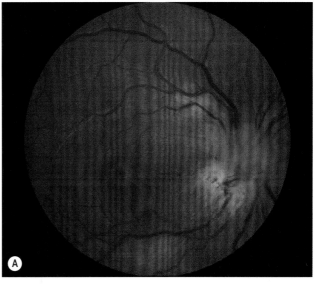

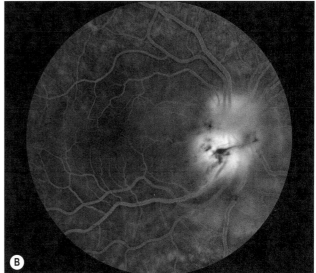

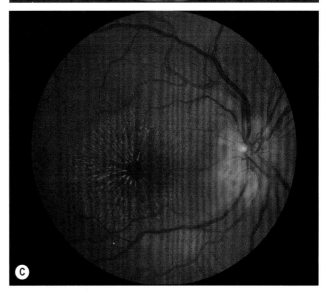

图 19.12 视神经视网膜炎进展。A. 重度视盘炎。B. FA 晚期由于荧光渗漏显示高荧光。C. 数周后出现黄斑区星芒状渗出而视盘水肿减轻。（Courtesy of P Saine）

病例。其他原因包括梅毒、Lyme 病、流行性腮腺炎和钩端螺旋体病。

6. **治疗**：根据病因不同。复发的特发性病例可能需要类固醇和 / 或硫唑嘌呤治疗。

非动脉炎性前部缺血性视神经病变

1. **发病机制**：非动脉炎性前部缺血性视神经病变（non-arteritic anterior ischaemic opticneuropathy，NAION）是由后短睫状动脉供血的视盘部位局部或完全梗死引起。

2. **易患体质**：包括视盘生理结构拥挤使生理凹陷非常小或无、高血压、糖尿病、高脂血症、胶原血管疾病、抗磷脂抗体综合征、高同型半胱氨酸血症、突然低血压事件、白内障手术、睡眠呼吸暂停综合征和勃起功能障碍。

3. **症状**：60 ~ 70 岁出现突发的无痛性单眼视力丧失，没有视觉障碍的前兆。很多患者视力丧失出现在觉醒后，表明夜间低血压可能是重要的因素。

4. **体征**
   - 约 30% 的患者视力表现为正常或只有轻度下降。其余则表现为中度到重度损害。
   - 视野缺损通常表现为下方水平缺损，但中心、旁中心、象限性和弓形缺损均可见。
   - 色觉障碍和视力损害水平通常是成比例的。但是在视神经炎患者色觉可严重受损而视力仍保存较好。
   - 弥漫性或节段性视盘充血水肿，往往伴有视盘周围线状的出血（图 19.13 ）。
   - 视盘水肿逐步好转，在发病后的 3 ~ 6 周出现视盘苍白。

5. **特殊检查**：包括血压、空腹血脂和血糖。同时排除隐匿性巨细胞性动脉炎是非常重要的（见下文）。

6. **治疗**：没有明确的治疗，尽管需要处理任何潜在的系统性疾病导致的易患因素。虽然阿司匹林对降低全身血管事件有效，并经常处方给予 NAION 患者，但并不能减低对侧眼发病的风险。

7. **预后**：大多数患者不会进一步丧失视力，虽然约有 6% 的复发率。2 年后对侧眼发病约 10%，5 年后约 15%。当第二眼发病时，一眼视萎缩，另一眼视盘水肿，出现"假性 Foster- Kennedy 综合征"。对侧眼发病的两个重要的危险因素是首发眼视力差和糖尿病。

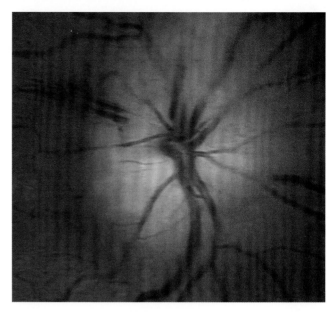

图 19.13　非动脉炎性前部缺血性视神经病变。（ Courtesy of P Gili ）

动脉炎性前部缺血性视神经病变

动脉炎性前部缺血性视神经病变（ arteritic anterior ischaemic optic neuropathy，AAION ）是由巨细胞动脉炎引起的。

巨细胞动脉炎的诊断

巨细胞动脉炎（ giant cell arteritis，GCA ）是一种坏死性肉芽肿性动脉炎（图图 19.14A ），好发于大中型动脉，特别是颞浅动脉、眼动脉、睫状后动脉，以及近端的椎动脉。严重程度和累及范围与血管中层和外层的弹性组织数量有关。颅内动脉由于只有少量的弹性组织，通常不受累。

1. **临床表现**　老年患者伴有：
   - 头皮压痛，常在梳头时首次发现。
   - 头痛可位于前额、枕部、颞区或更广泛。
   - 颌跛行（说话痛和咀嚼痛）是由咬肌肌肉缺血引起的病理性体征。
   - 风湿性多肌痛的特点是近端肌群疼痛和僵硬（肩膀典型表现）。晨重以及劳累后加重，可先于脑部症状前数月出现。
   - 非特异性症状如颈部疼痛、体重减轻、发热、夜间盗汗、乏力、抑郁都是常见的症状。
   - 突发失明伴极轻度全身不适（隐匿性动脉炎）不常见。

2. **其他体征**
   - 颞浅动脉炎的特点是增厚性、触痛性、红肿发

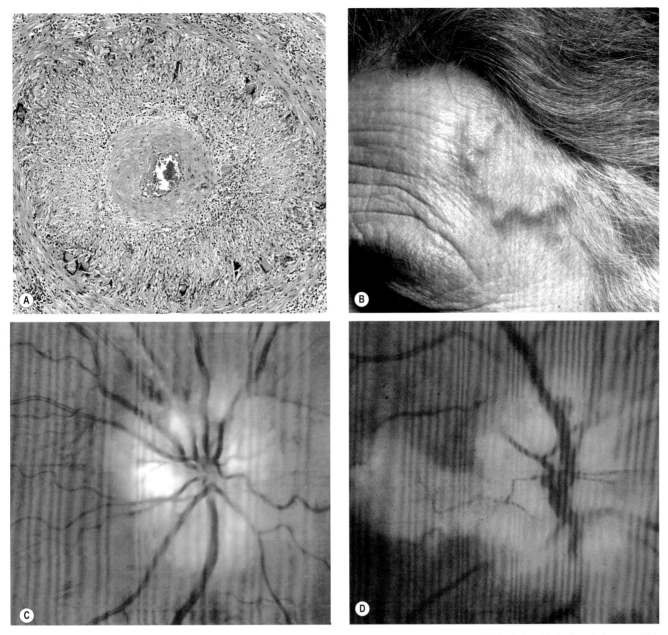

图 19.14　巨细胞性动脉炎。A. 组织学检查显示，透壁性肉芽肿性炎症，穿透内弹力膜层，内膜增殖和管腔明显狭窄。B. 颞浅动脉搏动消失，结节状以及增厚。C. 缺血性视神经病变。D. 缺血性视神经病变和睫状视网膜动脉阻塞。（Courtesy of J Harry and G Misson, from Clinical Ophthalmic Pathology, Butterworth-Heinemann 2002-fig. A; S Farley, T Cole and S Rimmer-fig. C; SS Hayreh-figs C and D）

炎性和结节性动脉（图图 19.14B），凸出于颅骨不易变平。

- 颞浅动脉搏动最初存在，但后来消失，强烈提示 GCA，因为无搏动性颞浅动脉在正常个体极不寻常。检查搏动的最佳位置在耳廓的前方。
- 在非常严重的情况下，可继发头皮坏疽。
- 少见的并发症包括夹层动脉瘤、主动脉瓣关闭不全、心肌梗死、肾衰竭和脑干卒中。

3. **红细胞沉降率**（erythrocyte sedimentation rate，ESR）明显增高，检测数值＞60 mm/h，尽管约 20% 的患者 ESR 正常。

4. **血小板**：可升高。

5. **C 反应蛋白**（c-reactive protein，CRP）通常升高，当 ESR 模棱两可时有助于诊断。

6. **颞动脉活检**（temporal，TAB）：当怀疑 GCA 时需要进行检查。

- 类固醇激素的使用不应受活检而延误，活检最好在使用激素 3 天内完成。
- 全身性类固醇使用超过 7 ~ 10 天可能会抑制活动性动脉炎的组织学证据，虽然不是一成不变。

- 病变累及眼部的患者最好是进行同侧活检。理想的活检部位是颞侧，因为可以减轻对主要神经损伤的风险。
- 活检时至少取材 2.5 cm 长的动脉，而且连续切片检查，因为病灶的"跳跃"现象，组织学上正常动脉壁和肉芽肿性炎症病灶之间相间隔。

巨细胞动脉炎的治疗

治疗包括全身性类固醇，其持续时间是由症状和 ESR 或 CRP 水平决定。症状可以复发但无相应 ESR 或 CRP 的升高，反之亦然。大多数患者需要治疗 1～2 年，有些需要长期的维持治疗。CRP 用于监测疾病的活动性更为重要，因为其在治疗有效患者中的下降较 ESR 更迅速。

巨细胞动脉炎眼部表现

动脉炎性前部缺血性视神经病变

AAION 会影响 30%～50% 未经治疗的患者，其中 1/3 对侧眼受累，通常在发病 1 周内。后部缺血性视神经病变非常少见（见下文）

1. **临床表现**：突发性、严重的单眼视力丧失，可伴有眼周疼痛以及发病之前的一过性视物模糊和闪烁感。双侧同时受累罕见。大多数病例发生在 GCA 发病数周内，然而约 20% 的患者首发时没有全身症状（如隐匿性 GCA）。
2. **体征**
   - 通常是严重的视力丧失，一般下降至光感或更差。
   - 视盘显著的苍白（"白垩样白"）和水肿尤其提示 GCA 可能（图 19.14C）。
   - 有时候 AAION 可以伴有睫状视网膜动脉阻塞（图 19.14D）。
   - 超过 1～2 个月，视盘水肿逐渐消退，出现严重的视神经萎缩。
3. **治疗**：治疗的目的是防止对侧眼盲，尽管发病 6 天内开始早期和适当的类固醇激素治疗，仍有 25% 的对侧眼可致盲。视力丧失通常是严重的，即使立即治疗视力改善也无太大可能。治疗方案如下：
   - **a. 静脉注射甲泼尼龙**：1g/d 持续 3 天，然后口服泼尼松 1～2 mg/(kg·d)。3 天后口服剂量减至 60 mg/d 和 50 mg/d，持续一周。然后每周减 5 mg，至每日剂量减少到 10 mg。
   - **b. 口服泼尼松龙**：在某些情况下是一种替代方式，（如疾病晚期或有全身静脉治疗禁忌证的患者）。
   - **c. 抗血小板治疗**（例如阿司匹林 150 mg/d）应该开始。
   - **d. 免疫抑制剂**：可作为类固醇激素抵抗患者的辅助治疗，或作为停用类固醇激素的后续治疗。
4. **预后**：很差，因为视力丧失通常是永久性，虽然极少数患者及时给予类固醇后视力可有部分恢复。

其他症状

1. **短暂性脑缺血发作**（一过性黑矇）：可出现在视盘梗死之前。
2. **睫状视网膜动脉阻塞**：可以伴有 AAION。
3. **视网膜中央动脉阻塞**：通常伴有后睫状动脉闭塞。这是因为视网膜中央动脉往往来自眼动脉的总干，由其分出一支或多支后睫状动脉。然而，检眼镜检查只能显示视网膜中央动脉阻塞；相关睫状动脉阻塞只能在 FA 检查中发现。
4. **眼缺血综合征**：由于眼动脉受累而出现的症状少见。
5. **复视**：短暂的或持续性，可能由于眼球运动神经或眼外肌缺血引起。

后部缺血性视神经病变

后部缺血性视神经病变（posterior ischemic optic neuropathy，PION）较前部病变少见。病因为筛板后部的视神经缺血。供应该部位的为周围的软脑膜血管丛，但只有少数毛细血管穿过隔膜到达视神经中央部分。PION 的确诊需排除其他球后视神经病变，如压迫或炎症。PION 的发生有以下 3 种情况。

1. **手术性 PION** 可在各种外科手术后出现，特别是涉及心脏和脊柱。主要的风险因素是贫血和低血容量性低血压。一般双眼受累，视力预后差。
2. **动脉炎性 PION** 是巨细胞动脉炎相关的疾病，视力预后差。
3. **非动脉炎性 PION** 具有与 NAION 相同的全身系统性危险因素，但不与视盘受压相关。视力预后与 NAION 相似。

糖尿病性视盘病变

糖尿病性视盘病变是一种不常见的疾病，可发生在 1 型和 2 型糖尿病患者。发病机制尚不清楚，但它可能是小血管病变的结果。

1. **临床表现**：通常是轻度的视神经功能障碍，病程进展比 NAION 或视神经炎缓慢。

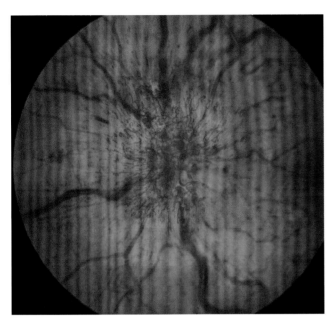

图 19.15 糖尿病性视盘病变。（Courtesy of SS Hayreh）

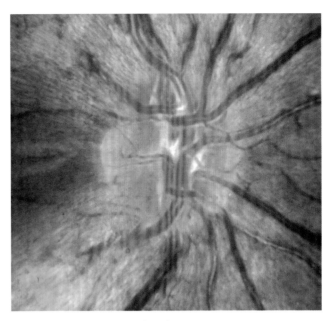

图 19.16 急性 Leber 视神经病变。

2. 体征

- 视力一般是 6/12 或更好。
- 单侧或双侧视盘轻度水肿和充血。
- 视盘表面毛细血管扩张常见（图 19.15），严重时可能被误认为是新生血管。

3. 病程：通常持续数月，最终自发性改善，尽管有些病例持续轻度视力丧失。

4. 治疗：使用全身性类固醇治疗存在争议，治疗更倾向于控制糖尿病，尽管有证据表明，Tenon 囊下注射激素可能是有益的。

Leber遗传性视神经病变

Leber 遗传性视神经病变（Leber hereditary optic neuropathy，LHON）是一种少见的母系遗传的线粒体 DNA 突变疾病，尤其是 11778 突变。通常累及 15～35 岁的男性，非典型情况下年龄在 10～60 岁的女性可发病。因此，对于双眼视神经病变的患者，不论发病年龄均需考虑该诊断。LHON 的诊断应考虑双眼视神经病变患者。未发病的携带者 OCT 显示颞侧视网膜神经纤维增厚。

1. 临床症状：典型为急性或亚急性、严重的单眼无痛性中心视力丧失。对侧眼在患眼发病的数周或数月内发病。

2. 症状：急性期改变轻微，容易被忽视，一些患者的视盘也可以完全正常。

- 典型病例的视盘充血伴有边界不清（图 19.16）。

- 视盘表面的毛细血管扩张，可以延伸到相邻的视网膜（毛细血管扩张性微血管病变），视网膜神经纤维层肿胀（假性视盘水肿）和后极部血管扩张以及迂曲。
- 随后，扩张血管消退以及假性视盘水肿改善。
- 后期发生严重的视神经萎缩，伴有神经纤维层的丢失，乳头黄斑束较明显。
- 毛细血管扩张性微血管病变可能出现在无症状的女性亲属中。
- 令人惊讶的是瞳孔对光反应仍可相当敏感。

3. FA：没有染料渗漏。

4. 视野：缺损一般包括中心暗点和旁中心暗点。

5. 治疗：通常是无效的，尽管有许多方式，包括类固醇、维生素 B$_{12}$ 和手术干预治疗。吸烟和过度饮酒应加以限制，以减少对线粒体能量代谢的应激。

6. 预后差，虽然少数病例甚至数年后视力可有一些恢复。大多数患者为双眼、永久性视力丧失，最终视力 6/60 或更差。携带 11778 突变的患者预后最差。

遗传性视神经萎缩

遗传性视神经萎缩（神经病变）是一种非常罕见的异质性疾病，其主要的特征是双眼视神经萎缩。

Kjer 型视神经萎缩

1. 遗传方式：是常染色体显性遗传。

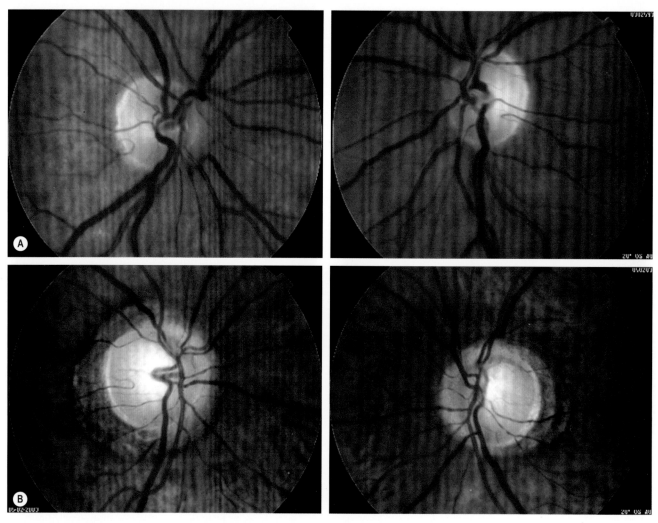

图 19.17 遗传性视神经萎缩。A.双眼颞侧视盘苍白；B.双眼视盘弥漫性苍白。

2. 临床表现：典型的是在 10 多岁到 20 多岁时发病，伴隐匿性视力下降。

3. 视神经萎缩：可以很轻微，位于颞侧（图 19.17A）或呈弥散性（图 19.17B）。

4. 预后：变化大（最终视力 6/12 至 6/60），在不同家庭或同一家庭不同成员之间存在差异。典型病例在数十年间病情缓慢进展。

5. 全身异常：大多数情况下没有，尽管部分患者可发生感觉神经性耳聋。

Behr 综合征

1. 遗传方式：是常染色体隐性遗传。

2. 临床表现：在 10 岁内出现视力下降，之后可稳定。

3. 视神经萎缩：为弥散性。

4. 预后：变化大，中度到重度视力丧失以及眼球震颤。

5. 全身异常：包括痉挛步态、共济失调和智力障碍。

Wolfram 综合征

Wolfram 综合征也被称为 DIDMOAD（diabetes insipidus，diabetes mellitus，optic atrophy and deafness；尿崩症、糖尿病、视神经萎缩和耳聋）。

1. 遗传方式：是常染色体隐性遗传。

2. 临床表现：5～21 岁患者发病。

3. 视神经萎缩：弥散且严重，可伴有大视杯。

4. 预后：非常差（最终视力＜6/60）。

5. 全身异常（除了 DIDMOAD）：包括嗅觉障碍、共济失调、惊厥、智力障碍、身材矮小、内分泌异常、脑脊液蛋白升高。

营养性视神经病变

营养性视神经病变（烟草酒精弱视）的典型患者是酗酒者和吸烟者，由于缺乏蛋白质和维生素 B。大多数患者都忽视了他们的饮食，从酒精中获得热量来源。一些患者也有维生素 B_{12} 吸收不足和发展为恶性贫血的可能。

1. **临床症状**：隐匿起病，逐渐进展，常为对称性双眼视力障碍，伴色觉障碍。

2. **体征**：大多数情况下视盘正常。一些患者表现为颞侧视盘轻度苍白，视盘周围线状出血，或轻度视盘水肿。

3. **视野缺损**：双侧，基本对称的旁中心盲点。用白色标检查时视野缺损的边界很难界定，但使用红色标时更容易显示且缺损范围更大。

4. **治疗**：每周注射维生素 B_{12} 1000 单位，维持 10 周。给予多种维生素包括维生素 B_1（100mg，每天 2 次）和叶酸（1mg，每天 1 次），患者应该被告知均衡饮食，戒烟和禁酒。

5. **预后**：早期给予适当治疗的患者预后好，虽然视力恢复可能比较缓慢。晚期及对治疗反应不佳的患者可因视神经萎缩而产生永久性视力丧失。

视盘水肿

发病机制

视盘水肿是继发于颅内压升高造成的。几乎均为双侧性，程度可不对称。其他非颅内压升高导致的视盘水肿称为"视盘肿胀"，常伴有持续性视力障碍。所有视盘水肿的患者均应排除颅内占位的可能，除非证明并非如此。然而，并非所有颅内压升高的患者均会发展为视盘水肿。大脑半球肿瘤导致的视盘水肿较后颅窝肿瘤的视盘水肿出现晚。既往有视盘水肿的患者即使颅内压增加，也因视盘胶质瘢痕而不再出现水肿。

脑脊液和颅内压升高原因

1. **脑脊液循环**（图 19.18A）
   - 脑脊液（CSF）是由脑室脉络丛产生的。
   - 脑脊液流经侧脑室通过 Munro 孔流入第三脑室。
   - 从第三脑室经 Sylvian 导水管到第四脑室。
   - 从第四脑室，脑脊液通过 Luschka 和 Magendie 椎间孔进入蛛网膜下腔，一些包绕在脊髓周围，其余分布在大脑半球表面。
   - 通过蛛网膜颗粒至大脑静脉引流系统。

2. **正常 CSF 压力**：腰穿时婴幼儿 <80 mmH_2O，儿童 <90mmH_2O，成人 <210mmH_2O。

3. **病因**：颅内压升高的病因（图 19.18B）

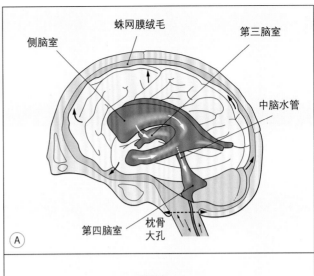

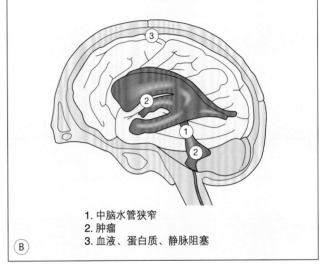

1. 中脑水管狭窄
2. 肿瘤
3. 血液、蛋白质、静脉阻塞

图 19.18 A. 脑脊液的循环。B. 颅内压升高的原因。

- 特发性颅内压增高（大脑假瘤）。
- 由于先天性或后天性病变造成脑室系统梗阻。
- 颅内占位效应，包括出血。
- 蛛网膜颗粒损伤造成 CSF 吸收异常，可能是脑膜炎、蛛网膜下腔出血或脑外伤。
- 脑静脉窦血栓形成。
- 头部钝挫伤引起弥漫性脑水肿。
- 严重的系统性高血压。
- 由于脉络丛肿瘤，造成脑脊液分泌过多（非常罕见）。

诊断颅内压升高

1. **头痛**：可发生在一天中的任何时间，但典型为清晨，可将患者从睡眠中痛醒。症状往往会逐步恶化，患者通常在 6 周之内来诊。头痛可弥漫性或局部性，可在头部运动、弯曲或咳嗽时加剧。患

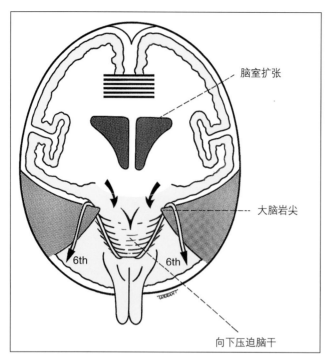

图 19.19 颅内压升高造成第 6 对脑神经麻痹的机制。

表19.2　视盘增高的病因
1. 视盘水肿
2. 急进性高血压
3. 前部视神经病变 • 缺血 • 炎症 • 浸润 • 压迫
4. 假性视盘水肿 • 视盘玻璃疣 • 倾斜视盘 • 视盘周围有髓神经纤维 • 远视眼视盘 • Leber 遗传性视神经病变 • 甲醇中毒
5. 眼内疾病 • 视网膜中央静脉阻塞 • 后部葡萄膜炎 • 后部巩膜炎 • 低眼内压

有长期慢性头痛者，往往述说头痛的性质与以往发生变化。极少数情况下无头痛。

2. 突发恶心和呕吐：常常是喷射状，可部分缓解头痛。呕吐可以是孤立症状，也可先于头痛发作前数月出现，尤其是第四脑室肿瘤的患者。

3. 意识恶化：可轻微，伴有困倦和嗜睡。 意识的急剧恶化预示脑干变形伴有小脑幕或扁桃体下疝，需要紧急处理。

4. 视觉症状

　a. 一过性视物模糊：持续几秒钟，视盘水肿的患者可频繁出现。

　b. 水平复视：由于第 6 对脑神经的一侧或两侧在大脑岩尖处被拉伸造成的第 6 对脑神经麻痹（图 19.19）；此征象为假性定位征。

　c. 视力下降：由于长期视盘水肿导致继发性视神经萎缩（见下文）。

5. 检查：在大多数情况下 MR、CT 和 B 超显示视神经直径扩大。

视盘水肿分级

1. 早期（图 19.20A）

- 无视觉症状，视力正常。
- 轻度视盘充血，正常视杯。
- 视盘周围的视网膜神经和视盘边界模糊（最初鼻侧，后来是上方、下方和颞侧）。
- 自发性静脉搏动消失——不一定有意义，因为 20% 的正常人群亦缺失。然而若静脉搏动存在，不大可能因为颅内压增高导致视盘水肿。

2. 极期（急性——图 19.20B）

- 一过性视物模糊，持续数秒，单眼或双眼发生，常于起立或弯曲向前时出现。
- 视力正常或下降。
- 严重的视盘充血，中度的视盘抬高伴有边界模糊及生理凹陷消失。
- 静脉怒张，视盘周围火焰状出血、棉絮斑。
- 随着视盘水肿加剧，视盘外观扩大。
- 颞侧出现同心圆状视网膜皱襞（Paton 线）。
- 黄斑硬性渗出，从中心凹放射出，不完全星芒状，颞侧缺失。
- 盲点扩大。

3. 慢性期（图 19.20C）

- 视力变化、视野开始缩小。
- 严重的视盘抬高，无棉绒斑和出血。
- 眼睫状分流血管和视盘表面玻璃疣样结晶沉积（淀粉样小体）。

4. 萎缩期（继发性视神经萎缩——图 19.20D）

- 视力严重受损。
- 视盘呈污秽的灰色，轻微抬高，有少量交叉血管，边界模糊。

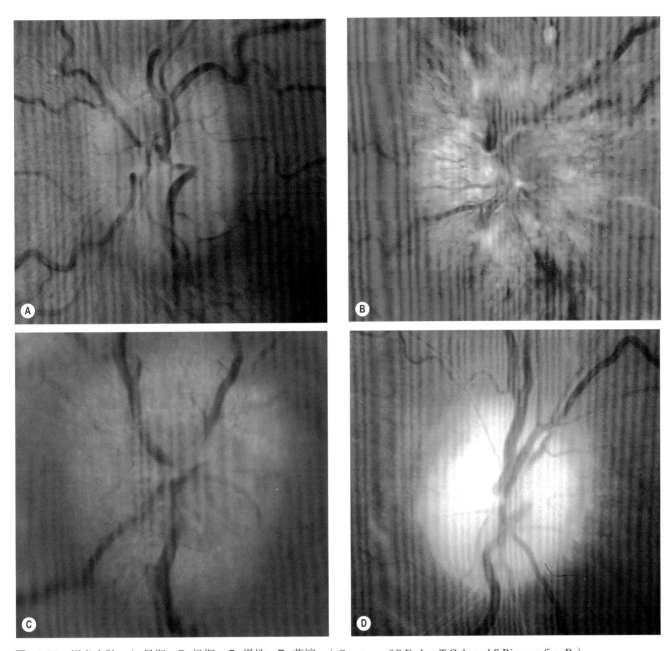

图 19.20　视盘水肿。A. 早期。B. 极期。C. 慢性。D. 萎缩 。(Courtesy of S Farley, T Cole and S Rimmer-fi g. B)

先天性视盘异常

倾斜斜盘

倾斜视盘常见，常为双侧，由于视神经倾斜进入眼球造成的。结果导致视盘上极假性旋转，视杯轴向成角，神经纤维层抬高。

1. **体征**
   - 小、椭圆形或者 D 形的视盘，轴向鼻下方倾斜，也可水平或垂直（图 19.21A）.
   - 视网膜神经纤维抬高部位的视盘边界模糊。
   - 相反颞侧血管发出时在转向颞侧前向鼻侧偏斜。
   - 相关表现包括鼻下方视网膜脉络膜变薄（图

19.21B）及近视散光的屈光不正。
2. **视野**：可能显示颞上方缺损，但不遵守垂直中线。
3. **并发症**：不常见，包括脉络膜新生血管和继发黄斑脱离。

视盘小凹

1. **体征**
   - 无并发症患者视力正常。
   - 视盘较正常偏大，包含一个圆形或椭圆形的大小不等的小凹，通常位于视盘颞侧（图 19.22A），也可以在中央。
   - 视野缺损常见，类似于青光眼的表现。

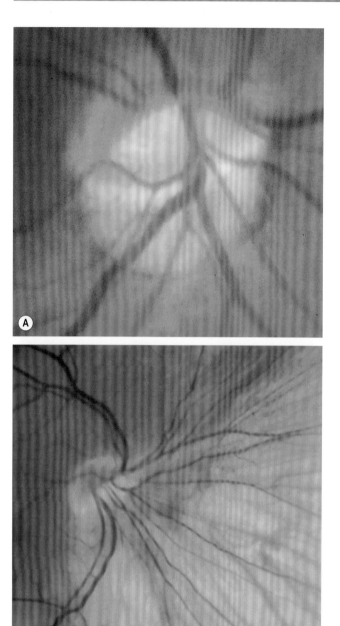
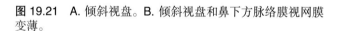
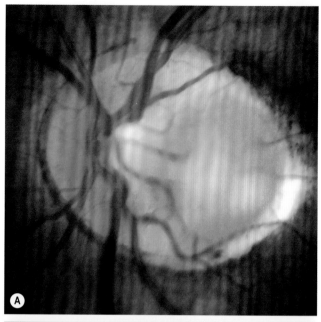
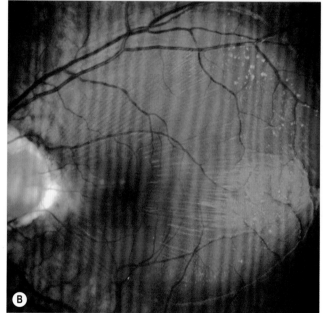

图 19.21　A. 倾斜视盘。B. 倾斜视盘和鼻下方脉络膜视网膜变薄。

图 19.22　A. 视盘小凹。B. 视盘小凹和黄斑脱离。(Courtesy of P Gili)

2. **黄斑部浆液性视网膜脱离**：发生于大约一半的非中心视盘小凹（平均年龄 30 岁）患眼。视网膜下液被认为来自玻璃体而不是来源于蛛网膜下腔和小凹底部的异常血管渗漏。

- 发病初期，劈裂样的内层视网膜分离和小凹相连。
- 继而浆液性外层视网膜脱离，与视网膜下的渗出沉积有关（图 19.22B）。由于该表现以及可能与中心性浆液性视网膜病变混淆，因此对疑诊患者都需要仔细检查视盘。

3. **治疗选择**

a. 观察 3 个月，大约 25% 以上的病例视网膜脱离会自发缓解。

b. 当视力下降时可以考虑激光光凝治疗。激光斑沿着视盘颞侧。成功率为 25% ~ 35%。

c. 玻璃体切割术联合气液交换以及术后俯卧位可用于单纯激光治疗无效时；手术成功率较高。

视盘玻璃疣

1. **发病机制**：视盘玻璃疣（透明体）由透明的钙化物

质与视盘一起组成。临床人群的发病率约0.3%，常为双眼。尽管只有少数表现为视盘玻璃膜疣，近一半有异常视盘血管和视杯缺失的表现。

2. **埋藏性玻璃疣**：在儿童早期埋藏性玻璃疣很难发现，因为它们深埋在视盘下。这种情况与视盘水肿很相似。提示视盘玻璃疣的体征是（图19.23）：

- 视盘升高伴有齿状边缘，没有生理性凹陷。
- 尽管视盘升高，但是没有充血以及表面血管的遮蔽。
- 血管异常模式包括分支过早、视网膜主要血管数目增加以及血管迂曲。

3. **暴露性玻璃疣**：十几岁的青少年，玻璃疣逐渐在视盘表面显露，像蜡样的珍珠般不平整表面（图19.24A），用透照法通过检眼镜斜向照明或用裂隙灯光束时发出自发荧光（图19.24B）。

4. **合并症**：包括视网膜色素变性、血管样条纹症（图19.25A）以及Alagille综合征。

5. **并发症**：比较少见，包括视盘旁脉络膜新生血管（图19.25B）、视盘新生血管、视网膜中央动脉和静脉阻塞、进展但局限性神经纤维束样视野缺损。

6. **影像学**

   a. FA：显示进展性高荧光，是由于荧光着染，但是没有荧光渗漏（图19.26A）。

   b. B超：是最可靠的检查方法，因为它能发现钙沉积显示为高反射（图19.26B）。

   c. CT：显示视盘钙化（图19.26C），但是没有超声敏感。玻璃疣可以在CT及其他检查时偶然发现。

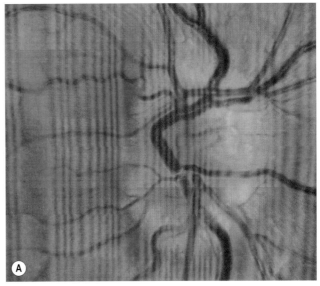

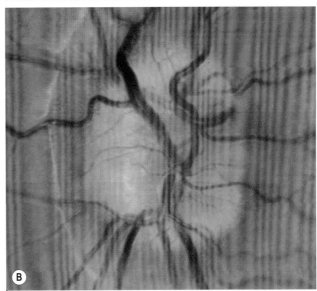

图19.23 双侧埋藏性视盘玻璃疣。A. 右眼。B. 左眼。

视盘缺损

1. **发病机制**：在充分发育的胚胎眼，裂缝位于下方并稍偏向鼻侧，从视神经延伸至瞳孔缘（前部视杯）。缺损是由于胚胎裂闭合不全导致的一部分眼组织结构缺失。可涉及整个裂缝（完全缺损）或部分（如虹膜、睫状体、视网膜和脉络膜，或者视盘）。缺损可以是单眼或双眼，通常散在发生于正常的个体。

2. **体征**

   - 视力通常下降。
   - 视盘呈离散性，局部伴有闪亮、白色碗状的凹陷，偏心下方，致下方神经纤维缘变薄或缺失，正常视盘组织局限于上方小的楔形区域（图19.27A）。
   - 视盘本身可增大，但视网膜血管正常。

- 视盘可位于巨大脉络膜缺损中。
- 一个大的脉络膜缺损可能引起白瞳症。

3. **FA**：显示缺损区低荧光，可与上方残存视盘组织对比（图19.27B）。

4. **视野**：显示上方缺损，与视盘相连，可能会被误诊为正常眼压性青光眼。

5. **眼部相关病变**：包括小眼球和虹膜缺损。

6. **并发症**

- 浆液性视网膜脱离可发生于脉络膜缺损区内或外，与病灶无关。
- 视盘凹陷逐步扩大，神经纤维层逐渐变薄，与眼内压变化无关。

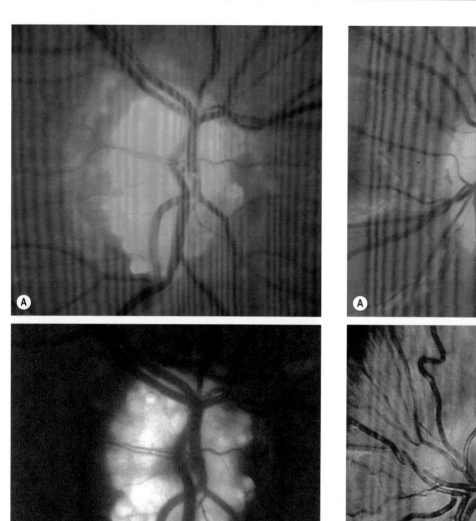

图 19.24　视盘玻璃疣。A. 玻璃疣显露。B. 自发荧光。
（Courtesy of P Gili）

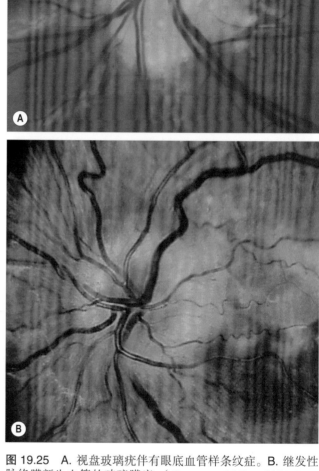

图 19.25　A. 视盘玻璃疣伴有眼底血管样条纹症。B. 继发性脉络膜新生血管的玻璃膜疣。（Courtesy of J Donald M Gass, from Stereoscopic Atlas of Macular Diseases, Mosby 199- fig. B）

- 视盘周围脉络膜新生血管罕见。

7. **全身相关病变众多，最值得注意的是：**

   a. 染色体异常：包括 Patau 综合征（13 三体）、Edwards 综合征（18 三体）以及猫眼综合征（22 三体）。

   b. CHARGE 综合征：包括脉络膜缺损、心脏疾病、后鼻孔闭锁、生长发育迟滞以及生殖器和耳部异常。

   c. 其他综合征：包括 Meckel-Gruber、Goltz、Walker-Warburg、Goldenhar、Dandy-Walker 以及线状皮脂腺痣。

   d. 中枢神经系统异常。

牵牛花综合征

　　牵牛花综合征异常是罕见的，通常是单眼的散发性疾病，伴有一系列严重情况。双眼病例更为罕见，可为遗传性。

1. **症状**（图 19.28A）

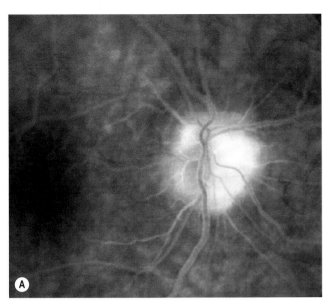

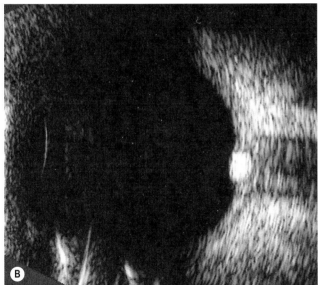

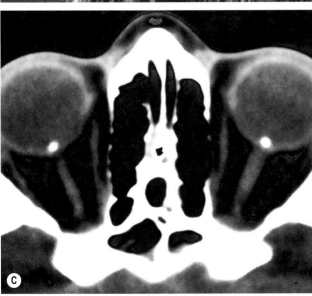

图 19.26　视盘玻璃疣影像。A. FA 后期显示高荧光且无渗漏。B. B 超显示高反射。C. 轴位 CT 显示双眼玻璃疣。(Courtesy of P Gili-figs A and B; JD Trobe, from Neuro-ophthalmology, in Rapid Diagnosis in Ophthalmology, Mosby 2008-fig. C)

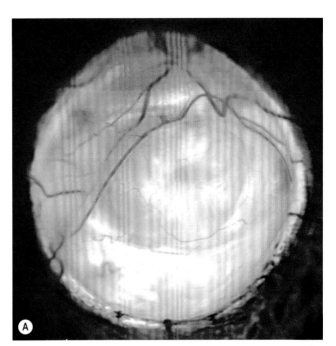

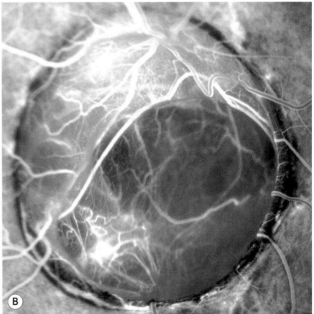

图 19.27　A. 视盘缺损。B. FA 显示凹陷处低荧光。(Courtesy of P Gili)

- 视力可正常或者不同程度损害。
- 巨大视盘伴漏斗形的凹陷，周围环绕异常的脉络膜视网膜血管。
- 白色丛状神经胶质组织覆盖在中央部分，是永存玻璃体残留。
- 血管从凹陷的边缘放射状发出似车轮的辐条。血管数量增加，并且难以辨别动、静脉。

2. 并发症

- 30% 的病例发生浆液性视网膜脱离。
- 脉络膜新生血管并不常见，可在病灶的相邻区域。

3. 全身其他情况不常见，包括以下：

a. 额鼻发育不良是最重要的，特征是：

- 中面部异常：眼距增宽、鼻梁扁平（图19.28B）以及偶有上唇裂及软腭正中裂。
- 颅底骨质缺损造成基底部脑膨出。
- 脑中线结构异常：如胼胝体缺如、小脑蚓部发育不良、视交叉偏小、枕叶畸形（图19.28C）、垂体缺乏。

b. NF2，比较少见。

c. PHACE 综合征，特征是后颅窝脑畸形、巨大面部血管瘤及心血管异常。几乎仅女性受累。

视神经发育不良

视神经发育不良，单眼或双眼，特征是神经纤维数量减少。它可以发生在正常眼、畸形眼或与一组异质性脑中线结构异常疾病同时存在。

1. 易患人群：母亲怀孕时使用特殊药物，包括过量饮酒、LSD、奎宁、鱼精蛋白锌胰岛素、类固醇。上方节段性发育不良与妊娠糖尿病相关。

2. 临床症状

- 严重的双眼发病出现在婴幼儿早期，失明伴有眼球游动及瞳孔对光反应迟钝或消失。不太严重的双眼患者可出现轻度的视力损害，儿童不

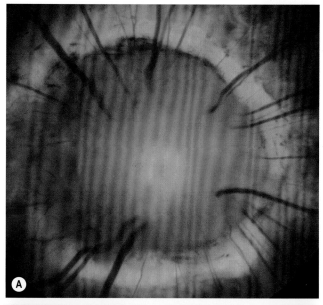

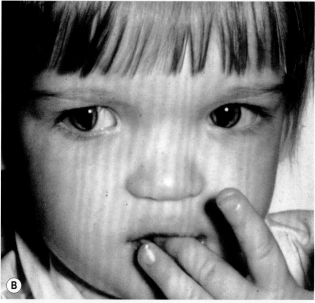

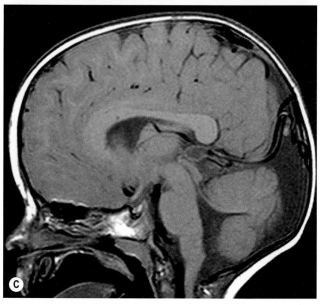

图 19.28   A. 牛牛花综合征视盘异常。B. 眼距增宽，鼻梁扁平——注意双眼虹膜缺损。C. 矢状位 MR 显示中脑畸形。（ Courtesy of JD Trobe, from Neuro-ophthalmology, in Rapid Diagnosis in Ophthalmology, Mosby 2008-fig. C ）

图 19.29 A. 视盘发育不良。B. 视盘发育不良和血管扭曲。C. 矢状位 MR 显示胼胝体缺如。(Courtesy of S Farley, T Cole and L Rimmer-fig. B; K Nischal-fig. C)

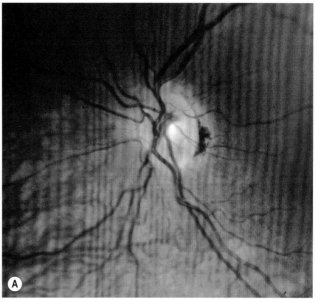

同时期出现斜视。

- 单眼病例常表现为斜视、相对性瞳孔传入缺陷以及患眼固视不稳。轻症患者通过遮盖健眼可提高患眼视力。

3. **体征**

- 视力可正常或不同程度受损，甚至无光感。
- 小而灰色的视盘被黄色脱色素晕环包绕，为脉络膜视网膜萎缩（双环征——图 19.29A）；外环代表原本正常的视盘边缘。
- 黄斑中心凹到视盘颞侧的距离通常等于或超过视盘直径的三倍——强烈提示视盘发育不良。
- 除了视盘偏小，视网膜血管的直径正常，尽管血管迂曲（图 19.29B）。
- 偶尔视盘可能伴有色素沉着。

4. **其他特点**：根据病情的严重程度而表现不同。包括散光、视野缺损、色觉障碍、瞳孔传入缺陷、黄斑中央凹发育不良、无虹膜、小眼球、斜视和眼球震颤。轻症者容易漏诊。

5. **相关的全身病变**：视盘发育不良与多种脑中线发育缺陷有关。最常见的是 Morsier 综合征（视隔发育不良）约占 10% 的病例。除双眼视神经发育不良外，有下述特征：

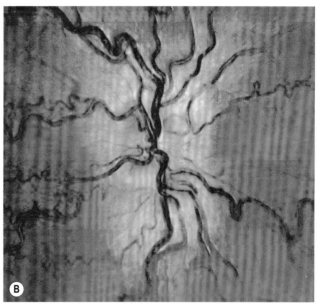

- 透明隔缺如，胼胝体变薄或缺如（图 19.29C）。
- 伴有低生长激素的垂体功能减退症是常见症状，如果早期发现，生长激素缺乏可被纠正，身体发育恢复生长。研究表明双侧视神经发育不良患者的视网膜静脉迂曲可能是潜在内分泌功能障碍的一个标志。

有髓神经纤维

正常的眼睛，视神经髓鞘止于筛板。有髓神经纤维的神经节细胞保留了髓鞘。

1. **体征**：白色羽状条纹走行于视盘的视网膜神经纤维层中（图 19.30A）。绝大多数情况下单眼发病。

2. **眼部相关症状**：广泛的有髓神经纤维（图 19.30B）

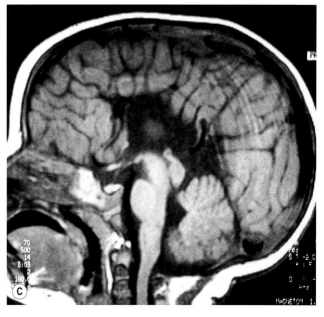

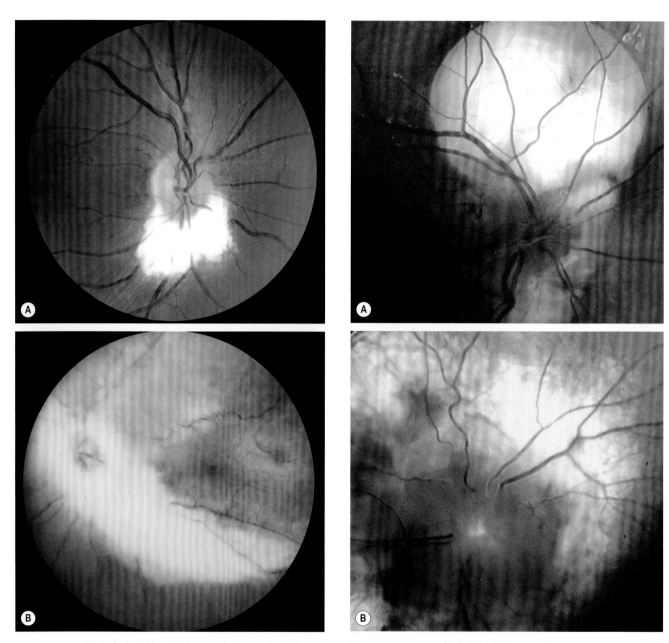

图 19.30　A. 视盘旁有髓神经纤维。B. 大范围的有髓神经纤维。

图 19.31　Aicardi 综合征的眼底。A. 右眼。B. 左眼。

伴有高度近视、屈光参差和弱视。

3. 全身相关症状：包括 NF1 和 Gorlin 综合征（基底细胞痣）。

Aicardi 综合征

1. 遗传方式：是 XLD；对男性胎儿是致命的。

2. 体征：双眼多发的色素脱失性"视网膜脉络膜缺损"，病灶聚集在视盘周围，可能伴有视盘发育不良（图 19.31A）、视盘缺损或色素沉着（图

19.31B）。

3. 相关特征：包括小眼球、虹膜缺损、永存瞳孔膜与白内障。

4. 全身体征：包括婴儿痉挛症、胼胝体发育不全、骨骼畸形以及精神发育迟滞。可能出现其他严重的中枢神经系统畸形，通常在生后最初几年内死亡。

其他视盘异常

1. 视盘周围葡萄肿：非遗传性，通常单眼发病，相

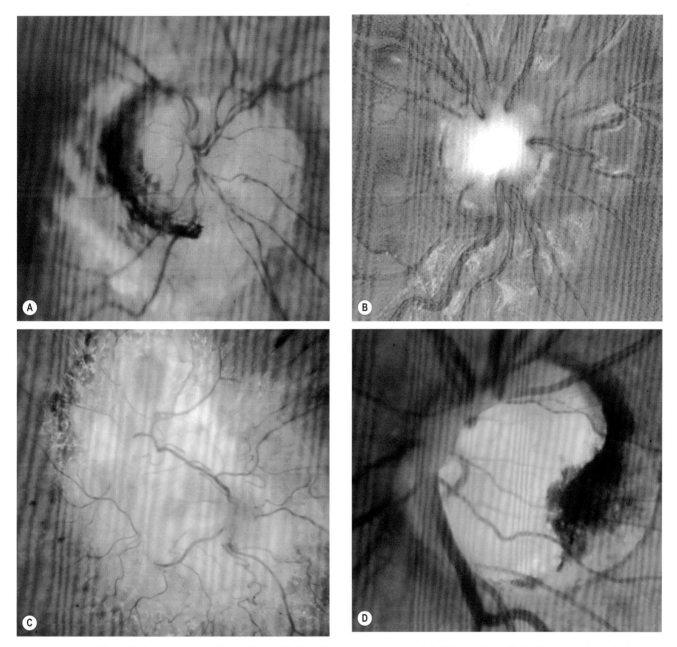

图 19.32　各种先天性视盘异常。A. 视盘周围巩膜葡萄肿。B. Papillorenal 综合征。C. 视盘发育不良。D. 视盘色素沉着。
（Courtesy of D Taylor and CS Hoyt, from Pediatric Ophthalmology and Strabismus, Elsevier 2005-fig. B）

对正常的视盘位于周围脉络膜和视网膜色素形成的深凹陷底部（图 19.32A）。视力显著下降，可出现局限性视网膜脱离。与其他视盘异常的疾病不同，很少伴有先天性缺陷或全身性疾病。

2. **Papillorenal（肾缺损）综合征**：是常染色体显性异常疾病，特征是肾发育不良。视盘的大小正常，周围被色素紊乱包绕。不同于视盘缺损为视盘凹陷位于中心，视盘表现为"空心"，由睫状视网膜血管替代视网膜中央血管（图 19.32B）。

3. **视盘发育异常**：畸形的视盘不符合上述任何可识别的疾病分类（图 19.32C）。

4. **巨大视盘**：通常是双眼发病，视盘的水平径和垂直径都在 2.1 mm 或以上。虽然杯盘比大于正常，但视杯分布情况大致正常。

5. **视神经不发育**：非常少见，表现为视神经缺如或者退化及视网膜血管缺损、数量减少和异常。视盘部位可以出现视网膜色素异常。可伴其他眼部和全身发育缺陷。

6. 视盘色素沉着：可以孤立存在（图 19.32D）或者伴有视盘发育不良（图 19.29A）。

瞳孔对光反射

解剖

光反射

对光反射通过视网膜光感受器和四级神经元完成传递（图 19.33）。

1. 第一级（感受器）：连接每侧视网膜到双侧中脑上丘水平的顶盖前核。传导鼻侧视网膜发出冲动的神经纤维在视交叉处进行交叉，与对侧的视束一起到达对侧顶盖前核。起源于颞侧视网膜的冲动通过不交叉的神经纤维（同侧的视束）传导，终止于同侧顶盖前核。

2. 第二级（中间核）：连接每侧顶盖前核至双侧 Edinger-Westphal 核。因此，单眼的光刺激引起双侧对称的瞳孔收缩。当神经梅毒和松果体瘤损害中间核时，出现光-近反射分离的现象。

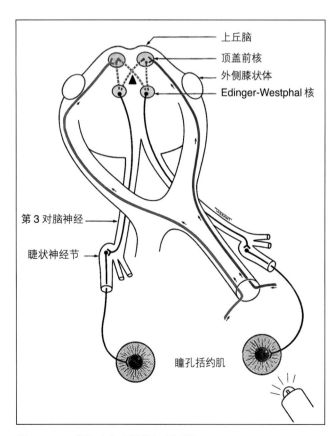

图 19.33　瞳孔对光反射的解剖通路。

上丘脑
顶盖前核
外侧膝状体
Edinger-Westphal 核

第 3 对脑神经
睫状神经节
瞳孔括约肌

3. 第三极（节前运动神经）：连接 Edinger-Westphal 核与睫状神经节。副交感神经纤维通过动眼神经，进入其下分支，穿过下斜肌到达睫状神经节。

4. 第四级（节后运动神经）：离开睫状神经节通过睫状短神经来支配瞳孔括约肌。睫状神经节位于肌锥内，眼球正后方。值得注意的是虽然睫状神经节作为其他神经纤维通道，但只有副交感神经纤维在此形成突触。

近反射

当注视目标从远处移到近处时，近反射被激活时，与其说是真正的反射，不如说是联带运动（见第 18 章）。包含调节、集合和瞳孔缩小。视力不是必要条件，临床中不存在对光反射而近反射消失。虽然近反射和光反射的最终途径是相同的（如第 3 对脑神经、睫状神经节、睫状短神经），但是近反射中枢仍不确切。可能有两个核上性因素：额叶及枕叶。中脑近反射中枢可能位于顶盖前核的腹侧，这也可以解释为什么压迫性病变如松果体瘤，首先累及参与光反射的背中间核神经元，病程后期才影响近反射纤维。

传入性瞳孔障碍

完全性瞳孔传入障碍

完全性瞳孔传入障碍（黑矇性瞳孔）由完全性视神经病变引起，具有以下特点：

- 患眼完全失明（即无光感）。
- 两侧瞳孔的大小一致。
- 光刺激患眼时双侧瞳孔都没有反应。
- 光刺激健眼时双侧瞳孔反应正常。
- 双眼近反射均正常。

相对性瞳孔传入障碍

相对性瞳孔障碍（Marcus Gunn 瞳孔）是由不完全性的视神经损害或严重的视网膜疾病引起的，但严重的白内障不会导致。临床特征是轻微的黑矇性瞳孔。因此，患眼对于刺激后瞳孔反应微弱，但健眼迅速。"手电筒摆动实验"可以明确显示双眼瞳孔反应的不一致性，即手电筒光源不断交替照射并从一眼移向另一眼，往复进行。右侧相对性瞳孔传入障碍有以下特点（图 19.34A～D）：

a. 当手电筒照射左侧健眼时双眼瞳孔收缩。

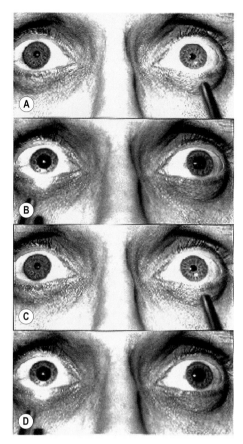

图 19.34 "手电筒摆动试验"检测右眼瞳孔传入缺陷。
（ Courtesy of ES Rosen, P Eustace, HS Thompson and WJK Cumming, from Neuro-ophthalmology, Mosby 1998 ）

b. 当手电筒移动光照射右侧患眼时，双侧瞳孔不仅不收缩反而扩大。

c. 当光线再次照射左侧健眼时，双侧瞳孔再次收缩。

d. 光照移向右侧患眼时，双侧瞳孔扩大。

　　对光反应的这种反常的瞳孔扩大是由于健眼撤光反应产生的瞳孔扩大反应超过了光刺激患眼产生的收缩反应。需强调传入性（感觉神经）病变，瞳孔是等大的。瞳孔不等（瞳孔大小不等）意味着传出神经（运动神经）、虹膜或瞳孔肌肉的病变。

眼交感神经麻痹（Horner 综合征）

解剖

　　交感神经有三级神经元（图 19.35 ）：

1. 第一级（中枢）：始于下丘脑后部，下降，不交叉，脑干下行终止于 Budge 核的睫脊中枢，位于脊髓

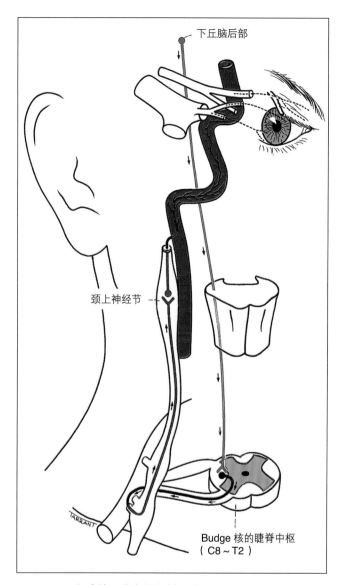

图 19.35 交感神经分布的解剖通路。

C8 和 T2 中间外侧角。

2. 第二级（节前神经）：从睫状脊髓中央到颈部的颈上神经节。在很长的行程中与胸膜顶尖部位密切相邻，因此支气管癌（肺上沟瘤）或颈部手术可能使其受损。

3. 第三级（节后神经）：沿颈内动脉上升进入海绵窦，在此加入三叉神经的眼支。交感神经纤维通过鼻睫神经和睫状长神经到达睫状体和瞳孔开大肌。

病因

　　Horner 综合征的病因见表 19.3。

表19.3　Horner综合征的病因

1. 中枢性（第一级神经元）
・脑干疾病（肿瘤、血管病、脱髓鞘病）
・脊髓空洞症
・延髓外侧综合征（Wallenberg 综合征）
・脊髓肿瘤
・糖尿病自主神经病变
2. 节前病变（第二级神经元）
・肺上沟瘤
・颈动脉和主动脉动脉瘤及夹层
・颈部病变（腺体、创伤、手术后）
3. 节后病变（第三级神经元）
・丛集性头痛（偏头痛性神经痛）
・颈内动脉夹层瘤
・鼻咽肿瘤
・中耳炎
・海绵窦肿瘤

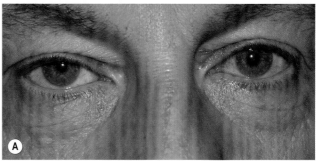
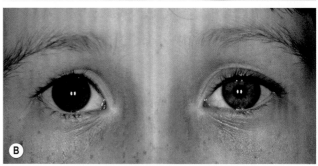

图 19.36　Horner 综合征。A. 右眼 Horner 综合征。B. 患儿左眼先天性 Horner 综合征伴虹膜异色。（Courtesy of A Pearson -fig. A）

症状

　　绝大多数病例是单侧。双侧病因包括颈椎损伤和全身性糖尿病自主神经病变。

- 轻度上睑下垂（通常是 1~2 mm）是 Müller 肌肉无力的表现，以及由于瞳孔括约肌失对抗导致的瞳孔缩小使得双眼瞳孔不等（图 19.36A）。
- 瞳孔缩小在昏暗的光线下明显，由于 Horner 瞳孔不会像对侧眼一样扩大。
- 瞳孔的对光反射和近反射均正常。
- 虹膜异色（虹膜的不同颜色——Horner 综合征比较轻微）可见于先天性（图 19.36B）或者病程较长者。
- 下睑轻度抬高，是下睑板肌力弱的表现。
- 同侧面部出汗减少，但仅出现在颈上神经节以下的损害，因为支配面部汗液分泌的运动神经纤维是沿颈外动脉走行。

药理试验

　　可卡因用于确诊。羟苯丙胺用于区分节前、节后的病变。肾上腺素也可用来评估去神经性超敏反应。

1. **4% 可卡因**：滴入双眼。
   a. 结果：正常瞳孔会散大，但 Horner 综合征的瞳孔不会。在暗光下测量瞳孔不等大超过 0.8 mm 为可卡因试验显著阳性。
   b. 原理：去甲肾上腺素（NA）由节后交感神经末梢释放，并被再摄取，从而终止其作用。可卡因阻止其再摄取。因此去甲肾上腺素积聚并导致瞳孔扩大。Horner 综合征时，首先没有 NA 分

泌，因此可卡因没有作用。可卡因从而可以确诊 Horner 综合征，因为它使患眼瞳孔持续缩小。

2. **1% 羟苯丙胺**：第二天在可卡因的药效消失后滴入双眼。
   a. 结果：
   - 节前病变（图 19.37A）双眼瞳孔散大（图 19.37B）。
   - 节后病变的 Horner 瞳孔不会散大。
   b. 原理：羟苯丙胺使正常节后神经末梢释放 NA 增加。如果神经元正常（病变位于第一级或第二级神经元，以及正常眼），NA 将被释放，瞳孔会散大。病变位于第三级神经元（节后）则瞳孔不会散大，因为神经元已被破坏。

3. **0.1% 肾上腺素**：滴入双眼。
   a. 结果：
   - 节前病变双侧瞳孔都不散大，因为肾上腺素被单胺氧化酶迅速破坏。
   - 节后病变，Horner 瞳孔将散大，上睑下垂可以暂时缓解，因为缺乏单胺氧化酶，肾上腺素不会被破坏。
   b. 原理：肌肉失去其运动神经支配时表现为对于运动神经分泌的兴奋性神经递质高度敏感。Horner 综合征的瞳孔开大肌同样表现为对于肾上腺素能神经递质"去神经的超敏性"。因此，

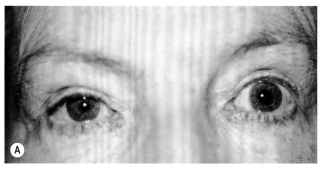

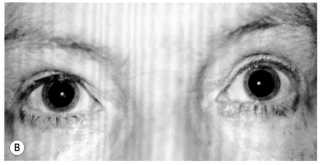

图 19.37 A. 右眼节前 Horner 综合征。B. 双眼滴入羟苯丙胺后双眼瞳孔散大。

即使非常低浓度的肾上腺素度也能使 Horner 瞳孔显著散大。

4. **0.5% 或 1.0% 安普乐定**：双眼滴入，为明确诊断。与可卡因实验相似。
   a. 结果：Horner 瞳孔散大，但健眼不受影响。
   b. 原理：在去神经支配的瞳孔扩大肌 α_1 受体上调。

Adie瞳孔

Adie 瞳孔（强直瞳孔）是由于瞳孔括约肌和睫状肌的节后神经纤维去神经支配造成，可发生在病毒感染后。典型病例为年轻成人，80% 的情况下表现为单眼，但第二眼受累一般发生在数月或数年内。

1. **症状**
   - 散大、规则的瞳孔（图 19.38A）。
   - 直接光反射消失或迟钝，伴瞳孔缘出现虫蠕样运动（图 19.38B）。
   - 间接对光反射消失或迟钝（图 19.38C）。
   - 瞳孔近反应缓慢，随后瞳孔再散大也缓慢。
   - 调节运动也表现为相似的强直，当视线移向近物后，视线再次聚焦远处时（放松睫状肌）时间延长。
   - 慢性期患者瞳孔变小（"小而老的 Adie"）。

2. **相关性**：有些病例，深部腱反射减少（Holmes-Adie 综合征；图 19.38D）和广泛的自主神经功能障碍。

3. **药理实验**：如果 2.5% 醋甲胆碱或 0.125% 毛果芸香碱滴入双眼，健眼瞳孔不会收缩，但患眼因为去神经超敏而缩小。有些糖尿病患者也表现出这种反应，很少见情况下正常个体出现双眼收缩。

其他异常反应

1. **右眼生理性瞳孔不等**（图 19.39A～C）
   a. 暗光下右眼瞳孔大于左眼瞳孔。
   b. 亮光下双眼瞳孔正常缩小。
   c. 双眼滴入 4% 可卡因后，两眼瞳孔散大。

2. **右眼药物性瞳孔散大**（图 19.40A～E）
   a. 右瞳孔在暗光下瞳孔散大。
   b. 亮光下右瞳孔不缩小。
   c. 调节时右眼瞳孔不缩小。
   d. 双眼滴入 0.1% 毛果芸香碱后，双眼瞳孔不缩小。
   e. 双眼滴入 1% 毛果芸香碱后，右眼瞳孔不缩小，左眼瞳孔缩小。

3. **Argyll Robertson 瞳孔**：由神经梅毒引起，特征如下（图 19.41A～D）：
   a. 暗光下双眼瞳孔小，可形状不规则。
   b. 亮光下，双眼瞳孔均不缩小。
   c. 调节时双眼瞳孔缩小（光 - 近反射分离）。
   d. 双眼滴入 0.1% 毛果芸香碱后，双眼瞳孔不缩小。

   双眼瞳孔在暗光下散大不充分，但是阿托品或可卡因可以诱导散瞳，除非有广泛虹膜萎缩存在。

4. **顶盖（中脑背侧）瞳孔**（图 19.42A～D）
   a. 暗光下双眼瞳孔散大，可不对称。
   b. 在亮光下，双眼瞳孔不缩小。
   c. 调节时双眼瞳孔正常缩小。
   d. 双眼滴入 0.1% 毛果芸香碱后，双眼瞳孔不缩小。

5. **右眼发作性瞳孔散大**（图 19.43A～F）
   a. 暗光下右眼瞳孔大于左眼。
   b. 亮光下右瞳孔不缩小。
   c. 调节时右眼瞳孔不缩小。
   d. 双眼滴入 0.1% 毛果芸香碱后，双眼瞳孔不缩小。
   e. 双眼滴入 1% 毛果芸香碱后，双眼瞳孔缩小。

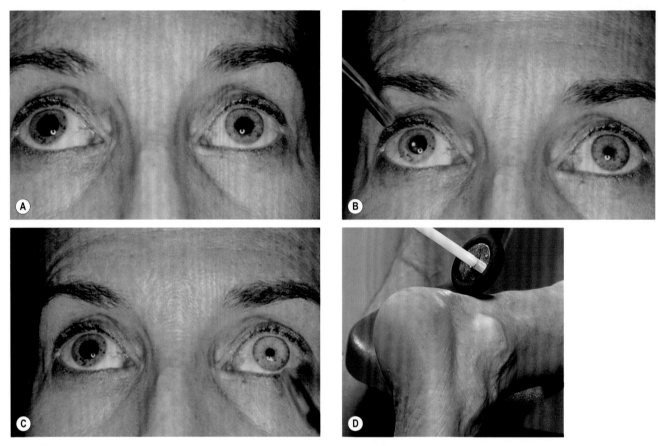

图 19.38　右眼 Adie 瞳孔。A. 右眼瞳孔散大、规则。B. 直接对光反射消失或迟钝。C. 间接对光反射相似。D. 深部腱反射减弱。（Courtesy of DM Albert and FA Jakobiec, from Principles and Practice of Ophthalmology, Saunders 1994-figs A, B and C; MA Mir, from Atlas of Clinical Diagnosis, Saunders 2003-fig. D）

f. 24 小时后双眼瞳孔等大。

光 – 近反射分离

　　在这种情况下，光反射消失或迟钝，但近反射正常。病因见表 19.4。

视交叉

解剖

垂体

　　蝶鞍是一个深的马鞍形凹陷，脑垂体即位于蝶骨体上表面（图 19.44）。蝶鞍的顶部由硬脑膜的皱褶组成，从前床突延伸至后床突形成（鞍膈）。视神经和视交叉位于鞍上；垂体瘤患者伴有视野缺损，可揭示鞍上病变范围。肿瘤直径小于 10 mm（微腺瘤）的瘤体常常位于鞍内，而大于 10 mm（大腺瘤）的瘤体，肿瘤范围常常延伸至鞍外。视交叉向后延伸与视束一起组成第三脑室前壁。

表19.4　光近反射分离的病因
1. 单眼 　• 传入神经传导障碍 　• Adie 瞳孔 　• 眼带状疱疹 　• 第 3 对脑神经异常再生
2. 双眼 　• 神经梅毒 　• Ⅰ型糖尿病 　• 强直性肌营养不良症 　• Parinaud（背侧中脑）综合征 　• 家族性淀粉样变性 　• 脑炎 　• 慢性酒精中毒

视交叉神经通路

　　视神经纤维通过视交叉排列如下：

1. 鼻下侧：纤维通过视交叉的下方和前方。因此最容易受到肿大的垂体病变的损害，故颞上象限的视野首先受累。鼻下纤维环向前进入对侧视神经，通过视束前部（von Willebrand 的前膝），因此视

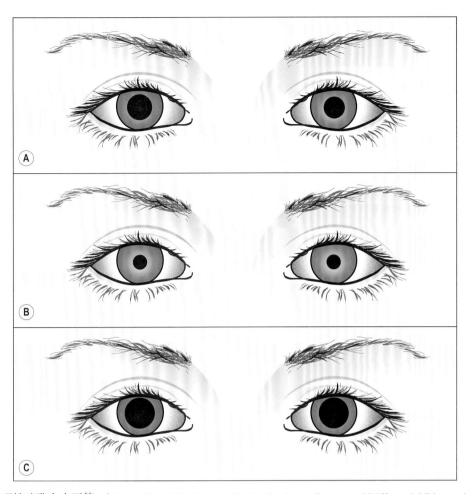

图 19.39　右眼生理性瞳孔大小不等。(From Kanski JJ, Signs in Ophthalmology: Causes and Differential Diagnosis. Mosby 2010)

神经后部的病变可以累及该部位。

2. **鼻上侧**：纤维经过视交叉上部和后方，因此发生于视交叉上方的病灶（如颅咽管瘤）易累及。如果视野颞下象限比颞上象限受累严重，不大可能是垂体腺瘤导致。

3. **黄斑纤维**：在视交叉部进行交叉。

解剖变异

以下视交叉部位的解剖变异具有重要的临床意义（图 19.45 ）：

1. **中央型视交叉**：占正常人 80%，位于蝶鞍正上方，因此肿大的垂体肿瘤首先累及视交叉。

2. **前置型**：占正常人 10%，部位靠前，超过鞍结节，因此病变首先累及视束。

3. **后置型**：占剩余 10%，位置靠后，超过鞍背，因此垂体肿瘤易首先损伤视神经。

视交叉旁的血管结构

1. **海绵窦**：位于蝶鞍侧面，因此向两侧扩张的垂体瘤会影响海绵窦以及第 3 对、第 4 对和第 6 对脑神经的颅内部分。相反，从海绵窦内部形成的动脉瘤可侵入蝶鞍，引起类似垂体肿瘤的症状。

2. **颈内动脉**：从海绵窦部位弯曲向后和向上，直接位于视神经下方（图 19.46 ）。然后沿视交叉外侧垂直上升。大脑前动脉的前交通部位与视交叉上部和视神经关系密切。在这个区域的动脉瘤可以压迫视神经或视交叉。

生理学

垂体激素

腺垂体由 6 种类型的细胞组成（图 19.47 ）。其中

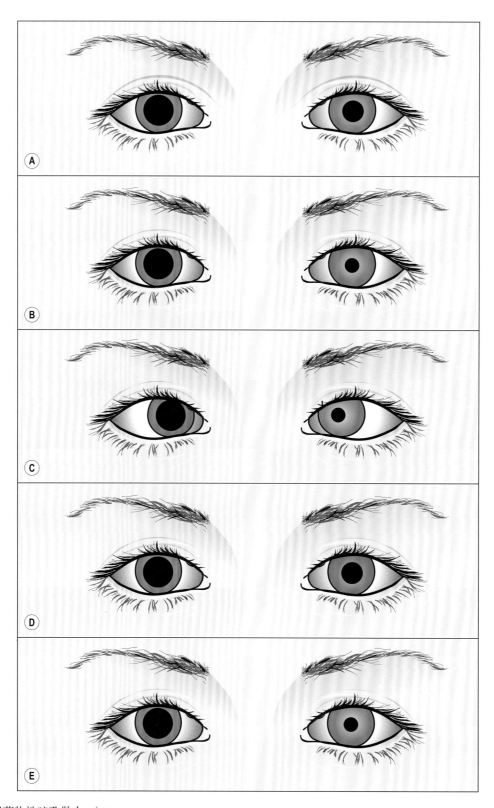

图 19.40　右眼药物性瞳孔散大。(From Kanski JJ, Signs in Ophthalmology: Causes and Differential Diagnosis. Mosby 2010)

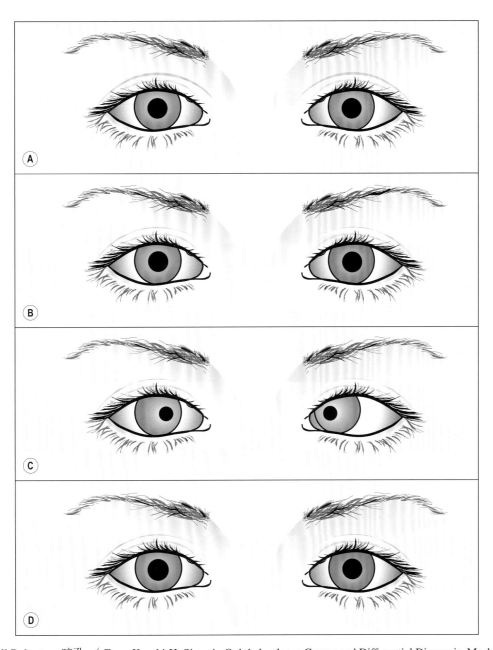

图 19.41 Argyll Robertson 瞳孔。(From Kanski JJ, Signs in Ophthalmology: Causes and Differential Diagnosis. Mosby 2010)

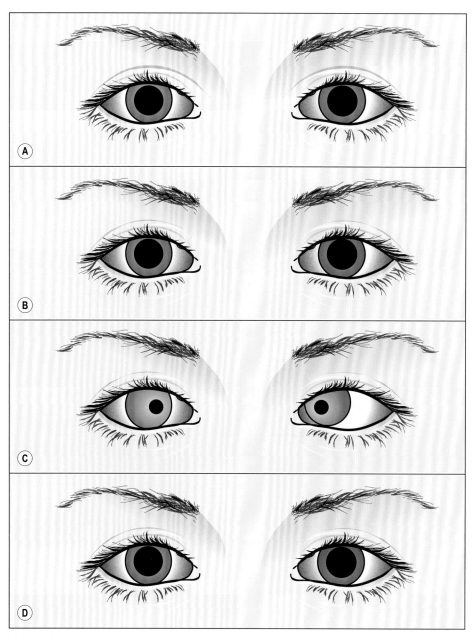

图 19.42 顶盖（背侧中脑）瞳孔。(From Kanski JJ, Signs in Ophthalmology: Causes and Differential Diagnosis. Mosby 2010)

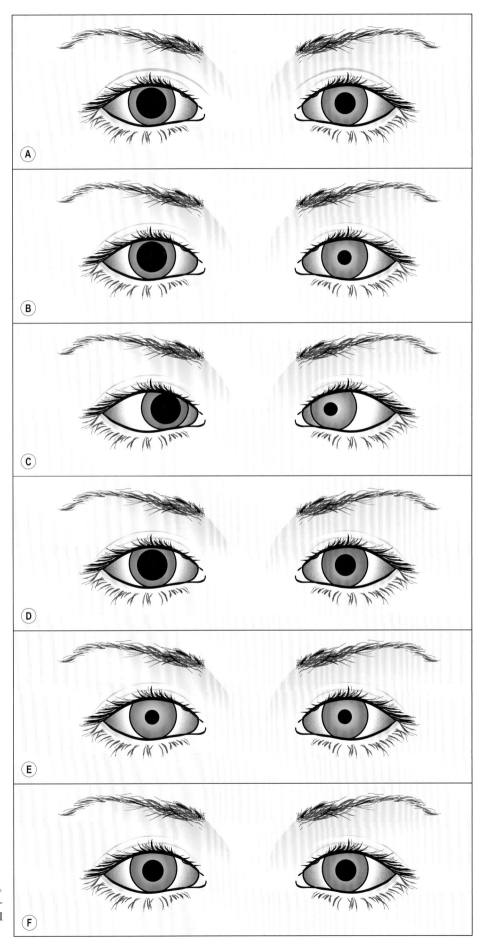

图 19.43 右眼阵发性瞳孔散大。
（From Kanski JJ, Signs in Ophthalmology: Causes and Differential Diagnosis. Mosby 2010）

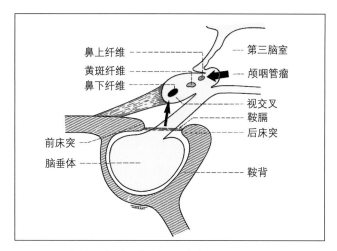

图 19.44　视交叉与脑垂体关系的解剖。

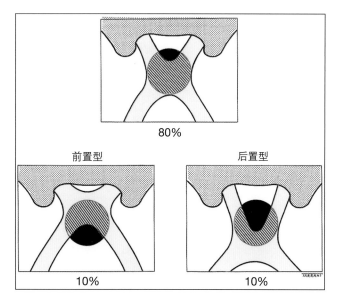

图 19.45　视交叉的解剖变异。

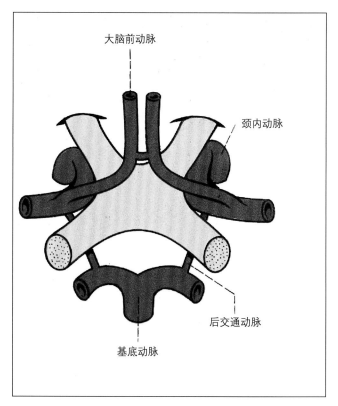

图 19.46　视交叉和相邻结构之间的关系。

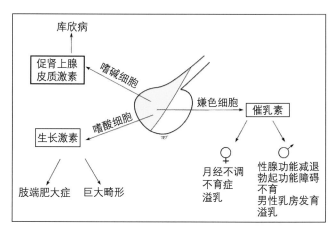

图 19.47　垂体前叶肿瘤分泌的激素。

5 种细胞分泌激素，第 6 种细胞（垂体滤泡细胞）无分泌功能。腺垂体分泌的激素是促卵泡激素（FSH）、黄体生成素（LH）、促肾上腺皮质激素（ACTH）、促甲状腺激素（TSH）和 β- 脂肪酸释放激素（ACTH 前体分子的 C- 末端部分）。神经垂体释放抗利尿激素（ADH）和催产素。

　　腺垂体本身各种激素的抑制和释放受各种因子的调控，这些因子由下丘脑合成，通过下丘脑 - 垂体门脉系统到达腺垂体。

　　虽然垂体腺瘤分为嗜碱性细胞、嗜酸性细胞和嫌色细胞型，但是混合细胞型肿瘤常见；6 种类型细胞中的任何均可以增殖而形成腺瘤。

垂体功能减退的病因

1. **直接压力**：肿瘤对于腺垂体分泌细胞的压迫。继发垂体沉着物常见，但通常不影响激素的分泌。
2. **血管**：垂体血管的损伤（如分娩后脑垂体卒中——Sheehan 综合征）。
3. **医源性**：病因包括垂体手术和 / 或放射治疗。
4. **干扰**：神经胶质瘤可以干扰下丘脑各种抑制和释

表 19.5　视交叉疾病的病因

1. **肿瘤**
   - 垂体腺瘤
   - 颅咽管瘤
   - 脑膜瘤
   - 神经胶质瘤
   - 脊索瘤
   - 无性细胞瘤
   - 鼻咽部肿瘤
   - 转移瘤

2. **非肿瘤性压迫**
   - 动脉瘤
   - Rathke pouch 囊肿
   - 纤维组织发育不良
   - 蝶窦黏液囊肿
   - 蛛网膜囊肿

3. **其他**
   - 脱髓鞘病变
   - 炎症
   - 外伤
   - 辐射诱导的坏死
   - 血管炎

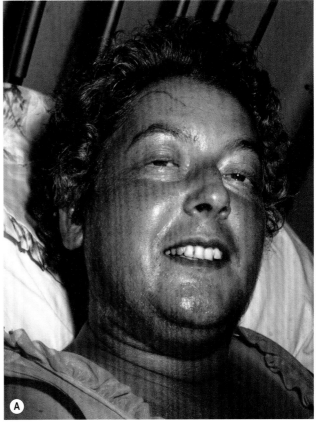

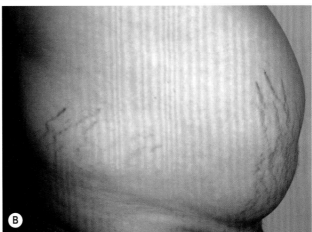

图 19.48　库欣病。A. 满月脸、色素沉着和多毛症。B. 肥胖及皮纹。

放因子的合成，或阻止它们在门脉系统的转运。

临床表现取决于激素缺乏和此时人体生长发育阶段这两种模式。通常促性腺激素的分泌首先受损，其次是生长激素，然后是其他激素。表 19.5 显示了视交叉疾病的病因。

垂体腺瘤

嗜碱性腺瘤

嗜碱性腺瘤分泌促肾上腺皮质激素引起库欣病（库欣综合征指由血皮质醇增高导致的临床表现）。

1. **临床表现**
   a. **肥胖**：肥胖是广义的或典型累及躯干、腹部和颈部（"水牛背"）。
   b. **脸部**：水肿（"满月脸"）、皮肤充血；女性多毛（图 19.48A）。
   c. **皮肤**：变薄，容易出现瘀伤。可见紫纹（图 19.48B）。色素沉着见于 ACTH 依赖库欣综合征（图 19.48A）。
   d. **其他特征**：包括抑郁 / 精神紧张、骨质疏松、伤口愈合缓慢和近端肌病。

2. **并发症**：包括高血压、糖尿病、病理性骨折和急性股骨头坏死。

3. **检查**：首先明确皮质醇水平升高，然后确定病因（除非医源性）；最好由内分泌医生完成。

4. **治疗**

   a. **手术**：手术切除垂体腺瘤或肾上腺分泌肿瘤。促肾上腺皮质激素分泌异位灶也应该切除。
   b. **药物**：使用美替拉酮或氨鲁米特药物抑制皮质醇分泌。

5. **眼部特征**：分泌性垂体腺瘤引起双颞侧偏盲不常见，首发症状往往为全身激素分泌过多的特征，相反，非分泌性垂体瘤容易表现为视交叉受压症状。

嗜酸性腺瘤

嗜酸性腺瘤引起儿童巨人症，成人出现肢端肥大症。肢端肥大症是成人骨骺已闭合后分泌过多的生长激素（GH）导致，几乎总是由分泌性垂体嗜酸性腺瘤引起（儿童骨骺未闭合时分泌过多的生长激素导致巨人症）。

1. **发病**：40 多岁至 50 多岁。

2. **临床表现**

   a. 皮肤：多汗、皮脂溢、痤疮和女性多毛症。

   b. 脸部

   - 面部粗糙特征包括嘴唇肥厚、鼻唇沟加深、眶上脊突出（图 19.49A）。
   - 下颌宽大伴有齿咬合不正（图 19.49B）。

   c. 头围增大（图 19.49B），手、足、舌（图 19.49C）及内脏器官增大。

3. **并发症**：包括骨关节炎、腕管综合征、心肌病、高血压、呼吸系统疾病、糖尿病、性腺功能减退和神经病变。

4. **检查**：确诊包括口服葡萄糖耐量试验后测 GH 水平。正常人 GH 水平低于 2 mU/L 为抑制反应。然而肢端肥大症患者生长激素水平不下降，反而上升。

5. **治疗**：方案包括溴隐亭（长效多巴胺受体激动剂）、放射治疗（外照射或钇棒植入垂体）和经蝶窦垂体切除术。

6. **眼部体征**

   a. 常见：双颞侧偏盲、视神经萎缩。

   b. 少见：眼底血管样条纹以及 Maddox 试验跷跷板样眼球震颤。

嫌色细胞腺瘤

嫌色细胞腺瘤可分泌催乳素，被称为垂体泌乳素腺瘤。女性催乳素水平过高导致不孕闭经溢乳综合征（图 19.50A），在男性导致性腺功能减退、阳痿、不孕、性欲降低，偶尔男性乳腺发育（图 19.50B）以及溢乳。一些嫌色细胞腺瘤无分泌功能。嫌色细胞腺瘤是最常见的容易出现神经眼科症状的原发性颅内肿瘤。虽然内分泌医生常常会发现肿瘤，但无分泌功能的肿瘤可首诊眼科。

1. **发病**：通常是成年早期或中年期，伴下述症状：

   a. 头痛：可由蝶鞍膈处痛觉敏感纤维受累引起。肿瘤膨胀向上突破膈膜时头痛消失。头痛为非特异性，没有颅内压增高的一般特点。诊断常由于缺乏明显的内分泌紊乱特征而延迟。

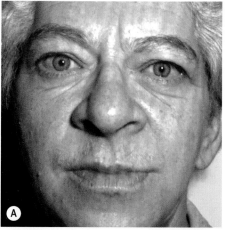

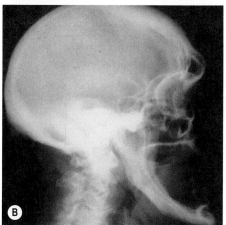

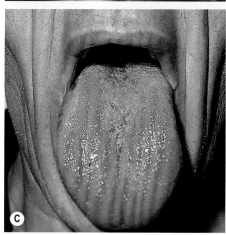

图 19.49　肢端肥大症。A. 面部粗糙特征。B. 头颅和下颌骨变大。C. 巨舌症。

   b. 视觉症状：通常缓慢发展，在症状明显前不易被患者注意。因此对所有非特异性头痛或内分泌异常患者进行视功能检查非常必要。

2. **视野缺损**：取决于垂体和视交叉的解剖关系

   - 如果视交叉位于垂体中部，双眼颞上视野首先受到影响，由于肿瘤向上生长延伸至视交叉前切迹，鼻下交叉纤维受压（图 19.51）。

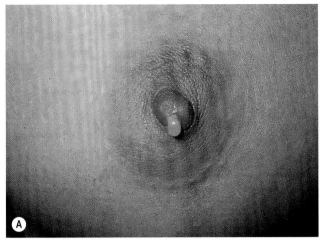

图 19.50　催乳素瘤的作用。A. 一位女性患者溢乳。B. 在男性患者乳腺发育。（Courtesy of P-M Bouloux, from Clinical Medicine Assessment Questions, Wolfe 1993-fig. A; MA Mir, from Atlas of Clinical Diagnosis, Saunders 2003-fig. B)）

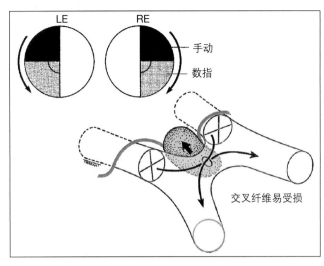

图 19.51　垂体腺瘤从下方压迫视交叉造成颞侧视野缺损。

- 病变进展影响颞下方视野。由于肿瘤的生长通常不对称，因此双眼视野缺损的程度通常不对称。
- 患者在黄斑纤维受压造成中心视力受损之前很少就诊。视野缺损严重眼的视力的损害也更明显。

3. **鉴别诊断**：双眼颞侧视野缺损包括上睑的皮肤松弛、倾斜视盘、视神经缺损、鼻侧视网膜劈裂、鼻侧视网膜色素变性和功能性视力丧失。

4. **色觉降低**：很简单地通过用红色针尖或笔尖检查单眼视野的垂直中线可以早期发现视交叉受压迫的情况。
- 每只眼睛分别测试。
- 让患者比较从鼻侧移动到颞侧视野的视标颜色和强度。
- 另一种方法是同时在颞侧和鼻侧精确对称视野里呈现红色的目标，并询问颜色是否相同。
- 患者可能看不到 Ishihara 试验颞侧的数目。

5. **视神经萎缩**：出现于约 50% 的垂体病变导致视野缺损的患者。比起周边视野的变化，患者更容易意识到中心视力变化。因此患者出现无法解释的单眼中心视力下降时需要仔细检查双眼视野。当

出现视神经萎缩时，视力恢复预后需慎重。当神经纤维丧失局限于鼻侧视网膜纤维（如鼻侧至中心凹），仅鼻侧和颞侧视盘受累出现带状或"蝴蝶领结"状萎缩。

6. **广泛的颞侧视野缺损**：双眼广泛的颞侧视野损失可以干扰感觉融合，失代偿性隐斜或出现近视力障碍。"固视后盲点"是指位于固视点远端的盲区。

7. **其他**：包括复视，由于肿瘤向两侧扩张侵入海绵窦累及眼运动神经所致，极少情况可出现跷跷板样眼球震颤。

垂体腺瘤的特殊检查

1. **MR**：显示肿瘤和视交叉的相互关系。理想状态包括注射钆前、后的视交叉和视神经的冠状位、轴向位和矢状位的摄片。冠状面用来显示蝶鞍内部最佳。垂体腺瘤典型为 T1 低信号，T2 高信号，钆增强后明显强化（图 19.52）。

2. **CT**：显示蝶鞍扩大或侵蚀。

3. **内分泌评估**：根据患者情况个体化。所有疑似垂体腺瘤的患者均应检测血清催乳素、FSH、促甲状腺激素和生长激素。特定的患者需要进行胰岛素应激试验。如果低血糖反应强烈，巨大腺瘤伴有视野缺损的患者有垂体卒中的风险。

垂体腺瘤的治疗

不是所有的肿瘤都需要治疗；对于偶然发现以及无临床症状的肿瘤可以采取观察。

1. **药物**：使用多巴胺受体激动剂，如卡麦角林或溴

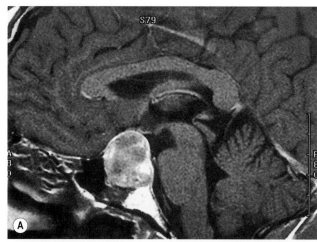

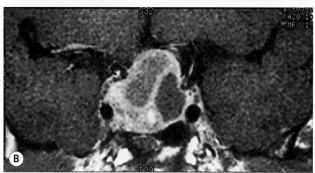

图 19.52　MR T1 加权钆增强的垂体腺瘤。A. 矢状位图像。B. 冠状位图像。（ Courtesy of D Thomas）

隐亭治疗使分泌催乳素的肿瘤缩小。伴有明显视野缺损的患者应采取紧急催乳素水平测定，如果升高，治疗应尽快启动。视觉功能可在数小时内改善。内分泌功能也会提高，溢乳停止，性欲提高和月经周期恢复正常。

2. 手术

　　a. 适应证：肿瘤的占位效应造成严重的压迫，或药物治疗、放射治疗无效。

　　b. 操作：垂体切除术通常采用经蝶窦入路，通过嘴唇下的上牙龈或鼻黏膜。偶尔经蝶窦垂体切除术和开颅手术同时切除蝶鞍膈上肿瘤。

　　c. 视力恢复三阶段

　　　● 第一周即早期的快速阶段，有些患者视野可恢复正常。

　　　● 1~4 个月即后续缓慢阶段，患者有显著的改善。

　　　● 晚期（6 个月 ~3 年）轻度改善。

3. 放射治疗：通常作为肿瘤不全切除后的辅助治疗。对于有些病例可作为首选治疗。

4. 伽玛刀立体定位放射治疗：是一种相对较新的技术，辐射治疗集中于肿瘤组织，对周围组织几乎无辐射。因此对非常靠近视神经或海绵窦浸润的腺瘤特别有价值。

颅咽管瘤

　　颅咽管瘤是一种生长缓慢的肿瘤，来源于 Rathke 囊的退化组织沿垂体柄生长。

1. 临床表现：取决于患者的年龄。

　　a. 儿童：患儿经常表现侏儒症、性发育延迟和由于下丘脑功能异常导致的肥胖。

　　b. 成人：通常出现视力损害及视野缺损。

2. 视野缺损：情况复杂，可由于累及视神经、视交叉或视束所致。

　　● 最初视野缺损常累及颞下象限，因为肿瘤从上方和后方压迫视交叉，破坏鼻上的神经纤维（图 19.53 ）。

　　● 随后视野缺损扩展至颞上象限。

3. MR：T1 信号中显示一个均质性肿瘤（图 19.54 ）。囊性成分在 T1 图像显示为高信号。

4. 治疗：主要是外科手术，尽管肿瘤紧靠视交叉不能完全切除。术后放射治疗可能有效，但复发常见，需要终身随访。

脑膜瘤

　　颅内脑膜瘤通常累及中年妇女。视野缺损及临床症状取决于肿瘤的位置（图 19.55 ）。

1. 鞍结节脑膜瘤：通常压迫视交叉与视神经的交界处。出现同侧中心暗点，由于视神经受压所致；由于 von Willebrand 的前膝受压，对侧颞上视野缺损（"交叉处的暗点"）。

2. 蝶骨嵴肿瘤：如果肿瘤位于蝶骨中央则早期压迫视神经，如果蝶骨侧壁和颅中窝受损则较晚出现视神经压迫（图 19.56A ）。后者典型发现是骨质肥厚造成的颞窝丰满（图 19.56B ）。

3. 嗅沟脑膜瘤：可引起嗅觉丧失，以及视神经受压。

4. 治疗：主要是手术，对于不完全切除的病例常需要术后放疗。

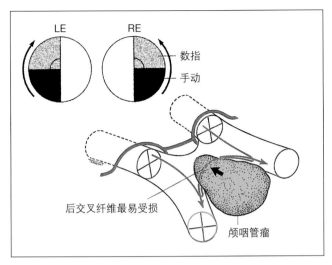

图 19.53　颅咽管瘤压迫视交叉上方引起双眼颞侧视野进行性缺损。

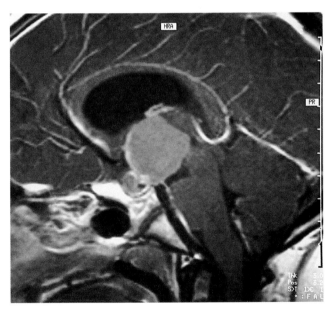

图 19.54　MR 矢状位 T1 加权图像显示颅咽管瘤引起脑积水。（ Courtesy of K Nischal ）

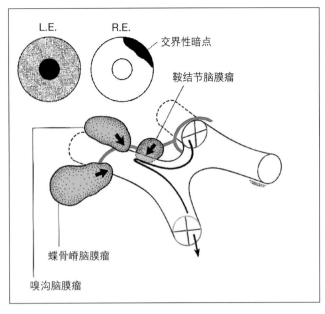

图 19.55　脑膜瘤压迫颅内视神经，鞍结节脑膜瘤引起视野缺损。

视交叉后通路

视束

概述

　　视交叉后病变导致的双眼视野缺损包括对侧的视野。双眼显示部分或完全性半侧视野缺失，位于视交叉后病变对侧。"偏盲"包括双眼同侧视野缺失，与视交叉受压产生双眼对侧偏盲（双颞侧偏盲）不同。

不一致性

　　同侧偏盲可以是不完全性或完全性。不完全性偏盲中，一致性是指双眼视野缺损的范围和形态相似。双眼视野缺失几乎完全一样时，称为高度一致性；而当左右眼视野缺损不匹配时称为不一致性。视交叉后视觉通路前段病变时出现不一致性的偏盲，病变越向后发展（如后部视放射），则出现高度一致性的偏盲。

临床特点

1. **同向性偏盲**
   - 视束从视交叉后部开始，围绕大脑脚向后部发散和延伸，终止于外侧膝状体。
   - 每个视束包含从对侧鼻侧视网膜交叉的纤维以及同侧颞侧视网膜不交叉的纤维。
   - 神经纤维来源于对应的视网膜，但排列不紧密。
   - 视束病变引起的同侧偏盲特征为不一致性。
   - 外侧膝状体的病变产生的视野缺损也为不对称性。
   - 视路病变的病因与视交叉病变的病因类似，但当视交叉为前置型时视束尤其容易受损。

2. **Wernicke 偏盲性瞳孔**
   - 视束包含视神经纤维和瞳孔运动纤维。视觉纤

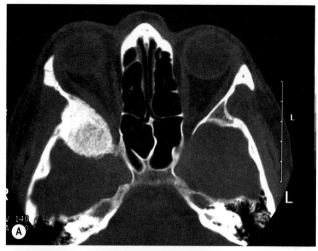

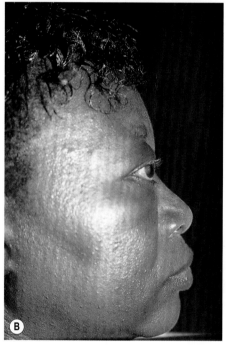

图 19.56 蝶骨嵴脑膜瘤。A. CT 轴位图像。B. 反应性骨增生。
（Courtesy of A Pearson-fig. A）

维终止在外侧膝状体，但瞳孔纤维在到达外侧膝状体前离开视束，通过上丘臂终止于顶盖前核。

- 视束的病变因此可以引起瞳孔传入性障碍。
- 特征为当光照射未受累的半侧视网膜时，瞳孔对光反射正常，但是当光照射病变半侧视网膜时瞳孔对光反射消失（如光照射偏盲侧时）。
- 临床中这种 Wernicke 偏盲瞳孔反应很难引出，因为光照射眼睛时是散射的——因此需要很细的光束。

3. **视神经萎缩**：当视束受损时会发生，因为视束包

含的神经纤维来自视网膜神经节细胞。同侧视盘出现上方及下方神经纤维缘变薄（神经纤维来自颞侧视网膜），而对侧视盘表现为"蝴蝶结领结"样萎缩（鼻侧视网膜纤维）。

4. **对侧锥体束征**：当出现视束损伤时也可能损害同侧大脑脚。

视辐射

解剖

视辐射从外侧膝状体到初级视皮质，位于枕叶中部，距状裂的上、下方（图 19.57）。视辐射向后传递过程中视网膜对应神经纤维逐渐靠近。因此越靠近视辐射后部病变造成的不完全性偏盲渐趋一致性。因为这些神经纤维是起源于外侧膝状体第三级神经元，视放射病变不会产生视神经萎缩。视放射和视觉皮质有来自大脑中动脉和大脑后动脉的双重血液供应。

颞叶视辐射

1. **视野缺损**：由对侧、同向性上方象限偏盲组成（"天空中的馅饼"），因为视辐射下方神经纤维反映上方视野，首先由前下方进入围绕在侧脑室颞角前端的颞叶（Meyer 环）（图 19.57A）。

2. **相关特征**：包括对侧身体感觉障碍和轻度偏瘫，因为颞叶视辐射在向后走行重新加入上方束路时非常靠近内囊的感觉神经和运动神经纤维。颞叶病变的其他特征包括阵发性嗅幻觉和味幻觉（钩回发作），形成视幻觉和癫痫发作，如果累及优势半球时伴有感觉性失语。

前顶叶视辐射

1. **视野缺损**：包括对侧、同向性下方象限偏盲（"地板上的馅饼"），因为视放射上方的神经纤维反映下方的视野，直接向后通过顶叶达到枕叶皮质。病变只累及前部顶叶的视辐射非常罕见。通常由于顶叶病变引起的偏盲往往是一致性的（图 19.57B）。

2. **相关特征**：优势半球顶叶病变可出现失算症、失写症、左右定向障碍和手指失认。非优势半球顶叶病变可导致穿衣和精神性失用症及空间忽视。

视放射主干

- 在顶叶深部，视辐射位于三角区及侧脑室枕角

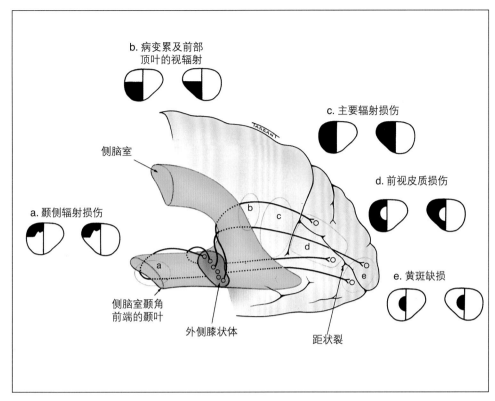

图 19.57　视放射和视觉皮质的病变引起的视野缺损。

外侧。本区病变通常会导致完全的同侧偏盲（图 19.57C）。

- 视动性眼球震颤（optokinetic nystagmus，OKN）有利于孤立性同向性偏盲且不伴有相应神经功能损害患者的定位诊断。通常 OKN 涉及目标的平稳追踪，以及向对侧扫视时注视下一个目标的稳定性。

- 如果由于顶叶病变造成的同向性偏盲，向病灶侧平稳追踪通路受累，导致 OKN 受损。因此出现双侧 OKN 不对称：目标移向患侧时出现不稳定性；目标背离患侧时平稳追踪完好。如果病变在枕叶，平稳追踪通路完好且 OKN 对称（Cogan 格言，表明顶叶病变更可能为肿瘤）。

纹状皮质

临床特征

1. 视野缺损

- 纹状皮质中周边视野的代表区域位于前部。该部分的枕叶由大脑后动脉的分支供血。

- 黄斑中心凹视力的代表区位于距状皮质侧面的枕极，主要由大脑中动脉的分支供血。大脑后动脉闭塞时往往产生黄斑回避的一致性同向性偏盲（图 19.57D）。

- 枕极受累，如头部外伤产生一致性、同向性黄斑缺损（图 19.57E），虽然枕叶血管性病变也可导致不对称性黄斑回避。

- 距状皮质的最前端对应对侧颞侧周边视野，这部分视野超过了双眼视野的外侧，只是在检查单眼视野时发现。如果这一区域的病变由此产生对侧单眼颞侧视野缺损，称为颞侧新月性缺损，或相反可保留这一区域视野。

2. 相关体征：视皮质疾病（皮质盲）。

- 视幻觉，特别是累及偏盲侧视野。

- 否认失明（Anton 综合征）。

- Riddoch 现象的特点是只能感知运动目标而不能感知静态的视觉目标。

病因

1. 卒中：大脑后动脉的卒中是超过 90% 孤立性同向

性偏盲的病因且不伴其他神经功能障碍。

2. **其他病因**：不常见，包括偏头痛、外伤以及原发性或转移性肿瘤。

眼运动神经

第3对脑神经

核复合体

　　第3对脑神经（动眼神经）的核复合体位于中脑上丘水平，中脑导水管的腹侧（图 19.58）。它由以下成对和不成对的亚核组成。

1. **提上睑肌亚核**：为不成对的中线尾侧结构，支配双眼提上睑肌。该处病变导致双侧上睑下垂。

2. **上直肌亚核**：成对，支配对侧眼的上直肌。核性第 3 对脑神经核麻痹将回避同侧眼，而影响对侧眼的上直肌。

3. **内直肌、下直肌和下斜肌亚核**：成对，支配对应的同侧肌肉。局限核复合体的病变相对少见。最常见的病因是血管疾病、原发性肿瘤和转移性肿瘤。累及成对内直肌亚核病变会造成双眼核间性眼肌麻痹的外斜（wall-eyed bilateral internuclear ophthalmoplegia，WEBINO），特征是外斜视、集合和内收障碍。累及全部亚核的病变往往伴有相邻的第 4 对脑神经核尾侧病变。

神经纤维束

　　神经纤维束包括传出神经纤维，从第 3 对脑神经核起源通过红核和大脑脚内侧。然后出中脑，进入大脑脚间。神经核和神经纤维束的病因相似，除了脱髓鞘病变可影响纤维束。

1. **Benedikt 综合征**：病变累及纤维束穿过红核部分，特点是同侧第 3 对脑神经麻痹和对侧锥体外系症状，如偏身震颤。

2. **Weber 综合征**：病变累及纤维束穿过大脑脚部分，特点是同侧第 3 对脑神经麻痹和对侧轻偏瘫。

3. **Nothnagel 综合征**：病变累及纤维束和小脑上脚，特点是同侧第 3 对脑神经麻痹及小脑性共济失调。

4. **Claude 综合征**：为 Benedikt 综合征和 Nothnagel 综合征的合并。

颅脑底部

　　基底部开始于一系列的"神经根"，它们在组成神经主干之前在大脑脚中间部分离开中脑。神经纤维通过大脑后和小脑上动脉之间，向外侧走行，与后交通动脉平行（图 19.59）。由于神经纤维通过颅底部沿着蛛网膜下腔行走时没有其他脑神经伴行，因此孤立的第 3 对脑神经麻痹通常病变位于颅底部。以下为两个重要原因：

1. **动脉瘤**：后交通动脉的动脉瘤，与颈内动脉交界处（图 19.60），典型的表现是急性疼痛性第 3 对脑神经麻痹且累及瞳孔。

2. **头部外伤**：导致硬膜外或硬膜下的血肿，小脑幕压力圆锥向下突出可致颞叶疝。这造成第 3 对脑神经通过小脑幕缘时受到压迫，最初引起刺激性瞳孔缩小，然后瞳孔再散大以及完全性第 3 对脑神经麻痹（图 19.61）。

海绵窦内

　　第 3 对脑神经之后穿过后床突侧面的硬脑膜进入海绵窦。海绵窦内，第 3 对脑神经行走在海绵窦外侧壁，第 4 对脑神经上方（图 19.62）。在海绵窦前部，神经分为上支和下支，然后通过眶上裂的睫状环进入眼眶。以下是海绵窦内第 3 对脑神经麻痹的重要病因：

1. **糖尿病**：可能导致缺血性麻痹，通常不影响瞳孔。

2. **垂体卒中**（出血性梗死）：可能会导致第 3 对脑神经麻痹（例如分娩后），如果垂体横向肿胀并侵犯海绵窦。

3. **海绵窦内病变**：如动脉瘤、脑膜瘤、颈内动脉海绵窦瘘和肉芽肿性炎症（Tolosa-Hunt 综合征）都可能导致第 3 对脑神经麻痹。由于非常靠近其他颅内神经，颅内第 3 对脑神经麻痹者，通常伴有第 4 对、

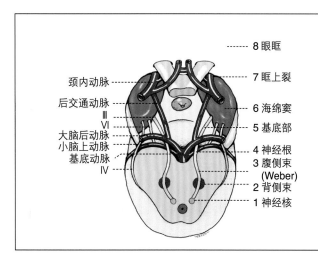

图 19.58　第 3 对脑神经走行的腹面图。

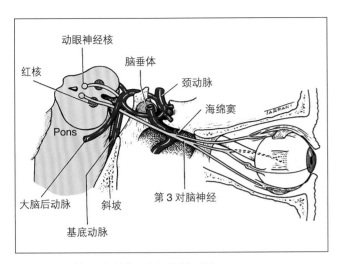

图 19.59 第 3 对脑神经走行的侧面图。

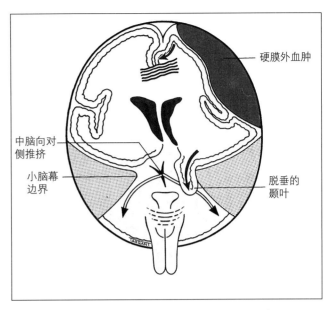

图 19.61 硬膜外血肿导致第 3 对脑神经麻痹的机制。

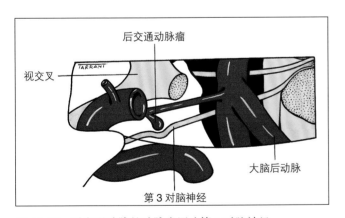

图 19.60 后交通动脉的动脉瘤压迫第 3 对脑神经。

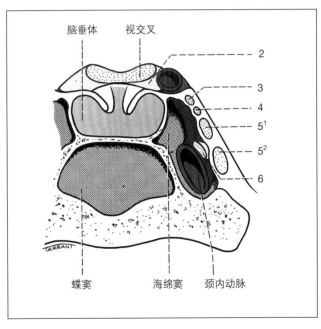

图 19.62 从后面观海绵窦内脑神经的位置。

第 6 对脑神经以及三叉神经第一分支病变。

眶内部

1. **上支**：支配上睑提肌和上直肌。
2. **下支**：支配内直肌、下直肌和下斜肌。支配下斜肌的分支还含有从 Edinger-Westphal 亚核来源的副交感神经节前纤维，它支配瞳孔括约肌和睫状肌。下支病变的特点是内收和下视障碍以及瞳孔散大。上支和下支麻痹的病因通常是外伤或血管性。

瞳孔运动神经纤维

　　脑干和海绵窦之间的瞳孔运动副交感神经纤维位于第 3 对脑神经的表面（图 19.63）。它们的血液供应来自软脑膜血管，而第 3 对脑神经主干的血供来源于神经滋养血管。是否累及瞳孔具有非常重要的意义，因为它可鉴别是"外科疾病"还是"内科疾病"。瞳孔受累，像第 3 对脑神经麻痹的其他征象，可为完全性或部分性，并表现出恢复的特征。轻度瞳孔散大和无反应性瞳孔具有重要的临床意义。

1. **"外科"病变**：如动脉瘤、外伤及钩回疝，特性是通过压迫软脑膜血管和位于表面的瞳孔神经纤维而使瞳孔受累。
2. **"内科"病变**：如高血压和糖尿病通常不累及瞳孔。这是因为内科相关的微血管病变累及神经滋养血管，导致神经主干的缺血，不累及浅表的瞳孔神经纤维。

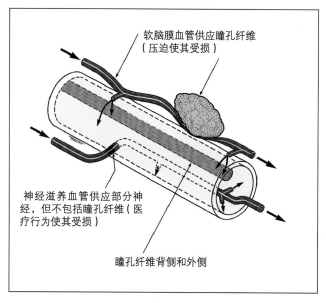

软脑膜血管供应瞳孔纤维（压迫使其受损）

神经滋养血管供应部分神经，但不包括瞳孔纤维（医疗行为使其受损）

瞳孔纤维背侧和外侧

图 19.63　瞳孔运动神经纤维在第 3 对脑神经主干的位置。

3. 这些原则不是一成不变，累及瞳孔也可见于糖尿病相关的第 3 对脑神经麻痹，而不累及瞳孔并不能排除动脉瘤或其他压迫性病变。瞳孔受累可以出现在复视发生数天后，因为动脉瘤的逐渐扩张。有时瞳孔受累可能是第 3 对脑神经麻痹的唯一体征（基底部脑膜炎、钩回疝）。

体征

　　右侧第 3 对脑神经麻痹的特点如下（图 19.64A 至 F）：

a. 提上睑肌无力导致严重的上睑下垂，因此通常没有复视。
b. 第一眼位为外展位，因为没有拮抗外直肌的活动。眼球放松时处于内旋，因为上斜肌功能完好，眼球向下注视。
c. 外展正常，因为外直肌功能正常。
d. 内直肌功能减弱导致内收不足。
e. 上直肌和下斜肌功能减弱，眼球向上受限。
f. 下直肌功能减弱，眼球向下受限。
g. 副交感神经麻痹引起瞳孔散大，伴有调节不足。
h. 部分受累导致轻度眼肌麻痹。

异常再生

　　异常再生可发生于急性外伤后和压迫病变，但不会出现在血管性病变第 3 对脑神经麻痹时。这是因为神经髓鞘可在外伤和压迫性病变时发生破坏而血管结构完整。眼球运动时出现怪异情况，如试图内收及下视时出现上睑上抬（假 Graefe 现象），这是由于再生的轴突出现错误支配眼外肌的情况。瞳孔也可以累及。

孤立性第 3 对脑神经麻痹的病因

1. **特发性**：大约 25% 的病例没有明确病因。
2. **微血管性**：如高血压和糖尿病是不累及瞳孔的第 3 对脑神经麻痹的最常见病因。在大多数情况下 3 个月内会自然恢复。糖尿病性的第 3 对脑神经麻痹经常伴有眶周疼痛，可能是糖尿病的特征。因此疼痛对于动脉瘤和糖尿病性第 3 对脑神经麻痹没有鉴别诊断意义。
3. **动脉瘤**：位于后交通动脉与颈内动脉交界处的动脉瘤是孤立性、痛性、累及瞳孔的第 3 对脑神经麻痹的一个非常重要的原因。
4. **外伤**：直接和继发硬膜下血肿钩回疝，也是常见的病因。轻微的头部外伤且不伴意识丧失后第 3

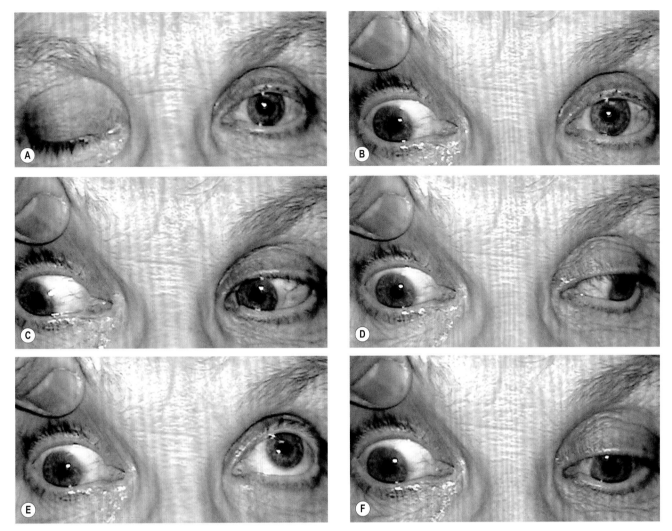

图 19.64　右眼第 3 对脑神经麻痹。A. 完全性右眼上睑下垂。B. 第一眼位右眼外斜。C. 外展正常。D. 内收受限。E. 上转受限。F. 下转受限。（Courtesy of B Majol）

对脑神经进展性麻痹，临床医生需警惕颅内基底部肿瘤引起的神经干被拉伸和固定的可能性。

5. **其他**：少见的原因包括肿瘤、梅毒、巨细胞动脉炎和其他类型的与胶原血管疾病有关的血管炎。短暂发作性第 3 对脑神经麻痹伴自行恢复可为特发性、偏头痛、压迫、缺血或颅内压变化。重症肌无力可模拟瞳孔不受累的第 3 对脑神经麻痹。

治疗

1. **非手术治疗**包括：如果斜视度较小可使用 Fresnel 棱镜片，单眼遮盖避免复视（如果为部分性上睑下垂或恢复），以及未受累外直肌注射肉毒毒素以防止斜视恢复前的肌肉挛缩（见第 18 章）。
2. **手术治疗**：手术治疗和其他眼运动神经麻痹一样，应考虑在所有自愈现象稳定之后。通常不早于发病后 6 个月（见第 18 章）。

第4对脑神经

解剖学

1. **重要特征**：第 4 对脑神经（滑车神经）
   - 唯一从脑背侧发出的脑神经。
   - 交叉的脑神经；意味着第 4 对脑神经核支配对侧上斜肌。
   - 长而纤细的神经。
2. **神经核**：位于下丘腹侧到中脑导水管的水平（图 19.65）。它位于第 3 对脑神经核复合体的尾端并与之相连。
3. **神经束**：轴突向后弯曲沿中脑导水管走行，并在前髓帆完全交叉。
4. **神经干**：离开脑干的背侧面，正好位于下丘尾部。向外侧弯曲环绕脑干，走向小脑幕的游离缘下方，（像第 3 对脑神经一样）在大脑后动脉和小脑上动

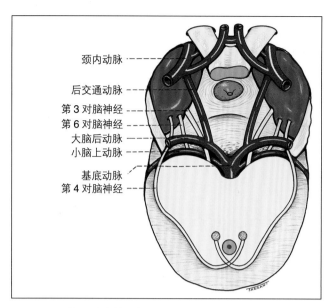

颈内动脉

后交通动脉

第 3 对脑神经

第 6 对脑神经

大脑后动脉

小脑上动脉

基底动脉

第 4 对脑神经

图 19.65　第 4 对脑神经行径的腹面图。

脉之间穿过。然后穿过硬脑膜进入海绵窦。

5. **海绵窦内**：走行于其外侧壁，位于第 3 对脑神经下方及三叉神经第一支上方。在海绵窦内的前部神经纤维上升并通过上方眶上裂和 Zinn 环侧面。

6. **眼眶内**：支配上斜肌。

体征

急性发作的垂直复视不伴有上睑下垂，结合特征性的头部姿势，强烈提示第 4 对脑神经病变。核性、神经束及周围神经纤维麻痹其临床表现完全相同，除了核性麻痹产生对侧上斜肌功能减退。

左侧第 4 对脑神经麻痹有以下特点（图 19.66A ~ F）：

a. 第一眼位时左眼上斜视（"左高于右"）。

b. 右侧注视时左上斜增加，因左下斜肌功能亢进。

c. 左眼内收时下转受限。

d. 左眼外展正常。

e. 左眼下转正常。

f. 左眼上转正常。

异常头位是为避免垂直、旋转性和下视加重的复视（图 19.67）。

- 头向对侧右倾斜使得眼球内旋（缓解外旋转）。
- 脸转向右边，下颌轻度下压以减轻眼球内收时下转受限。
- 左眼不能向下、向右注视或内旋而由旋转头位来补偿。

双眼发病

双侧发病应怀疑第 4 对脑神经病变，除非证明是其他病变。它具有以下特点：

- 左侧注视时右眼上斜，右侧注视时左眼上斜。
- 双 Maddox 杆试验时大于 10°的旋转斜视度（见下文）。
- "V"型内斜视。
- 双侧 Bielschowsky 歪头试验阳性（见下文）。

特殊检查

1. **Parks 三步检查法**：对于诊断第 4 对脑神经麻痹是非常有用的，步骤如下：

   a. 第一步

   - 评估第一眼位时哪只眼上斜。
   - 左眼上斜视（图 19.66A）可以是以下四条肌肉之一力弱造成：左眼下转的肌肉之一（上斜肌或下直肌）或者右眼上转的肌肉之一（上直肌或下斜肌）。
   - 第 4 对脑神经麻痹时，受累眼的眼位更高。

   b. 第二步

   - 判断左眼上斜视是向右侧视还是向左侧视时更明显。右侧注视时明显（图 19.66B）表明右上直肌或左上斜肌。
   - 左侧注视时左上斜视表明右下斜肌或左下直肌。（第 4 对脑神经麻痹时，向对侧注视造成偏差度加剧——worse on opposite gaze，WOOG）。

   c. 第三步

   - Bielschowsky 倾头试验时患者固视 3 米远前方目标。
   - 使头向右侧和左侧倾斜。
   - 左侧倾斜头位时左眼上斜视增加（图 9.68B）表明累及左上斜肌，而右眼上斜视增加表明累及右下直肌。（第 4 对脑神经麻痹时，头位向对侧倾斜造成偏差度减少—— better on opposite tilt，BOOT）。

2. **双 Maddox 杆实验**

   - 红色和绿色的 Maddox 杆，与柱镜垂直，放在任何一眼前。
   - 每只眼睛会看到一条水平或不水平的光线。
   - 当有旋转斜视时，患眼看到的光线倾斜，且与健眼存在距离。
   - 旋转一根 Maddox 杆直到光线融合（叠加）。

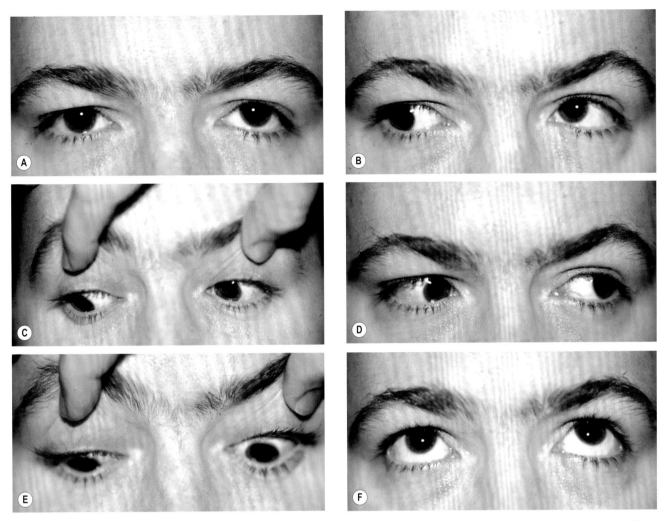

图 19.66 左第 4 对脑神经麻痹。A. 第一眼位左上斜视（左高于右）。B. 由于左眼下斜肌作用过度，右侧注视时左眼上斜视。C. 内收时左眼下转受限。D. 左眼外展正常。E. 左眼下转正常。F. 左眼上转正常。

- 旋转偏斜由此可以定量测量。
- 单侧第 4 对脑神经麻痹的特点是旋转斜视角度小于 10°，而双眼病例可能会大于 20°。用同视机也可以测量。

孤立性第 4 对脑神经麻痹的病因

1. **先天性**：比较常见，虽然症状直到成年失代偿后才表现出来。不同于获得性患者，他们通常意识不到旋转偏斜。查阅老照片中头部异常姿势可有助于诊断，如出现的垂直棱镜融合度增加。
2. **外伤性**：常导致双侧第 4 对脑神经麻痹。长而纤细的神经在前髓帆处交叉，特别容易受小脑幕缘的压迫而损伤。双侧病变通常被当做单侧病变而行斜视手术后发现对侧第 4 对脑神经麻痹。
3. **血管性**：比较常见，但是动脉瘤和肿瘤非常罕见。

对于孤立的滑车神经麻痹无需常规影像学检查。

第6对脑神经

神经核

第 6 对脑神经核（展神经）位于脑桥的中间，第四脑室底部的腹侧，与水平凝视中枢关系密切。第 7 对脑神经的纤维束绕过展神经核，在第四脑室底部形成一个隆起（面神经丘；图 19.69）。因此孤立的第 6 对脑神经麻痹很少是核性损害。第 6 对脑神经核内及核周围病变有下列特征：

- 同侧外展减弱，为第 6 对脑神经病变。
- 朝向患侧的水平凝视不能，为脑桥旁正中网状结构（paramedian pontine reticular formation，PPRF）水平凝视中枢病变的表现。

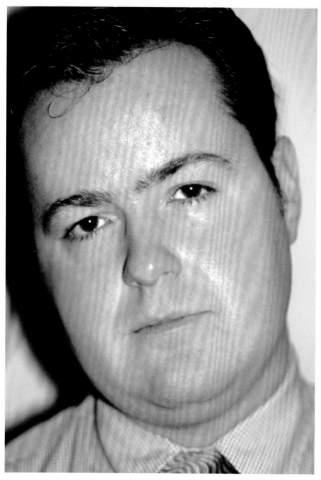

图 19.67   左第 4 对脑神经麻痹时代偿头位；头位斜向右，脸右转和下巴下压。

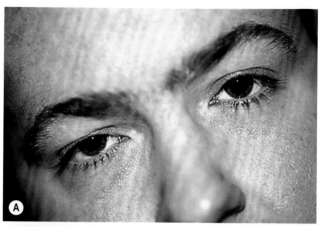

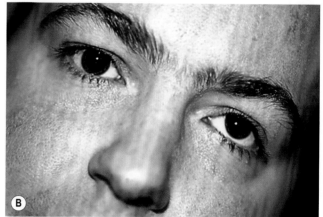

图 19.68   左侧第 4 对脑神经麻痹时 Bielschowsky 歪头试验阳性。A. 头位右侧倾斜时没有出现上斜视。B. 头位左侧倾斜时左眼上斜视明显。

- 同侧周围性面神经麻痹，由面神经束病变导致。

纤维束

纤维束向腹侧走行，在脑桥延髓的交界处离开脑干，位于锥体束外侧。

1. **Foville 综合征**：累及穿经 PPRF 的纤维束，最常见的病因是脑桥背侧的血管性疾病或肿瘤。其特征是累及同侧第 5 对至第 8 对脑神经，以及中枢性交感神经纤维。
   - 第 5 对脑神经——面部感觉缺失。
   - 第 6 对脑神经麻痹合并凝视麻痹（PPRF）。
   - 第 7 对脑神经（核或纤维束损伤）——面瘫。
   - 第 8 对脑神经——耳聋。
   - 中枢性 Horner 综合征。

2. **Millard-Gubler 综合征**：累及穿经锥体束的纤维束，最常见的病因是血管性病变、肿瘤或脱髓鞘。它具有以下特点：

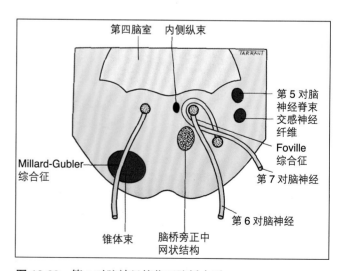

图 19.69   第 6 对脑神经核位于脑桥水平。

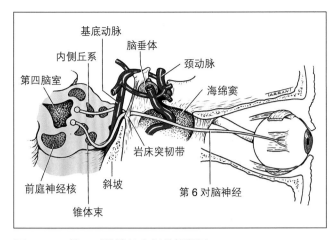

图 19.70　第 6 对脑神经走行的侧视图。

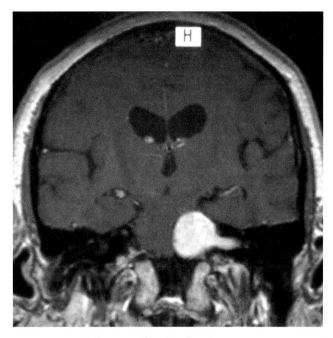

图 19.71　冠状位 MR 听神经瘤强化。（Courtesy of N Rogers）

- 同侧第 6 对脑神经麻痹。
- 对侧偏瘫（由于锥体束交叉在更下方的延髓，因此支配对侧的随意运动）
- 背侧脑桥病变体征多样。

大脑基底部

基底部进入脑桥前基底池。然后向上紧贴颅底并与小脑前下动脉相交叉（图 19.70）。穿过后床突下硬脑膜，在岩骨尖的上方呈角度向前，通过或沿着岩下窦，穿过 Dorello 管（岩床突韧带下），进入海绵窦。以下是该段神经基底部损伤的重要原因：

1. **听神经瘤**：可在脑桥延髓的交界处损伤第 6 对脑神经（图 19.71），应该强调的是，听神经瘤的早期症状是听力丧失及角膜感觉降低。因此对所有第 6 对脑神经麻痹的患者进行听力检测以及角膜知觉检查非常重要。

2. **鼻咽部肿瘤**：可侵犯颅底及颅底孔，损伤神经的基底段。

3. **颅内压增高**：可导致脑干向下移位。可使第 6 对脑神经从脑干发出点至进入海绵窦之间的部分在岩尖部位产生拉伸（图 19.19）。这种情况下第 6 对脑神经麻痹可为双侧性，是一种假性定位征。

4. **颅底骨折**：可引起单侧和双侧麻痹。

5. **Gradenigo 综合征**：最常见病因是由乳突炎或急性颞骨岩部炎引起，可导致在岩尖部的第 6 对脑神经损伤。后者常伴有面瘫、疼痛和听力障碍。

海绵窦和眶内

1. **海绵窦内**：走行于第 3、第 4 和第 5 对脑神经的第一分支下方。虽然其他神经被海绵窦壁所保护，但是第 6 对脑神经位于最内侧，走行于海绵窦的中间，紧贴颈内动脉，因此较其他神经更容易受损。有时海绵窦内的第 6 对脑神经麻痹伴有节后的 Horner 综合征（帕金森征），因为在海绵窦内第 6 对脑神经加入从颈旁神经丛发出的交感神经分支。海绵窦内的第 6 对脑神经和第 3 对脑神经病变的病因是相似的。

2. **眶内**：进入眼眶通过眶上裂的 Zinn 环支配外直肌。

症状

1. **急性左侧第 6 对脑神经麻痹**（图 19.72A 和 B）
   a. 第一眼位左内斜视。
   b. 左眼外展明显受限。

2. **长期的左侧第 6 对脑神经麻痹**（图 19.73A～C）
   a. 第一眼位左眼内斜视，由于左内直肌无拮抗。视远时斜视度增加，视近时减少或没有。
   b. 左眼外展明显受限，由于左眼外直肌力弱。
   c. 左眼内收正常。

   代偿性面部转向瘫痪的肌肉侧（朝向左边）减少复视，使眼睛不需要向麻痹肌方向注视（朝向左边）。

鉴别诊断

以下的情况可模拟第 6 对脑神经麻痹。

1. **重症肌无力**：可以模拟任何眼球运动障碍。鉴别

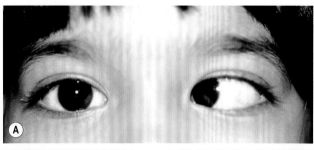

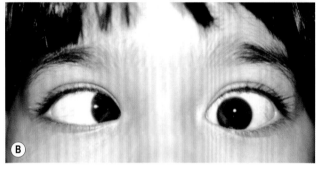

图 19.72　急性左侧第 6 对脑神经麻痹。A. 第一眼位左眼内斜视。B. 左眼外展明显受限。

要点包括复视的多变性和其他症状如眼睑疲劳症和 Cogan 痉挛症（见后文）。

2. **限制性甲状腺病变**：内直肌受累可出现外展受限。相关特征包括眼眶和眼睑症状，以及被动牵拉试验阳性（见第 3 章）。

3. **眶内侧壁爆裂性骨折**：由于内直肌嵌顿，引起外展受限（见第 21 章）。

4. **眼眶肌炎**：累及外直肌，其特点是外展力弱及外展时疼痛（见第 3 章）。

5. **Duane 综合征**：是一种先天性疾病，特点是外展不能，内收时睑裂缩小（见第 18 章）。

6. **会聚痉挛**：通常影响年轻人，其特点是集合时瞳孔缩小，调节增加（见第 18 章）。

7. **散开性麻痹**：是一种罕见的疾病，很难和单侧或双侧第 6 对脑脑神经麻痹相鉴别。然而，与第 6 对脑神经麻痹不同，内斜视可在外展时保持不变或减少。

8. **早发性内斜视**（见第 18 章）。

核上性眼球运动障碍

眼球共轭运动

　　眼球共轭或"双眼"运动是双眼同步、对称的同向眼球运动。主要有 3 种类型：①扫视；②平稳追踪；③非眼反射。扫视和追踪运动的控制中枢在大脑和脑干水平。核上性运动障碍产生凝视麻痹，特征是没有复视伴正常前庭眼反射（如头眼运动和热刺激）。

扫视运动

1. **功能**：扫视（固定）运动是把感兴趣的物体迅速移动到中心凹，或者从一个对象到另一个对象。可以是自主性或反射性，通过出现在周边视野的物体而触发。自主性扫视类似迅速定位移动目标的射击系统。

2. **路径**：水平扫视起源于运动前区（额叶眼区）。纤维传递到对侧的水平侧视中枢，即脑桥旁正中网状结构（PPRF）。每侧额叶引发向对侧的扫视。刺激性病变可导致眼偏向对侧。

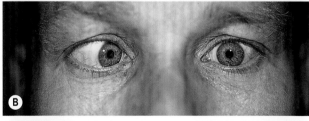

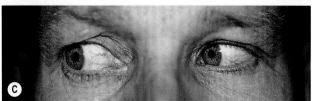

图 19.73　长期左侧第 6 对脑神经麻痹。A. 第一眼位左眼轻度内斜视。B. 左眼外展受限。C. 左眼内收正常。

平稳追踪

1. **功能**：追踪运动是一旦将扫视的目标瞄准于中心凹，保持追踪。眼球动作缓慢平稳。

2. **通路**：是非常复杂的，涉及多个大脑皮质区域以及脑桥旁正中网状结构（PPRF）、上丘、小脑和其他结构。通路为同侧支配，一侧的大脑皮质控制同侧的追踪运动。

非眼反射

1. **功能**：非眼反射（前庭）是在非意识状态下保持眼位相对于头部和身体运动的稳定。
2. **通路**：起源于迷路和位于颈部肌肉的本体感受器，其传入头部和颈部运动的信息。在前庭神经核传入纤维形成突触，传递到 PPRF 的水平凝视中枢。

水平凝视麻痹

解剖

- 眼球水平运动由 PPRF 的水平凝视中枢共同通路起始发动（图 19.74）。该处运动神经元与同侧的第 6 对脑神经核相连，支配外直肌。
- 从第 6 对脑神经核间神经元在脑桥水平越过中线，通过对侧内侧纵束（medial longitudinal fasciculus，MLF）上升与第 3 对脑神经核复合体中支配内直肌的亚核形成突触，支配内直肌。
- 因此刺激一侧的 PPRF 产生眼球向同侧的共轭运动。
- 当这些通道被破坏时正常的眼球水平运动丧失。原因见表 19.6 所示。

症状

1. **PPRF**：病变引起同侧水平凝视麻痹，伴有患侧注视不能。
2. **MLF**：病变导致核间性眼肌麻痹（internuclear ophthalmoplegia，INO）的临床综合征。左眼 INO 的特点如图 19.75A～C：
   a. 第一眼位眼球为直视。
   b. 向右侧注视时左眼内收，伴右眼共济失调性眼球震颤。
   c. 左侧注视正常。

表19.6　核间性眼肌麻痹的病因

- 脱髓鞘病变
- 血管疾病
- 脑干和第四脑室肿瘤
- 外伤
- 脑炎
- 脑水肿
- 进行性核上性麻痹
- 药物性
- 癌症的远隔效应

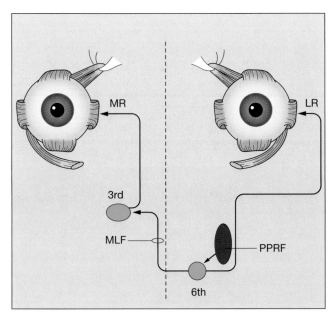

图 19.74　水平眼球运动的解剖途径（PPRF= 脑桥旁正中网状结构；MLF= 内侧纵束；MR= 内直肌；LR= 外直肌）。

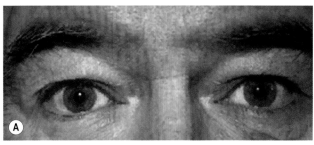
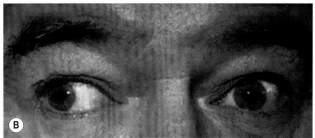
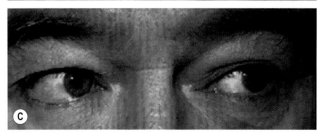

图 19.75　左眼核间性眼肌麻痹。A. 第一眼位直视。B. 右侧注视时左眼内收受限。C. 左侧注视时左眼外展正常。

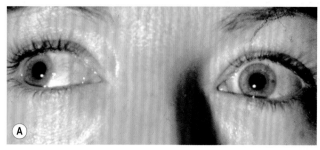

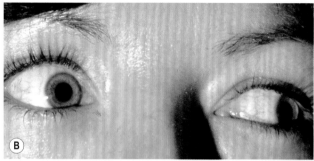

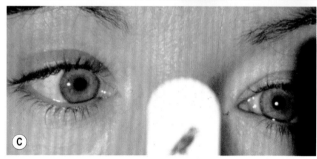

图 19.76　双眼核间性眼肌麻痹。A. 右侧注视时左眼内收受限。B. 左侧注视时右眼内收受限但不严重。C. 集合正常。

如果病变是分散的则集合运动完好；这可有助于区分 INO 和重症肌无力。向上注视时出现垂直性眼球震颤。

3. **双侧 INO**：特点是图 19.76A ~ C：

　　a. 当右侧注视时左眼内收受限及右眼共济失调性眼球震颤。

　　b. 当左侧注视时右眼内收受限及左眼共济失调性眼球震颤。

　　c. 如果病变分散，集合运动完好；如果病变广泛可能没有集合运动。

4. **PPRF 和 MLF**：合并损害引起"一个半综合征"，特征是同侧凝视麻痹和 INO，因此，眼球运动只残留对侧眼的外展运动，同时表现出共济失调性眼球震颤。

垂直凝视麻痹

解剖

　　垂直眼球运动由位于中脑红核背侧的垂直凝视

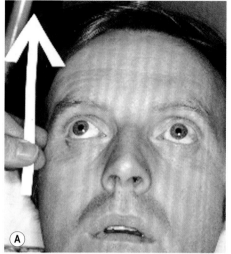

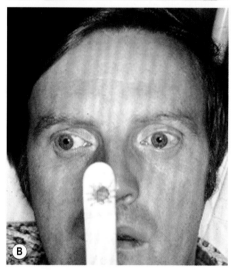

图 19.77　Parinaud 综合征。A. 向上注视不全。B. 集合麻痹。（Courtesy of ES Rosen, P Eustace, HS Thompson and WJK Cumming, from Neuro-ophthalmology, Mosby 1998）

中枢产生（MLF 的头端间质核）。冲动由垂直凝视中枢发出，到达双眼支配垂直运动肌肉的核团。在垂直凝视中枢，介导眼球向上和向下运动的细胞相互融合，尽管损害可选择性导致上视或下视麻痹。

Parinaud（背侧中脑）综合征

1. **症状**

● 第一眼位眼球直视。

● 核上性上视麻痹（图 19.77A）。

● 集合不全（图 19.77B）。

● 瞳孔散大伴有光 - 近反射分离（图 19.42）。

● 睑退缩（Collier 征）。

● 集合 - 退缩性眼球震颤。

2. **病因**

　　a. 儿童：导水管狭窄、脑膜炎和松果体瘤（图

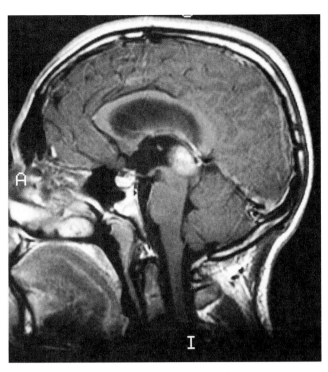

图 19.78　MR 矢状位显示松果体瘤和第三脑室扩大。
（ Courtesy of D Thomas ）

19.78 ）。
　　b. 青年成人：脱髓鞘病变、外伤和动静脉畸形。
　　c. 老年人：中脑的脑血管意外、肿瘤累及中脑导水管周围灰质以及后颅窝动脉瘤。

进行性核上性麻痹

　　进行性核上性麻痹（ Steele-Richardson-Olszewski 综合征 ）是一种严重的变性疾病，老年发病，其特点是：

- 核上性凝视麻痹，最初下视受累。
- 随着疾病的进展，向上注视也受到影响。
- 眼球水平运动受损，最终发展为眼球固定。
- 假性球麻痹。
- 锥体外系性强直、共济失调性步态及痴呆。
- 集合麻痹。

眼球震颤

引言

生理学

- 眼球震颤为往复性、非自主性的眼球摆动，可为生理性或病理性。因此注视视动鼓或身体位置变化产生的眼球震颤是为了保持清楚视力的正常反应。

- 通过眼球运动使视盘中心凹固定于所视物体称为固视，离开物体称为去固视。

- 病理性眼球震颤中，震颤周期的开始通常由非自主性的眼球离开注视物体的去固视开始，随后出现恢复性扫视运动而重新固视。

- 眼球震颤可分为水平性、垂直性、旋转性和非特异性。振幅指眼球运动的最远距离，频率指眼球摆动的速度。根据振幅，眼球震颤可分为细小和粗大。根据频率可分为快速、中等和慢速。

分类

1. **急动性**：包括慢相的去固视漂移和快相的纠正性固视运动。眼球震颤的方向定义为快相的方向，因此急动性眼球震颤可分为向右、向左、向上、向下或旋转。急动性眼球震颤可分为凝视诱发型和凝视麻痹型，后者速度较慢并且往往提示脑干损伤。

2. **钟摆性**：无扫视，在两个方向上摆动速度相等。
   - 先天性钟摆性眼球震颤为水平、共轭。侧视时可转换为急动性眼球震颤。
   - 后天性钟摆性眼球震颤具有水平、垂直和旋转成分。
   - 若水平和垂直震颤同时出现，则震颤方向表现为斜向。
   - 若水平和垂直震颤不在同一周期发生，则震颤方向为椭圆或旋转。

3. **混合性**：包括第一眼位的钟摆性眼球震颤和侧视时急动性眼球震颤。任何形式的眼球震颤可由图 19.79 所示记录。

生理性眼球震颤

1. **终末眼球震颤**：细小急动性眼球震颤，中等频率，当眼球过度侧视时出现。快相为侧视方向（图 19.80 ）。

2. **视动性眼球震颤（ OKN ）**：为视野中重复运动的目标诱发的急动性眼球震颤。
   - 慢相为追踪目标，快相为与眼球注视下一个目标相反的扫视运动
   - 如果视动条纹或视动鼓从右到左运动，左侧顶 - 枕 - 颞区控制慢相（平稳追踪）朝向左侧；左侧额叶控制快相（扫视）朝向右侧。
   - 视动性眼球震颤常用于检测诈病患者伪盲及小幼儿的视力检查（见下文）。

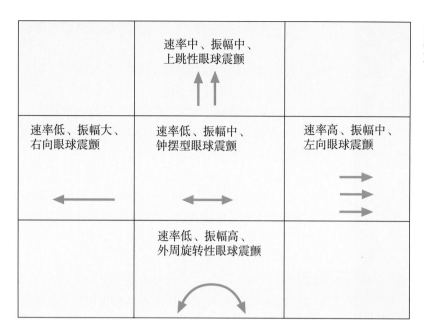

图 19.79　眼球震颤记录图解。(From Kanski JJ, Signs in Ophthalmology: Causes and Differential Diagnosis. Mosby 2010)

上部中格：速率中、振幅中、上跳性眼球震颤

中排左：速率低、振幅大、右向眼球震颤

中排中：速率低、振幅中、钟摆型眼球震颤

中排右：速率高、振幅中、左向眼球震颤

下部中格：速率低、振幅高、外周旋转性眼球震颤

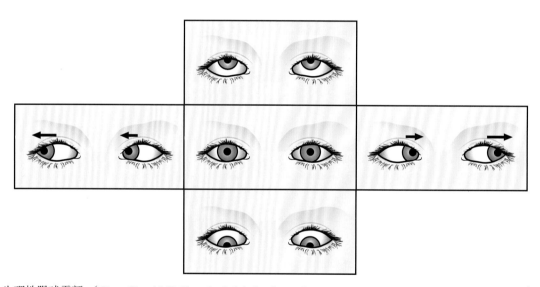

图 19.80　生理性眼球震颤。(From Kanski JJ, Signs in Ophthalmology: Causes and Differential Diagnosis. Mosby 2010)

前庭性眼球震颤

1. **生理性**前庭性眼球震颤为因前庭神经核传入到水平凝视中心的信号改变引起的急动性眼球震颤。慢相的发生始于前庭神经核，快相为脑干和额中脑通路。前庭性眼球震颤可由温度刺激诱发，如下：

   - 右耳灌入冷水后出现左向急动性眼球震颤（即快相向左）。

   - 右耳灌入热水后出现右向急动性眼球震颤（即快相向右）。口诀"COWS"(cold-opposite, warm-same；冷 - 对侧，热 - 同侧) 方便记住眼球震颤的方向。

   - 双耳同时灌入冷水，出现快相向上的急动性眼球震颤；同时灌入热水，出现快相向下的急动性眼球震颤（口诀 cold "slows things down"）。

2. **病理性**周围型前庭性眼球震颤（图 19.81）由耳部病变如迷路炎、梅尼埃病和中耳或内耳感染引起。

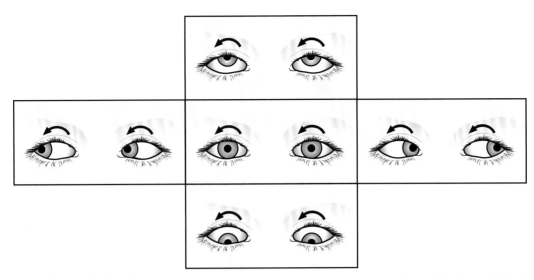

图 19.81 周围型前庭性眼球震颤。（From Kanski JJ, Signs in Ophthalmology: Causes and Differential Diagnosis. Mosby 2010）

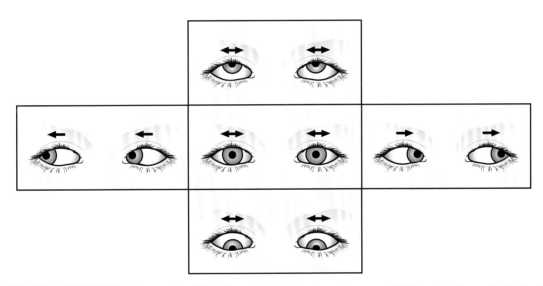

图 19.82 原发性先天性眼球震颤。（From Kanski JJ, Signs in Ophthalmology: Causes and Differential Diagnosis. Mosby 2010）

运动失调性眼球震颤

运动失调性眼球震颤由原发性传出障碍导致。

原发性先天性眼球震颤

1. **遗传特点**：常为 XLR 或 AD，AR 少见。
2. **临床表现**：出生后 2~3 个月出现，并持续终生。
3. **体征**（图 19.82）
   - 第一眼位时表现为低振幅的钟摆性眼球震颤，注视两侧时变为急动性眼球震颤。
   - 向上或向下注视时眼球震颤仍为水平方向。
   - 双眼辐辏可抑制震颤。睡眠时震颤消失。
   - 通常存在一个"零点"眼位，此时眼球震颤最轻。
   - 为了使眼球转向"零点"眼位，需采用特殊的头位。

患有先天性眼球震颤的成人无振动幻觉现象，但可见于获得性眼球震颤的患者。

点头痉挛

1. **临床表现**：少见，多发生于 3~18 个月的小儿。
2. **特征**（图 19.83）
   - 单侧或双侧低振幅高频率的水平性眼球震颤，伴有点头动作。

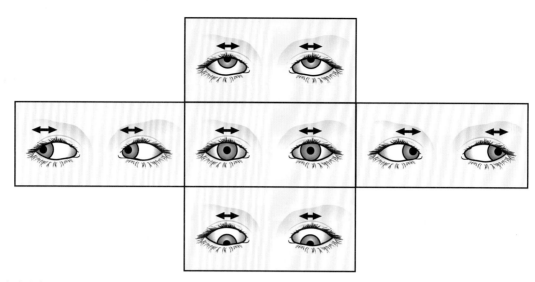

图 19.83　点头痉挛。(From Kanski JJ, Signs in Ophthalmology: Causes and Differential Diagnosis. Mosby 2010)

- 眼球外展时常出现非对称性的震颤振幅增大。
- 可出现垂直或旋转性成分。

3. 病因

- 特发性，3 岁前自行缓解。
- 前视路神经胶质瘤、空蝶鞍综合征和脑穿通性囊肿。

隐性眼球震颤

隐性眼球震颤与婴幼儿内斜和分离性垂直偏斜有关（见第 18 章）。有以下特征：

- 双眼注视时无眼球震颤。
- 当一只眼被遮盖或光线减弱时出现水平性眼球震颤。
- 快相方向朝向未遮盖的注视眼。
- 偶尔隐性眼球震颤被显性眼球震颤掩盖，故当遮盖单眼时出现眼球震颤幅度增大。

周期性交替性眼球震颤

1. 体征

- 共轭性水平急动性眼球震颤周期性地改变方向。
- 每个周期可分为活动期与静止期。
- 活动期时，振幅、频率及慢相的速度先增加后减小。
- 其后出现一个短暂的静止期，长约 4~20 秒，期间双眼稳定并出现缓慢低强度钟摆样运动。
- 随后出现方向相反的眼球震颤。整个周期共 1~3 分钟。

2. 病因：包括先天性因素、小脑疾病、共济失调毛细血管扩张症（Louis-Bar 综合征）和药物如苯妥因。

集合 – 退缩性眼球震颤

集合 - 退缩性眼球震颤是由眼外肌共同收缩引起，尤其是内直肌。

1. 体征

- 使用下转性视动条纹或视动鼓可诱发急动性眼球震颤。
- 上向的再注视性扫视使双眼靠近出现集合运动。
- 伴有眼球向眼眶内回缩。

2. 病因：包括顶盖前区的病变如松果体瘤及血管性意外（Parinaud 中脑顶盖综合征）。

下跳性眼球震颤

1. 体征：快相向下的垂直性眼球震颤。向下和向侧面注视时更易诱发（图 19.84）。

2. 病因

- 枕骨大孔的颅颈交界部病变，如 Arnold-Chiari 畸形和延髓空洞症。
- 药物如锂、苯妥英、卡马西平和巴比妥类药物。
- Wernicke 脑病、脱髓鞘和脑积水。

上跳性眼球震颤

1. 体征：快相向上的垂直性眼球震颤（图 19.85）。

2. 病因：后颅窝病变、药物和 Wernicke 脑病。

跷跷板性眼球震颤

1. 体征：钟摆性眼球震颤，表现为一眼上转并内旋，

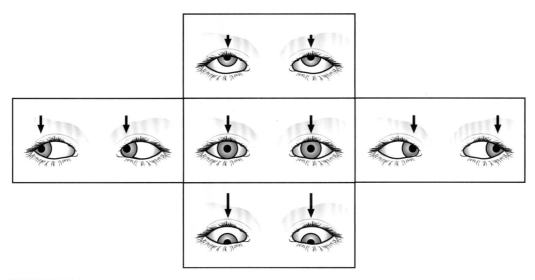

图 19.84 下跳性眼球震颤。（From Kanski JJ, Signs in Ophthalmology: Causes and Differential Diagnosis. Mosby 2010）

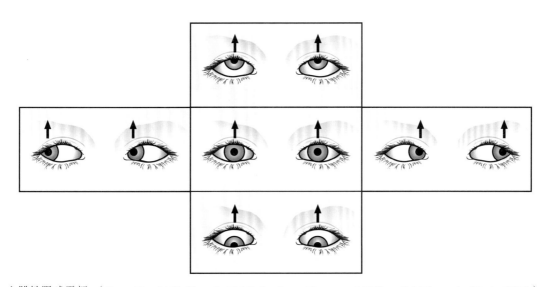

图 19.85 上跳性眼球震颤。（From Kanski JJ, Signs in Ophthalmology: Causes and Differential Diagnosis. Mosby 2010）

另一眼下转并外旋；接着双眼交替方向。

2. 病因：鞍旁肿瘤，常伴有双眼颞侧偏盲、延髓空洞症和脑干卒中。

共济失调性眼球震颤

共济失调性眼球震颤为一种水平性眼球震颤，见于核间性眼肌麻痹患者的外展眼（见上文）。

Bruns 眼球震颤

1. 体征：一只眼为粗大的小脑性水平急动性眼球震颤，另一眼为细小高频的前庭性眼球震颤。

2. 病因：小脑脑桥角肿瘤如听神经瘤，病变侧为粗大的小脑性眼球震颤侧。

感觉剥夺性眼球震颤

感觉剥夺性眼球震颤是由视力缺陷造成的，表现为水平性钟摆性眼球震颤，双眼集合时震颤可被抑制。严重程度与视力缺陷程度相关。患者常采取特殊的头位使眼球震颤振幅减小。通常由年幼时严重的中心视力损害引起（如先天性白内障、黄斑发育不全）。通常 2 岁前双眼中心视力缺损的儿童会出现眼球震颤。

眼球震颤的手术治疗

手术治疗眼球震颤适用于具有"零点"眼位及异

常头位，或先天性运动/感觉性眼球震颤无"零点"眼位。

1. **具有"零点"眼位的眼球震颤的手术治疗**：其目的是移动眼外肌位置，使眼外肌的肌张力最小而眼位与头位为正中。例如，患者的零点眼位为左斜视，代偿头位为面向右转，则应该放松（后徙）右内直肌，缩短右外直肌，同时放松左外直肌和加强左侧内直肌。

2. **先天性运动性/感觉性眼球震颤的手术治疗**：手术前必须利用眼球运动研究手段确定眼球震颤的波形和特征。手术包括大范围后徙四条水平直肌来减小眼球震颤振幅，增加识别时间。

眼球震颤样运动

眼球震颤样运动与眼球震颤相似，不同之处为初始的眼球去固视运动为扫视侵入。

眼扑动和视性眼阵挛

1. **体征**
   - 扫视振荡无间歇期。
   - 眼扑动为水平性振荡，视性眼阵挛为多极相。
2. **病因**：包括病毒性脑炎、婴儿肌阵挛脑病（"跳舞的眼睛和跳舞的脚"）、健康新生儿的短暂性（特发性）表现和药物（锂、阿米替林和苯妥英）。

眼球弹动

1. **体征**：快速、共轭、向下的眼球运动，随后眼球慢速漂移回到原位。
2. **病因**：包括脑桥病变（常为出血）、小脑病变压迫脑桥及代谢性脑病。

颈动脉狭窄

颈动脉狭窄包括动脉粥样硬化狭窄，常与溃疡有关，位于颈总动脉分支处。血管壁凹凸不平为大脑和视网膜栓子的来源，栓子由血小板和纤维蛋白（白色栓子——图 19.86A）或动脉粥样硬化的小碎片（Hollenhorst 斑块——图 19.86B）组成。

诊断

1. **首发症状**：一般发生于 60~90 岁，有下面一种或几种表现：
   - 短暂性视网膜缺血发作（一过性黑矇）。
   - 视网膜动脉阻塞。

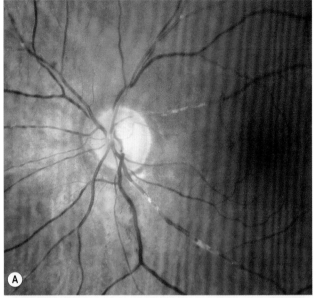

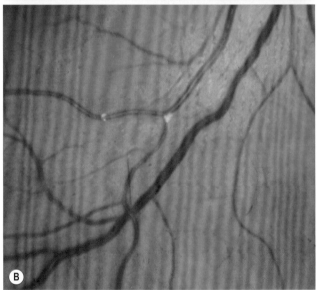

图 19.86　A. 纤维 - 血小板栓子。B. Hollenhorst 斑块。（Courtesy of C Barry – fi g. A）

   - 短暂性脑缺血发作（transient cerebral ischaemic attacks，TIA）。
   - 卒中。
   - 眼部缺血综合征。
   - 不对称的糖尿病视网膜病变，同侧眼相对较轻。
   - 低血压（低流量）视网膜病变。

2. **体征**
   a. 触诊：颈部颈动脉的触诊需要轻柔，以避免血栓的脱落。严重或完全的狭窄致颈动脉搏动减弱或无脉。其他外围动脉搏动减弱也是全身性动脉粥样硬化的表现。
   b. 听诊：局部狭窄产生杂音，最好用钟形听诊器

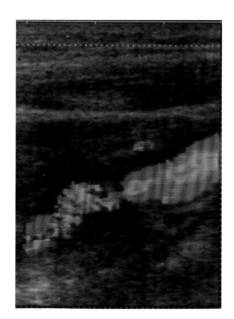

图19.87　多普勒扫描显示50%的狭窄

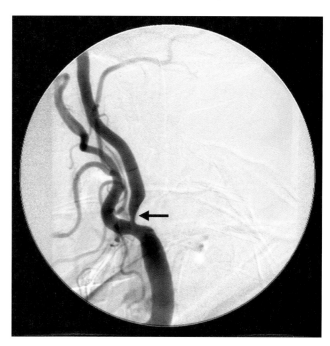

图19.88　传统导管动脉造影显示近端颈内动脉重度狭窄（箭头所指）。（Courtesy of JD Trobe, from Neuro-ophthalmology, in Rapid Diagnosis in Ophthalmology, Mosby 2008）

检出。听诊动脉全程，并要求患者屏住呼吸。预后最不好的杂音是高调和柔和的，因为这预示着严重的狭窄。当血管腔缩小90%或更多时，杂音消失。

3. 检查

　a. 多普勒扫描：是一种非侵入性的颅外动脉筛选试验，其结合了高分辨率实时超声多普勒流量分析（图19.87）。

　b. MRA：为非侵入性精确的检查方法（图19.4A）。

　c. 导管颈动脉造影：是最精确的方法（图19.88），但有显著的并发症。

治疗

治疗旨在防止卒中和永久性视力损害：

1. 一般治疗：避免相关危险因素，如吸烟、高血压、糖尿病、肥胖、高脂血症和心律失常。

2. 抗血小板治疗

　● 每日服用阿司匹林75~300 mg。

　● 如果单用阿司匹林无效，联合使用阿司匹林和双嘧达莫（潘生丁），每日200 mg。

　● 如果其他方法都无效，每日服用氯吡格雷（波立维）75 mg。

3. 口服抗凝药：如果使用了抗血小板治疗，TIA仍然继续存在，可应用口服抗凝药，如华法林。

4. 颈动脉内膜剥离术：适用于狭窄大于70%有症状的患者（图19.87）。

颅内动脉瘤

解剖

供应大脑的动脉来自颈内动脉和椎动脉。

1. **椎动脉**：从枕骨大孔进入颅腔，合并成基底动脉，在脑干腹侧上升并发出分支至脑干，最后为末端分支——大脑后动脉。

2. **颈内动脉**：通过颈动脉管进入颅底，通过破裂孔进入颅腔，破裂孔位于颞骨坚硬部分的尖端。然后在海绵窦内走行，位于脑垂体外侧，在向外侧上升加入视交叉前发出大脑前动脉和大脑中动脉。

3. **Willis环**：两侧的大脑前动脉由前交通动脉相连。大脑中动脉和大脑后动脉由后交通动脉相连。这些血管吻合组成了Willis环，位于大脑腹侧面蛛网膜下腔（图19.89）。

神经系统因素

颅内动脉瘤是囊状动脉外翻，多发生在大脑基部通过蛛网膜下腔的主要动脉的分支点。85%发生于Willis环的前部。在大样本的尸检中发现成年人的发病率为1%~6%。25%的病例为多发性动脉瘤（通常是2个或3个）。大多数时候无症状，但有时会发

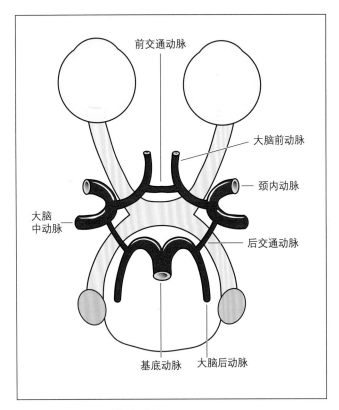

图 19.89　Willis 环的前面观。

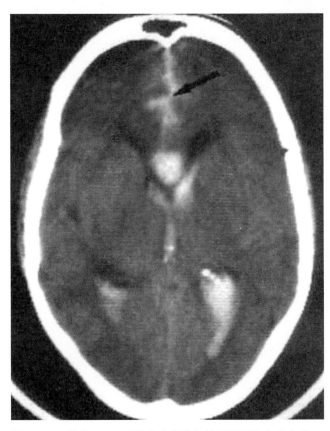

图 19.90　轴位 CT 显示脑室内血液与蛛网膜下腔出血有关。

生威胁生命的并发症：

1. **蛛网膜下腔出血**：动脉瘤破裂导致，是最常见的并发症。威胁生命的情况表现为：突发的剧烈头痛、畏光、意识模糊、呕吐和脑膜刺激症状，包括颈强直和 Kernig 征阳性。腰穿显示脑脊液为血性。大约 12% 的患者在治疗前死亡，40% 的住院患者死于 1 个月内，超过 1/3 的患者有严重的神经功能缺损。急性出血 CT 最易发现（图 19.90）。

2. **占位效应**：不常见，一般与"巨型"动脉瘤（>25 mm）相关。最常见的症状为头痛；相关体征取决于病变的位置，常见神经眼科的体征，如后交通动脉上的动脉瘤使第 3 对脑神经麻痹、床突上颈动脉瘤压迫视神经（图 19.91A）。这样的"巨型"动脉瘤破裂率高，大约每年 6%。从出现预警体征到动脉瘤破裂的时间间隔为 1 天到 4 个月不等，所以，早期诊断是至关重要的。

3. **神经影像学**：包括 MR、MRI、CTA 或传统的（动脉）造影对于诊断都有帮助。前两者能发现大型和中型的动脉瘤，小于 5 mm 的则通常不行。常规血管造影高度敏感，尽管并发症少见，但有潜在严重风险，包括血管损伤和永久性的神经功能

缺损；而 CTA 有 97% 的准确率，甚至能发现更小的动脉瘤。

4. **治疗**：彻底治疗需要手术，旨在去除动脉瘤而同时保留动脉。包括动脉夹闭血管瘤颈部或在病变的内腔置入软金属线圈（图 19.91B）。

神经眼科因素

动眼神经麻痹

1. **孤立性第 3 对脑神经麻痹**：可为位于后交通动脉与颈内动脉结合部蛛网膜下腔部位的动脉瘤压迫（图 19.4D）。典型表现为同侧额部头痛和完全性第 3 对脑神经麻痹（伴眼内肌麻痹）。完全性动眼神经麻痹伴瞳孔回避常可排除动脉瘤。常伴疼痛，但若没有疼痛也不能排除动脉瘤。

2. **孤立性第 6 对脑神经麻痹**：可出现于颈内动脉海绵窦段的动脉瘤，几乎不出现于蛛网膜下腔。

3. **第 3 对和第 6 对脑神经同时麻痹**：出现于颈内动脉海绵窦段的动脉瘤，也常出现于海绵窦其他病

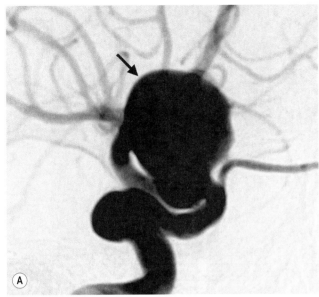

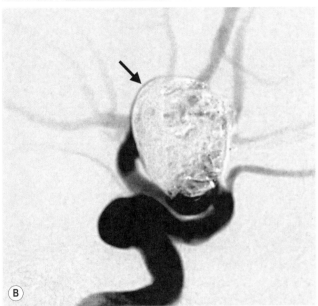

图 19.91　A. 脑血管造影显示床突上段颈动脉瘤压迫视神经。B. 线圈闭塞动脉瘤后不再充满染色剂。（Courtesy of JD Trobe, from Neuro-ophthalmology, in Rapid Diagnosis in Ophthalmology, Mosby 2008）

变。第 4 对脑神经也可受累，但通常被其他病变掩盖。虽然副交感神经支配受损，但可不出现瞳孔散大，甚至可能由于交感神经纤维受损而出现瞳孔缩小。海绵窦病变的一个重要体征是三叉神经的第一分支所在的区域感觉丧失。

视力丧失

1. **单眼**：视力丧失最常见为颈内动脉瘤靠近眼动脉起始部，且末端分叉处压迫颅内段视神经（图

19.91A）。临床特征为单侧急性或进行性视力丧失伴眼眶痛，有时被误诊为球后视神经炎。

2. **视野缺损**：累及鼻侧视野可由位于或靠近眼动脉起始处的巨大动脉瘤引起。

- 极少见，巨大动脉瘤可压迫视交叉外侧面而导致鼻侧视野缺损，最初为单侧，但可因视交叉被推向对侧的颈动脉而成为双侧。
- 同向性偏盲和皮质性盲，可由视交叉后视觉通路暂时或永久的缺血引起。颈动脉瘤也可侵犯蝶鞍类似于垂体腺瘤。

Terson 综合征

- Terson 综合征指继发于动脉瘤破裂的眼内和蛛网膜下腔出血，最常见于前交通动脉。眼内出血也可继发于硬膜下出血和急性颅内压升高。
- 常为双侧出血，一般特征性位于视网膜下和 / 或视网膜前（透明膜下——图 19.92），偶尔透明膜下血液可进入玻璃体。眼内出血有可能是由于海绵窦压力升高导致的视网膜静脉淤滞。玻璃体积血的症状通常可以在几个月内自行消失，大多数情况下，长期视力预后良好。大量双侧玻璃体积血可以考虑早期玻璃体切割术。
- 视盘水肿可为蛛网膜下腔出血的特征。颅内压升高可由于脑室系统的脑脊液流通道阻塞（梗阻性脑积水）或蛛网膜颗粒引起的脑脊液吸收障碍。

眼肌病

重症肌无力

重症肌无力是一种自身免疫性疾病，由于抗体介导破坏横纹肌中乙酰胆碱受体引起。神经肌肉传导的损伤导致除心肌和不随意肌之外的骨骼肌肉系统无力和易疲劳。女性的发病率约为男性的 2 倍。重症肌无力可分为：①眼型；②延髓型；③全身型。

全身重症肌无力

1. **临床表现**：通常出现于 20～30 岁，但可发生于 1 岁之后的任何时间，常伴上睑下垂或复视。全身型患者可出现无痛性疲劳，运动后出现，晚间加重，感染或应激可激发。

2. **体征**：最重要的特征是易疲劳，四肢肌肉受累，

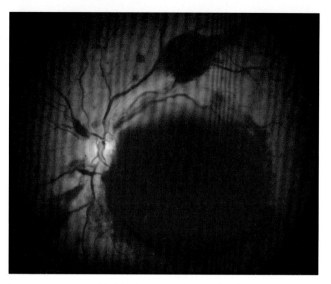

图 19.92   Terson 综合征中的视网膜内和玻璃体下出血。

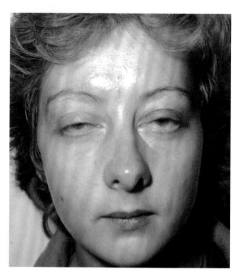

图 19.93   重症肌无力的肌病性面容。

且面部表情、眼部运动、咀嚼、言语都受到影响。

a. 周围

- 无力，尤其是上肢及近端下肢。
- 长期患病可出现永久费用性肌萎缩。

b. 面部：表情缺乏及上睑下垂（肌病性面容；图 19.93）。

c. 延髓：吞咽（吞咽困难）、言语（构音障碍）及咀嚼困难。

d. 呼吸：呼吸困难很少见，但为严重症状。

3. 检查：包括下列几项：

- 依酚氯铵（edrophonium）试验（见下文）。
- 血清乙酰胆碱受体抗体水平增高。
- 胸腺 CT 或 MRI 用来检查胸腺肿瘤，出现于 10% 的患者中。40 岁以下不患胸腺瘤的患者通常有胸腺增生，老年患者胸腺多正常（萎缩）。

4. 治疗：包括胆碱酯酶抑制剂（溴吡斯的明、新斯的明）、类固醇、免疫抑制剂（硫唑嘌呤、环孢素）、血浆置换、静脉注射人免疫球蛋白和胸腺切除。单纯眼肌重症肌无力的患者胸腺切除无助于治疗。

眼型重症肌无力

90% 的病例有眼部受累，60% 眼部为首发表现。2/3 的患者同时患有上睑下垂及复视。不到 10% 的患者只有上睑下垂，不到 30% 的患者只患复视。

1. 上睑下垂：为隐匿性的、双侧且多不对称。

- 晚间最严重，睡醒后最轻。
- 上睑下垂在长时间向上注视后由于疲劳而加重。
- 上视时若用手抬起一侧眼睑，另一只眼睑会出现细小的震颤。
- Cogan 眼睑抖动征为眼睛由下方向原位（平视前方）扫视时眼睑出现的快速上跳运动。
- 冰敷试验阳性显示当把冰袋置于严重下垂的眼睑上 2 分钟后（图 19.94），上睑下垂减轻。寒冷可以改善神经肌肉传导。非重症肌无力性上睑下垂冰试验呈阴性。

2. 复视：常为垂直性，虽然任何一条眼外肌都有可能受累。可出现假性核间性眼肌麻痹。斜视稳定的患者可行眼肌手术、肉毒毒素注射或联合治疗。

3. 眼球震颤样运动：出现于极度侧视。怪异的眼球运动受累也可出现，故所有眼肌运动障碍且不符合特定神经支配模式的均需与重症肌无力鉴别。

依酚氯铵试验

依酚氯铵是短效胆碱酯酶抑制剂，可以增加神经肌肉接头部位乙酰胆碱总量，能短暂地改善肌无力的症状和体征。眼型重症肌无力敏感性为 85%，全身重症肌无力为 95%。潜在的但不常见的并发症包括心动过缓、意识丧失甚至死亡。所以试验时必须有一个助手协助，且手边有急救车以预防出现心跳呼吸骤停。试验的步骤如下（图 19.95）：

a. 基线测量上睑下垂或进行复视的 Hess 试验（见第

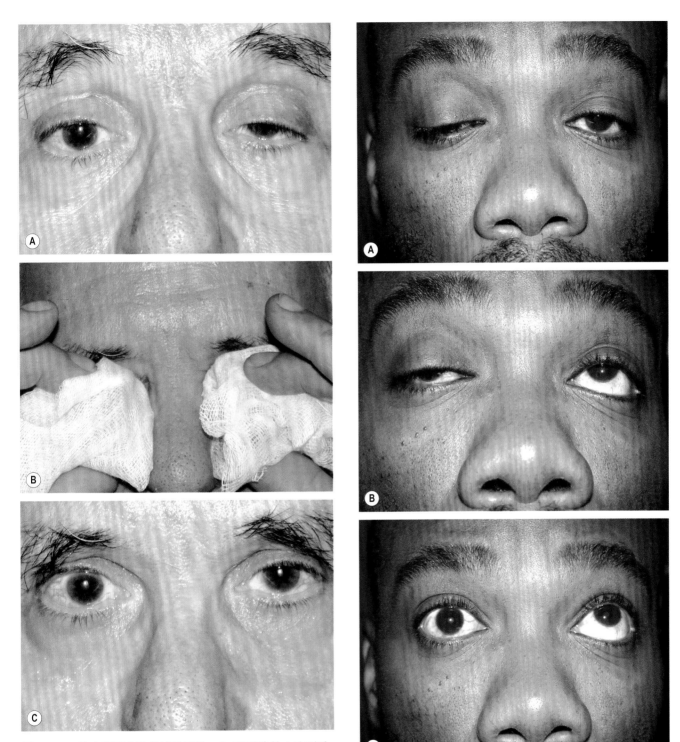

图 19.94　重症肌无力冰敷试验阳性。A. 不对称的上睑下垂。
B. 放上冰。C. 上睑下垂改善。（ Courtesy of J Yangüela ）

图 19.95　重症肌无力依酚氯铵试验阳性。A. 第一眼位不对
称性上睑下垂。B. 向上注视障碍。C. 注射依酚氯铵后双侧上
睑下垂明显好转且中度改善了左眼的向上视。

18 章）；

b. 静脉注射阿托品 0.3 mg 以减轻毒蕈碱样症状；

c. 静脉注射 0.2 ml（2 mg）依酚氯铵，如果症状明显改善可终止试验；

d. 若无过敏反应可在 60 秒后注射剩余的 0.8 ml（8 mg）；

e. 最后重复测量 Hess 试验并比较，但效果只持续 5 分钟。

强直性肌营养不良症

强直性肌营养不良症（肌强直性营养障碍）是肌肉在主动收缩后不立即放松（肌强直）为特征的疾病。本病分为两种类型：经典型，即强直性肌营养不良症 1 型（dystrophia myotonica 1，DM1），此型由位于 19q13 上的编码萎缩性肌强直蛋白激酶基因突变导致。DM2（近端肌强直性肌病；proximal muscle myopathy，PROMM）致病基因为位于 3q 上的 ZNF9 基因；DM2 几乎无全身症状（但白内障常见），且预后较好。下面阐述 DM1。

1. **常染色体显性遗传。**

2. **临床表现**：于 30~60 岁起病，手部肌肉无力及行走困难。一代比一代发病时间提前且病情更严重，称这种现象为"早现遗传"。

3. **体征**

   a. 周围：松开及握紧困难，肌肉萎缩和无力。

   b. 中枢：由双侧面肌萎缩、面颊凹陷致悲伤表情（图 19.96），累及舌咽肌肉导致言语不清。

   c. 其他：男性额部秃发（图 19.96）、生殖功能减退、轻度内分泌异常、心肌病、肺部疾病、智能衰退和骨变化。

4. **检查**：肌电图显示肌强直和肌病的自发电位；血清肌酸激酶升高。

5. **治疗**：包括运动及预防挛缩。

6. **眼科症状**

   a. 常见：早发性白内障和上睑下垂。

   b. 罕见：眼外肌麻痹、瞳孔光 - 近反射分离、轻度视网膜色素变性、双侧视神经萎缩和低眼压。

慢性进行性眼外肌麻痹

慢性进行性眼外肌麻痹（chronic progressive external ophthalmoplegia，CPEO）指一组以进行性上睑下垂、眼球运动不能为特征的疾病。其可单独发病

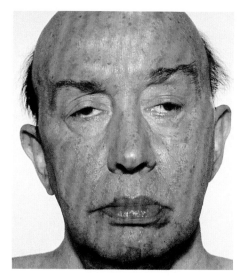

图 19.96　强直性肌相、额部秃发和左眼外斜。

或同时伴有 Kearns-Sayre 综合征或眼咽型肌营养不良。

体征

1. **上睑下垂**：通常为首发症状，双侧发病且不对称。手术矫正可以改善代偿头位，但不能恢复正常的运动功能，且有角膜暴露的风险。通常不累及瞳孔。

2. **眼外肌麻痹**：发生于青年时期，通常是对称的。特点是缓慢发展，无缓解或加重。最初向上凝视受累（图 19.97B），随后侧视受到影响（图 19.97C 和 D），眼球几乎变得固定。由于对称的眼球运动障碍，故复视很罕见。但由于会聚不足，仍然会造成阅读问题。手术对于少数复视患者有效。

Kearns-Sayre 综合征

1. **发病机制**：线粒体细胞病与线粒体 DNA 的缺失有关。眼外肌组织学显示肌肉内异常线粒体的积累而表现为"破碎红纤维"（图 19.98）。

2. **临床表现**：首发症状于 10 ~ 20 岁发生，隐匿起病逐渐进展的眼外肌麻痹。

3. **体征**

   - 小脑性共济失调和心脏传导阻滞。

   - 常见疲劳和近端肌无力。

   - 耳聋、糖尿病、身材矮小、肾病和痴呆都可出现。

   - 典型的眼底为黄斑区明显的"盐和胡椒"样表现。典型的视网膜色素变性和脉络膜萎缩不太常见（图 19.99）。

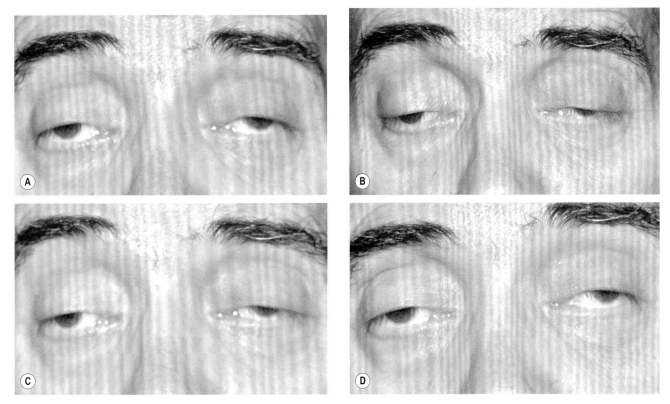

图 19.97　进行性眼外肌麻痹。A. 双侧重度上睑下垂及向上凝视障碍。B. 向下凝视障碍。C. 向左凝视障碍。D. 向右凝视障碍。
（Courtesy of J Yangüela）

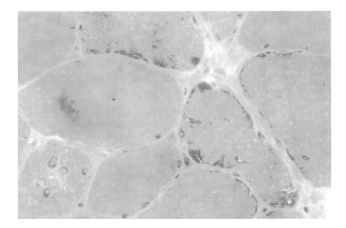

图 19.98　Kearns-Sayre 综合征组织学 "破碎红纤维"。
（Courtesy of J Harry and G Misson, from Clinical Ophthalmic Pathology, Butterworth-Heinemann, 2001）

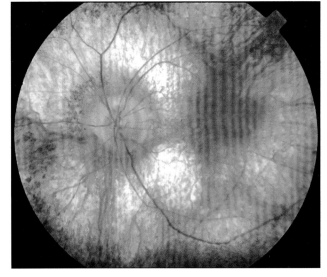

图 19.99　Kearns-Sayre 综合征的脉络膜萎缩。（Courtesy of R Curtis）

4. 诊断检查

- 腰椎穿刺显示脑脊液蛋白浓度升高（>1 g/L）。
- 心电图可以显示心脏传导障碍。

眼咽营养不良

1. 遗传学：常染色体显性遗传，由 14q 上的基因突变引起。

2. 全身症状：包括咽肌无力和颞肌萎缩。

3. 眼科症状：包括双侧上睑下垂及进行性眼外肌麻痹。

Eaton-Lambert 重症肌无力综合征

1. **发病机制**：一种神经肌肉接头异常的自身免疫性疾病，常伴潜在的小细胞支气管癌。
2. **全身症状**：包括逐渐加重的行走困难，并可先于肿瘤表现 2 年。
3. **眼科症状**：上睑下垂和复视。

神经纤维瘤病

1型神经纤维瘤病

多发性神经纤维瘤病主要是由于神经组织细胞生长失调而导致的，遗传学方面表现为外显率和表现度不一致的不规则的常染色体显性遗传，且突变率很高。两种主要类型：①1 型（NF1）和②2 型（NF2），都有多器官受累的表现。NF1（von Recklinghausen 病）是最常见的斑痣性错构瘤病，发病率为 0.025%，此基因位于 11q7，有约 50% 的突变率。

诊断标准

必须具有以下两项或两项以上：

1. 6 个或 6 个以上牛奶咖啡斑，儿童最大直径超过 5 mm，成人超过 15 mm；
2. 两个或两个以上的任何种类的神经纤维瘤，或一个丛状神经纤维瘤；
3. 腋窝或腹股沟出现斑；
4. 视神经胶质瘤；
5. 2 个或更多 Lisch 结节（虹膜错构瘤）；
6. 明显的骨损害，如蝶骨发育异常、长骨骨皮质稀疏，伴或不伴假关节；
7. 一级亲属（父母、兄弟姐妹、子孙）中患有由以上标准诊断的 NF1。

全身症状

1. **颅内肿瘤**：主要为脑膜瘤和神经胶质瘤。
2. **神经纤维瘤**：可能出现于沿着神经末梢或交感神经的任何部位，但不出现在运动神经。也有可能出现在内脏。
   a. 离散型皮肤神经纤维瘤较小、软，呈紫红色结节或带较大蒂的松软的病变（图 19.100A）。
   b. 结节性丛状神经纤维瘤触摸时像"袋子或蠕虫"，眼睑呈特征性的 S 形畸形（图 19.100B）。
   c. 弥漫性丛状神经纤维瘤会广泛深入渗透周围组织，伴随着软组织过度生长、皮肤过厚和褶皱减少（象皮肿，图 19.100C）。
3. **骨骼系统**：身材矮小，轻度大头畸形（头部过大），单侧面萎缩，蝶骨大翼缺失，脊柱侧凸和长骨骨皮质变薄。
4. **皮肤**
   - 牛奶咖啡斑是浅棕色的斑，通常发生于躯干（图 19.100D），出现于生后的第 1 年，儿童时期大小和个数会增加，到青年和成年时期数量超过 6 个。
   - 腋窝或腹股沟雀斑通常在 10 岁的时候会变得明显而且具有特异性。
5. **相关的疾病**：包括恶性肿瘤、高血压、精神残疾。

眼科症状

1. **眼眶的症状**：可能由以下几项之一引起：
   a. 视神经胶质瘤出现在约 15% 的患者中，可单侧或双侧，易向后累及视交叉和丘脑下部（图 19.101A）。
   b. 其他眼眶神经源性肿瘤，例如眼眶神经鞘瘤、丛状神经纤维瘤和脑膜瘤。
   c. 蝶-眶脑膨出是由蝶骨大翼缺失导致的（图 19.101B）。出现特征性的波动性眼球突出，不伴杂音或震颤。
2. **眼睑神经纤维瘤**：多为结节状或丛状（图 19.100B），早期出现。当累及上眼睑时引起机械性上睑下垂。
3. **虹膜病变**
   a. Lisch 结节（图 19.101C）：20~30 岁时出现，最终出现于 95% 的病例。
   b. 先天性虹膜外翻（图 19.101D）：非常少见，可伴发青光眼。
   c. 乳头样物：极少见。
4. **角膜神经凸出**：可发生。
5. **青光眼**：极少，出现时多为单侧、先天性。约 50% 伴发青光眼的患者出现同侧上睑神经纤维瘤和面萎缩。
6. **眼底病变**
   a. 脉络膜痣：可为多灶性、双侧。有 NF1 和脉络膜痣的患者脉络膜黑色素瘤的风险增加。
   b. 视网膜星形细胞瘤：与结节性硬化相似，极为少见。

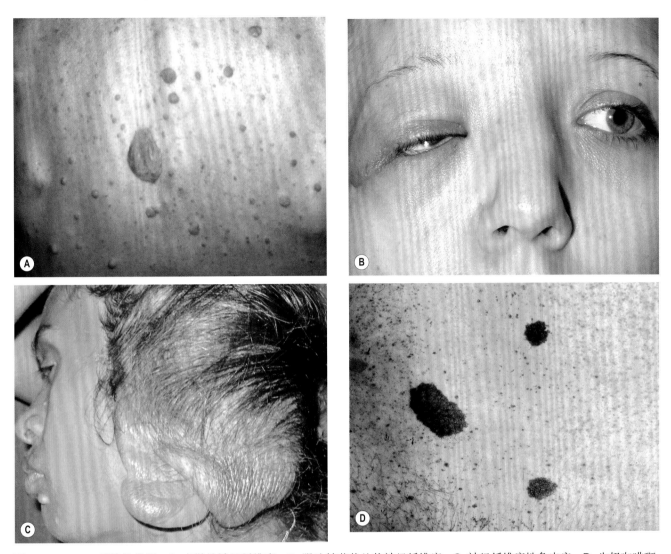

图 19.100 NF1 系统性特征。A. 离散性神经纤维瘤。B. 眼睑结节状丛状神经纤维瘤。C. 神经纤维瘤性象皮症。D. 牛奶咖啡斑。
（Courtesy of S Kumar Puri-fig. C）

2型神经纤维瘤病

2 型神经纤维瘤病（NF2）较 NF1 少见。常染色体显性遗传，基因位于 22q12。

诊断标准

1. **双侧听神经瘤**（图 19.102）：通常发生于青少年晚期或 20 岁前，出现听力丧失、耳鸣、平衡障碍。多数听神经瘤为来自前庭神经的神经鞘瘤。瘤体在年轻患者生长迅速；而老年患者可缓慢或快速生长。显微外科技术的新进展显著改善手术预后。伽马刀（立体定向放射治疗）是另一种治疗方法。

2. **一级亲属中有 NF2 患者**且具有单侧听神经瘤或以下疾病之中的 2 种：神经纤维瘤、脑膜瘤、神经胶质瘤、神经鞘瘤、幼年性白内障。

眼科症状

下列眼部病变多为疾病的最初症状，对前期诊断有帮助：

1. **白内障**：约 2/3 的患者出现白内障。混浊一般在 30 岁开始发展，可为后囊下或囊内、皮质或混合性。

2. **眼底病变**：视网膜色素上皮及视网膜错构瘤；旁中心凹视网膜前膜常见。

3. **眼运动缺陷**：约占 10% 的病例。

4. **少见的症状**：包括视神经鞘脑膜瘤、视神经胶质瘤、单侧 Lisch 结节和异常视网膜电图。

偏头痛

临床特征

偏头痛通常具有家族史，多见于女性，以反复

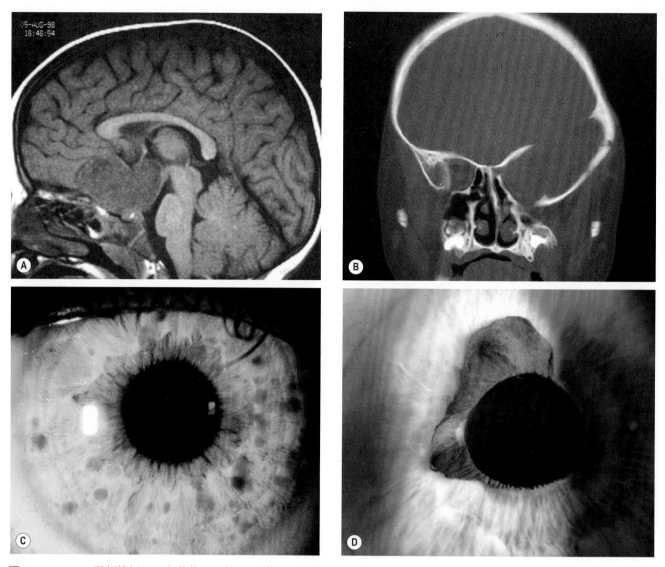

图 19.101 NF1 眼部特征。A. 矢状位 MR 的 T1 图像显示视神经胶质瘤侵入下丘脑。B. 冠状位 CT 图像显示左侧蝶骨大翼缺失。C. Lisch 结节。D. 先天性色素膜外翻。(Courtesy of D Armstrong-fig. A; K Nischal-fig. B)

发作的头痛为特征，头痛的强度、持续时间和频率可不一，头痛常为单侧，伴有恶心、呕吐，接着出现神经系统和情绪障碍。但并不是上述症状在一次发作中或一个患者中同时出现。偏头痛的主要类型如下：

普通型偏头痛

普通型偏头痛（无先兆偏头痛）以头痛伴自主神经功能紊乱（例如面色苍白和恶心）为特征，缺乏刻板的神经系统或眼特征，与典型偏头痛不同（见后）。

- 预兆包括情绪改变、频繁的哈欠或其他非特异性的症状如注意力下降等。头痛可从头部的任何部位起始，常为搏动性或敲击性，通常扩散至半侧或整个头部。发生在眼眶周围的头痛常被误以为

眼部或鼻窦疾病。

- 持续数小时至 1 天，甚至更长，患者畏光、畏声，需要在安静的黑暗环境中或睡眠以利缓解。
- 由于缺乏典型的视觉障碍、严重恶心、呕吐，普通偏头痛常被漏诊。

典型偏头痛

典型偏头痛（先兆偏头痛）较普通型偏头痛少见，但易诊断。

- 头痛发作前有约 20 分钟的视觉先兆，有亮点或暗点、弯曲折线（城垛样）、"热气薄雾"、视物扭曲、七巧板效应、闪辉性暗点、管状视野等，可发展为同侧偏盲。
- 首先出现一个小而明亮的阳性旁中心暗点，一侧

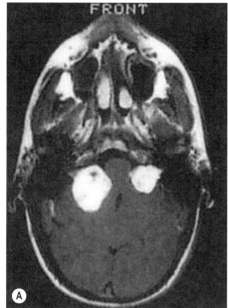

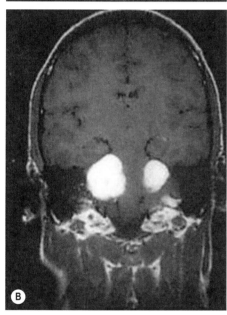

图 19.102　增强 MR 显示双侧听神经瘤。A. 轴位像。B. 冠状位。

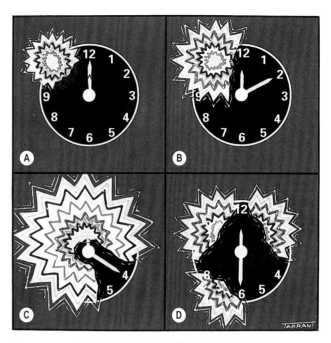

图 19.103　经典偏头痛城垛样光谱和闪辉性暗点的发展过程。

- 头痛紧随先兆并持续约 30 分钟，多为半侧颅面部，且位于偏盲的对侧，伴有恶心和畏光。此外，头痛亦可缺乏、症状轻微或非常严重，即使同一患者，每次发作症状可多变。
- 典型先兆不伴头痛（migraine sine migraine）在 40 岁以上人群中并不少见，这些患者 20 多岁时大多数具有普通型或典型偏头痛的发作史。
- 视野缺损偶尔可为永久性，但在这种情况下偏头痛为排除诊断。

丛集性头痛

丛集性头痛（cluster headache）为偏头痛的变异型，典型为 40 ~ 59 岁男性受累。由于丛集性头痛常有眼部症状，首诊时易误诊为局部眼病，所以对眼科医生有特殊意义。刻板的头痛发作伴多种自主神经症状，几乎每日发作且持续数周（图 19.104）。

- 丛集性头痛为单侧，位于深部眼颞部，剧烈、尖锐。
- 起病突然，持续 10 分钟至 2 小时，症状可突然停止。
- 发作时患者坐立不安，十分焦躁，与偏头痛患者发作时喜静喜暗不同。
- 一日内头痛可发作多次，常在特定的时间发作，凌晨 2 点发作也很常见。
- 伴随的自主神经症状包括流泪、结膜充血、流涕。

被明亮的折线环绕（图 19.103A）。

- 数分钟后，城垛样光谱范围扩大，其开放断端指向中心（图 19.103B）。
- 内侧边缘常可见一暗点，其旁视野中视力丧失（阴性暗点）（图 19.103C）。
- 随着暗点的扩大，其可迁移至颞侧周边，最后光谱分裂（图 19.103D）。
- 视力通常在 30 分钟内恢复。若症状持续超过 1 小时需与其他疾病鉴别。
- 这些偏头痛特殊的视觉症状，极少情况下可由动脉退行性疾病或由枕极动静脉畸形引起。

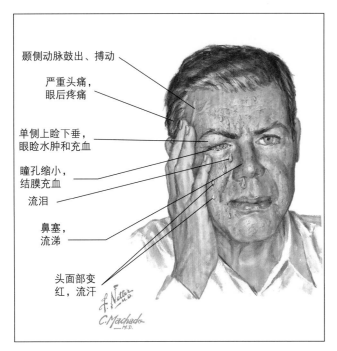

颞侧动脉鼓出、搏动

严重头痛，
眼后疼痛

单侧上睑下垂，
眼睑水肿和充血

瞳孔缩小，
结膜充血

流泪

鼻塞，
流涕

头面部变
红，流汗

图 19.104　丛集性头痛的临床特征。Courtesy of KE Misulis and TC Head, from Netter's Concise Neurology, Saunders 2007）

- 丛集性头痛也是短暂或永久性节后 Horner 综合征的常见病因。

其他类型的偏头痛

1. **局灶型偏头痛**（focal migraine）：以短暂的言语障碍、偏侧感觉障碍或局灶性运动障碍为特征。
2. **视网膜型偏头痛**（retinal migraine）：急性、短暂性单侧视力丧失。由于这类患者可为中年，既往无偏头痛史，临床上应慎重排除潜在视网膜栓塞性疾病的可能性。
3. **眼肌麻痹型偏头痛**（ophthalmoplegic migraine）：罕见，典型患者在 10 岁前发病，特征为头痛后反复出现的第 3 对脑神经一过性麻痹。
4. **家族性偏瘫性偏头痛**（familial hemiplegic migraine）：特征为偏头痛缓解后，局灶性神经系统症状不能完全恢复。
5. **基底动脉型偏头痛**（basilar migraine）：见于儿童，其特征为典型先兆伴有唇部和双侧四肢的麻木、刺痛感。此外还可有步态和语言性共济失调，偶尔意识障碍。

治疗

1. **一般治疗**：包括去除诱因如咖啡、巧克力、酒精、奶酪、口服避孕药、应激、缺乏睡眠和进食间期延长。
2. **预防性治疗**：适用于偏头痛发作的频率和（或）强度超出患者忍受程度者。可选药物有 β-肾上腺素阻滞剂、钙通道阻滞剂、阿米替林、可乐定、苯噻啶、小剂量阿司匹林。
3. **急性发作期的治疗**：可使用简单类似物如阿司匹林、可待因、对乙酰氨基酚或非类固醇类抗炎药物，按需要可使用止吐药如甲氧氯普胺。对以上药物耐药患者，可使用其他药物如舒马普坦和酒石酸麦角胺。

鉴别诊断

视觉现象

偏头痛的视觉症状典型为双眼视野中出现的锯齿样、闪光和迁移，常伴有盲点和 / 或同侧偏盲。患者常主诉偏盲同侧的单眼视力丧失。临床鉴别诊断如下：

1. **急性玻璃体后脱离**：以闪光感为特征，通常伴有突发的飞蚊症。闪光通常位于视野颞侧，并且可由头部或眼位置的改变诱发。
2. **短暂性缺血发作**：由视网膜微血栓引起，单侧发生，无闪光感。患者常主诉视野上方或下发出现黑影或遮挡，然后向中心扩展，持续数分钟后从中心向周边消退。
3. **一过性视物模糊**：通常持续仅数秒，以单眼或双眼的视觉发灰或变暗为特征，常发生于视盘水肿的患者，且症状可由体位改变诱发。此病也可见于巨细胞动脉炎的患者发生前部缺血性视神经病变之前。
4. **枕叶癫痫**：非常少见，患者在发作时可见五彩的光圈。

神经痛

下述情况在眼部或眼部周围疼痛但无明显病变的鉴别诊断中需要考虑。

1. **眼带状疱疹病**：常在典型疱疹出现前 2~3 天出现疼痛。
2. **三叉神经痛**：发生在三叉神经分支分布区域内的

短暂、剧烈疼痛。疼痛为阵发性、尖锐，如电击、刀割样，可为连续多次暴发持续数秒。疼痛可因皮肤刺激如剃须时接触皮肤或因脸部运动如咀嚼诱发，睡眠时很少发作。患者皮肤感觉功能正常。治疗包括抗癫痫药物如卡马西平、苯妥英、丙戊酸钠等。由周围组织压迫引起的三叉神经痛需要颅内手术的干预。

3. **Raeder 类三叉神经综合征**：主要见于中年男性，其特征为剧烈的单侧头痛，伴有三叉神经第一分支分布区域内的眼周疼痛，及同侧的 Horner 综合征。疼痛持续数小时至数周后可自行缓解。确诊前应排除颈动脉夹层。

4. **枕大神经痛**：特征为疼痛开始于枕骨区，后扩展至眼颞部和脸部。疼痛多在夜间发作，伴有脸部潮红、头晕和同侧鼻塞。头痛发作时行体检可示乳突和枕骨隆凸之间触痛。

5. **周期性眼痛**：特征为眼部短暂的、尖锐的刺痛。患者常手捂疼痛侧眼睛。再次发作可紧随首次发作后。

6. **冰锥综合征**：以在头盖骨、脸部和眼周围的短暂的多部位的尖锐疼痛为特征。与三叉神经痛不同的是无特殊扳机点，并且疼痛位置与三叉神经分布区域不符。

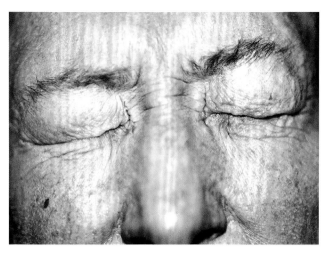

图 19.105　原发性眼睑痉挛。

面肌痉挛

原发性眼睑痉挛

临床特征

原发性眼睑痉挛是一种少见的多在 60 岁之后发病的特发性疾病，女性多见，男女比 1∶3。其特征为双侧进行性不自主性眼轮匝肌和上部面肌痉挛。严重病例可致残，因暂时使患者处于功能性失明状态（图 19.105）。阅读、驾驶、压力或强光可诱发痉挛，说话、行走和放松可缓解之。睡眠时不发作。

1. **Meige 综合征**：眼睑痉挛同时伴有下部面肌和颈部肌肉受累（图 19.106）。

2. **Brueghel 综合征**：严重下颌与颈部肌肉受累。

治疗

治疗前应仔细排除反射性眼睑痉挛，常由眼表疾病如丝状角膜炎等引起。还需排除锥体外束疾病如帕金森症。

1. **药物治疗**：有报道许多药物可以缓解眼睑痉挛，

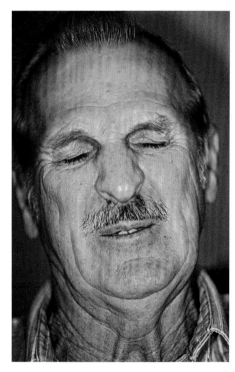

图 19.106　Meige 综合征。（Courtesy of JA Nerad, KD Carter and MA Alford, from Oculoplastic and Reconstructive Surgery, in Rapid Diagnosis in Ophthalmology, Mosby 2008）

但疗效并不理想。

2. **肉毒杆菌毒素注射**：沿上、下睑和眉弓注射肉毒杆菌毒素可暂时缓解大多数患者的症状。通过干扰神经末梢乙酰胆碱释放使注射肌肉暂时麻痹。大多数患者需每 3～4 个月注射一次，剂量也需随之增大。其副作用包括眼睑闭合不全、睑外翻或

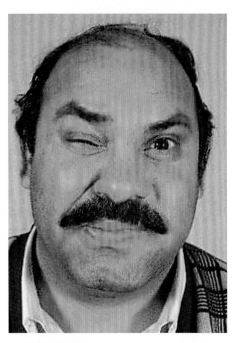

图 19.107 偏侧面肌痉挛。

睑内翻，因注射前眼睑肌张力而异。毒素意外进入眼眶会导致上睑下垂和复视，因提上睑肌和眼外肌麻痹。

3. **手术治疗**：包括剥除眼轮匝肌、皱眉肌和降眉间肌。适用于对肉毒杆菌毒素不能耐受或无效的患者。

偏侧面肌痉挛

偏侧面肌痉挛为单侧，发病年龄多为 50～60 岁。其特征为短暂的眼轮匝肌痉挛后沿面神经扩展（图 19.107）。痉挛可为特发性，或由于面神经核与周围神经之间任何区域内的刺激诱发。需要行神经影像检查排除压迫因素。面肌运动亢进发生于 Bell 麻痹后数月或数年。治疗同原发性眼睑痉挛。

（张琦 译）

第 20 章　全身药物治疗的眼部副作用

角膜

涡状角膜病变

涡状角膜病变，又称角膜涡状营养不良，是一种以涡状角膜上皮沉积物为特征性病变的角膜疾病。

1. **按时间顺序出现的体征**
   - 双眼角膜上皮下方出现灰色或金棕色的混浊。
   - 角膜沉积物形成猫胡须样的分支状水平线，类似于 Hudson-Stähli 线。
   - 可见从角膜缘瞳孔下发出的涡状物和向外的漩流（图 20.1A）。
   - 当沉积物出现在视轴上时，视力通常无损害，但部分患者视野中会出现光圈。

2. **病因**
   a. **抗疟药**
      - 氯喹（硫酸氯喹）和羟氯喹为喹诺酮类抗疟药，主要用于预防和治疗疟疾。也用于某些风湿性疾病的治疗，如类风湿性关节炎、青少年慢性关节炎、系统性红斑狼疮等。此外，氯喹还用于治疗结节病所致的钙异常。
      - 与其引起的视网膜病变不同（见下文），氯喹引起的角膜病变与治疗的剂量和时间无关。停止用药后，角膜病变是可逆的；但若持续治疗，角膜病变也可消失。
   b. **胺碘酮**
      - 胺碘酮是一种抗心律失常药，用于室性心动过速和心室颤动的治疗以及心房颤动中窦性

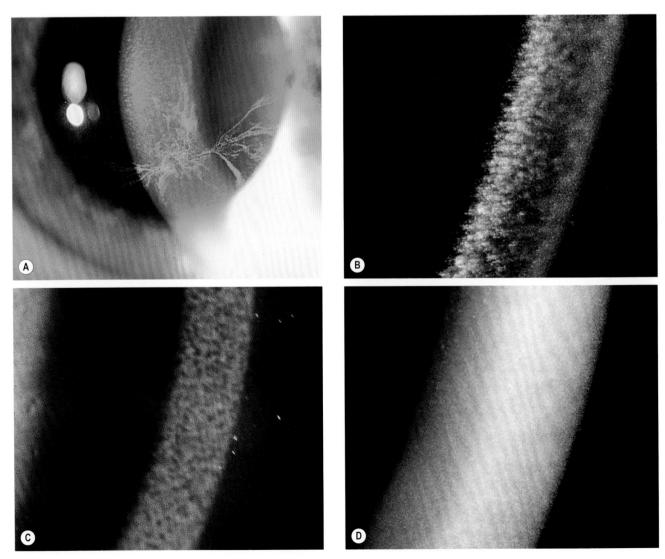

图 20.1 药物诱导的角膜病变。A. 涡状角膜病变。B. 氯丙嗪所致的角膜病变。C. 银质沉着病。D. 金质沉着病。（Courtesy of L Zografos-fig. C）

心律的重建。

- 常见的副作用包括甲状腺功能异常、周围神经病变和胃肠道反应。
- 若终止胺碘酮的治疗，则因其引起的角膜病变基本上都会缓慢地逆转。此外，治疗剂量越大，服用疗程越长，角膜沉积物就越多。
- 由于胺碘酮所致的角膜病变不影响视力，故不作为停止用药的指征。胺碘酮的其他眼部副作用有晶状体前囊下沉积物沉积和视神经病变（见下文）。

氯丙嗪

氯丙嗪（Largactil）是一种镇静剂，用于精神疾病的治疗。长期服用氯丙嗪的患者，在睑裂处角膜的内皮层、后弹力层和基质深层可形成微细的、弥漫的黄棕色无害颗粒状沉积物（图20.1B）。其他副作用有晶状体前囊沉积物沉积和视网膜病变（见下文）。

银质沉着病

银质沉着病是一种仅次于银质沉积的眼部组织的变色性疾病，可由医源性或职业暴露因素引起。银质沉着病的角膜病变以后弹力层的灰棕色颗粒状沉积物为特征（图20.1C），也可累及结膜。

金质沉着病

金质沉着病以活体组织的金质沉积为特征，通常发生于长期的药物治疗后，尤其常见于类风湿性关节炎的治疗。实际上，长期接受金疗法的患者，摄入含金化合物总量超过1500mg时，几乎都会出现角膜沉积物。

- 角膜金质沉着病以弥漫于角膜上皮层和基质层的尘埃样或紫色发光的颗粒状沉积物为特征，主要沉积于深层和外周（图20.1D）。这些沉积物通常是无害的，不作为停止用药的指征。一些病例的沉积物在停止用药后会消失，而另一些病例的沉积物可能会持续存在数年。
- 金化合物的其他副作用有晶状体内无害沉积物的堆积和偶发的边缘性角膜炎。

金刚烷胺

金刚烷胺（Symmetral）是用于治疗帕金森病及相关病症的口服药。服用剂量为200～400mg/d的患者，在治疗1～2周后，部分会出现角膜上皮弥漫性白色点状混浊，这些混浊可能是由于角膜水肿所导致，在停止服药后可消失。

晶状体

类固醇类药物

类固醇类药物的全身或局部使用均可导致白内障的发生。

- 类固醇类药物导致的白内障，晶状体混浊首先出现于晶状体的后囊下（图20.2A），而后累及前囊下区域。此型白内障的发生与用药的每周全身剂量、治疗时间及总剂量之间的关系尚未明确。通常认为，服用泼尼松（或等效药物）的剂量小于10mg或治疗时间小于4年的患者可能不会发生此型白内障。
- 目前认为，儿童在接受类固醇类药物的全身治疗时更易发生此型白内障。另外，个人易感因素（基因）也与其发生率密切相关，且可能需要摒弃安全剂量的说法。
- 在控制此型晶状体病变的发展时，用药剂量是最基本的控制因素。若情况允许，可考虑采用隔日疗法。
- 早期混浊可在停止服药后消退；而进展期混浊在停止服药后可能仍存在，需进行外科干预治疗。

其他药物

1. **氯丙嗪**：在服用氯丙嗪的累计剂量达到1000g的患者中，50%的患者可在瞳孔区的晶状体前囊出现星芒状、黄棕色无害颗粒状沉积物（图20.2B）。停止服药后，沉积物仍存在。
2. **白消安**（马利兰）：用于慢性粒细胞白血病的治疗，可导致晶状体混浊。
3. **含金药物**：用于类风湿性关节炎的治疗。在服用此类药物超过3年的患者中，近50%会出现晶状体前囊无害的沉积物堆积。
4. **别嘌呤醇**：用于高尿酸血症和慢性痛风的治疗。在累计服用剂量超过400g或治疗时间超过3年的情况下，老年患者罹患白内障的风险会升高。

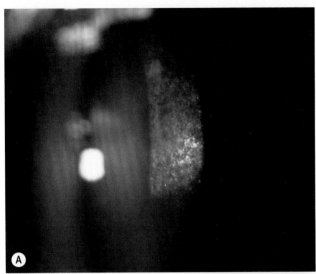

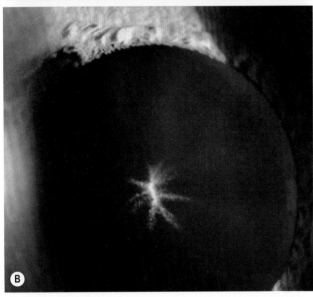

图 20.2　A. 类固醇类药物所致的后囊下白内障。B. 氯丙嗪所致的前囊沉积物。

葡萄膜炎

利福布汀

利福布汀，主要用于预防和治疗 CD4 低下的 AIDS 患者的鸟分枝杆菌感染，也可与其他药物联合用于治疗免疫正常患者的结核病。另外，通过细胞色素 p-450 途径抑制利福布汀代谢的药物，如克拉霉素和氟康唑，也会增加患葡萄膜炎的风险。

1. 利福布汀引起的前葡萄膜炎（anterior uvea，AAU）常为单侧发病，且常导致前房积脓；由其引起的玻璃体炎常被误诊为眼内炎。
2. **治疗措施：** 停药或减少用药剂量。

西多福韦

西多福韦，用于治疗发生于 AIDS 患者的巨细胞病毒（CMV）视网膜炎。

1. 患者在接受几次西多福韦的静脉输注治疗后，可能会发生 AAU，此型 AAU 常有显著的纤维素渗出；长期服用西多福韦的患者常会发生玻璃体炎，且可导致前房积脓。
2. 发生眼部副作用时，局部使用类固醇类药物和散瞳药往往很有效，可避免终止西多福韦的治疗。

视网膜

抗疟药

药物

抗疟药在体内的代谢较为缓慢，且有亲黑色素的特性，常会沉积在眼部富含黑色素的组织内，如 RPE 和脉络膜等。

1. 氯喹的视网膜毒性与总累计服用剂量相关。氯喹的每日服用剂量通常为 250mg。累计服用剂量低于 100g 或治疗时间少于 1 年的患者，通常不会发生视网膜损害；当累计剂量超过 300g 时（例如，每日 250mg，服用 3 年），其对于视网膜的毒性会大大增加。但也有报道称，一些服用氯喹累计剂量超过 1000g 的患者并未发生视网膜损害。若条件允许，应先使用其他药物；其他药物无效时，最后再考虑使用氯喹。
2. 羟氯喹的安全性远大于氯喹。在每日剂量不超过 400g 时，其视网膜毒性可忽略不计。因此，临床治疗时，应尽可能用羟氯喹代替氯喹。当每日剂量超过 6.5mg/kg，服用超过 5 年时，其毒性在一定程度上增加，但仍然较弱。

视网膜病变

氯喹所致的视网膜病变可分为以下几个发病阶段：

1. **黄斑病变前期：** 视力正常，但 4°～9° 固定视野内的红色目标变为盲点。Amsler 表检查往往显示异常。此期，最敏感的检查是针对轻度蓝黄色盲和红绿色盲的色觉评估，检测这两项的最佳检查手段为 Adams Desaturation-15 测试和 Hardy-Rand-Rittler 测试。其他色觉检查方法例如 Ishihara 测试等，都不如这两项测试敏感。若在这一阶段停药，

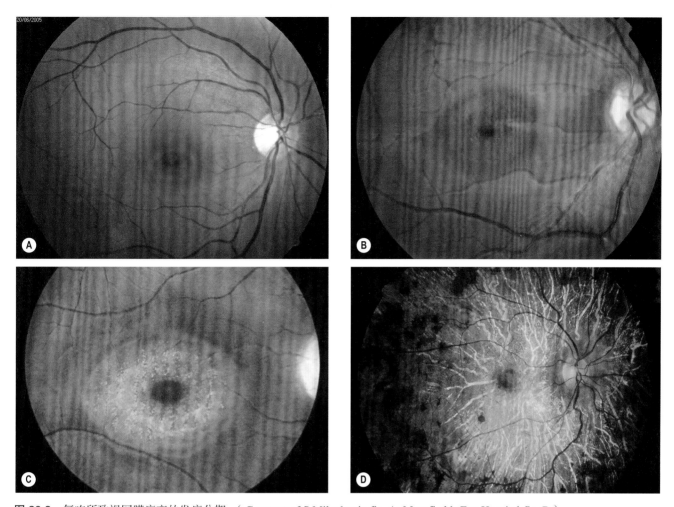

图 20.3　氯喹所致视网膜病变的发病分期。(Courtesy of S Milenkovic-fig. A; Moorfi elds Eye Hospital-fig. B)

视功能常可恢复正常。

2. **早期黄斑病变**：视力轻度减退（6/9—6/12）；眼底检查显示黄斑区出现轻微的牛眼样病变，黄斑中心凹的色素岛被 RPE 萎缩形成的低色素区包绕，其外又围绕一圈高色素环（图 20.3A）。此病变在 FA 比在检眼镜检查更为明显，是由于 RPE 萎缩引起的 RPE 窗口缺陷，类似于其在视锥细胞营养不良所见的改变（图 **15.**17）。发展到此期，即使停药，病变仍会进展。

3. **中期黄斑病变**：中度视力下降（6/18—6/24）为主；黄斑区牛眼样病变更加严重（图 20.3B）。

4. **严重黄斑病变**：显著的视力下降（6/36—6/60）；黄斑中心凹周围环绕大片 RPE 萎缩区（图 20.3C）。

5. **晚期黄斑病变**：出现严重的视力下降；RPE 萎缩区可见裸露、扩张的脉络膜血管；视网膜小动脉可发生萎缩，周边视网膜可出现色素丛（图 20.3D）。

筛查

　　一些专家提议当患者用药达 6 年以上时，应每年对其进行视网膜病变的筛查。但对于服用羟氯喹的患者，常规筛查往往没有必要。

- 实际上，在临床应用中，氯喹也可安全地用于治疗，而不必进行重复的常规眼科检查和其他特殊检查。

- 筛查内容包括：有无眼部症状；根据近视力所采取的预处理情况；经专业医师操作的检眼镜检查结果。可每周对患者进行一次 Amsler 表测试，近视力可参照年度筛查的结果。若出现眼部症状或其他异常情况，则应考虑进行其他常规的眼科检查。

- 若有必要，可对患者进行进一步的检查，例如视野、黄斑阈值、色觉、对比敏感度、FA 和眼电图等检查。近期有报道称，多焦视网膜电图对检测早期毒性反应有一定优势（见第 15 章）。

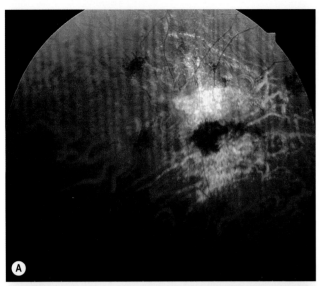

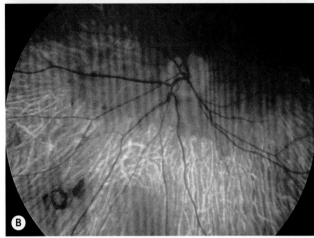

图 20.4 甲硫哒嗪所致的视网膜病变。A. 斑块状色素沉着和 RPE 及脉络膜毛细血管层点样缺失。B. RPE 和脉络膜毛细血管层弥漫性缺失。(Courtesy of K Jordan))

酚噻嗪类药物

1. **硫利达嗪**（Melleril），用于治疗精神分裂症及相关的精神疾病，每日服用剂量通常为 150～600mg。当每日服用剂量大于 800mg，持续数周，即可引起视力下降及暗适应的损伤。由其引起的进行性视网膜损伤的临床体征如下：
   - 视网膜中外周部及后极部出现"椒盐"样色素紊乱。
   - 斑块状色素沉着；RPE 及脉络膜毛细血管层点样缺失（图 20.4A）。
   - RPE 和脉络膜毛细血管层弥漫性缺失（图 20.4B）。
2. **氯丙嗪**的日服用剂量通常为 75～300mg。若使用

过大剂量或治疗时间过长，则会发生视网膜损害，以非特异性颗粒状和丛状色素紊乱为特征。

药物诱导的结晶样黄斑病变

1. **他莫昔芬**（Nolvadex, Emblon, Noltan, Tamofen），为一种特异性抗雌激素药，用于一些乳腺癌患者的治疗。服用他莫昔芬，可出现一些全身性副作用，但眼部并发症较为少见。日服用剂量通常为 20～40mg。
   - 服用剂量过高的患者可出现视网膜毒性损伤，而在服用常规剂量的患者中罕见。
   - 视网膜病变特征为：双眼视网膜内层出现浅表的、无害的黄色结晶样沉积物；视网膜外层和 RPE 出现灰色点状病灶（图 20.5A）。目前认为，视力损害是由黄斑中心凹囊肿形成所致的黄斑病变引起。
   - 视神经炎也是他莫昔芬的一种少见的副作用，在停止服药后可逆转。
2. **角黄素**，为一种类胡萝卜素，可提高阳光吸收率。长时间服用可导致后极部视网膜内层出现对称、环状、无害的黄色晶体样沉积物（图 20.5B）。这些沉积物可缓慢地消退。
3. **甲氧氟烷**是一种通用吸入麻醉剂。其代谢物为草酸，可与钙结合形成难溶盐沉积在 RPE 等组织内。长期用药可能导致肾衰竭和二次高草酸沉积。相关的黄斑损害以轻度视力下降为特征，视力下降与视网膜散在的草酸钙晶体沉积有关，之后可能引起后极部 RPE 增生（图 20.5C）。
4. **呋喃妥因**是用于治疗尿路感染的抗生素，长期服用可致轻度的视力损害。视力损害由后极部视网膜表面及深处的晶体样沉积物引起，沉积物呈环状分布。

其他药物

1. **干扰素 α** 可应用于很多疾病的治疗中，如 Kaposi

表20.1　引起晶体样黄斑病变的其他病因

- 原发性高草酸尿症
- Bietti 角膜视网膜结晶样营养不良
- 胱氨酸病
- Sjögren-Larsson 综合征
- 视网膜脉络膜环形萎缩
- 获得性黄斑中心凹周围毛细血管扩张
- Talc-cornstarch 栓子
- 西非地区晶体样黄斑病变

肉瘤、婴儿期血管瘤、高危皮肤黑素瘤、转移性肾细胞癌、白血病、淋巴瘤和慢性丙型肝炎。其全身不良反应包括一些全身症状、中性粒细胞减少和血小板减少症。

- 视网膜损害以棉绒斑为特征，尤其使用大剂量治疗时的有些患者会出现视网膜内出血（图20.6A）。FA 显示有毛细血管无灌注区（图20.6B）。
- 停止服药后，视网膜损害可自行恢复，大多数患者视力预后良好。
- 其他少见的眼部并发症有 CMO、动眼神经麻痹、视盘水肿和视网膜静脉阻塞。

2. **去铁胺**是一种铁螯合剂，用于治疗慢性铁负载和预防需常规输血的血液病患者的含铁血黄素沉积症。摄入方法通常为缓慢地皮下注射。

- 眼部副作用为发生急剧的视力下降，眼底可正常或仅是黄斑区轻度变灰。
- 数周内发展成斑点状色素改变（图20.7A），导致视网膜电图波幅下降和眼电图的明暗峰比下降。
- FA 检查显示有点状的强荧光区（图20.7B）。

3. **烟酸**是一种降胆固醇剂，有多种副作用，如皮肤过敏反应、瘙痒症、恶心、腹痛等。

- 少数患者发生囊状黄斑病变，可能为囊样黄斑水肿的前期病变，但无荧光渗漏（图20.8）。
- 当服用剂量超过 1.5g/d 时，黄斑病变可引起轻度视力下降，但在停药后可恢复。

视神经

乙胺丁醇

乙胺丁醇通常与异烟肼和利福平联合用于结核病的治疗。眼部副作用包括视神经炎、色觉异常和视野缺损。毒性的强弱与服用剂量和用药时间相关。当每日服用剂量为 25mg/kg 时，发生不良反应的概

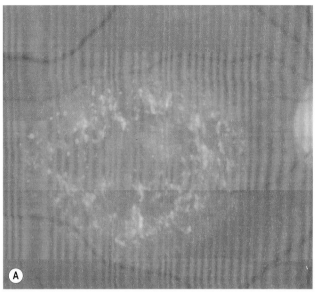

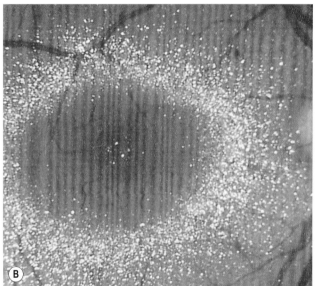

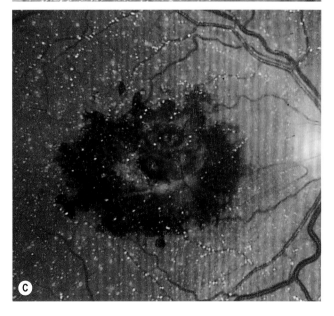

图20.5 药物诱导的结晶样黄斑病变。A. 他莫昔芬。B. 角黄素。C. 草酸沉积症。（Courtesy of J Donald M Gass, from Stereoscopic Atlas of Macular Diseases, Mosby, 1997）

率上升到 6%；但每日剂量低于 15mg/kg 时，则很少发生不良反应。这些不良反应通常发生在开始治疗的 3~6 个月内。异烟肼也有一定的视神经毒性作用，尤其与乙胺丁醇联合使用时，毒性更强。

1. **症状**：出现突发的视力损害。
2. **体征**：可无异常，也可见轻微的视盘肿胀，并伴有碎片状出血。
3. **视野缺损**包括两种类型：
   - 中心视野缺损：斑丘疹丛样病变导致视力下降、中心盲点和蓝黄色觉减弱。
   - 外周视野缺损：外周视野范围缩小，并有红绿色觉障碍。
4. **预后**：停止服药后，视力恢复可能需 12 个月，但预后往往良好。少数患者因视神经萎缩，将遗留

永久性视力损害。

5. **筛查**：当每日剂量超过 15mg/kg 时，应每 4 周进行一次筛查；低于此剂量，应每 3~6 个月进行一次筛查。若出现症状，则应立即停药。

胺碘酮

胺碘酮引起的视神经病变如脱髓鞘等，较为少见，且与剂量无关。在开始用药的 8 年内，视神经病变仅发生于 1% 的患者；随后 10 年，也只影响不到 2% 的患者。

1. **症状**：慢性的单侧或双侧视力损害。
2. **体征**：双眼视盘肿胀，在停药后可能仍会存在数月。
3. **视野缺损**：可为轻微且可逆的；也可为严重且不可逆的。
4. **预后**：由于停止服药不一定能改善视神经的病变，故预后难以估计。
5. **筛查**：暂无良好的筛查方法，但一旦出现症状，患者应及时就医。
6. **鉴别诊断**：非动脉炎性前部缺血性视神经病（non-arteritic anterior ischaemic optic neuropathy，NAION），此类患者常患有全身性血管疾病。这两种疾病相比，胺碘酮引起的视神经病变发病更为隐匿；视力损害相对较轻；视盘水肿持续时间相对较长；双侧发病更常见。

氨己烯酸

氨己烯酸在难控性复杂部分性癫痫的治疗中，作为二线抗癫痫药，也是用于婴儿痉挛症（West 综合征）单一疗法的一线药物。

1. **症状**：服药数月或数年，双眼可出现向心性或鼻侧视野缺损。停止服药后，缺损仍持续存在；但持续治疗时，缺损也不会扩展。这说明，氨己烯酸引起的视野缺损为特异性的，而与剂量无关。
2. **体征**：尽管小部分的患者可出现多种病变，例如外周萎缩、视盘鼻侧萎缩、小动脉狭窄、黄斑异常反射和表面皱褶，但检眼镜检查通常无异常。
3. **筛查**：开始服药时，即进行基础视野检测。随后 3 年，每 6 个月进行一次视野检测。若无异常，则改为每年进行一次视野检测。

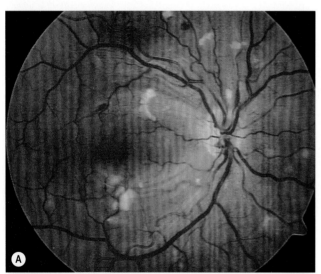

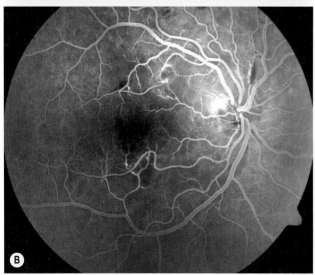

图 20.6　A. 干扰素所致的视网膜病变。B. FA 显示毛细血管无灌注区。（Courtesy of P Gili）

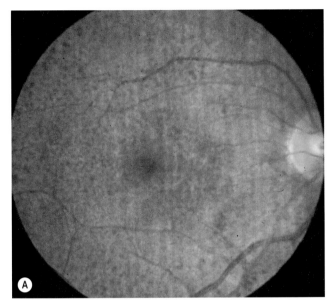

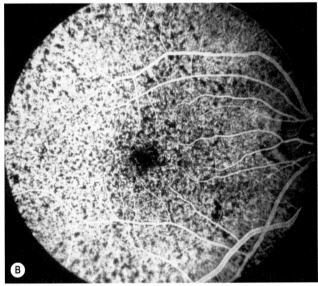

图 20.7　A. 去铁胺所致的视网膜病变。B. FA 检查显示高荧光的点状病灶。（Courtesy of R Bates）

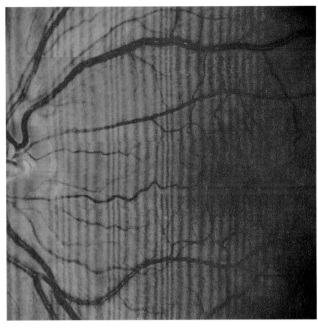

图 20.8　烟酸所致的黄斑病变。（Courtesy of J Donald M Gass, from Stereoscopic Atlas of Macular Diseases, Mosby, 1997）

托吡酯

　　托吡酯为一种抗惊厥药，也用于偏头痛的治疗。可引起睫状体脉络膜渗液，进而引起急性闭角型青光眼及相关的近视。

1. **症状**：在开始治疗的一个月内，即出现视力模糊、视野中出现光圈、眼部发红及疼痛。
2. **体征**：前房变浅，眼内压升高。
3. **治疗**：降低眼内压，停止服药。
4. **预后**：及时发现和治疗，预后往往良好。

（汪朝阳 译）

第 21 章 外 伤

眼睑外伤

球周血肿

　　"黑眼"包括血肿（出血集中灶）和 / 或球周瘀斑（弥散性挫伤）以及水肿，是最常见的眼睑或前额钝挫伤表现，通常情况下并无大碍。正因如此，排除下列严重情况显得尤为重要。

1. **眼球或眼眶外伤**：眼睑水肿之前检查眼球的完整性比较简单（图 21.1A），一旦水肿形成，开睑时轻柔持续地施加压力常常可以充分地清除水肿，使眼前节暴露，恢复视力；但是切记在确定眼球的完整性之前不要对眼球施加任何压力。

2. **眶顶骨折**：注意和球结膜下出血有关的"黑眼球"，尤其是对无法看见出血的后部边界（图 21.1B）。

3. **颅底骨折**：可以造成典型的双侧环状血肿（熊猫眼；图 21.1C）。

撕裂伤

　　眼睑撕裂伤，不管有多不明显，必须仔细检查伤口和眼球。任何眼睑缺损都要尽可能直接闭合修复，即使有张力，因为这样才能获得最佳的功能和美容结果。

1. **浅表撕裂伤**：平行于睑缘没有哆开的可以用 6-0 丝线缝合，5 天后拆线。

2. **睑缘撕裂伤**：总是裂口较大，因此必须仔细缝合精准对齐，以避免造成如图的切迹（图 21.2A 和 B）。

    a. 从伤口边缘 2mm 处以 2mm 的深度使用一根 5-0 丝线在睑板腺孔内做垂直褥式缝合，不打结。

    b. 用 5-0 Vicryl（聚乳酸羟基乙酸）缝线对睑板实施板层缝合并预先打结。

    c. 丝线打结以使切缘轻微起皱，但缝线要留得足够长。

    d. 用间断的 7-0 尼龙或 Vicryl 缝线闭合折叠的皮肤，掩埋留下的线头以使之远离角膜。

3. **伴有轻微组织缺损的撕裂伤**：为了增加侧眼睑的活动性，通常做一个外眦松解术就可足以防止发

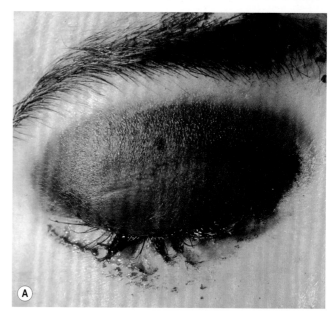
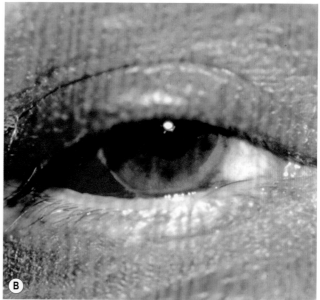
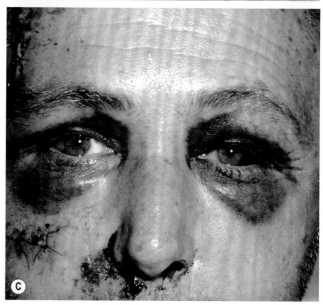

图 21.1　A. 球周血肿和水肿。B. 球周血肿和球结膜下出血。C. "熊猫眼"。（Courtesy of R Bates-fig. A)）

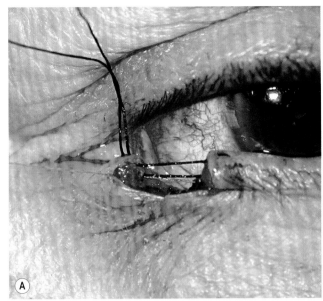

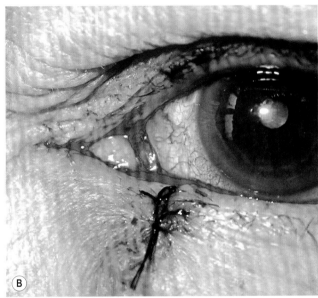

图 21.2 眼睑撕裂伤的修复。A. 睑板用可吸收缝线初始对合，睑缘用丝线缝合。B. 完全修复。（ Courtesy of J Nerad, K Carter and M Alford, from Oculoplastic and Reconstructive Surgery, in Rapid Diagnosis in Ophthalmology, Mosby 2008 ）

生眼睑闭合不全。

4. **伴有大片组织缺损的撕裂伤**：可能需要主要组织的重建过程，如恶性肿瘤的眼睑切除术后（见第1章）。

5. **泪小管的撕裂伤**：必须在 24 小时内修复。撕裂伤由硅胶管衔接（ Crawford ），向下串接在泪腺系统并系于鼻部，而后缝合撕裂伤。或者，对简单的泪小管修复可以使用单泪小管支架（例如 Mini Monoka ），如果有必要的话，用 8-0 线与睑板固定。置入管留置 3 ~ 6 个月。

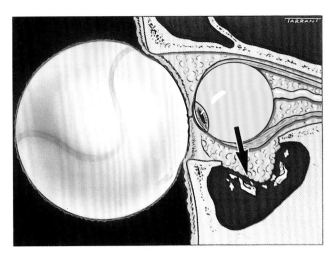

图 21.3 眼眶壁爆裂伤的机制。

任何外伤患者对破伤风杆菌的免疫状态非常重要。既往从未接受过免疫治疗（不太可能）的患者肌内注射 250 单位人破伤风免疫球蛋白；而既往接受过免疫治疗但近 10 年没有加强过的患者，肌内注射或者皮下注射破伤风类毒素。

眼眶骨折

爆裂性眼眶壁骨折

爆裂性眼眶壁骨折是由直径大于眶径（大约 5cm ）的物体如拳头或者网球（图 21.3）击中引起眶压突然升高，造成眼球本身的移位传导而不是吸收冲击力。由于眼眶侧壁和顶部通常能承受这样的冲击，骨折大多发生在眶底，沿着眶下骨壁薄弱的地带。有时候，内侧眶壁也可能发生骨折；"单纯"的爆裂性骨折不累及眶缘，而不单纯的骨折累及眶缘和（或）颅面骨。由于创伤严重程度以及受伤到就诊时间间隔的不同，临床表现各异。

诊断

1. **眼周症状**：包括各种瘀斑（图 21.4A ）、水肿，偶可见皮下气肿。

2. **眶下神经麻痹**：常累及眼睑下方、面颊、鼻侧面、上唇、上排牙齿和牙龈，因为骨折常常累及眶下管。

3. **复视**可能有以下机制：
   - 眼眶的血肿和水肿会造成下直肌和下斜肌与眶周连接的隔膜变得紧绷，限制了眼球的运动。血肿和水肿消退后眼球运动通常会恢复。

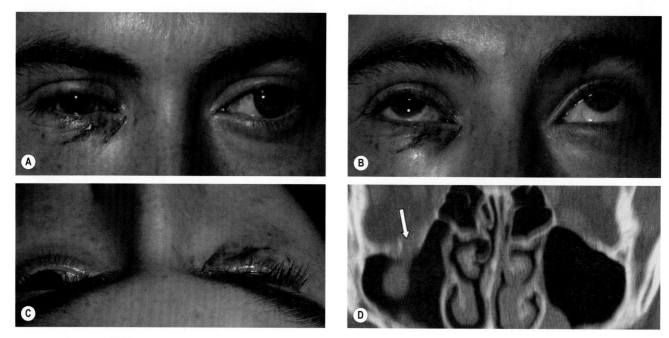

图 21.4　右眼眶壁爆裂骨折。A. 轻微眼睑擦伤和表浅撕裂伤。B. 上视受限。C. 轻度眼球内陷。D. CT 冠状位显示眼眶底的缺损（箭头所指）和窦腔眼眶的"滴泪"征。(Courtesy of A Pearson-fig. D)

- 骨折引起下直肌或下斜肌，或邻近组织和脂肪的机械性嵌顿。这种复视特征性地表现为向上（图 21.4B）和向下同时复视（双复视）。这类患者被动运动试验和眼内压鉴别测试是阳性的。如果复视主要是由于组织和脂肪的粘连嵌顿引起的则以后会有改善，而由于肌肉显著受累引起的则复视通常持续存在。
- 眼外肌直接的损伤使得受迫转向试验阴性。肌纤维通常在大约 2 个月内再生和恢复功能。

4. 眼球内陷：严重的骨折会发生眼球内陷（图 21.4C），而且往往发生在水肿消退之后的数天里。如果没有实施手术干预，6 个月内眼球内陷会持续加重，最终引起创伤后眼眶变性和纤维化。

5. 眼球损伤（例如前房积血、房角后退、视网膜渗漏）：尽管不常见，必须行裂隙灯显微镜和眼底检查排除。

6. CT 冠状位拍片（图 21.4D）：对评估骨折范围尤其有用，同时能确定上颌窦腔软组织密度的性质，它们可能是下垂的眶脂、眼外肌、血肿以及并不相关的鼻息肉。

7. Hess 屏测试（图 21.5）：对评估和监测复视进展很有用。

治疗

1. 初始保守治疗：使用抗生素、冰敷，使用鼻部减充血剂，患者教育包括不能擤鼻，以避免感染的窦腔内容物被压进眼眶。有时对严重的眼眶水肿需全身应用激素，特别是累及视神经时。

2. 后续治疗：旨在预防永久性的垂直复视和（或）美容方面无法接受的眼球内陷。决定是否发生这些晚期并发症的 3 个因素包括骨折的范围、眶内容物是否疝入上颌窦腔以及肌肉嵌顿。尽管这 3 个因素有重叠，大多数的骨折最终还是会演变成下述类别之一：

- 与组织疝出无关的裂伤，永久性并发症风险小的可以不需要治疗。
- 眶底骨折小于 1/3 厚度又几乎没有组织疝出，没有明显的眼球内陷，复视没有进展，也不需要治疗。
- 眶底骨折大于 1/3 厚度，如果没有治疗通常会发展成明显的眼球内陷。
- 骨折伴有眶内容嵌顿，大于 2mm 的眼球内陷，和（或）在初始位出现永久而显著的复视的患者，应该在 2 周内治疗。如果手术延误，由于继发性的纤维化使结果不能令人满意。

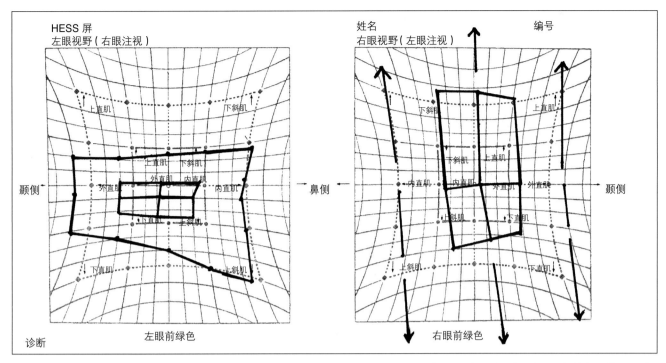

图 21.5 左眼眶壁爆裂骨折 Hess 表显示左眼上方注视受限（上直肌和下斜肌），下方注视受限（下直肌），继发性右眼作用过度。

- 另一个亚群，"白眼"骨折，需要紧急修复，避免永久性的神经肌肉伤害。这种情况多见于 18 岁以下的青少年，特别是表面没有明显的软组织损伤，但通常又伤及眶底。由于年轻人的骨头弹性极好，天窗效应使得组织疝出并急性嵌顿。患者往往有急性恶心、呕吐和头痛，持续的眼心反射加强。CT 检查结果隐匿，常显示眶底完好无损。
- 早期显著的眼球内陷往往是急诊手术的指征。

3. 手术修复技术

　　a. 行经结膜或睫状体下切口（图 21.6A）。

　　b. 将骨膜从眶底提起，移除所有嵌顿于窦腔的眶内容（图 21.6B）。

　　c. 眶底的缺损用合成材料如 Supramid（一种尼龙衍生物）、硅胶或特氟龙（一种氟聚合物）（图 21.6C）填充。

　　d. 骨膜缝合（图 21.6D）。

爆裂性眼眶内侧壁骨折

　　内侧的眶壁骨折通常与眶底骨折一起发生，单独的骨折很少见。

1. 症状

- 眶周瘀斑（图 21.7A）、皮下气肿是擤鼻后的典型表现。
- 若内直肌因骨折发生嵌顿时，眼球运动缺陷包括外展（图 21.7B）和内收（图 21.7C）。

2. CT：可以显示损伤的程度（图 21.7D）。

3. 治疗：包括松解嵌顿的组织，修补骨性缺损。

眶顶骨折

　　眼科医生很少遇到眶顶骨折。孤立的骨折由掉落的尖物（图 21.8）或者眉毛前额的爆破伤造成，儿童多见。复杂的骨折，主要是由于眶缘移位或其他颅面骨的显著扰动造成，多见于成人。

1. 表现：上眼睑血肿，眼周淤血，几小时后可以扩散到对侧眼（图 21.1C）。

2. 症状

- 眼球下方或轴向移位。
- 大骨折可伴有眼球搏动，由于脑脊液压力的传导，最易于被压平式眼压计检测到。

3. 治疗

- 小骨折可能不需要治疗，但必须排除脑脊液漏，否则有脑膜炎风险。
- 眶骨的大面积缺损和碎片下方移位常常需要实施重建手术。

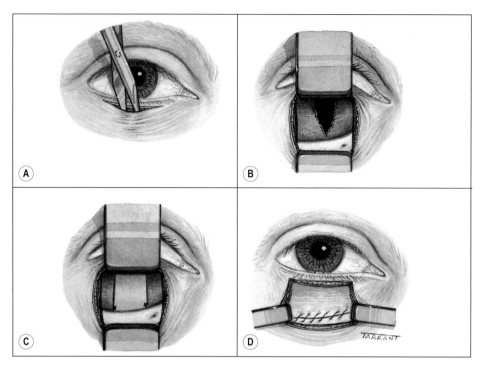

图 21.6　眼眶底爆破伤修复技术。

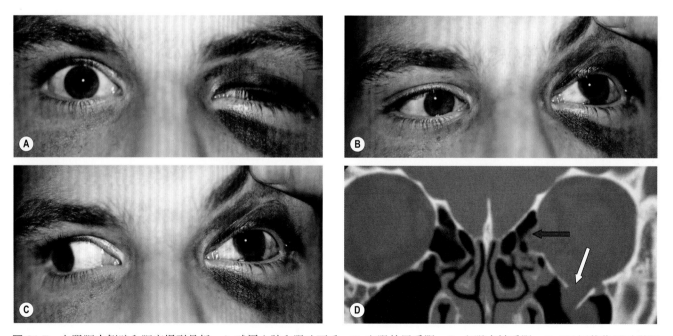

图 21.7　左眼眶内侧壁和眶底爆裂骨折。A. 球周血肿和眼睑下垂。B. 左眼外展受限。C. 左眼内转受限。D. CT 冠状位显示眼眶内壁骨折（红箭头所指），眶底骨折（白箭头所指）。（Courtesy of A Pearson）

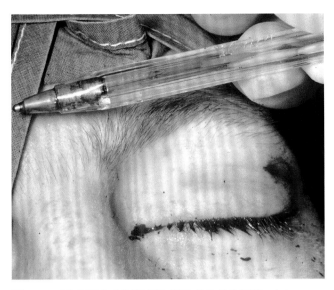

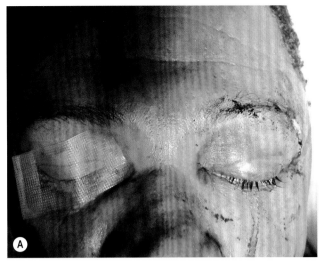

图 21.8 圆珠笔造成的眶顶骨折患者的术前图像。（Courtesy of R Bates）

眼眶侧壁骨折

眼科医生极少遇到急性眼眶侧壁骨折。因为侧壁比其他骨壁坚硬，侧壁的骨折通常与大面积的面部损伤有关（图 21.9）。

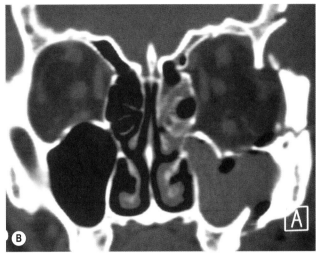

图 21.9 眶侧壁骨折。A. 严重面部外伤。B. CT 轴位影像显示左侧眼眶侧壁骨折。（Courtesy of A Pearson）

眼球外伤

引言

定义

1. **闭合伤**：由钝击伤造成。角巩膜壁完好。
2. **开放伤**：累及全层角巩膜。
3. **挫伤**：是由钝击造成的闭合伤。伤口可能在击打处或远离击打处。
4. **破裂伤**：是由钝击伤造成的全层伤，眼球在最薄弱处裂开，可能并不是受伤点。
5. **撕裂伤**：是眼球壁的全层缺损，通常是直接受撞击的结果。
6. **板层撕裂伤**：是部分厚度的撕裂伤。
7. **切割伤**：是由锐物如玻璃或刀片造成的。
8. **穿通伤**：是一个全层外伤，通常由尖物造成，但没有出口。穿通伤往往有眼内异物。
9. **贯通伤**：有两个伤口，一个进口一个出口，通常由投射物造成。

诊断依据

1. 初步的评估需按以下顺序：

a. 任何威胁生命的问题优先处理。

b. 受伤史，包括环境、经过的时间和可能的物体。

c. 眼球和眼眶的彻底检查。

2. 特殊检查

a. **放射线检查**：当怀疑眼内异物时需要做放射线检查（图 21.1.A）。

b. **CT 检查**：对于异物检测和定位优于普通的放射平片（图 21.10B）。在判断颅内、面部和眼球结构的完整性时也有帮助。

c. **MR 检查**：在发现和判断眼球本身的损伤时比 CT 更精确，例如眼球后部隐蔽的破裂伤，但对于骨性损伤并非如此。如果怀疑为铁质金属异物禁做 MRI 检查。

d. **超声检查**：有助于发现眼内异物（图 21.10C）、眼球破裂、脉络膜上腔出血及视网膜脱离；如

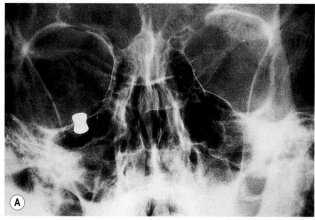

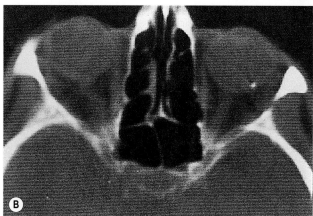

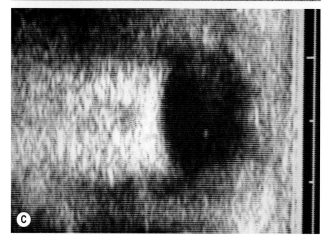

图 21.10　异物影像。A. X 线平片显示气枪子弹。B. CT 轴位扫描显示左眼异物。C. 超声显示眼内异物。

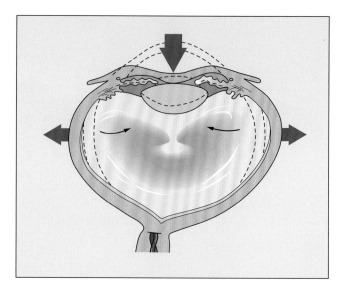

图 21.11　钝挫伤引起眼部损伤的发病机制。

钝挫伤

　　最常引起眼球钝挫伤的是球、弹性行李带及香槟酒瓶塞。严重的眼球钝挫伤可以引起眼球前后径缩短，同时赤道平面膨胀（图 21.11），这和短期眼压急剧升高有关。虽然撞击力主要被虹膜 - 晶状体隔及基底部玻璃体吸收，但远端组织也可能受到损伤，如后极部。眼球损伤的严重程度取决于钝挫伤的严重性而且往往主要集中在前段或后段。除了明显的眼部损伤，钝挫伤通常导致长期影响，因此预后判断要谨慎。

角膜

1. **角膜擦伤**：指角膜上皮的损伤（图 21.12A），可被荧光素染色（图 21.12B）。如果发生在瞳孔区，视力会严重下降。具体治疗详见第 6 章 "复发性角膜上皮糜烂"。
2. **急性角膜水肿**：可继发于局灶或弥漫性角膜内皮功能障碍。通常与后弹力层皱褶和基质层增厚有关（图 21.12C），一般可自愈。
3. **后弹力层撕裂**：通常为垂直伤口，最常发生于产伤（图 21.12D）。

果存在眼球开放损伤，做检查时动作尽量轻柔，严禁对眼球施加任何压力。超声检查还可用于手术修补时，如玻璃体切割术时对灌注通道的选择及决定脉络膜上腔出血是否需要引流。

e. 电生理检查有助于评估视神经和视网膜的完整性，特别是已经过了外伤急性期，但怀疑有残留眼内异物者。

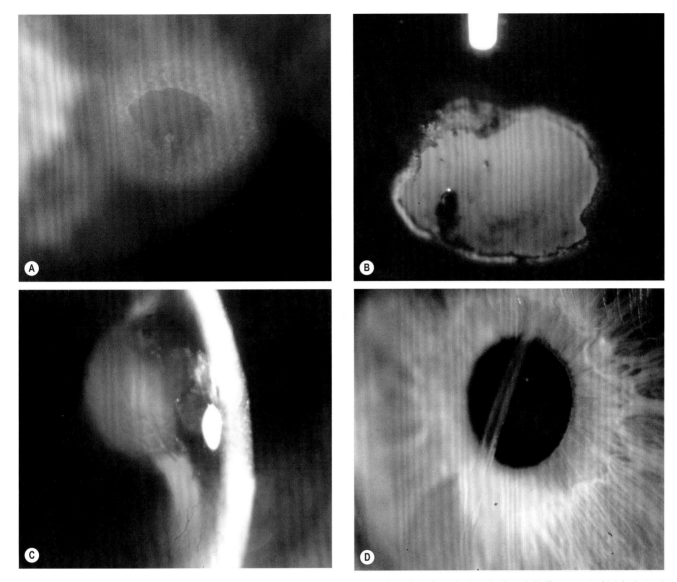

图 21.12 钝挫伤的角膜并发症。A. 小面积未染色的角膜上皮擦伤。B. 荧光素染色的大范围角膜上皮擦伤。C. 基质层水肿和后弹力层皱褶。D. 后弹力层撕裂。(Courtesy of R Curtis- fig. D)

前房

1. **体征**
   - 前房积血（出血进入前房）是眼球钝挫伤的常见并发症。
   - 出血来自虹膜或睫状体（图 21.13A）。
   - 红细胞沉降在下方形成典型的"液平"（图 21.13B），除了出血充满整个前房外（图 21.13C）。
2. **治疗**：目的是预防继发性出血并控制眼内压，因其可引起角膜血染（图 21.13D）。治疗详见第 10 章"外伤性青光眼"。

前葡萄膜

前葡萄膜可出现结构和（或）功能的损伤。

1. **瞳孔**：虹膜受到严重的前后压力会瞬间压向晶状体前表面，并留下瞳孔缘色素。通过瞳孔缘色素缩小可证实瞬间瞳孔缩小并压缩（Vossius 环；图 21.14A）。虹膜瞳孔括约肌的损伤可导致暂时性或永久性外伤性瞳孔散大、瞳孔对明暗环境反应迟钝或无反应。瞳孔缘放射状虹膜括约肌撕裂也很常见（图 21.14B）。
2. **虹膜根部离断**：是指虹膜根部与睫状体裂开。出现典型的 D 字形瞳孔，虹膜根部有半月形缺损

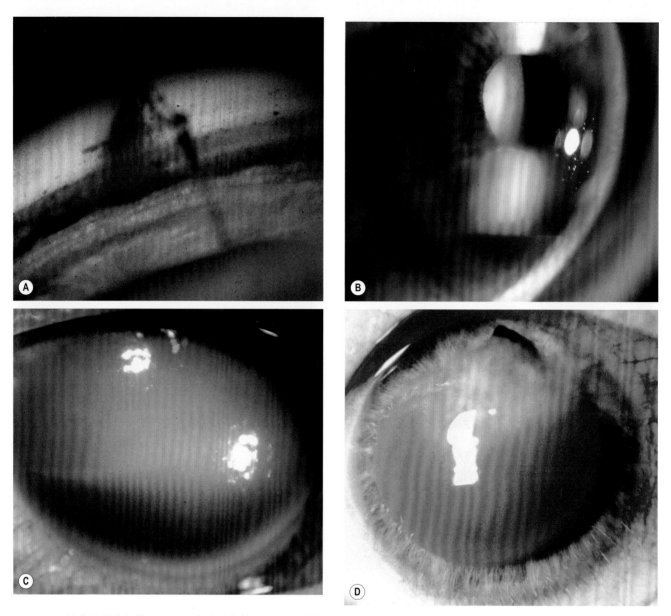

图 21.13　外伤性前房损伤。A. 出血来自睫状体。B. 少量前房积血。C. 积血充满前房。D. 角膜血染。（ Courtesy of R Curtis-fig. A; Krachmer, Mannis and Holland, from Cornea, Mosby 2005-fig. D ）

（图 21.14C）。如果虹膜根部离断部位被上睑遮挡可不出现任何症状，发生于睑裂部位则会出现单眼复视，有时出现眩光，这可能需要手术修复裂伤。外伤性无虹膜（360°虹膜离断）很少见；发生在人工晶状体眼，离断的虹膜可能从白内障手术切口脱出。

3. 睫状体（见下文）。

眼内压

　　眼内压（intraocular pressure，IOP）的监测非常重要，尤其在外伤早期。眼压升高可能由多种原因造成，包括前房积血（上文）和炎症（见第 10 章）。与此相反，严重钝挫伤可造成睫状体暂时停止分泌房水（"睫状体休克"）导致眼压降低；眼压降低是排除隐匿性损伤的重要一点。睫状体撕裂（房角后退）与后期青光眼的发生有关。

晶状体

1. 白内障是钝挫伤常见的继发表现。推测机制包括对晶状体纤维的创伤损害、房水流入造成晶状体前囊破裂、晶状体纤维水化和继发混浊。前囊下环形混浊可能位于 Vossius 环的下面。混浊通常发

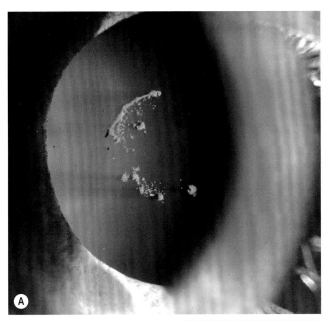

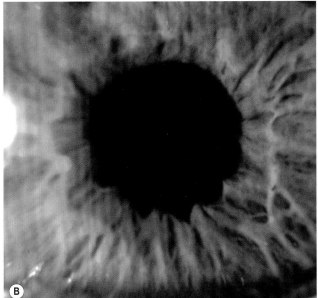

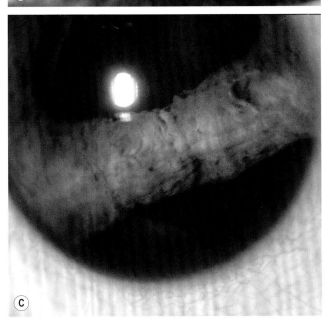

图 21.14 钝挫伤的虹膜并发症。A. Vossius 环。B. 虹膜括约肌撕裂。C. 虹膜根部离断。

生于后囊下，沿后部皮质缝形成花瓣状（"花环"）（图 21.15A），这种混浊有可能消失、稳定或发展成熟。对于影响视力的明显混浊可行白内障手术。

2. **晶状体悬韧带撕裂**也可能引起晶状体半脱位。半脱位的晶状体倾向于向完整区域移位；如果晶状体向后旋转，悬韧带撕裂区域会出现前房加深。瞳孔散大后可观察到半脱位晶状体的边缘，眼球运动中出现虹膜颤动（虹膜震颤）或晶状体（人工晶状体）颤动。大范围的晶状体半脱位造成瞳孔区形成无晶状体引起单眼复视；晶状体倾斜可造成晶状体源性散光。

3. **360° 悬韧带撕裂**造成的晶状体脱位很少见，晶状体可能脱入玻璃体腔，更少见的是脱入前房（图 21.15C）；存在相关诱因都应怀疑。

眼球破裂

　　严重的钝挫伤可导致眼球破裂。伤口通常位于前部，Schlemm 管附近的裂伤合并晶状体、虹膜、睫状体和玻璃体（图 21.16）等结构脱出；前部破裂伤可能被结膜下出血掩盖。后部隐匿性伤口可能在前段无表现。如果出现双眼前房深度不对称、受伤眼前房加深、晶状体 - 虹膜隔向后移位或受伤眼眼压降低都应考虑眼球破裂。B 超检查可能显示后部破裂，但必要时也应行 CT 或 MR 检查；当怀疑存在金属眼内异物时不能施行 MR 检查。巩膜破裂修复原则将在后面的部分讨论。

玻璃体积血

　　玻璃体后脱离可引起玻璃体积血。色素细胞（"烟尘"）可能漂浮在前部玻璃体腔，此种表现不一定提示视网膜破裂，但也应对视网膜进行仔细评估。

视网膜震荡伤

　　视网膜震荡伤是由于感光视网膜受到冲击引起云雾状水肿，呈灰色外观。最常累及颞侧眼底（图 21.17A）。黄斑受累可能在中心凹处出现"樱桃红斑"

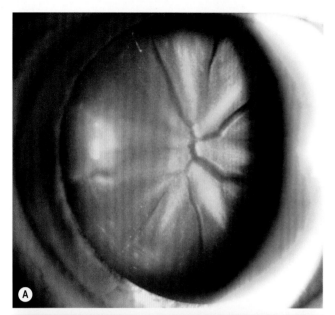

图 21.15　钝挫伤的晶状体并发症。A. 花形白内障。B. 晶状体向下半脱位。C. 晶状体脱位至前房。(Courtesy of C Barry-fig. B))

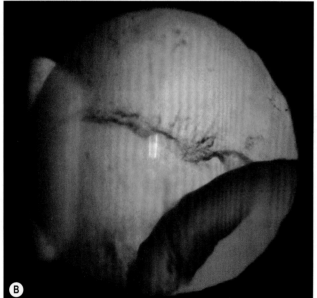

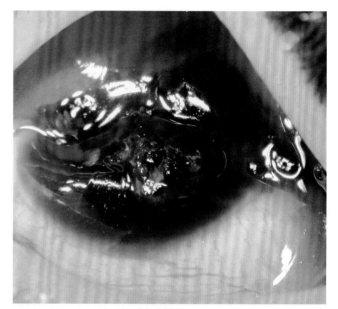

图 21.16　眼球破裂。

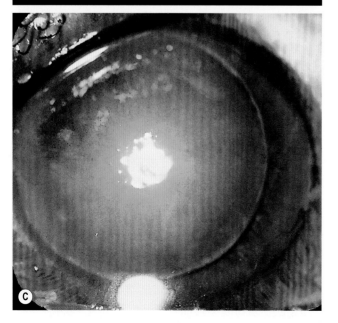

（图 21.17B ）。严重的视网膜震荡伤可能伴有视网膜内出血，有时累及黄斑。较轻的病例预后良好，6 周内可自愈。严重的病例可能出现进行性视网膜色素变性和黄斑裂孔形成的后遗症（图 21.17C ）。

脉络膜破裂

　　脉络膜破裂累及脉络膜、Bruch 膜和视网膜色素上皮层（ retinal pigment epithelium，RPE ）；可直接也可间接发生。直接损伤的伤口位于受伤侧且位置靠前与锯齿缘平行。间接损伤的伤口位于受伤侧的对侧。新鲜的伤口可部分被视网膜下出血掩盖（图 21.18A ），出血可能冲破内界膜引起玻璃体膜下或玻璃体积血。数周至数月后，可见与视盘呈同心圆的垂直白色新月形裂痕，暴露出下方的巩膜。如果黄斑中心凹受累，视力预后差。晚期出现脉络膜新生血管较罕见（图 21.18B ），新生血管可导致出血、瘢痕形成和视力进一步下降。

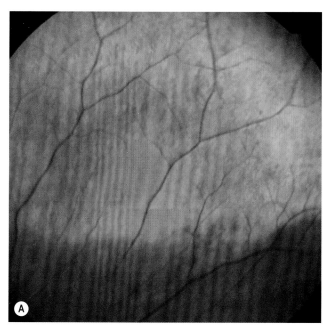

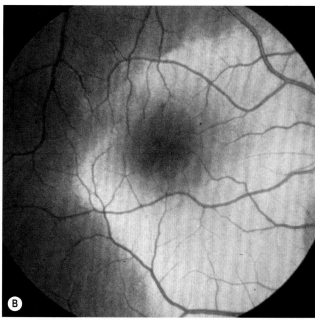

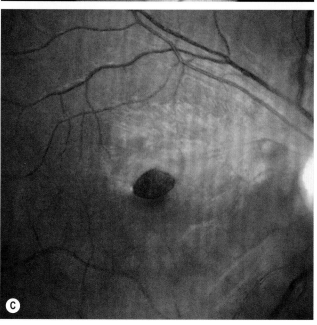

图 21.17 视网膜震荡伤。A. 周边。B. 后极部。C. 黄斑裂孔。
（Courtesy of C Barry-fig. C）

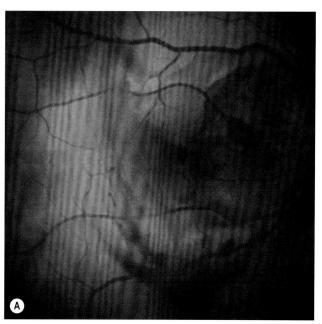

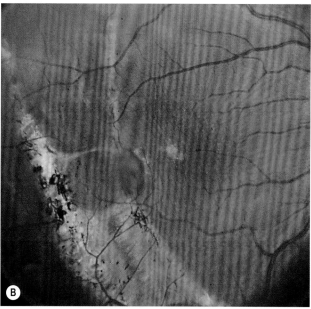

图 21.18 脉络膜破裂。A. 急性视网膜下出血。B. 陈旧性
继发性脉络膜新生血管。（Courtesy of J Donald M Gass, from
Stereoscopic Atlas of Macular Diseases, Mosby 1997-fig. B)）

视网膜破裂和视网膜脱离

　　10% 视网膜脱离（retinal detachment，RD）由外伤引起，而且是引起小儿特别是男孩视网膜脱离的最常见原因。受伤眼的视网膜破裂形式多样，可由外伤引起，也可继发形成。

1. **视网膜锯齿缘离断**：是指发生在锯齿缘的破裂，是由于视网膜被相对无弹性的玻璃体沿着玻璃体基底部撕拉造成的。可伴有玻璃体基底部撕脱，呈现"桶-柄"征（图 21.19A）。"桶-柄"征由睫状体上皮、锯齿缘及锯齿缘后视网膜组成的条带和嵌入裂口的基底部玻璃体组成。外伤性锯齿缘离断最常发生在鼻上方和颞下方（图 21.19B）。锯齿缘离断虽然在受伤时发生，但数月后才发生视网膜下积液，而且通常进展缓慢。

2. **赤道部撕裂**（图 21.19C）：比较少见，是由于视网膜在巩膜受到冲击处直接破裂引起。

3. **黄斑裂孔**：可发生在受伤时或发生于视网膜震荡伤之后（图 21.17C）。

视神经

1. **外伤性视神经病变**（traumatic optic neuropathy，TON）表现为眼部、眼眶或头部外伤后出现无法用眼部病变解释的视力突然丧失。在颜面部骨折中发生率为 5%。

   a. 分类：损伤可由钝挫伤或尖锐异物如弹丸直接造成，也可为眼部、眼眶或头部损伤的继发病变。

   b. 受伤机制包括挫伤、变形、压迫或横断视神经、视神经内出血、剪切（视神经管处为硬膜牵制的视神经加速，被认为可破坏微血供）、继发血管痉挛、水肿和眼眶传递的冲击。

   c. 临床表现：尽管主要是头部受伤，但伴随的外伤可能较为轻微，易被忽视。视力往往开始就很差，约 50% 患者只有光感（perception of light，PL）。典型体征为相对瞳孔传入障碍；视盘和眼底正常，随后数天至数周变苍白。排

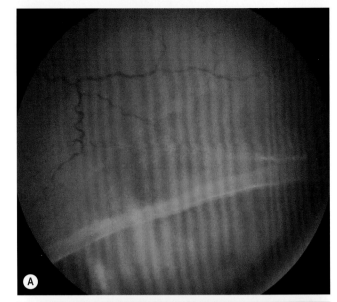

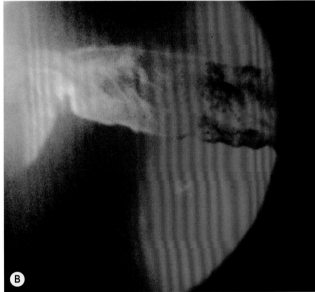

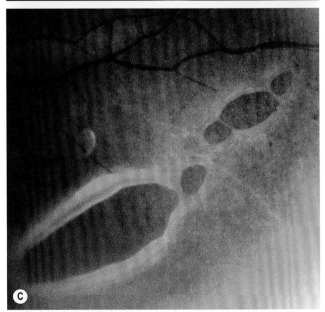

图 21.19　A. 透析。B. 玻璃体基底部撕裂。C. 赤道部裂孔。(Courtesy of C Barry – fig. A; P Rosen – fig. B; S Milewski – fig. B)

除潜在可逆因素造成的视力丢失很重要，如眼眶出血。

d. **检查**。应个体化评估病情。一些临床医生对所有患者要求行 CT、MR 或两者都要检查，有些仅选择性地对视力下降患者行影像检查。CT 检查在显示视神经管骨折方面有优势，但在软组织方面 MR 更优；推荐薄层扫描。

e. **治疗**。半数的间接损伤患者视力可自行改善，但如果受伤早期出现无光感则预后差。治疗方法有多种，但所有治疗方法均有明显风险且没有明确疗效。

- 糖皮质激素（静脉注射甲泼尼龙）用于严重视力丧失的健康患者或延迟视力丧失的患者。应在受伤 8 小时内使用，最佳治疗方案尚未明确。

- 视神经减压（例如鼻内镜视神经管减压术）在一些情况下推荐使用，如激素依赖或双侧视力丧失。骨折片或血肿压迫也是指征；但视神经管骨折患者预后差，并且无证据显示手术可以改善预后。

- 一些中心在尝试视神经鞘开窗术。

2. **视神经撕脱**很少见，通常由于眼球和眼眶间外伤使眼球移位造成。推测机制包括眼球突然极度旋转或眼球前部移位。撕脱可能单独发生，也可与眼球或眼眶外伤有关。眼底检查可见视神经从硬脑膜撕脱形成一个醒目的腔（图 21.20）。无治疗方法，视力预后取决于视神经是完全还是部分撕脱。

摇晃婴儿综合征

摇晃婴儿综合征（非意外性头部受伤，虐待性头部外伤）是多见于 2 岁以下儿童的身体虐待方式。死亡率超过 25%，受虐儿童中死亡率达 50%。主要由剧烈摇晃所致，通常与脑部受伤有关，当典型的眼科症状出现时儿科专家应将其考虑在内。是由于旋转加速和头部减速造成的，与下降的直线作用力相反。直接创伤不是主要的脑部受伤机制；脑干牵拉损伤导致呼吸暂停，随之而来的缺氧导致颅内压升高和缺血。

1. **表现**为经常烦躁不安、嗜睡和呕吐，这些早期可能被误诊为胃肠炎或其他感染，因为受伤史通常被隐瞒。

2. **全身性特征**可包括头部受伤表现，从颅骨骨折到

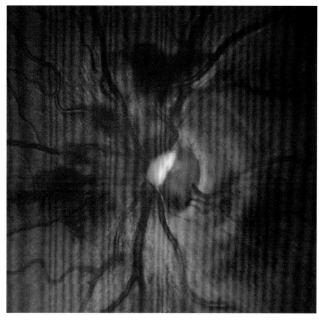

图 21.20 视神经撕脱。（Courtesy of J Donald M Gass, from Stereoscopic Atlas of Macular Diseases, Mosby 1997）

软组织血肿（图 21.21A）；硬膜下和蛛网膜下腔出血很常见，很多幸存者出现神经系统障碍。多发肋骨和长骨骨折也可能出现。一些情况下，检查发现仅限于眼部体征。

3. **眼部体征**多种多样。最重要的有：

- 双侧或单侧（20%）视网膜出血是最常见的体征。典型的出血累及多层，可能出现视网膜前和视网膜下出血（图 21.21B）。病变在后极部最明显，但经常延伸至周边。

- 眼周青紫和结膜下出血。

- 视力下降和瞳孔传入障碍。

- 约 20% 患者出现视力丧失，主要原因为脑损伤。

穿通伤

病因

男性发生穿通伤的概率是女性的 3 倍，主要发生在年轻人群（50% 患者年龄为 15～34 岁）。最常见的原因为暴力事件、家庭意外和职业事故及运动。损伤的程度取决于致伤物的大小、撞击眼球时的速度和致伤物的材料。锐器如刀子导致整齐的创口、浅前房并损伤眼内组织。然而，飞行物造成损伤的程度由其动能决定。例如，气枪子弹尽管速度慢，但其质量大，因此有高动能，可引起相当大的眼损

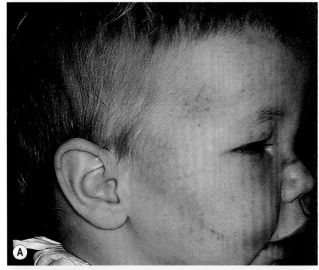

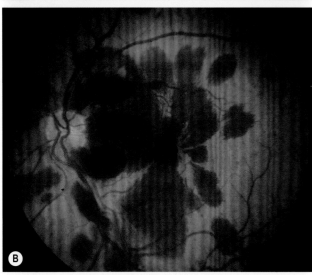

图 21.21　摇晃婴儿综合征。A. 颜面部青紫。B. 不同层面的眼底出血。（Courtesy of R Bates）

伤。与此相反，快速移动的弹片因其低质量，可引起裂伤而比气枪子弹损伤小。非常重要的是，穿通伤会引起感染，眼内炎或全眼球炎往往比初始损伤更严重，可能危胁眼球。风险包括延迟的一期修复、晶体囊袋破裂，以及污染伤口。任何开放性伤口均应在诊断的同时配戴防护眼罩。

角膜

一期修复方式取决于伤口程度及相关并发症，如虹膜嵌顿、浅前房及眼内容物损伤。

1. **小倾斜伤口**（图 21.22A）：如果前房存在可自愈，可能无需缝合，或可使用软性绷带式接触镜。
2. **中等大小的角膜裂伤**：通常需要缝合，特别存在浅前房时（图 21.22B）。使用 10-0 尼龙线缝合，由视轴侧垂直进针。术后几天使用绷带式接触镜以维持前房深度。角巩膜缘处应使用 9-0 尼龙线缝合。
3. **虹膜受累**（图 21.22C）：通常需要切除虹膜。
4. **晶状体受累**（图 21.22D）：伤口需要缝合裂伤，通过超声乳化或玻璃体切割摘除晶状体。一期植入人工晶状体可获得良好的视力，并且术后并发症的发生率低。

巩膜

1. **前部巩膜裂伤**预后相对较好。前部巩膜裂伤可能合并严重的并发症，如葡萄膜脱出（图 21.23A）和玻璃体嵌顿（图 21.23B）。后者如果处理不当可能导致沿玻璃体嵌顿平面形成纤维增殖（图 21.23C）和牵引性视网膜脱离。要尽力复位仍可存活的葡萄膜组织，并切除突出于伤口的玻璃体。用 8-0 或 7-0 尼龙可吸收物质如聚乳糖（Vicryl）缝合巩膜裂伤。
2. **后部巩膜裂伤**通常伴有视网膜损伤。首先修复巩膜裂伤，后期评估玻璃体视网膜。

视网膜脱离

外伤性牵引性视网膜脱离可能由于伤口处玻璃体嵌顿和玻璃体腔内的血液刺激成纤维细胞沿玻璃体嵌顿平面增殖引起（图 21.24A）。视网膜前膜的收缩会缩短和旋转玻璃体基底部的周边视网膜，甚至导致前部牵引性视网膜脱离（图 21.24B）。视网膜破裂数周后可能引起突发视网膜下液蔓延并导致视力丧失。

浅表异物

睑板下沟异物

小异物如铁屑、煤炭或沙粒通常影响角膜或结膜表面。可随泪液冲刷至泪道系统或黏附于上睑结膜（图 21.25A）的睑板下沟，并随眨眼动作磨损角膜，角膜上可出现特征性线状擦伤。

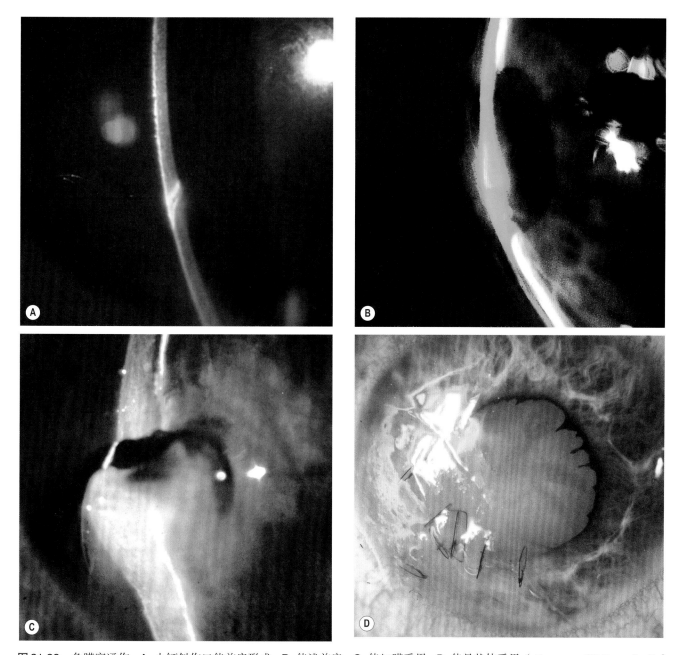

图21.22 角膜穿通伤。A. 小倾斜伤口伴前房形成。B. 伴浅前房。C. 伴虹膜受累。D. 伴晶状体受累。(Courtesy of R Bates-fig. D)

角膜

1. **临床特征**：角膜异物非常常见，常引起较明显的刺激症状。持续存在的角膜异物可引起白细胞浸润（图 21.25C）。如果角膜异物存留可显著增加继发感染和角膜溃疡的风险。轻度继发性葡萄膜炎通常引起刺激性瞳孔缩小和畏光。铁质异物持续几个小时就可造成锈斑沉着。任何分泌物、渗透或明显的葡萄膜炎都应警惕继发性细菌感染；后续应按角膜溃疡治疗。金属异物通常是无菌的，

可能是由于在空气中温度急剧升高所致；有机物和石头引起感染的危险性较高。

2. **处理**

a. 裂隙灯检查对确定异物准确位置和深度至关重要。

b. 在裂隙灯下用 26 号无菌针头剔除异物。

c. 磁铁用于取出嵌顿较深的金属异物。

d. 无菌"刮刀"可轻松去除残留的"锈环"。

e. 抗生素软膏与睫状肌麻痹剂和（或）NSAID 联

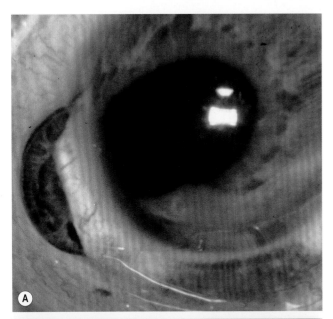

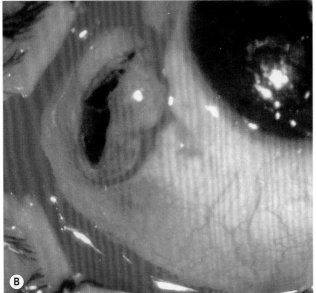

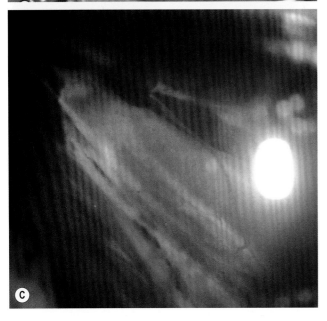

图 21.23　巩膜穿通伤。A. 前部巩膜裂伤伴虹膜睫状体脱出。B. 放射状前部巩膜裂伤伴睫状体玻璃体脱出。C. 纤维增殖。（Courtesy of Wilmer Institute-fig. A; EM Eagling and MJ Roper-Hall, from Eye Injuries, Butterworths 1986-fig. B)）

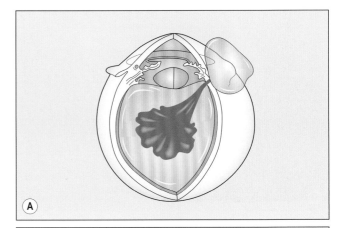

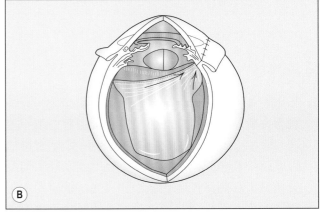

图 21.24　外伤性牵引性视网膜脱离发生机制。A. 穿通伤导致玻璃体脱出和玻璃体积血。B. 继发性玻璃体视网膜增殖和牵引导致视网膜脱离。

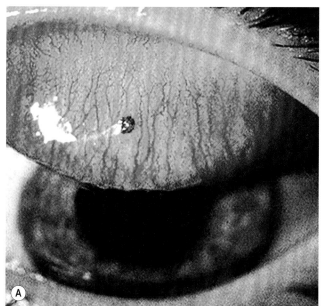

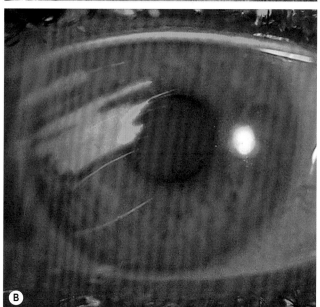

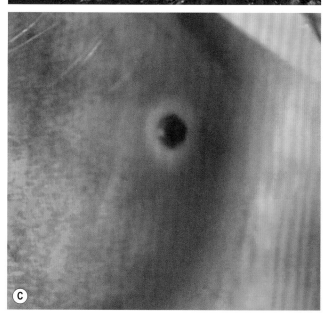

合使用以增加舒适度。

眼内异物

　　眼内异物可能会机械性损伤眼球、引发感染或对眼内组织产生其他毒性反应。异物一旦进入眼内则可能损伤任何组织；因而可能位于前房至视网膜和脉络膜的任何位置（图 21.26）。显著的机械效应包括囊膜损伤继发白内障、玻璃体液化、视网膜出血和撕裂。石头和有机异物引起感染的危险性较高，土壤污染物或植物尤其高，玻璃体腔注射抗生素预防感染是必要的。很多物质包括玻璃、塑料、黄金和银都为惰性物质，但铜和铁可分解会导致铁质沉着和铜质沉着。

早期处理

1. **准确的病史**：对判断异物来源非常重要。可能有助于判断为何种异物如凿子。
2. **体格检查**：特别注意可能的伤口进口或出口位置。外用荧光素可能有助于确定创伤进口。创缘和伤道有助于定位异物位置。必须做前房角镜和眼底镜检查。相关体征如眼睑裂伤和眼前段结构损伤必须注意。
3. **CT**：轴向和冠状扫描用于发现和定位金属眼内异物（图 21.10B），可以提供灵敏和特异性的横断面图像，这方面优于 X 线平片和超声检查。
4. 金属眼内异物（特别是铁）禁忌 **MR**。

异物取出的技巧

1. **磁铁吸除金属异物**，包括异物附近切开巩膜、冷冻视网膜裂口。巩膜扣带术有助于降低视网膜脱离的风险。
2. **镊子用于去除非磁性异物**及无法用磁铁安全去除的磁性异物。包括经扁平部的玻璃体切割术，根据异物大小经扁平部或角巩缘（图 21.27）用镊子去除异物。
3. **预防感染**（见下文）。

图 21.25　A. 睑板下沟异物。B. 荧光素染色的线形擦伤。C. 角膜异物周围细胞浸润。（Courtesy of R Fogla-fig. C）

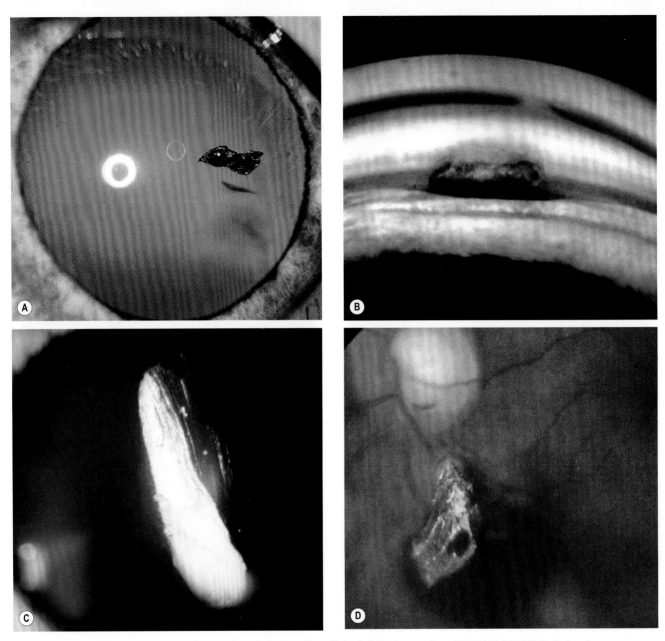

图 21.26　眼内异物。A. 位于晶状体。B. 位于房角。C. 位于前段玻璃体腔。D. 位于视网膜伴视网膜前出血。（Courtesy of R Curtis-fig. B: EM Eagling and MJ Roper-Hall, from Eye Injuries, Butterworths 1986-fig. D)）

铁质沉着症

　　铁是最常见的眼内异物，主要是锤击或动力工具使用过程中溅入眼内。含铁的眼内异物经过分解释放铁离子沉着于眼内上皮结构组织，作用于细胞酶系统产生毒性反应最终导致细胞死亡，特别是晶状体上皮细胞、虹膜和睫状上皮及感光视网膜。

1. **症状**：包括前囊下白内障，其包括前囊下放射状铁沉着（图 21.28A）和虹膜红棕色染色（图

21.28B），可引起虹膜异色症（图 21.28C）。

2. **并发症**：包括由于小梁网损伤造成的继发性青光眼，由于视网膜和 RPE 萎缩（图 21.28D）造成的色素性视网膜病变，这些都会造成视力损害。电生理检查示 b 波进行性延迟。

铜质沉着症

　　含铜量高的眼内异物反应包括剧烈的类眼内炎

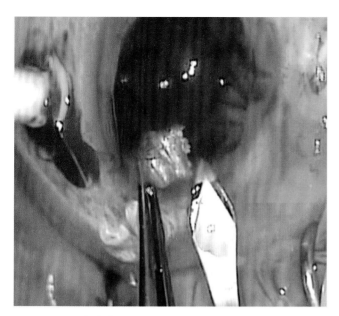

图 21.27　经角膜缘取出异物。(Courtesy of A Desai)

表现，常发展为眼球萎缩。另一方面，合金如黄铜或青铜，相对含铜量低，会导致铜质沉着症。电解游离铜离子在眼内沉着，形成类似于 Wilson 病的外观，然后形成 K-F 环和前"向日葵"白内障，视网膜沉着形成眼底镜下可见的金属斑。由于铜引起的视网膜毒性反应比铁小，所以不会发展为退行性视网膜病变，并保留视功能。

眼球摘除

一期眼球摘除只用于非常严重的外伤，保存视力的希望不大并不能修复巩膜外伤的患者（图 21.16）。二期眼球摘除的适应证包括一期修补后眼球严重不可逆损伤，尤其在外观和舒适度方面。时间延迟也有助于患者从精神和情感上适应今后失去一只眼睛。基于可能的既往经验，推荐在受伤 10 日内摘除伤眼以防止交感性眼炎的可能（见第 11 章）。但这缺乏客观证据。

细菌性眼内炎

8% 的穿通伤伴异物残留患者发生眼内炎。

1. **危险因素**：包括一期修复延迟、残留眼内异物、裂伤的部位和范围。临床症状同术后急性眼内炎（见第 9 章）。
2. **病原体**：90% 培养为葡萄球菌属和芽孢杆菌。

3. **处理**
   a. 预防
      - 开放性眼球外伤予以每天 2 次环丙沙星 750mg 或每天 1 次莫西沙星 400mg，加外用抗生素、类固醇及睫状肌麻痹剂。
      - 迅速清除残留眼内异物。
      - 对高危患者行玻璃体腔注射抗生素（如农作物损伤）。
   b. 眼内异物培养（不要将标本黏贴在临床记录中！）
   c. 治疗同急性细菌性眼内炎（见第 9 章）。

化学伤

病因

化学伤病情可从微小到致盲。大部分化学伤由意外事故引起，小部分由暴力所致。2/3 的意外事故发生在工作中，其余发生在家庭生活中。由于碱广泛应用于家庭和工业生产中，因此碱灼伤的概率是酸灼伤的 2 倍。灼伤的严重程度取决于化学物质的成分、眼表受伤面积、受伤时间（包括眼球表面或上睑的残留化学微粒）和相关反应如热损伤。碱比酸更易渗透，因为酸可使表面蛋白凝固形成保护屏障。最常见的碱是氨、氢氧化钠和石灰。最常见的酸是硫酸、亚硫酸、氢氟酸、醋酸、铬酸及盐酸。氨和氢氧化钠由于渗透快，所致的损伤严重。用于蚀刻和清洁玻璃的氢氟酸也会很快渗透入眼球。汽车电池爆炸释放的硫酸同时伴有热损伤及高速冲击眼球造成的损伤。

病理生理学

1. 严重化学伤对**眼球结构损害**的顺序如下：
   - 结膜和角膜上皮坏死、脱落及角膜缘血管网阻塞。角膜缘干细胞丧失会导致角膜表面结膜化生以及新生血管形成，也可导致长期的上皮功能障碍伴无菌性角膜溃疡以及角膜穿孔。其他的损伤包括眼球表面泪膜异常、睑球粘连及瘢痕性睑内翻。
   - 渗透较深可导致黏多糖的分解和沉淀，角膜基质混浊。
   - 渗透入前房，导致虹膜和晶状体的损伤。
   - 损伤睫状体上皮细胞，导致抗坏血酸分泌减少，

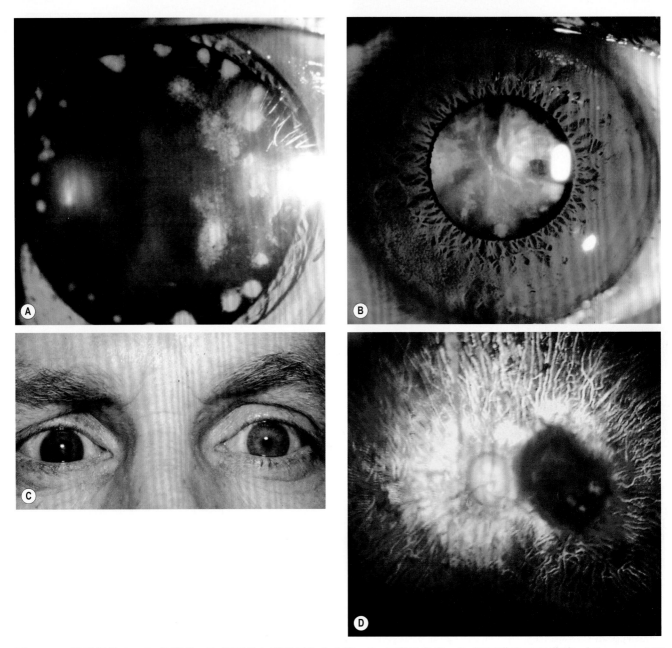

图 21.28 铁质沉着症。A. 铁沉着。B. 严重的虹膜受累和白内障。C. 虹膜异色症。D. 视网膜和 RPE 萎缩。（Courtesy of W Lisch-fig. A; J Donald M Gass, from Stereoscopic Atlas of Macular Diseases, Mosby 1997-fig. D）

而后者在胶原合成和膜修复的过程中都是必需的。

- 严重患者可能导致低眼压和眼球痨。

2. 角膜上皮和基质的修复：

- 起源于角膜缘干细胞的上皮细胞移行修复角膜上皮。
- 被破坏的角膜基质胶原由角膜细胞吞噬，合成新的胶原。

处理

急症处理

化学伤是唯一不需要询问病史和详细检查而应紧急处理的眼外伤。紧急处理如下：

1. 冲洗对减少化学物质与眼球接触至关重要，尽量恢复正常结膜囊 pH 值，冲洗的速度和效率是化学伤后预后的重要因素。无菌平衡缓冲液，如生理盐水或乳酸林格液冲洗眼球 15～30 分钟或冲洗至 pH 值为中性（如有需要使用自来水）。冲洗前局部麻醉，这样会大大提高舒适性并利于患者合作。开睑器有助于冲洗。

2. **外翻上眼睑和下眼睑**，这样任何残留在穹窿部的颗粒都能够被清除。

3. **清除坏死的角膜上皮**，促进上皮再生。

4. **重伤患者（分级 4 ± 3）**通常需要入院治疗，以确保在早期阶段滴入了足够的滴眼液。

分级

急性化学伤分级有利于制订进一步适当的处理措施，并可准确评估预后。分级的根据是角膜的透明程度及角膜缘缺血的严重程度。后者通过观察供应角膜缘的浅部和深部血管的开放程度来确定。角膜缘缺血的特征是颜色苍白和血细胞的淤滞（图 21.29A）。

1 级 角膜透明（只有上皮受累），无角膜缘缺血（预后良好）。

2 级 角膜稍混浊，但能透见虹膜的细微结构（图 21.29B），角膜缘缺血范围小于 1/3。

3 级 不能透见虹膜的细微结构（图 21.29C），角膜缘缺血范围 1/3～1/2（预后较差）。

4 级 角膜混浊，角膜缘缺血范围大于 1/2（预后很差）。

初步评估病情还要注意另外一些情况：角膜和

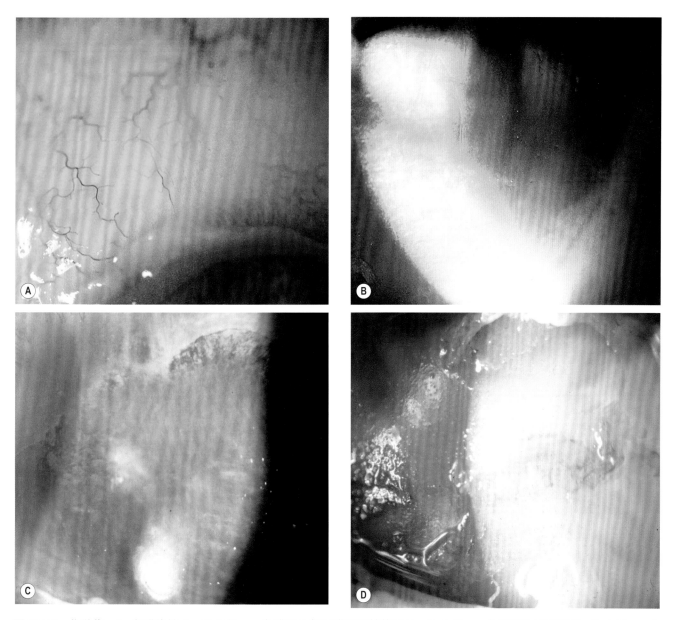

图 21.29 化学伤。A. 角膜缘缺血。B. 2 级——角膜混浊但虹膜细微结构可见。C. 3 级——角膜混浊虹膜模糊。D. 4 级——全角膜混浊。

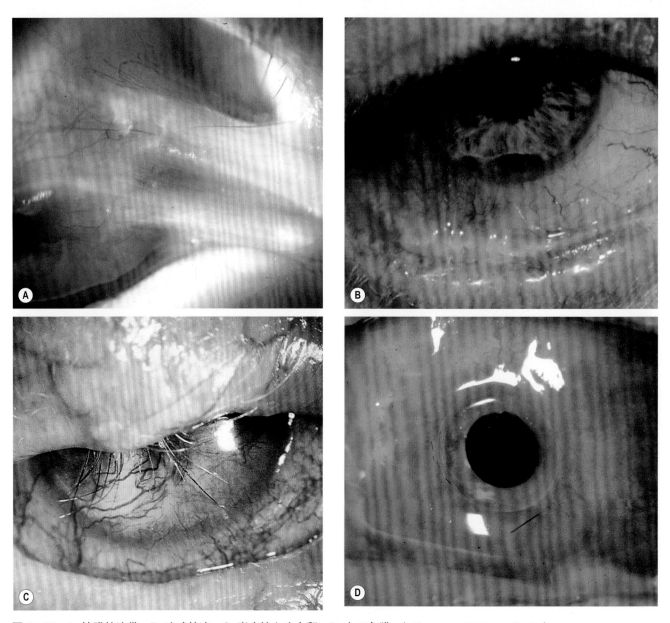

图 21.30　A. 结膜粘连带。B. 睑球粘连。C. 瘢痕性上睑内翻。D. 人工角膜。（Courtesy of R Bates-fig. D）

结膜上皮缺失的范围、虹膜改变、晶状体的状态及眼压。

药物治疗

　　轻度损伤（1级和2级）可局部应用抗生素软膏约1周，如有必要联合类固醇和睫状肌麻痹剂。治疗的主要目的是减轻炎症反应、促进上皮修复及预防无菌性角膜溃疡。对于中重度损伤，应使用无防腐剂滴眼液。

1. **类固醇激素**能够减轻炎症反应、减少中性粒细胞浸润。然而类固醇也会通过降低胶原合成、抑制角膜细胞迁移而延缓基质的修复。因此，化学伤后早期可局部应用类固醇治疗（通常每天4~8次，强度取决于损伤的严重程度），但7~10天后可能形成无菌性角膜溃疡时应停用。以后可以局部使用不影响角膜细胞功能的 NSAID。

2. **睫状肌麻痹剂**可提高舒适度。

3. **局部使用抗生素眼液**用于预防细菌感染（如氯霉素，每天4次）。

4. **抗坏血酸**可逆转局部组织坏血病状态、加快伤口愈合、促进角膜成纤维细胞合成胶原。外用10%抗坏血酸钠每2小时点眼一次，全身用药1~2g

维生素 C（L- 抗坏血酸），每天四次（患者肾功能正常）。

5. **柠檬酸**是很强的中性粒细胞活性抑制剂，并减少了炎症反应强度。柠檬酸螯合钙也可抑制胶原酶。10% 的外用枸橼酸酸钠每 2 小时一次，连续 10 天，目的是消除损伤后第 7 天发生的第二次吞噬细胞活性高峰。

6. **四环素衍生物**是有效的胶原抑制剂，同时也抑制中性粒细胞的活性、降低溃疡的发生。如果存在明显的角膜溶解应使用，既可局部给药（四环素软膏，每天 4 次），也可全身用药（多西环素 100mg 每天 2 次，逐渐减量至每天 1 次）。10% 的乙酰半胱氨酸滴眼每天 6 次外用替代抗胶原酶剂。

7. 应使用无菌玻璃棒或湿润的棉签避免睑球粘连的形成。

8. **监测 IOP**，如需治疗推荐口服乙酰唑胺。

9. **眼周皮肤**的损伤可能需皮肤科会诊。

手术治疗

1. **早期手术**可以重建角膜缘血管网、恢复角膜缘细胞数量、重建穹窿。手术步骤如下：

   - 分离 Tenon 囊并缝合至角膜缘，目的是重建角膜缘血管网，预防角膜溃疡的发生。
   - 从患者对侧眼或从供体移植角膜缘干细胞，目的是恢复正常的角膜上皮。
   - 羊膜移植促进上皮修复和抑制纤维化。
   - 急性或即将发生角膜穿孔的患者可能需要实施胶合或角膜移植术。

2. **晚期手术**包括以下步骤：

   - 分离结膜粘连带（图 21.30A）及睑球粘连（图 21.30B）。
   - 结膜或黏膜移植。
   - 矫正眼睑畸形（图 21.30C）。
   - 角膜移植术要延迟施行，最早在伤后 6 个月，尽量等到炎症反应消除后再施行。
   - 受伤非常严重的病例可以采用人工角膜（图 21.30D），因为这些患者常规的移植手术效果很差。

（章玉群 冯华章 译）